동양섭생치유학 1

총론

동양섭생치유학 1

총론

차성훈 지음

우리글

필자는 아무것도 모르던 한 평범한 사회인이었다. 그러다가 폐결핵을 치료하기 위해 자연섭생법의 위력을 체험하게 되면서 자연의 원리와 내 몸에 잘 맞는 섭생법의 중요함에 눈뜨게 되었다. 그리고 지난 13년간 공부하여 체험적인 임상 연구를 통해 자연섭생치유학의 전문가가 되었다.

자연섭생법을 안다는 것은, 우주와 대자연의 원리, 하늘과 땅의 원리, 사람의 생리와 병리의 원리, 생명의 원리 등 자연의 모든 원리를 아는 것이다. 대자연이 변화하는 이치가 사람의 생리나 병리의 변화 원리와 같으므로, 필자는 모든 사람들이 자연과 함께 호흡하고 자연의 변화에 순응하는 지혜로운 사람이 되었으면 하는 바람으로 이 책을 쓰게 되었다.

오늘날의 의학은, 질병의 본체와 변화를 탐색하는 본질절인 능력은 거의 상실한 채 피상적인 부분적 개념에만 집착한 나머지, 의학 본연의 임무를 잃어버렸다고 생각한다.

그러다 보니 방송과 신문 등 대중매체를 통해 쏟아지는 무수한 정보 속에서 무엇이 옳은지 무엇을 먹어야 할지 어떻게 하는 것이 건강을 지키는 것인지에 대한 기준이 없어져, 다들 혼란스러워하고 있다. 이런 상황 속에서는 개개인이 자신을 위해 현명한 선택을 해야 한다. 인생은 늘 지혜를 필요로 한다. 건강을 지키고 유지하는 데도 지혜가 필요하다.

이 책이 생명에 관해 관심을 가지고 있는 사람들, 자연의 원리를 탐구하는 사람들, 질병과 싸우고 있는 사람들, 그리고 환자 가까이 있는 사람들에게 올바른 원리를 알려주는 길잡이 역할을 할 수 있었으면 좋겠다. 또한 이 책을 통해 독자들이 보다 더 건강하고 행복한 삶에 한걸음 다가설 수 있기를 진심으로 바라는 바이다.

동양섭생치유학의 핵심은 사람과 자연과의 관계에 있다. 이 책에서는 자연의 원리 및 변화에 따른 체질 형성과 질병의 진행 단계별 진단법과 치유법을 주로 다루고 있기 때문에, 한의학뿐만 아니라 양의학, 섭생학, 양생학, 영양학, 약리학, 본초학, 자연치유학, 동양학중 동양오술(醫學, 地學, 易學, 相學, 命理學)등과도 밀접한 관계를 이루고 있다. 관심 있는 많은 분들이 동양섭생치유학에 더욱 관심을 가지고 연구하게 될 것이라 믿는다.

작금의 의학은 의술에 질병을 맞추는 실정이므로 부분의학으로 빠질 수밖에 없다.

예를 들면, 양의사는 인체를 물질 계통인 해부생리학적 계통의 형이하학적 형상形狀의 치유 기술에 질병을 맞춰 병명이나 증상을 분류해 치유하며, 한의사는 인체를 기질계통인 경락계통에 형이상학적 기상氣像의 치유 기술에 질병을 맞춰 병명이나 증상을 분류해 치유하며, 영양치유학은 식품의 영양 성분적 작용에 질병을 맞춰 병명과 증상을 분류하여 치유하는 실정이므로 다른 치유 방법론이야 논해서 무얼 하겠는가?

각 분야의 관점에서 진단하여 치유하다 보니 불치병, 난치병으로 분류되는 병명만 점점 더 늘어가고, 감기와 같은 간단한 질병조차 고치지 못하고 있는 실정이라 하겠다. 이는 주객이 전도된 상황이다. 한의학이건, 양의학이건, 영양학이건 간에 주主는 아픈 사람이 되어야 하며 아픈 사람에게 맞는 치유술이 전개되어야 원리에 맞는 생리, 병리 체계라 할 것이다.

환자 입장에서 보면 양의학, 한의학, 영양학, 섭생학, 양생학이건 간에 그 이름이 중요한 것이 아니라, 환자 자신의 병을 치유하는 학문이 제일이다. 어떠한 물건이든 용도에 맞게 활용하면 효용이 있는 것이며 용도에 맞지 않게 활용하면 효용이 없는 것 아니겠는가.

치유술도 마찬가지이다. 환자의 질병 변화 단계에 맞는 의술을 활용하면 효과를 볼 것이고 질병의 변화 단계에 맞지 않는 의술을 활용하면 양방이든, 한방이든 효과가 없을 것이다. 이처럼 어떠한 것이든지 치유술은 모두 나름대로 용도가 있겠으나, 그것을 쓰는 사람이 그 용도에 맞게 활용하지 못하면 비효율적이거나 무용지물이 되어버리고 만다.

이제는 원리에 맞게 통합적으로 인식을 바꿀 수 있는 새로운 패러다임이 요구되고 있다. 즉, 질병을 보는 관점이 바뀌어야 한다는 것이다. 그 새로운 돌파구를 찾으려면, 원리에 맞는 기준이 있어야 할 것이다. 필자는 그 기준을 자연에 두고, 동양섭생치유학의 원리를 정리하게 된 것인데, 이 책은 나름대로 통합의학을 목적으로 저술한 것이라 하겠다.

이 책에서 필자는 그동안 생각해왔던 자연의 원리와 변화의 원리, 그에 상응하는 체질론과 사람의 생리·병리 원리 및 질병 진단법과 치유 원리 등에 관한 견해를 밝혀두었다. 그리고 섭생법의 기본 원리와 쉽게 실천 할 수 있는 여러 방법들을 설명했다.

섭생학은 질병 치유의 중요한 분야이며, 가장 기본이 되는 부분이다. 그럼에도 불구하고 대다수의 많은 분들이 제대로 된 섭생법을 알지 못해 올바로 실천하지 못하고 있다. 모든 실천법들은 쉽고 흔해야 한다.

자연에서 태양, 공기, 물, 흙 등 4가지 요소가 모든 생명을 살리는 기본이 되듯이, 생명을 살리는 실천법 또한 이처럼 흔하고 누구나 쉽게 실천할 수 있는 것이어야 할 것이다.

음식에도 궁합이 있듯이 자신의 체질에 꼭 맞는 섭생법이나 치유법이 있다.

내 몸에 맞는 섭생이나 치유법을 제대로 실천했을 때 여러 질병을 이겨낼 수 있는 몸이 만들어 지는 것이다.

이 책은 내 몸에 맞게 호흡하고, 먹고, 활동하는 섭생학의 원리에 대해 쓴 것이다. 그러므로 질병이 왜 생기는지, 질병이 어떻게 진행되어 가는지, 그렇게 진행되어 가는 병을 어떻게 낫게 하는지와 같은 물음들에 대한 답이 되리라고 확신한다.

동양섭생치유학을 알면 알수록, 건강해지기 위해 어떻게 대처해야 하는지 알 수 있게 된다.

그러므로 이 책의 주인공은 바로 당신이다.

이 책은 총 5권으로 구성되어 있다.

제 1권은 「총론」편으로 동양섭생치유학의 가장 중요한 원리 부분이므로 반드시 이 부분을 먼저 이해하고 2권, 3권, 4권, 5권을 보아야 부분적인 치유에 빠지지 않게 될 것이다.

제1권 「총론」편에서는 자연의 원리에 의한 사람의 생리, 병리 및 체질론과 질병론, 병인론, 진단론, 치유론에 대해 논했으며, 치유법 중에서도 내재된 기질氣質을 조절하는 섭생법에 관한 이론 및 그 응용을 수로 논했다.

제2권에서는 치유법 중 내재된 물질物質을 조절하는 식이영양섭생학을 논했는데 이는 영양학을 섭생학적 입장에서 재해석하고 영양학적 식품분류를 동양의 음양오행적 관점에 맞춰 분류 편집했다.

특히, 식품분류 편은 제 5권의 부록으로 별도 분류 편집했다.

제3권과 4권에서는 장상론을 기준으로 기질적氣質的 계통에 기준을 두고 정리했으며 현대의 해부생리학적 기준에 입각해 병명론, 질병론을 논하고 거기에 맞는 식이영양섭생학을 응용 치유할 수 있게 논하였다.

2,3,4,5권을 단일본으로 보고 지식적 차원에서 써 먹는다면 부분치유로 빠

질 수 있으므로 반드시 1권의 「총론」편을 읽고 전체를 이해 한 후, 가장 합당하게 2, 3, 4, 5권을 활용했으면 하는 바람이다.

이 책은 서너 해 동안 공부한 결과도 아니고 더구나 한, 두 달에 갑자기 써낸 글도 아니다. 10여년의 공부와 연구를 통해 얻어낸 것이며 한 해, 한 해마다 강의와 임상과 체험적 연구를 통해 하나 하나의 의문점에 대한 해결을 찾아 완성한 것이다.

내가 알게 된 것을 여러 사람들과 함께 나누고 싶은 작은 바람과 열정, 사람들이 조금이라고 올바른 자연섭생법에 관심을 갖기 바라는 마음이 없었다면 이 책은 세상의 빛을 보지 못했을 지도 모른다.

혹시라도 책에 오류가 있다면 저자의 짧은 지식과 부족한 경험 탓이므로 널리 이해해주시기 바라며 그 부족한 부분들이 앞으로 많은 분들의 참여와 관심으로 채워지기를 바랄 뿐이다.

원고를 다 쓰고 나서 다시 읽어보고 있는 지금, 본인은 나름대로 만족하고 있지만 독자 여러분은 많은 불편함과 부족함을 느끼리라 생각한다.

이 자리를 빌어 섭생학이란 작은 창문을 통해 대해大海를 보게 해준 고故 현성玄聖 김춘식 스승님께 깊은 존경심과 감사의 마음을 드리며 많은 참고 문헌을 저술해 준 선先 지식인들에게도 감사를 드린다.

이 책을 출판하면서 많은 어려움 속에서도 묵묵히 지켜봐준 아내와 자료 정리에 힘써준 김은희, 조천호, 김주호, 차승현, 차명진, 차경란에게 고마움을 전한다. 그리고 배움을 청했던 많은 이들과, 우리글 출판사 김소양 사장님과 전 직원에게도 감사를 드린다.

2007년 이른 봄

차 성 훈

6부 치유론

7부 경락과 경혈

1. 경락계통 | 541

(1) 경락經絡의 정의

(2) 수혈腧穴의 정의

(3) 경락 · 경혈의 구조

(4) 경락계통의 순환

5) 경락계통의 작용과 기능

1) 기혈 순환 및 장부 연락

2) 병사의 전도 및 병후 반영

1부

대자연의 원리

1. 우주론

인류의 역사는 수렵과 사냥, 농경의 시대를 거치며 발전하였으며 농경 시대에 정착하여 살기 위해서는 자연의 질서를 알아야만 했다. 고대인들은 천문(天紋:하늘무늬)의 관찰을 바탕으로 농경과 법의 강기綱紀를 정했다. 즉 항성恒性과 행성行星·북극성·북두칠성·28수·해와 달·오성 등이 상응하는 위치와 변화를 우러러 살피고 천지의 도수度數를 알아 낸 것이다.

그 결과 역(曆:calender)이 만들어지며 별들의 질서가 학문으로 발전하게 되었다.

모든 학문의 발달이 하늘의 별에서 왔듯이 음양·오행의 기원도 하늘에서 벗어날 수 없다. 기원전 80년경 후한後漢의 반고班固에 의해 쓰여진 『한서』,『예문지제자략』에 「음양가유陰陽家流 개출어蓋出於 희화지관義和之官 경순호천敬順昊天 역상일월성신曆象日月星辰 경수민시敬授民時」 '음양가라는 유파는 대개 희화의 관직에서 나왔다. 하늘을 공경하고 잘 따르며 해와 달과 별을 관찰하여 책력을 만들고 백성들에게 시간을 알려 준다' 라고 했듯이 동양의 고대 천문관직인 희화에 의해 음양오행론이 시작된 것이다.

우주는 무한대의 공간이라 할 수 있으며 이는 아무리 큰 원으로 그린다 하더라도 가설적인 것이지 그대로 나타낼 수는 없는 것이다. 어디까지나 가설적인 표현이기 때문에 하나의 원이나 점으로 나타낼 수도 있는 것이며 공간의 의미인 원圓이나 점點은 시간에 의하여 선으로 이어지는 것이니 원이나 점의 연속은 곧 선을 의미하는 것이다. 즉 천문을 관찰해 우주의 무한대의 공간을 가설적으로 ◯ (원圓)이나 •(점點)으로 표현할 수 있게 되었으며 공간의 끊임없는 변화가(··· → ···· → ········ → ——) 선으로 이어지게 되어 무無의 개념을 유有의 개념으로 표현할 수 있게 되었다. 이 무한대의 공간인 원(○)의 선은 무변無邊의 원이나 무극無極의 원을 뜻하며 무한대의 공간을 가진 우주의 끊임없는 변화의 상象을 원圓이나 점點으로 나타내게 되었다.

무한대의 우주공간을 가설적인 원(○ → 무변無邊의 원圓이나 무극無極의 원圓)으로 정하고 관찰해 보았더니 그 속에 항성恒星과 행성行星들이 있어 이들에 의해 우리가 살고 있는 지구인 공간에 변화가 일어나며 이를 관찰해서 법法의 강기綱紀를 정해 보니 항성恒星에 의해 지구 공간의 방위가 설정되고 행성行星에 의해 지구의 시간적 기틀이 설정되게 되었다. 다시 말해 무변無邊의 원圓에서 행성行星들의 주기가 나타나 행성行星들의 주기를 선으로 나타내면 유변有邊의 원圓이 형성된다. 이 유변有邊의 원을 천원天圓이라하며 그 상象을 "○"으로 표현했다. 또한 무변無邊의 원圓에서 항성들의 위치가 정해져 유변有邊의 공간적 방위方位가 형성되며 이를 지방地方이라하고 그 상象을 "□"으로 표현했다. 이 행성行星의 주기와 항성恒星의 방위를 합쳐서 일원一圓 또는 천원지방天圓地方이라하며 이를 상象으로 나타내면 "□ = ○"이 된다.

천원지방天圓地方이란 지구의 시 · 공간의 변화상象을 뜻하는 것으로 이런 행성行星과 항성恒星의 이치理致 즉, 강기綱紀를 정립해 놓은 것이 역법曆法이다.

이 시간과 공간의 힙류에 의하여 기氣가 운행하는 것이라 할 수 있으니 이를 동양철학의 차원에서 말한다면 대자연의 운행이라 말할 수 있다. 즉, 대자연의 운행원리는 대우주의 시 · 공간의 합류에 의한 운행의 변화원리를 말하는 것으로 시간적 운행원리를 천원天圓이라하고 공간적 방위원리를 지방地方이라 한 것이다. 이런 대자연의 운행원리를 음양 · 음양중 · 사상 · 오행육기의 이론으로 설명하게 된 것이며 음양오행적 측면의 동양철학에서는 우주 만물이 운행되고 유지되는 법칙은 음양 · 음양중 · 사상 · 오행육기의 상생 · 상극 · 상화에 의한다고 한 것이다.

※**이리란** 강기綱紀와 기機틀을 말하는 것으로 기준선이자 기준점을 뜻한다. 이리와 이理를 보는 기준점은 시간·공간·개인적 사유세계에 따라 달라질 수 있는데, 다만 긴 시간 천천히 변화하기 때문에 변화가 없는 것 같이 보일 뿐이다. 즉, 기준점은 시간과 공간의 환경에 따라 변화 유지되며 기준자의 사유세계(주관主觀)에 따라 달라진다. 이는 이理를 보는 기준점이 달라 그 이理를 정리하는 학문체계가 달리 설명될 수 있다는 이치와 같다. 그래서 행성과 항성의 이치를 보는 서양과 동양의 기준점이 약간 다르고 이를 풀이하고 해석하는 학문 등이 달라 상이하게 보이는 것뿐이다. 동양에서는 이런 시·공간의 변화상象을 수數나 부호 등으로 표시했으며 이 수數나 부호 등이 언어와 문자·현상現像·정명正名이라는 과정을 거쳐 형이하학계인 현상現狀계로 나타나며, 이 변화상象으로 인해 나타난 수數나 부호를 시대별·국가별로 인식하고 해석하는 것은 각자의 몫이다. 이런 변화의 상象을 수數나 부호로 표시한 학문을 상수학象數學이라 하며, 이를 인식하고 해석한 학문을 의리학義理學이라 한다. 그래서 역易에도 상수학과 의리학으로 구별한다.

동양의 천문에서는 이 이理가 지구의 자전세차주기에 의해 바뀐 시점이 있었는데 그 시기가 BC 2300년경 하나라의 우왕 시대로 이때 지구환경(시·공간)의 대변화가 발생하게 되었다. 이理가 바뀜으로 인해 시·공간의 변화상象이 바뀌고 이를 나타내는 수數나 부호 등도 달라지게 되며 이를 인식하고 해석하는 시대별·국가별 의리義理도 달라지게 되었다. 이理가 바뀌기 이전의 상수象數를 하도河図라 하고 이理가 바뀐 후後의 상수象數를 낙서洛書라 하는데, 하도와 낙서는 천문의 달라짐을 뜻하며 지구상의 시·공간의 변화가 달라짐을 뜻한다. 이러한 이理는 더 큰 이理에 귀속되게 되는데 동양에서의 가장 큰 대리大理는 무극無極 또는 무변無邊이고 그 다음이 황극이고 다음이 태극이며 그 다음이 양의이고 그로 인해 음양과 오행이 발현되는 것이다.

기준자가 변화의 이치理致를 득得하고 변화의 상象을 수數나 부호 등으로 나타내어 언어나 문자로 설명하게 되어 학문으로 정립하게 되고 그 이치가 경우와 사리에 맞게 타당해 후학들이 시대에 따라 배우고 인식하게 되어 그 인식은 증가하게 되고 증가된 인식론이 학문의 발전을 꾀하게 된다. 이런 학문의 발전과 정립이 가문家門을 이루고 (제자백가) 문파門派를 이루며 학파學派를 형성하게 되며 이런 가문의 수장首長을 동양에서는 "子"(공자·맹자·노자·장자·묵자 등)라 칭했다. 이런 이치理致를 정립한 것을 법法(원리)·론論·설說 등으로 칭하였다.

※음양가란 : 대자연의 이치를 음양이라는 기준 틀로 변화의 상象을 설명하고 이해하는 학파學派나 문파門派를 뜻하는 것으로 그 수장首長인 추연을 추자라 한다.

즉, 동양의 천문학은 하늘의 변화를 읽고 그 변화의 상象을 수數나 부호로 정립한 것으로 이를 천문도수天紋度數라 말한다. 천문天紋(천도天図)이란 하늘무늬로 하늘의 별자리 그림을 뜻하며 하늘의 별은 항성恒性(붙박이별)과 행성行星(떠돌이별)으로 되어 있으며, 항성인 북극성·북두칠성·28수와 삼원 등에 의해 공간의 기준점이 정해지며 행성인 7요[七曜:日·月·五星(수성,금성,화성,토성,목성)]의 주기에 의해 시간의 주기가 발생한다. 때문에 이 항성과 행성의 시간적 주기에 의해 역歷(달력:calender)이 만들어지며 달력의 시간적 주기는 그 속에 공간적 방위개념이 내포되어 있어 항성과 행성의 시·공간의 주기변화에 의해 우리 지구의 시·공간에도 변화가 일어남을 알 수 있다. 이러한 하늘의 변화를 천문도수天紋度數라 하고 천문도수天紋度數는 천도天度와 기수氣數를 말하며 친도와 기수의 결합에 의해 역曆이 만들어 진나.

역법曆法에는 항성에 의해 구궁팔풍력과 두강건월력이 만들어졌으며 행성에 의해 양력(태양력)·음력(순태음력)·오분력·갑자력(간지력)·음양력(음력·태음태양력·농사력)·운기력(기화氣化력)등이 만들어 졌다. 하늘의 별자리를 관찰해서 그린 천문도도 땅에서 하늘을 보고 그린 앙관천문도仰觀天文図와 하늘에서 땅을 보고 그린 부찰지리도俯察地理図가 있다. 이 부찰지리도의 탄생은 지남철(나침반) 때문이며 이로 인해 하늘의 별을 보지 않고도 방향을 찾을 수 있게 되었으며 이것이 한편으로는 동양천문의 퇴보를 안겨주게 되었다. 자연변화의 관찰은 관찰자의 감각적 사유세계에 의한 인식(추측에 의한 인식론)에 의해서 이루어지는데 부찰지리도에 의한 동양의 천문학은 실제 감각적 천문학을 연구한 게 아닌 사유적 천문학으로 발달하게 된다. 그래서 모든 학문적 이론이 주관적 사유세계인 형이상학적 방법으로 발달하게 되며 서양은 동양에서 지남철이 반입될 때(AD 1260년에 마르코 폴로에 의해 중국에서 유럽으로 전해졌음)까지 감각적 천문학이 발달, 객관적 형이하학적 학문이 발달하게 된다.

☞천문학의 관점에서 동·서양 학문의 차이점을 크게 정리하면

동양의 학문은→사유세계로 발달→내형적→구심적→기능적機能的→적분적→정적 학문발달, 정적 정신의 문화발달

서양의 학문은→감각적세계로 발달→외형적→원심적→물리적物理的→미분적→동적 학문 체계 형성, 동적 육체의 문화발달

(1) 앙관천문도와 부찰지리도

동양의 천문의 발달은 어느 별이 어떻게 사라지고 없어졌느냐는 사실보다 언제 씨를 파종하고 언제 물을 주며 언제 추수를 하는가 등의 현실적인 문제를 해결하기 위해 하늘의 움직임을 관찰한 것이다. 하여 우리가 고대의 천문도를 공부할 때 앙관천문도仰觀天文図의 설명인지 부찰지리도俯察地理図의 설명인지를 잘 판단하여 공부에 임해야 할 것이다.

〈양관철문도와 부찰지리도의 예〉

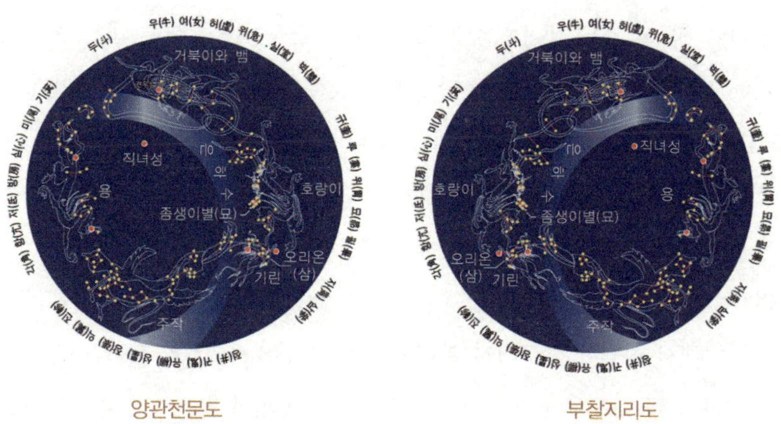

| 양관천문도 | 부찰지리도 |

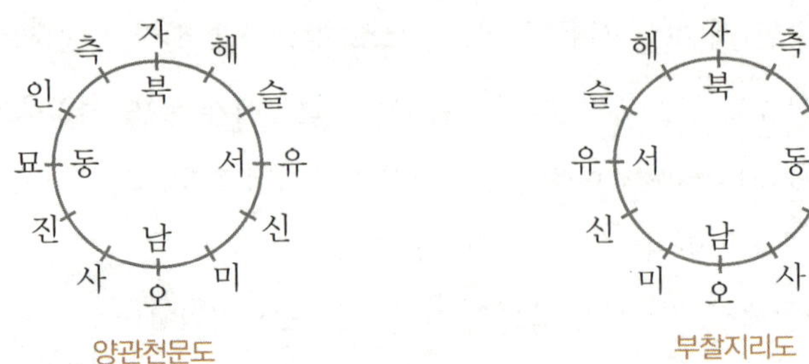

양관천문도　　　　　　　　부찰지리도

우리가 현재 많이 사용하고 있는 좌청룡·우백호·남주작·북현무의 표현방법은 부찰지리도식 방위표현이다.

(2) 대우주의 원리

동양에서의 우주관은 우주의 구성 재료인 기氣가 아직 드러나지 않은 대우주의 변화상象을 무극無極(= 무변無邊 = 태일太一 = 태역太易)이라 하며 무극에서 항성恒星과 행성行星들의 주기가 나타나는데 항성恒星과 행성行星들의 주기 변화에 의한 시·공간의 변화상象을 황극皇極(= 일원一圓 = 홍몽鴻濛)이라 한다. 이 주기상의 변화가 지구상의 천지간에 영향을 미쳐 천지간에 나타나는 변화상象을 태극太極(= 혼돈混沌 = 카오스)이라 하며 천지간의 변화상象이 형形을 갖춰 천天과 지地로 분리된 상태를 양의兩儀라 하고, 천지天地로 분리된 상태에서 천지간의 기운의 변화로 인해 나타나는 변화상象을 음양과 오행이라 한다. 또한 기화론氣化論에 입각한 무극의 상태는 우주의 구성 재료인 기氣가 아직 드러나지 않는 상태이며 기氣가 움직이는 상태를 태초太初라 하고, 형形과 기氣가 갖추어져 있으나 서로 나누어져 있지 않는 상태를 황극皇極이라 하며 기氣가 유집되어 형성된 질質의 시작을 태소太素라 한다.

태극太極의 상태는 형形과 기氣가 갖추어져 있으나 서로 나누어져 있지 않는 상태로 천지가 아직 열리지 않고 혼돈된 상태로 있는 때를 말하며 천지와 음양이 나누워지기 이전의 상태를 말하고 기질氣質이 유집되어 형形이 시작된 상태를 태시太始라 하며 기질氣質에 대해서 형形이 갖추어져 분리된 상태를 양의라 한다. 천지간 기운의 변화상象이 음양과 오행으로 나타나는데 천지간의 기운의 변화 원리가 삼태극의 작용원리에 의해 발현되는 것이다. 천지간의 기운의 변화상象을 후候라고 하며 하늘의 대기권의 기운변화를 기후氣候라 하고 땅에서의 물질物質의 변화를 물후物候라 하며 사람에서의 몸의 변화를 병후病候라 하고 천지간의 모든 변화를 만후萬候라 한다. 그러므로 대우주의 모든 변화는 무극無極→황극皇極→태극太極→양의兩儀→음양陰陽→오행五行의 작용원리에 따라 이루어지는 것이다. 이를 도상図象으로 정리하면 다음과 같다. (뒷장)

(3) 현상現象과 현상現像과 현상現狀

상象이란 우주의 이치가 징조와 기미로써 현상계現狀界에 드리워진 것을 말한다. 즉, 이치理致의 드러난 모습으로 무형無形에서 유형有形으로 전환하는 과정 속에서 나타난다. 상象과 리理를 파악하는 데는 정확한 수數의 표현을 통해 가능하기 때문에 수數는 상象의 의미를 명확하게 밝혀주고 증명해 주는 것이다. 상象과 수數와 리理의 관계는 반드시 유리이후有理而後에 유상有象하고 유상이후有象而後에 유수有數가 된다. 서양의 수학에서 수數는 단지 사물의 질량을 계산하며, 측정하는 수단과 방법이 되나, 동양에서는 수數 자체를 진리眞理의 대변자이며, 철학哲學의 대상으로 삼은 것이다. 그러므로 현상現象이란 염원하는 자가 가질 수 있는 개체 내면(사유세계)의 특성적 구상으로 자연계의 어떤 대상에 대해서 번개같이 지나치는 나타나지 않는 미완의 그림으로 형이하학적 구도에 정신적인 싹을 말한다. 예를 들면 복희씨가 내면세계에서 구상 구도하던 원리의 실체가 용마의 등에 찍힌 그림을 보는 순간 자신이 생각했던 상象과 맞음을 깨달았을 것이다(적시조탁). 이러한 일들은 세계의 석학자나 철인들이 겪는 무수한 일 중에 하나이다. (사과가 떨어지는 것을 보고 뉴턴은 만류인력 법칙의 원리를 알아냈음)

이 깨달음의 상象을 변하지 않는 수數나 부호 등으로 나타내고 언어를 통해 표현해 현상現像으로 발현되며 문자나 정명正名의 과정을 통해 형이하학계의 현상現狀계로 나타난다. 상象이란 어떤 정신을 구도 하느냐에 따라 그 구도는 결정되는 것이다.

현상現像이란 개체의 의식에 나포된 의미이며 이 나포된 의식에 의해 개체의 성질을 가지게 되고 이 성질이 표출되는 것을 말한다. 현상現狀이란 실존으로 나타난 모습으로 상像을 포함시킨 의미이다. 자연계의 어떤 대상에 대해 내면적 사유세계에 특성적 구상에 개념형성이 필요하게 되고, 이런 개념형성의 완성단계는 언어·현상現像·정명正名이라는 과정을 거쳐서 형이하학계인 현상現狀계로 나타난다.

28

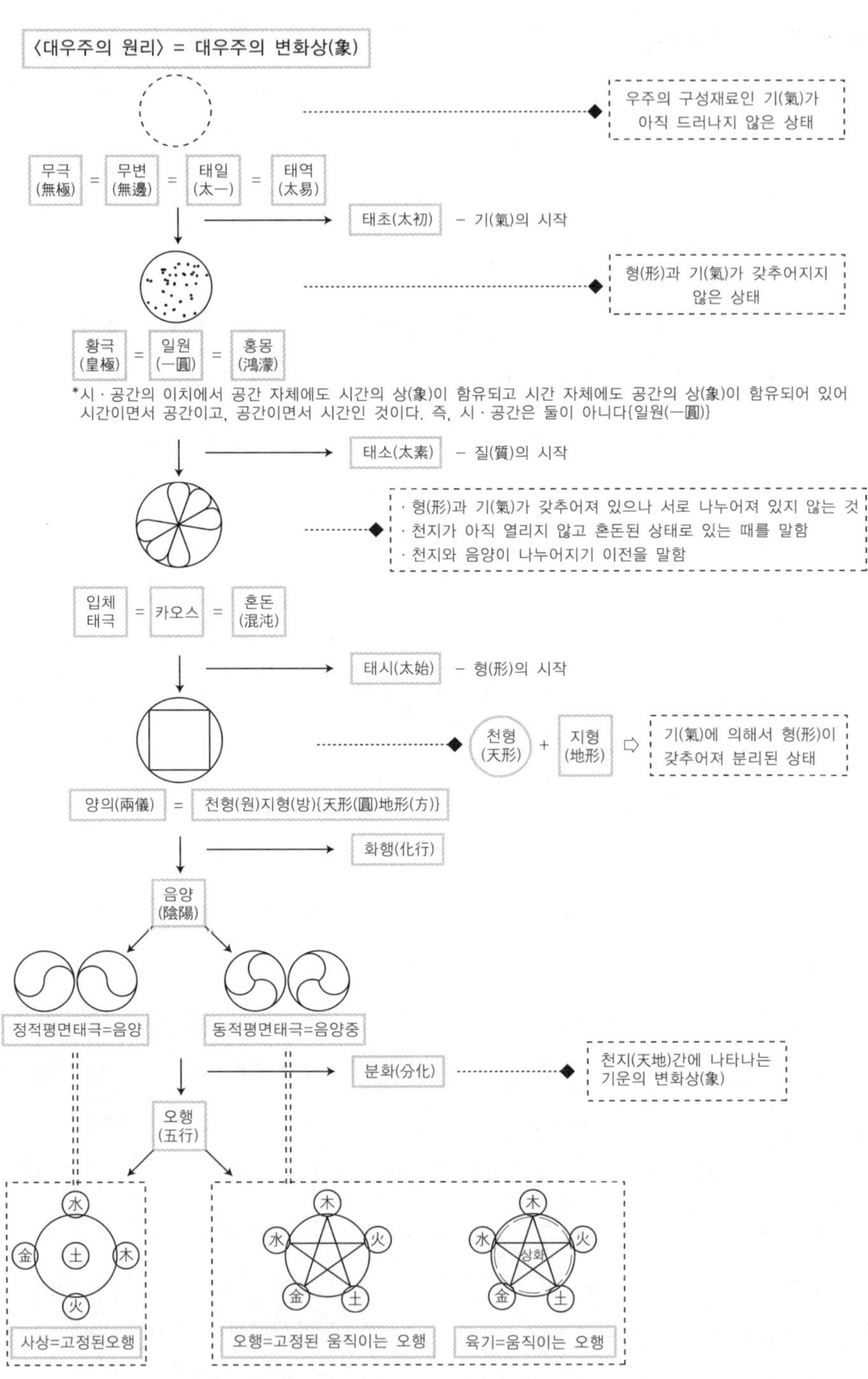
〈대우주의 원리〉= 대우주의 변화상(象)
우주의 구성재료인 기(氣)가 아직 드러나지 않은 상태
무극(無極) = 무변(無邊) = 태일(太一) = 태역(太易)
태초(太初) – 기(氣)의 시작
형(形)과 기(氣)가 갖추어지지 않은 상태
황극(皇極) = 일원(一圓) = 홍몽(鴻濛)
*시·공간의 이치에서 공간 자체에도 시간의 상(象)이 함유되고 시간 자체에도 공간의 상(象)이 함유되어 있어 시간이면서 공간이고, 공간이면서 시간인 것이다. 즉, 시·공간은 둘이 아니다{일원(一圓)}
태소(太素) – 질(質)의 시작
· 형(形)과 기(氣)가 갖추어져 있으나 서로 나누어져 있지 않은 것
· 천지가 아직 열리지 않고 혼돈된 상태로 있는 때를 말함
· 천지와 음양이 나누어지기 이전을 말함
입체태극 = 카오스 = 혼돈(混沌)
태시(太始) – 형(形)의 시작
천형(天形) + 지형(地形) ⇨ 기(氣)에 의해서 형(形)이 갖추어져 분리된 상태
양의(兩儀) = 천형(원)지형(방){天形(圓)地形(方)}
화행(化行)
음양(陰陽)
정적평면태극=음양
동적평면태극=음양중
분화(分化) 천지(天地)간에 나타나는 기운의 변화상(象)
오행(五行)
水
金 土 木
火
사상=고정된오행
木
水 火
金 土
오행=고정된 움직이는 오행
木
水 상화 火
金 土
육기=움직이는 오행

2. 역曆의 탄생

　무변無邊의 틀(무극無極의 원圓)에서 유변有邊의 틀인 천원지방天圓地方(◯) = 일원一圓(○)이 나오고 이는 천지간의 시·공간의 변화를 나타내며, 천지간의 시·공간에 가장 크게 영향을 미치는 항성恒星(북극성·북두칠성·28수·삼원)과 행성行星(칠요─日·月·五星)의 주기변화에 의해 역법曆法이 만들어진다. 항성의 주기에 의해 공간의 기준인 방위方位가 탄생되고 행성의 주기에 의해 시간의 기준인 원圓이 탄생되는데 시·공간에 변화상象을 수數나 부호로 정립한 학문을 상수학象數學 또는 간지학干支學이라 한다. 그래서 일설에서는 상수학象數學을 동양학문의 시발점이라고도 한다.

　항성과 행성의 주기변화를 관찰한 도구가 규표圭表 또는 표간標竿 = 죽간竹竿 즉, 해시계로 이 규표와 죽간을 이용해서 별자리를 측정 했는데 이를 토규측영법·일영측정법·표간측정법이라 한다.

　그래서 상수학象數學·간지학干支學·역법曆法이나 역易의 근원을 규표라 했던 것이며, 이로부터 발생했다고 한 것이다.

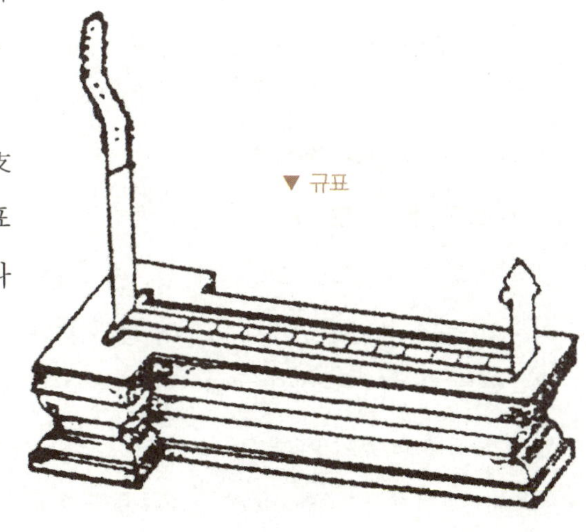

▼ 규표"

※토규측영법土圭測影法 = 일영측정법日影測定法

이는 해시계를 이용한 해 그림자 측정법으로 흙을 사용하여 축대를 만들어 삼처三處에 설립하되 해가 뜨는 동쪽과 해가 지는 서쪽과 중앙의 남쪽에 위치하도록 하여 해 그림자의 주기와 장단을 관찰하는 방법이다. 해가 중에서 동에 있을 때가 오전이며, 해가 중에서 지는 방향으로 있을 때가 오후이며, 해가 중에 있을 때가 주중晝中=정오正午, 해가 이 반대의 위치로 일출과 일입의 중간이 야중夜中=자정子正이다. 여기서 자오子午는 부호문으로 정명正名을 붙인 단계이다.

※표간측정법標竿測定法은 삼척三尺되는 죽간으로 삼주三柱를 세워 해 그림자를 정밀히 관찰해 해 그림자의 주기와 장단을 관찰하는 방법을 말한다. 천문과 아울러 이 모든 것을 정밀하게 논한 문헌이 상주시대에 출出하였다는 주비산경周俾算經에 논해져 있다.(비俾 는 규표圭表를 뜻함)

여러 항성과 행성 중 우리지구에 가장 크게 영향을 미치는 것을 기준점으로 삼았는데, 항성 중에서는 북극성(북극오성)·북두칠성·28수·삼원 등을 기준으로 삼았고 행성 중에서는 해·달·오성 등을 기준으로 삼아 이 항성과 행성의 주기변화의 기준에 의해 역법이 탄생되었다. 시·공간 중 변화가 적은 것은 공간이므로 항성과 행성의 기준 중 항성인 공간적 기준이 선先이며 이 공간적 기준에 시간적 기준이 보태어 지는 것이 후後, 이 둘이 합해져 시간과 공간의 배치가 같이 이루어지게 된다. 즉, 공간인 방위方位속에 시간인 원圓이 있게 되고 시간인 원圓속에 공간인 방위方位가 있게 된다.

(1) 항성恒星(붙박이별)

1) 북극성(북극오성)

북극성은 항성으로서 정점에 있으며 북반구 천문의 기준점이며(남반구의 기준점: 십자성) 북쪽 하늘에 위치해 있으며 천극성天極星 또는 북신北辰이라고도 한다. 현대의 북극성은 한 개의 별만을 가리키는 것으로 되어 있으나 고대 동양에서는 다섯 개의 별을 포함하고 있어 이를 북극오성이라 했다. 오성에 각 명칭이 있어 이를 태자太子·제왕帝王·서자庶子·후궁後宮·천추天樞라 했다. 고대의 북극오성이 현재 한 개의 북극성(작은곰자리의 α별인 polalis를 말함)으로 바뀌었다는 것은 북극성의 위치가 바뀜을 뜻하며 이는 천문의 변화를 의미한다.

북극성의 변화는 지구자전축 세차주기(약26000년 주기)의 변화에 의해 이루어지며 이 세차주기의 변화에 의해 북반구의 공간적 방위는 변화가 없으나 천문의 시간적 변화는 발생하게 되며 이로 인한 기후 변화가 발생할 수 있음을 의미한다. 동양천문에서의 북극점의 변화주기는 약5200년으로 BC2300년경 하나라 우왕의 시대에 북극점이 바뀌게 되어 북극오성을 거쳐 현재의 북극성으로 되고 그 이전은 용의 자리의 한 별자리가 북극의 위치를 나타내어 이로부터 하도와 낙서가 나누어진다. 북극성에 의해 북반구의 정북점이 형성이 되고 정북점에 부호를 자子라 명명했으며, 북극성은 정 90℃를 형성하지 않고 약간의 차이가 있으면서 주기를 형성하게 되는데 북두칠성이 이 주기를 감싸고 일주하는 역법이 구궁팔풍력이라고 한다. 이는 북극성이 구궁을 옮겨 다니며 하나의 방方에 하나의 궁宮이 되어 약 46일씩 머물고 3절기를 차지하면서 북극성이 한 궁에서 다른 궁으로 옮길 때마다 그날과 그 전후 며칠은 기후와 풍수風水의 변화가 일어나 하나의 궁마다 대표하는 바람이 있어 이를 구궁팔풍이라 하며 이것을 정리한 역법이 구궁팔풍력이다.
　구궁팔풍력은 팔방에 24절기를 대입한 역법曆法이다.

구궁팔풍력

(약풍) 남동 음락궁 망종 · 소만 · 입하	(대약풍) 남 삼천궁 하지 · 소서 · 대서	(모풍) 남서 현위궁 입추 · 처서 · 백로
(영이풍) 동 창문궁 곡우 · 청명 · 춘분	소요궁	(만풍) 서 창과궁 추분 · 한로 · 상강
(흉풍) 천류궁 북동 경칩 · 우수 · 입춘	(대강풍) 협칭궁 북 대한 · 소한 · 동지	(철풍) 신락궁 북서 입동 · 소설 · 대설

31

  북쪽 하늘에 위치해 있으며 북극성 주위를 운행하고 있는 국자모양의 7개 별을 북두칠성(큰곰자리)이라 한다. 북두칠성은 별마다 이름이 있는데 그 명칭은 아래와 같다.

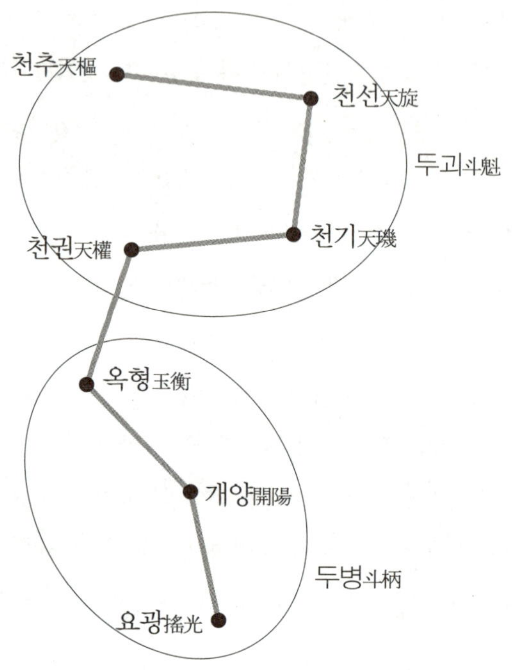

  천추天樞 · 천선天旋 · 천기天機 · 천권天權을 합하여 괴魁라 부르고 옥형玉衡 · 개양開陽 · 요광搖光을 병柄 또는 표票라 부르는데 이 병柄과 형衡과 괴魁를 두강斗綱이라 히고 병柄과 형衡과 괴魁가 매월에 따라 방향을 가리키는 것을 건월建月이라 한다.

  이 두병이 가리키는 방향을 가지고 사시의 계절과 절기는 물론 시간의 흐름까지 알게 되며 이 북두시운동北斗視運動에 의거해 새워진 역법이 두강건월력斗綱建月曆으로 북두칠성이 북극성을 감싸고 일주하는 역법으로 자연상을 나타내는 천체시운동이다.

  두병이 동東을 가리키면 봄이고, 남南을 가리키면 여름이고, 서西를 가리키면 가을이고, 북北을 가리키면 겨울인 것이다.

  즉, 두병이 황혼 무렵에 동쪽을 가리키고, 한밤중엔 옥형이 동쪽을 가리키고,
               동틀 무렵에 두괴가 동쪽을 가리킬 때를 봄이라 하고,

두병이 황혼 무렵에 남쪽을 가리키고, 한밤중엔 옥형이 남쪽을 가리키고,
동틀 무렵에 두괴가 남쪽을 가리킬 때를 여름이라 하고
두병이 황혼 무렵에 서쪽을 가리키고, 한밤중엔 옥형이 서쪽을 가리키고,
동틀 무렵에 두괴가 서쪽을 가리킬 때를 가을이라 하고
두병이 황혼 무렵에 북쪽을 가리키고, 한밤중엔 옥형이 북쪽을 가리키고,
동틀 무렵에 두괴가 북쪽을 가리킬 때를 겨울이라 한다.

또한 두병이

자방子方을 가리키면 자월子月(11月)이고, 축방丑方을 가리키면 축월丑月(12月)이고,
인방寅方을 가리키면 인월寅月(1月)이고, 묘방卯方을 가리키면 묘월卯月(2月)이고,
진방辰方을 가리키면 진월辰月(3月)이고, 사방巳方을 가리키면 사월巳月(4月)이고,
오방午方을 가리키면 오월午月(5月)이고, 미방未方을 가리키면 미월未月(6月)이고,
신방申方을 가리키면 신월申月(7月)이고, 유방酉方을 가리키면 유월酉月(8月)이고,
술방戌方을 가리키면 술월戌月(9月)이고, 해방亥方을 가리키면 해월亥月(10月)인 것이다.

두병이 황혼 무렵에 자방을 가리키고, 한밤중엔 옥형이 자방을 가리키고, 동틀 무렵
엔 두괴가 자방을 가리킬 때를 자월이라 한다. 이와 같이 두병의 시운동에 따른 12방
위와 12시간이 정해지게 된다. 일월日月과 북두의 회합함으로서 절節과 기氣를 알아 두
병이 가리키는 방향으로 절기節氣를 알 수 있다.

이는 두병이 자子를 가리키면 일양一陽이 시생始生하는 대설과 동지가 되고, 두병이
축丑을 가리키면 이양二陽인 소한과 대한이 되고, 두병이 인寅을 가리키면 삼양三陽인
입춘과 우수가 되고, 두병이 묘卯를 가리키면 사양四陽인 경칩과 춘분이 된다.

두병이 진辰을 가리키면 오양五陽인 청명과 곡우가 되고, 두병이 사巳을 가리키면
육양六陽인 입하와 소만이 되어 양이 극점에 이르게 된다.

두병이 오午를 가리키면 일음一陰이 시생始生하는 망종과 하지가 되고, 두병이 미未
를 가리키면 이음二陰인 소서와 대서가 되고, 두병이 신申을 가리키면 삼음三陰인 입
추와 처서가 되고, 두병이 유酉를 가리키면 사음四陰인 백로와 추분이 되고, 두병이 술
戌를 가리키면 오음五陰인 한로와 상강이 되고, 두병이 해亥를 가리키면 육음六陰인 입

동과 소설이 되어, 음이 극점에 이르게 된다.

　이와 같이 두강건월력은 북두칠성의 방향을 가지고 사시의 계절 및 십이지지를 십이진에 배합하고 두강斗綱이 가리키는 곳에 절기節氣를 배합하여 이 두강斗綱을 가리키는 방향으로 절기節氣는 물론 시간의 흐름과 사시의 계절을 볼 수 있는 역법曆法인 것이다. 이는 시대별 흐름에 따라 두강건월을 기점으로 방위 및 시간·괘상 등이 의리학에 의해 점차적으로 추가되어 이론화 되었다.

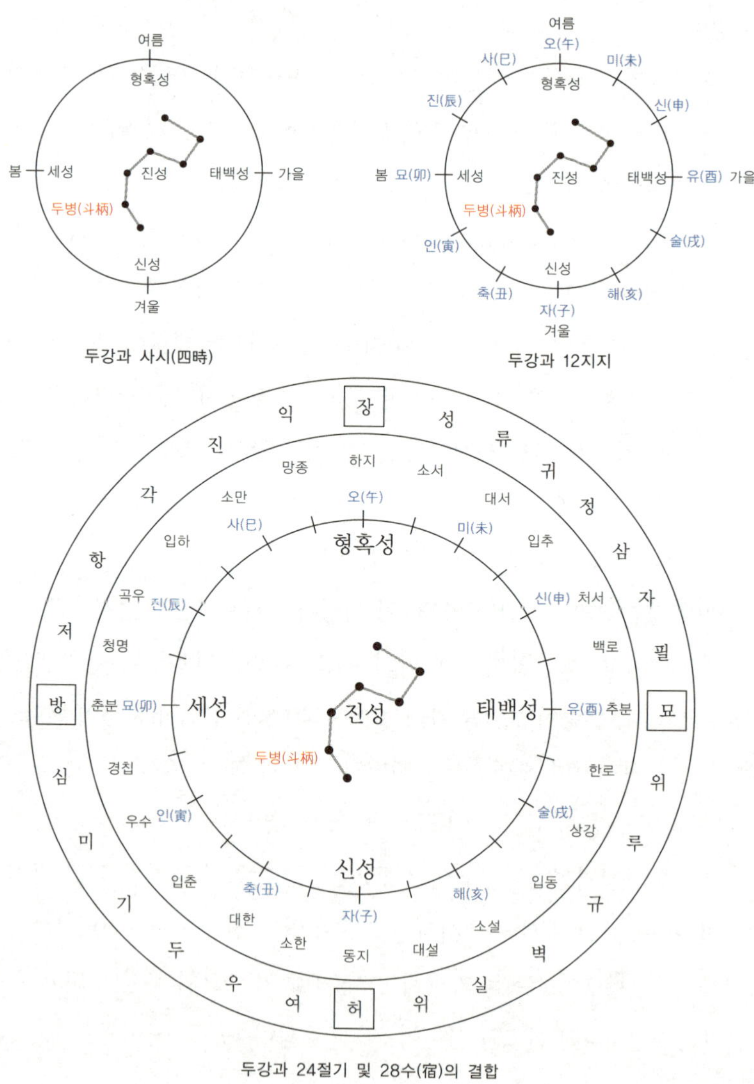

두강과 사시(四時)　　　두강과 12지지

두강과 24절기 및 28수(宿)의 결합

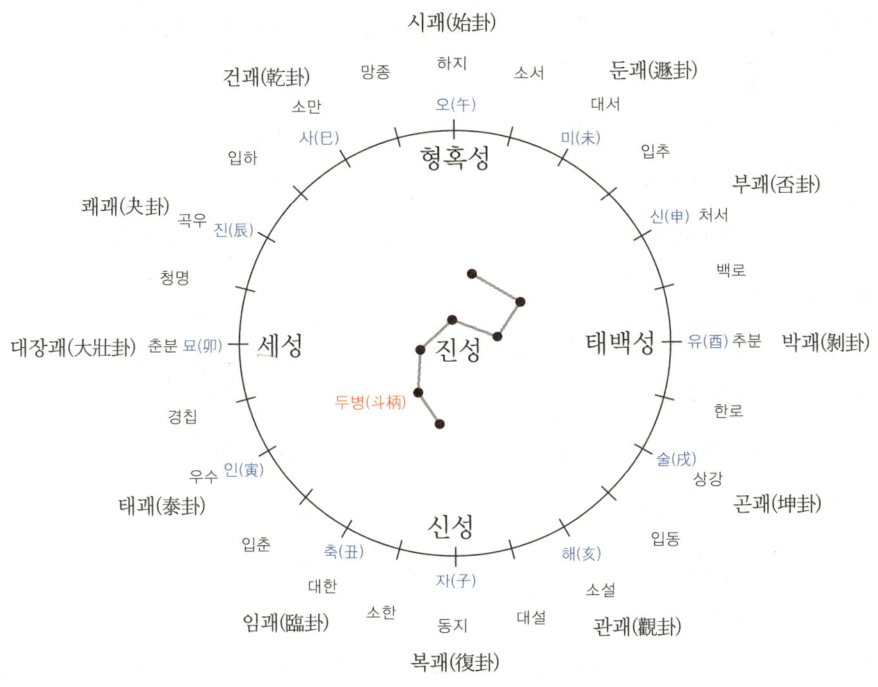

두강과 12지지와 24절기와 12卦의 결합

또한

두병이 자子를 가리키면 일양一陽이 시성始星하는 대설과 동지가 되므로

복괘復卦( )가 되고

두병이 축丑을 가리키면 이양二陽이 시생始生하는 소한과 대한이 되므로

임괘臨卦( )가 되며

두병이 인寅을 가리키면 삼양三陽이 시생始生하는 입춘과 우수가 되므로

태괘泰卦( )가 되고

두병이 묘卯를 가리키면 사양四陽이 시생始生하는 경칩과 춘분이 되므로

대장괘大壯卦( )가 된다.

두병이 진辰를 가리키면 오양五陽이 시생始生하는 청명과 곡우가 되므로

쾌괘夬卦( )가 되고

두병이 사巳를 가리키면 육양六陽이 시생始生하는 입하와 소만이 되므로 건괘乾卦(䷀) - 양의 극인 건괘가 된다.

두병이 오午를 가리키면 일음一陰이 시생始生하는 망종과 하지가 되므로 시괘姤卦(䷫)가 되고

두병이 미未를 가리키면 이음二陰이 시생始生하는 소서와 대서가 되므로 둔괘遯卦(䷠)가 되며

두병이 신申을 가리키면 삼음三陰이 시생始生하는 입추와 처서가 되므로 부괘否卦(䷋)가 된다.

두병이 유酉를 가리키면 사음四陰이 시생始生하는 백로와 추분이 되므로 관괘觀卦(䷓)가 되며

두병이 술戌을 가리키면 오음五陰이 시생始生하는 한로와 상강이 되므로 박괘剝卦(䷖)가 되고

두병이 해亥를 가리키면 육음六陰이 시생始生하는 입동과 소설이 되므로 곤괘坤卦(䷁)가 된다.

(3) 28수宿(주천周天 28성수星宿)

수宿란 태양이 지나간 황도 주변에 있는 별자리 묶음들을 말하며, 28수宿란 황도와 적도 부근에 펼쳐진 붙박이별(항성)들의 묶음들을 칭한 것으로 28수宿를 통해서 일 년 간의 태양의 움직임이 명확히 드러난다. 28수宿의 관찰에 의해 명확한 태양의 움직임, 사시四時의 변화 등이 드러나기 때문에 28수宿의 관찰이 중요하다. 하늘에는 28수宿가 각각 7수씩 나뉘어 사방의 7수로 화化하고 다시 지상에 있는 4짐승(용·봉황·호랑이·거북이)으로 상징화된다.

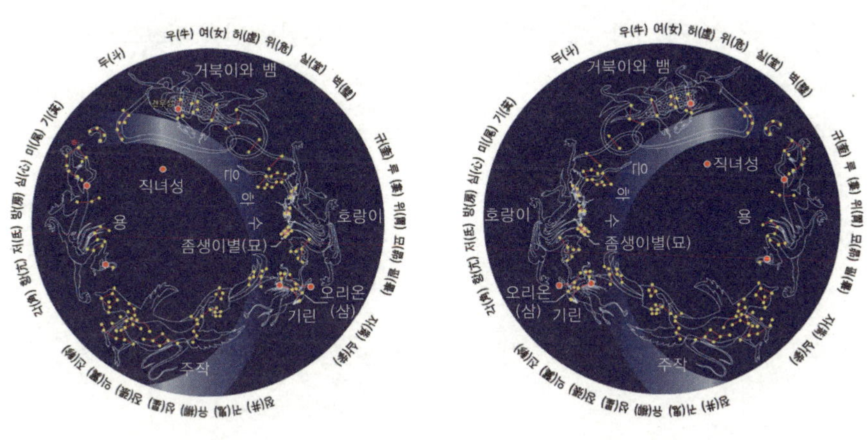

앙관천문도와 28수   부찰지리도와 28수

동방의 7수가 각항저방심미기-인묘진

남방의 7수가 정귀유성장익진-사오미

서방의 7수가 규루위벽필자삼-신유술

북방의 7수가 두우여허위실벽-해자축이 북에 배치된다.

이 별들이 사방에 나열하여 있는 것과 같이 12지에 배열되면 다음과 같다.

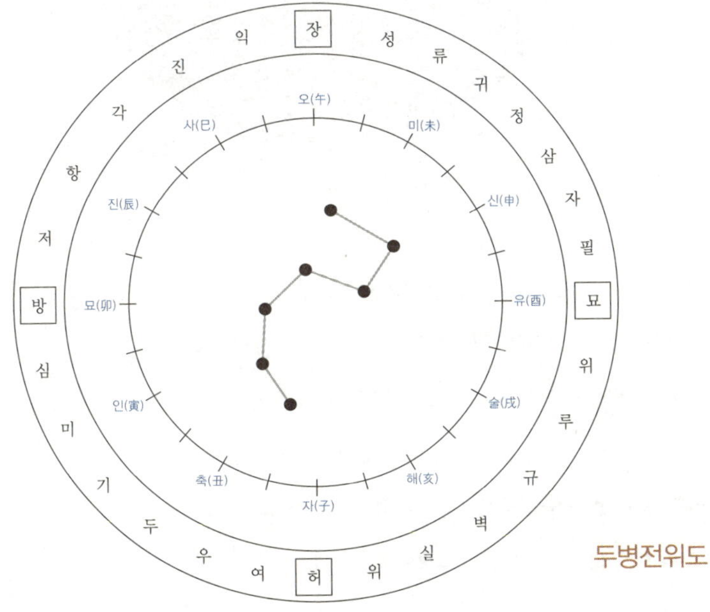

두병전위도

그러므로 12지수에 북과 남의 자오에 위치한 허와 장, 두 별을 경經으로 삼고 동과 서의 묘유에 위치한 방과 묘의 두 별을 위位로 삼아 두병이 가리키는 방향으로 사시의 변화 및 시간의 흐름까지 알게 되는 것이다. 황도상 28수는 사방의 제 위치를 가지고 있으며 황도상 태양이 지나는 1년의 도수를 나눈 것으로 이것들을 더하면 365.25도가 되는데 매일 1도씩 움직인다.

<28수가 주도하는 영역도(앙관천문도적 그림)>

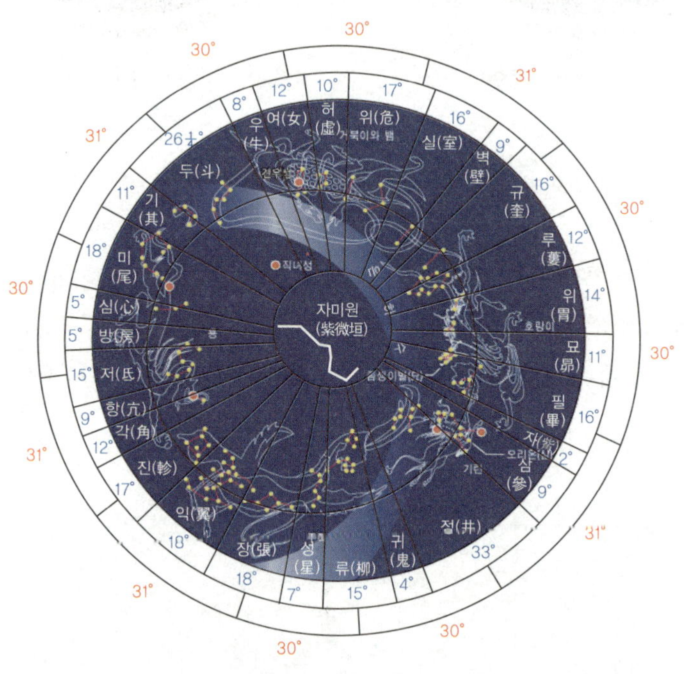

진이일월소회辰以日月所會 분주천지도分周天之度

위십이차야爲十二次也(12궁의 주천도수) – 서집전書集傳

진수軫宿 12도度~저수氐宿 4도度(31도度) → 수성壽星

저수氐宿 5도度~미수尾宿 9도度(30도度) → 대화大火

미수尾宿 10도度~두수斗宿 11도度(31도度) → 절목折木

두수斗宿 12도度~여수女宿 7도度(30¼도度) → 성기星紀

여수女宿 8도度~위수胃宿 15도度(30도度) → 현후玄朽

위수危宿 16도度~규수奎宿 4도度(31도度) → 추자娵訾

규수奎宿 5도度~위수胃宿 6도度(30도度) → 강루降婁

위수胃宿 7도度~필수畢宿 11도度(30도度) → 대양大梁

필수畢宿 12도度~정수井宿 15도度(31도度) → 실침實沈

정수井宿 16도度~류수柳宿 8도度(30도度) → 순수鶉首

류수柳宿 9도度~장수張宿 16도度(30도度) → 순화鶉火

장수張宿 17도度~진수軫宿 11도度(31도度) → 순미鶉尾

이는 태양이 지나는 일년의 도수度數를 나눈것으로 28宿를 다 합하면 약 365와 $\frac{1}{4}$ 도度가 된다. 예를 들어 각십이도角十二度라고 천문도天文図에 써 넣은 것은 이십팔수二十八宿중 각수角宿의 별자리 구역을 태양이 12일 만에 지나간다는 뜻을 말한다.

28수의 주천도수周天度數

동방7수		북방7수		서방7수		남방7수	
각	12도	두	$26\frac{1}{4}$도	규	16도	정	33도
항	9도	우	8도	루	12도	귀	4도
저	15도	여	12도	위	14도	류	15도
방	5도	허	10도	묘	11도	성	7도
심	5도	위	17도	필	16도	장	18도
미	18도	실	16도	자	2도	익	18도
기	11도	벽	9도	삼	9도	진	17도
합	75도	합	$98\frac{1}{4}$도	합	80도	합	112도

천채의 운행은 28수 사이를 돌면서 운행을 하는데 낮에 방에서 필까지 모두 14수를 운행하고 밤에는 묘에서 심까지 모두 14수를 운행하는데 28수라고 이름 붙여진 큰 길에는 태양을 포함한 7개의 행성이 더 있어 이를 칠요七曜라 한다. 각 사방의 7수에 칠요를 배치하면 다음과 같다.

동방의 청룡7수	각	항	저	방	심	미	기
북방의 현무7수	두	우	여	허	위	실	벽
서방의 백호7수	규	루	위	묘	필	자	삼
남방의 주작7수	정	귀	유	성	장	익	진
	↓	↓	↓	↓	↓	↓	↓
7요성	목요성	금요성	토요성	일요성	월요성	화요성	수요성

또한 동방7수의 운행은

• 춘분날부터 매일 저녁 6시 이후마다 동쪽 하늘에서 1℃씩 솟아오르는 용은 약 3개월 만에 자신의 전모를 완전히 드러내게 된다.

• 하지날 저녁 6시 해가 서산마루로 떨어지지 않았을 뿐 점차 어둑해지는 하늘에 용의 자태가 그 머리를 남쪽 하늘에 두고 꼬리를 동쪽 산등성이까지 서서히 그 모습을 드러낸다.

• 추분날 저녁 6시 지는 해를 따라 서산마루에는 용의 대가리가 떨어지는 해를 잡아먹을 듯 부지런히 쫓아가며,

• 동짓날 저녁 6시 이후 꼬리조차 보이지 않고 용은 우리 눈에서 사라지게 된다. 이윽고 그날 밤 12시가 되자 서쪽으로 자취를 감추었던 용은 동쪽으로부터 나타나 동짓날 보인 용은 남쪽 하늘로 떠오르는 모습이 눈에 보인다.

남방7수는 하지날부터 매일저녁 6시 이후마다 동쪽 하늘에서 1℃씩 솟아오르고
서방7수는 추분날부터 매일저녁 6시 이후마다 동쪽 하늘에서 1℃씩 솟아오르고
북방7수는 동짓날부터 매일저녁 6시 이후마다 동쪽 하늘에서 1℃씩 솟아오른다.
이와 같이 28수에 대한 역법은 태양의 움직임이 사시에 변화를 주관하는 것을 관찰하기 위한 것이다.

다음은 28수와 서양별자리의 대략적인 관계를 도표로 나타낸 것이다.

<h2 align="center">28수宿와 서양 별자리와의 대략적인 관계</h2>

동방7수		북방7수	
각	처녀자리	두	궁수자리
항	처녀자리	우	염소자리
저	천칭자리	여	물병자리
방	전갈자리	허	물병자리
심	전갈자리	위	물병자리
미	전갈자리	실	페가수스자리
기	궁수자리	벽	페가수스자리

서방7수		남방7수	
규	안드로메다자리	정	쌍둥이자리
루	양자리	귀	게자리
위	양자리	류	바다뱀자리
묘	황소자리	성	바다뱀자리
필	황소자리	장	바다뱀자리
자	오리온자리	익	컵자리
삼	오리온자리	진	까마귀자리

4)삼원三垣

　동양에서는 북쪽 하늘의 28수를 중심으로 그 안쪽에 위치해 있는 항성의 별무리를 3개의 경계로 나누어 상원上垣 – 태미원太微垣과 중원中垣 – 자미원紫微垣과 하원下垣 – 천시원天市垣으로 구분한 것을 말한다.

　※ 태미원太微垣은 28성수星宿 중에서 25~28번째 성수인 장張·익翼·진軫 사이에 걸쳐서 안쪽으로 있는 10개의 별자리 무리로 여름 하늘에 항상 볼 수 있는 별자리 무리를 말한다

태미원

자미원

낭장(郞將)
낭위(郞位)
삼태(三台)
오제후(五諸侯)
상진(常陳)
종관(從官)
호분(虎賁)
소미(少微)
행신(幸臣)
태자(太子)
구경(九卿)
오제(五帝)
삼공(三公)
병(屛)
장원(長垣)
좌태미원
(左太微垣)
알자(謁者)
우태미원
(右太微垣)
영대(靈臺)
명당(明堂)
전사(傳舍)
화개(華蓋)
오제내좌
(五帝內座)
강(杠)
천황(天皇)
천주(天廚)
좌자미원
(左紫微垣)
육갑
(六甲)
구진(勾陳)
여사(女史)
여어(女御)
사보(四輔)
팔곡(八穀)
주하서
(柱下史)
천주(天柱)
북극(北極)
우자미원
(右紫微垣)
천봉
(天㟅)
상서(尙書)
음덕(陰德)
대리(大理)
내계(內階)
천일
(天一)
내주(內廚)
천상(天床)
태일
(太一)
삼공
(三公)
문창(文昌)
천창(天槍)
보(輔)
천리(天理)
태존(太尊)
북두(北斗)
세(勢)
천뢰(天牢)
현과(玄戈)
삼공(三公)
상(相)
태양수(太陽守)

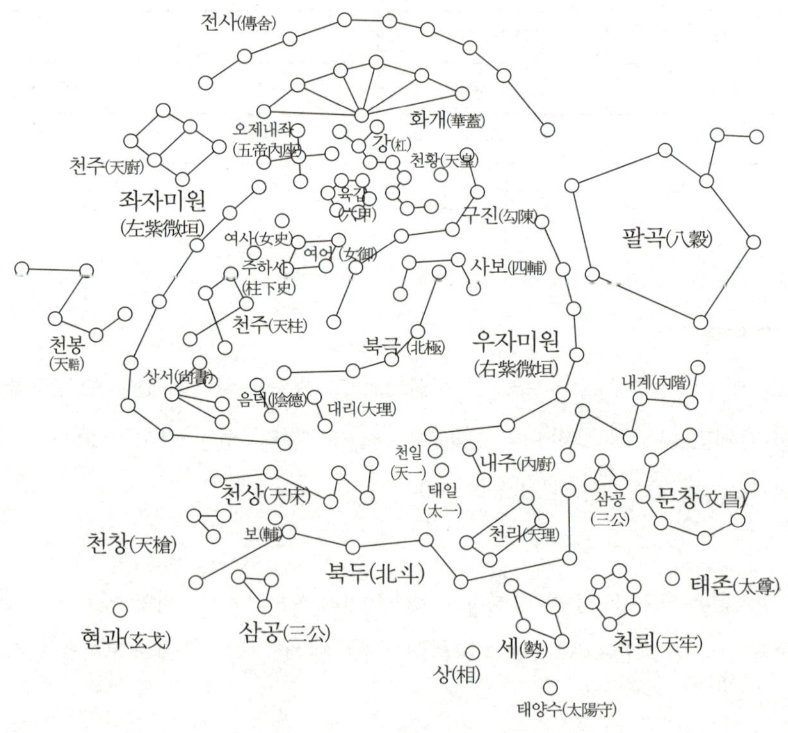

※ 자미원紫微垣은 북극성을 중심으로 모여 있는 별들의 구역을 말하며 황하강 유역에서 일 년 내내 보이는 임금이 계신 대헌에 비유되는 별자리를 말한다.

※ 천시원天市垣은 28성수星宿 중에서 4~8번째 성수인 방房 · 심心 · 미尾 · 기其 · 두斗 사이에 걸쳐서 안쪽에 있는 22개의 별자리 무리로 봄 하늘에서 항상 볼 수 있는 별자리 무리를 말한다.

천시원

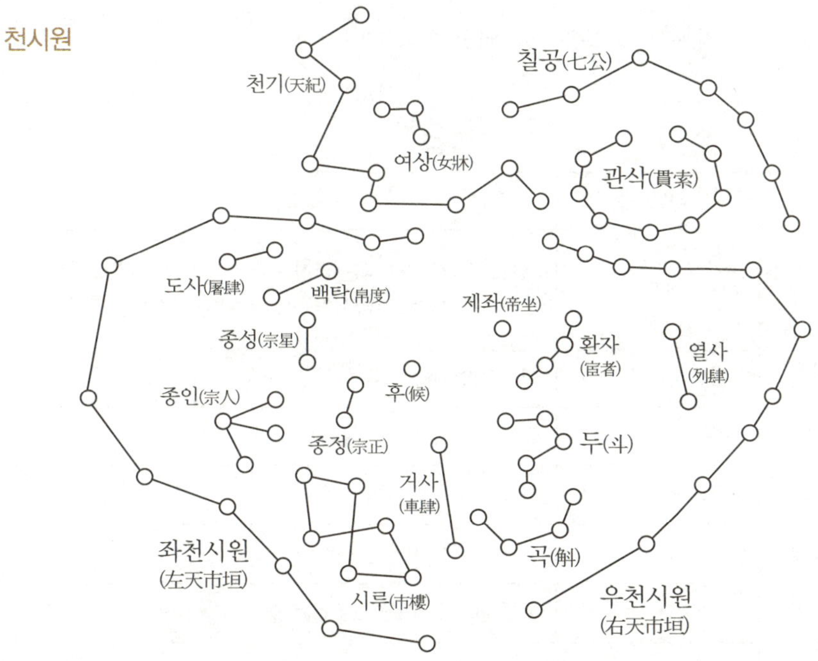

고대인류는 하늘에서 벌어지는 현상을 보고 그것이 지상에 미칠 영향을 예견하는 경험과 기술을 축척하여 정치적 목적이나 백성의 삶을 유익하게 하는데 쓰여졌다. 지 상에서 펼쳐진 모든 상황이 별자리라는 이름으로 하늘에 배열되어 지상의 사람들에 게 영향을 미친다고 생각했기 때문이다. 하늘의 중심에 있는 삼원이 지상에서 펼쳐지 는 모든 상황을 배열하여 삶에 유익하게 쓰였는데 지상에서 쓰였던 삼원의 의미를 개괄하면 다음과 같다.

 ① 태미원太微垣은 천자의 궁궐의 뜻이다. 하늘의 궁정宮庭이 되니 오제五帝가 거처하는 곳이며, 열두 제후의 부서가 되고, 명령을 정비하고 집행해서 분쟁을 해결하고, 관리의 승진을 주관 감독하며, 모든 별에게 덕을 주고 모든 신들에게 부절을 주며, 전후를 살피고 모든 물건의 정서를 펴게 하며, 의심스러운 것은 풀어주는 일을 한다. 태미원은 좌태미원과 우태미원으로 구성되는데, 각각 5개의 붉은 별(총10)로 이루어져 있다. 관계된 별자리는 19개로 총 78개의 별수로 되어있다.

태미원의 개괄

별자리	별의 수	의 미
태미원太微垣	좌태미원 5, 우태미원 5 (총 10개, 붉은색 별)	천자가 직접 다스리는 궁정으로 오제가 거처하고 열두 제후의 부서가 됨. 따라서 명령을 정비하고 집행
알자謁者	1(검은색)	빈객을 접대하는 일
삼공三公	3(짙은 검은색)	궁중 안에서 천자를 보필
구경九卿	3(검은색)	삼공을 도와 다스리는 일
오 제후五諸侯	5(검은색)	도성 안에서 천자를 보필
병屏	4(붉은색)	조정朝廷을 덮어서 보호하는 일
오제좌五帝座,五帝	5	천자를 도와 오행을 다스림
행신幸臣	1(짙은 검은색)	총애 받는 신하
태자太子	1(짙은 검은색)	천자의 사후를 이음
종관從官	1(짙은 검은색)	시종하는 신하
낭장郎將	1	무기를 점검하고 갖춤
호분虎賁	1	천자의 경호

별자리	별의 수	의 미
상진常陳	7	천자의 숙위宿衛
낭위郎位	15(붉은색)	천자의 호위 및 문서를 출납
명당明堂	3	천자가 정사를 베푸는 궁전
영대靈臺	3(검은색)	천문기상 등을 관찰하고 서기로운 조짐과 재앙 등의 변괴를 살피는 일
소미少微	4(붉은색)	사대부
장원長垣	4	국경지역 및 북방의 경비
삼태三台	6	삼공三公, 덕을 베풀고 천자의 뜻을 널리 펴는 일
19별자리	78	중앙정부에서의 천자와 보좌하는 신하로서의 역할

〈천문류초 – 태미원편에서〉

② 자미원紫微垣은 태제太帝(천황태제)의 자리이고 천자가 항상 거주하는 곳으로 명운命運과 도수度數를 관장하는 일로, 모든 만물의 생성소멸과 그 원리를 주재하는 일을 한다. 자미원은 북극의 중심에 있는데 좌左자미원 8개별과 우右자미원 7개별로 구성되어 있으며 관계된 별자리는 37개로 총 163개의 별수로 되어 있다.

자미원의 개괄

별자리	별의 수	의 미
자미원紫微垣	좌자미원 8, 우자미원 7(총15)	천자가 직접 다스리는 궁정으로, 명운命運과 도수度數를 관장
북극北極	5	하늘의 도리로써, 해와 달 및 오행을 주관
사보四輔	4	북극성을 도와 법도를 내고 정령을 받는다.
천일天一	1	전투, 길흉의 예측, 음양의 조화
태일太一	1	바람과 비, 홍수와 가뭄, 병란과 혁명, 기근과 질병을 주관
음덕陰德	2(누런색)	덕을 베풀고, 백성을 다독거림.

상서尙書	5(누런색)	임금에게 충간, 임금의 자문역할
주하사柱下史	1	임금의 언행을 기록
여사女史	1	시각을 알리고, 궁중의 일을 기록
여어女御	4(누런색)	후궁
천주天柱	5	오행의 법칙을 세우고, 정치와 교육을 기획.
대리大理	2(짙은검은색)	형벌 및 옥獄을 평결
구진勾陳	6	후궁 및 궁궐의 일, 혹은 삼공의 역할
육갑六甲	6	음양 및 24절기 등 때를 다스림
천황天皇	1	영혼 및 모든 신을 다스림, 자미원 최고의 신
오제내좌五帝內座	5	천자가 제후를 접견할 때 위엄을 상징하는 병풍
화개華蓋	7	천화의 자리를 덮고 가리는 일산
전사傳舍	9(검은색)	사신의 숙소(주로 북쪽 사신을 맡음)
내계內階	6	천황의 정사를 베푸는 뜰
천주天廚	6	천자와 백관의 주방
팔곡八穀	8	곡식의 풍년 또는 흉년을 주관
천봉天鞊	5(붉은색)	천자의 선봉자, 또는 비상시에 대비
천상天床	6(짙은 검은색)	휴식장소(침소 또는 잔치를 벌이는 등)
내주內廚	2(검은색)	궁궐의 평상시 또는 잔치 음식을 주관
문창文昌	6	하늘의 법도를 총체적으로 기획
태존太尊	1	황제의 인척
천뢰天牢	6	귀인을 가두는 감옥
태양수太陽守	1	대장 또는 대신으로, 무력 방비를 주관
세勢	4	시종을 드는 내시內侍

상相	1	백관을 총괄
삼공三公	6	천자의 덕을 베풀고, 음양과 칠정을 조화롭게 함.
현과玄戈	1(주홍색)	북방의 경비
천리天理	4(짙은 검은색)	귀인의 감옥
천창天槍	3(붉은색)	무력의 방비
북두北斗	7(또는+보성1+1=9)	칠정의 축, 음양의 본원으로 사방에 음양과 오행이 균일하게 되도록 다스림.
보輔	1	북두성을 도움
강杠	9	화개의 자루
37별자리	163(+1)	우주의 주재자로서의 천황과, 하늘의 지도리로서의 북극, 그리고 사람의 우두머리인 천자를 돕고 보좌하는 역할

천문류초 – 자미원편에서

③ 천시원天市垣은 백성의 운을 주관하는 별로 천자의 시장이 되니 천하가 모여드는 곳이라 사람들이 모여드는 일을 하며 주로 저울權衡을 맡아 사람을 죽이고 형벌을 주는 일을 한다. 천시원은 좌천시원과 우천시원으로 구성되는데 각기 11개의 붉은색 별(총22개)로 이루어져 된 별자리는 18개로 총 87개의 별로 되어있다.

천시원의 개괄

별자리	별의 수	의 미
천시원天市垣	좌천시원11, 우천시원11(총22, 붉은색)	형벌 및 도량형을 공평하게 하고, 사람을 모으는 일(시장 등)
시루市樓	6(검은색)	시장을 여닫고, 도량형 등을 헤아림
거사車肆	2(누런색)	수레와 가마(운송수단)
종정宗正	2(붉은색)	황실 종친의 잘잘못을 주관

47

종인宗人	7(붉은색)	종친의 제사, 종친의 위계질서
종성宗星	2(붉은색)	천자를 보필하는 천자의 인척
백탁帛度	2(누런색)	물건의 양을 헤아리고, 매매를 공평하게 함
도사屠肆	2	육축을 도살하는 일
후候	1	음양을 관찰하는 일
제좌帝坐	1	천황이 외궁으로 나갈 때 정사를 보는 곳
환자宦者	4(희미한 붉은색)	천자의 곁에서 보필하는 내시
열사列肆	2	보옥 등 재물을 주관
두斗	5	곡식의 양을 공평하게 함
곡斛	4	곡식의 양을 재는 일
관삭貫索	9(붉은색)	일반인들의 감옥
칠공七公	7	삼공, 칠정을 맡아 다스림
천기天紀	9	구경九卿,모든 일의 기강을 맡아 원통함이 없게 함
여상女牀	3(주홍색)	후궁, 궁궐에서 일을 보는 여자관리
18별자리	87	천황의 별궁, 천황을 돕고 보좌하는 역할

〈천문류초 – 천시원편에서〉

이와 같이 동양의 하늘은 인간세계의 축소판이다.

임금이 있고 신하가 있으며 백성이 있을 뿐 아니라 궁궐이 있고, 별장이 있으며 명당이 있고 부엌도 있다. 백성이 사는 곳에는 시장이 있고 시장을 다스리는 관리가 있으며 팔고 사는 물건이 있고 그를 재는 저울과 쌓아 두는 곳간도 있다. 만물을 다스리는 영험한 천신이 있는가 하면 변소가 있고 똥이 있으며 오줌도 있다.

이렇게 지상에서 펼쳐진 모든 상황이 별자리라는 이름으로 하늘에 배열되어 있고 각 별자리의 형상 및 색깔 또는 위치 등에 따라 계절이 바뀌고 하늘의 운세가 바뀐다고 보았으며 지상의 만물에 상응해 그 영향을 미친다고 본 것이다. 이와 같이 동양의 천문은 땅과 사람에 상응하여 서로 영향을 미친다고 생각한 것(천지인天地人 상응론相應論)이 옛 동양의 천문관의 기본 골격인 것이다.

(2) 행성行星(떠돌이별)

1) 해와 양력陽曆(태양력)

태양시 운동에 근거해 재정된 역법이 양력으로 동양에서는 토규측영법土圭測影法과 일영측정법日影測定法, 표간측정법標竿測定法 등에 의해 해 그림자의 주기와 장단을 관찰하는 방법으로 역법曆法을 정립한 것이다.

동양의 천문과 해 그림자의 주기와 장단을 관찰하면 북극성을 바라보며 하늘을 보았을 때 하늘이 시계 반대방향을 도는 것을 옛사람들은 좌선左旋이라 했다. 또 이 방향은 태양이 하루 중에 도는 방향과 같기 때문에 동쪽에서 서쪽을 돈다고 말한다. 이와 같이 매일 시계 반대 방향으로 도는 하늘을 따라 행성行星도 좌선左旋을 하며 돌아간다. 그런데 좌시하는 하늘에서 태양은 매일 1도度씩 뒤쳐져 간다(이는 지구가 자전을 하며 동시에 태양의 주변을 공전하기 때문이며 하늘의 별들을 하루 24시간 동안 한바퀴하고도 1/365바퀴를 매일 더 돌게 되기 때문). 이것이 쌓여 일년이 되면 둥그런 타원($365\frac{1}{4}°$)이 나타나는데 이를 황도黃道라 한다. 이 움직임을 우행右行이라 한다. 그래서 동양의 천문에서는 하늘을 좌선左旋한다 하고 일월성신日月星辰은 우행右行한다고 한 것이다. 그 속도가 처지는 것은 태양만이 아니다. 달은 매일 $13\frac{1}{4}°$ 뒤쳐지고 오성五星들 역시 이와 같이 하늘의 좌시 운행을 따라가지 못하고 뒤쳐지게 된다. 그런데 북극성을 바라볼 때 우리 눈에는 하늘이 시계반대방향으로 돌지만 만일 남쪽 하늘을 바라 볼 때는 그 도는 방향이 시계방향이다. 이와 같이 보는 방향에 따라 시계방향과 반시계 방향의 혼란을 없애기 위해 무조건 하늘이 도는 방향을 좌시라 하고 일월성신이 운행하는 방향을 우행右行이라고 한 것이다. 이와 같이 황도의 1주기 도수를 주천도수周天度數라하며 그 도수度數를 $365\frac{1}{4}$度로 나누게 되었으며 태양의 이 운행을 기준으로 전 하늘을 방사상으로 구획하고 이십팔수二十八宿의 각 별자리에 태양이 머무는 날짜에 맞추어 도수度數를 정한 것이다.

역曆은 어디까지나 인간과 밀접한 관계가 있는 자연계의 주기에 따라 만들어지는데 력曆에 쓸 수 있는 기본 상수들은 지구의 자전주기 · 지구의 공전주기 및 달의 지구에 대한 공전주기 등이다. 지구의 자전주기는 1태양일을 만들어 주고 지구의 공전주기는 1태양년을 만들어 주고 달의 공전주기는 1태음월을 정해준다.

태양력인 양력은 태양의 주기에 의해 만들어진 역법으로 해 그림자의 주기를 관찰하면 해가 중에서 동에 있을 때가 오전이며 해가 중에서 지는 방향으로 있을 때가 오후이다. 또한 해가 중에 있을 때가 주중이고 해가 이 반대의 위치로 일출日出과 일입日入의 중간에 있을 때가 야중夜中이다. 이와 같이 태양의 하루주기(자전주기)로 오전과 오후 · 자정 · 정오 등의 1日 시간을 태양의 1년 주기(공전주기)로 춘 · 하 · 추 · 동의 사시四時와 같은 1년의 시간을 정했다. 해 그림자의 방향에 따라 태양의 일출과 일몰로 동서를 구별하고 정오의 가장 짧은 그림자를 이용해 남쪽을, 그림자가 북극성과 일치하는 곳을 이용해 북쪽을 확정했다. 즉 동東(묘卯) · 서西(유酉) · 남南(오午) · 북北(자子)의 공간과 방위의 개념을 선정했으며, 또한 일영日影의 장단에 의해 그림자가 가장 긴 달을 동지로 가장 짧은 달을 하지로 삼고, 이지의 중간을 이분二分이라 하여 춘분과 추분으로 나누었으며 이로 인해 이지이분二至二分(동지冬至 · 하지夏至 · 춘분春分 · 추분秋分) 즉, 춘하추동의 음양소장의 상象과 동양적 시간개념의 이치가 정립되었다. 태양년을 기준으로 하여 만든 역법曆法이 태양력으로 이 양력은 사분력으로 춘하추동의 계절변화는 일치뇌시만 달의 삭망과는 진연 관계가 없으며, 양력의 교정 방법은 케플러력(서기)과 마찬가지로 4년마다 윤년을 두어 교정한다.

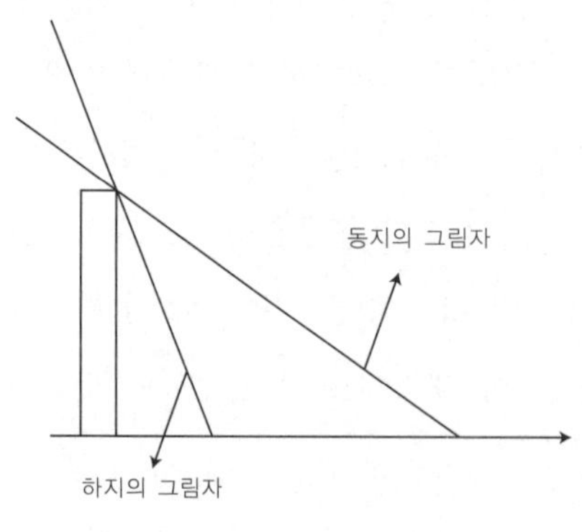

이와 같은 역법曆法의 이치는 상주商周시대(12월 태양력)에 출出하였다는 주비산경周俾算經에 이 모든 것을 정밀하게 논했는데 일日이 다시 일日로 되는 시간이 일일一日이고(지구에서 볼 때 태양이 지구 주위를 한 바퀴 도는데 걸리는 시간-지구의 자전주기) 월月이 일日로 합삭함이 일월

一月이며 일日이 성星을 1주周함이 일세一歲로 365.25일이 대력이라고 하였다. 또한 1년을 십이지十二支에 비추어 12달로 하고 하루를 십이지十二支에 비추어 12시간으로 하고 12시간인 주야를 100각角으로 하여 물로써 시간을 측정하는 누수측정법漏水測定法이 출出하였다(시간이하의 기준은 누수측정법으로 계산). 이것은 곧 시간만을 정밀히 계산하려는 데에 있었으며, 현재의 시계와도 그 의의가 상통하며 모든 연원은 지구를 중심으로 한 일월성신의 도수를 헤아리기 위한 방법인 것이다. 이와 같이 중요함이 천문에 있으니 이 천문의 자연상이 역법曆法의 기본이자 자연의 원리로 상통하는 것이다.

고대의 동양(상주시대 이전)에서는 10월 태양력(1년 365¼일을 10달로 나눠서 정리한 책력)을 사용 하였으며 고대 동양에서 10월력을 쓴 것은 간편성과 편리함 때문이라 한다. 일년을 두 개의 반년으로 나누어 하지와 동지 사이가 오개월, 춘분과 추분 사이가 오개월씩 반년으로 나누는데 오개월씩의 반년은 토土·동銅·수水·목木·화火의 오계五季로 이루어진다. 또한 십월력은 한달이 세 절기節氣로 되어 있는데 한 절기節氣는 12일씩이며 삼십절기는 삼백육십일이 된다. 나머지 오일이나 육일은 과년일過年日로 삼는 역법曆法이었다. 후대 사람들이 10월력을 12월력에 꿰맞추기에 많은 혼란을 빚게 되었으며, 역易의 십수十數는 10월 태양력의 월수月數를 의미한다고도 한다. 또한 십수十數가 다시 두 개의 반수 오五로 나뉘어 쓰인다는 점 등이 천간天干과 상통함이 많다. 「계산전」의 천지십수天地十數가 각각 천수오天數五로 나뉜다는 사실도 천간天干(갑·을·병·정·무·기·경·신·임·계)과 깊은 연관성을 가진다. 지금도 중국의 소수민족의 하나인 이족彝族에서는 10월 태양력을 사용하고 있다고 한다. 상주시대에는 12월 태음력(태음태양력)을 주로 사용했다고 하며 12월 태음력과 12지지가 상통함이 많다고 한다.

서양에서의 태양력의 기원은 나일강이 범람할 때면 동쪽 하늘에 시리우스(큰 게자리의 α별)가 나타난다는 사실을 알아냄으로써 태양력이 만들어졌다. 이를 이집트 태양력(시리우스력)이라 하며 1년을 365일로 하고 30일로 나누어진 12달과 연말에 5일을 더하는 방식의 역법曆法을 말하며 시리우스력과 태양의 관찰에 의해 1년이 365.25

51

일인 것을 알게 되어 역법曆法을 재정립하게 되는데 이 역법曆法이 기원전 46년에 로마에서 재정된 율리우스력이다. 율리우스력은 1년을 365.25일로 하고 1년을 12달로 나누고 4년마다 윤년을 두어 교정하는 역법曆法을 말한다. 이 율리우스력이 128년이 지나면 1일의 차이가 생기게 되어 1582년 그레고리오13세가 살고 있을 당시에는 3월 21일이어야 할 춘분이 3월 11일로 옮겨져 역법曆法이 맞지 않았다. 그래서 그레고리오 13세는 개혁위원회를 조직하여 3월 21일을 춘분으로 고정시키기 위하여 새로운 역법曆法을 재정했는데 이를 그레고리력이라 한다. 이는 128년에 1일의 차이가 생기는 원인이 태양의 주기가 365.25일이 아닌 365.2425일임을 알았기 때문이다. 이는 1년을 365.2425일로 하고 1년을 12달로 나누고 4배로 나누어지는 해는 윤년으로 하고 그 중 100으로 나누어지는 해는 평년으로 하되 400으로 나누어지는 해를 윤년으로 한다는 규약을 만들어 사용하는 역법曆法이다.

현재 사용하고 있는 서양력은 로마의 양력을 기초로 수정해 만든 것으로 그레고리력을 바탕으로 태양의 주기를 역으로 계산해 주기년수가 0으로 떨어지는 해를 기준으로(서기) 사용하는 역법으로 이를 케플러력(서기)이라 한다. 우리나라는 1989년(고종) 때 서양의 양력인 그레고리력을 처음으로 채택하여 사용하였으며 지금은 케플러력을 주로 사용하고 있다.

동·서양의 천문학은 기원전 46년까지는 동양의 천문이 발달되어 학문과 문화의 발날이 앞서 모든 문물이 서쪽으로 전파되는 시기였다. 그리고 기원전 46년부터 1582년까지는 동·서양의 천문이 동등해 학문과 문화의 발달이 상호 교류하는 시대였다. 그러나 1582년을 기점으로 서양의 천문이 동양의 천문을 앞서 지금의 서양의 학문이나 문화가 오히려 동으로 전파되는 시기이다. 즉, 천문학의 발달이 모든 학문과 문화의 발달을 내포한다고 할 수 있다. 양력(태양력)에 의해 시간과 공간의 개념이 선정되는데『일日태양 주기에 의해-1일日』,『년年태양 주기에 의해-1년年』,『해 그림자의 1일日 주기에 의해-오전·오후·자정·정오』,『해 그림자의 1년年 주기에 의해-춘春·하夏·추秋·동冬』,『해 그림자의 방향에 의해-동東(묘卯)·서西(유酉)·남南(오午)·북北(자子)』,『해 그림자의 장단에 의해-2분2지(동지·하지·춘분·추분)』가 정립되었다. 또한 양력에 의해 동·서·남·북·상·하의 사방四方과 육합六合의 공간과 방위가 년年(춘하추동春夏秋冬-사시四時), 일日(오전, 오후, 정오, 자정)등의 시간적 개념들이 설정되었으며 다른 행성과 항성들의 주기와 연계해 역법曆法은 시대별·국가별로 점차적으로 발전하게 되었다.

2) 달과 순태음력陰曆

달이 지구를 정확히 360°회전하는 시간을 백도라 하며 이를 항성월恒星月이라 하고, 이 주기가 27일 7시간 43분 11.51초다. 달의 삭망월은 29.5일이며 이는 해와 달이 1년간 12번 만나 둘이 동쪽에서 떠서 서쪽으로 지게 되는 주기로 이때를 그믐(朔日(삭일))이라하고 반대로 북극성을 사이에 두고 정반대에서 마주보고 있는 날은 태양이 서쪽으로 지면 달이 동쪽하늘에서 태양의 빛을 가득 담고 둥글게 떠오르는데 이 날을 보름(望日(망일))이라고 한다. 즉, 태양과 달이 함께 만나 동쪽에서 뜨는 주기를 삭망월朔望月이라 한다. 달의 삭망월(29.53일)과 항성월(27일 7시간 43분 11.51초)이 차이가 나는 이유로 달이 지구 주위를 도는 공전(백도)면이 지구가 태양 주위를 도는 공전(황도)면과 약 5도9분 차이가 나기 때문이다.

순태음력은 달의 삭망월에 근거해 재정된 역법曆法이므로 삭망월의 주기가 29.53일이며 1년이 12달로 큰달이 30일 작은달이 29일로 모두 354.36일이며 순태음력의 역년의 길이가 태양회귀년(태양주기)과 일치하지 않기 때문에 윤달이 존재하지 않으므로 역일과 계절이 점차 달라져서 5·6월에 눈이 오기도 하고 정월과 2월에 혹서가 되기도 한다. 그래서 순태음력은 농사를 짓지 않는 아랍세계(이슬람권)에서 주로 쓰는 역법曆法이며 교정방법은 3년마다 1윤일을 두는데 12월 29일을 30일로 고치는 것으로 이렇게 되면 354일에서 355일로 되는 것이다.

일반적으로 말하는 음력은 순태음력을 말하는 것이 아니고 태음태양력을 지적한 말로 태음태양력에서는 간간이 윤달을 둠으로써 역일과 계절이 많이 어긋나지 않게 한 역법曆法으로 현재는 공식적으로 쓰이지는 않지만 민간에서는 여전히 양력과 아울러 음력을 사용하고 있는 것이다. 음력(순태음력)은 달의 운행을 기준으로 만든 역법으로 농사를 짓지 않는 아랍세계에서 주로 쓰는 역법曆法이고 양력(순태양력)은 해의 운행을 기준으로 만든 역법曆法으로 주로 농경민족에서 주로 쓰는 역법曆法이었던 것이다.

3) 오성과 오분력

태양과 달을 제외한 육안으로 볼 수 있는 떠돌아다니는 별로 수성 · 금성 · 화성 · 목성 · 토성을 말한다. 황도를 따라 28수宿라고 이름 붙여진 큰 길을 일 · 월과 함께 걸어가는 별로서 이 오성도 사시四時에 따라 출현한다. 오성의 출현을 기점으로 1년을 5등분(365.25÷5=73.5일)으로 나눈 것으로 이 5등분의 달력을 오분력이라 하며 이 주기에 의한 기후변화(시 · 공간의 변화)를 관찰하는 역법曆法을 말한다. 즉, 행성인 오성의 출몰로 인해 우리 지구에 영향을 강하게 미친다고 생각한 것이다.

목성木星은 세성歲星이라 하며 봄에 출현하고, 화성火星은 형혹성熒惑星이라 하며 여름에 출현하고, 토성土星은 진성鎭星이라 하며 장하에 출현하고, 금성金星은 태백성太白星이라 하며 가을에 출현하고, 수성水星은 신성辰星이라 하며 겨울에 출현한다, 다섯 개의 별이 출몰하는 실제의 기록으로는 목성木星은 3월과 8월에 황혼의 동쪽에서, 화성火星은 2월과 7월에 황혼의 남쪽에서, 토성土星은 5월과 10월에 황혼의 천중天中에서, 금성金星은 4월과 9월에 황혼의 서쪽에서, 수성水星은 11월과 6월에 황혼의 북쪽에서 출현한나. 그중에 목木 · 화火 · 토土성星은 그 환도가 크면서 지구의 외外에 있고 금金 · 수水성星은 그 환도가 적으면서 지구의 내內에 있는 것이며, 한 별의 출현이 각각 73.5일여의 수에 해당하므로 1년의 365.25일과 합치하는 것이다.

오분력五分歷은 태양주기에 오성이 출몰하는 시점을 기준으로 5분分으로 나눠 관찰한 기수氣數를 말한다, 기후변화는 사분력보다 더 정확하다. 이 주기에 의해 오운주기가 탄생되고 이 주기에 의한 변화상을 관찰하는 것이 오운주기절율인 것이다. 즉, 오분력은 운기학에 중요한 영향을 미친 것이다.

4) 태음 · 태양력

음양력陰陽曆 · 농가력農家曆이라 하며 일반적으로 부를 때는 음력陰曆이란 용어로 주로 사용되었으며 이를 양력과 음력(태음력)을 결합한 역법曆法으로 역월曆月은 달의 삭망월을 기준으로 하고 역년歷年은 태양의 회귀년을 기준으로 해 달의 주기와 해의 주기를 함께 쓰는 절충된 역법曆法이다.

해와 달이 천문도상 매년 약간씩 다른 위치에서 일년에 12번 만난다. 해와 달이 만나는 지점을 12구역으로 나누고 이를 십이진十二辰이라 했으며, 해와 달이 만나는 지점이 해마다 다르기 때문에 12개의 점을 찍기가 곤란하여 황도를 중심으로 천문도상의 하늘을 12간격으로 균등하게 분할하고 이를 12성차星次라 불렀다. 여기에 방위와 시간이 결합되어 십이지十二支의 개념이 탄생된 것이다.

태음력은 큰달과 작은달이 모두 12달로 354일이고 태양력은 1년이 10달(10월 태양력) · 12달(12월 태양력)로 $365\frac{1}{4}$일이다. 태음력과 태양력은 1년에 약 11일의 날짜 차이가 나므로 음양력의 교정은 매년 3년마다 하나의 윤달을 두고 5년에 재 윤달을 두어 19년에는 7차次의 윤달을 두어 음력과 양력의 길이가 같게 한 역법으로 윤년에는 13개월이 된다. 현재 우리가 사용하는 음력(음양력)의 의미는 태양력과 태음력을 함께 사용하는 것으로 날짜(시時 · 월月)는 달의 위상 변화로 하고 계절을 알리기 위해 태양운동에 따라서 윤달과 24절기를 같이 쓰는 것이다. 19년에 7차의 윤달을 두는 것은 한해의 평균 길이를 일 태양년과 같게 하기 위함이며 24절기를 같이 쓰는 것은 농사에 필요한 절기를 알 수 있기 때문이다. 즉, 달은 음력의 요소를 유지하고 윤달과 24절기로 해서 양력의 요소를 가미한 것이다. 농사를 지을 때는 날짜를 참조한 것이 아니라 24절기를 참조한 것이다.

음양력에는 월상月象과 24절기가 있다는 것이 장점이며, 특히 24절기와 잘 들어맞기 때문에 농작물 재배에 많은 도움을 주어 농가력農家曆이라 한다. 우리나라에서는 고종 때 서양력을 도입하기 전까지 이 음양력을 사용하였으며 중국에서도 신해혁명 이전에 모두 이 음양력을 사용하였다. 현재 사용되고 있는 달력은 서양력에 음양력과 간지력이 결합되어 사용되고 있는 역曆이다. 서경에 의하면 당요唐堯 때 일 년의 절기

는 이지二至(하지 · 동지) · 이분二分(춘분 · 추분)밖에 없었던 것이 농경을 위해서는 일
년간의 기후 예측이 절대적으로 필요했으므로 시간이 지남에 따라 좀 더 자세한 절기
가 필요했다. 그래서 다른 역법曆法들이 결합되면서 24절기가 만들어지는데 2분2지
밖에 없던 절기가 구궁팔풍력과 결합되면서 8절이 되고 음양력의 12진辰(12성차星次)
의 개념이 도입되면서 12절기의 의미로 쓰이기 시작하다 십이지지十二地支로 발전하
게 되었으며 두강건월력에 의해 24절기가 완성이 되어 현재까지 쓰이고 있는 것이다.
이 해와 달의 만남 주기에 의해 시간개념의 월月과 시時가 만들어지고 시 · 공간의 개
념인 십이지十二支가 만들어졌다.

5) 간지력干支曆

갑자력甲子曆이라고도 한다. 상수象數에서 근본根本한 언어 이전의 부호문으로 시간
과 방위를 기록하는데 사용한 부호 표시로 그 내력도 오래되었으며, 대체로 황제 헌
원 때부터 시작된 것이라고 한다.

※ 연해자평淵海子平에 이르기를, 중국의 황제 때 천우가 세상에 나와 백성들을 괴롭히고
세상을 어지럽게 하니 황제께서 보고만 있을 수 없어 마침내 천우와 탁녹의 들에서 싸워 이를
물리쳤다. 그런데 그 유혈이 백리를 뻗쳐 이것을 다스리기 어려워 황제는 목욕재계하고 하늘에
비니 하늘이 이를 가상히 여겨 십간十干과 십이지十二支를 내려주었다. 황제는 십간十干을 원圓
으로 포포布하여 천형天形으로 상징하고 십이지十二支를 방方으로 포포布하여 지형地形으로 상징하
여 그 빛을 합하여 직문職門에 명하여 이를 널리 알리게 하니 그 후로 세상이 잘 다스려 졌다.
후일에 대요씨大僥氏가 나와 십간과 십이지를 합하여 육십갑자를 배정하였다 한다.

간지干支기년 방법은 달 · 지구 · 해의 운동을 기준으로 1년을 10단계 또는 12단계로
나누고 하늘과 땅의 기후 변화 주기를 시간과 공간에 배치해 음양오행적 방법으로 설
명한 것이다. 이는 하늘을 따라 간干을 활용하면 천간天干은 천간天竿(一규표(표간측정
법標竿測定法)이고 지지地支는 간지竿枝(一규표의 그림자)로 천간과 지지는 표간標竿을

이용해 하늘의 일日·진辰을 관찰해 천도天図를 만들고 기수氣數를 관찰하는 것이다. 천간天干이 주로 표현하는 것은 해와 지구의 관계를 정립한 것으로 태양의 주기를 자연수 10으로 나눈 역법으로 10월 태양력에서 유래 되었으며 지지地枝는 주로 표현하는 것이 해와 지구와 달의 관계를 정립한 것으로 해와 달이 1년 12번 만나는 12진辰에서 유래했다. 이를 정립한 역법이 12월 태음력인 것이다. 즉, 10월 태양력은 1년 365¼일을 10달로 나눠서 정리한 책력이다.

일 년을 두 개의 반년으로 나누어서 하지와 동지 사이가 오개월, 춘분과 추분 사이가 오개월씩 반년으로 나누는데 오개월씩의 반년은 토土·동銅·수水·목木·화火의 오계五季로 이루어진다. 십월력은 한달이 세 절기節氣로 되어 있는데 한 절기節氣는 12일 씩이며 삼십 절기節氣는 360일이 되는데 나머지 5·6일은 과년일過年日로 삼는 역법曆法이다. 12월 태음력은 달의 삭망월에 근거해 재정된 역법曆法으로 1년이 12달로 큰달이 30일 작은달이 29일로 모두 354.36일이며 순태음력의 역년의 길이가 태양회귀년과 일치하지 않기 때문에 윤달이 존재하지 않으므로 역일과 계절이 점차 달라져서 5·6월에 눈이 오기도 하고 정월과 2월에 혹서가 되기도 한다. 12월 태음력은 3년마다 1윤일을 두는데 12월 29일은 30일로 고치는 것으로 이렇게 되면 354일에서 355일로 되는 것이다. 후대 사람들이 10월 태양력을 12태음력에 꿰맞추기에 많은 혼란을 빚게 되었으나 이 천간天干과 지지地支를 대요씨가 배합해 60갑자(갑자력)를 만들었다고 한다. 천간天干과 지지地支의 배합으로 인해 간지력干支曆이 탄생했으며 이는 후에 음력(농사력農事曆)으로 흡수되어 인간의 삶에 시·공간의 기준이 되어 지대한 영향을 미쳤으며 현재까지 사용되고 있는 것이다.

갑甲과 자子를 간지干支의 첫 번째로 배합하는 이유는 태양의 기운이 황천의 아래에서 움직여 자子월에 있으면 황종의 율律이 기紀의 근원이 되어서 자子에 있게 되기 때문에 자子를 먼저 삼는 것이며 또 만물이 인월寅月에서 다투어 나와서 모두 형체를 나타내는데 갑甲이 인월寅月에 속하기 때문에 갑甲을 머리로 삼아서 자子와 배합시킨 것이다. 즉, 나타나는 것은 양이 되기 때문에 천간天干을 따르고(갑甲), 나타나지 않는 것은 음이 되기 때문에 지지地支를 따른다. 그래서 갑과 자를 서로 배합 시켜서 육순六旬

의 시작으로 삼은 것이다. 간지干支라는 말은 동한(전한) 이전에 없었으며 옛날 사람들은 십간十干을 십일十日로 십이지十二支를 십이진十二辰 또는 십간十干을 십모十母로 십이지十二支를 십이자十二子로 불렀으며 이 일日·진辰이나 모자母子에서 뜻이 변하여 간지干支로 되었다 하나 원래는 간지竿枝(규표)에서 발원한 것이다. 후대 사람들은 간지干支로 해를 표기 하였고 옛 사람들은 간지干支로 날짜를 표기 하였던 것이다. 즉, 간지干支로 날짜를 기록한 기원이 매우 빠르다는 것을 말해주지만 어느 때부터 시작되었는지는 아직 고증할 수가 없는 단계이다.

결론적으로 간지干支는 상수학象數學에서 근본根本한 언어 이전의 부호문으로 옛사람들이 해와 달과 지구의 운행 회합 주기에 따라 시간과 방위를 기록하는데 사용한 부호로써 이 회합주기로 인해 나타나는 생물의 생生(생生)·장長(장長)·화化(장壯)·수收(노老)·장藏(사巳)하는 주기를 관찰한 역법이다. 간지력은 시·공간의 변화상을 60년을 주기로 푼 것이며 이는 동지를 기점으로 하는 해·지구·달의 삼체 운동의 최소 상사相似 주기이고 삭근월의 회합주기와 회귀년의 회합 주기이기도 하다. 천간天干은 갑甲·을乙·병丙·정丁·무戊·기己·경庚·신辛·임壬·계癸의 10과 지지地支의 자子·축丑·인寅·묘卯·진辰·사巳·오午·미未·신申·유酉·술戌·해亥의 12는 뜻이 없는 부호문으로 여기에 시간과 방위가 배속되어 나타나는 천지간의 변화상(기수氣數)을 간지에 대입해서 설명한 것뿐이며 후세에 시대별·국가별·개인별로 간지에 자연수를 배속하고 음양을 배속하고 오행을 배속하고 니리를 배속하고 진승을 배속하고 사람의 오장을 배속하고 사람의 몸통을 배속하고 사물 등을 배속시켜 각자의 의리義理를 보태기 시작하면서 역曆이었던 간지干支가 학문으로서 발전하게 된 것이다.

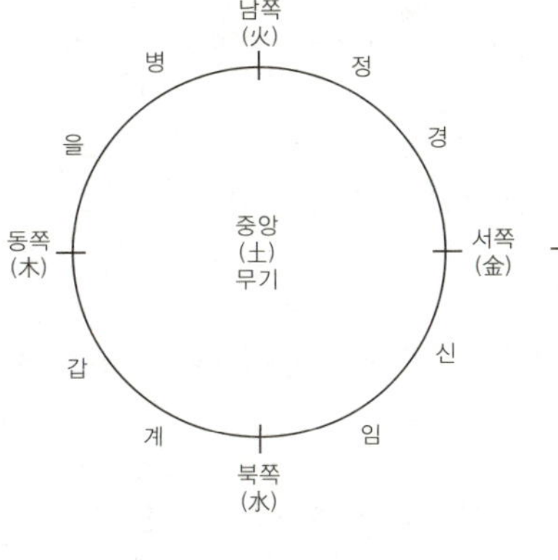

천간의 시時·공空간의 배치(부찰지리도식)

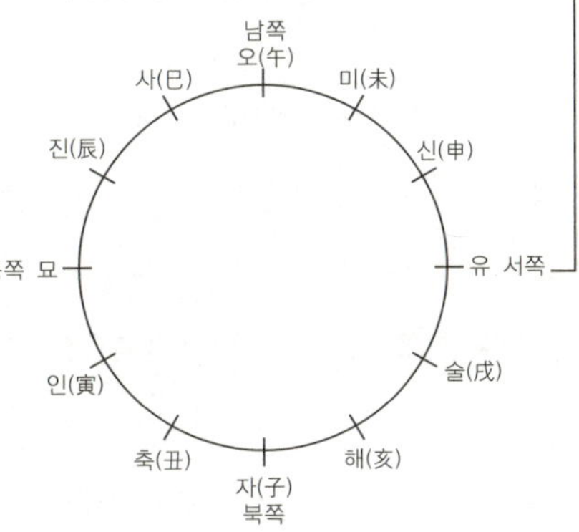

지지(地支)의 시(時)·공(空)간의 배치

합하면 ⇨ 동쪽 묘

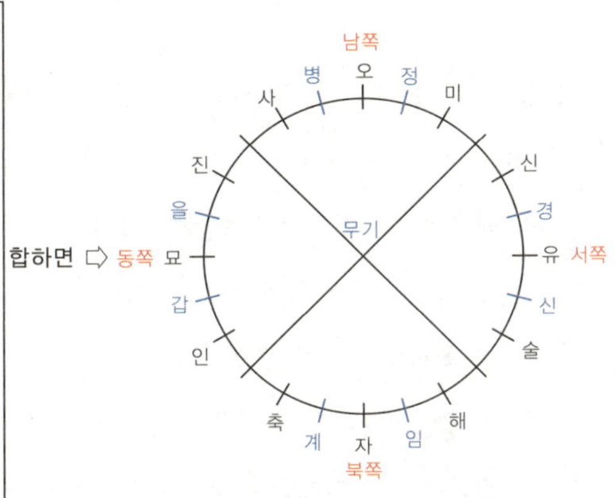

(간지(干支)의 시·공간의 배치)
20방+4괘 ⇒ 24방(24절기(節氣))

※ 천간天干, 지지地支의 시·공간별 기수氣數의 변화(물후物後)를 설명하면

천간天干의 갑甲은 모든 물건이 싹을 틔우고 잡아당기는 것을 말하며,

을乙은 꼬불꼬불한 것으로 봄이 되면 모든 물건이 씨앗의 껍질을 뚫고 나오는 것을 말하며,

병丙은 자루(병柄)로서 모든 물건이 생겨나 자라면 각각 줄기 자루를 잡는 것을 말한다.

정丁은 머무를 정(亭)자와 같고 물건이 생겨나서 크다가 그치게 되는 것을 말하며,

무戊는 무성함과 바꿀 무(貿)와 같으니 물건이 생겨나서 극에 달하도록 무성하면 당연히 이전의 몸체를 변해서 바꾸게 됨을 말하며,

기己는 벼리 기(紀)와 같은 것이니 물건이 이미 이루어지면 줄기와 바탕이 되는 것이 있게 됨을 말하며,

경庚은 고치는 것으로 만물이 모두 엄숙하게 고치고 변경되는 것을 말한다.

신辛은 새롭게 하는 것으로 만물이 모두 이루어짐에 교대하고 고쳐져서 새롭게 됨을 말하며,

임壬은 맡기는 것(임任)으로 만물을 달아 감추는 것을 말하며,

계癸는 헤아리고 계책하는 것(발撥)으로 모든 물건이 싹트도록 개척하는 것을 말한다.

지지地支의 자子는 낳는 것(자孶)으로 양기가 이미 움직임에 만물이 새끼를 낳고 싹트는 것을 말하며,

축丑은 끈으로 연결하는 것으로 계속 싹터서 연달아 자라는 것을 말하며,

인寅은 옮기고(이移) 이끄는 것(인引)으로, 물건의 싹이 점차 몸 밖으로 토해져서 이끌리고 퍼져 땅으로 옮겨 나오는 것을 말한다.

묘卯는 무성하고(성茂) 덮는 것으로 물건이 나서 커져 땅을 덮는 것을 말하며,

진辰은 진동하는 것(진震)으로 빠르게 진동해서 옛 몸체를 벗어나는 것을 말하는 것으로 진월辰月이 되면 물건이 모두 움직이고 자라난다.

사巳는 그치는 것(사巳)으로 물건이 이때에 이르러서 모두 자라기를 마치고 일어나는 것을 말하며,

오午는 짝 지워지고(오仵) 꽃받침이 붙는 것(악萼)으로 만물이 성대해져서 가지와 꽃받침이 짝으로 퍼지는 것을 말하며,

미未는 어두운 것(배昧)으로 만물이 점차 쇠퇴해져서 몸체가 어둡게 덮이는 것을 말하며, 〈또한 맛(미味)으로 만물이 때를 만나 성숙해짐에 따라 각자의 기운과 맛이 있다는 것을 말한다.〉

신申은 끌어당기며 크는 것으로 쇠퇴하고 늙은 것을 촉진시켜 더욱 노쇠하게 하는 것이며, 〈또한 몸(신身)을 말하는 것으로 만물이 모두 몸체를 이루는 것이며,〉

유酉는 늙고 익었다는 것으로 만물이 극도로 늙어서 성숙한 것을 말하며 이때는 만물이 모두 축소되어서 작아진다고 했다.

술戌은 멸하고 죽는 것으로 이때(음력 9월)는 만물이 쇠퇴하여 멸망하는 것을 말하며,

해亥는 씨앗(핵核)이며 문을 잠그는 것(굉閎)으로 이때는 만물이 닫히고 숨어서 모두 씨를 맺고 감추는 것을 말한다.

이와 같이 천간과 지지는 시·공간에 의한 생물의 변화주기를 관찰한 역법曆法인 것이다.

또한 간지干支에 자연수와 음양陰陽과 오행五行을 배합하여 설명하면

천간天干은 갑甲·을乙·병丙·정丁·무戊·기己·경庚·신辛·임壬·계癸의 10개이고 지지地支는 자子·축丑·인寅·묘卯·진辰·사巳·오午·미未·신申·유酉·술戌·해亥의 12개이다. 이는 자연의 생성수生成數에서 출出한 것으로 역법曆法의 연원이 된다.

당나라 지일행志一行선사의 이시二始·이중二中·이종설二終說에 의하면 자연수는 1·2·3·4·5·6·7·8·9·10으로 음수(기수奇數:짝수)인 2·4·6·8·10과 양수(우수偶數:홀수)인 1·3·5·7·9로 나뉘며 기수奇數는 음수로 지수地數에 해당되고, 우수偶數는 양수로 천수天數에 해당되는데 1·2·3·4·5는 생수生數이고 6·7·8·9·10은 성수成數이고 여기에 오행을 대입하면 1,6은 수水에 2,7은 화火에 3,8은 목木에 4,9는 금金에 5,10은 토土에 해당된다. 자연수인 기수(2·4·6·8·10)와 우수(1·3·5·7·9)는 이시二始, 이중二中, 이종二終으로 분류된다.

이시二始라 함은 천지天地의 시수始數인 1과 2를 말하는 것이고 이중二中이라 함은 천지天地의 중수中數인 5와 6을 말한다. 1·3·5·7·9의 천수天數에서는 1이 시수始數이고 5가 중수中數이며 2·4·6·8·10의 지수地數에서는 2가 시수始數이고 6이 중수中數가 된다. 그러므로 천간天干은 오五를 둘로 한 오행이므로 갑甲에서 무戊까지가 양변이고 기己에서 계癸까지가 음변으로 5가지 변화가 있어, 음과 양의 합수合數인 2로 승乘하면 2×5=10이 되고 지지地支는 육六을 둘로 한 오행이므로 자子에서 진辰까지가 양변이고 오午에서 해亥까지가 음변으로 6가지 변화가 있어 음과 양의 합수合數인 2로 승乘하면 2×6=12가 되어 천간天干은 10이 되고 지지地支는 12가 된다는 것이다. 또, 이종二終이라는 것은 마지막 수인 구九와 십十인 것이니 이 법칙에 의하면 음력陰曆인 윤여閏餘의 법이 19년이 일장一章이 되는 것이므로 19년을 1주기로 윤일閏日을 칠차七次를 두는 것이라 하였다. 이러한 이치에서 천간天干의 십十과 지지地支의 십이十二가 합하여 60갑자甲子가 이루어지는 것이니 이는 천간天干의 시始인 갑甲에다 지지地支의 시始인 자子를 부합하면 60갑자甲子가 되며 천간天干은 갑甲에서 시始하고 지지地支는 자子에서 시始하며 천간天干은 계癸에서 終하고 지지地支는 해亥에서 종終하게 된다. 이렇게 시종始終의 법칙으로 순환하는 것이다.

이와 같이 큰 유변의 틀(시ㆍ공간)에 새로운 개인적인 사유세계의 상象을 정립해 새로운 이理(강기綱紀)를 구축하는 것이 의리義理학이다. 이는 시대별ㆍ국가별ㆍ개인적인 사유세계의 정립에 의해 다양한 학문으로 발전하게 되는데 간지력도 이와 같이 의리義理를 보태기 시작하면서 학문으로 발전하게 된 것이다.

간지干支(력曆)중에서 간干은 날짜의 이름을 붙이는데 사용한다. 천간은 일日에 응하므로 해가 일순하는 10일을 1순旬으로 삼아 십간十干이라 했으며 3순旬을 1월月로 30일日을 나타내며 30일은 10으로 나눠 초순ㆍ중순ㆍ하순으로 부르기도 한다. 하늘을 따라 간干을 활용하면 5일이 1후候가 되어 1년이 72후候가 되며 3후候가 1기氣가 되며 1기氣가 15일이 되며 1년年이 24기氣가 되고 3기氣가 1절節이 되며 1절節은 45일日되고 1년은 8절節이 되며 이 기氣와 절節을 합쳐 1년을 8절節 24기氣라 하며 통상 24절기라 한다. 땅을 따라 지支를 활용하면 6일이 1변變이 되어 1년의 달수는 2×6=12개월이 되고 1개월의 일수는 5×6=30일이 된다. 이것을 정리하면 간지력干支曆에서 공간인 8방위方位와 10방위方位, 12방위方位가 정립되며 시간인 후候와 순旬과 기氣ㆍ절節의 개념이 정립되게 되어 1년이 8절節ㆍ12개월ㆍ24기氣ㆍ36순旬ㆍ72후候ㆍ360일日ㆍ4320시時ㆍ2,160,000분分이 되고 시ㆍ공간의 개념들이 정립되게 된다.

간지干支(력曆)를 나타내는 것은 천도天度와 기수氣數에 대한 설명이고, 자연과 사회의 주기적 현상(물질의 시공간의 현상)의 표현이며 생물의 생生ㆍ장長ㆍ장壯ㆍ노老ㆍ사死하는 주기를 관찰한 부호표시이며 천지간의 물질 반응과 그 운율소장의 일반 법칙인 것이다.

(3) 동양의 시時 · 공간적空間的 개념

　동양에서의 시간과 공간의 개념은 천문天紋에서 탄생된다. 항성의 주기에 의해 공간의 기준인 방위方位가 탄생되고 행성의 주기에 의해 시간의 기준인 원圓이 탄생되는데 공간인 방위方位속에 시간인 원圓이 있게 되고 시간인 원圓 속에 공간인 방위方位가 있게 되어 시간과 공간이 항상 함께 존재하고 있음을 알 수 있다. 즉, 12시時를 말하는 순간 12방위方位가 함께 내포되어 있다는 뜻이다. 북극성에 의해 북반구의 정북점인 자방子方(북北)이 북극성과 구궁팔풍력에 의해 8방方이, 북두칠성과 두강건월력에 의해 4방方과 12방위方位와 24방위方位가, 28수에 의해 4방方과 원방圓方이 형성되며 양력에 의해 시간과 공간의 개념이 설정된다. 일日태양 주기에 의해 1일日이, 년年태양 주기에 의해 1년年이, 해 그림자의 1일日 주기에 의해 오전 · 오후 · 자정 · 정오가 해 그림자의 1년年 주기에 의해 춘春 · 하夏 · 추秋 · 동冬, 해 그림자의 방향에 의해 동東(묘卯) · 서西(유酉) · 남南(오午) · 북北(자子)이 해 그림자의 장단에 의해 2분分2지至(동지冬至 · 하지夏至 · 춘분春分 · 추분秋分)가 정립된다.

　양력에 의해 동 · 서 · 남 · 북 · 상 · 하의 사방四方과 육합六合의 공간과 방위가 년年 · 일日 · 사시四時 · 오전 · 오후 · 자정 · 정오 · 2분2지 등의 시간적 개념들이 설정되며 해와 달의 주기에 의해(음력) 시간 개념의 월月과 시時가 만들어지고 시 · 공간의 개념인 십이지十二支가 만들어지며 양력에 의해 2분2지밖에 없던 절기가 구궁팔풍력과 결합되면서 8절이 되고 음양력의 12진辰의 개념이 도입되면서 12절기의 의미로 쓰인다. 그러다가 십이지지十二地支로 발전하게 되며 두강건월력에 의해 24절기가 완성되어지고 간지력의 천간에 의해 시간인 후候와 순旬과 기氣와 절節의 개념이 정립되고 공간인 8방위方位와 10방위方位 · 12방위方位와 20방위方位 · 원방위圓方位가 정립된다. 이러한 천문역법에 의해 정립된 시 · 공간적 개념의 설명은 송나라 소자邵子의 「황극경세서皇極經世書」의 1원元 · 십이회十二會 · 삼십운설三十運說에 잘 정리 되어 있다.

· 일원一元이 십이회十二會를 통統하고, 일회一會가 삼십운三十運을 통統하며,

· 일운一運이 십이세十二世를 통統한다고 한다. 일세一世가 30년을 통統하고,

· 일년一年이 십이월十二月을 통統하며, 일월一月이 삼십일三十日을 통統하며,

일일一日이 12시時를 통한다.

이것은,

· 일년一年에 십이월十二月이 있고,

· 일월一月에 삼십일三十日이 있고,

· 일일一日에 십이시十二時가 있는 것과 같다.

일원一元은 십이회十二會이고, 삼백육십운三百六十運이고, 4320세世이고, 129,600년年이고, 1,555,200월月이고, 46,646,000일日이며, 559,872,000시時이다.

· 일회一會은 30운運이고, 360세世이고, 10,800년年이고, 129,600월月이고, 3,888,000일日이며, 46,656,000시時이다.

· 일운一運은 십이세十二世이고, 360년年이고, 4320월月이고, 129,600일日이며, 1,555,200시時이다.

· 일세一世은 30년年이고, 360월月이고, 10,800일日이며, 129,600시時이다.

· 일년一年은 12월月이고, 360일日이며, 4320시時이다.

· 일월一月은 30일日이며, 360시時이다.

· 일일一日은 12시時가 된다.

「주례총의」에 의하면 1日이하의 시간을 누수측정법漏水測定法에 의해 시간을 정했는데

· 일일一日은 100각이고, 6000분分이며, 360,000초이다.

· 일一각은 60분分이며, 360초이다.

· 일시一時는 500분分이고, 8각33분分이며, 30,000초이다.

또한 오일五日을 일후一候라 하는데 1년年은 72후候가 되며 삼후三候를 일기一氣라 하는데 15日로 1年은 24氣가 되고 삼기三氣를 일절一節이라 하는데 45일日로 1년年은 8절節이 된다. 이 기氣와 절節을 합쳐 1년年을 8절節 24기氣라 하는데 통상 24절기라 한

다. 이는 24기氣 속에 8절節이 포함되어 있다는 뜻이다. 그리고 해가 일순하는 10일을 1순旬이라 하며 3순旬을 1월月로 30일日을 나타낸다. 이와 같이 1년年은 사시四時이고, 팔절八節이며, 24기氣이며, 36순旬이고, 72후候이며, 360일이고, 4320시간이며 36000각이고, 2160000分이 되어 시간적 개념이 정립된다. 4시時나 2분分2지至에 의해 동·서·남·북의 사방四方이 여기에 상하의 공간을 합쳐 육합六合이 형성되며 팔절八節에 의해 팔방八方이 형성되고 양력에 의한 십월태양력十月太陽曆에 의해 십방十方이, 십이월태양력十二月太陽曆에 의한 십이지지十二地支에 의해 십이방十二方이, 24절기節氣에 의해 24방위方位가 일년一年에 의해 전방全方(원방圓方)이 형성된다.

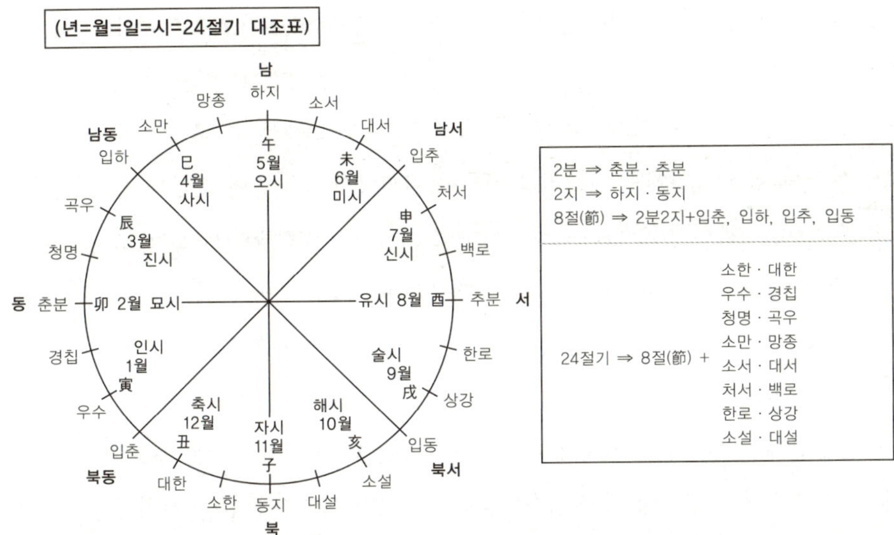

(4)지구 자전의 세차주기와 하도河図 · 낙서洛書

하도河図의 발상지는 동양의 문명 발상지인 황하강 중·하류이고 낙서洛書의 발상지는 황하강 중·상류이다. 하도와 낙서는 앙관부찰한 가운데서 탄생되었기 때문에 천문의 변천과 깊은 관계가 있으며 천문의 변화는 지구자전의 세차 주기에 의한 북반구의 북극점이 변화하는 것과 연관이 있는 것이다.

무변의 틀(무극)에서 시·공간의 변화상(천원지방天圓地方의 황극)이 나와 역법曆法이 만들어지고 이 역법에 의해 BC2300년 이전의 지구 북반구의 문명 발상지인 황하강 중·하류에 시·공간의 변화상이 정립되는데 이를 하도河図라 한다. 그리고 지구 자전의 세차주기(약2만 6000년)에 의해 지구 북반구의 북극점이 변화해(지구 북반구의 북극점의 변화주기 약5200년) 낙서의 발생지인 황하강 중·상류의 시·공간의 변화상이 정립되는데 이를 낙서洛書라 한다. (※낙서는 BC2300년경 하나라를 세운 우왕에 의해 만들어짐)

하도河図의 "도図"라고 한 것은 산천의 험하고 평탄함·남북의 높고, 낮음, 깊음 등을 나타낸 것으로 후세의 도경図經과 같은 것이다. 낙서洛書의 "서書"라고 한 것은 풍토의 거세고 부드러움·호구戶口의 집중과 요세성을 기록한 것으로 하夏의 「우공禹貢」 주周의 「직방職方」과 같은 것이고 "괘卦"는 당시의 하락이 천하의 중심이어서 그 중심에서의 방위별 나타나는 상을 표시한 그림으로 하도와 낙서는 지구 자전의 세차 주기에 의해 시대별 시·공간의 변화상을 정리한 지리방지地理方志인 것이다.

하락河洛이라고 한 것은 하락河洛이 천하의 중심이어서 사방에서 올라오는 도서図書를 모두 하락河洛으로 이름 붙인 것이기 때문이며 이렇게 사방에서 올라온 도서를 통치자는 통합해 나라를 다스리는 강기綱紀를 세우는데 이용했다. 이는 어떠한 도서에 바탕해 성인이 괘卦를 그리거나 대법大法을 만들어 낸 사실을 의미한다.

잉관부칠에 의해 하도·낙서에 니다난 시·공간의 변화의 상象은 수數와 부호·괘서卦書 등으로 표시했는데 이를 상수象數학이라 하며 시대적 흐름을 거치면서 각 시대별 국가별로 어려울 때마다 새로운 통치이념이 필요하게 되어 하도·낙서의 의리義理가 새롭게 정립 보충되게 되며 시대별·국가별로 많은 사상가들이 철학적 의리義理를 붙이기 시작하면서 다양한 해석과 이론들이 등장해 학문으로 발전하게 된다.

즉, 하도와 낙서와 팔괘八卦는 고대의 천문도로서 시간과 방위와 그에 따른 지력을 나타내는 부호일 뿐인데 사상가들이 철학적 의미를 부여 많은 해석이 나타나게 된 것이다. 하도와 낙서의 부호가 다른 점은 지구 자전의 세차주기 때문에 북반구의 북극점의 기준이 달라 시간과 방위가 달라지고 그에 따라 방위별 지형의 위치가 달라진 것을 팔괘八卦로 그린 것뿐이다. 지구 자전의 세차 주기에 의해 하도와 낙서가 발생된다. 즉, 하도와 낙서는 천문의 변화에서 발생되며 이를 옛날 사람들은 앙관부찰한 가운데서 탄생하였다고 한 것이다.

※지구 자전의 세차 주기에 관한 논문

유고슬라비아의 밀라코비치가 1920년에 쓴 「태양복사로 생기는 열 현상에 관한 수학 이론」이란 논문에서, 그는 지구에 도달하는 태양의 일사량을 과거로 올라가 계산하여 지구의 천문학적 변동이야말로 빙기와 간빙기의 교대의 원인이라고 주장했다.

이는 지구의 공전과 자전운동에 의한 지구 궤도의 경사각 및 편평율의 변화와 세차운동은 모두 지구상 지점의 일사량에 변화를 일으킨다는 이론으로 당시에는 수학적 계산만 했지 증명자료가 없어 호응 받지 못하다가 1976년도에 심층퇴적물 분석(화분분석법)법에 의해 이 이론이 증명되어 호응 받게 되었다. 이를 바탕으로 지구 궤도 경사각은 23.5℃이나 경사각의 차이가 있어 (21.5℃~24.5℃) 이 경사각의 변화 주기가 약 4만1000년으로 밝혀졌으며 또한 지구궤도(공전)는 타원형(365.2425)을 하고 있어 타원궤도의 편평율은 일정하지 않고 변화하는데 이 변화의 주기가 약 10만 년으로 밝혀졌다. 지구 자전축은 항상 공간에 대하여 완만하게 그 방향을 바꾸는데 기울어져 돌고 있는 팽이의 축처럼 자전축은 어떤 원추면 위를 주기적으로 도는데 이 변화를 세차라 한다. 이 자전축의 세차 주기가 약 25000년으로 밝혀졌다.

이 세 가지 변화 주기에 의해 지구의 위도와 지구의 태양 일사량(약5~10℃의 온도차이 발생)에 변화를 일으켜 빙기와 간빙기가 나타나게 된다는 것이다. 이 세차의 변화주기에서도 하도와 낙서의 기준이 되는 것은 지구자전의 세차주기로 인해 지구의 방위와 시간이 달라짐을 뜻하며 이는 방위의 기준이 되는 북극점이 시대별로 다르다는 것을 뜻한다. 이는 시간에 의한 기후의 변화상象이 다르다는 것을 나타낸다.

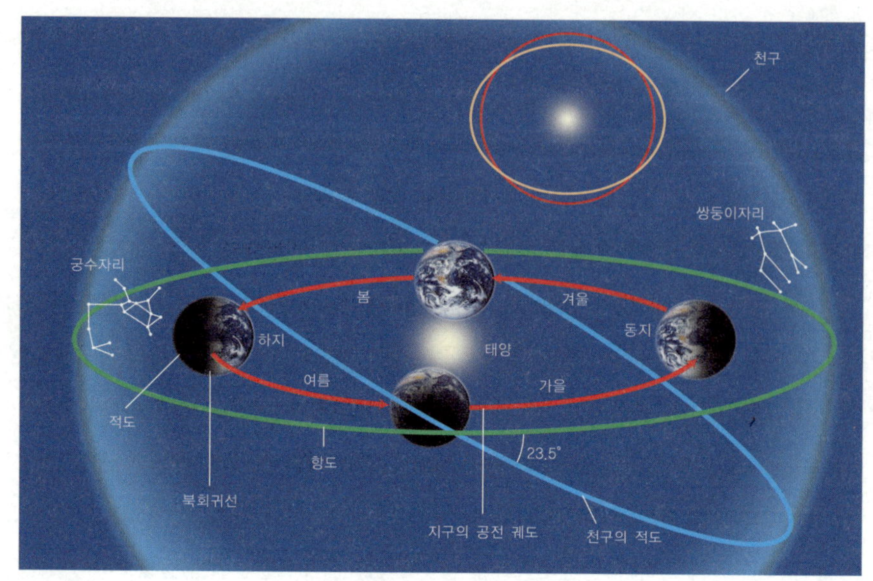

지구의 공전 운동

출처 : 내셔널지오그라픽

하지와 동지의 방향이 지금과 정반대이다. 이로 인해 하도와 낙서의 부호가 다르게 그려진다.

1) 지구의 자전축의 세차주기(약 26000년)와 시대별 북극점

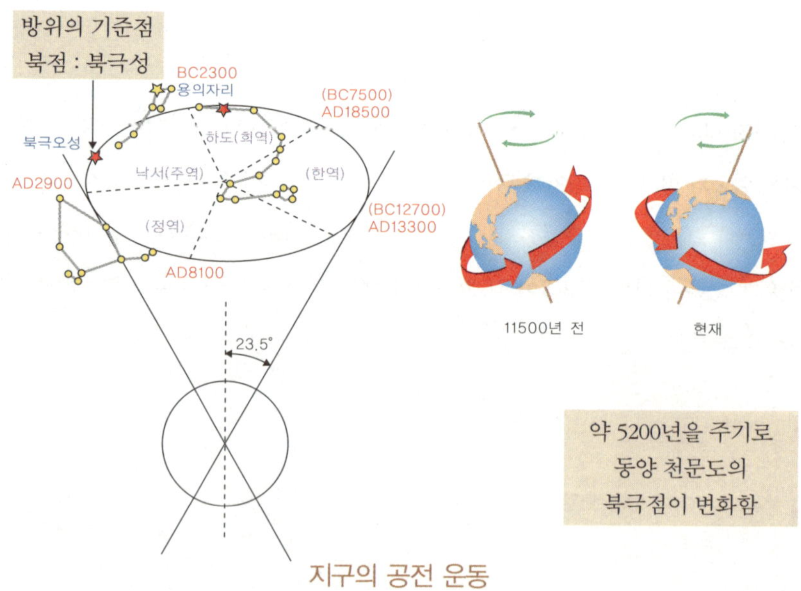

지구의 공전 운동

68

지구자전축의 세차주기 약 23000년 ~ 약 26000년

동양천문의 변화주기 약 4600년 ~ 약 5200년

① BC7500년 ~ BC2300년까지 북극점이 용의자리

② BC2300년 ~ AD2900년까지 북극점이 북극오성

③ AD2900년 ~ AD8100년까지 북극점이 케페우스자리

④ AD8100년 ~ AD13300년까지 북극점이 거문고자리의 직녀성이다.

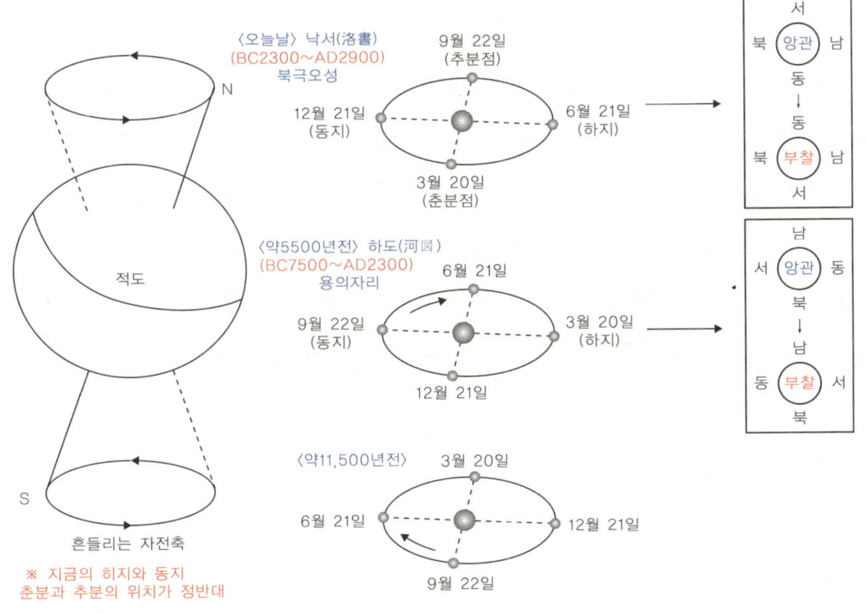

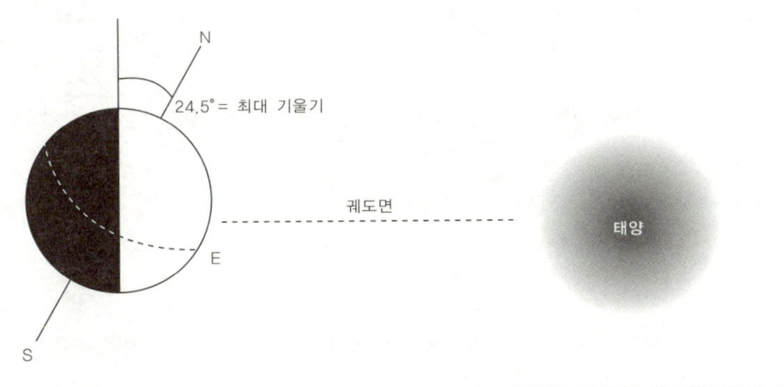

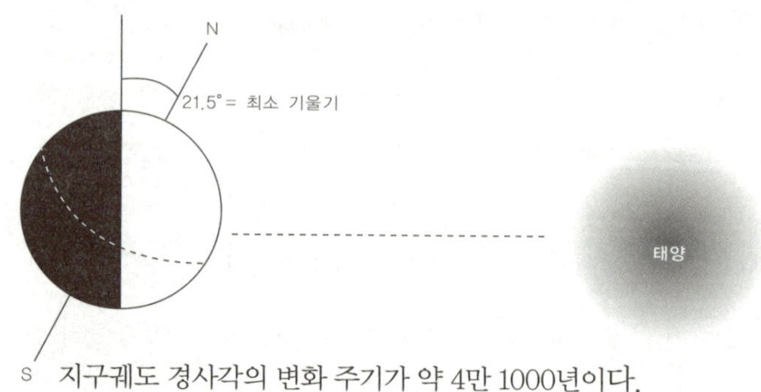

지구궤도 경사각의 변화 주기가 약 4만 1000년이다.

2) 부찰지리도식 하도 · 낙서의 상수괘화도象數卦畵図

지구의 세차 주기가 다름으로 인해 천문이 달라지고 이는 지구의 시간과 공간의 위치가 달라짐을 뜻한다. 이 시 · 공간의 변화의 상을 수나 부호나 괘화卦畵로 정립한 것을 하도 · 낙서라 하며 이는 시 · 공간의 운동성의 변화에 따라 나타나는 변화상象도 달라진다는 것을 의미한다. 다만 낙서洛書는 하도河図를 근거로 발생된 것이라 하도河図를 생성生成의 본本(체體)으로 보고 낙서洛書를 변화의 표表(용用)로 본 것이다. 또한 하도와 낙서는 앙관부찰한 가운데에 탄생되었기 때문에 앙관천문의 상태나 부찰지리의 상태에 따라서도 달리 그려질 수 있다.

여기서는 부찰지리도식 하도와 낙서의 시 · 공간의 변화상象을 정리한 것이다.

① 하도河図의 부찰지리도식 상수괘화도象數卦畵図

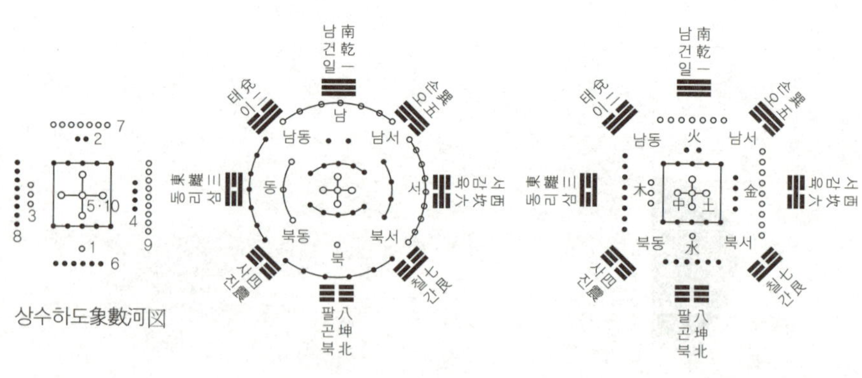

일건천一乾天	오손풍五巽風
이태택二兌澤	육감수六坎水
삼리화三離火	칠간산七艮山
사진뢰四震雷	팔곤지八坤地

　BC2300년 이전의 황하강 중 하류지역의 방위별 지리 및 기후의 변화象은 남쪽은 하늘이 북쪽은 땅(평야)이 동쪽은 따뜻함이 서쪽은 물이 남동쪽은 연못이 남서쪽은 바람이 북동쪽은 번개가 북서쪽에는 거대한 산이 있는 지역이었음을 알 수 있다.

② 낙서洛書의 부찰지리도식 상수괘화도象數卦畵図

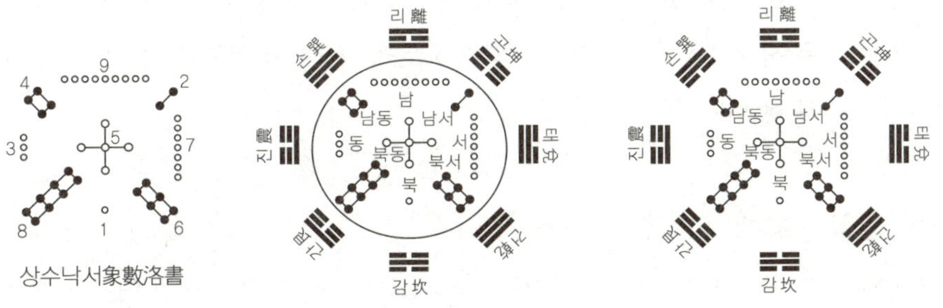

일이화一離火	오곤지五坤地
이손풍二巽風	육태택六兌澤
삼진뢰三震雷	칠건천七乾天
사간산四艮山	팔감수八坎水

　BC2300년 이후의 황하강 중·상류지역의 방위별 지리 및 기후의 변화상象은 남쪽은 따뜻함이 북쪽은 물이 동쪽은 번개가 서쪽은 연못이 남동쪽은 바람이 남서쪽은 평야가 북동쪽에 산이 북서쪽에 하늘이 있는 지역이 있음을 알 수 있다.

　즉, 하도와 낙서는 방위별 지리 및 기후의 변화상을 나타낸 것인데 하도와 낙서와 8괘에 의리義理를 붙여 해석하면서 하락의 해석이 다양화 되었고 어지럽게 된 것이다. 이를 두고 역易의 도道는 매우 뚜렷한데 유자儒者들이 「하도」로서 어지럽혔고 「홍범」

의 뜻은 매우 분명한데 유자儒者들이 「낙서」로서 어지럽혔다고 한 것이다.

전제된 대명제가 거짓이었기에 그로부터 추론해낸 또 다른 소명제나 결론은 참일 수 없음이 당연하며 그래서 하도와 낙서를 「주역」의 원리로 설명하는 것은 잘못된 추론인 것이다. 하수의 용마와 낙수의 신귀를 보고 태호·복희씨와 하나라의 우왕이 하도와 낙서를 그렸다 함은 복희씨나 우왕의 흉중에 이미 온축 돼 있던 의리義理의 세계가 바깥 사물과 우연한 만남으로 인하여 표출된 상象을 정립한 것뿐이다. 이런 참뜻을 올바로 헤아리지 못했기 때문에 자연의 원리와 천도인사天道人事의 준칙을 구명해내기 보다는 하도·낙서의 도상수리에 얽매여 온갖 부회를 일삼았던 것이다.

음양가와 오행가도 역시 음양·오행적 개념에서 하도와 낙서를 풀이하기 시작했다. 하도·낙서와 원시 음양오행설에는 현묘한 철학적 이치理致가 존재하지 않았다. 시대별로 많은 사상가들에 의해 하도·낙서에 음양·오행의 철학적 이치들이 추가되면서 복잡해진 것이다.

(5) 음양·오행적 측면의 하도와 낙서

하도와 낙서가 모두 상수象數로서 이루어져 있는데 상象이란 우주의 이치가 징조와 기미로서 현상現像에서 드리워진 것을 말하며 상象은 무형에서 유형으로 전환하는 과정에서 나타나므로 상象의 흐름에 수數가 동반하여 함께 흐르고 정확한 수數의 표현을 통해 상象과 리理를 파악하게 된다. 즉, 수로써 상의 이미를 명확하게 밝혀주고 상의 내용을 증명해주는 거울로 삼은 것이며 1에서 10까지 자연수의 수열數列의 변화를 통해 천지天地의 모든 변화 원리를 밝혀 낼 수 있다고 본 것이며 이러한 이치에 근거해 하도와 낙서에 나타난 상수象數의 가치를 중요시 하게 된 것이다.

하도와 낙서는 천지간의 변화의 象을 그림으로서(천도天図) 보여준 것이요 선천 복희8괘와 후천 낙서8괘는 성인께서 그림으로서 가르친 것이다. 선천8괘는 복희8괘로써 일태극一太極을 중심으로 만물이 창조되는 원리를 나타내고 있고, 후천8괘는 문왕8괘로써 오황극五皇極을 중심으로 만물이 발전하는 원리를 담고 있다고 한다.

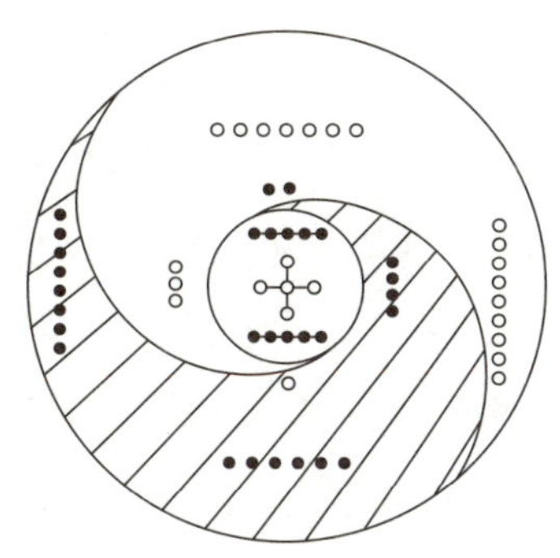

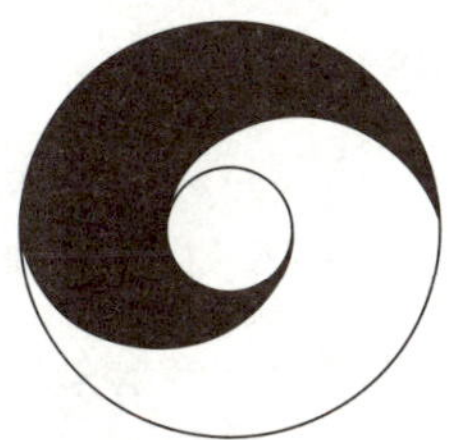

류流	주主	대對
행行	재宰	시待
자者	자者	자者
기氣	리理	수數

　태극하도는 하도의 음양수의 배치에 따라 양수(홀수)의 발전(원심성 회전운동)을 백색으로 음수(짝수)의 응축(구심성 회전운동)을 흑색으로 표시한 것이다. 중심에는 5와 10으로 태극의 씨알이 자리하고 일양一陽이 삼양三陽으로 삼양三陽이 칠양七陽으로 올라 갔다가 칠양七陽이 구양九陽으로 다시 내려오면서 발전하는 것을 백색으로 나타냈었고 왼쪽의 팔음八陰이 육음六陰으로 육음六陰이 사음四陰으로 응축하여 다시 이음二陰으로 수렴되는 것은 흑색으로 나타낸 것으로 이 태극도 속에는 역동적으로 움직이며 순환하는 우주의 모습을 느낄 수 있다. 복희씨께서 이러한 모습을 보고 천지기운天地氣運이 돌아가는 이치를 깨달아 팔괘八卦를 그렸다는 것이다. 하도의 태극운동을 따라 그대로 그리면 복희8괘가 그려진다. 다만 하도는 방형方形으로 그렸고 8괘는 원형圓形으로 그렸기 때문에 서로 무관하게 보았을 뿐이다. 하도와 선천8괘는 우주가 생성되는 그 기본적인 이치를 상象한 것으로 천지창조의 설계도로서 생성의 기본원리를 담고 있는 체體에 해당된다고 생각했다. 또한 낙서와 후천8괘는 생성된 우주가 자연의 원리에 의하여 운행하는 정립적整立的인 이치를 상象한 것으로 기본 원리가 현실 속에 순차적으로 풀려져 나와 변화하는 용用의 모습을 담고 있다고 본 것이다. 이 체용體用 변화의 이치 속에서 천지의 모든 이치가 함축되어 있다고 본 것뿐이다.

　그래서 하도를 선천이라 하고 낙서를 후천이라 한 것이다. 하도는 음양이 바뀔 수 없는 정체를 나타내고 낙서는 음양의 헤아릴 수 없는 변용變用을 나타낸다 한 것이다. 1에서 10까지의 자연수의 수열數列에 있어서 1에서 5까지를 생수生數라 하고 6에서 10

까지를 성수成數라 하는데 생수生數는 창조의 근본수로서 보이지 않는 생명의 본질을 나타내며 만물의 운명을 결정하므로 명수命數라고도 하며 성수成數는 사물을 완성하는 수數로서 완성된 사물은 형체를 이루므로 형수形數 또는 물수物數라고도 한다.

수의 배열도 하도가 사방四方에 음양이 배합되어 안정을 이루어 정체正體를 형성하고 있는 것에 반해 낙서는 통일을 주도하는 10수數가 결여되어 간방間方까지 팔방위八方位에 수가 배열되어 불안정속에 발전하고 변화하는 변용의 모습을 나타내고 있다.

천리天理가 구체적으로 현실화되기 전의 단계를 선천先天이라 하고 천리天理가 변화하여 현실화 된 이후를 후천後天이라 하는데 하도·낙서의 원리가 사람에게 적용되면 생성의 원리에 사람이 어머니 뱃속에서는 열 개의 구멍으로써 생을 영위하며 10개월 동안 길러지는 모습이 하도에 열거된 10개의 수와 일치한다. 그 질서 정연한 배열된 모습을 천지 창조의 설계도에 비할 수 있으므로 우리 몸의 생성도 10달 동안 태내에서

1	2	3	4	5	의 생수生數의 원리에 따라
신장	심장	간장	폐장	비장	이 생하고
6	7	8	9	10	의 성수成數의 원리에 따라
방광	소장	담낭	대장	위장	이 이루어져(成) 10달 만에 완성이 되어

태어나므로 하도의 10수와 배합되므로 하도를 선천의 원리에 적용해 풀이하며 어머니 뱃속에서 나온 뒤에는 구규九竅의 작용으로 살아가므로 낙서의 9수와 배합되어 변화하고 동하는 모습을 담고 있으므로 낙서를 후천의 원리에 적용해 풀이하는 것이다.

하도河図와 낙서洛書를 오행적 관점에서 대략 설명하면

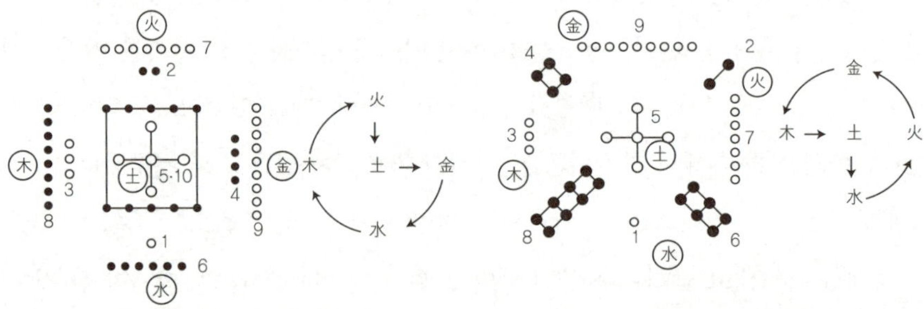

하도상수河図象數와 오행五行   낙서상수洛書象數와 오행五行

하도로 오행의 상생의 원리를 설명하는데 운행의 순서는 북北에서 동東으로 좌선상생左旋相生 하는 것이 틀림없으나(목생화木生火 · 화생토火生土 · 토생금土生金 · 금생수金生水 · 수생목水生木) 마주보고 있는 자리는 북방北方의 1 · 6(수水)가 남방南方의 2 · 7(화火)를 극克하고 서방西方의 4 · 9(금金)이 동방東方의 3 · 8(목木)을 극克하여 상극相剋하는 것이 이에 상생相生하는 가운데에 붙어 있고 낙서로 오행의 상생의 원리를 설명하는데 운행의 순서는 북北에서 서西로 가 우전상극右轉相剋하는 것이 틀림없으나(수극화水剋火 · 화극금火克金 · 금극목金克木 · 목극토木剋土 · 토극수土克水) 마주하고 있는 자리를 보면 동남방東南方의 4 · 9(금金)이 서남방西南方의 1 · 6(수水)를 생生하고 동북방東北方의 3 · 8(목木)이 서북방西北方의 2 · 7(화火)를 생生하니 그 상생하는 것이 이미 상극하는 가운데 붙어 있으니 이는 하도 · 낙서의 생성의 오묘함이 각각 완전히 갖추어지지 아니함이 없다고 하나 하도와 낙서를 본받아 음양 · 오행의 원리를 설명한 것이 아니라 하도와 낙서가 서로 음양 · 오행에 상통한 점이 있는지를 알아보려고 한 것뿐이며 이는 음양가와 오행의 의리적義理的 해석에 지나지 않는 것이다. 즉, 지리방지인 하도와 낙서의 상수象數에 자기 나름대로의 인식적 사상을 가미해 해석한 것으로 음양가家나 오행가家 역시 음양 · 오행적 개념에서 하도와 낙서를 풀이한 것뿐이다. ※도서(図書)라는 말은 하도河図와 낙서洛書에서 출현한 것이다.

(6) 역易의 발생

이렇듯 대자연의 변화, 천지간의 시 · 공간의 변화상의 기준(강기綱紀)을 천문도수를 이용한 역曆을 통해 잡았으며 이 대자연의 모든 변화를 역易이라 한다.

이 대자연의 변화 중 대우주의 변화나 천지간의 시 · 공간의 변화 과정을 대역大易이라 하고 사람의 내 · 외적 기화氣化(에너지변화)과정을 소역小易이라 한다. 그래서 대역大易은 점(점복点卜)을 치지 않는다 했으며 이 변화의 유행자流行者가 기氣이며 기氣의 변화를 기화氣化라 했으며 역易에서는 기화氣化를 매우 중요시 여겨 이 기氣를 변화의 본本으로 보는 것이다. 이런 변화의 상象을 상수학과 의리학을 통해서 정립을 했고 이 상수학의 기초에 하도와 낙서가 있어 도서의 근원이 되었으며 이런 천지간의

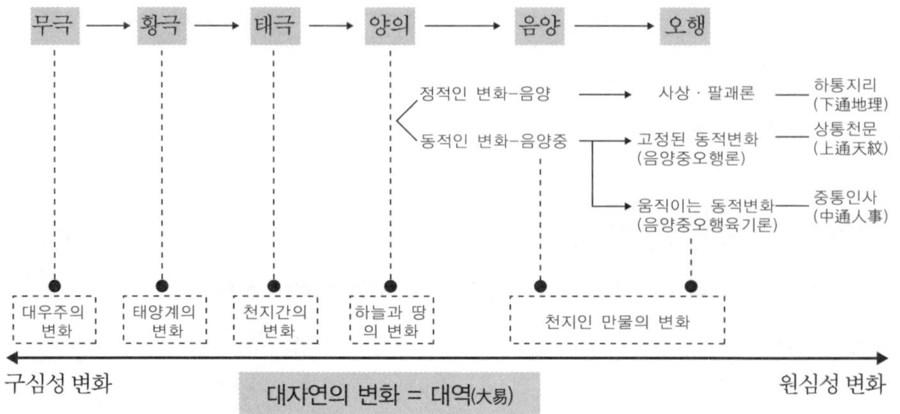

시·공간의 변화상을 음양론과 오행론으로 정리한 것이 학문이 되어 전해지게 된 것이다.

즉, 천문天文의 자연상象이 역법曆法의 기본이자 역리易理로 상통하는 근본이다.

역易은 천지 만물의 변화의 이치理致를 내포하고 있으며 천지만물의 변화는 곧 자연의 상象인 것이다.

역易은 원래 일日과 월月이라는 두 글자로 이루어져 있는데 이는 일월日月의 운동변화를 반영한 것으로 천지간의 시·공간의 변화상을 나타낸 것을 뜻하며 팔괘八卦의 괘卦를 쪼개보면 규圭와 복卜으로 되어 있어 규圭는 고대의 규표圭表로 해의 길이를 재던 천문도구이고 복卜은 예측한나는 의미이다.

또한, 역易은 도마뱀(석척蜥蜴)을 나타낸 상형 문자( )이기도 한데 도마뱀은 용의 최초 전신으로 하루에도 열두 번 바뀌기 때문에 변색용變色龍이라고도 부른다. 도마뱀이 역易에 비유되는 이유는 생물로서 기후에 대한 다양한 변화를 가지고 있기 때문이며 역易이 역경易經이라는 이름을 얻은 것은 「역易」이 변역變易을 논하는 경전이기 때문이다.

주역은 기氣와 기화氣化를 매우 강조한다.

만물은 기화氣化에서 생성되는데 천지운동이 기화를 낳고(천지 음양기화의 첫 단계로 최초의 기화 현상을 기기氣氣라 함) 기화는 물화物化를 낳고 물화物化는 생명을 낳기에 생명

은 기화에서 연원한다는 것이다. (※화化란 변화變化 · 운運 · 행行 · 동動 등을 뜻함)

이러한 기화관氣化觀은 우주 운동이 음양기화氣化를 낳고 음양기화는 만물을 낳으며 다시 기氣로 끊임없이 운동하고 서로 교류하고 변화한다는 것이다. 이런 기적氣的 운동변화에는 분화 · 발전하는 원심성 운동이 있고 응축 · 소멸하는 구심성운동이 있어 변화의 상象을 나타내는데 이를 도상圖象화하면 태극도가 만들어지게 된다.

즉, 태극도란 천지간의 기적氣的 운동변화인 구심성운동과 원심성운동의 변화상象을 극단적으로 보여주는 도상圖象인 것이다.

태극하도

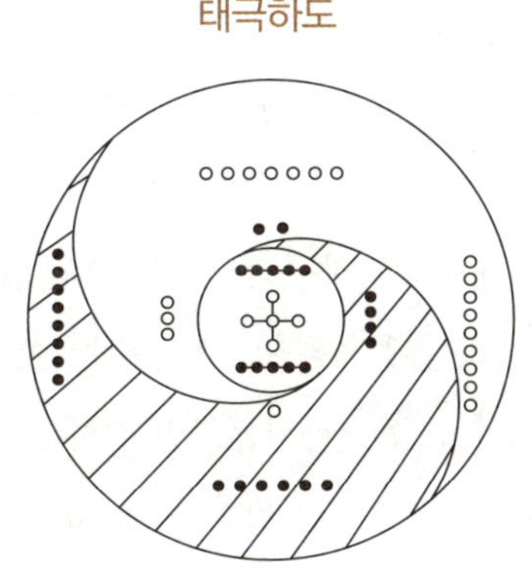

역易에는 세 가지 의미가 있는데 변역變易, 불역不易, 교역交易이 그것이다.

1) 변역變易이란 역은 궁하면 변하고 변하면 통하고 통하면 오래간다. 또는 낳고 낳는 것을 역(생생지역生生之易)이라 한 것과 같이 우주 만물은 항상 운동 변화하고 있다는 뜻으로 움직이는 변화상을 나타내며 절대적 운동을 가리키고,

2) 불역不易이란 상대적 정지를 가리키고 고정된 변화상象을 나타내며 상대적 정지는 대립적 통일체를 구성하며 불역의 원리에 의해 대립물의 통일론이 형성되며,

3) 교역交易이란 불역不易과 변역變易의 필요과정을 말하며 사물의 운동이 상호 연관되어 있음을 밝힌 것으로 사물이 운동 발전하는 수단이고 교역交易이 멈추면 운동이 정지됨을 가리키며 교역交易의 원리는 우주의 일월日月 왕래운동에 근거를 두고 거시적 기교氣交운동의 영역을 말하며 이로써 거시적 정체관 이론의 기초를 세웠다는데 있다.

또한 역의 8괘는 괘기卦氣를 뜻하며(이는 팔괘八卦가 사시四時의 기와 상응하기 때문임), 8괘는 "━"효와 "－－"효로 구성되는데 양효와 음효에 담긴 1과 2라는 숫자는 홀수와 짝수인 기수奇數와 우수偶數의 시작인데 기우수奇偶數의 영향 아래 「역易」은 짝수인 우수偶數의 측면에서 "역易에는 태극이 있으니 이것이 양의兩義를 낳고 양의는 사상四象을 낳고 사상은 팔괘八卦를 낳았다"라는 교역과 불역의 결합은 대립적 정체관으로 정적상태의 대립적 정체관을 형성하며 주역의 음양사상팔괘론으로 발전하며 음적陰的(－－)운동인 구심성 운동의 본本이 되며 홀수인 기수의 측면에서 일一이 삼三이되고 삼三이 오五가 되는 즉 태극이 음양중(삼태극三太極)이 되고 음양중이 오행이 되는 교역과 변역의 결합은 운동성 정체관으로 동적 상태의 운동성 정체관을 형성하며 주역의 음양중오행론으로 발전하며 양적(━)운동인 원심성 운동의 본本이 된다.

자연의 변화상象이 역易인데 불역과 교역의 변화상에 의해 고정된 역상易象이 나타나며 이는 평면적 이원론二原論으로 하통지리下通地理의 음양사상팔괘론으로 발전하며 변역變易과 교역交易의 변화상에 의해 움직이는(동적動的) 역상易象이 나타나며 이는 입체적 구원론球原論으로 음양중 오행론으로 발전하며 이 입체적 구원론에서 고정된(일방향一方向) 동적 역상이냐 움직이는(쌍방향雙方向) 동적 역상이냐에 따라 상통천문上通天門의 음양중오행론으로 발전하고 중통인사의 음양중오행육기론으로 발전하게 된다.

이를 성리하면 나음과 같다.

변역		고정된 동적정체관-상통천문-음양중오행론
	＞동적상태의 운동성 정체관 형성-입체적 구원론 ＜	움직이는 동적정체관-중통인사-음양중오행육기론
교역	＞정적상태의 대립적 정체관 형성-평면적 이원론 －	
불역		고정된 정적정체관-하통지리-음양사상팔괘론

또한 역의 괘기卦氣는 음양오행을 내행으로 하는 기화氣化의 상징이고 괘기卦氣 속에는 오행의 상호의존과 견제의 관계가 포함되어 있고 음양의 성쇠와 소장전화消長轉化법칙이 담겨져 있으므로 역은 음양오행이론의 연원인 것이다.

그래서 역의 음양오행을 천지의 도道이고 만사만물의 강기綱紀라 했던 것이다.

즉, 역경易經은 규표의 법칙(천도天度)을 기반으로 삼아 시공時空의 효용을 바탕으로 만물을 통일, 거시적으로 파악하는 논리체계인 것입니다. 또한 주역의 역리는 상수와 의리로 나뉘는데, 상수象數의 각도에서 역리를 밝힌 역학을 상수학象數學이라 하고 의리義理의 각도에서 역리를 밝힌 역학을 의리학義理學이라 한다.

주역의 상수학은 주로 음양오행설, 태극팔괘太極八卦 상수학, 하도낙서河圖洛書 상수학, 점서학占筮學 등을 포함하며, 주역의 의리학은 음양의 대립통일론과 변역사상, 그리고 천도, 인도, 지도의 상호 통일을 포함하는 거시적 정체사상을 핵심으로 한다.

주역의 상수학과 의리학을 구체적으로 알아보면, 상수학의 건괘乾卦에 대한 연구는 하늘에서 취상取象하고, 곤괘坤卦는 땅에서 감괘坎卦는 물에서 각각 상象을 취取한 것이며, 의리학의 건괘乾卦에 대한 연구는 굳건함(건健)에서 취의取義하였고, 곤괘坤卦는 유순함에서(순順), 감괘坎卦는 빠짐(함陷)에서 뜻을 취한 것이다.

79

팔괘八卦의 상수象數와 의리義理

상수象數	천天	지地	뇌雷	풍風	수水	화火	산山	택澤
팔괘八卦	건乾	곤坤	진震	손巽	감坎	리離	간艮	태兌
의리義理	건健	순順	동動	입入	함陷	려麗	지止	설說

상수학은 한대에 가장 유행하였으며, 경방, 초공, 맹희, 정현 등에 의해서 발전했으며, 상수학은 동양의 자연 과학과 의학에 끼친 영향이 매우 크고 의리학은 위진魏晉 시대에 매우 발전하였으며, 왕필, 당나라 공영달, 북송의 정의 등에 의해서 발전했으며, 의리학은 동양의 사회과학에 중대한 영향을 끼쳤다.

남송의 주희朱熹에 의해 양대 학파가 집대성 되어 주자학(성리학)이 정립되었다. 그래서 원대元代의 역학易學은 주희역의 일색이었고, 명대明代 이후부터 정주학程朱學이 관학官學이 되면서부터 역에 있어서는 부동의 지위가 되었으며 청대의 역학자들에 의해 「하도」, 「낙서」에 관해 회의적 저술이 나오면서 역의 권위가 점점 떨어지게 되어 지금까지 오게 된 것이다.

3. 음양, 오행학설

우주의 변화 천지간의 시·공간의 변화를 역易이라 하는데 음양오행학설은 자연의 사물과 현상에 대한 변화상을 관찰하고 분석하는 사상적思想的 방법의 범주에 속하는 것으로 사물과 현상을 관찰하고 분석하는데 있어서 음양의 이분법적 표현방법과 오행의 오분법적 표현방법을 달리 썼던 것으로 자연의 사물과 현상에 대한 변화상을 정적상태로 하느냐 동적상태로 하느냐에 따라 음양에서의 표현방법이 달라지고 오행에서의 표현방법이 달라진다.

(1) 음양과 음양중

자연의 변화는 무극에서 점차로 구체화 되면서 나타나는 천지간의 변화의 상이 운동성 (구심성과 원심성)을 띄면서 전후前後의 시간적 변화와 상하上下·표리表裏의 공간적 변화 등으로 나타나는데 음양과 음양중은 천지간의 기운의 변화상象(천지간의 기운의 변화도 입체태극의 원리로 작용)을 관찰하는 단계로

1) **음양**이란 천지간의 변화가 입체 태극의 원리로 작용하는데 태극에서의 변화의 기준점을 고정된 상태로 관찰하고 분석해서 나타나는 변화상變化象을 정리하는 이론

체계로 자연의 변화 원리를 정적상태에서 관찰하고 분석하는 방법으로 정적상태의 상대적·대립적 정체관을 형성하며 음적陰的 상태인 평면적 상태를 설명하며 음양의 원리가 발전하고 세분하여 응용하면 사상과 팔상으로 된다.

이를 음양사상팔괘론이라 한다.

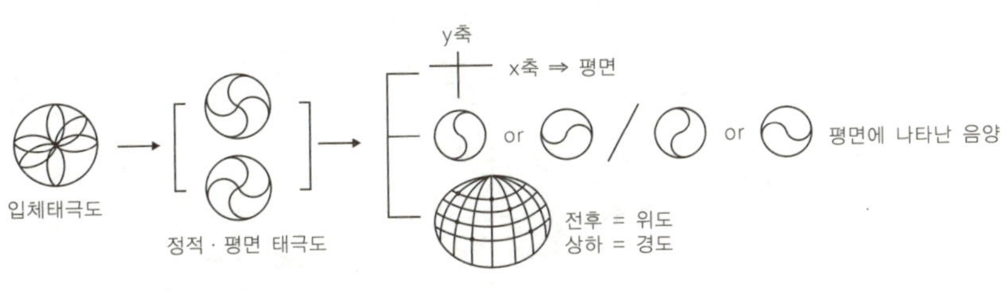

음양의 변화

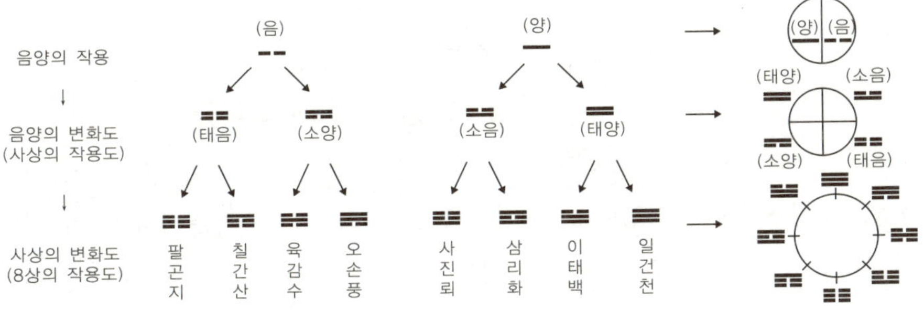

2) **음양중**이란 삼태극·삼신할머니, 삼성 등으로 전래되어 왔으며 천지간의 모든 사물과 현상을 셋으로 구분하여 대자연의 변화·생성·소멸의 원리를 설명하는 기초적 요소다. 이는 태극에서의 변화 기준점(이理=강기綱紀)을 움직이는 상태로 관찰하고 분석하고 정리하는 이론 체계로 자연의 변화·생성·소멸의 원리를 동적상태에서 관찰하고 분석하는 방법으로 동적상태의 행적行的 정체관을 형성하며 양적陽的 상태인 입체적 상태를 설명하며 음양중의 원리가 발전하고 세분하여 오행육기가 된다. 이를 음양중오행론 또는 음양중오행육기론이라 한다.

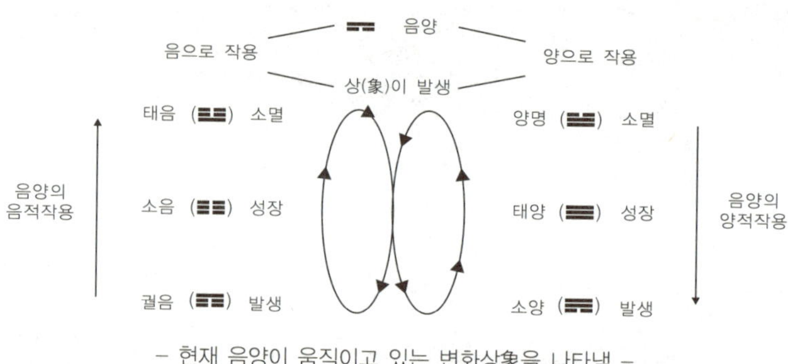

음양중의 변화

– 현재 음양이 움직이고 있는 변화상象을 나타냄 –

음양은 고정된 변화상을 상대적 · 대립적 정체관으로 정리한 이론 체계이므로 나타나는 상象을 중요시 여기며 기준점이 고정적이기 때문에 움직이는 천문天文(하늘)이나 생물生物(동물이나 사람)등의 변화 · 생성 · 소멸 원리를 설명하기에는 적당하지 않다. 고정되이진 평면(땅)이나 땅에 있는 고정된 생물(식물) 등의 변화된 상象을 나타내는 데 적합하다.

음양중은 변화의 기준점을 움직이는 상태로 관찰하고 분석하고 정리한 이론체계이므로 상象이 나타나는 과정인 운동성을 중요시 여기며 기준점이 움직이기 때문에 기준점이 없으면 움직임이 존재하지 않게 된다. 이 움직이는 기준점을 중中이라하며 움직임의 주체가 기氣이므로 기의 움직임을 중中이라 하고 기氣의 움직임을 기화氣化라 하는데 기화氣化는 절대적이지 않고 상대적이며 이 상대적 움직임은 조화와 합리合理를 의미한다.

즉, 조화와 합리는 환경이나 조건, 시 · 공간의 기준에 의해 끊임없이 변화해야 하며 조화로운 변화야말로 중中을 의미하는 것이다. 그래서 음양중의 적용은 움직이는 입체(구球)나 움직이는 생물(사람이나 동물)등의 변화된 상象을 나타내는데 적합하다. 즉, 음양중은 변화자체의 움직임간의 상호 조화나 변화상을 설명하는 것으로 움직임의 상호관계성을 설명한 관계의 법칙인 것이다.

예를 들면 사람의 삶 중에는 시·공간과 환경의 변화에 의해 삶에서(초년·중년·말년)의 변화가 있고 그 삶에서의 자체변화(정신·마음·육체)가 있다. 삶이라는 움직임 중에서 가장 확실하게 기준을 잡을 수 있는 것은 현재이다. 현재라는 시·공간과 환경에 현재의 정신·마음·육체의 변화를 가장 확실하게 볼 수 있기 때문이다. 그래서 중中은 확실한 움직임을 말하며 이 확실한 움직임이 조화롭고 합리적(중도中道)임을 말하며 그래야만 사람답게 살 수 있는 것이다.

음양에서의 중中은 고정된 기준점 즉, 시·공간이며 고정된 시·공간에서 나타난 상象이나 사물을 대립적 정체관으로 정리한 이론체계가 음양론이다. 음양중에서의 중中은 움직이는 기준점으로 음과 양이 움직이고 변화를 일으키고 순환할 수 있게 해줄 수 있는 중재자를 중中이라 한다. 즉, 움직이는 시·공간과 기준자의 주관에 의해 나타난 상象이나 사물을 행적行的정체관으로 정리한 이론체계가 음양중(삼태극三太極)론이다. 움직이는 시·공간에서의 나타나는 변화의 상象 자체가 운동성을 띤 상象이며 그 운동성은 구심성 운동과 원심성 운동인 것이다. 그러므로 태극에서의 중中은 고정된 중中과 움직이는 중中이 있게 된다. 음양과 음양중은 동근同根이기 때문에 음양중을 설명하는 순간 음양이 된다. 이 음양중에서 음양의 변화와 생성과 소멸의 순환이 이루어진다.

대립적 정체관을 형성하는 음양은 본래 동양철학의 근간으로 우주의 모든 사물과 나타나는 현상을 음양의 양면성으로 설명하는 이론 체계로 우주의 모든 사물은 각각 음 또는 양의 두 가지 속성을 갖고 있다. 한 가지 사물이 내부에도 음과 양의 두 방면을 포함하고 있을 뿐 아니라 우주의 모든 현상도 서로 대립적 또는 상대적으로 되어 있지 않는 것이 없으며 음과 양 사이에는 상호의존, 상호제약, 상호전화의 연계성이 있다.

〈주역〉에서 "태극생양의太極生兩義"란 말이 있듯이 태극인 "―"에서 음양의 이기二氣가 생겼음을 말하며 일음일양지위도―陰―陽之謂道란 음양의 대립적 작용을 말한 것으로

대對는 상반相反·상적相敵하는 뜻으로 음양의 상호제약인 대對(| ⟷ |)를 뜻한다. (작용과 반작용·길항작용·원심성과 구심성 등) 립立은 상합相合·상수相需하는 뜻으로 음양의 상호의존인 립立(⟷)을 뜻하며,(음양은 띨래야 뗄 수가 없다. 고정된 평면이기 때문에 평면을 자르면 자석과 같이 자르는 순간 절반의 음양이 된다.) 음이 극점에 이르면 양이 발생되고 양이 극점에 이르면 음이 발생된다는 것은 음양의 상호전화의 뜻이다. 그러므로 음양은 별개의 실체가 아니다. 일―은 양兩으로써 성립되고 양兩의 권외圈外는 따로 ―이 있는 것이 아니요, 또 양兩은 사물의 양면작용으로서 ―을 떠나서 양兩이 별물로 존재하는 것이 아니므로 ―은 二요 二는 ―이라고 하는 일양―兩작용인 것이다.

또한 자연의 모든 현상은 서로가 대립적 또는 상대적으로 되어 있지 않는 것이 없기 때문에 서로 반대되고 비교되는 현상들을 예를 들어 설명하면 해가 비치는 곳을 양지라 하며 그의 반대 측을 음지라 하고 양지는 덥고 음지는 차며, 양지는 밝고 음지는 어둡다 등등, 모든 현상에는 일반적으로 상반되고 대립되는 속성을 가진 두 개의 측면을 이룬다.

또한 지구와 달을 비교하면 지구가 양이 되고 달이 음이 되며, 지구는 태양과 비교하면 태양이 양이 되고 지구가 음이 되는 것처럼 처해 있는 환경이나 조건·장소·시간 및 여건에 따라 음과 양이 변하며 음이 양이 될 수 있고 양이 음이 될 수 있으므로 변화하고 다시 결합하는 것이다. 즉, 음양은 어느 하나의 고정적인 사물과 현상을 의미하는 것이 아니라 환경이나 조건·장소 등에 따라 음양은 각각 다르게 해석될 수 있으며 고정된 중中에 의해 나타나는 사물과 현상의 변화상象에서 두 개의 측면을 비교 할 때에만 논의 되는 것이다. 자연의 모든 사물과 현상을 두 개의 측면에서 정적인

대립적 정체관으로 정리한 이론체계를 음양 속성표로 대략을 정리하면 다음과 같다.

속성표도 자연의 모든 사물과 현상을 음양이나 음양중·오행이나 육기적 분류법에 맞춰서 정리하는 방법이 있고 기능적 작용을 음양이나 음양중·오행이나 육기적 분류법에 맞춰서 정리하는 방법이 있다.

음양속성표

음	양
유형적	무형적
탁하고 무거운 물질	청하고 가벼운 물질
하강하는 속성 (한수寒水)	상승하는 속성(열화熱火)
지地를 형성	천天을 형성
하下	상上
한寒	열熱
어둡다(암)	밝다(명)
음지	양지
느리다	빠르다
쇠퇴	융성
응축	팽창
사死	생生
침沈(리裏)	부浮(표表)
음전기	양전기
모	부
인체의 형태적인 측면	인체의 기능적인 측면

행적行的정체관을 형성하는 음양중 오행사상思想은 우리나라의 근원적 학문이며 철학이고 또한 민족 생활의 기본이 되어 왔던 것이다. 그러나 수천 년간 문자로 혹은 구두, 그림으로 전해지면서 음과 양 두 가지만 남아 정리 응용되고 중中은 별로 사용하

지 않거나 혹은 사고할 능력이 상실 되었다가 후세에 "중용"이라는 새로운 단어가 나와 그야말로 적당히 얼버무리게 된 것이다.

음양중을 예를 들어 설명하면 한 가족에 있어서 남편은 양이고 아내는 음에 속하며 그 자손은 중에 속한다. 고로 이 셋이 합하여 한 가정이 이루어지는 것이다. 만약 한 가정에 남편과 아내만 있다면 이 부부가 늙어서 죽음과 동시에 그 가정은 증발을 고하게 되는 이치와 같다. 또 달은 음이고 태양은 양이며 지구는 중이므로 이것들이 합해서 태양계가 이루어지는 것이다. 빼기(-)는 음이고 더하기(+)는 양이며 영(0)은 중이 되어 이것들이 수학의 기본 원리가 되는 것이다. 물질의 구성원리라고 하는 원자에 있어서도 음전자는 음이고 양전자는 양이며 중성자는 중이므로 이들이 합하여 하나의 원자를 이루는 것이다. 사람 역시 육체(정精)인 살은 음陰이고 정신(신神)인 앎은 양陽이며 마음(기氣)인 삶은 중中이며 이렇게 정精 · 기氣 · 신神이 합하여 사람(신身)이 되는 것이다. 음양중은 움직이는 중에 의해 나타나는 사물과 현상의 변화상 중에서 세 개의 측면을 비교할 때에만 논의되는 것이다.

자연의 모든 사물과 현상을 세 가지로 분류하여 우주의 변화 · 생성 · 소멸의 원리를 설명하는 것으로 음과 양이 움직이고 변화를 일으키고 순환 할 수 있게 해줄 수 있는 중中의 행적行的 정체관으로 정리한 이론체계가 음양중 속성표로 대략을 정리하면 다음과 같다.

음양중 속성표

	태양계	우주	가족	사람(신身)	과학(원자)	수학	강의실	컴퓨터	장부
양	태양	천天	부	앎(정신 · 신神)	양전자	+	선생	소프트웨어	육부
중	지구	인人	자식	삶(마음 · 기氣)	중성자	0	강의내용	전기(에너지)	상화(심포 · 삼초)
음	달	지地	모	살(육체 · 정精)	음전자	-	학생	하드웨어	오장

우주에 존재하는 원력의 종류로는 음에 속하는 음력 · 양에 속하는 양력 · 중에 속하는 중력이 있는데 음력(-)과 양력(+)은 중력(0)에 속하는 힘의 중계를 받아 서로 작

용함으로써 다섯 가지 종류의 힘의 작용이 나타나는데 이것을 오기五氣라하며 이 기氣의 움직임을 오행五行 · 오운五運이라 한다. 즉, 오기五氣는 음양의 대립적 상대적 작용에 의해 발생되는 것이 아니라 음양중의 구원론적球原論的인 작용에 의해 발생되며 운행된다.

음양은 반드시 자연의 모든 사물과 현상에서 두 개의 측면을 비교할 때에만 논의되는 것으로 우주변화에 음양 두 가지만 있다면 고정되어 서로 대립하여 교류하지 않고 꽉 막혀서 움직임(행行 · 운運 · 동動) · 변화 · 순환이 없이 폐쇄적이거나 기계와 같이 부여된 일만 계속하다가 결국 멸망에 이르게 될 것이다. 이러한 정적이고 평면적인 이원론적 이론 체계로는 동적이고 입체적인 다원론적 우주의 변화를 역동적으로 설명하기는 역부족이다.

이 우주의 모든 사물은 음이 있고 그와 상대되는 양이 있으며 이 두 가지의 중간적인 중中이 있어 고정되어 정체되고 대립되는 것이 아니라 항상 생성되고 성장하고 변화하며 끝내는 소멸하는 현상이 계속 반복 되어지는 것이 바로 자연의 원리인 것이다. 따라서 지구와 사회와 인간이 이렇게 오랫동안 존속 되어온 이치를 이원론적인 음양이 아닌 구원론적인 음양중 즉, 삼태극 사상으로 설명하는 것이 더 타당할 것이다.

(2) 사상

사상四象이란 음양중의 구원론적 작용에 의해 분화 발생되어 나타난 오기五氣의 변화 상象을 주로 고정된 평면적 시 · 공간에 오행적 개념으로 설명한 이론 체계로 사상 · 팔상 · 16상 · 32상 · 64상 등으로 확대 분열되는 자연의 변화상을 해석하려는 학문이다.

사상은 살아 움직일 수 없는 고정된 평면적 시 · 공간인 땅에서의 변화상을 오행적 원리를 응용하여 설명하려는 것으로 동쪽은 목木 · 서쪽은 금金 · 남쪽은 화火 · 북쪽은 수水 · 중앙은 토土로 각각 배정하여 고정된 공간에 의한 시간적 변화상을 나타낸 것이다. 그래서 사상은 고정된 지형에 시간적 변화상象을 중시하며 고정된 땅이나 고정된 공간에서 시간의 변화에 크게 영향을 받는 생물(식물)의 성장과정의 설명에 적합하므로 땅의 원리를 설명하고 해석할 때 적합해 사상四象은 하통지리下通地理의 근본원리가 될 뿐이다.

고정된 식물이나 물체는 고정된 방위의 영향을 많이 받지만(ex. 북반구의 고정된 나무는 항상 방위가 정해져 있음) 움직이는 천체나 동물은 고정된 방위의 영향을 별로 받지 않아 천문이나 동물의 탄생·성장·변화·소멸의 과정을 설명하기에는 부적합한 학문이다. 이렇듯 고정된 땅에서의 변화상象을 오행적 원리에 의하여 판단해 봄으로써 집터나 묘 자리가 좋은가 나쁜가, 또한 기후와 농업의 풍흉을 예측하거나 전쟁 때 응용하여 사용하게 된다. 음양이 이상二象이 되고 이것이 사상·팔상·십육상 등으로 계속 확대 분열하여 없어지고 마는 사상은 생명이 있는 생물에 적용시켜 사상의 학이나 체질분류나 식사법이나 인간이 만들어 낸 사회의 변천 과정을 예측(사주·관상)하고 계속하여 움직이고 있는 우주의 원리를 설명하려함은 많은 모순이 지적되는 것이다.

사상은 고정된 땅의 변화상象이 다양하게 나타남을 뜻하며 살아 움직이지 않는 땅에만 적용되는 학문으로 하통지리下通地理의 근본원리가 될 뿐이다.

부찰지리도식 사상도

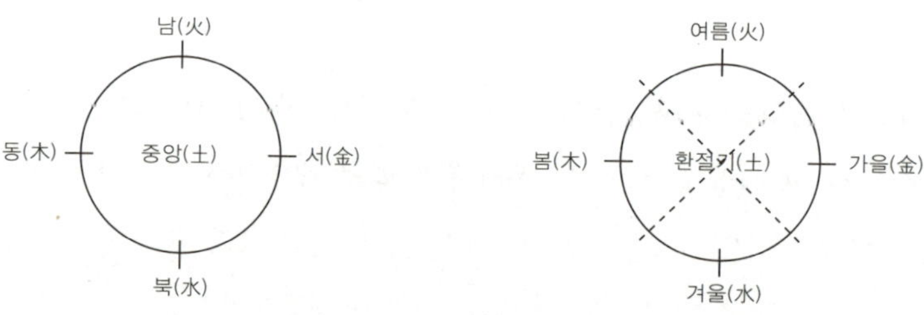

사상에서의 가장 큰 오류는 사상에 오행을 접목해 오행을 고정화 한데 있으며 사상에 오행적 개념이 들어가면서 설명이 모호해 진다는데 있다.

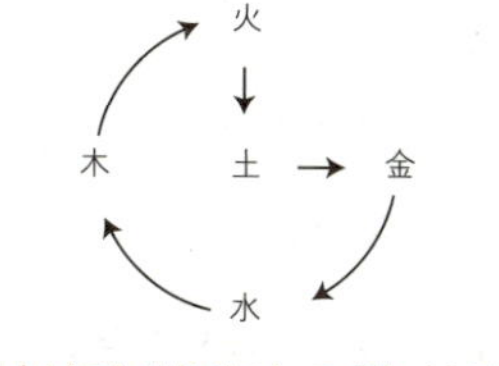
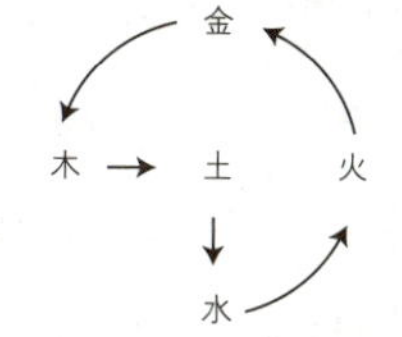

사상적 방법의 오행 상생도   사상적 방법의 오행 상극도

(3) 오행

오행五行이란 음양중의 구원론적 작용에 의해 분화 발생되어 나타난 오기五氣의 변화상象을 주로 움직이는 입체적 시·공간에 오행적 개념으로 설명한 이론체계로 움직이는 입체적 시·공간인 구球에 오행의 상생·상극·상화의 원리를 응용하여 우주의 모든 사물의 운행과 변화에 의한 원리를 오행의 목木·화火·토土·금金·수水의 특성에 비추어 추상적으로 개괄하여 분류하는 학문이다.

오행의 상생·상극·상화의 관계로써 사물간의 상호관계 및 그 생성의 변화 규율을 해석하기 위한 방법론적 이론의 수단인 것이다. 오행이라 함은 목기木氣·화기火氣·토기土氣·금기金氣·수기水氣의 다섯 기운의 움직임을 말하며 이 오기五氣의 발생은 음양중의 구원론적球原論的인 작용에 의해서 이며 오행 상호간에는 상생·상극·상화의 원리가 작용한다. 음양중의 구원론적球原論的 작용에 의해 발생한 오기五氣는 다음과 같다.

목기木氣는 음전기와 양전기가 중기中氣의 중화작용을 받아 음양이 서로 균형을 이루며 팽팽하게 맞서고 전진하고 상승하는 상태를 말하는 것이다. 목기木氣의 작용으로 인해 서로 경쟁함으로써 발생하고 발전하며 성장함으로써 교육적인 효과가 나타나고 잘 보이려고 명예를 존중하며 인자하고 부드럽고 온溫하고자 하는 기운으로 이러한 목기木氣를 한마디로 완緩하다 하며 부드럽게 하는 힘을 말한다.

화기火氣는 음전기와 양전기가 중기의 중화작용을 받아 음양이 서로 부딪혀 발산하고 확 퍼지게 하고 화려하게 산화하는 상태를 말한다. 화기火氣의 작용으로 인해 서로 뜨겁게 하여 발산하며 확 퍼지게 하고 산화하고 화려하고 아름다우며 정열적이고 용감하며 돌격적이며 예술적이며 환상적이고 힘이 있는 기운으로 이러한 화기火氣를 한마디로 산散하다 하며 확 퍼져서 흩어지는 힘을 말한다.

토기土氣는 음전기와 양전기가 중기의 중화작용을 받아 음양이 서로 결합하고 화합하고 하나로 뭉치는 상태를 말한다. 토기土氣의 작용으로 인해 서로 화합하고 융합하고 통일시키고 합일하고 결합하여 정확하고 철저하게 하며 하나로 뭉치고자 하는 기운으로 이러한 토기土氣를 한마디로 고固하다하며 뭉치는 힘·합치는 힘을 말한다.

금기金氣는 음전기와 양전기가 중기의 중화작용을 받아 음양이 서로 잡아당기고 밀착되고 밀도가 강해져 결정을 이루려는 상태를 말한다. 금기金氣의 작용으로 인해 서로 잡아당김으로 인해 모든 것을 튼튼하게 하고 지배적으로 압력을 가하고 싸늘하고 냉정하고 긴장시키고 위엄있게 말하고 준법정신과 의리를 지키며 다스리고 지배하는 능력이 있고 승부욕이 있고 수렴시키고자 하는 기운으로 이러한 금기金氣는 한마디로 긴緊하다 하며 긴장시키고 결정을 이루려는 힘을 말한다.

수기水氣는 음전기와 양전기가 중기의 중화작용을 받아 음양이 서로 밀어내고 연하게 하고 하향하고 스며들게 하는 상태를 말한다. 수기水氣의 작용으로 인해 서로 밀어내 나서지 않고 웅크리며 기다리고 참고 견디며 비밀스럽고 저장하고 추워지고 연하고 말랑말랑하게 하고자 하는 기운으로 이는 처녀와 총각이 결혼하여 자식을 양육하고 성장시킨 후 분가하여 존립해 살도록 하는 현상과 같은 것이며 궁핍한 생활이 계속되면 경제를 부흥시켜 여유 있는 생활이 되게 하는 힘과 같고 과학적이고 수학적으로 연구 개발하여 건설적인 의견을 제시하여 정책의 방향을 전환시키는 것과 같은 상태를 뜻한다. 이러한 수기水氣를 한마디로 연軟하다하며 부드럽고 말랑말랑하게 하는 힘을 말한다.

이와 같이 음전기와 양전기가 중의 중화작용을 받아 완緩하게 하는 힘인 목기木氣·산散하게 하는 힘인 화기火氣·고固하게 하는 힘인 토기土氣·긴緊하게 하는 힘인 금기金氣·연軟하게 하는 힘인 수기水氣는 오행의 생극화도生剋化図와 같이 상생·상극하며 서로 균형을 이루어 상화相和하게 된다.

오행이란 음양중의 구원론적球原論的 작용에 의해 발생되는 5가지 기질적氣質的 특성이 구원론적으로 작용되는 원리를 설명한 것으로 이 다섯 가지 기질氣質이 구원론적으로 움직임을 뜻하며 이는 기준(리理=강기綱紀)의 변화상이 움직이면서 나타남을 뜻하는데 움직이는 운동성은 구심성과 원심성이고 이 운동성이 전후·상하·표리로 작용해 나타나는 변화상을 5가지(木火土金水)의 부호 체계로 정리한 것이다.

오기五氣의 움직임(운동)중 천문(별자리 운동)과 같이 고정된 운동 방향성을 띄는 게 있고 동물이나 사람과 같이 움직이는 운동 방향성(쌍방향)을 띄는 게 있다. 즉, 지구의 자전과 공전은 항상 같은 방향으로만 운동(좌선)하는데 태양과 관계에서는 항상 우선을 하게 된다. 고정된 천문과 같이 움직이는 변화상을 나타낼 때는 그 운동성이 좌선과 우선밖에 없는데 이 좌선의 운동을 원심성 운동—오행에서는 상생相生이라 하며, 우선의 운동을 구심성 운동—오행에서는 상극相剋이라 한다.

오행의 상생·상극은 천문에서와 같이 관계간의 고정된 운동성만을 설명할 때 사용되는 이론으로 천체의 운행과 유지되는 법칙을 설명할 때만 타당하므로 오행의 원리는 상통천문上通天門의 근본 원리가 될 뿐이다.

91

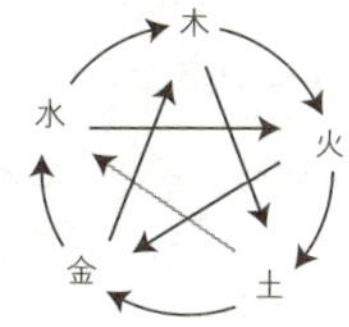 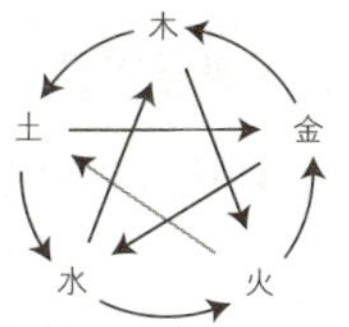

<table>
<tr><td>

오행 상생 상극도

오행의 상생 상극도는 천문의 좌선 운동인 원심성운동으로 상생 속에 상극이 존재해 서로 균형(상화相和)을 이룬 상태로 균형이 깨졌을 때는 분화하여 소멸하게 된다.

</td><td>

오행의 상극 상생도

오행의 상극상생도는 천문의 우선운동인 구심성운동으로 상극 속에 상생이 존재해 서로 균형(상화相和)을 이룬 상태로 균형이 깨졌을 때는 응축하여 새롭게 생성된다.

</td></tr>
</table>

오행의 상극상생도는 천문과 같이 항상 같은 방향으로만 돌기 때문에 고정된 운동성만을 지니게 된다. 이 고정된 운동 방향성이 항상 움직인다는데 오행의 의미가 있으며 상생·상극 자체의 균형이 이루어지지 않으면 존재할 수 없고 이는 우리 인간이 존재하는 자체가 상생·상극·상화가 이루어지고 있다는 것을 뜻한다.

오행의 좌선(원심성)인 상생相生에 의해 우주의 모든 사물이 분화·발생·성장·확산하며 살아가는 삶에 생리生理로써 영향을 미치고 이면의 기氣를 형성하며 오행의 우선운동(구심성)인 상극相剋에 의해 우주의 모든 사물이 응축 · 수축 · 제약 · 소멸하며 살아가는 삶에 생生을 제약하고 응축하는 과정을 통해 병리病理로써 영향을 미치고 표면의 형形을 형성하게 된다.

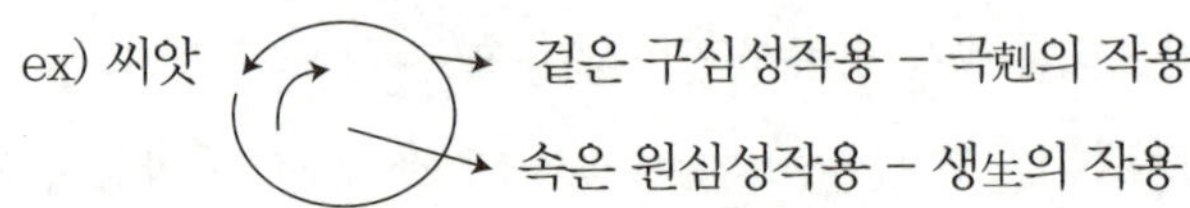

오행의 상생 · 상극도는 천문과 같이 고정된 입체적 구원론(일방향 운동)의 이론체계로서 에너지가 변하여 원자나 분자가 이루어지고 물질들이 형성되며 달과 지구와 태양과 별들이 이루어져 시작도 끝도 목적도 희망도 없이 계속 생성 · 소멸되는 돌고 도는 반복 되는 운동일 뿐 죽었다 살았다 하는 생명력이 없으므로 움직이는 입체적 운동성을 지닌 동물이나 사람에게 적용해 설명하려 함은 많은 모순이 발생하게 된다. 즉, 오행의 원리에 의하여 별을 보고 점을 치는 점성술로 발전시켜 사회의 변화과정을 점친다거나 오장육부 하는 식으로 의학을 발전시킨다거나 오계절로 구분하여 기후를 예측 한다거나 하는 식으로 해석 · 연구하려 함은 많은 모순이 지적된다.

(4) 육기

육기六氣라 함은 오기五氣인 목기木氣 · 화기火氣 · 토기土氣 · 금기金氣 · 수기水氣에 추가하여 생명력 즉, 상화相火를 포함시켜 육기六氣라 하는데 이는 오기五氣가 고정되어 있지 않고 움직이게 하는 힘을 말하며 사람에서의 상화相火란 심포장과 삼초부로 구성되어 있으며 간단하게 말해 우리가 태어나서 죽을 때까지 우리의 신체를 끌고 가는 눈에 보이지 않는 생명력을 뜻한다.

육기란 고정된 입체적 구원론적(일방향 운동)의 이론체계가 아닌 움직이는 입체적 구원론(쌍방향 운동)의 이론체계로 움직이는 동물이나 사람을 고정된 운동이 아닌 본인 스스로의 움직임에 의해 좌선 · 우선 · 상하 · 전후 등의 모든 움직임을 자기 맘대로 할 수 있는데 이렇게 움직임 자체를 좌선(상생), 우선(상극), 상하 · 전후(상승 · 상모)를 조절하는 유행자를 기氣라 하며 살아 움직이는 생물에 있는 기氣를 생명력이라 하며 오행적 개념에서 상화相火라 한다.

즉, 오행에서의 목기木氣운은 일방향 운동에 의해 목생화木生火하던지 목극토木剋土밖에 작용이 안 되지만 육기에서의 목기木氣운은 쌍방향 운동에 의해 목생화木生火해서 화火로도 작용할 수 있으며 목극토木剋土해서 토土로도 작용할 수 있으며 목木에서 수水로도 역행할 수 있으며 목木에서 금金으로 역할 수도 있다.

이를 그림으로 그리면 다음과 같다.

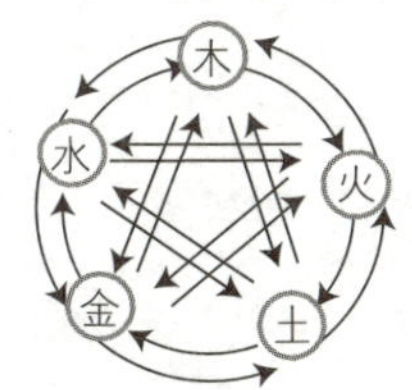

오행의 상생 상극 상화도

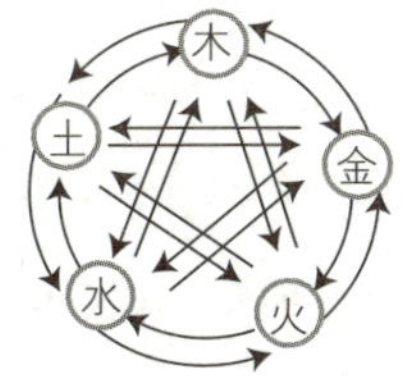

오행의 상극 상생 상화도

고로 살아 움직이는 동물이나 사람에 오행을 대입할 때는 고정된 입체적 오행으로 풀면 안 되고 움직이는 입체적 오행으로 풀이해야 타당한 것이다.

고정된 입체적 오행에서의 상화相火는 관계에 의해 고정되어 움직이는 것 자체가 상화相火이며 균형된 관계에 의해 상화相和는 유지되며 그렇지 않으면 고정된 입체적 오행 자체가 존재하지 않게 된다.

움직이는 입체적 오행에서의 상화相火는 관계에서의 움직이게 하는 자체의 힘을 말하며 이는 내재되어 유행하고 있는 기氣를 말하고 음양 중에서의 중中을 말하고 오행에서의 표현은 상화相火를 말한다.

병의 발생은 어떤 원인(병인)에 의해 내재되어 유행하고 있는 기氣의 조화가 깨짐을 말하며 조화를 맞출 힘이 없어서 병이 생긴 것이다. 이는 생명력이 약해진 상태를 말한다. 이 생명력이 관계와의 관계에서 목木으로 · 화火로 · 토土로 · 금金으로 · 수水로 조화와 합리를 맞추기 위해 스스로 변하며 이 관계 속에 나타나는 변화상을 상생相生

과 상극相剋·상승과 상모의 관계로 풀이하게 된다. 그러므로 오행육기의 상생·상극·상승·상모가 중요한 것이 아니고 현재의 관계상象이 제일 중요하다. 관계의 부조화에 의해 병이 발생되며 관계의 부조화에 의해 상象이 나타나는데 이를 병증이라한다. 그러므로 관계 부조화의 이치理致를 음양중 오행 육기로 기준을 잡을 수 있으며 나타나는 병증의 진행단계를 정리할 수 있는 것이다.(질병의 발생원리 참조)

사람에서의 상화相火란 심포장과 삼초부를 말하는데 이는 무형의 장부로서 우리의 죽고 사는 생명력을 관장하며 신진대사의 기능이나 저항력·면역력·힘·건강·장수·초능력·느낌·감정 등이 모두 이 심포장과 삼초부에서 관장한다.

때문에 생명이 없는 땅이나 천체에는 심포장과 삼초부가 존재하지 않으며 생물인 미생물·초목·동물·사람에게만 상화相火가 존재한다고 말할 수 있다. 예를 들어 인간의 일생에 있어 목木은 태어나서 성장하는 것을 말하고 화火는 성장하여 결혼하는 이치와 같다면 상화相火는 목木이 화火로 변할 수 있는 중계작용中繼作用을 하는 것이다. 즉, 생명력이 인간을 성장하게 하여야만 가능한 것으로 결혼 후 장년이 되는 것과 장년이 노년이 되는 것과 노년이 죽는 것과 자신은 죽고 자손이 태어남에 있어서 이 모든 단계의 변화를 그 중간에 생명력이 신진대사를 해 주기 때문이다. 상화相火는 생명체의 모든 부분에 작용하며 상생相生·상극相剋·상화相和 할 때 반드시 상화相火 즉, 생명력의 중계작용 없이는 불가능한 것이다. 그래서 우리의 신체는 오기五氣가 아닌 육기六氣의 특성에 의해 지배한다고 힐 수 있디.

이렇게 보이지 않는 생명력의 손상으로 인해 나타나는 병을 진단하거나 측정하거나 치료 한다는 것은 양의학적 측면에서는 불가능한 것이다. 현미경이나 X-ray, 단층 촬영기와 같은 것들은 생명력이나 마음이나 감정과 같은 것을 측정하거나 진단할 수 없기 때문이다.

이와 같이 상화의 원리 즉, 육기의 원리나 생명의 원리를 눈에 보이지 않는다고 증거가 없다거나 비과학적이라는 핑계로 학문에서 제외하거나 장차 연구할 학문으로 제쳐 놓아 선 안 된다. 그렇게 되면 의학이나 보건학·정치·경제·문학·예술이나 병과 질서 등 모든 분야에 완성이란 있을 수 없게 되는 것이다.

사람에서의 심포장은 음에 속하는 장부로 그 기능은 천기와 지기를 흡수하여 사람의 몸에 필요한 에너지와 새로운 물질을 생성하는 역할을 하며 삼초부는 양에 속하는 장부로 그 기능은 생성된 에너지와 물질을 인체의 각 부위로 보내어 사용하고 그 남은 찌꺼기를 배설하는 역할을 한다. 헌데 한의학에서는 오장육부라 하여 심포장을 장부에 포함시키지 않고 심장을 감싸는 기관이라고만 하여 심포장의 심포를 심장을 감싸고 보하는 심낭으로 심장과 같은 기능을 한다고 본 것이다. 또한 삼초부의 삼초는 상초 · 중초 · 하초를 통틀어 일컫는 말로 상초는 횡경막 위 부위를, 중초는 횡경막과 배꼽 사이 부위를, 하초는 배꼽아래 부위에 해당하며, 삼초의 초焦는 탄다는 뜻으로 열熱 즉, 양기를 가리키며 온몸의 양기를 운행한다고 본 것이다. 상초의 기능은 양기를 발생하고 인체의 피부와 근육을 따뜻하게 하며 중초는 음식물을 소화시킴으로써 양기를 만들고 변화시키며 하초는 대소변을 처리하며 생식기능에 관여 한다고 본 것이다.

이처럼 온몸의 활동력에 관계하는 것이 상화相火로서 심포장과 삼초부를 살아 움직이는 생명력 그 자체라고 한다. 심포장과 삼초부는 인간의 생명력 · 저항력 · 자연치유력 · 신진대사를 원활하게 하는 장부인 것이다.

이와 같은 육기의 원리는 살아 있는 생명체(미생물 · 곤충 · 초목 · 동물 · 인간 등)의 생명현상의 근본원리이므로 우리 인간도 육기의 원리에 지배를 받게 되므로 이를 중통인사中桶人事의 근본원리라 한 것이다.

(5) 오행 · 육기 속성표

움직이는 입체적 시 · 공간의 변화상을 오행의 상생 · 상극 · 상화의 원리를 응용하여 우주의 모든 사물의 운행과 속성 · 기능과 작용 형태와 변화에 의한 원리를 오행의 木火土金水의 특성에 비추어 추상적으로 개괄하여 분류한 것이 오행 속성표이고 움직이는 입체적 시 · 공간의 변화상을 오행의 상생 · 상극 · 상승 · 상모의 원리로 응용하여 자연의 모든 생명체나 인사의 운행과 속성 기능과 작용 형태와 변화에 의한 원리를 육기六氣의 木, 火, 土, 金, 水, 相火의 특성에 비추어 추상적으로 개괄하여 분류한 것이 오행 · 육기속성표로 대략을 정리하면 다음과 같다.

오행 · 육기六氣 속성표屬性表

속성분류	오행·육기	木	火	土	金	水	相火	비교
自	년年, 계절	춘春	하夏	장하長夏	추秋	동冬	변절기變節期	
	지地	동東	남南	중앙中央	서西	북北		평면
	방方	동방東方	남방南方	중앙中央	서방西方	북방北方	상하上下	입체
	대기大氣	풍風	열熱	습濕	조燥	한寒	화火	
	작용作用	완緩	산散	고固	긴緊	연軟	력力	
	성장成長	생生	장長	화化	수收	장藏	생명生命	
	에너지 흐름의 현상	(상승 화살표)	(역삼각형 화살표)	(수렴 화살표)	(사각형)	(삼각형 화살표)	(무한대 ∞)	영원
	하루 중 시간	새벽	오전	낮	오후	밤		
	색깔色	청青	적赤	황黃	백白	흑黑	광光	투명透明
	소리聲	각角,미MI	치徵,솔SOL	궁宮,도DO	상商,레RE	우羽,라RA	반음半音	
	맛味	신맛酸	쓴맛苦	단맛甘	매운맛辛	짠맛鹹	담백한 맛淡	무미無味
然	냄새臭	신내酢	탄내樵	향내香	비린내腥	썩은내腐	생내生	무취無臭
	만물	식물	짐승	인간	광물	액체	광채	
	동물	모충 (毛忠=짐승)	우충 (羽忠=새)	나충 (裸忠=인간)	개충 (介忠=곤충)	인충 (鱗忠=물고기)	미생물	
	칠요七曜	세성 (歲星=목성)	형혹성 (熒惑星=화성)	진성 (鎭星=토성)	태백성 (太白星=금성)	신성 (辰星=수성)	해日,달月	
	천간天干	갑을甲乙	병정丙丁	무기戊己	경신庚辛	임계壬癸		
	지지地支	인묘寅卯	사오巳午	진술축미 辰戌丑未	신유申酉	해자亥子		
	날짜	갑기일 甲己日	을경일 乙庚日	병신일 丙辛日	정임일 丁壬日	무계일 戊癸日		
정	덕목德目	인仁	예禮	신信	의義	지智	능能	인격人格
	감정感情	노怒,구懼	희喜,소笑	사思,려慮	비悲,우憂	공恐,경驚	불안不安	광기狂氣
	괴성怪聲	호呼	소笑	가歌	곡哭	신呻	흐느낌	
	기능	색色	감感	미味	취臭	성聲	기氣	
	두뇌	계획	기억	상상	조직	개발	응용	
신	직업	문필	예체	농공	무공	과기	상중	
	전쟁	작전	전투	강화	독재(명령)	무기	기회	
	수학	=	÷	×	+	-		
	습관	희망적	이상적	고지식	명령적	우회함	능수능란	

속성분류	오행·육기	木	火	土	金	水	相火	비교
	장·부	간장·담낭	심장·소장	비장·위장	폐장·대장	신장·방광	심포장·삼초부	
육체	육체	근筋, 손·발톱	혈血 혀	육肉 입술	피부皮, 체모	골骨 머리털	신경神經 표정	
육	몸통	목	얼굴	배	가슴	허리	생명	
	관절	고관절	주관절	슬관절	손목관절	발목관절	견관절	
	사지	발	상완	대퇴	하완	정강이	손	
	오관	눈	혀	입	코	귀	오감	
	입	목구멍	혀	입술	입천장	치아	말	
	눈	검은자	핏줄	눈꺼풀	흰자	검은동자	시력	
	코	콧등	목간	코끝	미간	코밑	냄새	
	손	엄지(1지)	검지(2지)	중지(3지)	약지(4지)	소지(5지)	손등	
	발	1지	2지	3지	4지	5지	발등	
체	분비물	눈물루淚	땀한汗	개기름	콧물체涕	침타唾	한열	
	반작용	한숨	딸국질	트림	재채기	하품	진저리	
	맥脈	현맥弦脉	구맥鉤脉	홍맥洪脉	모맥毛脉	석맥石脉	구삼맥鉤脉	평맥平脉 (구玖)
	정경正經	간·담경	심·소장경	비·위장경	폐·대장경	신·방광경	심포·삼초경	
	기경奇經	대맥	독맥	충맥	임맥	교맥	유맥	
	오수혈	정井	형滎	유兪	경經	합合		
	일생	출생(유년)	결혼(청년)	장년	중년	노년(사망)	생명	
식	맛味	신맛酸	쓴맛苦	단맛甘	매운맛辛	짠맛鹹	담백한 맛淡	무미無味
	곡穀	팥,보리麥	수수	기장쌀	현미稻	콩荳	옥수수	6곡
	채菜	부추	근대	미나리	파	미역	오이	6채
	과果	자두李	살구杏	대추棗	복숭아桃	밤栗	토마토,도토리	6과
	축畜	개	염소	소	말	돼지	양	6축
	근과	땅콩	도라지	고구마	옥파	마	감자	6근
	조미	식초	술	설탕	생강(고추)	소금	백반	
품	한약	오미자 산조인 백작약 용담 등	단삼, 영지 백출,익모초 등	인삼,감초 당귀,갈근 등	계피, 부자 천궁,반하 등	해삼, 녹용 해대, 망초 등	백복령, 빈낭 백복신, 시호 등	
	실實	핵核	락絡	육肉	곡穀	유濡		
	독극물, 화공약품	황산 아스피린 Vit C	기넥신 마이신 알코올 금계락	사카린	양잿물, 복어알 연탄가스, 크셀린	납	탄닌	

97

(6) 음양과 오행과 육기의 관계

대자연의 변화 원리를 음양오행육기론으로 설명하는 것처럼 우리 인체의 변화 원리를 음양중 오행 육기론으로 설명할 수 있으며 이 대자연의 변화 원리가 생명현상의 근본원리이므로 생리生理와 병리病理를 논할 때나 병을 치료할 때에도 음양중 오행 육기의 원리에 의해 진단하고 치료할 수 있는 것이다.

역易은 본래 존재했는데 이 변화의 상象을 어떤 각도의 기준에서 풀이 했느냐에 따라 적합한지 덜 적합한지가 나타난다.

예를 들면 사람에게 옷을 입히는데 아무 옷이나 입혀도 옷의 기능은 하나, 그래도 동양인에게 입히는 옷과 서양인에게 입히는 옷이 약간의 차이가 나며 이 약간의 차이가 더 적합하고 어울리는 작용을 하고 덜 적합하고 어울리지 않는 작용을 한다. 즉, 기능은 같지만 작용은 다르다는 것이다. 예를 들어 물의 기능은 같지만 농업용수로서 식수로서 공업용수로서의 작용은 다르다는 것이다.

음양 오행육기학설도 자연의 변화 원리를 음양으로 설명하든 음양중으로 설명하든 사상 오행 육기론으로 설명하든 잘못되고 틀리다는 것이 아니다. 자연의 변화상의 기준이 어디냐, 무엇이냐에 따라 음양의 설명이 더 적합하고 어울리는지 음양중의 설명이 더 적합하고 어울리는지 사상 오행 육기의 설명이 더 적합하고 어울리는지의 차이일 뿐이다.

고로 음양오행 육기학설은 자연의 변화상의 기준이 어디냐에 따라 적용되고 풀이되는 학설이 다르게 될 뿐 자연의 변화원리 자체가 달라지는 것은 아니다. 사람의 생리와 병리도 그 자체를 먼저 보고 그 생리와 병리에 맞는 이론을 논하는 것이 합당하다.

음양오행 육기학은 자연의 변화상에 해석을 달리하는 학설일 뿐이다.

다시 한 번 정리하면 자연의 변화상을 역易이라 하는데 역易에는 불역不易과 교역交易과 변역變易이 있어 불역과 교역의 변화상에 의해 고정된 역상易象이 나타나며 이는 평면적 이원론으로 하통지리下通地理의 음양사상팔괘론으로 발전하고 즉, 고정된 땅을 논할 때는 음양 사상의 원리가 합당하고 변역과 교역의 변화상에 의해 움직이는 역상易象이 나타나며 이는 입체적 구원론으로 음양중 오행론으로 발전하며 이 입체적 구원론에서 고정된(일방향) 동적 역상易象이냐, 움직이는(쌍방향) 동적 역상易象이냐에 따라 상통천문上通天文의 음양중오행론으로 발전하고 중통인사中通人事의 음양중오행육기론으로 발전하는데 음양중오행론은 천문을 논할 때 합당하며 음양중 오행육기론은 사람의 생리나 병리를 논할 때 합당한 이론인 것이다.

즉, 대자연의 변화 원리를 재정리하자면

무극 → 황극 → 태극 → 양의 → 음양 → 오행

      ┌ 정적=음양 – 사상 – 팔상 – 하통지리下通地理 ┐
      └ 동적=음양중 – 정적구원론 – 오행 – 상통천문上通天文
                    동적구원론 – 육기 – 중통인사中通人事 ┘

가 된다.

그러므로 음양·오행·육기학설이란, 자연의 원리를 설명한 이론체계인 것이며 우리 한 민족의 근본사상이자 철학이며 학문인 것이다.

음양·오행·육기학설은 인류의 자연계 전체에 대한 관찰을 토대로 천지인사상天地人思想으로 개괄 설명한 중요한 기초 이론이다. 음양·오행·육기학설로써 자연현상 전체의 일반 규율을 정확히 파악할 수 있으며, 동양의학의 영역에 있어서는 인체의 생리, 병리에 대한 원리 및 진단·치료 약물 등의 전반에 걸쳐 계통적인 설명을 가加하여 동양의학의 특수한 이理·법法·방方·약藥의 이론을 성립시킴으로써 수많은 객관적 실제적 의료 규율을 총괄하며,

음양론이 인체의 상대적 대립 및 그 통일성을 종합적으로 설명하는 것이라면 오행·육기론은 인체 내부의 복잡한 상황 및 그의 생극生克이나 제약화생의 규율을 설명하는 것이다. 음양·오행·육기학설의 설명범위는 각기 국한성을 지니고 있으므로 그 중의 어느 하나의 이론만 이해한다면 문제의 해석과 분석에 있어서 전체를 충분히 규명할 수 없는 경우도 있다. 그러므로 음양과 오행·육기를 종합해서 운용함으로써 비로소 현저한 효과를 거둘 수 있다.

예컨대 생리면에 있어서 육장과 육부의 성능에 대하여 말한다면, 장臟은 음陰, 부腑

는 양陽으로서 서로 상대되면서 통일되는 두 가지 계통을 이루고 있으므로 음양설을 인용하여 설명을 가加할 수 있다. 또한, 육장은 각기 상이한 성능을 가지고 있으며 그들 사이에는 상호조장, 상호제약의 관계가 있다. 그러므로 오행의 제약화생 관계를 인용하여 설명하여야 하며 육장의 제약화생 관계인 상생, 상극, 상화의 작용을 할 때 생명력의 중계작용이 가加해져 설명되어야 한다.

이로써 미루어 볼 때 음양·오행·육기는 각기 특징이 있지만 실제 운용에 있어서는 음양을 논할 때 오행·육기를 이해하여야 하며, 오행을 논할 때 음양·육기를 이해해야 하며, 육기를 논할 때 음양오행과의 관계를 이해해야 한다.

그러므로 음양과 오행·육기가 호용互用되는 상황하에서만 많은 변화상의 문제를 더욱 깊게, 더욱 세밀하게 분석 할 수 있는 것이다. 요컨대 음양·오행·육기는 근본적으로는 하나의 전체이며, 이들 사이에는 분리할 수 없는 불가분의 관계가 있음을 알 수 있다.

(7) 경經과 론論

「주역에」

음양은 천지天地의 도道이며

만물의 강기綱紀이며

변화의 부모요

생사生死의 본시本始이며

신명神明의 부府이고

치병治病에는 필구어본必求於本해야하나

음양은 명名은 있고 형形이 없는 것으로

이는 세면 십十으로도 될 수 있고

이를 이離하면 백百으로도 될 수 있으며

이를 산散하면 천千으로도 될 수 있으며

이를 추推하면 만萬으로도 될 수 있다.

즉, 자연의 원리를 음양오행육기론으로 풀 때 도리는 하나이나 이 도리를 풀어내는 방식은 시대에 따라 사람에 따라 만萬이 될 수 있다는 것이다. 도리를 밝힌 책이 경經이고 풀어내는 방식에 따라 쓴 도서가 설說이나 론論이라는 것이다.

이 수만 가지의 설說과 론論 등이 있어 학문이 되며, 경전經典의 발전이 이루어지게 된다. 여기서 논한 이 글 또한 수많은 음양 오행육기론 중의 하나일 뿐이다. 이 론論이 경우와 이치와 사리에 맞는다면 받아들이고 이해하고 체험하고 실현하는 것은 독자 여러분의 몫이다.

자연의 변화원리

자연의 변화원리를 크게는 대우주(무극)·태양계(황극) 지구의 천지간(태극)에 작게는 소우주인 사람의 변화(생성, 성장, 소멸)되는 진행과정 및 순환주기의 설명으로 현재의 변화상의 관계를 설명하는 것이 자연의 변화원리(자연의 변화는 현재 진행형(ing)이다.) 핵심인 것이다. 이러한 변화상을 음양, 오행, 육기학으로 논하는 것뿐이다.

1. 자연의 운동원리

끊임없이 돌고 있는 행성行星(칠요: 해, 달, 오성, 지구)들의 운동 법칙 중 우리 지구에 가장 크게 영향을 미치는 해와 달의 순환 주기에 의해 지구에서의 시·공간이 탄생되는데 이 주기에는 두 가지 개념이 있게 된다. 즉 ○(원)의 주기가 있고 원이 연결된 직선의 주기가 있는데 시간은 항상 전진만 하는 원심성 운동만을 하고 공간은 북반구라는 정해진 지형에서 변화의 상象이 나타나는 것이다. 이 시·공간 즉 육합六合(상·하·동·서·남·북)에 오전·오후·춘·하·추·동의 시간이 합류하여 왕래하므로 에너지의 발산과 수렴이 이루어지는 것이다. 즉 천지간의 변화 원리인 정해진 공간에 전진만하는 원심성 시간 운동에 의해 변화하는 상象(기화氣化)을 설명하는 것이 자연의 변화 원리다.

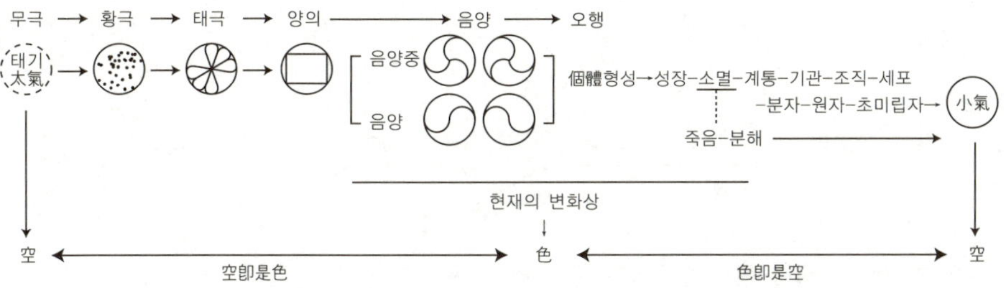

※분해된 소기小氣는 동기감응同氣感應의 연緣에 의해 다시 기기(일어남)하며 계속 끊이지 않고 순환(윤회輪回)하게 된다.

우주 에너지의 온열의 양적陽的 기전에서의 팽창과 상승 발산 작용의 횡적운동인 원심성 운동은 진進과 속速의 작용기전이고, 한랭의 음적陰的 기전에서의 응축과 하강, 수렴 작용의 종적운동인 구심적 운동은 퇴退와 지遲의 작용기전이다. 이 두 가지 운동에 의해 천지天地는 끊임없이 운동중이며 만화萬化가 여기에서 발생 · 성장 · 소멸 한다.(화化란 변화를 의미함)

이 횡적운동인 원심성 운동 원리에 의해 양적陽的인 변화상이 나타나며 종적운동인 구심성 운동에 의해 음적陰的인 변화상이 나타나는 것이다. 자연 상태에서 무형물인 기질氣質이 유집類集되면 물체를 형성하게 되는데 감각적 세계에서 무형물인 공기와 같은 기체는 희석된 공간인 것이기 때문에 유집되면 유형물인 액체나 고체로 화化하며 유집類集된 공간인 고체나 액체가 희석되어 양陽으로 화化하면 그 희석되는 비례만큼 기氣체로 발휘된다. 현대 과학에서와 같이 고체를 빨리 기체로 화化하게 하면 그 압축과 시간의 단축만큼의 비례로 기氣인 에너지가 폭발하듯이 생출生出하게 되는데 이들 모든 물질은 에너지로 되어 있다는 $E=mc^2$의 공식이 산출되며 달리 표현하면 에너지氣의 유집이 물질을 만든다는 이론과 같게 된다. 그러므로 유집된 고체인 물질 에너지가 가장 많이 포함되어 있고 다음이 액체이고 다음이 기체라는 뜻이며, 변화(운동)성은 희석된 공간이 넓은 기체가 가장 활발하고 다음이 액체이고 마지막이 고체이며 에너지 소비도 운동성이 가장 활발한 기제가 가장 빠르고 다음이 액체이고 미지막이 고체가 되는 것이다.

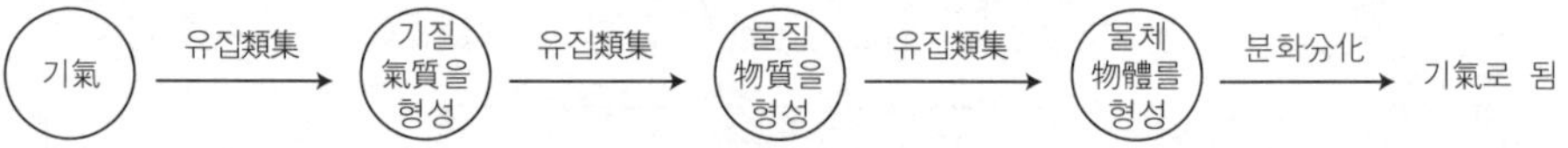

기氣 ─유집類集→ 기질氣質을 형성 ─유집類集→ 물질物質을 형성 ─유집類集→ 물체物體를 형성 ─분화分化→ 기氣로 됨

즉, 기氣가 물체를 형성하게 되며 $E=mc^2$의 원리가 탄생된다.

기氣와 기질氣質에 의해 물질物質과 물체物體가 형성되는데 물질과 물체에는 기체 · 액체 · 고체가 있게 되며 천지간의 변화상에는 기와 기질의 기능(기기능氣機能)에 의한 기적氣的 변화상이 있게 되고 물질과 물체의 기능(물리적物理的)에 의한 물질의 변화상이 있게 된다. 물질의 변화상에는 기체의 변화상, 액체의 변화상, 고체의 변화상이 있게 되는 것이다.

천지간에서 기氣 · 물物의 변화과정을 설명하면 다음과 같다.

맑은 하늘에(공기만 있는 하늘) 원심성 운동에 의한 횡적 변화가 발생하여 구름이 생기고 이 구름이 변화를 겪어 비, 눈이나 우박 등으로 변화한다. 이에 땅에서의 생물도 원심성운동에 의한 횡적작용으로 진화과정을 걷게 되어 발생되고 성장하고 소멸하게 되는 것이다. 자연에서의 원심성 횡적운동의 진화과정을 살펴보면

첫째, 기적氣的작용에 의한 진화가 나타나는데 이 기적작용에 의해 나타나는 상象을 후候라 한다. 기미와 조짐과 징조로서 나타나고 사람의 육안으로는 감지가 안 되며 느낌으로만 감지하게 된다.

둘째, 기미와 징조가 확실하게 나타는 상적像的작용에 의한 진화로 이 상적像的 작용에 의해 나타나는 상象을 증證 또는 상像 · 태態 · 현現이라 하며 증후, 증상, 현상現像 등으로 나타나고 감각으로 감지하게 된다.

셋째, 증과 상과 형이 확실하게 나타나는 형적形的 작용에 의한 진화로 이 형적 작용에 의해 나타나는 상象을 상狀이라 하며 현상現狀, 상태狀態, 형상形狀 등으로 나타나게 된다.

하늘에서의 원심성 횡적운동의 진화 과정을 예를 들어 설명하면 대기권에서 태양과 달의 작용에 의해 한 · 열이 발생되고 한열에 의해 고기압과 저기압이 발생되며 이 기압차에 의해 공기의 이동이 발생되는데 이를 바람(풍風)이라 하며 기류라고도 한다. 이때 한열상태를 느낌으로만 알게 된 때를 기적氣的 상태라고 하고 기압차이가 발생되어 기류가 형성되어 바람이 불 때를 후候라 한다. 후候의 반응인 기미나 조짐, 징조를 바람에 의해 풀잎이나 나뭇잎이 흔들이는 것만을 보고도 '바람이 분다' 라는 것을 알 수 있는데 이런 상태를(한열을 느낌으로 알고, 나뭇잎의 흔들림으로 바람이 이는 것을 아는 상태) 후候라 한다. 또한 기류에 의해 (기류는 반드시 수분을 동반) 구름이

형성되어 이동 하는데 이 구름의 변화 과정을 상적像的상태라 하며 구름의 변화상을
증證이나 상像이나 현現이라 하는데 증證이나 상像의 확실함을 현現이라 하는 것이다.

구름 또한 희석되면 기적氣的상태로 가기도 하고 유집되면 형形을 이루어 비나 눈이
나 우박 등의 음적 형태로 변해 중력의 작용으로 땅으로 떨어지게 된다. 구름이 유집
되어 형태를 이룬 상태를 형적단계라 하며 형적단계의 변화상은 상狀으로 나타나게
되는 것이다. 자연의 변화에서 원심성 운동에 의한 횡적 변화상을 크게 기적 변화에
서 상적像的 변화로 다시 형적形的변화로 이동되는 과정을 걷게 되는 것이다. 이것을
세분하면 다음과 같다.

기氣 ——후候——→ 상像 ——증證(상像, 현現)——→ 형形 ——상狀——→
(기미 · 조짐 · 징조)　　증상, 증후, 현상現像　　현상現狀, 상태狀態, 형상形狀

또한 종적운동인 구심성 운동에 의해 응축과 하강과 수렴의 작용이 나타나는데 원
심성운동에 의한 단계별 변화에 종적운동인 구심성운동이 작용해 음陰에 해당하는 땅
에 영향을 미치게 되는 것이다. 이 영향에 의해 땅에 있는 동식물들은 삶에 영향을 받
게 되며 땅의 생물 또한 하늘의 횡적변화(기氣→상像→형形)에 의한 구심성 작용이 작
용해 동식물 개체 간의 횡적 변화인 탄생→성장→소멸의 과정을 걷게 되는 것이다.
즉, 천지간의 모든 물질은 횡적운동과 종적운동의 상호 운동 속에 존재하며 이 두 운
동의 변화 속에 생사의 주기가 있는 것이다.

모든 자연의 운동 원리는 원심성 운동 속에 구심성운동이 있으며 구심성운동속에
원심성 운동이 있어 상호의존, 상호제약, 상호전화의 연계성을 갖는다. 이 두 운동은
시 · 공간의 전후와 상하와 표리表裏 등에 크게 작용하고 대자연의 운동 원리의 본本이
된다. 하늘에서의 원심성 운동의 변화단계(기氣→상像→형形)가 땅에 구심성 운동으로
작용하는 원리를 주역에서는 천수상天垂象 물수형物受型이론이라 하는데 하늘에서의
변화상은 태양에너지(기氣)에 의한 자연 현상을 관찰함을 말한다. 이 변화상은 후候를
가리키므로 하늘에서의 자연현상을 기후氣候라 하고 땅에서의 자연현상을 물후物候라
하며 사람에게 나타나는 현상을 병후病候라 하며 우주 만물의 자연현상을 만후萬候라

한다. 즉 천체 운동의 변화에서 기후氣候가 생기고 기후氣候는 땅에 영향을 미쳐 물후物候를 만든다. 하늘의 기후氣候와 땅에 있는 물物은 이와 같이 주역의 천수상天垂象 물수형物受型이론에 의해 하늘의 현상인 기후氣候의 작용을 땅에서 받아 만물이 형型을 이룬다는 것으로 하늘과 땅의 관계를 원심성과 구심성 운동원리로 극명하게 정리한 이론 체계인 것이다. 하늘의 상은 원심성 횡적운동에 의해 기氣→상像→형形의 단계로 변화하며 하늘의 상象이 땅의 물物에 영향을 구심성 종적 운동변화로 미치므로 기적氣的상태의 종적영향을, 상적像的상태의 종적영향을, 형적形的상태의 종적영향을, 주게 된다.

이를 그림으로 만들면 다음과 같다.

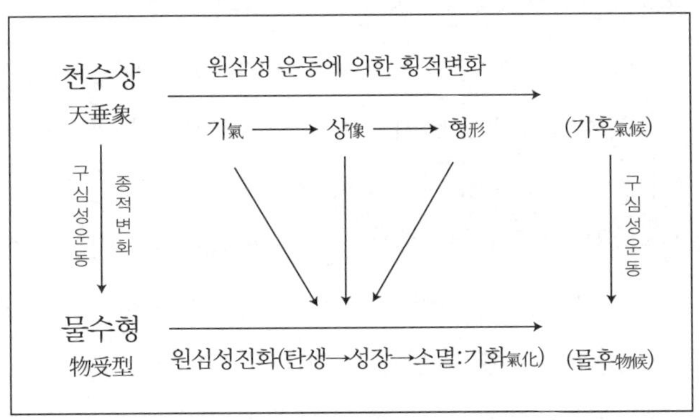

고로 땅에 형상이 있는 모든 물物은 하늘에서 기氣를 받아 형型을 이룬 것이며 이 형型은 탄생과 성장과 소멸의 순환 과정을 겪으며 이 과정에서 원심성 운동원리가 작용하게 된다. 또한 소멸이란 기적氣的상태로의 변화(기화氣化)에 의해 새로운 상태로의 변환과 더불어 기적상태로 돌아감을 뜻하므로 이는 구심성 운동으로 연결됨을 의미한다. 이 기氣는 다시 원심성운동 작용으로 다시금 순환하게 되는 것이다.

이는 상하·표리의 음양 순환 고리(무한대의 뫼비우스 띠)를 말하고 전후의 순환고리(무한대의 뫼비우스 띠)를 말한 것으로 천지간의 원심성 운동과 구심성 운동을 도상圖象화 하면 입체태극도가 만들어지게 된다.

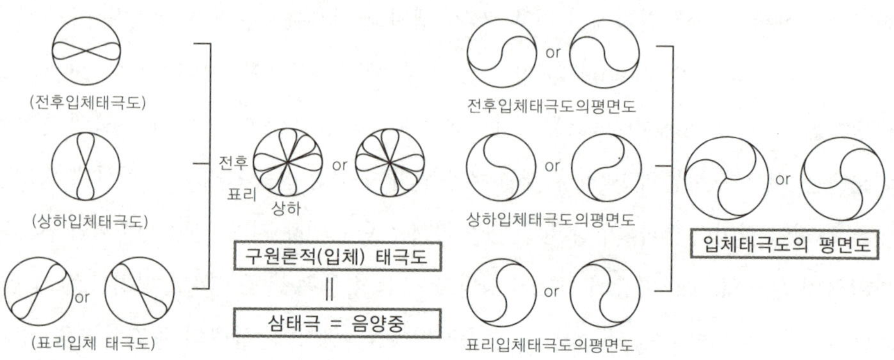

위 그림의 입체적 태극도는 움직이고 있는 변화 과정의 운동원리를 극단적으로 설명한 것이다. 상하, 전후, 표리의 태극도는 자연의 운동 원리를 한쪽 부분만을 보여준 것이며, 평면적 태극도는, 자연의 운동원리를 정지된 상태에서 도상図象화시켜 보여준 것이다. 음양중과 음양은 발생 근원이 같으며 다만 어떤 면에서 어떤 기준에 의해 자연의 변화 원리를 설명했느냐에 따라 달리 보여질 뿐이다.

평면적 태극도는 천원지방天圓地方에서 방(□)에 해당하는 땅의 변화에 대입한 것이 타당하다고 하겠으며 입체적 태극도는 원圓에 해당하는 하늘의 운행과 살아 움직이고 있는 생물의 병후病候에 대입하는 것이 타당할 것이다.

현재의 태양계의 운동은 원심성 운동의 시대로 양적 운동의 폭빌, 팽창, 발산하는 운동을 한다. 언젠가는 양적陽的운동의 극점으로 팽창, 폭발해서 소멸할 것이며 소멸 후 다시 구심성 운동에 의해 새로운 행성으로 탄생할 것이다.

우리 인간도 원심성 운동의 작용에 따라 진화의 과정(탄생→성장→소멸)을 밟고 있으며 언젠가는 원심성 운동의 극점으로 인해 소멸할 것이며 소멸과 동시에 기화氣化되어 대자연의 운동 주기에 따라 새로운 순환을 하게 될 것이다.

(1) 천지인天地人 상응론相應論

주역의 천수상天垂象 물수형物受型 이론에 의해 자연의 구심성 운동과 원심성 운동의 종·횡적 변화상인 천지간의 기후氣候와 물후物候의 변화에 대한 근간이 이루어졌으며 더 발전하여 땅위에 살고 있는 사람에 영향을 미치는 변화상(병후病候)을 정리한 이론이 천지인 상응론이다. 이는 음양에 의한 상대성 균형 원리와 동기감응同氣感應의 원리에 의해 음양·오행론적 속성 방법에 따라 기후氣候, 물후物候, 병후病候의 상관관계를 정립한 이론체계이다. 기후와 물후가 사람에게 영향을 미치는 것은 천지인 상응론이라 하며 기후가 사람에게 영향을 미치는 것을 천인天人 상응론이라 한다. 천지인 상응론은 하늘의 기후작용이 땅에 있는 생물에 영향을 주고 땅에 있는 생물은 물物(물질)을 생성해 사람에게 제공하며 사람은 땅에서 나는 생성물을 취해서 살아간다는 이론으로 기후와 물후와 병후는 주로 구심적 운동인 종적 변화에 의해 서로 영향을 미치고 원심성 운동인 횡적 변화에 의해 서로 영향을 미치는 것을 설명한 것이다.

천지인 상응론의 핵심은 음양에 의한 상대성相對性 균형원리와 동기감응同氣感應의 원리가 핵심이다. 음양에 의한 상대적 균형원리는 기후氣候의 영향에 의해 생물이 원심성으로 성장해 가는 과정 중에 구심성 운동변화에 대응해 적용되는 원리이다. 이는 자석과 같이 동종同種과 동성同性은 반발 하고 이종異種과 이성理性은 서로 결합해 균형을 이룬다는 것으로 식물과 같이 기氣에 의해서 세워 지는 기립지물氣立之物에 주로 해당된다. 식물과 같이 기氣에 의해 세워진 기립지물氣立之物은 물, 토양, 햇빛과 같은 외기外氣에 의해 지배되는데 기립지물氣立之物의 생명의 근원은 외부에 있다는 말이다. 이는 햇빛과 기후조건에 의해 지배된다는 것으로 기氣에 의해 살아가며 자연의 질서에 절대적으로 순응하며 환경에 지배되어 환경과 음양의 짝을 이뤄 상대적 균형을 이룬다는 것이다. 선인장을 예로 들면 외부 환경인 기후가 건조하면 기립지물氣立之物인 선인장은 반대로 수분을 많이 함유하여 다습한 상태를 유지해 환경과 음양의 짝을 이뤄 외부환경과 상대적 균형을 이룬다는 것이다.

또한 식물은 뿌리와 줄기(잎) 부분으로 나누는데 뿌리는 양적기운이 강해 양의 기운이 강한 태양을 등지고 음적 기운이 강한 땅으로 뻗어나가 음양의 상대적 균형을 맞추려고 하며 줄기나 잎은 음적 기운이 강해 양의 기운이 강한 태양을 향하고 음적 기운이 강한 땅으로부터 멀어져 음양의 상대적 기운을 맞추려 한다는 것이다.

이는 생물의 내재된 기질氣質이 외적으로 작용되는 기질氣質과 균형을 맞추기 위한 것으로서 현재 내재된 기질氣質이 어떠냐가 가장 중요하며 내재된 기질氣質을 조절하는 것이 동기감응同氣感應인 것이다. 그래서 식물의 뿌리 부분을 사람이 섭취하면 동기감응에 의해 사람의 양적陽的 부위인 머리로 그 기운이 작용하며 줄기와 잎 부분을 사람이 섭취하면 음적陰的 부분인 몸 쪽으로 그 기운이 작용한다는 것이다. 그러므로 양적 기운이 큰 양체질인 사람은 음적 부분인 줄기와 잎을 섭취해 음양의 상대적 균형을 이뤄야하고 음적 기운이 큰 음체질인 사람은 양적 부분인 뿌리를 섭취해 음양의 상대적 균형을 이루어야 한다는 것이다.

상대적 균형을 이루는 것은 물物(물질이나 물체, 사람은 체질)의 내재된 기질氣質과 외적으로 작용되는(식물은 기후나 환경 동물 음식 등) 기질의 상대적 균형을 의미하며 진행되는 시간적 변화에 의한 기후의 작용에 기립지물氣立之物의 상대적 균형은 달라질 수 있다. 하지만 동물과 같이 몸에 정신이 있는 신기지물神機之物은 내기內氣에 의해 움직일 수 있어 외부 환경에 큰 영향을 받지 않으며 신기지물神機之物의 생명의 근원은 몸속에 있다는 말로 스스로 정신을 통해 자기 스스로의 운運에 의해 살아가면서 환경의 지배에서 벗어나고 환경과 음양의 짝을 이루지 않게 된다. 고등동물과 같이 자기의 운運이 강하면 강할수록 환경을 초월하게 되며 동기감응同氣感應에 의해 자기 내부의 독자적 음과 양을 형성하여 스스로의 균형을 이루게 된다. 이 스스로의 균형을 항상성(homeostasis)이라 하며 운運이 강하다는 것은 생명력이 강하다는 것과 일맥상통한다.

동기감응同氣感應의 원리란 사람이 천기天氣나 지기地氣를 섭취했을 때의 기운이 서로 감응한다는 것이다. 동기감응의 원리가 적용될 때는 섭취 시기이며 섭취한 사람이 내재된 기운에 따라 기질氣質의 과불급이 발생되어 몸의 상태를 유지하게 된다. 예를 들어 몸 안이 찬 기운이 내재된 사람이 찬 음식을 먹으면 동기감응에 의해 찬 기운이 과해지게 되어 몸의 균형이 깨지게 되고 몸 안이 찬 기운이 내재된 사람이 따뜻한 음식을 먹으면 몸속에 부족한 따뜻한 기운과 동기감응에 의해 중화되어 몸의 균형을 이루게 된다는 것이다.

동기감응은 주로 내재된 기질氣質의 허실에 외기外氣의 감응 여부를 따지는 것으로 주로 동물의 병치처방이나 체질처방에 적용되어 사용된다. 또한 음양에 의한 상대성 균형원리는 외기外氣의 작용에 대한 내적 기질氣質의 상대적 감응 여부를 따지는 것으로 주로 식물에서 상대적 균형의 원리가 적용되어 사용된다.

대자연의 변화에 모든 동식물은 물후物候로써 나름대로 음양적 균형을 맞추어서 생존하나 그 음양의 균형이 단지 사람과의 차이 때문에 맞고 안 맞고의 작용이 있을 뿐이다. 즉, 자연 상태의 모든 동식물 등은 나름대로 자연과의 조화를 이루고 살고 있으나 사람의 잣대로 들이 대었을 때는 사람과의 조화가 맞지 않을 뿐이다. 예를 들어 어떤 식물의 줄기나 잎에 물기가 많다면 이는 음적 식품에 한적 식품으로 분류할 수 있으나 이는 사람의 관점에서 분류한 것이며 어떤 식물 자체는 대자연과의 완전한 조화를 이뤄 존재하고 있다. 이 식물의 물기가 많은 줄기나 잎 부분을 사람의 기준에 의해 사람에게 조화를 맞추기 위해 적절하게 이용되는 것뿐이다. 고로 자연의 모든 변화가 인간 중심으로 되어 있기에 인간인 자신을 바로 보는데서 조화를 찾아야 된다. 인간이 자신을 바로 볼 때 자연의 모든 이치가 나와 조화를 이룰 수 있는 지가 판단되며 여기서 모든 조화와 부조화의 상관관계를 관찰할 수 있다. 이로 말미암아 인간의 병리의 진단과 처방의 원리도 관찰할 수 있게 된다.

(2) 천지인 상응론과 음양오행

1) 음양과 천지인상응론

기후氣候	음기운寒	양기운熱
↓ 상대적균형	↓	↓
물후物候	양적생성물 생산-균형유지	음적생산물 생산-균형유지
↓ 동기감응	↓	↓
병후病候	양적부위에 영향	음적부위에 영향

2) 오행과 천지인상응론

기후氣候(천기天氣)		목기木氣(풍風)	화기火氣(열熱)	토기土氣(습濕)	금기金氣(조燥)	수기水氣(한寒)
↓ 동기감응		↓	↓	↓	↓	↓
물후物候 땅에 있는 동식물의 생성물	맛	신맛	쓴맛	단맛	매운맛	짠맛
	색	청색	적색	노란색	흰색	검정색
	향	신내,노란내 / 상큼한내	탄내 / 불내	군둥내 / 향내	비린내 / 화한내	썩은내 / 암내
	소리	각	치	궁	상	우
	물物	목木	화火	토土	금金	수水
↓ 동기감응		↓	↓	↓	↓	↓
병후病候(섭취)		간·담	심·소장	비·위장	폐·대장	신·방광

예컨대 바람이 많은 지역의 과일나무의 과일은 신맛이 강해지는데 이 신맛의 과일을 사람이 섭취하게 되면 첫째는 그 기운이 간담으로 가서 사람의 간담을 영양하고 둘째는 신맛을 먹으면 사람의 얼굴이 수축되는 것과 같이 수렴의 기능이 있으며 셋째는 오래 먹으면 완緩해지는 성질이 있어 사람이 부드럽고 유해지게 된다.

물후物候로서의 동식물의 개체 자체는 자연과의 음양의 조화를 이루고 있으나 단지 사람의 기준에 의해 음식의 부분만을 취해서 사람과 음양오행을 맞춰 음식과 사람과의 파장이 맞지 않으면 그 음식은 독성과 약성으로 분류되어 사람에게 적절히 이용되거나 버림받게 되며 파장의 수용체가 맞을 경우 음식으로 분류되어 섭취하게 된다. 그러나 음식으로 분류된 것도 100% 파장이 일치되지 않으므로 음양이나 한열 또는 맛 등으로 분류하여 사람에게 유용하게 이용되는 것이다.

이와 같은 원리는 기적氣的속성에 의한 작용원리이다. 나아가 기氣가 유집類集되면 액체나 고체의 성분이 만들어져 유집된 성분에 의한 작용이 나타나게 되며 이는 기적氣的작용보다 유집된 강도만큼 강하게 작용된다.

이 유집된 성분에 의해서 작용되는 원리를 동양의학에서는 경험에 의한 약력이라 하며 이를 정립한 학문이 본초학이며, 서양의학에서는 과학적 분석방법에 의한 특정

성분에 의한 약리 작용을 정립한 학문이 약리학으로 발전되게 된 것이다. 식품학 · 영양학 또한 식품으로 분류된 음식물의 특정 성분을 분석하여 사람에게 영양학적 과잉과 결핍증을 판단해 사람에게 작용하게 한 학문일 뿐이다.

> 동양의 의학 · 식품학과 서양의 의학 · 식품학은 이렇게 서로 보는 관점이 달라 생리나 병리 약리작용이 달리나타나지만 그 근본작용 원리는 같다.

자연의 모든 것의 실존 방법에는 형이하학적 형상形狀과 형이상학적 기상氣像으로 구성된다. 이것은 정신과 육체의 분류와 같으며 물질과 정신의 분류이기도 하다. 형상形狀과 기상氣像은 같은 조건에서도 모양을 달리 하지만 근본은 같은 속성을 지향한다.

인체의 생리 현상도 형이하학적 형상形狀인 물질적인 기능과 형이상학적 기상氣像인 정신적인 기능을 가져 상이한 듯하지만 그 지향하는 생리 목적과 그 기능들을 지원하는 원천이 같으므로 속성도 같은 것이다.

물질적인 기능은 형태적 구성이 요구되나 정신적인 기능은 형태의 구성없이도 가능하다. 예를 들면 고추 하나가 있는데, 그 고추는 맵다. 즉, 고추가 맵다는 것과 매운 냄새는 같은 속성을 나타낸다. 그러나 실존하는 모습은 다르다. 하나는 물질적 형태이고 하나는 향이란 기상氣像으로 작용하는 것이다. 이러한 상이적 두 가지 실존 방법의 분계점에는 가시적과 비가시적인 것의 분계점으로 가시적 물체의 형상形狀은 말그대로 가시적으로 알 수 있는 것이다. 비가시적인 것들은 우리의 감각 체계로 감지하여 여러 개체들의 성 · 향 · 미 · 촉 · 신 · 법 등의 기상氣像을 이용하여 판단할 수 있는 것이다. 특히 의학에서는 이러한 형이상학적 기상氣像을 이용하여 개체의 건강유지와 진단 및 치료방법 등 연속적으로 진행되고 있는 생 · 병리의 상태를 파악할 수 있는 것이다.

2. 자연의 물리物理 작용

　자연의 변화원리로 원심성 운동에 의한 기氣→상像→형形의 횡적변화와 구심성 운동에 의한 기후氣候→물후物候→병후病候의 종적 변화의 상관관계의 영향에 의해 모든 생물들은 발생→성장→소멸(생生·장長·화化·장·수收·장藏)의 순환과정을 밟게 된다. 이는 변화의 단계에서 나타나는 상象을 이름 붙인 것뿐이며 변화의 나타나는 상象(기화氣化)이 유집되어 물질物質을 만드는데 자연 상태에서의 물질은 기체·액체·고체가 된다. 즉, 기질氣質→(유집類集)→물질物質→(유집類集)→물체物體가 되는데 유집되는 과정에서 나타나는 상象이 형이상학적 기상氣像이 있고 형이하학적 형상形狀이 있게 된다. 이를 더 구체적으로 나열하면 기氣→상像→형形의 진행과정이 되는 것이다.

　자연 상태에서의 모든 물질物質이나 물체物體는 기적氣的 유집에 의해 기체·액체·고체로 존재한다는 것이며 이러한 진행 과정에서의 자연의 물리작용 또한 기체·액체·고체작용의 상호연관성에서 이루어지는 것이다.

　자연의 모든 것의 실존 방법에는 형이상학적 기상氣像과 형이하학적 형상形狀으로 존재한다. 기체도 형이상학적 기상氣像(공기)과 형이하학적 형상形狀(수증기)으로 존재하며 액체도 형이상학적 기상氣像(안개)과 형이하학적 형상形狀(구름)으로 존재하며 고체도 형이상학적 기상氣像(유동성 고체 수은주, 진흙탕 사람 등)과 형이하학적 형상形狀(나무나 금속)으로 존재한다. 물질 간 열에너지를 흡수하면 분자운동이 보다 활발해져 고체가 액체로(융해), 액체가 기체로(기화), 고체가 기체로(승화) 변한다. 열에너지를 방출하면 액체가 고체로(응고), 기체가 액체로(액화), 기체가 고체로(승화) 바뀔 수 있다는 것이다.

　즉, 자연의 모든 물질은 원심성 횡적운동과 구심성 종적운동의 에너지의 작용에 의해 기체·액체·고체로 물질의 존재를 바꿀 수 있다는 것이며, 지금 현재 사람의 인식에 의해 기체나 액체나 고체로 존재 인식되는 것뿐이다.

　그러면 우리 사람도 에너지 작용에 의해 기체·액체·고체로 물질의 존재를 바꿀 수 있다는 말이 되며 그 존재에 대한 실존 방법이 형이상학적 氣像과 형이하학적 形狀으로 나타날 수 있다는 것이다.

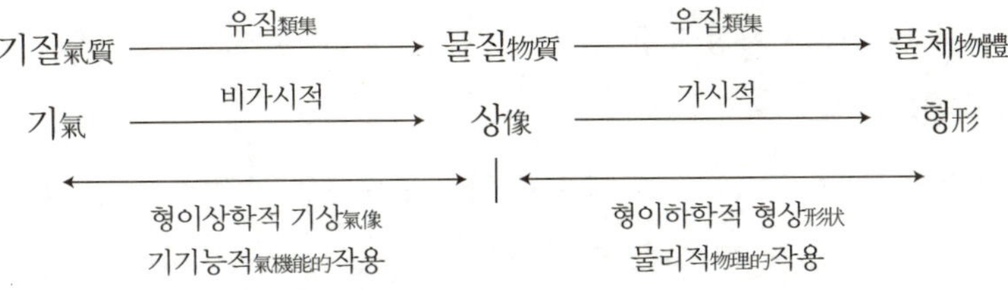

기체란 입자들 사이에 거리가 물질의 상태 중 가장 멀어서 분자의 운동이 가장 활발하고 모양과 부피가 일정하지 않는 상태를 말한다. 분자들 사이에 인력이나 반발력이 작용하지 않으며, 충돌하여도 분자들의 총 운동에너지는 변하지 않고, 진동·회전·병진 운동을 하고 분자들 사이에 계속 충돌하는 성질이 있다.

액체란 분자들 사이에 강한 인력이 작용하기 때문에 일정한 부피를 가지며, 분자들의 위치가 고정되어 있지 않기 때문에 일정한 모양이 없다. 외부 압력에 의해 그 부피가 거의 변하지 않는 상태를 말하며, 같은 양의 기체에 비해 그 부피가 아주 작다. 예) 100℃ 1기압에서 물 1g의 부피는 1.043㎖이고 수증기 1g의 부피는 1671㎖가 된다. 그래서 약 1700배의 차이가 난다. 기체처럼 진동·회전·병진 운동은 하지만 분자간의 인력에 의한 영향으로 기체에 비해 분자운동이 활발하지 못하다. 액체가 가지고 있는 표면장력(액체가 그 표면을 작게 만들려는 성질) 때문에 분자들이 분자간의 인력으로 액체 내부로 끌려서 액체 표면의 분자수를 최소로 하려는 경향이 생기고 분자간의 인력에 의하여 옆과 아래로는 당겨지지만 위로는 당겨지지 않는 특성이 있다.

고체란 고체를 이루고 있는 입자들이 고정되어 있어 그 위치에서만 온도에 따른 에너지를 가지고 진동만 하는 상태로 입자들 사이에 작용하는 힘은 상당히 크기 때문에 일정한 부피와 형태를 가지며 상당한 견고성을 지닌다. 고체는 고체 속에 있는 원자, 분자, 이온, 금속 등이 입체적으로 규칙적인 배열을 이루는 결정고체와 유리, 아교, 엿, 플라스틱, 고무 등과 같이 입자들의 배열이 불규칙하여 결정의 특성을 나타내지 못하는 비결정 고체가 있다.

결정구조를 나타내는 가장 작은 단위체를 단위세포라 하고 단위세포가 모인 것을 결정격자라 한다.

ⓐ 분자 결정고체는 분자들 사이에 아주 약한 분자간의 인력이 작용한 분자가 결정의 단위인 결정고체로 요오드, 나프탈렌, 황, 네온, 산소, 드라이아이스, 염소 등이 여기에 해당된다. 분자간의 인력이 약하므로 녹는점이 낮아 상온에서 승화하는 성질을 가진다.

ⓑ 이온 결정고체는 양이온과 음이온 사이에 정전기적 힘에 의해 생긴 결정고체로 염화나트륨이나 염화세슘 등이 여기에 속한다. 양이온과 음이온 사이의 정전기적 힘이 비교적 강해서 단단하고 끓는점과 녹는점이 높으며, 고체 상태에서는 부도체이지만 용융 상태에서는 전기 양도체의 성질을 가진다.

ⓒ 원자 결정고체는 결정을 이루는 모든 원자들이 공유결합으로 그물처럼 연결되어 있으므로 전체를 하나의 거대한 분자처럼 볼 수 있는 고체로 다이아몬드, 이산화규소, 흑연 등이 여기에 속한다. 그물구조를 하고 있기 때문에 휘발성이 없으며, 끓는점이 매우 높고 대부분 전기 부도체의 성질을 가진다.

ⓓ 금속 결정고체는 전자 바다모형에 의해 원자와 전자가 자유롭게 움직일 수 있으므로 열이나 전기를 잘 전도하고 연성 전성과 같은 성질을 가진다. 대부분 금속은 결합력이 강하여 녹는점과 끓는점이 높고 Mg, Zn, Cd, Ti, Al, Cu, Ag, Pb, Ni, AU, Na, K, Li, Ba등이 여기에 속한다.

즉, 기체, 액체, 고체는 유집類集된 입자들의 공간에서의 희석 정도와 운동 상태에 의해 분류되며, 고체는 어는점(녹는점) 이하의 온도에서는 고체상태로 존재하고, 액체도 어는점(녹는점)과 끓는점 사이의 온도에서는 액체 상태로 존재하며, 기체는 끓는점 이상의 온도에서는 기체 상태로 존재한다.

물질을 이루는 분자가 정지해 있지 않고 끊임없이 스스로 움직이는 분자운동은 기체〉액체〉고체 순으로 나타나며, 이 분자운동은 온도가 높을수록 분자가 가벼울수록 빠르고 활발해진다.

이러한 분자운동은 증발과 끓음, 확산 등을 통해서 알 수 있다.

※ 증발 : 액체의 표면에서 액체가 기체로 변하여 공중으로 날아가는 현상(기화)

끓음 : 액체의 표면뿐만 아니라 액체의 내부에서도 기화가 일어나는 현상

확산 : 어떤 물질을 이루고 있는 분자가 액체나 기체 또는 진공 속으로 퍼져 나가는 현상

이런 분자운동은 열에너지를 흡수하면 분자운동이 보다 활발한 상태로 변한다. 고체가 열을 흡수하여 액체로 되는 현상을 융해라 하고 액체가 열을 흡수하여 기체로 되는 현상을 기화라 하고 고체가 열을 흡수하여 기체로 되는 현상을 승화라 한다. 열에너지를 방출하면 분자운동이 보다 느린 상태로 변한다. 액체가 열을 방출하여 고체 상태로 되는 것을 응고라 하고 기체가 열을 방출하여 액체 상태로 되는 것을 액화라 하고 기체가 열을 방출하여 고체로 변하는 것을 승화라 한다.

기체, 액체, 고체간의 분자 간 배열 간격은 기체가 가장 크고 다음은 액체, 고체 순이다. 분자 간 인력은 고체가 가장 크고, 다음이 액체, 기체이며, 분자간 유동성은 기체가 가장 활발하고, 다음이 액체, 고체 순이다.

지구의 시·공간의 분자운동에 가장 크게 관여 하는 게 열에너지이며 이는 태양에너지와 지구 자체의 내재된 에너지(지력) 그리고 달의 인력이 가장 크게 영향을 미친다.

태양열에서 발생한 파동에너지는 빛과 열에너지로 작용하며 자연계의 입자인 H^+는 여러 물질을 이온화시켜 화학과 전기에너지로 지구에너지인 지력은 자기력과 중력으로 작용해 자연계의 모든 것에 활동에너지를 부여한다. 또한, 물질의 순환을 위해서

는 반드시 물의 도움이 필요한데 지구에서 물은 수소이온 때문에 모든 물질의 용매로서 작용하여 분해와 결합에너지를 제공하며 물질을 연결하는 고리가 되는 것이다. 강한 장력과 높은 비등점을 가진 물의 액체적 성질은 태양에너지를 유효하게 운용하는데 적절하며 물질 이동에 가장 적절한 환경을 제공한다. 물이 이동하는 것은 결국 물 속에서 용해 될 수 있는 모든 물질을 이동하는 것과 같은 것이므로 바로 이 물의 이동 자체가 생명의 활동상인 것이다. 생명활동이란 자연의 모든 것들과의 물질과 에너지의 전이라 할 수 있는데 만물이 형상을 유지하면서도 그 에너지와 물질의 전이가 가능한 것은 물의 성질 때문이다. 또한, 열에너지에 대한 탄성도의 폭이 커서 물의 본질을 지키면서 물리적 운동의 변화 폭을 크게 유지하며 수소와 산소라는 원소로 구성되어 있기 때문에 모든 물질의 음 또는 양 전하에 대한 화학적, 전기적 변화요구에 가장 능동적으로 대응하는 힘이 강하고 본질로 회귀하는 힘 또한 강하다. 그러므로 물은 지구의 공간에서 일어나는 모든 상황들의 물리, 화학적인 에너지 변화를 조정하면서 본질을 지킬 수 있는 물질인 것이다.

태양은 빛을 통해 주야라는 양기陽氣의 변화를 주도하고 달은 인력引力이라는 힘을 통해 음형陰形의 변화를 주도하고 지구는 중력이라는 힘을 통해 음·양의 두 기운을 지구라는 시·공간에 작용하게 하는 중계역할을 통하여 자연의 물리 작용인 기체, 액체, 고체의 분자운동을 주도한다. 시·공간에 존재하는 만후萬候의 물리변화란 각 물질이 가지고 있는 질량의 변화인데 각 물실의 질량적 구조 변화는 기체, 액체, 고체의 분자운동에서 이루어지며 이 분자운동은 천도天度에 의해서 주도됨을 알 수 있다.

이러한 자연의 물리작용의 원리가 우리인체에 적용될 때는 속도 면에서 분자간 유동성이 가장 활발한 기체 분자운동이 제일 먼저 영향을 미치고 다음이 액체, 고체 순이다. 에너지 면에서는 분자간 인력이 가장 큰 고체가 제일 크게 영향을 미치고 다음에 액체, 기체 순이나 우리 인체의 생리는 액화나 기화 되었을 때 몸속으로 흡수되므로 고체 또한 용해 흡수 소화과정을 거쳐 액화 되어 흡수 사용되므로 액체, 기체 순이 된다.

그래서 우리 인체에 크게 영향을 미치는 것은 기체와 액체이고 이것을 생리에 대입하면 기체인 기氣와 액체의 대표인 혈血이 우리 인체 생리적 메커니즘의 중추적 역할을 하는 것이다.

우리 인체의 생리나 병리 상태가 기적氣的상태에 있을 때는 기적氣的조절을 해주는 것이 좋고 체액(像)적 상태에 있을 때에도 상적像的(성분=액적液的) 조절을 해주는 것이 좋고 형적形的상태에 있을 때는 형形을 조절해 주는 것이 좋다. 그러므로 우리 인체가 어떤 상태에 있냐에 따라 치유 방법이 획일화되어서는 안 되며, 치유방법이 달라져야 하는 것이다.

3. 사람의 생리生理작용

사람도 천지간의 한 물건이므로 자연의 원심성(전후의 시간적 개념)운동에 의한 횡적변화의 원리와 구심성 운동에 의한 종적변화(상하, 표리의 공간적 개념)의 원리에 의한 물리적 작용에 적용된다.

(1) 사람의 생리 · 병리에 대한 원심성 운동의 횡적변화

사람의 생리도 원심성 운동의 횡적 변화에 의해 기질氣質이 유집類集되면 물질物質이나 물체物體를 형성해 나타나는 변화상이 형이상학적 기상氣像과 형이하학적 형상形狀으로 존재해 기氣→상상像→형형形으로 나타나는데 이를 세부적으로 정리하면 다음과 같다.

즉 사람의 생리도 기질氣質에 의한 형이상학적 기기능적氣機能的 생리가 있고, 물질物質에 의한 형이하학적 물리적 생리가 있으며, 물질物質에 의한 생리는 기체 운동에 해당하는 체기體氣 생리가 있고 액체운동에 해당하는 체액體液(진액) 생리가 있고 고체분자운동에 해당하는 체형體形의 생리가 있는데 체기體氣에 의한 생리나 병리의 변화상은 형이상학적 기상氣像과 형이하학적 형상形狀으로 작용해 기氣→상상像→형형形의 변화상으로 나타날 수 있고 또한 체액體液에 의한 생리나 병리의 변화상도 형이상학적 기상氣像과 형이하학적 형상形狀으로 작용해 기氣→상상像→형형形의 변화상으로 나타날 수 있으며 체형體形에 의한 생리나 병리의 변화상도 형이상학적 기상氣像과 형이하학적 형상形狀으로 작용해 이 또한 기氣→상상像→형형形의 변화상으로 나타날 수 있다.

사람의 생리 · 병리에 대한 원심성 운동의 횡적변화(전후)표

기질과 물질 \ 형상(시간)	원심성 횡적변화(전후)		
	기氣	상像	형形
기질氣質	형이상학적 기기능적氣機能的작용		
물질 · 기체	형이상학적 기기능적氣機能的 작용(기상氣像)	형이상학적 기기능적氣機能的 작용(기상氣像)	형이상학적 기기능적氣機能的 작용(기상氣像)
	형이하학적 물리적物理的작용 (형상形狀)	형이하학적 물리적物理的작용 (형상形狀)	형이하학적 물리적物理的작용 (형상形狀)
물질 · 액체	형이상학적 기기능적氣機能的 작용(기상氣像)	형이상학적 기기능적氣機能的 작용(기상氣像)	형이상학적 기기능적氣機能的 작용(기상氣像)
	형이하학적 물리적物理的작용 (형상形狀)	형이하학적 물리적物理的작용 (형상形狀)	형이하학적 물리적物理的작용 (형상形狀)
물질 · 고체	형이상학적 기기능적氣機能的 작용(기상氣像)	형이상학적 기기능적氣機能的 작용(기상氣像)	형이상학적 기기능적氣機能的 작용(기상氣像)
	형이하학적 물리적物理的작용 (형상形狀)	형이하학적 물리적物理的작용 (형상形狀)	형이하학적 물리적物理的작용 (형상形狀)

　사람을 구성하고 있는 물질인 체기(기체) · 체액(액체) · 체형(고체)의 기능적인 작용과 물리적인 작용에 의해 사람의 생리와 병리가 나타나게 되며 나타나는 변화의 진행상상이 기氣→상像→형形으로 되고 더 진행되면 합병증合病症→사증死症으로 나타나게 된다.

(2) 사람의 생리 · 병리에 대한 구심성 운동의 종적 변화

　또한 기적氣的 생리에 의해 기질氣質이 유집되면 물질物質이 되고 이 물질物質이 유집되면 물체物體가 되듯이 기적氣的 작용이 형形을 이루게 되면 이런 원심적 운동원리에 의해 사람의 체형이 이루어지며 사람의 체형을 통해 내재된 기적 작용을 알 수 있는 원리가 탄생된다. 이는 체형분류(체질體質)의 원리가 되는 것이다.

　사람을 구성하고 있는 기질氣質과 물질物質인 체기 · 체액 · 체형이 구심성 운동의 종적변화에 의한 기능적인 작용과 물리적인 작용에 의해 우리 몸의 상上(신神, 머리) · 중中(기氣, 몸통) · 하下(정精, 사지) · 표表(겉) · 리裏(속)와 계통, 기관, 조직, 세포의 생리

와 병리에 작용해 기氣→상像→형形의 변화상으로도 나타낼 수 있는데 이를 정리하면 다음과 같다.

사람의 생리 · 병리에 대한 구심성 운동의 종적 변화표

공간＼물질	기질氣質	물 질		
		기체(체기)	액체(체액)	고체(체형)
상(머리 · 신神)	기기능적氣機能的작용	기능적 작용	기능적 작용	기능적 작용
		물리적 작용	물리적 작용	물리적 작용
중(몸통 · 기氣)	기기능적氣機能的작용	기능적 작용	기능적 작용	기능적 작용
		물리적 작용	물리적 작용	물리적 작용
하(사지 · 정精)	기기능적氣機能的작용	기능적 작용	기능적 작용	기능적 작용
		물리적 작용	물리적 작용	물리적 작용
표(겉)	기기능적氣機能的작용	기능적 작용	기능적 작용	기능적 작용
		물리적 작용	물리적 작용	물리적 작용
리(속)	기기능적氣機能的작용	기능적 작용	기능적 작용	기능적 작용
		물리적 작용	물리적 작용	물리적 작용
계통,기관,조직,세포	기기능적氣機能的작용	기능적 작용	기능적 작용	기능적 작용
		물리적 작용	물리적 작용	물리적 작용

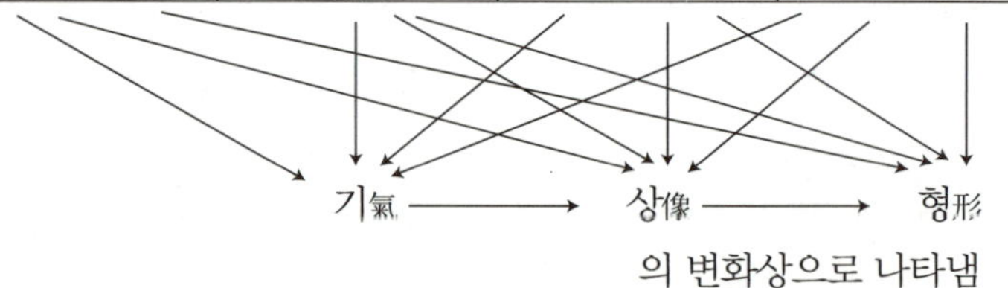

예를 들면 우리 인체의 뇌질환은 기질氣質의 이상에 의해서 발생될 수 있고 물질物質인 체기(독소, 가스, 활성산소)에 의해서 발생될 수 있고 체액(내분비(호르몬), 면역력, 혈액)에 의해서 발생될 수 있으며, 체형(근육, 골격계, 신경계, 피부계)에 의해서도 발생될 수 있는데 체기의 기능적 작용(체기의 생리대사 작용의 이상)이나 물리적 작용(체기 자체의 과 · 부족)의 이상에 의해서 발생될 수 있고, 체액의 기능적 작용이나 물리적 작용의 이상에 의해서 발생될 수 있으며, 체형의 기능적 작용이나 물리적 작용의 이상에 의해서도 발생될 수 있다. 이로 인해 나타나는 변화상이 기적氣的(기미 · 조

짐 · 징조)단계일수 있고 상적像的(증證 · 상像 · 현現)단계일 수 있고 형적形的(상狀)단계일 수 있다. 이런 원심성 운동의 횡적 생리와 구심성운동의 종적 생리의 상호 순환 연관성에 의해 우리 인체의 생리가 작용되며 우리의 삶이 영위된다고 할 수 있다.

(3) 사람의 생리 · 병리에 대한 원심성 운동과 구심성 운동의 변화

원심성 운동의 횡적 변화가 인체 생리의 위도衛道(시간적 개념의 전후前後)가 되고 구심성운동의 종적 변화가 인체 생리의 경도經道(공간적 개념의 상하上下 · 표리表裏)가 되어 우리 생리의 좌표(x축 · y축 · z축)가 된다. 그런데 우리 몸의 체기 · 체액 · 체형의 운동은 따로 떨어져서 별도로 이루어지는 것이 아니라 항상 함께 이루어져 기체가 유집되면 액체가 되고 더 강하게 유집되면 고체가 되듯이 우리 인체도 기氣의 유집된 작용에 의해 형形이 만들어진 것이므로 인체의 생리生理 · 병리病理 또한 기氣의 작용이 본本이 되며 기체운동이 액체운동이 되고 액체운동이 고체운동이 되므로 우리 인체의 병리 진행과정도 기氣→상像→형形→합병증合病症→사증死症의 진행 과정으로 발전하며 진행된 병리 과정이 어떤 면에서 강하게 발현되느냐에 따라 질병의 양상이 기적氣的 상태인지, 증상표출 단계인 상적像的 단계인지, 형적形的 단계인지, 합병증合病症의 단계인지, 사증死症의 단계인지 나눌 뿐 모든 병은 함께 진행되고 있다고 보면 된다. 이는 질병의 진단에서도 매우 중요한 부분으로 병의 전후前後(선후先後)를 찾아 결정하는데 유효하며 작금의 의학이 원심성 진단법이 없고 구심성 진단만이 있는데 큰 오류를 범하고 있는 것이다.

사람의 생리 · 병리에 대한 원심성 운동과 구심성 운동의 변화표를 정리하면 다음과 같다.

—뒷장에 계속

시간적개념(전 · 후) – 원심성작용

기질과물질 (원심성 작용 / 구심성 작용)				기氣	→	상像	→	형形
공간적개념(상중하·표리) 구심성작용	기질	상중하 작용	상(머리)	형이상학적 기기능적氣機能的작용	상(머리)	형이상학적 기기능적氣機能的작용	상(머리)	형이상학적 기기능적氣機能的작용
			중(몸통)		중(몸통)		중(몸통)	
			하(사지)		하(사지)		하(사지)	
		표리 작용	표(겉)	형이상학적 기기능적작용	표(겉)	형이상학적 기기능적작용	표(겉)	형이상학적 기기능적작용
			리		리		리	
		계통		형이상학적 기기능적氣機能的작용				
	물 / 기체	상중하	상	기능적작용(형이상학)	상	기능적작용(형이상학)	상	기능적작용(형이상학)
				물리적작용(형이하학)		물리적작용(형이하학)		물리적작용(형이하학)
			중	기능적작용(형이상학)	중	기능적작용(형이상학)	중	기능적작용(형이상학)
				물리적작용(형이하학)		물리적작용(형이하학)		물리적작용(형이하학)
			하	기능적작용(형이상학)	하	기능적작용(형이상학)	하	기능적작용(형이상학)
				물리적작용(형이하학)		물리적작용(형이하학)		물리적작용(형이하학)
		표리	표	기능적작용(형이상학)	표	기능적작용(형이상학)	표	기능적작용(형이상학)
				물리적작용(형이하학)		물리적작용(형이하학)		물리적작용(형이하학)
			리	기능적작용(형이상학)	리	기능적작용(형이상학)	리	기능적작용(형이상학)
				물리적작용(형이하학)		물리적작용(형이하학)		물리적작용(형이하학)
		계통		기능적작용(형이상학)				
				물리적작용(형이하학)				
	질 / 액체	상중하	상	기능적작용(형이상학)	상	기능적작용(형이상학)	상	기능적작용(형이상학)
				물리적작용(형이하학)		물리적작용(형이하학)		물리적작용(형이하학)
			중	기능적작용(형이상학)	중	기능적작용(형이상학)	중	기능적작용(형이상학)
				물리적작용(형이하하)		믈리적각용(형이하학)		물리석삭용(형이하학)
			하	기능적작용(형이상학)	하	기능적작용(형이상학)	하	기능적작용(형이상학)
				물리적작용(형이하학)		물리적작용(형이하학)		물리적작용(형이하학)
		표리	표	기능적작용(형이상학)	표	기능적작용(형이상학)	표	기능적작용(형이상학)
				물리적작용(형이하학)		물리적작용(형이하학)		물리적작용(형이하학)
			리	기능적작용(형이상학)	리	기능적작용(형이상학)	리	기능적작용(형이상학)
				물리적작용(형이하학)		물리적작용(형이하학)		물리적작용(형이하학)
		계통		기능적작용(형이상학)				
				물리적작용(형이하학)				

<table>
<tr><td rowspan="2">공간적개념(상중하·표리)구심성작용</td><td rowspan="2" colspan="3">기질과 물질 / 원심성 작용 / 구심성 작용</td><td colspan="2">기氣</td><td>→</td><td colspan="2">상像</td><td>→</td><td>형形</td></tr>
<tr><td colspan="2"></td><td></td><td colspan="2"></td><td></td><td></td></tr>
<tr><td rowspan="10">물 질</td><td rowspan="6">고</td><td rowspan="6">상중하</td><td rowspan="2">상</td><td>기능적작용(형이상학)</td><td rowspan="2">상</td><td>기능적작용(형이상학)</td><td rowspan="2">상</td><td>기능적작용(형이상학)</td></tr>
<tr><td>물리적작용(형이하학)</td><td>물리적작용(형이하학)</td><td>물리적작용(형이하학)</td></tr>
<tr><td rowspan="2">중</td><td>기능적작용(형이상학)</td><td rowspan="2">중</td><td>기능적작용(형이상학)</td><td rowspan="2">중</td><td>기능적작용(형이상학)</td></tr>
<tr><td>물리적작용(형이하학)</td><td>물리적작용(형이하학)</td><td>물리적작용(형이하학)</td></tr>
<tr><td rowspan="2">하</td><td>기능적작용(형이상학)</td><td rowspan="2">하</td><td>기능적작용(형이상학)</td><td rowspan="2">하</td><td>기능적작용(형이상학)</td></tr>
<tr><td>물리적작용(형이하학)</td><td>물리적작용(형이하학)</td><td>물리적작용(형이하학)</td></tr>
<tr><td rowspan="4">체</td><td rowspan="4">표리</td><td rowspan="2">표</td><td>기능적작용(형이상학)</td><td rowspan="2">표</td><td>기능적작용(형이상학)</td><td rowspan="2">표</td><td>기능적작용(형이상학)</td></tr>
<tr><td>물리적작용(형이하학)</td><td>물리적작용(형이하학)</td><td>물리적작용(형이하학)</td></tr>
<tr><td rowspan="2">리</td><td>기능적작용(형이상학)</td><td rowspan="2">리</td><td>기능적작용(형이상학)</td><td rowspan="2">리</td><td>기능적작용(형이상학)</td></tr>
<tr><td>물리적작용(형이하학)</td><td>물리적작용(형이하학)</td><td>물리적작용(형이하학)</td></tr>
<tr><td colspan="4">계통</td><td colspan="6">기능적작용(형이상학)</td></tr>
<tr><td colspan="4"></td><td colspan="6">물리적작용(형이하학)</td></tr>
</table>

이와 같이 사람의 질병 변화 양상도 기질氣質에 유집된 물질상태(체기·체액·체형)의 기능적 작용과 물리적 작용에 의해 횡적으로 기적氣的 상태의 병이 있고(기미·조짐·징조 = 일명 기병氣病이라 함), 상적像的상태의 병이 있고(징후·증證(증症)·상像·현現 = 일명 상병像病이라 함), 형적形的상태의 병이 있으며(형태학적 병후: 상狀, 태態, 형形 = 일명 형병形病이라 함) 더 나아가 합병증 상태의 병이 있고 마지막은 사死(죽음)에 이를 병이 있게 된다.

종적으로는 신神(정신, 머리) 상태의 병이 있고, 기氣(마음, 몸통) 상태의 병이 있고, 정精(육체, 사지) 상태의 병이 있게 되며, 표(겉) 상태의 병이 있고, 리(속) 상태의 병이 있게 되고 형태학적 계통으로 병이 있게 되어 이 횡과 종의 상관관계에 의해 질병의 위치와 진행단계가 판별 되는 것이다.

즉, 우리 몸의 구성 물질 중 체기와 체액과 체형의 기능적인 면과 물질적인 면의 작용으로부터 우리 몸을 상(머리·신神)·중(몸통·기氣)·하(사지·정精)로 또한 표리表裏 계통으로 구분해서 기적·상적·형적·합병증·사의 단계적 병리를 파악해야 한다. 예를 들어 두부頭部의 체기에 의한 물질적인 면과 기능적인 면으로부터 질병의 진행과정이 기적氣的 상태인지, 상적像的 상태인지, 형적形的 상태에까지 진행이 되었는지, 합병증合病症 상태까지 갔는지, 사死(죽음)에 이르게 되었는지를 파악해야 하며,

그 진행 부위가 표表(겉)에서인지, 리裏(속)에서 인지, 어느 계통인지도 파악해야 한다. 또한 체액에 의한 물질적인 면과 기능적인 면으로부터 질병의 진행과정이 기氣→상像→형形→합병증合病症→사증死症에 이르게 되었는지를 파악해야 하며 그 진행 부위가 표에서 인지, 리에서 인지, 어느 계통에서 진행된 것인지도 파악해야 한다. 그리고 체형의 의한 물질적인 면과 기능적인 면으로부터 질병의 진행과정이 기적氣的 상태인지, 상적像的 상태인지, 형적形的 상태에까지 진행 되었는지, 합병증合病症 상태까지 갔는지, 사死(죽음)에 이르게 되었는지를 파악해야 한다. 또한 그 부위가 표에서 진행된 것인지, 리에서 진행된 것인지, 어느 계통에서 진행된 것인지도 파악해야 한다. 더 세부적으로 두부頭部 중에 눈을 예로 든다면 눈의 체기에 의한 물질적인 면과 기능적인 면으로부터 질병의 진행 과정이 기적氣的상태인지, 상적像的상태인지, 형적形的상태에까지 진행 되었는지, 합병증合病症 상태까지 갔는지, 실명에 이르게 되었는지를 파악해야 하며, 그 진행 부위가 표에서인지 아니면 속에서 인지도 파악해야 한다.

눈의 체액에 의한 물질적인 면과 기능적인 면으로부터 질병의 진행 과정이 기적氣的 상태인지, 상적像的 상태인지, 형적形的 상태에 까지 진행 되었는지, 합병증合病症 상태까지 갔는지, 죽음(사死)에 이르게 되었는지를 파악해야 하며 그 진행부위가 표表에서인지 아니면 리裏에서인지도 파악해야 한다. 또한 어느 계통(경락계, 혈관계, 임파계, 신경계, 근육계 등)에 의해서 질병이 진행 되었는지도 파악해야 한다.

눈의 체형(고체)에 의해 물질적인 면과 기능적인 면으로부터 질병의 진행과정이 기적氣的 상태인지, 상적像的 상태인지, 형적形的 상태에 까지 진행 되었는지, 합병증合病症 상태까지 갔는지 죽음(사死)에 이르게 되었는지를 파악해야 하며 그 진행부위가 표表에서인지, 아니면 리裏에서인지, 어느 계통에 의해서인지도 파악해야 한다.

이와 같이 우리 인체의 모든 부분을 기질氣質과 물질物質의 체기와 체액과 체형의 물리적 작용과 기능적작용의 이상에 의해 질병의 진행과정이 기적氣的 상태인지, 상적像的상태인지, 형적形的상태에 까지 진행 되었는지, 합병증合病症 상태까지 갔는지, 사死(죽음)에 이르게 되었는지를 파악할 수 있으며 그 진행부위가 표表인지, 리裏인지, 어느 계통인지를 파악할 수 있는데 이는 원심성 횡적변화의 전후의 좌표와 구심성 종적 변화의 상하·표리의 좌표에 의한 자연의 변화 원리에 의해서 가능한 것이다.

기氣·액液·형形의 3가지 요소가 우리 인체에 적용될 때는 속도 면에서 분자간 유동성이 가장 활발한 기氣(기체)가 가장 먼저 영향을 미치고 에너지 면에서 분자간 인력이 가장 큰 형形(고체)이 제일 크게 영향을 미치기 때문에 기氣병이 가장 빨리 넓고 경輕하게 적용되고 형形병이 가장 늦고 좁고 중重하게 작용하게 된다.

병의 경중을 굳이 따지자면 형병形病〉상병像病〉기병氣病이 되며 병의 속도를 굳이 따지자면 기병氣病〉상병像病〉형병形病이 된다.

이와 같이 우리 인체가 원심성운동의 횡적원리와 구심성운동의 종적원리에 따른 시·공간적 개념의 생리生理·병리病理 단계가 어디인가에 따라 진단방법과 치유방법이 달라져야 한다.

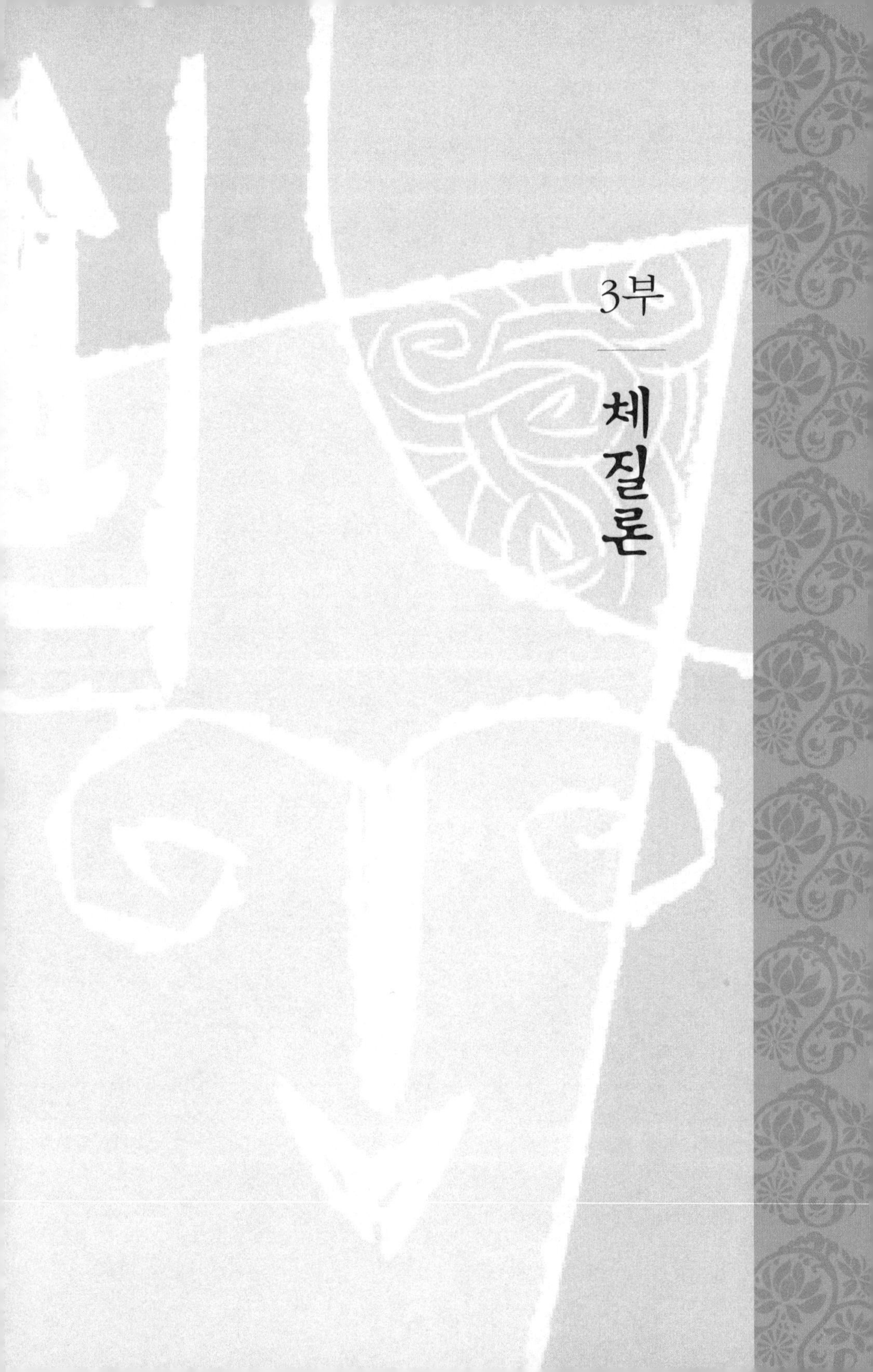
3부

체
질
론

1. 인체내의 기氣의 작용

우리 몸은 현상계에서 원심성 횡적변화에 의해서 기질氣質이 유집類集되어 물질物質과 물체物體를 형성, 기질氣質이 유집 되어 있는 체기(기질체氣質體)·체액(액질체液質體)·체형(고질체固質體)을 만들어 신身을 형성해 생리 작용을 하게하고 구심성 종적변화에 의해 정精(하)·기氣(중)·신神(상)과 표리의 생리 작용이 있게 된다.

여기에서 정精은 지극한 미립자의 물질적 요소로 생명현상을 구현하는데 받침이 되는 유형 물질의 의미이며 신神은 물질의 극단적인 무형 상태의 표현으로 생리현상을 나타내는 무형의 정신적 상태를 표현한 것이다. 기氣는 원심성 작용에 의해 체기·체액·체형이 응축, 발산을 통해 변화하는 과정과 구심성 작용에 의해 정精과 신神이 상승과 하강을 통해 변화하는 과정에서 여러 모습으로 변화되는 본질적 힘의 정체라 할 수 있으며 유형과 무형에서 관계를 이어주는 에너지 역할을 하는 것이라 할 수 있는데 유형有形과 무형無形의 관계는 동양적 관점에서 가시적이냐 비가시적이냐의 경계에서 이루어지므로 동양에서의 기氣의 개념을 서양에서의 기체(저분자)의 개념을 포함하게 된다. 즉, 동양에서의 개념은 눈에 보이지 않는 분자 이하의 본질적 힘의 정체를 기氣라 한다. 그러므로 우리 인체의 생리·병리 또한 기氣의 작용이 본本이 되며 기적氣的 작용이 양적陽的으로 작용되면 신神이 되고 음적陰的으로 작용되면 정精이 되는 것이다.

우리 몸을 원심성 횡적변화 원리와 구심성 종적변화 원리에 입각해서 음양과 음양중으로 설명하면 다음과 같은데 먼저 음양으로 분류하면 양이 신神이 되고 음이 정精

이 되며, 음인 정精이 유집되면 신身을 형성하고 양인 신神이 유집되면 심心을 형성해 음양으로 신身과 심心으로도 분류할 수 있고, 정精이 유집된 신身은 다시 음인 육肉과 양인 체體로 구분하고, 신神이 유집된 심心(정신)은 음인 혼魂과 양인 령靈으로 구분할 수 있다.

또 우리 인체를 음양중으로 분류하면 양이 신神이 되고 중中이 기氣가 되며 음이 정精이 되며 나아가 중中인 기氣의 중화中化작용에 의해 정精이 유집되어 신身을 형성하고 신神이 유집되어 심心(정신)을 형성해 음양중으로 신身과 기氣와 심心으로도 분류할 수 있고, 기氣의 중화中化작용에 의해 유집된 신身은 다시 음인 육肉과 양인 체體로 구분할 수 있고, 중中인 기氣의 작용은 음인 정情과 양인 감感으로 구분할 수 있으며, 기氣의 중화中化작용에 의해 유집된 신身은 음인 혼魂과 양인 령靈으로 구분할 수 있다.

이를 정리하면 다음과 같다.

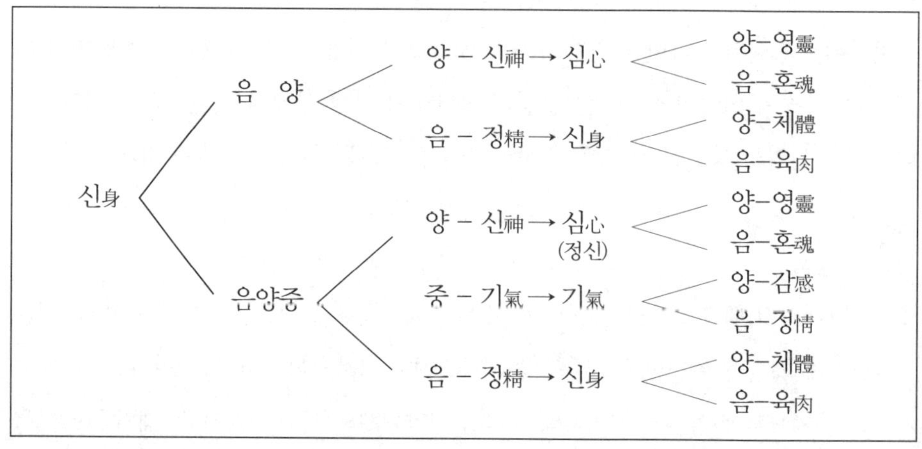

현상계에서 사람의 생리와 병리를 다룰 때에는 입체적 구원론인 음양중으로 해석해야 타당하기 때문에 우리 인체를 음양중인 정기신精氣神의 작용원리로 원심성 횡적변화의 원리와 구심성 종적변화의 원리에 입각해 그림으로 설명하면 다음과 같다.

〈정기신精氣神의 원심성 횡적변화 원리〉 - 전후

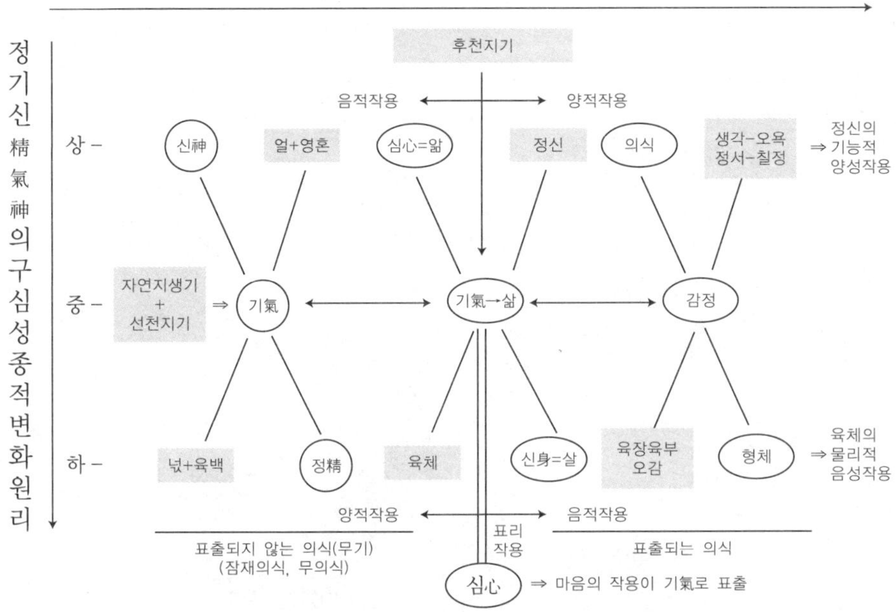

정
기
신
精
氣
神
의
구
심
성
종
적
변
화
원
리

후천지기

음적작용 ←→ 양적작용

상 -
신神　얼+영혼　심心=앎　정신　의식　생각-오욕 정서-칠정　⇒ 정신의 기능적 양성작용

중 -
자연지생기 + 선천지기 ⇒ 기氣 ←→ 기氣→삶 ←→ 감정

하 -
넋+육백　정精　육체　신身=살　육장육부 오감　형체　⇒ 육체의 물리적 음성작용

양적작용 ←→ 음적작용
표리 작용
표출되지 않는 의식(무기) (잠재의식, 무의식)　표출되는 의식

심心 ⇒ 마음의 작용이 기氣로 표출

　현상계에서 인간의 정신적 요소는 신神, 심心, 의식意識의 세 가지로 표현하였는데 특히 신神, 심心, 의식意識이 동의이어同意二語이므로 인간의 정신적 요소라는 것은 신神, 얼, 령靈, 혼魂, 심心, 앎, 정신, 의意, 식識 등과 상통하고 이것들의 작용을 사思, 념念, 기氣(심기心氣, 신기神氣, 의기意氣, 령기靈氣 등)등과 상통한다고 본다. 또한 인간의 육체적 요소를 정精, 신身, 육체肉體 등으로 표현하는데 특히 정精, 신身, 육체肉體가 동의이어同意二語이므로 인간의 육체적 요소라는 것은 정精, 넋, 백魄, 신身, 육肉, 체體, 살 등과 상통하고 이것들의 작용이 감각, 기氣(정기精氣, 기력氣力, 간기肝氣, 심기心氣, 폐기肺氣, 비기脾氣 등), 력力(체력, 정력) 등과 상통한다고 보는 것이다.

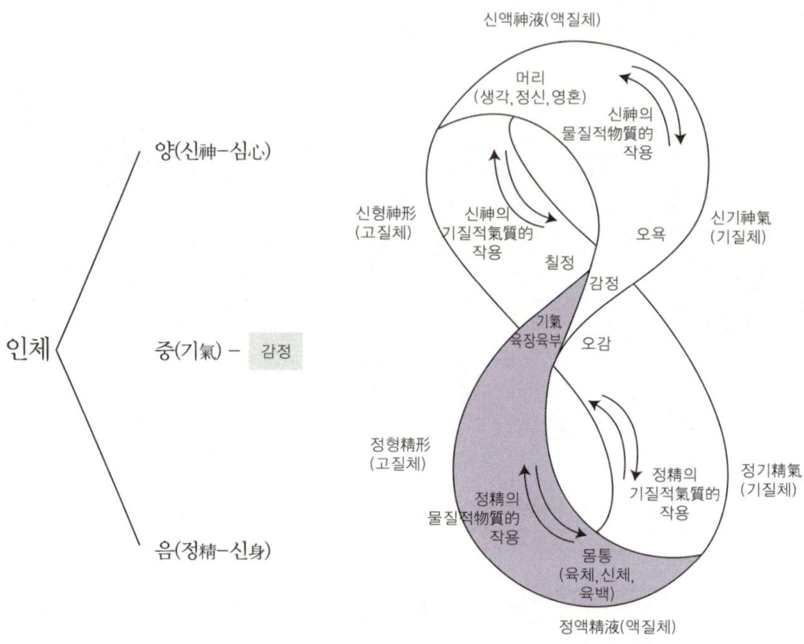

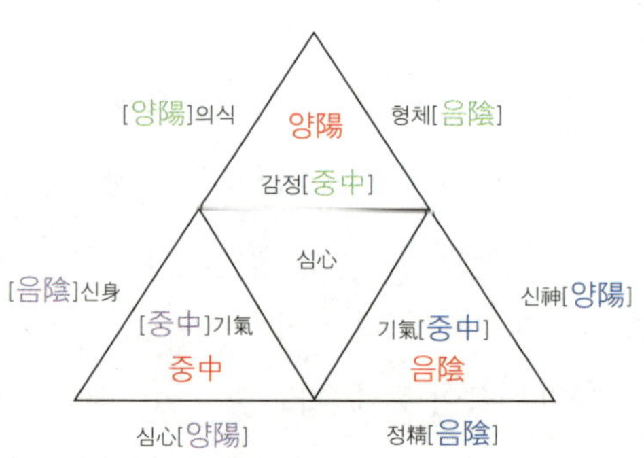

또한 불교의 유식철학에서는 우리 몸의 내재적 요소(표리)인 기氣와 심心의 나타나
는 변화를 식識이라 표현하고 10단계로 구분했는데 육체의 기적氣的 작용에 의해 느끼
는 감각적 작용을 오감(시각, 청각, 미각, 후각, 촉각) 또는 5식識(안식, 이식, 비식, 설
식, 신식)이라하고 심心(마음)의 기적氣的 작용에 의해 의식이 형성되어 생각이 나고

(의意) 생각이 드는(식識) 단계를 6식인 의식이 있는 단계로 이는 수행의 단계 중 중생의 단계에 해당되고 의식적으로 기억하지 못하는 무기無記의 상태 중 잠재되어 있는 의식과 무의식을 선정禪定인 명상법을 통해 각성시켜 인식되는 상태를 7식인 말라식 또는 무명식이라하는데 이를 수행의 단계 중 수다함과 사다함과에 해당되며 우리의 선악을 떠난 정신의 종자가 다 들어있는 단계로 연이 닿으면 정신의 종자가 다시 싹이 터져 나온다는 단계를 아뢰아식 또는 종자식인 8식이라하며 이는 수행의 단계 중 아나함과에 해당하며 모든 인식이 성性으로부터 된다고 인식되는 상태로 항시 청청한 상태로 존재하는 단계를 9식인 암마라식 또는 청정식이라하는데 이는 수행의 단계 중 아라한(유여열반 아라한. 남자가 이 단계의 경지에 이름을 마루치라하고 여자가 이 단계의 경지에 이름을 아라치라 한다)의 단계에 해당하며 번뇌가 다 없어져 버려서 청정하고 번뇌의 동요가 조금도 없는 단계로 진성인 대상마저 둘이 아니라고 인식하는 단계를 10식인 적멸식으로 이는 수행의 단계 중 마지막인 무여열반아라한의 단계에 해당한다.

이와 같이 몸의 내재적 요소가 표리의 여러 단계로 (의식→감정→기氣→심心→성性→진아眞我 · 진성眞性) 층을 이루어 발현한다고 보는 데 영장류를 제외한 동물은 육감인 의식이 잠재되어 발현되지 않으며 오감인 본능이 발달되어 직감이 발달하며 사람은 6식인 의식이 발달되면서 오감이 쇠퇴되어 감각적 본능本能이 퇴화되게 되고 의식이 현상계의 우리 몸을 지배하게 되는 것이다. 그러나 지식이 발달된 인간은 불완전한 의식에 의존하게 되고 의식이 구체화 될수록 의식이 불확실하다는 것을 알아 가면서 종교에 더 집착하게 되고 내면의 불완전함과 불확실성 때문에 안정되지 못하고 불안하며 집착하고 공격적이고 파괴적이게 되는 것이다. 이로 인해 우리 몸의 항상성 유지 능력이 저하되게 되고 몸(정精 · 기氣 · 신神)의 불균형이 초래되어 질병이 유발되게 된다.

2. 원심성과 구심성의 변화 원리에 의한 체질 형성

　자연의 변화에 가장 크게 영향을 미치는 것은 천도天度이며 이 천도에 의해 시(춘하추동) · 공간(동서남북)의 변화가 형성되고 시간적 진행은 공간의 변화를 일으키며 공간적 변화는 그 공간에 존재하는 개체들의 생리 변화를 일으킨다.

　생리 변화란 바로 개체들이 가지고 있는 물질의 질량적 변화를 말하며 시간적 변화는 지구의 공간적 변화와 물질 변화를 창출함으로써 지구에 존재하는 개체들의 질량 변화를 만드는 것이다. 이것은 만물들이 공존하는 생리현상이며 형상적形狀的 변화라 할 수 있는 것이다. 시간에도 춘하春夏의 양시陽時와 추동秋冬의 음시陰時가 있고 미래의 양시陽時인 진進과 과거의 음시陰時인 퇴退가 있고 이로 인해 전후와 선후가 있게 되며 시간의 속도에 의해 양陽인 속速과 음陰인 지遲가 있게 되고 공간에도 동남의 양방陽方과 서북의 음방陰方이 있고 상하와 표리의 음양직 공간이 존재히게 된다.

　이 시간과 공간의 합류에 의하여 천지간天地間이 운행하는 것이라 할 수 있는데 이 시 · 공간에 가장 크게 영향을 미치는 것은 해의 양력과 달의 음력과 지구의 중력이며 이로 인해 지구의 공전운동은 한열을 만들게 되고 지구의 자전운동은 음양의 환경을 만들게 된다. 즉, 지구의 자전과 공전운동에 의해서 지구 영역의 기상氣象의 성상은 변하고 기氣의 상태는 한열 · 음양의 환경에 의해서 변하며 이로 인해 허실(과불급過不及)이 나타나는 것이다. 이와 같이 지구의 영역에서 물질의 상태를 변화시키는 것은 기적氣的(에너지)작용에 의한 한열적 반응이며 기氣의 한열적 반응에 반드시 동반되는 것이 수분이며 이로 인해 조燥과 습濕의 반응이 나타나고 한열조습의 반응에 의해 물질의 이동이 시간적 개념에 의한 원심성(전후) 횡적 변화로 공간적 개념에 의한 구심성(상중하, 표리) 종적 변화로 발생해 한열조습의 상승 · 팽창과 하강 · 응축의 작용이 전후에 의한 음양오행의 상태적 변화와 상중하, 표리의 공간적 상태 변화로 나타나게 된다.

원심성(시간적) 횡적변화 체계에 의해 기氣→상像→형形의 이론이 형성되어 기氣가 응축(유집)되면 상像을 이루고 상像이 유집되면 형形을 이뤄 물질物質을 형성形成하게 되는데 우리 인간도 이와 같이 적용되어 원심성 횡적 변화에 따른 음양체질과 오행체질이 형성되게 된다. 여기에 구심성(공간적)개념의 상중하 · 표리의 종적 변화 작용이 관계하여 기氣 · 상像 · 형形의 단계에 작용하게 되어 공간적 상태 변화에 따른 3음陰3양陽 체질과 표리에 의한 한열체질이 형성되게 된다.

그러므로 체질의 형성은 물질의 상태를 변화시키는 내재된 기氣나 기질적氣質的 작용에 의해 원심성 체질인 음양체질과 오행체질로 분류할 수 있고 구심성 체질인 3음3양 체질과 표리 체질로 분류할 수 있다. 원심성 체질 분류인 음양체질과 오행체질은 내재된 기질氣質의 시간적 변화 상象의 허실적 관계상을 분류한 체질 분류법이고, 구심성 체질 분류인 3음3양 체질과 표리 체질은 내재된 기질氣質의 공간적 변화상의 허실적 관계상을 분류한 체질 분류법이다.

※**체질이란** 각 개체간의 내재된 기질(氣質)이 유집되어 형(形)을 이룬 것으로 체질의 구성은 본질本質과 기질氣質과 형질形質로 이루어져 있어 본질本質은 부모로부터 받기 때문에 절대로 변하지 않으며 즉 인간이라는 본질은 바뀌지 않는다. - 기질氣質과 형질形質은 부모로부터 선천적으로 영향을 받아 형성된 부분과 태어나서 후천적으로 섭생에 의해 영향을 받아 형성되는데 선천의 기운은 후천의 기운에 의해 영향을 받으므로 체질의 구성에 해당하는 기질氣質과 형질形質은 섭생에 의해 변화하게 되는 것이다. 즉, 체질에 있어서 인간이라는 본질本質은 변하지 않으나 내재된 기질氣質과 형질形質은 변화를 일으키므로 인간 개체의 내재된 기질氣質과 형질形質은 변하게 되는 것이다.

(1) 원심성 변화에 의한 체질 분류법

1) 음양체질陰陽體質 분류법

　물질의 상태를 변화 시키는 것은 기적氣的 작용에 의한 한열적 반응인데 기氣의 한열적 반응에 반드시 동반되는 것이 수분이며 이로 인해 조燥와 습濕의 반응이 나타나고 기류氣流가 형성되어 우리 몸에 시간적 기氣의 흐름인 음양과 오행, 공간적 기氣의 흐름인 상중하, 표리, 계통으로 순환, 대사 작용이 나타나게 된다.

　기氣에 의해 음기陰氣인 한기(寒氣)나 습기(濕氣)가 작용되면 음기인 한기나 습기가 유집類集되어 하강 응축 되면 상像을 이루고 음기인 한기나 습기가 더 강하게 작용되어 상像이 유집類集되면 형形을 이루게 되는데 음기인 한기나 습기의 속성은 하강하고 응축하는 성질이 강해 그 기운이 하下와 리裏(속)로 작용해 그 상像도 ⎰ 이와 같고 그 형形도 하강해서 응축하는 형(⬡)을 이루게 된다.

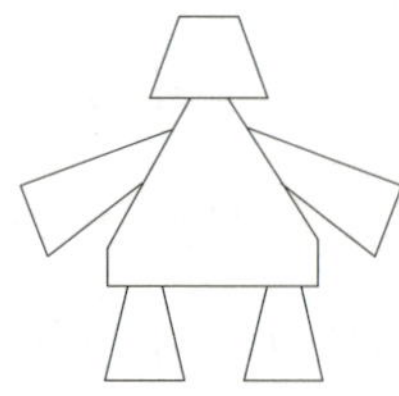

　이런 사람을 음형인陰形人(음인陰人)이라 하며 음인을 형상화(形狀化)하면 다음과 같은데 대체로 몸과 하체가 발달한 체형이 되는 것이다.

　반대로 기氣에 의해 양기陽氣인 열기熱氣와 조기燥氣가 작용되면 양기陽氣인 열기나 조기가 유집되어 상승 발산되면 상像을 이루고 양기인 열기나 조기가 더 강하게 작용되어 상像이 유집되면 형形을 이루게 된다. 양기인 열기나 조기의 속성은 상승하고 팽창하는 성질이 강해 그 기운이 상上과 표表(겉)로 작용해 그 상像도 ⎰ 이와 같고 그 형形도 상승해서 발산하는 형形(⬡)을 이루게 된다.

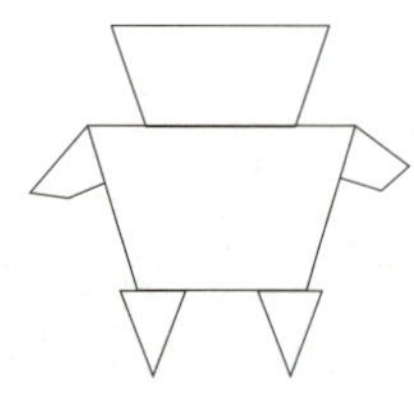

　이런 사람을 양형인陽形人(양인陽人)이라 하며 양인을 형상화形狀化하면 다음과 같은데 대체로 양인은 상체와 머리가 발달한 체형이 되는 것이다.

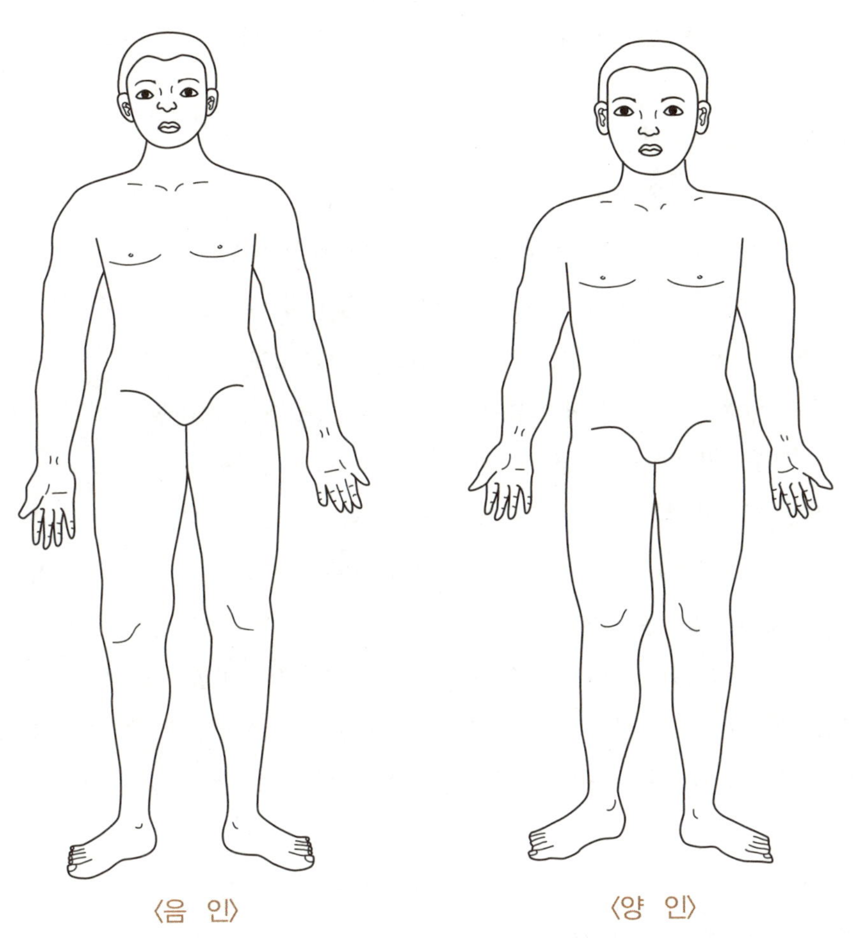

〈음 인〉   〈양 인〉

　이러한 음인과 양인은 기적氣的 작용에 의한 한열·조습의 과불급의 차이에 의해 상승과 팽창, 하강과 응축의 상하 표리의 공간적 상태 변화에 따라 3음3양 체질과 표리 체질로 좀 더 구체적으로 분류할 수 있다.

　음양체질분류법은 다른 사람과 비교하여 "크다" "작다" 하는 것이 아니라, 그 한 사람의 인체 중에서의 비교를 말하며 어떤 산술적 기준치를 말하기는 어렵다.

　음인은 머리보다 몸이 클수록 음陰적 성질이 좋아 만사를 육체로 해결하려 하고 생각하지 않는 결점이 있으며, 대개 더운 음식과 따뜻한 곳을 좋아한다. 양인은 몸보다 머리가 클수록 양성적이면서 절대 지고 살지는 못하며 만사를 머리로 해결하려 하고 생각이 많은 결점이 있으며 찬 음식과 서늘한 곳을 좋아한다.

2) 오행 체질 분류법

오행체질 분류는 음양중의 구원론적 작용에 의해 분화 발생되어 체질이 형성된 것을 분류한 것이다. 천지간의 변화는 태양의 양력인 태양에너지와 달의 음력인 인력과 지구의 중력이 함께 작용해 시간적 횡적 변화에 의해 전후의 변화상이 공간적 종적변화에 의해 상하와 표리의 변화상이 발생되는데 기화氣化에 의해 움직이고 있는 변화의 상象이 양陽 또는 음陰으로 작동되어 나타나고 있는 현상(現狀)에 음양중의 부호만 붙여 천지간의 변화상을 음양중으로 분류 설명하였고 음기운과 양기운이 중中에 작용을 받아 서로 작용함으로써 다섯 가지 종류의 힘의 작용이 나타나는데 이것을 오기五氣(목화토금수木火土金水)라 하며 이 기氣의 움직임을 오행五行 또는 오운五運이라 한다. 이는 음陰과 양陽 속에 내재된 다섯 가지 기질적氣質的 변화상을 뜻하며 이 오기五氣가 유집되어 오상五像을 이루고 오상五像이 더 강하게 유집되어 형형을 이루면 오형五形이 되는 것이다. 즉 음양중의 기氣가 작용되어 오기五氣가 형성되고 오기五氣의 작용으로 오형五形이 만들어지며 이를 사람에게 적용하면 오형체질五形體質이 되는 것이다.

음인의 개체에 내재된 다섯 가지 기질氣質의 변화에 의해 형형의 표출이 일어나고, 양인의 개체에 내재된 다섯 가지 기질氣質의 변화에 의해 형형의 표출이 일어나며, 중인의 개체에 내재된 다섯 가지 기질氣質의 변화에 의해 형형의 표출이 일어나게 된다.

예를 들어 음체질에 내재된 기질적氣質的 작용이 목기木氣의 작용이 크다면 이 음체질 전체에 목기木氣가 작용되어 목형木形을 형성하게 되어 음체질적 목형木形의 형상을 나타내게 된다. 그러므로 오행체질분류는
음인陰人(음체질)에 목木 · 화火 · 토土 · 금金 · 수水 · 상화相火 형형이 있게 되고, 더 세부적으로 논하면 공간적 상태변화에 의한 3음3양 체질 중 궐음인에 목木 · 화火 · 토

土 · 금金 · 수水 · 상화相火 형形이 있게 되고,

소음인에 목木 · 화火 · 토土 · 금金 · 수水 · 상화相火 형形이 있게 되며,

태음인에 목木 · 화火 · 토土 · 금金 · 수水 · 상화相火 형形이 있게 된다.

그리고 표리 체질 중 소음인에 목木 · 화火 · 토土 · 금金 · 수水 · 상화相火 형形이 있게 되고,

태음인에 목木 · 화火 · 토土 · 금金 · 수水 · 상화相火 형形이 있게 되고,

소양인에 목木 · 화火 · 토土 · 금金 · 수水 · 상화相火 형形이 있게 되고,

태양인에 목木 · 화火 · 토土 · 금金 · 수水 · 상화相火 형形이 있게 된다.

또한 양인陽人(양체질)에 목木 · 화火 · 토土 · 금金 · 수水 · 상화相火 형形이 있게 되고, 더 세부적으로 논하면 공간적 상태변화에 의한 3음3양 체질 중 소양인에 목木 · 화火 · 토土 · 금金 · 수水 · 상화相火 형形이 있게 되며,

태양인에 목木 · 화火 · 토土 · 금金 · 수水 · 상화相火 형形이 있게 되고,

양명인에 목木 · 화火 · 토土 · 금金 · 수水 · 상화相火 형形이 있게 된다.

그리고 표리 체질 중 소음인에 목木 · 화火 · 토土 · 금金 · 수水 · 상화相火 형形이 있게 되고,

태음인에 목木 · 화火 · 토土 · 금金 · 수水 · 상화相火 형形이 있게 되고,

소양인에 목木 · 화火 · 토土 · 금金 · 수水 · 상화相火 형形이 있게 되고,

태양인에 목木 · 화火 · 토土 · 금金 · 수水 · 상화相火 형形이 있게 된다.

또한 중인中人(음양화평지인)에 목木 · 화火 · 토土 · 금金 · 수水 · 상화相火 형形이 있게 되고, 더 세부적으로 논하면 공간적 상태변화에 의한 3음3양 체질과 표리체질로 분류할 수 있다.

이와 같이 오행체질분류는 음과 양과 중中이라는 부분에 나타나는 형形을 가지고 내재된 기운의 허실을 판단할 수 있다. 이는 부분이 전체를 포함한다는 현대과학의 홀로그램 원리에 의해 체질 분류 시 우리 인체의 일부인 얼굴의 정형을 기준으로 체질분류를 하게 된다.

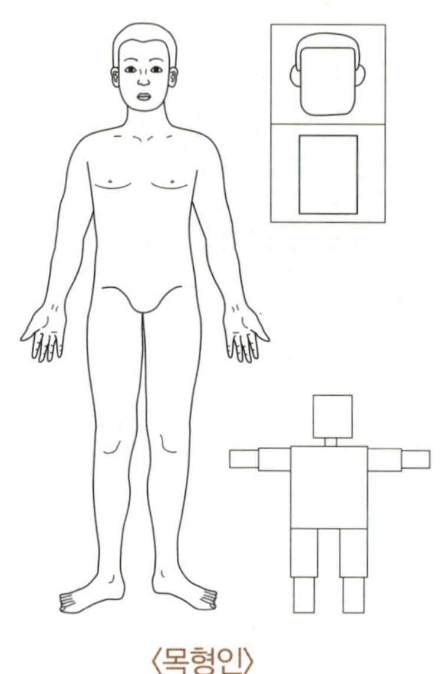

〈목형인〉

① 목형인木形人은 음기운과 양기운이 반드시 중中기운의 중화中和작용을 받아 서로 균형을 이루며 팽팽하게 맞서고 전진하고 상승하는 상태를 말하는 것으로 발생하고 발전하며 성장하고 부드럽고 따뜻하고 인자하게 하는 힘을 말하며, 이러한 목기木氣를 완緩하다하며 이러한 완緩한 목기木氣가 상像을 드리우면 〰️양 〰️음 그림과 같이 되고 유집類集되어 형形으로 나타나면 ☐ 직사각형의 형形이 된다. 고로, 목형인은 얼굴도 직사각형으로 길고 몸도 길고 사지도 길며 목형이 음인이면 하체와 사지가 상체와 얼굴보다 크고 길며 목형이 양인이면 상체와 얼굴이 크고 직사각형으로 긴 체형이 되게 된다.

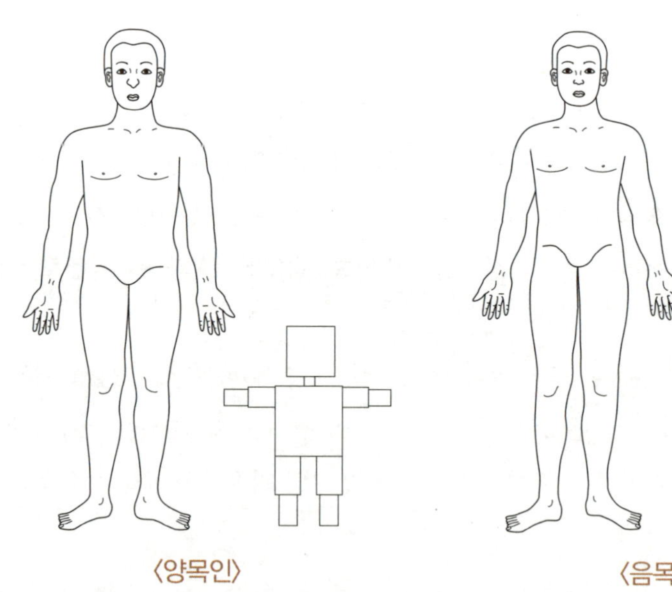

〈양목인〉   〈음목인〉

144

또한 이런 목형木形 체질은 상하의 공간적 상태변화에 의한 3음3양 체질(소양인, 태양인, 양명인, 궐음인, 소음인, 태음인, 음양 표준인(음양화평지인))과 표리적 공간 상태 변화에 의한 표리 체질로 분류할 수 있다.

② 화형인火形人은 음기운과 양기운이 반드시 중中기운의 중화中和작용을 받아 서로 부딪혀 화려하게 불꽃을 내며 산화하고 발산하며 확 퍼지려 하는 상태를 말한다. 화려해 지게하고, 뜨겁고, 정열적이고 용감하고 돌격적인 힘을 말하며 이러한 화려해서 흩어 지게하는 힘을 산散하다 말한다.

이러한 산散한 화기火氣가 상像을 드리우면 그림과 같이 되고 유집類集되어 형形으로 나타나면 역삼각형의 형形이 된다. 고로, 화형인은 얼굴도 역삼각형이고, 몸도 역삼각형이며, 사지도 역 삼각형으로 발달한다. 화형이 음인이면 하체와 사지가 발달된 역삼각형이 되고 화형이 양인이면 상체와 얼굴이 발달된 역삼각형 체형이 된다.

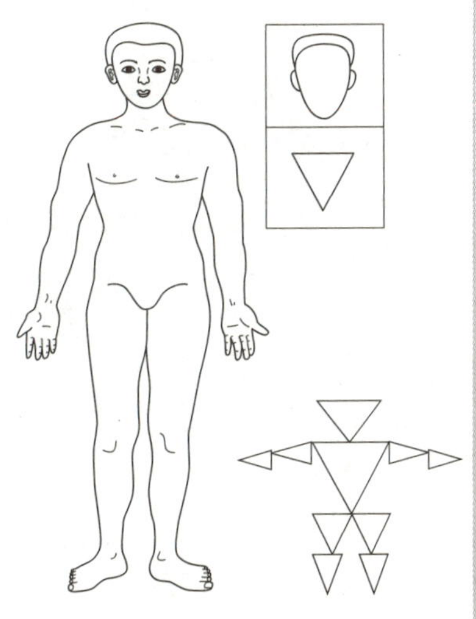

〈화형인〉

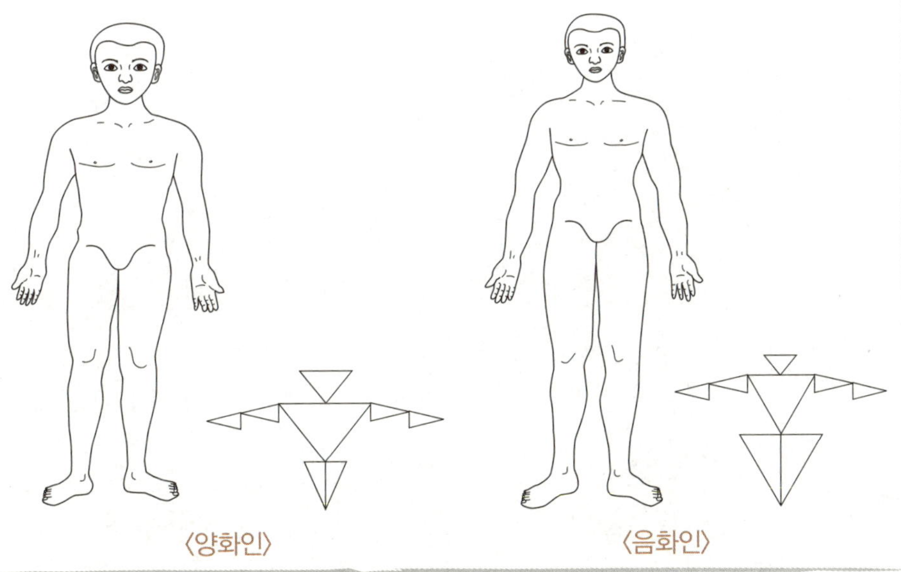

〈양화인〉　　　　〈음화인〉

145

또한 이런 화형火形 체질은 상하의 공간적 상태변화에 의한 3음3양 체질(소양인, 태양인, 양명인, 궐음인, 소음인, 태음인, 음양 표준인(음양화평지인))과 표리적 공간 상태 변화에 의한 표리 체질로 분류할 수 있다.

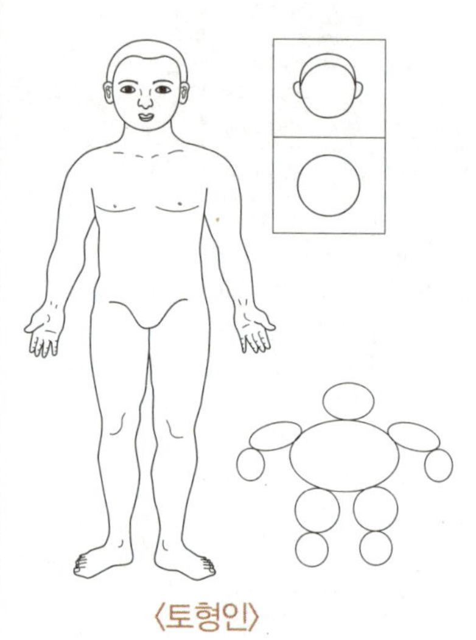

<토형인>

③ 토형인土形人은 음기운과 양기운이 반드시 중 中 기운의 중화中和작용을 받아 서로 결합하고 화합 하여 하나로 뭉치는 힘을 말한다. 이는 정확하고 철저하며 융합하고 통일시키는 기운으로 이러한 단단하게 뭉치게 하는 힘을 고固하다 말한다. 이러 한 고固한 토기土氣가 상像을 드리우면 ⊛ 그림 과 같이 되고 유집類集되어 형形으로 나타나면 ○ 둥그런 원형의 형形이 된다. 토형인은 얼굴도 둥그 렇고, 몸도 둥그렇고, 사지도 단단하게 둥그러진 원형인 체형으로 발달되며, 토형이 음인이면 몸체 와 사지가 발달된 둥그런 원형이 되고, 토형이 양인이면 상체와 얼굴이 발달된 둥그 런 원형 체형이 된다.

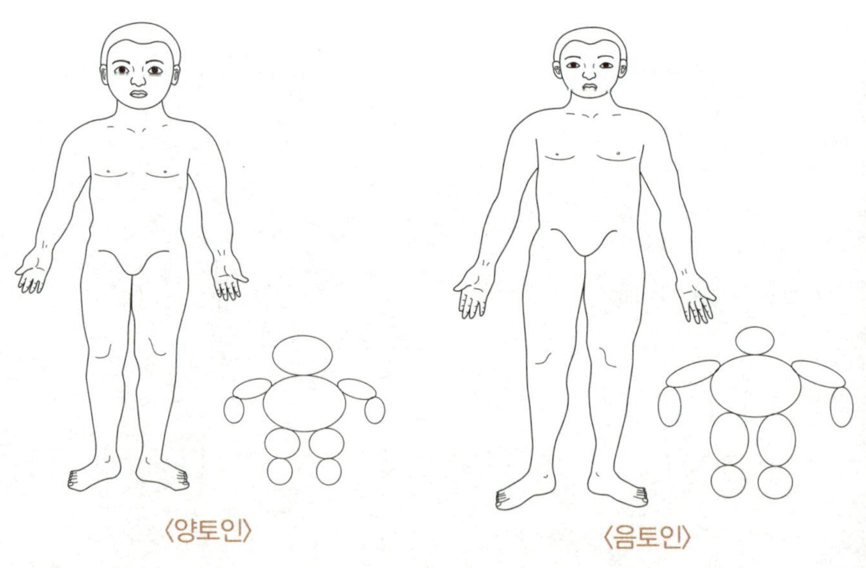

<양토인>

<음토인>

146

또한 이런 토형土形 체질은 상하의 공간적 상태변화에 의한 3음3양 체질(소양인, 태양인, 양명인, 궐음인, 소음인, 태음인, 음양 표준인(음양화평지인))과 표리적 공간 상태 변화에 의한 표리 체질로 분류할 수 있다.

④ 금형인金形人은 음기운과 양기운이 반드시 중中 기운의 중화中和작용을 받아 서로 잡아당기고 서로 밀착되어 밀도가 강해져 결정을 이룰려는 상태로 모든 것을 더욱 튼튼하게 하기 위해 압력을 가하고 긴장시키려는 힘을 말한다. 이러한 결정을 이룰려 긴장시키는 힘을 한 마디로 긴緊하다 말한다.

이러한 긴緊한 금기金氣가 상像을 드리우면 그림과 같이 되고 유집類集되어 형형形으로 나타나면 정사각형의 형형形이 된다.

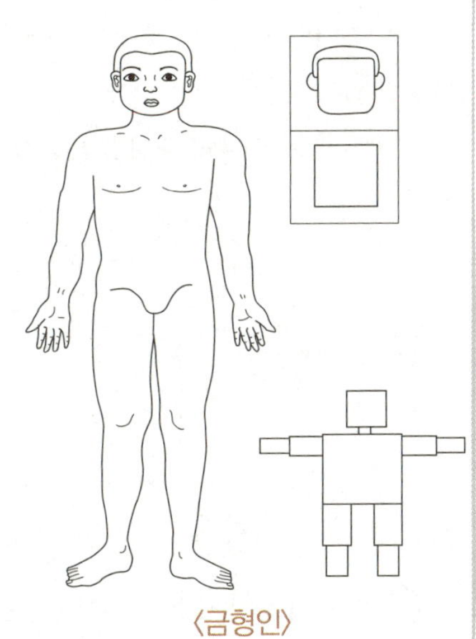

〈금형인〉

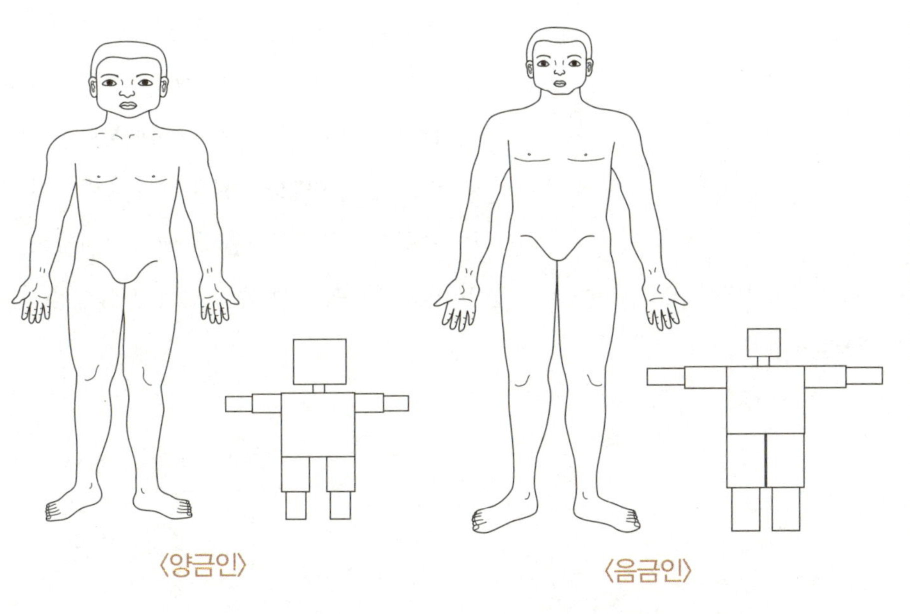

〈양금인〉　　　〈음금인〉

금형인은 얼굴도 정사각형으로 각져 있고, 몸도 정사각형으로 각져 있고, 손발도 각진 체형을 발달되며, 금형이 음인이면 몸체와 손발이 크고 각이진 사각형의 체형이 되고 금형이 양인이면 얼굴과 상체 쪽이 발달되고 각이 진 체형이 된다.

또한 이런 금형金形 체질은 상하의 공간적 상태변화에 의한 3음3양 체질(소양인, 태양인, 양명인, 궐음인, 소음인, 태음인, 음양 표준인(음양화평지인))과 표리적 공간 상태 변화에 의한 표리 체질로 분류할 수 있다.

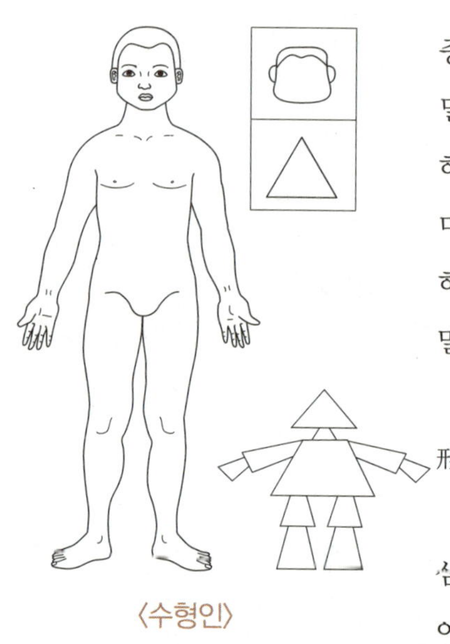

〈수형인〉

⑤ 수형인水形人은 음기운과 양기운이 반드시 중中기운의 중화中和작용을 받아 서로 분리하여 밀어내고 물과 같이 연하고 말랑말랑하게 하고 하향하고 스며들게 하는 상태를 말하는 것이다. 미끄러우며 물과 같은 기운을 말하며 이러한 연하고 말랑말랑하게 하는 힘을 한마디로 연軟하다 말하며 이런 연軟한 수기水氣가 상像을 드리우면 그림과 같이 되고 유집類集되어 형形으로 나타나면 △ 삼각형의 형形이 된다.

수형인은 얼굴도 삼각형으로 되어 있고 몸도 삼각형으로 되어 있고 몸통 아랫부분이 발달되어 있으며 손 · 발도 아랫부분이 발달되어 있으며 수형水形이 음인이면 몸체와 사지가 발달된 삼각형의 체형이 되고 수형水形이 양인이면 얼굴과 상체 쪽이 발달된 삼각형(사다리꼴)의 체형이 된다.

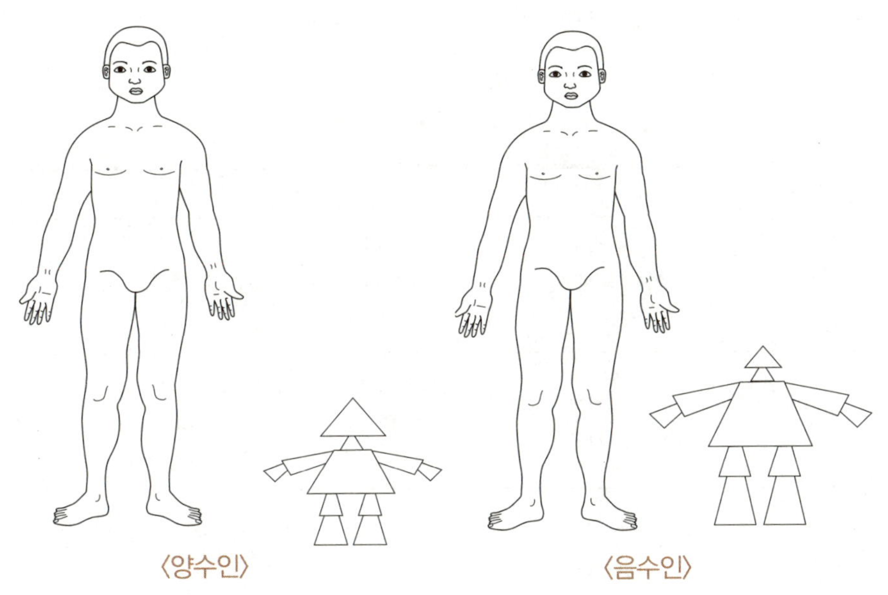

또한 이런 수형水形 체질은 상하의 공간적 상태변화에 의한 3음3양 체질(소양인, 태양인, 양명인, 궐음인, 소음인, 태음인, 음양 표준인(음양화평지인))과 표리적 공간 상태 변화에 의한 표리 체질로 분류할 수 있다.

─뒷장에 계속

오기五氣의 작용을 정리하면 다음과 같다.

오기五氣의 작용

오기五氣	기	상像		형形
목木	서로균형을 이루고 팽팽하게 맞서고 있는기운	전진하고 발생하고 성장하는 상	〈양〉 〈음〉	
화火	서로 부딪치고 산화하는 기운	발산하고 확산하고 폭발하는 상	내재된 힘이 겉은 강하고 속은 약함	
토土	서로결합하고 화합하는 기운	단단하게하고 뭉치게하는 상		
금金	서로잡아 당기고 밀착시키고 결정을 이룰려는 기운	서로 긴장하고 결정을 이루는 상		
수水	서로 밀어내고 미끄러지게하고 연하게하는 기운	연하고 밀어내는 현상		

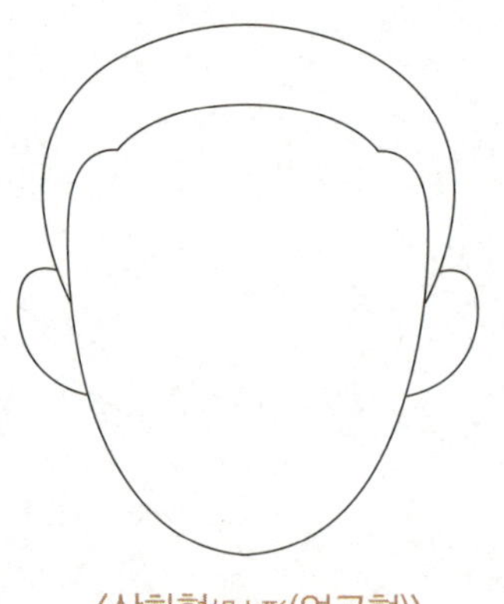

〈상화형相火形(얼굴형)〉

⑥ 상화형相火形 체질은 부드럽게 하는 목기木氣, 산화하는 화기火氣, 결합하는 토기土氣, 잡아당기고 긴장시키는 금기金氣, 연하게 하는 수기水氣의 다섯 기운을 상생, 상극하면서 순환 조절, 중재하는 생명력을 말하며, 인체에서 상화相火의 기운은 심포장과 삼초부에서 나온다.

상화형相火形 체질은 심포장과 삼초부가 강하여 상화(相火)의 기운이 많은 사람으로 얼굴의 모양이 화형火形과 비슷하고 미릉골이 튀어 나와 있다. 태양혈 즉, 양 관자놀이가 돌출된 모양을 하며 가슴과 상완이 발달되어 있고 오행의 대소와 무관하게 생명력이 강한 형形이다. 이러한 사람이 만일 양체질이면 삼초부(미릉골, 태양혈, 삼초부분 등)가 잘 발달되어 있고, 음체질에 속하면 심포장(앞가슴과 상완과 손이 발달)이 더 발달 되어 있을 것이다. 심포장과 삼초부가 선천적으로 발달되어 있으면 상화相火의 기운이 강하므로 다재다능하고 능수능란한 만능 재주꾼이다.

이러한 상화형相火形 체질은 상하의 공간적 상태변화에 의한 3음3양 체질(소양인, 태양인, 양명인, 궐음인, 소음인, 태음인, 음양 표준인(음양화평지인))과 표리적 공간 상태 변화에 의한 표리 체질로 분류할 수 있다.

⑦ 기타 체질

a. 직사각형

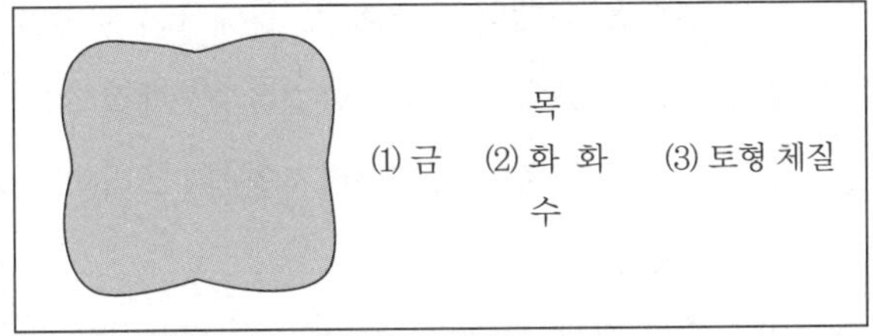

직사각형 체질은 폐장과 대장이 선천적으로 발달되어 있으며, 그 다음으로 간·담과 심·소장과 심포·삼초와 신·방광이 발달되고 비장과 위장이 가장 약한 체질을 말한다. 이러한 직사각형 체질도 상하의 공간적 상태변화에 의한 3음3양 체질(소양인, 태양인, 양명인, 궐음인, 소음인, 태음인, 음양 표준인(음양화평지인))과 표리적 공간 상태 변화에 의한 표리 체질로 분류할 수 있다.

b. 다이아몬드형

다이아몬드형 체질은 심포·삼초가 약한 토형土形으로 비장과 위장이 선천적으로 발달되어 있다. 그 다음으로 간·담과 심·소장과 신·방광이 발달되고, 심포·삼초와 폐장과 대장이 가장 약한 체질로 돈 주머니 토형이라 말한다. 이러한 다이아몬드

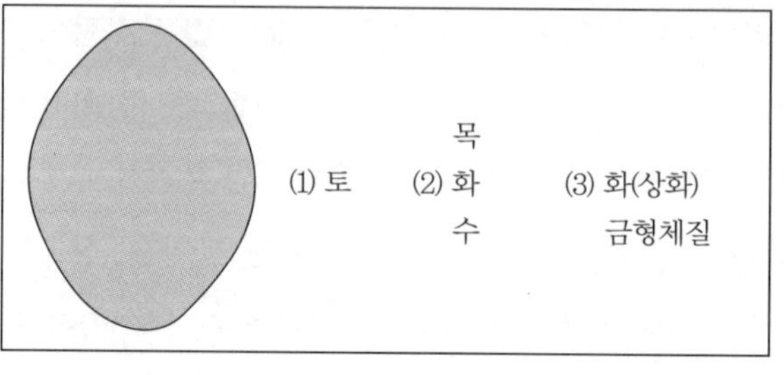

형 체질도 상하의 공간적 상태변화에 의한 3음3양 체질(소양인, 태양인, 양명인, 궐음인, 소음인, 태음인, 음양 표준인(음양화평지인))과 표리적 공간 상태 변화에 의한 표리 체질로 분류할 수 있다.

⑧ 오행 표준형 체질

오기五氣의 다섯 기운이 균등하게 유집類集되어 이상적으로 형形을 이룬 것으로 얼굴 모양이 계란형 즉, 타원형인 사람이 여기에 속한다. 그 이유는 오형五形의 직사각형, 역삼각형, 원형, 정사각형, 삼각형의 다섯 비율을 같게 하면 얼굴 모양이 계란형이 된다. 또한, 지구, 달, 태양 등의 천체들이 타원형이고 지구상의 강, 하천, 산의 능선 등이 대개 곡선으로 되어 있어 우주宇宙는 대체적으로 타원을 이루고 있기 때문이다. 따라서 인간의 얼굴 형태도 타원형, 즉, 계란형을 천체와의 조화로 볼 때 표준형이라 할 수 있다. 이러한 오행표준형도 상하의 공간적 상태변화에 의한 3음3양 체질(소양인, 태양인, 양명인, 궐음인, 소음인, 태음인, 음양 표준인(음양화평지인))과 표리적 공간 상태 변화에 의한 표리 체질로 분류할 수 있다.

표준형은 육장육부의 크기가 서로 비슷하게 태어났으므로 서로 돕고 선세하며 균형이 이루어져 원만하게 유지되고 운행되므로 완전한 생명력을 유지할 수 있도록 타고난 사람이다. 이러한 사람이 여기에 추가하여 몸체와 얼굴 크기가 균형을 이룬다면 정말 완전한 음양오행표준형의 사람이 될 것이다.

음양오행표준형 체질은 특색이나 특성이 없는 것이 특징이다. 어떠한 성격이나 특색이 있다는 것은 그 성격이 나올 수밖에 없는 장부의 표현이기 때문이다. 이러한 체질은 게으르지도, 급하지도 않으며 약하지도, 강하지도 않다. 또한 매사가 원만한 사람이라고 말할 수 있다.

체질 분류가 중요한 이유는 유집類集된 외형外形을 통해 내재된 기氣를 파악할 수 있기 때문이다(종외지내從外知內이론). 또한, 동양의 자연의 원리에서는 우리 몸의 생리, 병리의 중추역할을 기氣로 보고 있으며, 이 기氣를 생산하고 조절하는 조절 중추를 육장육부로 보고 있으므로 체질의 외형外形을 통해 육장육부의 대소大小를 파악할 수 있으며, 그 기적氣的 생리, 병리도 파악할 수 있기 때문이다.

즉, 인체에서의 목木 기운氣運은 육장육부중 간·담에서 나오므로 얼굴이 긴 $\boxed{木}$ 형形체질은 간·담이 커서 갈비뼈가 짧고 또 앞으로 튀어 나와서 간장과 담낭이 들어 있는 장소가 넓다. 또한 작은 장부는 비·위장과 폐·대장으로 토土와 금金 기운이 작으며 수水와 화火기운은 중간쯤 된다. 고로 간·담은 실實하고 비·위와 폐·대장은 허虛가 되어 비·위와 폐·대장이 약해지기 쉬우며 간담이 큰 사람이 양체질陽體質에 속하면 담이 클 것이고, 음체질陰體質에 속하면 간장이 더 클 것이다.

153

화火 기운氣運은 육장육부중 심·소장에서 나오므로 얼굴이 역 삼각형인 $\bigtriangledown$ 형形체질은 심·소장이 커서 가슴이 앞과 뒤로 튀어나와 심장이 들어 있는 부위가 넓고 크기 때문에 가슴이 두껍다. 작은 장부로는 폐·대장과 신·방광으로 금金과 수水 기운이 작으며 목木과 토土기운은 중간쯤 된다. 고로 심·소장은 실實하고 폐·대장과 신·방광은 허虛가 되어 폐·대장과 신·방광이 약해지기 쉽다. 심·소장이 큰 사람이 양체질陽體質에 속하면 소장이 클 것이고, 음체질陰體質에 속하면 심장이 더 클 것이다.

토土 기운氣運은 육장육부중 비·위장에서 나오므로 얼굴이 동그란 $\boxed{土}$ 형形체질은 비·위장이 커서 명치에서부터 배꼽 사이가 길어서 배가 크고 넓다. 윗배가 발달되어 뱃심(배포)이 좋으며 작은 장부는 신·방광과 간·담으로 수水와 목木 기운이 작으며 금金과 화火는 중간쯤 된다. 고로 비·위장은 실實하고 간·담과 신·방광은 허虛가 되며 신·방광과 간·담이 약해지기 쉽다. 비·위장이 큰 사람이 양체질陽體質에 속하면 위장이 클 것이고 음체질陰體質에 속하면 비장이 더 클 것이다.

금金 기운氣運은 육장육부중 폐·대장에서 나오므로 얼굴이 각진 [金] 형形체질은 폐·대장이 커서 갈비뼈가 넓고 길어서 배 밑부분까지 뻗어 있어 폐·대장이 들어 있는 장소가 넓고 크기 때문에 갈비가 발달되어 있다. 작은 장부는 간·담과 심·소장으로 목木과 화火 기운이 작으며 수水와 토土 기운은 중간쯤 된다. 고로 폐·대장은 실實하고 간·담과 심·소장은 허虛가 되어 간·담과 심·소장이 약해지기 쉽다. 폐·대장이 큰 사람이 양체질陽體質에 속하면 대장이 클 것이고 음체질陰體質에 속하면 폐장이 더 클 것이다.

수水 기운氣運은 육장육부중 신·방광에서 나오므로 얼굴이 삼각형인 [水] 형形인 체질은 신·방광이 커서 허리가 굵고 길어서 신·방광이 들어 있는 곳이 넓다.

작은 장부는 상대적으로 심·소장과 비·위장으로 화火와 토土 기운이 작으며 목木과 금金 기운은 중간쯤 된다. 고로 신·방광은 실實하고 심·소장과 비·위장은 허虛가 되어 심·소장과 비·위장이 약해지기 쉽다. 신·방광이 큰 사람이 양체질陽體質에 속하면 방광이 클 것이고 음체질陰體質에 속하면 신장이 클 것이다.

상화相火 기운氣運은 육장육부중 심포장과 삼초부에서 조절하므로 눈썹이 짙고 미릉골이 튀어나와 있다. 양 관자놀이 부위가 불룩하게 돌출한 사람 상화형 체질은 심포장과 삼초부가 커서 앞가슴과 복부가 발달되어 있다. 작은 장부는 육장육부의 기적氣的 작용과 관계가 있고 우리 몸의 중中의 작용과 항상성 유지 작용을 한다. 이러한 사람이 양체질陽體質에 속하면 삼초부가 발달되어 있고 음체질陰體質에 속하면 심포장이 발달되어 있는 것이다.

⑨ 장부의 허실

오행체질를 판별함으로써 그 사람의 육장육부의 대소大小, 허실虛實을 판단할 수 있는 것이다. 즉, 육장육부의 대소는 그 사람이 가지고 있는 오행에너지의 허실을 의미하며 이는 그 사람의 체질과 성격을 나타내고 있는 것이다.

다음은 장부의 허실을 나타낸 그림이다.

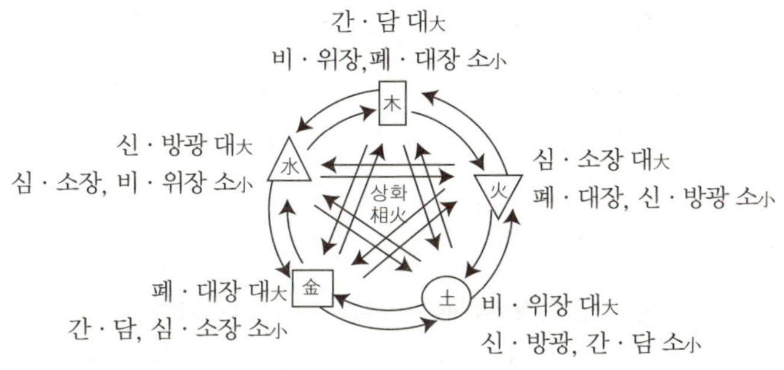

<장부의 허실>

⑩ 오행 체질 분류 방법

오행체질 분류는 얼굴의 정형을 기준으로 체질 분류를 하기 때문에

첫째. 얼굴의 정형(기하학)적인 면을 본다. - □ ▽ ○ □ △

둘째. 정면에서 전체적인 느낌(감感)을 본다.

셋째. 일정한 거리에서 본다.

넷째. 얼굴의 발제선을 경계선으로 본다.

다섯째. 정확히 구별이 안될 시 정형(기하학)적인 면의 가장 작은 부분을 구별한다.

여섯째. 사진이나 TV등으로는 정확한 체질 분류를 할 수가 없다.

일곱째. 오행상 상생相生으로 분류하는 것이 좋다.

여덟째. 대머리는 후천적으로 머리털 없는 부분이 많아진 것으로 본다.

(2) 구심성 변화 원리에 의한 체질 분류

1) 3음陰3양陽 체질 분류법

기氣에 의한 한열조습의 공간적 상태 변화가 상하로 작용해 체질을 형성한 것으로
음陰에는 3음陰이 있고 양陽에는 3양陽이 있는데 3음陰에는 음陰이 발생하는 궐음
과 음陰이 성장하는 소음과 음陰이 소멸하는 태음이 있고, 3양陽에는 양陽이 발생하
는 소양과 양陽이 성장하는 태양과 양陽이 소멸하는 양명이 있어 3음陰과 3양陽이 서

로 음양을 이루게 되며 상하, 표리로 끊임없이 순환하게 된다.

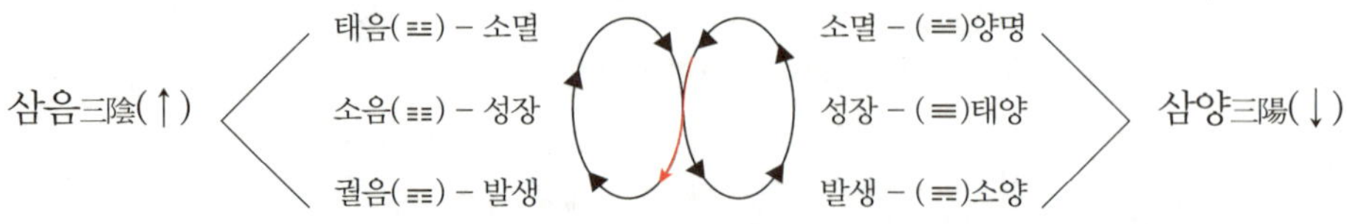

음인에 해당하는

　·궐음인은 상하의 공간적 상태 변화상이 머리보다 몸이 발달되어 있으며,

　·소음인은 상하의 공간적 상태 변화상이 머리보다 몸이 몸보다는 사지가 발달되어 있고,

　·태음인은 상하의 공간적 상태 변화상이 머리보다 몸이 몸보다는 사지가 사지보다는 손발이 더 발달되게 된다.

그런데 이 궐음인에 음기운인 한寒이 더 강하게 작용되면 상하의 작용 때문에 하체가 더 길어지며 음기운인 습濕이 더 강하게 작용되면 표리의 작용 때문에 하체가 더 두꺼워진다. 즉, 한寒이 작용되면 긴 음인이 되고 습濕이 작용되면 두꺼운 음인이 되며 한습寒濕이 동시에 작용되면 하체가 발달되면서 두꺼워 지는 것이다. 성장기 때는 한열寒熱과 조습燥濕의 상하·표리의 변화 상象이 체질 형성에 영향을 미치는데 주로 한열의 상하 작용이 크게 영향을 미치고 성장이 멈춘 후에는 한열조습에 의한 표리의 변화상이 체질에 더 크게 영향을 미치게 된다.

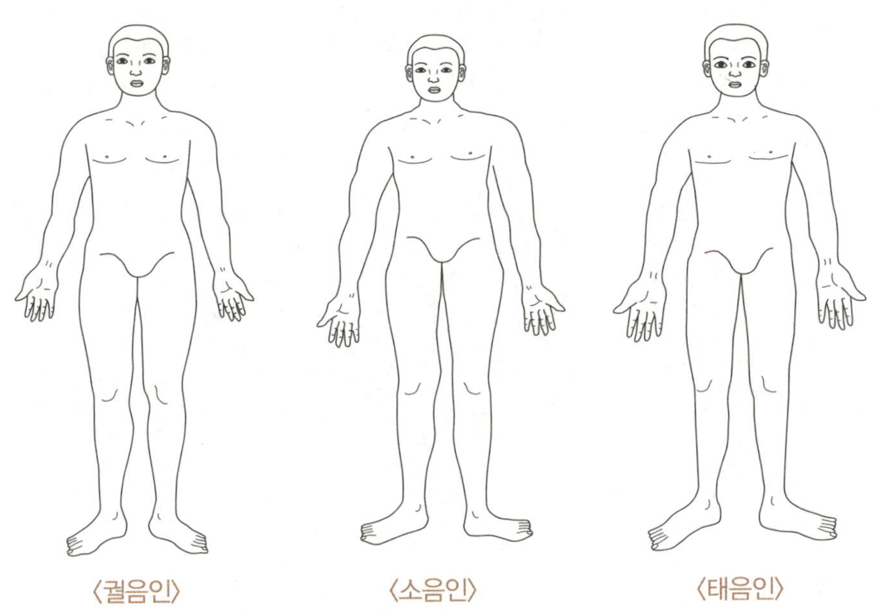

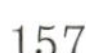

157

양인에 해당하는

소양인은 상하의 공간적 상태 변화상이

머리가 몸(몸중에서도 상체가 발달)보다 발달되어 있으며,

태양인은 상하의 공간적 상태 변화상이

몸보다 머리가 머리보다 오관이 더 발달되어 있고,

양명인은 상하의 공간적 상태 변화상이

몸보다 머리가 머리보다 오관이 오관보다는 이마가 더 발달되게 된다.

이는 내재된 에너지의 기질적氣質的 변화상이 음은 밑에서 위로 작용되기 때문이며 양은 위에서 아래로 작용되면서 발생 · 성장 · 소멸의 순환 과정이 끊임없이 이루어지기 때문이다.

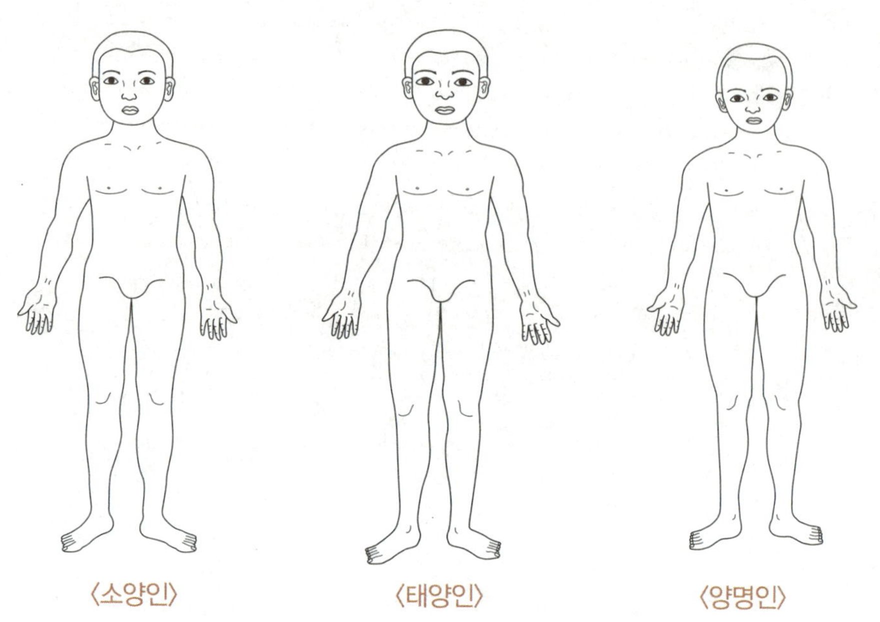

3음인陰人과 3양인陽人을 좀 더 구체적으로 알아보면 다음과 같다.

① 음체질 중

a. **궐음인**은 얼굴이 적고 몸집은 큰 사람을 말하며 원래 타고나기를 얼굴과 몸이 비슷하거나 혹은 얼굴이 크다 하여도 현대 사회는 영양과다로 몸집이 커져서 후천적으로 궐음인이 된 사람도 아주 많이 있다. 어찌 되었던 현새 궐음인이민 현재대로 보고 섭생을 해야하며, 점차 살이 빠지고 건강이 좋아져서 원래의 체질이 나온다면 그때 체질을 다시 관찰하여 섭생을 하여야한다. 궐음은 음기가 $\frac{2}{3}$이고 양기는 $\frac{1}{3}$이 되는 사람으로 순양에서 음으로 변하는 과정에 속하는 사람으로 태음인과 다르긴 해도 비슷하며, 궐음인은 또 목형木形·화형火形·토형土形·금형金形·수형水形·상화형相火形·오행표준형五行標準形으로 분류할 수 있으며, 성격은 약간 내성적이고 소극적이며 용기가 부족하고 계획만 하였지 실천력이 부족하고 온순하고 인정 있고 얌전하다.

b. **소음인**은 얼굴보다 몸이 크고 또 몸보다 사지가 더 큰 사람을 말하며 음기가 3/3

인 순음인 체질로 부족한 양기를 항상 보충해 주어야하며, 팔과 다리가 크고 튼튼하므로 운동이나 노동을 좋아하며, 머리를 쓸 생각은 하지 않고 무슨 일이든 행동으로 처리하며, 힘든 일이 무섭지 않으며, 실천적이고 부지런하며 솔선수범하는 성격이다. 그 대신 꾀가 없고 지성이 없다고도 할 수 있다. 순음인은 별로 많지 않으며 운동선수나 장수에게 많은 체질이다. 이러한 소음인은 또 목형木形·화형火形·토형土形·금형金形·수형水形·상화형相火形·오행표준형五行標準形으로 분류할 수 있다.

c. **태음인**은 얼굴보다 몸이 크고 그 큰 몸에 비하여 손과 발이 더 큰 사람을 말하며 음기가 ⅞이고 양기가 ⅜되는 사람으로 순음에서 양으로 변하는 과정에 속하는 사람으로 궐음인과 다르긴해도 비슷하며 선천적으로 부족한 양기를 항상 보충해 주어야 하며, 태음인은 항상 성실하게 일하고 저축하며 손발이 커서 한번 쥐면 놓지 않고 잘난 체하지 않고 숨기고 감춤이 바보와 같을 정도이며, 쉬지 않고 일하며 저축하므로 소문 없이 잘 살 수 있는 사람이며, 별로 믿지 않는 체질이다.

이러한 태음인을 목형木形·화형火形·토형土形·금형金形·수형水形·상화형相火形·오행표준형五行標準形으로 구분 할 수도 있다.

② 양체질 중

a. **소양인**은 몸에 비해 얼굴이 큰 사람을 말하며 양기가 ⅞이고 음기가 ⅜정도인 사람으로 순음에서 양으로 변하는 과정에 속하는 사람으로 양명인과 다르긴 해도 비슷하며 약간 부족한 음기를 항상 보충해 주어야하며 이러한 소양인은 아주 많으며 대개 평범한 현대인이라고 할 수 있고 성격은 양성적으로 활동적, 진취적이며 약간 남성적이라고 할 수 있다. 이런 소양인을 목형木形·화형火形·토형土形·금형金形·수형水形·상화형相火形·오행표준형五行標準形으로도 구분할 수 있다.

b. **태양인**은 몸체보다 얼굴이 크고 그 큰 얼굴 중에서 오관이 얼굴에 비해 더 큰 사람을 말하며 태양인은 별로 많지 않으며 등소평, 박정희, 전두환 대통령 같은 분이 태

양인에 속하며 양기가 3/3인 순양인 체질로 부족한 음기를 항상 보충해 주어야 하며, 성격은 정열과 용기와 힘이 넘쳐흘러서 대개 큰일을 할 수 있고 속이 꽉 차서 실속 있고 무게 있는 사람이다. 흠이 있다면 의욕이 과도한 나머지 욕심이 되어 과욕 할 우려가 있으며 이러한 태양인도 목형木形 · 화형火形 · 토형土形 · 금형金形 · 수형水形 · 상화형相火形 · 오행표준형五行標準形으로 분류할 수 있다.

c. 양명인은 몸보다 얼굴이 크고, 그 큰 얼굴에서 오관이 얼굴 하부에 배열되어 있어 이마만 넓은 사람을 말하며, 이마가 크니까 대뇌도 커서 머리가 좋아 아인슈타인과 같은 대성한 학자나, 과학자, 수학자등에 많은 체질이며, 양기가 $\frac{2}{3}$이고 음기가 $\frac{1}{3}$이 되는 사람으로 순양에서 순음으로 변하는 과정에 속하는 사람으로 소양인과 다르긴 해도 비슷하며 선천적으로 부족한 음기를 약간 보충해 주어야하며, 양명인은 약간 양성질이어서 진정 용기가 있고, 위대한 일을 해낼 수 있으며 학자로서 크게 성공할 가능성이 있는 체질로 별로 많지 않은 체질이다.

이러한 양명인은 목형木形 · 화형火形 · 토형土形 · 금형金形 · 수형水形 · 상화형相火形 · 오행표준형五行標準形으로도 분류할 수도 있다.

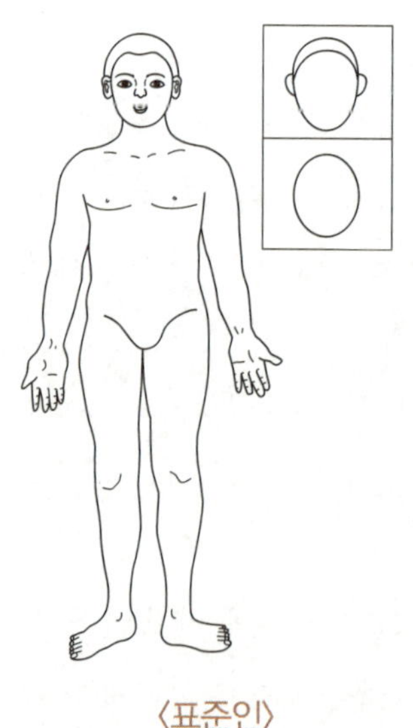

<표준인>

③ 음양표준인(음양화평지인)

음양이 서로 균형을 이루는 것은 음양화평(陰陽和平)이라하며 이러한 체질을 음양 화평지인이라 한다. 음양 화평지인은 머리=몸=오관=이마=사지=손발이 균형을 이루어야 하며 이를 형形으로 표현하면 다음 그림과 같다.

음양표준인(음양화평지인)은 얼굴과 오관의 크기가 균형이 있고 오관의 위치가 조화로우며 몸과 사지와 손발이 균형이 있고 예쁜 사람으로서 크면 큰대로 작으면 작은 대로 몸 전체가 아담하게 균형 잡힌 사람을 말하며 음기가 50이고 양기가 50으로 음양 화평을 이룬 사람으로 성격이 원만하고 부드러워서 모난 데가 없으며 병도 없고 특별히 눈에 뛰게 행동하지도 않는 평범한 보통사람입니다. 수명도 길고 건강하며 사주팔자도 좋은 편이고 부자도 아니고 가난하지도 않으며 출세하지도 않고, 저속하지도 않으며 급하지도 않고, 게으르지도 않으며 성공도 실패도 없는 아주 이상적인 삶을 사는 보통 사람이라고 할 수 있으며, 만일 이런 사람이 몸 전체가 크고 힘이 세면 큰 도를 저절로 이룰 수 있으며 이러한 표준형을 또 목형木形·화형火形·토형土形·금형金形·수형水形·상화형相火形·오행표준형五行標準形으로도 분류할 수도 있다.

음양체질분류법

양체질	양명인	☰	이마〉오관〉얼굴〉몸체	대뇌가 커서 머리가 좋고, 진정 용기가 있고 대인이며, 큰학자, 큰과학자, 큰수학자, 큰예술가가 된다. ex) 아인슈타인, 아이젠하워 같은사람	열하고 건조한 기운이 이마로 확산되어 이마가 뜨거워 탈모되기 쉬우며 건조되기 쉽다. 전체적으로 상체가 큰데 태양인 보다는 하체가 발달되어 있다.
	태양인	☰	오관〉얼굴〉몸체	태양과 같이 최고가 되고 장이 되길 원하며, 언제나 왕이 되고 지도자가 될길 원한다. 최고자리로 꺾일 수 밖에 없다. ex) 박정희, 등소평, 미테랑 등	열하고 건조한 기운이 오관으로 확산되어 오관이(눈,귓볼,코,입 등) 충혈되기 쉽고 건조해지기 쉽다.
	소양인	☷	얼굴〉몸체	약간 양성적이여서 진취적이며 부지런하고 의욕적이고 적극적인 편이다. 현대인에게 많은 성격	열하고 건조한 기운이 상체와 얼굴로 상승 얼굴이 상기 되고 얼굴이 건조해지기 쉬우며 피부가 거칠어지기 쉽다.
중인 (표준체질)		머리=오관=이마=몸체=사지=손발 음양표준=오행표준형=완전한육체		균형잡힌 예쁜몸매	
음체질	궐음인	☷	얼굴〈몸체	약간 음성적이여서 약간 소극적이고 물러서며 양보하는 정신이 있고 활동적이나 의욕이 부족하다. 백인에게 가장 많은 체질이다.	습하고 찬 기운이 하복부로 하강하기 쉬워 하복부가 차지기 쉬워진다.
	소음인	☷	얼굴〈몸체〈사지	힘이 세어서 만사를 힘으로 해결 하려 하고 머리를 쓰려고 하지 않으며 큰 장수, 큰 운동선수가 많다.	습하고 찬 기운이 사지로 확산되어 사지가 발달되기 쉽고 사지가 차지기 쉽게된다.

| | 태
음
인 | ☷ | 얼굴〈몸체〈사지
〈손발 | 손이 커서 많이 움켜쥘 수 있고
발이 커서 도망칠 수 있다.
손발이 크고 예쁘면 남 모르는 부자다. | 습하고 찬기운이 손발로 확산되어 손발이 차거나 습하거나 부종이 발생되기 쉽고 전체적으로 하체가 큰데 소음인보다 약간 상체가 발되어 있다. |

음양체질 분류법은 성격을 분류하는데 약간 도움이 되는 것이지 병을 치료하는데 별로 적용되지 않으며 상대적 균형원리에 의한 체질 처방을 하는데 유효하다.

2) 표리 체질 분류법

기氣에 의한 한열조습의 공간적 변화 상태가 표리로 작용해 체질을 형성한 것으로 한열과 조습을 음양으로 분류하면 음陰은 한寒과 습濕이 해당되고 양陽은 열熱과 조燥가 해당된다. 음陰인 한寒과 습濕은 하강과 응축의 속성이 양陽인 열熱과 조燥는 상승과 팽창의 속성이 있어 음인陰人은 속에 차고 습한 기운이 겉에 따뜻하고 건조한 기운보다 많은 사람을 말하고, 양인陽人은 속에 차고 습한 기운보다 겉에 따뜻하고 건조한 기운이 많은 사람을 말한다.

이를 더 구체적으로 설명해서 분류하면

음인陰人 중에 속의 찬 기운이 겉의 따뜻한 기운보다 많은 사람을

소음인少陰人(음소음인陰少陰人)이라 하고,

음인陰人 중에 속의 습한 기운이 겉의 건조한 기운보다 많은 사람을

태음인太陰人(음태음인陰太陰人)이라 하며,

양인陽人 중에 겉의 따뜻한 기운이 속의 찬 기운보다 많은 사람을

소양인少陽人(양소양인陽少陽人)이라 하며,

양인陽人 중에 겉의 건조한 기운이 속의 습한 기운보다 많은 사람을

태양인太陽人(양태양인陽太陽人)이라 한다.

소음인 · 태음인 · 소양인 · 태양인을 더 구체적으로 설명해서 분류하면

소음인 중에 속의 찬 기운이 겉의 따뜻한 기운보다 많은 사람을 음소음인이라 하고,

소음인 중에 속의 따뜻한 기운보다 겉의 찬 기운이 많은 사람을 양소음인이라 하며,

태음인 중에 속의 습한 기운이 겉의 건조한 기운보다 많은 사람을 음태음인이라 하고,

태음인 중에 속의 건조한 기운보다 겉의 습한 기운이 많은 사람을 양태음인이라 하며,

소양인 중에 겉의 따뜻한 기운이 속의 찬기운보다 많은 사람을 양소양인이라 하고,

소양인 중에 겉의 찬기운보다 속의 따뜻한 기운이 많은 사람을 음소양인이라 하며,

태양인 중에 겉의 건조한 기운이 속의 습한 기운보다 많은 사람을 양태양인이라 하고,

태양인 중에 겉의 습한 기운보다 속의 건조한 기운이 많은 사람을 음태양인이라 한다.

또한 겉과 속이 모두 찬 사람을 순소음인이라 하며,

　　　겉과 속이 모두 따뜻한 사람을 순소양인이라 하고,

　　　겉과 속이 모두 습한 사람을 순태음인이라 하고,

　　　겉과 속이 모두 건조한 사람을 순태양인이라 한다.

또한 순음인은 겉과 속이 차고 습한 사람을 말하고,

　　　순양인은 겉과 속이 열나고 건조한 사람을 말한다.

한열과 조습의 표리에 의한 체질 분류에서 음양의 속성에 위배되는 체질인 양소음인이나 양태음인, 음소양인이나 음태양인 그리고 순소음인이나 순소양인, 순태음인이나 순태양인, 순음인 · 순양인들의 처방은 병적 상태에 해당하므로 병치처방을 해 주어야 하며 음양의 속성과 일치하는 음소음인, 음태음인, 양소양인, 양태양인 등은 음양적 표리 체질에 해당하나 체질 자체도 한열, 조습의 과불급에서 생긴 것이므로 균형이 맞지 않은 상태이기 때문에 체질 처방을 해서 체질을 개선시켜 주어야 한다.

병치와 체질 처방의 구분은 내재된 기질氣質이 상하 · 좌우 · 표리의 균형이 맞느냐 맞지 않느냐에 있기 때문에 내재된 기질적氣質的 변화를 읽어내는 것이 관건이며 병치 처방이 체질처방보다 우선인 것이다.

3음3양의 체질분류법은 상하의 공간적 변화상을 더 구체적으로 구별해 놓은 체질 분류법으로 주로 내재된 기질적氣質的 작용이 형形을 이룬 것이 상하의 공간적 작용에

의해 이루어지는 단계를 논한 것이다. 치유법은 상대적 균형원리에 맞는 체질처방을 해주면 된다. 한열과 조습의 표리에 의한 체질 분류에서의 체질 치료시 음인(음소음인, 음태음인)은 보법補法을 양인(양소양인, 양태양인)은 사법瀉法을 주로 해서 시치하며 병 치료시 음인(양소음인, 양태음인, 순소음인, 순태음인)은 사법을 양인(음태양인, 음소양인, 순소양인, 순태양인)은 보법을 주로 해서 시치하고 순양인, 순음인은 보사법을 병행해서 시치해야 하는데 음양의 치료에 있어서는 중법中法 치료가 가장 중요하다. 예를 들면 사람은 속이 따뜻하고 습하며 겉은 약간 차고 건조해 항상성을 유지해야 건강한데 섭생에 관한한 따뜻하게 하고 속을 습하게 해주는 것이 先이며 中(氣)의 작용이 강한 사람은 음체질이건 양체질이건 중화中和의 작용을 강하게 해서 자신의 생리를 건강하게 조절한다.

표리 체질 분류법을 그림을 통해 정리하면 다음과 같다.

164

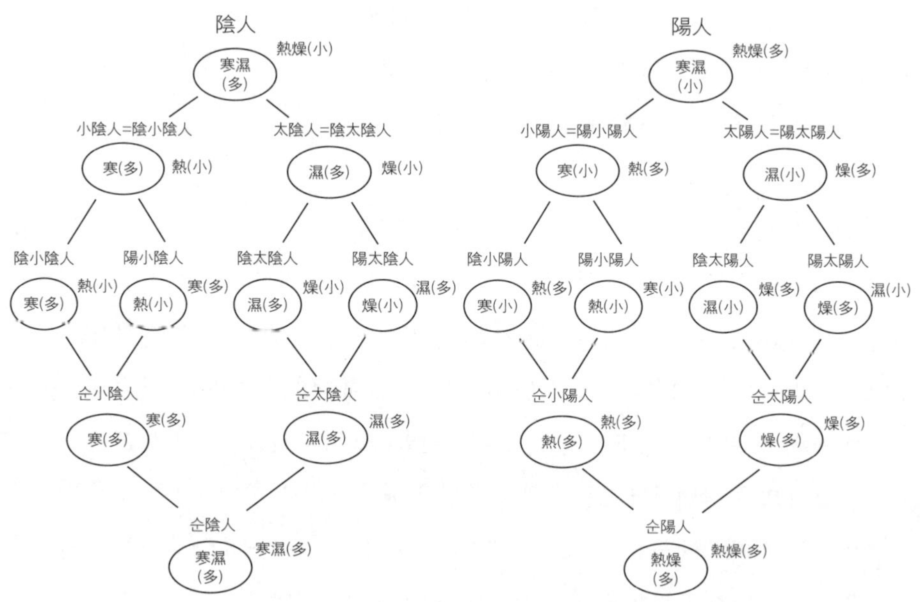

· 공간적 표리 변화에 의한 음양화평지인陰陽和平之人은 겉은 약간 차고 약간 건조하며 속은 따뜻하고 약간 습해 우리 몸에서 한열과 조습이 균형을 이룬 체질을 말한다.

음양체질에서 가장 중요한 것은 계속 분리되어 복잡해지는 것이 아니라 그 자체의 변화상이 전후의 시간적, 상하, 표리의 공간적 변화 상의 관계에서 어떻게 나타나느냐가 중요하며 나타난 변화상을 조절해 주는 것이 관건인 것이다. 즉, 음양의 변화상을 단순화 시켜 체질을 분류하는 것이 최상의 방법인 것이다.

음양체질 분류법과 오행체질분류법은 내재된 기질氣質의 시간적 변화상의 허실적 관계상을 분류한 체질 분류법이고, 3음3양 체질분류법은 내재된 기질氣質의 상하의 공간적 변화상의 허실적 관계상을 분류한 체질 분류법이고, 표리체질 분류법은 내재된 기질氣質의 표리적 변화상을 분류한 체질분류법이다.

※ **현재체질과 본래체질** 본래는 양인이었는데 섭생이나 생활습관 또는 질병에 의해 내재된 기질氣質이 변화를 일으켜 음인이 되어 있는 경우로 현재의 체질이 개선이 되면 본래의 체질이 나타나는데 현재 체질과 본래의 체질이 일치하지 않는 경우는 몸의 내재된 기질氣質에 이상이 있다는 것이다. 이는 병치처방이나 현재 체질개선처방을 해 본래의 체질로 바꾼 후에 본래 체질처방을 해야 하는 것이다.

3. 자연 변화에 의한 체질적 치유원리
- 동기감응 원리와 상대적 균형원리

천기天氣의 기적氣的 작용이 땅에 있는 생물에 영향을 주고 땅에 있는 생물은 물物(물질)을 생성해 사람에게 제공하며 사람은 땅에서 나는 생성물을 취해서 살아간다. 이 하늘(기후氣候)과 땅(물후物候)의 관계는 주로 구심성 운동인 종적 변화에 의해 서로 영향을 미치게 된다. 하늘에서의 변화상이 땅에 있는 생물에 영향을 미치게 되고 이로 인해 땅에 있는 생물은 하늘의 변화상에 균형을 맞추기 위해 생물 내부에 그에 상응하는 기질氣質이나 물질物質을 생성 함유하게 되고 이렇게 생성된 생성물을 사람이 섭취해서 살아간다. 때문에 섭취 시 내재된 기운과 동기감응同氣感應에 의해 내재된 기운氣運이 증가하여 삶을 영위해 나가게 되는 것이다. 그러므로 하늘에서의 기적氣的 작용에 의해 기후氣候가 한열寒熱로 땅에 있는 생물에 영향을 미치게 되면 땅에 있는 생물은 한열의 기후에 균형을 맞추기 위해 생물 내부에 한열에 상응하는 기질氣質이나 물질物質을 함유하거나 생성하게 된다. 사람은 땅의 생물이 생산한 생성물을 취해서 살아가므로 음체질陰體質(한체질寒體質)인 사람은 찬 기질氣質이나 찬 물질物質을 많이 함유하거나 생산한 생성물을 섭취하게 되면 동기감응에 의해 찬 기운이 더 많이 증가되어 균형이 흐트러진다. 때문에 이와 상대되는 따뜻하거나 뜨거운 기질氣質이나 물질物質을 함유하거나 생산한 생성물을 섭취하게 되면 상대적 균형을 이뤄 몸의 항상성 유지능력이 극대화 되는 것이다. 이를 음양으로 정리하면 다음과 같다.

기후氣候	음기운(한寒·습濕)	양기운(열熱·조燥)
↓	↓	↓
물후物候	땅에 있는 생물은 음기운과 상대적 균형을 이루기 위해 음기운에 상응하는 기질氣質이나 물질物質을 함유하거나 생성하게 됨. 양적 기질氣質·물질物質을 많이 함유·생성함.	땅에 있는 생물은 양기운과 상대적 균형을 이루기 위해 양기운에 상응하는 기질氣質이나 물질物質을 함유하거나 생성하게 됨. 음적 기질氣質·물질物質을 많이 함유·생성함.
↓	↓	↓
병후病候	음체질-양적 기질氣質·물질物質이 많이 든 식품을 섭취해야 상대적균형 이룸 양적식품은 내재된 기운과 동기감응에 의해 양적 부위에 주로 작용됨	양체질-음적 기질氣質·물질物質이 많이 든 식품을 섭취해야 상대적균형 이룸 음적식품은 내재된 기운과 동기감응에 의해 음적 부위에 주로 작용됨

※음양체질 치유의 원리 - 상대적 균형원리에 있으며 이는 동기감응同氣感應의 원리와 상통한다.
 다만, 관찰자가 내재된 기운 자체의 허실을 판단하느냐 상대적이고 대립된 기준에서 판단하느냐
 에 따라 치유방법이 달라질 뿐이다.

하늘에서의 기적氣的작용에 의해 기후氣候가 음과 양으로만 작용되어 땅에 있는 생물에 영향을 미치는 게 아니고 생물자체의 음과 양에 내재된 기질적氣質的 변화의 작용에 의해 오기五氣의 기운(신맛, 쓴맛, 단맛, 매운맛, 짠맛 또는 청색, 적색, 노란색, 흰색, 검정색 등)이 생성된다. 이 기질氣質이 유집되면 물질物質(성분)이 함유되거나 생성되게 되어 생성된 생산물을 사람이 섭취하게 되면 동기감응同氣感應의 원리에 의해 기운이 증가하여 몸의 항상성 유지 능력이 극대화 된다.

즉, 하늘에서의 기질氣質작용에 의해 기후氣候가 오기五氣(풍風·열熱·습濕·조燥·한寒)로 땅에 있는 생물에 영향을 미치게 되면 땅에 있는 생물은 내재된 기질적氣質的 변화에 동기감응同氣感應으로 작용해 오기五氣를 함유하거나 생성한다. 생성물을 사람이 섭취하게 되면 동기감응同氣感應의 원리에 의해 내재된 기질氣質과 감응하여 기운이 증가하여 항상성 유지능력이 극대화 된다.

이를 오행으로 정리하면 다음과 같다.

-뒷장에 계속

기후氣候	풍風	열熱	습濕	조燥	한寒
↓동기감응	↓	↓	↓	↓	↓
물후物候	신맛을 생성 청색·녹색 식물의 줄기	쓴맛을 생성 적색 식물의 잎과 꽃	단맛을 생성 노란색 식물의 과실	매운맛을 생성 흰색 식물의 껍질과 씨앗	짠맛을 생성 검정색 식물의 뿌리
↓동기감응	↓	↓	↓	↓	↓
병후病候	간·담에 영향	심·소장에 영향	비·위장에 영향	폐·대장에 영향	신·방광에 영향
↓상대적균형원리 체질	↓ 목木형 체질 달고 매운맛 섭취	↓ 화火형 체질 맵고 짠맛을 섭취	↓ 토土형 체질 짜고 단맛을 섭취	↓ 금金형 체질 시고 쓴맛을 섭취	↓ 수水형 체질 쓰고 단맛을 섭취

오행에서의 상대적 균형은 극剋에 해당하는 것이며 체질처방에서 극剋으로 섭취했을 때 내재된 기氣와 동기감응同氣感應해 약한 부분의 기운이 증가해 오행에서의 항상성 유지 작용이 극대치가 된다.

자연에서의 모든 생물은 상대적 균형원리와 동기감응원리에 따라 나름대로의 균형을 맞추어서 생존하나 단지 사람과의 차이 때문에 맞고 안맞고의 작용이 있을 뿐이다. 특히 식물과 같이 기氣에 의해서 세워진 기립지물氣立之物은 자연의 질서에 절대적으로 순응하며 환경에 지배되어 상대적 균형을 이뤄 생존해야 되기 때문에 상대적 균형의 원리 작용을 크게 받는다. 동물이나 사람과 같은 신기지물神機之物은 내기內氣에 의해 움직일 수 있어 자연의 질서나 외부환경에 절대적으로 지배를 받지 않는다. 내재된 기운氣運에 의해 살아가면서 스스로 균형을 이루므로 동기감응에 의한 작용을 크게 받는다. 고로 치유의 원리는 내재된 기질氣質의 불균형을 맞추는 것(병치처방)이 선先이고 상대적 불균형에 의한 체질처방이 후後인 것이다.

음양체질 분류는 내재된 기질氣質의 공간적 변화상을 분류한 체질 분류방법이고,

오행체질 분류는 내재된 기질氣質의 허실의 관계성을 분류한 체질 분류방법이다. 치유법은 둘 다 상대적 균형원리에 입각한 체질처방을 해야 하며 오행에서의 상대적 균형은 극剋에 의한 상생相生 처방에 있음을 알아야 한다.

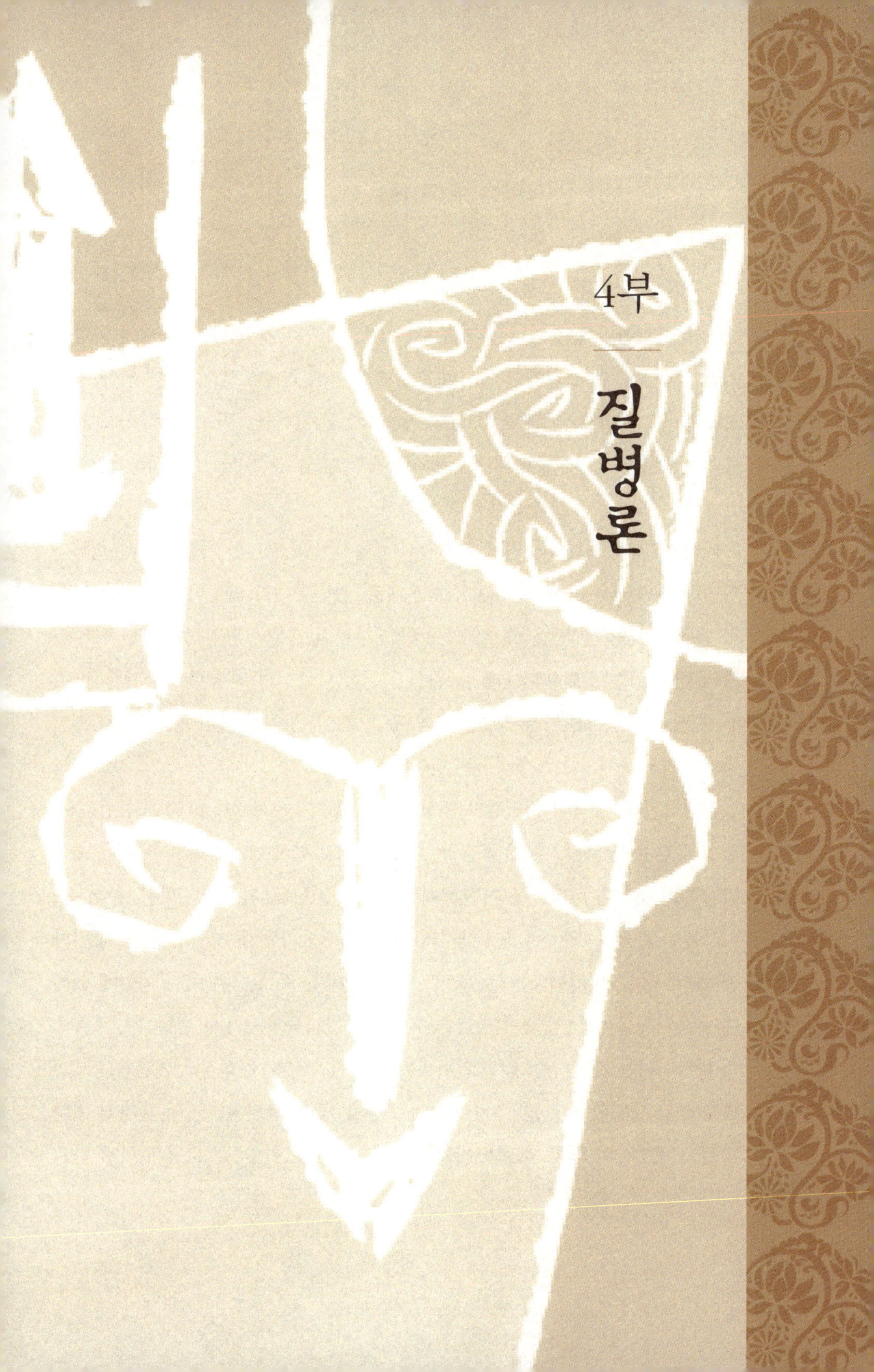

4부
질병론

　동물이나 사람과 같이 신기지물神機之物은 내재된 기질氣質의 운運에 영향을 가장 크게 받는데 사람에 있어서의 질병이란 어떤 원인인 병인病因에 의해 정기正氣가 허虛해지거나 내재된 기질氣質이 항상성을 잃음을 말하며 이로 인해 기질氣質이 물질物質인 체기體氣와 체액體液과 체형體形을 변화시켜 이상적異像的 증상을 나타내는데 이를 병증이라 하는 것이다.

　내재된 기질물氣質物의 변화상이 원심성 횡적 변화 단계인 기氣→상像→형形→합병증合病症→사증死症의 전후 진행단계로 질병의 변화 양상이 발현되고 구심성 종적 변화인 상·중·하·표리에 의한 부분적 계통인 공간적 진행단계로 질병의 변화 양상이 발현되는데 이 원심성 진행과 구심성 진행에서의 기질적氣質的 변화 상象의 기준(리理=강기綱紀)을 음양, 허실, 한열로 잡고 동양사상이론인 음양중 오행육기론으로 해석하는 것이다.

　질병의 변화 양상이 원심성과 구심성으로 진행되어 나타나고 이 원심성과 구심성의 기쥰(리理=강기綱紀)을 음양, 허실, 한열로 잡아 기질적氣質的 변화 상象을 관찰하는 것인데 나타나는 기질氣質의 변화상(병증病症)을 음양, 허실, 한열, 표리라는 기준으로 나누는 것이 아니라 어떤 원인에 의해 내재된 기질氣質의 변화를 음양, 허실, 한열이라는 기준으로 나눈 것이다. 즉 질병은 어떤 원인에 의해 내재된 기질물氣質物의 변화(병리病理)에 의해 기질물적氣質物的 변화상(병증病症)이 나타난다는 것이다. 그러므로 나타나는 기질적氣質的 변화상의 기준을 증리證理라 하고 내재된 기질물氣質物 변화의 기준을 병리病理라 한다. 이 병리의 변화 과정을 천지간의 변화 과정과 비교해서 음양, 허실, 한열론으로 설명하면 다음과 같다.

1. 음양 · 허실 · 한열론

※동양학에서 음양, 허실, 한열, 표리라는 표현이 자주 등장하는데 이는 자연의 변화 기준에 대한 명칭이다. 이 변화의 기준이 대자연에서인지, 사람에서인지, 질병을 논할 때인지, 병증을 논할 때인지 잘 인식하고 사용해야 한다.

예를 들어 자연의 변화에서와 병증에서의 음양은 상대적 대립관계의 모든 사물과 현상을 논할 때 포괄적 개념으로 유효하나 질병론에서의 음양은 내재된 기질물氣質物의 이동으로 인한 응축 · 팽창과 하강 · 상승되어 기질氣質과 물질物質이 이온화 되는 과정을 음양으로 표현한 상태이다.

천지간의 변화 상象에 가장 크게 영향을 미치는 것이 태양의 양력과 달의 음력과 지구의 중력인데 지구는 태양에너지의 흡수에 의해(적도지방에서는 태양에너지를 많이 흡수하고 극지방에서는 적게 흡수하며 낮과 여름은 태양에너지를 많이 흡수하고 밤과 겨울은 적게 흡수한다.) 온도가 달라지게 되고 온도 차이(한열寒熱)에 의해 기압 차이(고기압과 저기압)가 생기고 이 기압 차이에 의해 기류인 풍風이 발생하게 된다. 그러므로 바람의 세기는 온도 차이에 따라 달라지게 된다. 따뜻한 공기와 찬 공기가 만나면 따뜻한 공기는 가볍기 때문에 위로 올라가고 분자 운동이 활발해져 부피가 커지고 이로 인해 밀도가 낮아진다. 즉, 위로 올라간 공기는 따뜻하기 때문에 풍선처럼 부풀어 올라 크기가 커진다. 부풀어 오르려고 에너지를 사용했기 때문에 온도는 낮아지게 되고 온도가 낮아진 공기는 무겁기 때문에 아래로 내려오게 된다. 또한 분자운동이 느려서 부피는 작아지고 밀도는 높아지게 되고 이로 인해 습도가 높아지고 습도가

100%로 높아지면 공기 안에 있던 많은 수증기들이 물방울로 변하기 시작해 구름이 되는 것이다. 이 구름 물방울이 백만 개 정도 합쳐지면 1개의 빗방울과 얼음 알갱이가 만들어지는 것이다.

또한 공기가 누르는 힘을 기압이라고 하는데 주변보다 공기의 양이 많으면 누르는 힘이 강해져 고기압이 되고 주변보다 공기의 양이 적으면 누르는 힘이 약해져 저기압이 된다. 공기의 이동도 많은 곳에서 적은 곳으로 흐르기 때문에 고기압에서 저기압으로 움직이고 기압의 차이가 크면 클수록 공기의 흐름도 빨라지게 된다. 공기의 흐름은 고기압에서 저기압으로 이동하기 때문에 저기압 지역에만 공기가 자주 모여 구름이 계속 만들어지게 되고 날이 흐려지는 것이다. 공기는 지구의 중력에 의해 땅에 가까울수록 공기의 양이 많고 높은 곳일수록 공기가 적어 공기의 이동은 자꾸 위로 올라가려고만 한다. 반대로 지구의 중력은 공기를 자꾸 아래로 잡아당기려 해서 서로 균형을 이루려고 한다. 고기압 지역은 공기가 저기압으로 이동하기 때문에 공기의 양이 적어 하늘에 있던 공기가 중력에 의해 땅으로 이동하게 된다. 공기는 땅으로 내려오면서 온도가 높아지고 습도가 낮아져 구름이 없는 맑은 날이 되는 것이다. 고기압과 저기압에 대한 공기의 이동을 해가 떠 있는 낮 동안에 발생하는 산풍을 예를 들어 설명하면 지면은 공기보다 열을 빨리 흡수하고 빨리 방출하는 성질을 갖고 있기 때문에 낮에는 지면이 공기보다 빨리 뜨거워져 산꼭대기의 온도가 같은 높이에 있는 공기보다 높아진다.(그림1) 이로 인해 분자 운동이 활발해져 부피가 커지고 쌩장해 밀도가 낮아져 산꼭대기 부근의 공기가 위로 올라가니까 산꼭대기의 기압은 낮아지고 반대로 그 위 하늘에서는 기압이 높아지게 된다.(그림2)

상대적으로 온도가 낮은 산 주위의 공기는 분자운동이 느려져 부피가 작아져 축소되어 밀도가 높아져 산 아래의 지면에서는 공기가 아래로 내려오니까 기압은 높아지고 산꼭대기 주변에서는 기압이 낮아진다.(그림3)

이를 종합해 보면 지면에서는 고기압 지역인 산 주변의 공기가 저기압 지역인 산을 향해 모여들고 모여든 공기는 위로 올라가고 산 아래에서는 공기가 빠져나간 빈자리를 채우기 위해 공기가 내려와 계속 순환을 하게 된다.(그림4)

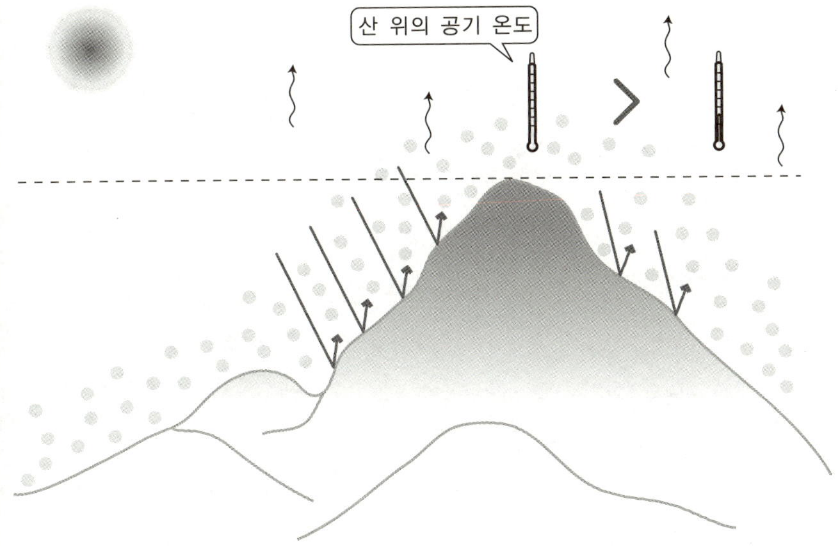

낮 동안 산 위의 온도는 같은 높이에 있는 주위의 공기보다 높아진다.

그림 2

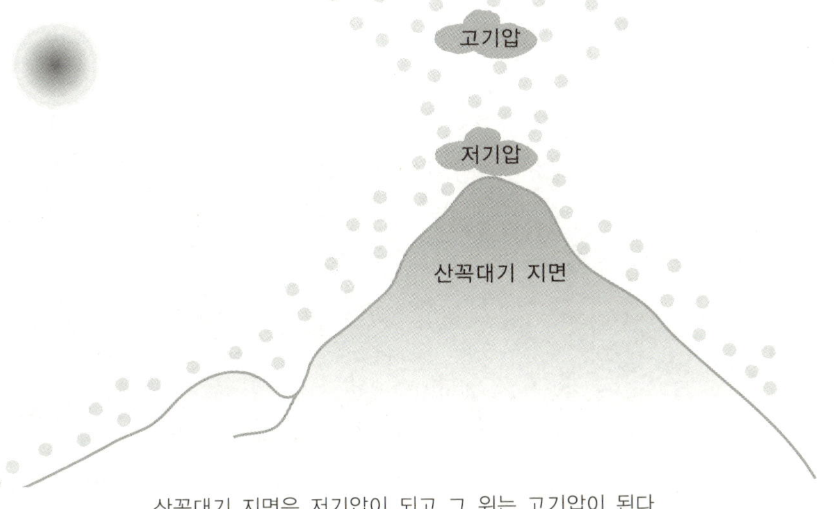

산꼭대기 지면은 저기압이 되고 그 위는 고기압이 된다.

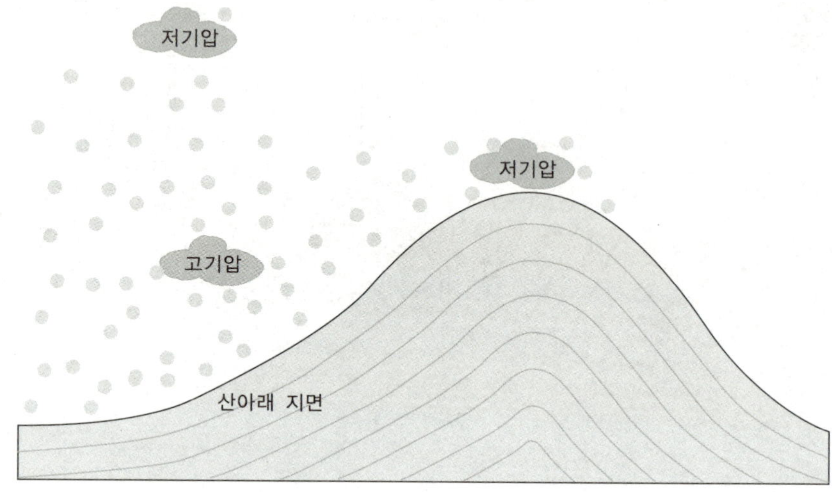

고기압 지역인 산 아래에서 저기압 지역인 산 위를 향해 공기가 모여진다.

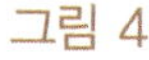
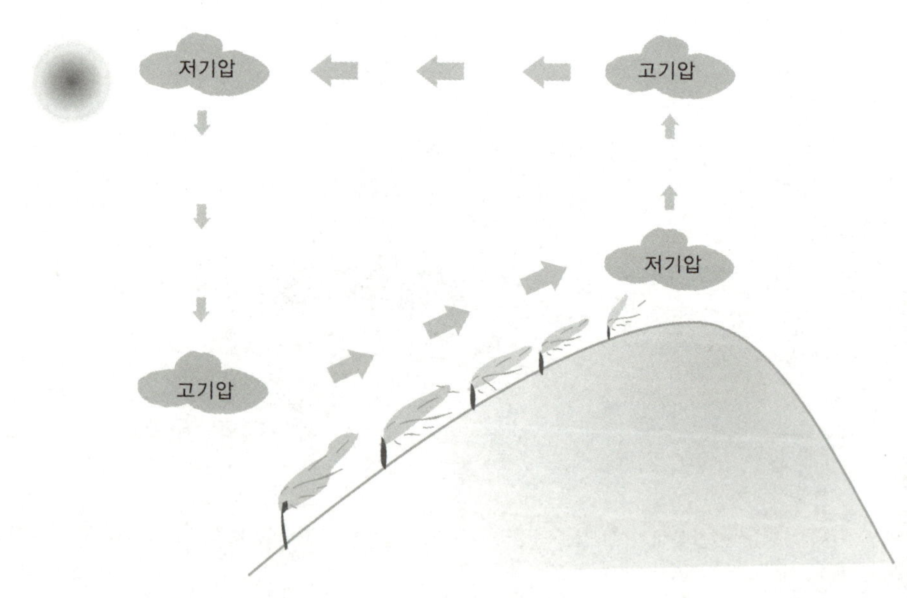

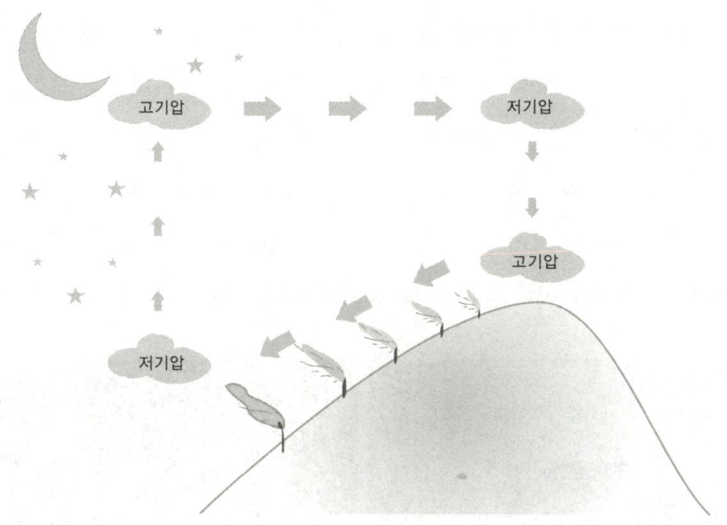

　공기는 항상 똑같아지는 것을 좋아하기 때문에 항상 많은 곳에서 적은 곳으로 움직이며 낮에는 산 아래에서 산 위로 바람이 불게 되는데 이를 산풍이라 한다. 곡풍과 육풍도 이와 같은 이치로 작용하나 기류의 흐름이 반대로 된다.(그림5)

　이와 같은 운동이 구름 안에서 수많은 소용돌이로 나타나는데 이 소용돌이를 따라 구름 물방울들과 얼음 알갱이 들이 움직이면서 서로 부딪혀 쪼개지기도 하고 합쳐지기도 한다. 보통은 큰 물방울이 작은 물방울을 빨아들여 빗방울로 바뀌어 가는 것이다. 그런데 그 속에는 양전기와 음전기가 가득 차 있고 물방울과 얼음 알갱이의 안쪽 온도는 바깥쪽 온도보다 높게 구성되어 있어 양전기는 온도가 낮은 곳을 좋아하고 음전기는 온도가 높은 곳을 좋아해 양전기는 구름의 바깥쪽에 음전기는 구름의 안쪽에 모여 있게 되고 구름속의 소용돌이의 운동 속에 물방울과 얼음알갱이 들이 하늘 높이 올라가면서 서로 부딪혀 깨지기도 하고 합쳐지기도 하면서 양전기와 음전기가 서로 헤어지게 된다. 그러면 바깥쪽에 있던 양전기는 소용돌이를 타고 구름 윗부분에 모이게 되고 구름 안쪽에 있던 무거운 음전기는 구름의 아랫부분에 모이게 된다. 즉, 구름 속의 소용돌이가 많아지면 구름 물방울과 얼음알갱이가 계속 생겨나고 얼음알갱이가 깨지면 깨질수록 구름 윗부분에는 양전기가 아랫부분에는 음전기가 많아지게 된다.

마침내 빗방울과 함께 윗부분의 양전기와 아랫부분의 음전기가 수백만 볼트에 이르게 되고 엄청나게 큰 번개 불꽃이 만들어진다. 번개 불꽃이 지나가는 자리는 아주 좁지만 그곳의 온도는 수천·수만 볼트에 이를 정도로 아주 뜨겁기 때문에 번개 불꽃 주변의 공기는 뜨거워져 팽창하게 되고 갑자기 팽창한 공기는 풍선이 터지듯 천둥소리가 나게 되는 것이다. 이러한 번개는 구름의 아랫부분과 땅 사이에서도 만들어 질 수가 있으며 천둥(뢰雷), 번개와 함께 비(우雨)나 눈(설雪) 등이 오게 되는 것이다.

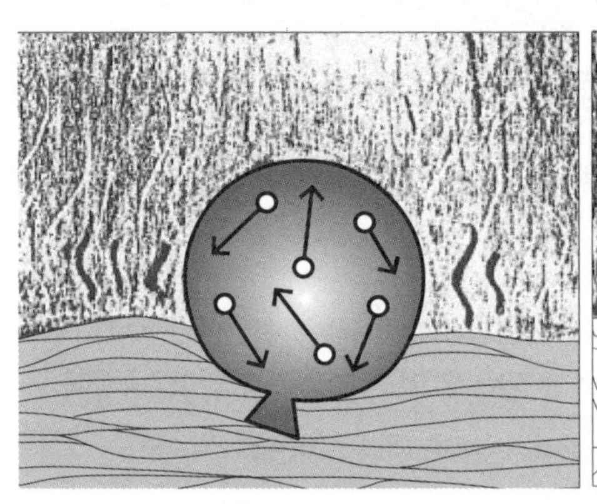

온도가 높으면 밀도가 낮아진다.　　　온도가 낮아지면 밀도가 높아진다.

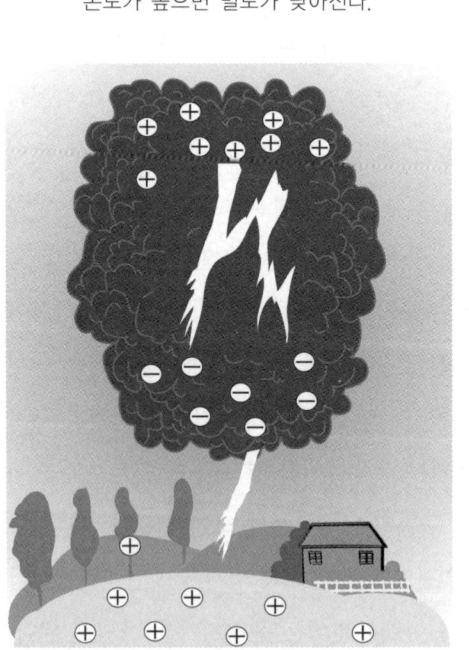

구름 안이나 공기 속에 있던 수증기는 구름 물방울로 바뀌게 되는데 기체인 수증기가 액체인 구름 물방울로 바뀔 때 모습만 바뀌는 게 아니라 열도 밖으로 내놓게 된다. 수증기가 구름 물방울로 변하면서 내놓는 잠열(수증기1g이 물방울로 변할 때 약 600cal의 잠열을 내놓게 됨 = 액체인 물 1g이 수증기로 변하기 위해서는 약 600cal가 필요하다는 말과 같다. 물 1g이 1℃올리는데 필요한 열량은 1cal이고, 공기 1g을 1℃올리는데 필요한 열량은 6.24cal이다.)은 상상할 수 없을 만큼 크다. 이 잠열이 구름 속의 온도를 높이는 작용을 해 공기는 가벼워져 계속 위로 올라가게 되고(뭉게구름은 위로 소용돌이 침) 기압은 낮아져 주변의 공기가 계속 몰려들게 된다. 이 과정이 계속 되풀이 되면 태풍이 되는 것인데 태풍의 힘은 수증기가 구름 물방울로 바뀌면서 내뿜는 잠열에서 나오는 거니까 수증기가 모여들지 않으면 약해지게 된다. 그러므로 찬 바다나 땅(땅에는 수증기가 별로 없음)에 닿으면 그 힘이 약해져 소멸하게 되는 것이다.

　이와 같이 천지간의 변화상이 기화氣化에 의해 한열로 작용해 기체인 공기에 영향을 미치고 여기에 수분이 동반되어 조습이 발생된다. 이로 인해 음양인 상승(+)과 하강(−), 팽창(+)과 응축(−)의 속성이 나타나고 기류氣流가 발생되는데 이 기류에 의해 기후의 다변화(바람이 강하게 부는지, 약하게 부는지, 구름이 먹구름인지, 피열구름인지, 맑은 날인지, 비가 오는 날인지, 우박이 오는 날인지, 안개가 낀 날인지 등)가 허실로 나타나는 것이다. 일기—氣의 기능이 기후氣候의 만후상을 나타내므로 이를 일기다용—氣多用의 작용이라 하는 것이다. 이를 정리하면 다음과 같다.

기화氣化에 의한 기류氣流 발생

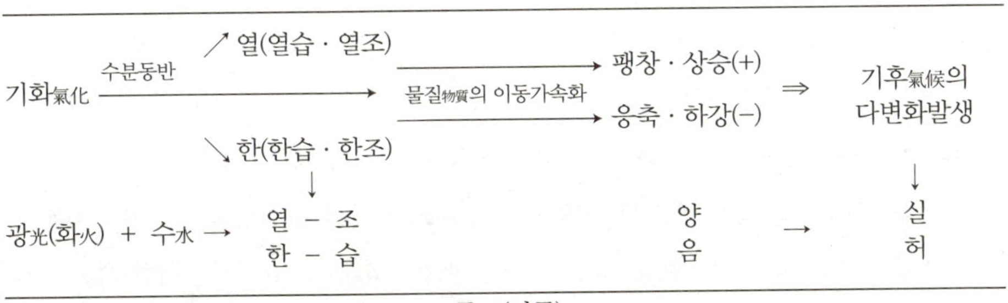

기화氣化 —수분동반→ ↗ 열(열습 · 열조) —물질物質의 이동가속화→ 팽창 · 상승(+) / 응축 · 하강(−) ⇒ 기후氣候의 다변화발생		
↘ 한(한습 · 한조)		
광光(화火) + 수水 → 열 − 조 / 한 − 습	양 음 →	실 허

풍風 (기류)

　천지간의 한 물건인 사람도 기화에 의한 내재된 기질물氣質物의 변화상이 천지간의 변화의 원리와 이치적으로 같게 이루어지므로 이를 설명하면 다음과 같다.

(1) 한열론寒熱論

어떤 원인인 병인에 의해 정기가 허해지거나 기질물氣質物이 항상성(중화작용)을 잃음으로 인해 내재된 기질물氣質物의 변화가 발생하는데 구심성 종적 변화인 공간적 진행 단계로 한寒과 열熱로 작용하여 한寒의 하강하는 속성과 열熱의 상승하는 속성에 의해 내재된 기질氣質이 상하로 이동하며 기질氣質이 이동하면서 물질物質인 체기와 체액과 체형에 작용해 영향을 미치게 되고 한과 열의 이동 중에 몸에 내재된 수분이 함께 작용해 조습燥濕의 응축과 팽창의 속성까지 함께 동반하게 된다. 이와 같이 병인에 의해 내 몸의 내재된 기질氣質의 1차 공간적 변화상을 한열寒熱이라 한다. 질병론에서의 한열은 내재된 기질氣質과 물질物質인 체기體氣, 체액體液, 체형體形이 공간적으로 이동하는 1차적 변화를 의미하는 것이다.

한열은 사람에 있어서 가장 중요하고 가깝게 밀착되어 있는데 사람은 온혈동물이므로 적정한 온도를 유지해야만 생명이 유지된다. 우리 몸이 적정온도(중화中和의 온기)와 같이 따뜻하면 에너지가 많이 발생되므로 힘이 강해질 것이고 병균에 대한 저항력도 강해질 것이며 몸이 부드러울 것이다. 또한 혈액순환이 좋아서 신진대사가 잘되어 내재된 기질氣質이 상생相生하고 상극相剋하고 상화相和함이 원활히 이루어져 마음도 따뜻해져 생명 현상은 강력해질 것이다.

한寒하고 열熱하다는 말은 인체가 정상온도보다 낮거나 높은 상태를 말하며, 또한 열熱이 한 곳으로 모여 그 반대되는 곳은 한寒하다는 말이 되고 한寒이 한 곳으로 모여 그 반대되는 곳은 열熱하다는 말이 된다. 이는 어떤 원인에 의해 정기가 허해지거나 중화의 작용이 상실됨으로 인해 우리 몸의 따뜻한 온기가 상하, 좌우, 표리로 이동하는 것이다. 한寒하면 세상의 모든 만물이 수축하는 것처럼 인체도 한寒하면 수축하여 모든 기능이 수축되고 응축되고 굳게 되므로 에너지 효율이 떨어지게 되고 몸이 딱딱해져 혈액순환도 좋지 않게 되며, 열熱하면 세상의 모든 만물이 팽창하는 것처럼 인체도 열熱하면 팽창하여 모든 기능이 촉진 발산되어 에너지 소비가 많이 발생되어 힘이 약해질 것이다. 이 한열로 인해 인체는 병균에 대한 저항력도 약해질 것이며 신진 대사도 잘 안되고 내재된 기질물氣質物이 상생하고 상극하고 상화함이 원활이 이루어지지 않아 생명현상도 약해질 것이다.

상하, 좌우, 표리의 공간적 진행단계로 내재된 기질물氣質物의 변화가 일어났다는 것은 한과 열의 작용이 발생했다는 것을 의미한다.

이 세상의 거의 모든 병은 사람이 온혈동물이기 때문에 대개 한寒에서 생기는 병이지 열해서 생기는 법은 드물다. 한寒과 열熱은 순환함으로써 균형을 맞추기 때문에 한과 열이 순환하지 못하여 허열虛熱과 실열實熱이 생기는 것이므로 한열병寒熱病 치료의 요건은 중화中和의 기능(상화相火=심포·삼초)을 강화시켜 한열寒熱을 순환시키는데 있는 것이다.

어떤 원인에 의해 한열이 순환하지 못하여 내재된 기질氣質이 변화를 일으키는 것을 찾아내는 방법이 한열진단법이다.

(2) 음양론陰陽論

한열의 작용에 의해 내재된 기질적氣質的 변화가 물질인 체기體氣, 체액體液, 체형體形의 물리적物理的 변화를 가속시켜 기질氣質과 물질物質의 이온화(+, −)과정을 통해 하강·응축과 상승·팽창의 2차적 공간 변화상이 발생하는데 이를 음양陰陽이라 한다.

음양이라 함은 내재된 기질물氣質物의 변화가 서로 상대적이고 상반되는 것을 말하며 공간적 진행 단계에 따라 내재된 기질물氣質物이 +, −로 이온화되어 위치해 있는 경우와 여건에 따라 음과 양은 변하고 순환하고 결합하는 것이다. 음전기와 양전기는 같은 극끼리는 밀어내고 다른 극끼리는 당기는 힘이 있어 결합이 가능하다. 결합한 후에는 그 범주 안에서 마치 시소와 같이 양陽이 실實하면 음陰이 허虛하고, 음陰이 실實하면 양陽이 허虛하며, 음陰과 양陽이 동시에 실實하고 허虛할 수도 있다. 이처럼 음과 양이 있음은 이해할 수 있지만 음과 양만 있어서는 무언가가 이루어질 수 없고 음양에 중中의 작용이 있어야만 어떤 작용과 형태 등이 생성된다. 이러한 음양은 그 기능이나 작용, 힘, 크기, 에너지 저장량, 유통속도 등이 똑같이 균형을 이루어야 밀고 당기고 결합함으로써 시소처럼 순환하여 운동이 계속되는 것이다.

질병론에서의 음양은 한열에 의해 내재된 기질氣質과 물질物質이 +, −로 이온화 되어 서로 응축, 팽창, 하강, 상승해 물질의 결합(응축)과 분리(팽창)를 이루는 단계를 말한다. 어떤 원인에 의해 음양陰陽의 차이가 생겨 내재된 기질물氣質物의 변화를 찾아내는 방법을 음양진단법이라 한다.

(3) 허실론虛實論

허실은 내재된 기질氣質이나 물질物質이 응축·팽창하고 상승·하강하는 가운데 내재된 기질氣質과 물질物質의 과불급過不及이 발생하게 된다. 그로 인해 수많은 변화상이 나타나는데 이 나타나는 변화상이 강하고 후하게 나타남을 실實이라 하고, 약하고 박하게 나타남을 허虛라고 한다.

사람은 세상에 태어날 때부터 내재된 기질물氣質物이 제각기 많고, 적고, 크고, 작음에 차이가 있게 마련이며 또한 후천적으로 어떤 원인(병인病因)이나 불섭생 등에 의하여 내재된 기질물氣質物의 허와 실이 생기게 된다. 여기서 말하는 허실은 타인과 비교하는 허실이 아니라 한 인간의 개체 내에서의 내재된 기질물氣質物의 허실을 말하는 것으로 한의에서 말하는 사기와 정기의 성쇠를 지적한 것은 아니다.

허실은 어떤 원인(병인)이나 불섭생 등에 의해 정기가 허虛해지거나 중화中和의 작용이 상실되어 내재된 기질물氣質物이 과불급으로 변화하는 가운데 나타나는 변화 상象이 강하고 후하게 나타나는지 약하고 박하게 나타나는지를 뜻하는 것으로 정기가 허한 것을 지적하고 사기가 실한 것을 지적한 것은 아니다.

이와 같이 인체의 내재된 기질물氣質物의 크고 작음, 많고 적음을 찾아내는 방법을 허실진단법이라 하며 내재된 기질물氣質物이 변화에 의해 나타나는 변화상인 병증은 기병증氣病症 → 상병증像病症 → 형병증形病症 → 합병증合病症 → 사증死症의 단계로 분류한다. 하지만 한의사는 이렇게 나타나는 병증을 8강인 음양陰陽, 허실虛實, 한열寒熱, 표리表裏로 구분해 분류한다.

그러므로 우리 몸의 이상으로 인해 나타나는 모든 변화象인 병증

(기병증氣病症 →	상병증像病症 →	형병증形病症 →	합병증合病症 →	사증死症)
기미,조짐,징조	징후,증상,현상	형상,형태,상태	합병증	사증

은 허와 실이 본本이 되며 증리證理의 본本이 된다.

그래서 증證을 기준으로 치유하는 변증시치법이나 대증요법은 그 치유의 핵심이 허虛하면 보補해주고 실實하면 사寫해주는 보사법補瀉法이 기본이 된다. 하지만 병리病理 치유의 핵심은 정기正氣의 허虛에 의해서나 중화中和의 기능이 상실됨으로 인해 내재된 기질물氣質物의 변화가 한열寒熱→음양陰陽→허실虛實로 진행되기 때문에 항상성을 강하게 해주는 중법中法과 정기正氣의 허虛를 보補해주는 보법補法이 치유의 본本이 되는 것이다.

어떤 원인에 의해 사람의 병리病理와 증리證理의 진행과정을 정리하면 다음과 같다.

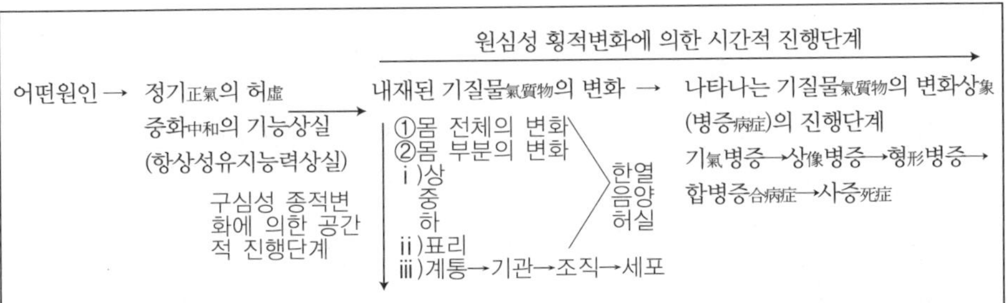

이와 같이 내재된 기질물氣質物의 변화로 인해 나타나는 변화 상象인 병증은 끝이 없으며 이로 인해 붙여진 병명도 13만 종이나 된다. 이 많은 병을 어떻게 음양, 허실, 한열로 원인을 설명하고 치유가 가능한가라고 반문하겠지만 이것은 우주의 원리 즉, 진리를 말하는 것이므로 13만 종이 아니라 수백만 종이라도 원인 설명이 가능하며 치유법의 창출이 가능하다. 또한 현대의학 조차 손대지 못하는 부분도 얼마든지 설명과 치유가 가능한 것이다. 따라서 사람의 모든 병과 늙는 것과 죽는 것과 오래 사는 것과 건강하고 힘센 것을 전혀 새로운 차원에서 관찰되고 연구되어야 함을 확실히 납득하였을 것이다.

실로 인간은 소우주이므로 음양중 오행 육기의 동양철학 사상의 입장에서 관찰하고 연구되어야 하며 그렇게 하여야만 생生·노老·병病·사死의 문제가 해결된다. 그런 까닭으로 인간은 타고난 체질과 현재의 병에 대하여 정확히 관찰하고 진단하여 내재된 기질물氣質物의 음양, 한열, 허실을 조절해야 하는 것이다.

2. 병인론病因論

정상적인 생리(생生·장長·장壯·노老·사死)에 영향을 미쳐 병을 발생시키는 원인을 말하며 병인에 의해 정기正氣가 허虛해지거나 중화中和의 기능이 상실되어 내재된 기질물氣質物의 변화가 발생된다. 이로 인해 병증이 표출되고 질병이 진행되게 되는데 단순히 한 가지 병인에 의해 질병이 발생될 수도 있고 복합적으로 병인이 작용해 질병이 발생될 수도 있다. 병인을 정기正氣를 허虛하게 하거나 중화中和의 기능을 상실하게 하는 근본적 요인과 근본적 요인으로부터 몸에 내재된 기질물氣質物의 변화를 일으키는 직접적 요인으로 구분할 수 있으며 근본적 요인을 다시 7개 방면인 내인, 외인, 불내외인, 창상 및 충수상, 충적 및 역려, 중독, 유전적요인 등으로 분류할 수 있으며 이를 더 자세히 설명하면 다음과 같다.

(1) 근본적 요인

1) 내인內因

이것은 정신적 작용과 심정적인 면의 이상상태를 가리키며 내인을 한방적 개념으로는 오욕五慾과 칠정七情이라 하고 양방적 개념에서는 정신적 요인(스트레스)과 심인성요인(나쁜 감정)이라 한다.

오욕칠정과 스트레스, 나쁜 감정은 내부로부터 발생하여 질병을 발생시키므로 내인內因이라 하는 것이다.

한방적 개념에서의 오욕五欲은 식욕食欲, 색욕色欲, 수면욕睡眠欲, 명예욕名譽慾, 재물욕財物欲 등을 말하나 인간의 모든 탐욕을 말하고 칠정七情은 희喜 · 노怒 · 우憂 · 사思 · 비悲 · 공恐 · 경驚 등 일곱 가지의 정서변화를 말하나 인간의 모든 감정을 말한다. 한의학에서는 너무 노怒하면 기氣가 위로 오르고, 너무 기뻐하면 기氣가 헤이해지고, 너무 슬퍼하면 기氣가 소실되고, 너무 두려워하면 기氣가 아래로 내려가고, 너무 놀라면 기氣가 산란해지고, 너무 생각하면 기氣가 맺힌다고 하였다. 『황제내경』『음양응상대론』에서는 너무 노怒하면 간肝을 상하고, 너무 기뻐하면 심心을 상하고, 너무 생각하면 비脾를 상하고, 너무 근심하면 폐肺를 상하고, 너무 두려워하면 신腎을 상한다고 하였다. 이는 모두 칠정七情의 과도한 편향이 인체의 내재된 기질氣質과 내장에 나쁜 영향을 준 것을 설명한 것으로 오욕칠정과 같은 내부적 작용에 의해 정서에 동요가 생기면 반드시 심신心身이 그 영향을 받게 되어 몸의 정상적 생리는 이탈하게 되는 것이다.

양방적 개념에서의 정신적 요인에는 크게 스트레스와 부정적 생각이 심인성 요인에서는 나쁜 감정 등이 있다. 여기에는 구체적으로 자기 스스로 내는 나쁜 감정 즉 두려움, 스트레스, 분노, 불안, 초조, 불만, 불신, 남의 결점 지적하기 등 나쁜 정서적 자극이 몸의 정기正氣를 허虛하게 하고 인체의 내재된 기질물氣質物에 영향을 미쳐 생명을 유지하는데 필요한 호흡, 순환, 신경, 호르몬 대사, 면역, 조직, 기관 등등에 작용을 해 항상성 유지 능력을 깨트려 질병을 유발하게 한다.

우리 몸의 자극에는 오감으로 느껴지는 자극과 제6감이 아니면 느낄 수 없는 파동의 자극이 있다. 그 파동의 자극에는 몸의 균형을 유지시켜 건강으로 이끌어 주는 플러스 파동과 몸의 부조화를 유발하는 마이너스 파동이 있는데 오욕과 칠정, 그리고 나쁜 감정은 마이너스 파동을 띠게 되어 우리 몸의 부조화를 유발하고 몸의 내재된 병원균(세균과 바이러스 등)과 공명함으로서 질병을 일으키기 쉽게 된다.

다음의 도표는 감정이 우리 인체에 영향을 미치는 관계를 수적으로 나타낸 값이다.

– 뒷장에 계속

경락과 의식

	보통의 의식	노怒	우憂	희喜	사思	공恐
면역	11	7	8	7	8	8
혈액순환	8	2	4	5	6	-7
간 · 담계	7	-7	7	5	6	5
눈	6	-6	6	5	5	4
폐 · 대장계	10	7	-6	6	6	6
코	7	4	-4	5	4	5
심 · 소장계	11	9	7	-5	6	6
혀	7	7	8	2	4	6
위 · 비계	9	6	7	6	-7	7
입술	9	7	5	5	-5	6
신 · 방광계	9	6	3	5	5	-7
귀	9	7	7	5	6	-6

184

이러한 오욕과 칠정, 나쁜 감정들은 정신활동과 심정(마음)의 구체적 표현인데 각각 다른 사물과 다른 환경의 영향으로 시시각각으로 발생하게 된다. 그러나 정상의 조건에서는 그 변화가 조절이 되어 있기 때문에 건강에 하등 방해가 없지만 만일 어떠한 경우에 그 변화가 너무 지나쳐서 정신상, 감정상 지나친 자극을 받게 되면 생리적 변화에 영향을 미치게 되는 동시에 질병이 발생된다.

2) 외인外因

기후氣候인 풍風 · 열熱 · 습濕 · 조燥 · 한寒 · 서暑가 우리 인체에 영향을 미쳐 정기正氣를 허虛하게 하거나 중화中和의 기능을 상실하게 하여 질병을 일으키는 것을 말한다. 외사外邪인 풍風 · 열熱 · 습濕 · 조燥 · 한寒 · 서暑가 우리 인체에 나쁜 쪽으로 작용하는 것을 한방에서는 육음六淫이라 하며 이로 인해 발생된 질병은 육음병六淫病 또는 외감병外感病이라 한다.

기후氣候 자체가 보통 때와 같이 우리 인체에 작용하면 이를 육기六氣라 하여 병인으로 간주하지 않는다. 육기가 태과 혹은 불급되어 그 계절이 보통 때와 다를 때에는 육음六淫 자체가 정기를 약하게 하거나 중화의 기능을 상실하게 하므로 외감병의 주요 발병인자가 되는 외사外邪에 의한 육음병六淫病은 대체로 계절과 연관된다. 봄에는 풍병風病, 여름에는 서병暑病, 늦은 여름에는 습병濕病, 가을에는 조병燥病, 겨울에는 한병寒病 등을 많이 볼 수 있으나 기후 변화는 복잡 다난해 환자의 체질과 환자의 상태에 따라 그 감수성도 각각 다르게 나타나게 된다. 또한, 육음六淫의 태과나 불급만이 질병의 발병 요소가 되는 것이 아니고 공기 중에 보이지 않는 독기와 오염되어 있는 병균들의 허사虛邪와 생체의 허한 것들이 상호 결부되어 질병을 일으키는 경우가 더 많다. 인체를 침습하는 육음六淫도 서로 연대성이 있어 우리 인체에 더 크게 영향을 미치게 되는 것이다.

외사外邪 중에서 풍사風邪에 의한 병의 변화가 가장 범위가 넓어 '풍風은 백병의 근본(풍자백병지장風者百病之長)이다. 유주도 잘하고 변화도 많다.' 라고 하며 한사寒邪는 가장 사나운 외사外邪로서 '살여殺癘의 기氣' 라고도 한다.

외감外感에 의한 병의 정도에는 감感, 상傷, 중中의 세 단계가 있는데 "감感한다"는 것은 외사外邪에 의해 피모를 해친 것이며, "상傷한다"는 것은 외사外邪에 의해 경락을 해친 것이며, "중中한다"는 것은 외사에 의해 가장 깊게 내장을 해친 것을 뜻한다. 중풍中風이라든가 상한傷寒이라는 것은 이것을 말하는 것이다. 이와 같이 기후가 우리 인체에 영향을 미쳐 질병을 일으키게 하는 요인을 외인外因이라 하는 것이다.

※자연의 원리에서의 풍병風病은 천지간의 변화에 의한 기류氣流를 풍風이라 하므로 기氣 흐름 이상으로 인해 생긴 병을 말한다.

양의학에서의 중풍中風은 뇌졸중(뇌질환)을 뜻한다.

3) 불내외인不內外因

사기邪氣와 정기正氣 등에 관계되지 않는 것으로 한방에서는 잘못된 섭생과 음식, 노권勞倦이 이에 속하며 양방에서는 환경에 의한 잘못된 생활 습관이 여기에 해당되어 인체의 정기를 허虛하게 만들거나 중화의 작용을 상실하게 하여 질병을 일으키는 것을 말한다. 이를 정리하면 불섭생不攝生과 부조화스러운 파동으로 분류할 수 있고 불섭생에는 음식 오염, 물의 오염, 공기 오염, 잘못된 움직임 등으로 세분할 수 있으며 부조화스러운 파동은 생활기기파, 의료기기파, 자연의 부조화스러운 파동, 산업기기파, 4차원의 마이너스 파동 등으로 세분할 수 있다.

① 불섭생不攝生

a. 잘못된 식이 – 음식을 통한 잘못된 섭생不攝生이 원인이 되어 질병이 발생될 수 있다.

가. 오염된 음식 – 첫째는 오염된 음식으로 오식惡食과 독식毒食(식중독)을 말한다. 즉, 부패된 음식을 섭취했거나 농약에 오염된 음식, 중금속에 오염된 음식, 환경호르몬 등에 오염된 음식 등이 병인으로 작용될 수 있다.

나. 체질 부적합 음식 – 둘째는 세상의 모든 생명체는 모두 독특한 파동을 지니고 있어 각 개체가 가지고 있는 파동을 방출하고 전하고 서로 끌어당기고 배척한다. 파동은 파波의 성질을 가지고 있기 때문에 서로 공진하기도 하고 반발하기도 하고 간섭하기도 해 강하고 좋은 파동이 전해질 때는 물질 간에 좋은 영향을 준다. 하지만 약하고 나쁜 파동이 전해질 때는 나쁜 영향을 주기도 한다. 그러므로 체질에 적합하지 않는 음식의 섭취로 인해 파동이 반발하거나 간섭해 에너지 효율이 저하되어 병인으로 작용될 수도 있다.

다. 영양 불균형 – 셋째는 영양의 불균형에 의한 질병의 상관관계로 영양의 불균형에는 ①기미氣味의 불균형 / ②영양 구성 성분의 불균형(과잉증과 결핍증) / ③권장량의 불균형(과식과 기아) /④형태학적 불균형(곡물:야채:육식의 비율 → 62.5:25:12.5) 등에 의해 인체의 정기正氣가 허虛해지거나 중화中和의 기능이 상실될 수 있으며 또한 땅의 환경오염이나 토질의 영양 불균형에 의해 식물 자체의 영양에 문제가 발생 될 수 있다.

라. 식품 첨가물 음식 – 넷째는 식품첨가물(인공색소, 인공향신료, 인공방부제, 인공탈색제나 착색제 등등)에 의한 음식의 오염으로 인스턴트 가공식품의 섭취로 인한

배설과 침착에 따른 인체의 반응이 병인으로 작용될 수 있다.

마. 1회용 식기사용 – 다섯째는 식기에 의한 오염으로 1회용 식기의 사용으로 환경호르몬의 영향과 도금에 의한 중금속과 화학약품 등이 음식과 함께 섭취되어 병인으로 작용될 수 있다.

b. 식수의 오염

생활하수, 산업폐수, 축산폐수, 농약, 중금속 오염, 산성비 등으로 인한 오염된 식수를 음용시 병인으로 작용될 수 있다.

c. 공기오염(배기가스)

화공약품(새집증후군), 대기의 미세먼지, 흡연 등으로 인한 오염된 공기를 흡입시 병인으로 작용될 수 있다.

d. 노권勞倦

과로와 피로한 생활, 잘못된 노동(직업병), 게으름, 권태, 잘못된 운동 및 습관, 지나친 성교(방실부절-정기의 손실을 유발)등 잘못된 움직임 등도 우리 인체의 내재된 기질물氣質物에 영향을 미쳐 병인으로 작용될 수 있다.

② 부조화스런 파동(전자파)

부조화스런 파동이 우리 몸에 나쁜 쪽으로 작용해 내재되어 있는 기적氣的 파동을 흐트러트려 정기를 허하게 하거나 중화의 기능(항상성유지기능)을 상실하게 해 질병이 유발되게 할 수도 있다. 가장 대표적인 부조화스런 파동은

첫째, 핸드폰이나 전자렌즈, TV, 컴퓨터, 헤어드라이기 등의 생활기기에서 발생되는 전자파이다.

둘째, X-ray, C/T, MRI 등의 진단시 의류기기에서 나오는 렌트겐과 방사선 파장이다.

셋째, 배기가스에 의한 오존층 파괴나 햇빛의 과다한 조사에 의한 자외선과 땅에서 나오는 부자연스런 파동인 수맥파동이다.

넷째, 남에게서 받은 원한이나 영적장애, 전생 등의 4차원적인 마이너스 파장이다.

다섯째, 산업기기 등에서 발생되는 전자파, 잘못된 원자력 발전소에서 나오는 방사선 등이 질병을 발생시키는 요인으로 작용될 수도 있다. 우리 몸에 작용되는 파동의 경우 모두가 나쁜 것은 아니고 몸에 나쁜 전자파가 전체의 약 85%정도 몸에 좋은 전자파가 15%정도 차지하며 전자파 장애 가운데서도 가장 몸에 해로운 것이 렌트겐이다.

4) 창상創傷 및 충수상蟲獸傷

창상은 낫과 칼등에 상하거나 낙상, 타박, 전복, 총상, 교통사고 등의 일체 외래적 피상을 가리켜 말한다. 충수상은 벌레(벌, 거미, 지네, 모기 등의 독충)나 짐승(개, 뱀, 호랑이, 바다뱀, 소 등)에 물렸거나 받쳐서 질병이 발생되는 경우를 말한다. 이로 인해 피부, 기육 등의 외상 및 창종, 옹저, 절골 등의 증상을 흔히 볼 수 있다. 다시 외사外邪가 그 창구로 침입하게 되면 병은 더욱 복잡하여지거나 악화되며 내장혈맥이나 두뇌를 손상하여 대 출혈을 하게 되면 의식혼미, 절맥 등으로 사망할 수도 있다. 또한 독이 있는 충수蟲獸에 물리면 중독 증상이 발생하여 중한 병변으로 전변될 수도 있다. 이와 같이 창상 및 충수상에 의해 우리 인체의 정기正氣가 허虛해질 수도 있고 중화中和의 기능을 상실 할 수도 있어 질병 발생의 병인으로 작용을 한다.

5) 충적虫積 및 역려疫癘

충적虫積은 체내에 기생하는 충虫(회충, 요충, 십이지장충, 편충 등)에 의해 질병이 발생되는 경우를 말한다. 충적의 발생은 대체로 음식을 삼가지 않고 먹는데서 오고 또한 충란이 붙어 있는 채소나 불결한 음식물을 잘못 먹어도 충이 생기게 된다. 충란에 오염된 손가락을 입에 물고 빨아도 충란이 발생하게 되는데 몸에 발생된 충란에 생 음식(야채, 과일, 육류 등) 및 기름지고 단 음식을 많이 먹음으로서 습열이 생기게 된다. 이로 인해 충이 배양되어 오래되면 충적虫積이 발생한다.

역려疫癘는 천지간의 부정한 기氣로 전염되는 질병을 말한다. 즉, 세균이나 바이러스의 감염에 의한 전염병을 뜻하는 것이다. 역려기疫癘氣의 형성 원인은 첫째 기후의 특수 변화로 추위나 더위 또는 장마나 한재, 폭풍이나 폭우 및 산람장기山嵐偉氣 등의 시기로 인하여 발생하는 것이 있다. 둘째로 환경 위생이 나쁘거나 병사한 동물의 시체를 제때에 파묻지 않고 내버려 둔 곳에서 발생한다. 셋째는 병독에 오염된 물건들을 제때에 처리하지 않고 내버려 두어서 부패되는 과정에서 발생하게 된다. 급성 전염성 세균감염, 조류독감, 유해성독감, 대두온大頭瘟, 역학疫瘧, 역리疫痢, 천연두 등이 모두 역려疫癘의 기초로 되는 것이다. 즉, 충적이나 전염병에 의해 몸의 정기正氣가 허虛해지고 중화中和의 기능이 상실되어 질병이 발생될 수 있기 때문에 충적과 역려가 병인이 되는 것이다.

6) 중독中毒

중독은 독이 있는 물질에 손상을 입어 병변이 발생하거나 혹은 사망하는 것을 가리킨다. 충수상에 의한 중독을 제외하면 음식 중독과 약물 중독이 이에 해당된다. 음식 중독에서는 식중독과 유독성 식물(복어알, 독버섯, 독한주류 등) 및 유독성 음초 등에 중독되는 것을 말하고 약물 중독에서는 약품 중독 및 마약중독과 독극물 중독 및 독약(비상, 파두, 경분)등으로 중독되는 것을 말한다. 독이 있는 물질에 의해 질병이 발생될 수 있으므로 중독도 병인이 될 수 있다.

7) 유전적요인

선조나 부모의 어떤 병이 후세에 유전되어 선천적으로 질병을 물려받게 되는 경우로 선천적 유전자 이상을 말한다.

8) 기타

이 이외에도 인체의 정기正氣를 허虛하게 하거나 중화中和의 기능을 상실하게 하거나 내재된 기질물氣質物의 변화를 일으키는 모든 정황들은 다 병인이 될 수 있다.

· 병인의 근본적 요인은 환자 자신을 기준으로 볼 때는 어떠한 병인이든 병인 자체가 가장 큰 비중을 차지하겠지만 시대별, 국가별 처한 환경에 따라 대체적인 비중은 차이가 있다. 과거에는 환경적 요인이 좋았기 때문에 섭생을 중요시 하지 않았고 내인과 외인을 가장 크게 비중을 두었으며 지금은 내인과 불내외인 중 섭생과 환경적 요인이 우리의 삶에 크게 영향을 미치므로 비중을 크게 두는 것이다.

또한 근본적 요인은 몸에 병인으로 작용할 때 한 가지 원인으로 작용해 질병이 발생되던지 복합적 요인으로 작용해 질병이 발생된다. 치유의 첫 단계는 병인을 찾아내어 제거하던지 주의를 시켜야 하며 더 좋은 방법은 근본적요인 자체가 발생되지 않게 예방하는 게 최상책의 치유법이다.

(2) 직접적 요인

190 어떤 병인에 의해 정기正氣가 허虛해지거나 중화中和의 기능이 상실되어 내재된 기질물氣質物에 이상이 발생되는 것을 말한다. 내재된 기질氣質의 변화에 의한 현상現像으로서 증후군症候群은 다양하게 나타나게 된다.

근본적 요인이 단순하게 한 가지 요인으로 작용되기도 하지만 대부분 복합적으로 작용해 몸의 직접적 변화가 나타난다. 내재된 기질氣質과 물질物質(체기 · 체액 · 체형-세포, 조직, 기관)의 변화가 몸 전체에서 일어날 수 있고 또한 부분에서 일어날 수도 있다.

1) 몸 전체에서의 변화

내재된 기질물氣質物의 변화가 몸 전체에서 일어나는 것으로 이는 주로 ① 기운氣運의 저하와 정체가 ② 몸에 나쁜 쪽으로 작용하는 체기體氣인 독소, 피로물질, 활성산소 등이 근본적 요인에 의해 몸 전체에서 발생할 수 있고 ③ 체액體液인 수분대사와 혈액대사, 임파(면역력이상)대사, 내분비대사, 진액 등에 이상이 발생될 수 있고 ④ 체형體形인 체질적 불균형이 일어날 수 있으며 ⑤ 몸의 항상성이 깨지는 순간 우리 몸의 물질은 정체되기 시작하며 이로 인해 중금속 침착과 몸 구성성분 및 양量의 과불급過

不及이 발생될 수 있다. 결과적으로 근본적 요인에 의해 내재된 기질물氣質物의 부조화인 정精, 기氣, 신神의 부조화, 기질氣質과 물질物質인 체기, 체액, 체형의 부조화, 기氣, 상像, 형形의 부조화 등 몸의 전체적인 부조화가 일어날 수 있다.

2) 몸 부분에서의 변화

근본적 요인에 의해 내재된 기질물의 변화가 몸 부분에서 일어날 수 있는데 다음과 같다.

① 바이러스의 감염과 증식

생체에 나쁜 영향을 주는 근본적 요인에 의해 내재된 기질물氣質物의 부조화가 우리 몸 전체의 기운氣運- 경락, 면역, 혈액순환, 호르몬계, 골격, 신경, 근육계 등에 영향을 주고 신체의 각 부분에 내재되어 있는 병원균과 공명함으로서 바이러스나 세균 등이 쉽게 침입하거나 증식을 일으키게 되어 신체 부분에서 질병이 유발되기 쉽게 된다.

바이러스는 3살까지 거의 모든 사람이 감염되며 사춘기까지 어떤 형태로든지 활성화 된다. 감염된 바이러스는 육체가 건강한 동안에는 사람과 공생하지만 몸에 이상신호(근본적요인)가 발생하면 자연 증식된다. 자연 증식된 바이러스는 a.몸이 약한 부분에 염증을 일으켜 온갖 병으로 발전하며, b. 자연 증식된 바이러스에 의해 항체가 이상 생성되고-면역력이상, c. 다른 바이러스로 변신하고, d. 자연 증식된 바이러스는 온코진C포스(Oncogene C force : 일종의 암유전자)를 다량 생성해 암 바이러스인 온코바이러스 등을 발생시켜 각종 암을 발생한다.

체내에서 바이러스가 감염이 아닌 몸에서 자연 발생하여 질병이 발병할 수 있는 비율이 약 9:1이며 질병 발생의 직접적 원인 가운데 가장 큰 비율을 차지하는 것이 각종 바이러스의 감염이나 증식인 것이다. 바이러스는 생명체와 비 생명체의 중간적 존재로서 가장 간단한 구조를 지니고 있는 미생물의 일종이며 단백질의 막으로 둘러싸인 핵산의 분자이다. 바이러스는 핵산으로서 DNA나 RNA 가운데 어느 하나를 가지고 있으며 크기는 10-35밀리미크론으로 세균 여과기 를 통과한다. 사람, 동물, 식물, 세균 등을 숙주로 하며 살아 있는 세포내에서만 증식하는데 그 자체로서는 독립적 생명력이 없지만 어떤 계기가 주어지면 세포내에서 증식한다.

바이러스는 파동의 부분과 실제로 생명체를 지니고 있는 육체의 부분으로 되어 있기 때문에 한쪽만 치료하면 다른 한쪽 부분이 남게 되어 그 남은 부분이 다른 한쪽 부분을 다시 살려주는 형태로 바이러스도 생명을 유지해 나가는 것이다.

바이러스가 가지고 있는 파동 부분으로 인해 바이러스가 발생해 있는 주변에 일종의 파동의 장막 같은 것이 만들어져 약물이 흡수되는 것이 현저히 방해받게 된다. 현재의 약물들은 (한방약, 항바이러스제재, 자연약 등) 바이러스의 육체의 부분에 효과가 있는데 유효한 약을 복용하는 것만으로는 바이러스가 발생해 있는 부분에 흡수가 되지 않아 좀처럼 효과가 나타나지 않게 되는 것이다. 따라서 바이러스 파동 부분을 조절해 주지 않으면 안 되며 바이러스를 예방하는 가장 좋은 방법으로는 ⓐ 감사하는 마음과 질병에 대한 인식이며 순박한 말을 입에 올리는 일 등, ⓑ 온도가 37~39°C 유지. ⓒ pH→ OH⁻면 따뜻하고 H⁺면 차므로 몸을 따뜻하게 해주어야 하며 ⓓ 백신이나 항생제 등이 있다.

② 세균의 발생

몸에 병인의 근본적 요인이 활발하게 작용하면 몸속의 바이러스만 자연 증식하는 것이 아니고 병원성 세균(크라미디아)이나 병원성 곰팡이 균(칸디다 등), 병원성 진균(스피로헥타 등) 등이 자연 발생한다. 세균이나 곰팡이균, 진균 등의 병원성 세균 등은 바이러스보다도 감염력이 강하므로 직접적 감염의 비율은 바이러스 보다 크지만 병원성 세균 또한 몸에서의 자연발생 쪽이 직접적 감염보다 많다.

세균의 자연발생에 의한 발병과 직접적 감염에 의한 발병율은 각 4:1정도이며 병원성세균은 증식이 쉬운 반면 억제되기도 쉽고 바이러스는 세균보다 증식이 어려운 반면 억제되기도 어려운 성질이 있다. 세균은 변신하지 않고 분열하기 때문에 동일한 약제에 억제되기 쉬워 살아남기가 어렵고 바이러스는 변신하여 살아남기가 쉬우므로 여간 해서는 죽지 않아 질병이 낫기 어렵다. 이와 같이 근본적인 요인이 활발하게 작용되어 신체의 각 부분에서 병원균과 공명함으로서 병원성 세균들이 쉽게 침입하거나 증식을 일으키게 되어 신체의 부분에서 질병이 유발되게 되는 것이다.

③ 기의 부족과 정체 및 뇌파의 부조화

뇌파는 항상 낮은 알파(α)파와 세타(θ)파, 델타(δ)파 등 안정된 뇌파가 유지되어 사랑과 조화의 마음과 함께 항상 평平해야 되는데 근본적 요인의 활성화에 의해 기氣부족과 정체 및 중화中和의 기능을 상실해 신체의 부분적 파장의 난조를 이뤄 불안정하다. 이때는 베타(β)파와 감마(γ)파가 주로 발생되어 정신상태의 불안정을 초래하거나 부분적 신체의 기氣의 부족이나 기氣의 정체 등이 유발될 수 있다.

④ 혈행장애 물질 생성

몸에 근본적 요인이 활발하게 작용하면 바이러스나 세균과 함께 발생하는 것이 있는데 트롬복산 B_2등과 같은 혈행장애물질이 발생하여 혈행장애가 혈액의 변조 등과 같은 어혈이 발생하게 되어 신체의 상하, 좌우, 표리 등으로 혈행이 정체되거나 혈행의 흐름이 불균형하게 흐르게 되어 신체의 부분에 이상이 발생될 수 있다.

⑤ 항체의 이상발생

근본적 요인에 의해 바이러스나 세균 등이 감염되거나 체내에서 자연 발생 했을 때 항체가 이상 발생되어 면역력의 저하나 이상 항진 등의 반응이 나타나 만성적 염증이 일어나게 되고 알레르기성 질환이나 만성 통증 등이 발생하게 되며 면역대사에 이상이 생겨 신체의 부분에 질병이 발생될 수 있다.

⑥ 통증, 염증을 유발하는 물질 생성

병인에 의해 신체 부위에서 자연 발생된 이물질이나 병원균에 대항한 면역대사에 의해 염증이 발생될 수 있으며 면역력 이상으로 인해 섭스턴스(substance) P와 같은 통증 유발 물질이 생성되며 발생된 부위에 통증과 염증이 유발될 수 있다.

⑦ 영양의 불균형 초래(비타민, 무기질, 단백질, 효소 등)

근본적 요인에 의해 내재된 기질물氣質物의 과불급過不及의 현상이 나타나게 되는데 효소의 기능저하나 부족 등으로 인해 신체의 활성이 저하되거나 부분에 활성 불균형이 초래될 수 있다. 과부족 등으로 인해 혈행장애, 면역력 이상 등의 신진대사에 이상반응이 일어나 신체의 전체나 부분에 영양 성분의 과불급이 발생되어 질병이 유발될 수 있으며 영양불균형 등 효소의 불균형이 가장 크게 작용된다.

⑧ 뇌내물질(호르몬 등)과 신경 전달물질 소실

근본적 요인에 의해 뇌내물질(베타신드로핀, 세로토닌, 멜라토닌, 토파민과 스트레스 발생시 분비되는 노르아드레날린 등의 엔캐랄린 등)인 호르몬 등이 정상적으로 분비되지 않고 신경전달물질(아세틸콜린 등)분비가 감소되어 우울증, 불안초조, 불안신경증, 자율신경 실조증 등의 정신 상태의 이상 증후가 발생될 수 있다.

⑨ 장내환경이상 발생

식품이나 약품, 물 등 입을 통해 먹는 것들의 근본적 요인에 의해 설사, 변비, 냄새변 등과 같이 장내환경에 이상이 발생되어 장내세균이 변화하고 이로 인해 장내 이상발효가 일어남으로서 엔도톡신과 같은 장내 독소가 발생한다. 그것이 장관을 통해 흡수되어 혈액의 점도를 높게 하고 혈행이 원활하지 못하게 되며 산상과 신장 등의 해독 작용을 하는 내장에 부담을 주어 전신에 응체, 부기, 통증 등을 발생시킬 수 있다. 특히 과식을 하거나 특정 종류의 산성식품을 과다 섭취해 주로 발생되는 숙변은 모든 질병의 근본요인으로 작용될 수 있으며 장내환경을 비정상적으로 만들 수도 있다. 장내 환경이 나빠지면 장내세균이 변화하고 독소가 발생되며 이 독소가 장관을 통해 흡수되어 혈액을 악화시키고 혈행의 흐름을 저하시켜 안색이 나빠지고 몸의 무기력 등이 발생되며 결린증이 나타나고 쉽게 피로해지며 혈관계 질환이 발생되기 쉽게 되고 이로 인해 몸의 병원균이 자연증식 되어 만성병으로 발전하게 된다.

⑩ 중금속 침착 및 여러 가지 화학물질의 침착

음식이나 물, 식기의 오염이나 공기의 오염, 생활환경 등 근본적 요인에 의해 우리 신체에 유해한 중금속(수은, 구리, 납, 카드뮴 등)이 침착될 수 있다. 또한 다이옥신을 비롯한 여러 가지 환경호르몬과 농약이나 항생물질 식품첨가제나 호르몬제 등에 의한 여러 가지 화학물질의 침착 등이 우리 몸의 부분적 이상을 발생시킬 수 있다.

⑪ 수水의 부조화

근본적 요인에 의해 수분대사의 이상으로 체내의 수분이 부족하거나 수분이 정체되거나 수분이 유여하여 몸 전체와 부분에 수독과 같은 이상이 발생할 수 있다.

⑫ 형形의 부조화

근본적 요인에 의해 체형의 기본 단위인 세포에 이상이 초래됨을 의미하며 바이러스나 세균의 증식이나 중금속과 여러 화학물질 등의 침착 등으로 인해 염증 발생이 증가된다. 이로 인해 조직이나 세포의 괴사가 일어나고 유전자 변형이 일어나 변형된 세포가 발생될 수도 있고 세포의 부활 기능 저하로 인해 부분적 형이 수척 될 수도 있으며 세포의 기능 항진으로 인해 부분적 형形이 비만해질 수도 있는 것이다.

작금의 의학은 질병의 참된 원인을 모르는 채 대증요법만으로 대응하는 큰 결함이 있다. 즉, 바이러스나 세균 감염이 의심되는 환자가 있다면 그의 가검물을 검사해 바이러스나 세균의 정체를 밝혀내고 그 바이러스나 세균을 박멸할 수 있는 백신이나 항생제를 투약하는 식이다.

질병의 직접적 원인이 어떤 한 가지 세균이나 바이러스에 있다면 항생제를 투약하거나 항바이러스요법을 써서 치유를 유도할 수도 있으나 현대의 대부분의 만성병은 근본적요인의 작용이 지나치게 활발해 바이러스나 세균을 자연증식 시키는 것을 비롯해 혈행장애 물질의 발생을 일으키고 항체의 이상 발생과 통증, 염증을 유발하는 물질을 생성하고 영양의 불균형을 초래하며 뇌내물질과 신경 전달 물질의 소실을 가

져오고 기氣, 혈血, 수水, 형形의 부조화나 장내환경 이상 발생, 중금속 침착 및 화학물질의 침착 등 여러 가지 직접적 요인의 복합적 작용이 어우러져 발생하는 경우가 많으므로 작금의 의학에서는 치유법이 속수무책일 때가 대부분이다.

　병의 발생에는 크게 두 가지 상태가 있는데 하나는 근본적 원인 쪽이 직접적 원인보다 비중이 높은 경우에 발생하는 질병이고 다른 하나는 근본적 원인보다 바이러스발생 등으로 인한 직접적 원인 쪽이 비중이 높은 경우인데 질병이 발생하는 과정을 보면 우선 내재된 에너지의 저하나 중화中和의 기능의 상실로 인해 파동상의 난조가 나타나고 그 다음으로 육체가 병드는 순이다. 치료의 과정을 보더라도 후자의 경우가 파동상의 난조를 조정함과 동시에 면역력을 높여가며 항바이러스 작용이 있는 약을 직접적으로 투약해 치료할 필요가 있으며 전자의 경우는 파동상 난조를 더 적극적으로 조절해 주어야 직접적 요인이 제거되기 쉽게 된다. 치료가 되어가는 과정을 보더라도 우선 파동상 난조가 좋아지고 나서 육체적으로도 좋아지는 방향으로 나아가는 것이다. 그래서 합리적인 치유법은 부분과 전체가 조화를 이룬 전일적全一的 치유법이어야 하며 이 전일적全一的 치유법만이 가장 확실한 치유법이 되는 것이다.

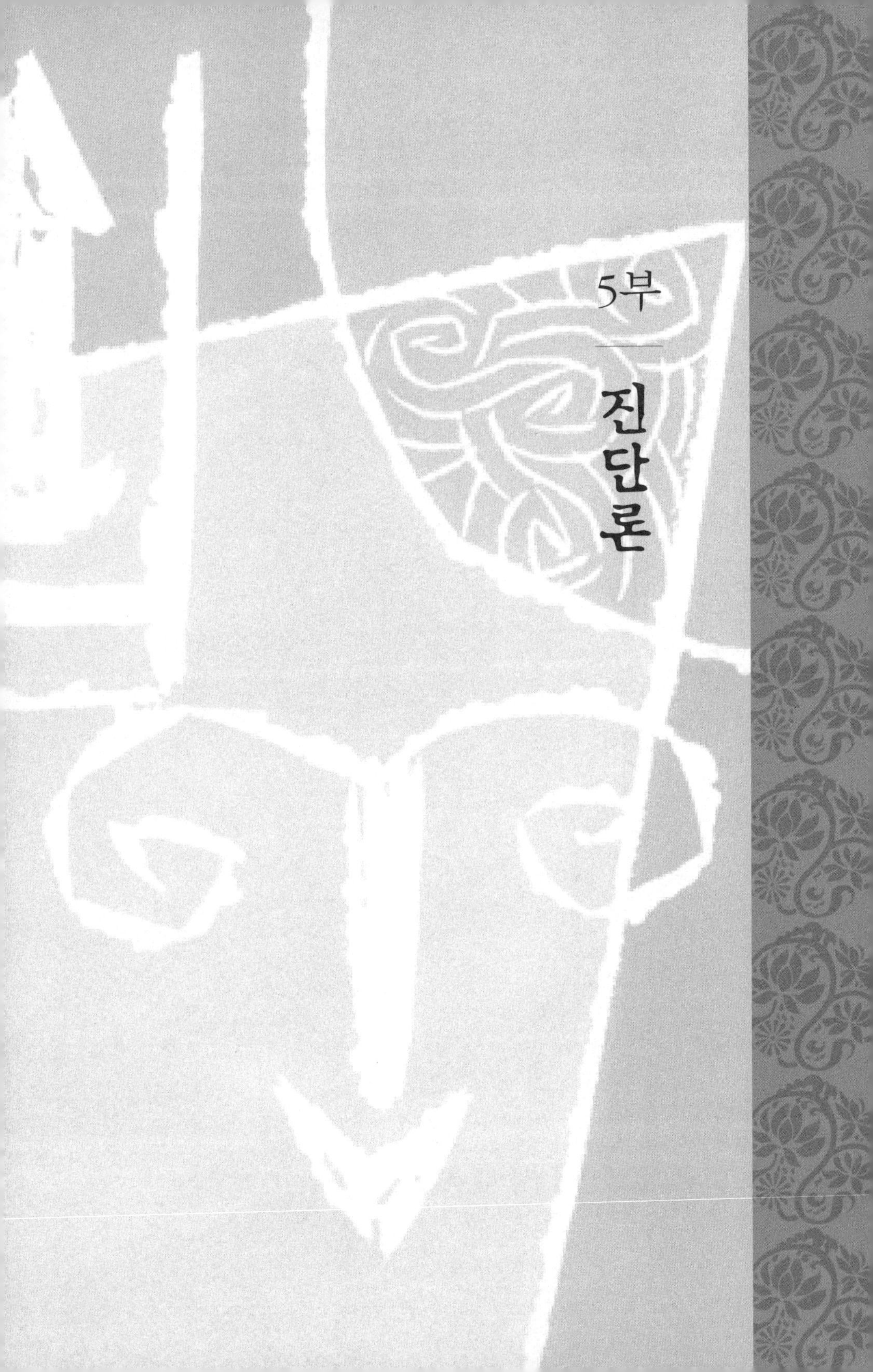

5부

진단론

1. 진단법

　진단법은 질병을 진찰하여 실정을 판단하는 법칙으로 질병을 진찰하고 정확한 판단을 얻으려면 반드시 총체적 관점에서 출발하여야 하며 총체적 분석이 있어야만 질병에 대한 계통적 분석과 정확한 판단을 내릴 수 있으며 질병의 설정을 파악하여 치유 목적을 달성할 수 있다. 종합적 관점에서 질병에 대한 계통적 분석과 정확한 판단을 내리자면 병인에 의한 사람의 병리病理와 증리證理의 진행과정을 명확하게 알아야 한다.

　병인에 의해 정기正氣의 허虛나 중화中和 기능이 상실됨으로 인해 내재된 기질물氣質物의 변화가 발생하고 이로 인해 증후군이 나타나는데 이 나타나는 병증이 상, 중, 하, 표리, 계통, 기관, 조직, 세포 등의 구심성 진행단계로 나타나고 기병증氣病症, 상병증像病症, 형병증形病症, 합병증合病症, 사증死症의 원심성 진행 단계로 나타나게 된다.

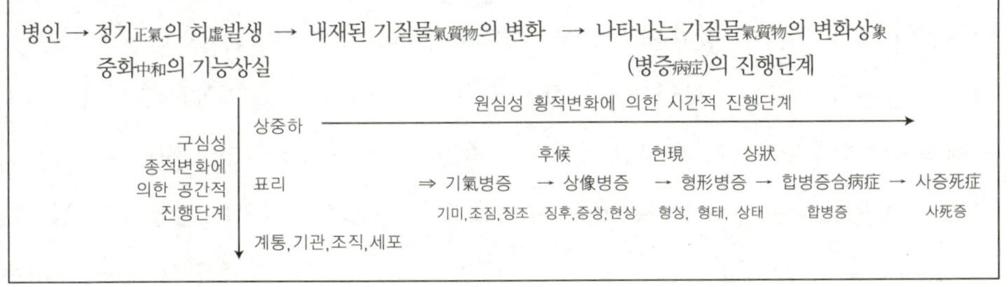

　그러므로 질병의 진단은 크게 병인을 찾는 방법과 내재된 기질물氣質物의 변화를 진단하는 것과 나타나는 증후군을 가려서 질병을 유추해 보는 방법이 있게 된다. 작금

의 의학은 나타나는 증후군을 변증을 하던지 대증을 통해서 치유하는 것을 본本으로 삼았기 때문에 나타나는 증症을 없애는데 치유의 주력을 두었으며 치료법도 대증요법이나 변증시치 또는 비방치료 등과 같이 증상이나 병명 치료가 발달하게 된 것이다. 그러므로 내재된 기질물氣質物의 변화를 바로 잡지 못해 근본적(本)치유를 기대하기가 어려운 것이다. 즉, 병인의 작용에 의해 내재된 기질물氣質物의 변화가 일어나 나타나는 변화 상象은 구심성 종적변화에 의한 신체의 공간적 변화단계(상중하, 표리, 계통, 기관, 조직, 세포)와 원심성 횡적변화(기氣→상像→형形→합合→사死)에 의한 시간적 변증단계가 수백, 수천, 수만 가지로 나타날 수 있다. 그러므로 병의 진행단계상 내재된 기질물氣質物의 변화가 선先이 되고 그로 인해 나타나는 변화상이 후後가 되므로 내재된 기질물氣質物의 변화를 진찰하는 것이 먼저인 것이다. 이렇게 질병이 내재된 기질물氣質物의 변화(생리변화)에 의해 나타나는 병증이 원심성 진행단계와 구심성 진행단계로 구분되어 발생된다. 이 진행 단계별 진찰은 감각적 진단법(사진四診:망진望診, 문진聞診, 문진問診, 절진切診)과 초감각적 진단법으로 진찰하는 방법이 있는데 초감각적 진단법은 사람의 감각 사유체계로 진단이 어려운 부분을 과학적 방법을 통한 기계적 기술을 이용해 진단하는 방법이다. 이것은 서양의술에서 발달한 진단법으로 여기서는 초감각적 진단법은 생략하기로 하고(초감각적 진단법 : 임상병리학이나 양의학진단학을 참조) 누구나 쉽게 진찰할 수 있는 감각적 진단법을 질병의 진행단계에 맞춰 설명하겠다.

자연의 모든 것들은 형이하학적 형상形狀과 형이상학적 기상氣像으로 구성되는데 이들은 같은 조건에서도 모양은 달리하지만 근본은 같은 속성을 지향하게 된다. 우리 인체의 생리현상도 형이하학적인 물질적인 기능과 형이상학적인 정신적인 기능을 가져 상이한 듯하지만 그 지향하는 생리 목적과 그 기능들을 지원하는 원천이 같으므로 그 속성도 같다. 물질적 기능은 당연히 형태적 구성이 요구되며 정신적 기능은 형태의 구성없이도 가능하게 된다.

예를 들어 양파가 있는데 이 양파는 맵다. 그 매운 냄새가 주위에 작용을 하는데 맵다는 것과 매운 냄새는 같은 속성이나 그 실존적 모습은 다르게 나타난다는 것이다. 즉 하나는 물질적 형태(성분)이고 또 다른 하나는 형태는 보이지 않지만 냄새라는 기상氣像으로 작용한 것이다. 이러한 상이한 두 가지 실존방법에는 분계점이 존재하는데 가시적可視的진단법으로 진찰하는 방법과 비가시적 감각체계로 진단하는(절진切診, 문진聞診, 문진問診 등)방법으로 구분할 수 있다.

내재된 기질물氣質物의 변화는 눈에 보이지 않는 내적변화를 읽어내야 하므로 비가시적 감각 진단법인 절진切診—맥진脉診으로 진찰하는 것이 타당하다. 내재된 기질氣質이 체외곽으로 표출되어 형形을 이룬 체질진은 밖으로 표출된 형形이기 때문에 망진望診을 통해 진찰을 하는 것이다. 또한 내재된 기질물氣質物의 변화에 의해 나타나는 변화상은 변화상이 기상氣像으로서 밖으로 나타날 때에는 가시적 감각진단인 망진望診으로 진찰하는 것이 좋고 비가시적 감각진단인 문진聞診이나 문진問診도 타당하며 나타나는 변화象(病症)이 형상形狀으로서 나타날 때에는 망진望診이나 절진切診으로 진찰하는 것이 좋다.

감각적 진단법을 정리하면 망진望診, 문진問診, 문진聞診, 절진切診 등이 있는데 이를 사진四診이라 한다. 사진四診을 통하여 질병의 발생 원인과 진행 정형을 세밀히 관찰하여 다방면적으로 인식한 후 병증의 속성과 유형 또는 정기正氣, 사기邪氣의 성쇠와 병이 있는 부위의 천심을 정확히 분석하여 복잡한 증상 중에서 조리를 찾아내고 정확한 진단을 얻어 내는데 목적이 있다.

생리환경의 변화로 인해 나타나는 병증은 다양하게 표출되는데 이 표출된 증후가

· 기질적氣質的 이상으로 인해 나타나는 증후인지
· 기질氣質의 이상이 체기體氣에 영향을 미쳐 나타나는 증후인지
· 기질氣質의 이상이 체액體液에 영향을 미쳐 나타나는 증후인지
· 기질氣質의 이상이 체형體形에 영향을 미쳐 나타나는 증후인지를 알아야 하고,
· 체기體氣의 이상이 체액體液에 영향을 미쳐 나타나는 증후인지
· 체기體氣의 이상이 체형體形에 영향을 미쳐 나타나는 증후인지

· 체액體液의 이상이 체형體形에 영향을 미쳐 나타나는 증후인지를 판단하여야 하며,
체기, 체액, 체형이 함께 작용해 나타나는 증후인지

· 기질氣質과 물질物質(체기, 체액, 체형)이 종합적으로 작용되어 나타나는 증후인
지를 판단하여야 한다.

또한 진행된 병증의 경중이 기적氣的단계인지, 상적像的단계인지, 形的단계인지, 合
病症단계인지, 死症의 단계인지를 구분하여야 하며 표출된 증후가 다른 곳으로 이동
전이되어 나타나는 합병 증후를 잘 판단하여야 한다. 그러므로 진단법은 나타난 증후
가 중요한 것이 아니라 내재된 기질물氣質物의 변화가 더 중요하며 선先으로 작용하는
것이다.

즉, 질병 진단의 제1원칙은 총체적 관점에서 진행단계별 선후先後와 경중輕重을 구별
해 내는 것이며 질병에 대한 계통적 분석과 정확한 판단을 내리자면 다음과 같은 요
점을 주의하여야 한다.

① 발병 원인을 요해한 기초에서 정기正氣의 허虛나 중화中和의 기능을 상실함을 분
석해야 하며

② 내재된 기질물氣質物의 편승과 편쇠, 양量 및 성분의 과불급過不及, 질의 양, 불량
등의 생리환경의 변화로 인해 발생된 내재된 기질물氣質物의 변화를 진찰하고 분
석해야 하며

③ 그로 인해 나타난 수증과 수반 증상을 원심성 진행단계(기氣 → 상像 → 형形 →
합合 → 사死)로 분석하고 구심성 진행단계(상중하, 표리, 계통, 기관, 조직, 세포)
로 분석한 후 질병의 진행과정과 소재를 정확히 인식해야하며

④ 질병의 속성과 유형을 판단해 그 속성과 유형이 기질氣質로 인한 것인지, 물질物
質인 체기體氣로 인한 것인지, 체액體液으로 인한 것인지, 체형體形으로 인한 것인
지를 판단해야 하며

⑤ 질병의 발전과정을 요해한 후에는 사기와 정기의 성쇠 및 예후를 판단해야 한다.
이를 정리하면 다음과 같다.

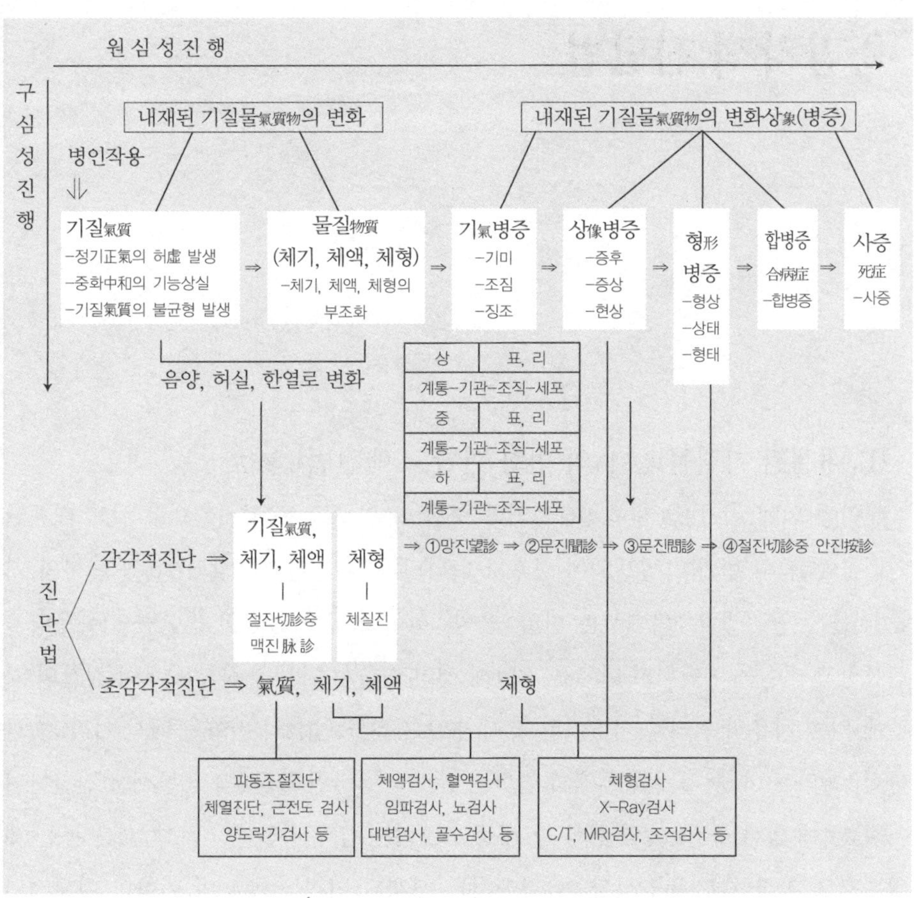

203

    감각적 진단법은 내재된 기질물氣質物의 이상에 의해 나타나는 증후를 판단하기 위한 진단법이고 초감각적 진단법은 나타나는 증후(염증 – 통증, 발열, 부종, 종 등)가 체형에 이상이 있어서인지, 체액에 있어서 인지, 체기나 기질에 이상이 있어서 인지를 판단하기 위한 진단법이다. 즉, 나타난 증후에 내재된 기질물氣質物의 변화를 역으로 알아보는 방법이다.

2. 감각적 진단법

(1) 내재된 기질물氣質物의 변화 관찰 - 맥진법脈診法

병인에 의해 정기正氣가 허虛해지거나 중화中和의 기능을 상실함으로 인해 내재된 기질물氣質物의 변화가 발생되어 증후가 나타난다. 내재된 기질물氣質物의 변화의 기준(理)을 동양섭생치유학에서는 한열, 음양, 허실로 잡아 감각적 진단법으로 음양을 진단하고 허실을 진단하고 한열을 진단해 생리 변화의 이상을 진찰하며 이 진찰의 기준에 의해 치유의 원리가 이루어진다. 내재된 기질물氣質物의 변화 중에서 기질氣質과 물질物質의 변화 중 체기와 체액의 변화는 감각적 진단인 맥진脈診을 통해서 진찰하며 기질氣質에 의한 물질物質의 변화 중 체형의 변화는 감각적 진단인 망진望診을 통한 체질진으로 진찰한다. 동양섭생치유학에서는 내재된 기질물氣質物의 변화의 기준점인 이치理致(한열, 음양, 허실)를 먼저 잡고 그 이理에 맞는 진찰을 하며 진찰에 의한 치유가 이루어져 기준과 진단과 치유가 경우와 이치와 사리에 맞게 이루어진다. 하지만 기존의 동의학은 나타난 병증을 먼저 사진四診을 통해 진단하고 이 증후군을 변증하기 위해 팔강八綱(음양, 허실, 한열, 표리)이라는 기준을 정했으며 가려진 증후를 시치한 것이다. 그러므로 진단과 기준과 치유가 경우와 이치와 사리에 맞게 이루어지지 않아 병증을 가리기 위한 진단이 된 것이며 가려진 병증을 치유하는 변증시치가 선先이 되었던 것이다.

동양섭생치유학에서는 병리病理를 선先으로 증리證理를 후後로 놓아 진단하고 치유하지만 기존의 동의학은 증리證理를 선先으로 놓아 진단하고 치유하는 것이다. 자연의 원리(동양섭생치유학)에서의 한열, 음양, 허실은 병리론病理論으로 동의학의 음양, 허실, 한열, 표리는 증리론證理論으로 근본적으로 다른 것이다. 내재된 기질물氣質物의 변화를 감각적 진단인 맥진脉診과 체질진을 통하여 관찰하는데 그 기준이 한열, 음양, 허실에 있기 때문에 맥진脉診에도 음양 맥진인 인영촌구맥진이 있게 되고, 허실맥진인 오계맥진이 있으며, 한열맥진인 완급맥진이 있게 되어 내재된 기질물氣質物의 변화의 기준을 잡게 되며 망진望診을 통한 체질진 또한 음양의 기준에 의한 음양체질 분류법이 있으며 허실의 기준에 의한 오행체질 분류법이 있고 한열의 기준에 의한 체질(표리) 분류법이 있어 내재된 기질물氣質物의 변화의 기준을 잡게 되는 것이다.(체질론 참조)

병리病理의 기준을 한열, 음양, 허실로 잡아 내재된 기질물氣質物의 생리 변화를 관찰해 나타나는 병증은 허증虛症과 실증實症으로부터 나타나는데 (양의학에서의 병증은 염증을 뜻하는 것으로 염증에도 통증, 발열, 부종, 종 등을 말함) 리理에 의해 나타나는 병증은 우리 인체의 전체와 부분에서 허증虛症만 나타날 수 있고, 실증實症만 나타날 수 있으며 허증, 실증이 동시에 나타날 수도 있다. 또한 부분에서의 병증은 우리 인체의 上(머리)에서 中(몸통)에서 下(사지)에서 나타날 수 있고 겉(表)에서 속(裏)에서도 나타날 수 있다. 또한 경락적, 해부학적 계통이나 기관, 조직, 세포 등의 부분에서도 나타날 수 있으며 병증의 진행이 기氣병증으로 상像병증으로 형形병증으로 합병증으로 사증으로도 진행될 수 있으며 병이 진행될수록 병은 중重하게 되는 것이다. 황제내경에 내재된 기질물氣質物의 변화를 조절하는 것이 장부이므로 "만병의 근원은 오장육부의 음양, 허실, 한열에 있다"라고 하였다. 또 말하기를 "만병의 근원이 오장육부에 있음은 하늘의 도리인데 이 도리를 믿지 않고 되지 못한 사방私方 즉, 증상치료, 국소치료, 통계치료, 병명치료 등을 하면 하늘이 파멸을 내린다."라고 하였다.

오장이라 함은 간장, 심장, 비장, 폐장, 신장을 말하며 여기에 생명현상을 창출하고 총괄하는 심포장을 포함하면 육장이 되는 것이다. 육부라 함은 담낭, 소장, 위장, 대장, 방광과 여기에 생명현상을 창출하고 모든 배설관계를 관장하는 삼초부를 포함하여 말하는 것으로 엄밀히 말하면 오장육부가 아니고 육장육부가 되는 것이다.

이제부터 이 책에서는 오장이라는 말을 쓰지 않고 육장이라 쓰겠다.

그러므로 만병의 근원도 육장육부의 한열, 음양, 허실에 있는 것이다.

1) 맥脉의 원리

동양섭생치유학에서 하는 맥진脉診은 증證을 가리기 위한 진찰이 아니고 내재된 기질물氣質物의 변화를 진찰하기 위한 맥진으로 병인에 의한 몸의 변화를 한열, 음양, 허실이라는 기준으로 관찰하자는 뜻이다. 이는 우리 몸의 생리, 병리의 기준을 한열, 음양, 허실로 정하고 이 기준에 이탈된 것은 병으로 보자는 것과 같은 것이다. 자연을 관찰할 때 태양의 주기로 시간이 정해졌으나 시간의 기준이 정해지기 이전에도 지구는 태양을 돌고 있었다. 하지만 시간이라는 기준을 정한 후에 주기에 의한 시간적 변화를 보다 더 정확하게 읽을 수 있게 된 것이다.

이와 같이 우리 인체의 생리生理, 병리病理도 한열, 음양, 허실이라는 기준을 정하기 이전에도 우리 인체는 병이 발생, 진행되고 있었다. 하지만 이런 한열, 음양, 허실에 의한 시간적, 공간적 기준을 정한 후에 우리 인체의 질병을 관찰하면 보다 더 정확하게 질병의 진행단계를 읽을 수 있게 되는 것이다. 그렇지만 이런 생리, 병리의 변화 기준도 자연의 원리에 맞는 기준이어야 하는 것이다. 그래야 치유가 자연스럽게 되기 때문이다.

① 맥진脉診이란

절진切診에서의 절切은 "진맥한다"라는 뜻을 가지고 있다. 절진切診을 의사가 손으로 환자의 일정한 부위를 만져 보거나 눌러보거나, 짚어보아서 질병이 내부에 있는 변화와 체표에 반영된 것을 요해하는 것으로 맥진脉診과 촉진觸診으로 나눈다.

절진切診은 주로 맥진脉診을 일컫는데 온몸에 분포되어 있는 경맥과 낙맥 등을 짚어보는 것도 맥진에 속하나 여기서의 맥진은 맥박의 움직임인 맥상脉象으로 질병의 상태를 가려내는 것을 말한다. 이는 동양섭생치유학의 진단법중에서도 가장 우위를 차지하고 내재된 기질물氣質物의 변화를 파악하기 위한 결정적인 역할을 하는 진찰법이다. 망진望診, 문진聞診, 문진問診 등의 3진과 결합하여 질병의 한열, 음양, 허실을 감각적으로 진단하고 질병의 진행단계를 종합적으로 판단하며 맥진을 통한 맥상脉象의 변화를 관찰하여 질병의 병위病位, 성질性質과 사기邪氣의 성쇠盛衰, 질병의 진전과 상후像後를 판단한다. 또한 맥상脉象의 변화에 의하여 육장육부의 기혈氣血과 음양, 허실, 한열의 생리生理와 병리病理적 변화를 판단할 수 있는 것이다. 이와 같이 우리 인체의 생리와 병리의 변화를 판단할 수 있는 맥진의 종류에는 경락맥진법(동맥動脉 진법), 인영촌구맥진법, 오계맥진법五季脉診法, 삼부맥진법三部脉診法, 촌관척맥진법寸關尺脉診法(-육부정위맥진법六部定位脉診法), 삼부구후맥진법三部九候脉診法, 기구진법氣口診法, 인영기구맥진법人迎氣口脉診法, 칠표七表·팔리八裏·구도九道의 맥진법 등이 있다.

맥脉이라는 자의字意는 「맥맥」과 「줄기 맥」이라는 뜻으로 맥이란 유형이든 무형이든 끊이지 않고 계속 이어지는 것을 뜻한다. 그러므로 맥이 끊어지면 생명체는 사멸되고 또 어떤 것이든 존재가 없어지게 되는 것을 뜻한다.

고서에서는 맥을 다음과 같이 정의하고 있다. 월月과 영永을 합하여 맥자脉字가 되었는데 월은 육자부肉字部의 월月이므로 육肉을 의미하는 것으로써 육체肉體가 의뢰하여 가히 세월을 길이 누린다는 뜻이다. 또 고자古字의 혈血과 과瓜를 합하여 맥자脈字로 썼으니 기혈氣血이 각각 분파分派를 따라서 경락經絡에 운행한다는 뜻이 있다. 명나라 이천의 「의학입문」에 「영榮은 맥중脉中에 운행하고 위衛는 맥외脉外에서 운행하니 맥이란 것은 영위榮衛를 주재하면서 잠깐이라도 육체 안에서 길게 운행 된다는 뜻이다」라고 하였다.

맥진은 혈맥박동촉진법血脉拍動觸診法의 준말로서 이 뜻을 자세히 풀면 "혈맥 즉 혈관을 무엇인가가 두둘겨(拍) 움직이는 것(動)을 손을 대어서(觸) 짚는다(診)"는 뜻으로 혈관을 무엇인가가 두들겨 움직이는 것을 말하는데 이를 동의학에서는 맥박脉博이라 한다. 맥박은 맥관박동脉管博動의 준말이다. 맥관이란 혈관이고 박동이란 두드려 움직인다는 뜻이다. 동맥과 경락이 만나는 곳에서 박동이 일어나는데 심장이 피를 전신으로 보내기 위해 수축, 확장의 운동을 계속한다. 이렇게 수축할 때 좌심실로부터 혈액이 대동맥으로 밀려 나오면서 동맥벽이 떨리며 진동이 생기는데 이 진동이 파도의 물결 모양으로 동맥혈관 끝으로 전달되며 파장적인 맥파脉波를 형성한다. 이 맥파가 체표에서 아주 얕게 통과하고 있는 동맥 중 탄력섬유가 비교적 많은 피부 가까이에 있는 동맥에 영향을 미치게 된다. 또한 기氣가 운행되고 있는 경락이 이 동맥혈관과 만나 혈관을 두드려 움직이게 함으로써 맥박이 형성되는 것이다. 이와 같이 맥박脉博의 형성形成은 내재된 기질氣質과 장부臟腑 기혈氣血 등이 심장이나 경락등과 밀접한 관련이 있기 때문에 기혈氣血과 장부에 병변이 발생하면 혈맥血脉의 운행시 영향이 발생되고 따라서 맥상脉象에도 변화가 생기게 되는 것이다.

맥진脉診은 맥박의 상태를 손으로 짚는 것으로 맥박의 상태를 동의학에서는 맥상脉象이라 한다. 맥상은 진찰자의 손가락 끝에 느껴지는 맥박의 파동波動과 형상形狀을 말하는 것으로 맥상脉象은 맥동脉動과 형상形象의 준말인 것이다. 즉, 맥진은 진찰자의 손가락 끝에 느껴지는 맥상脉象을 짚는 것으로 맥상은 뭔가를 작동시키는 에너지가 상象을 드리워 그 상象이 형形을 만드는 것을 말한다. 뭔가를 작동시키는 혈관 속에 내재되어진 에너지가 상象을 바꾸면 겉으로 표출되는 형상形象 또한 변하게 되는데 이 상象과 형形의 관계로 맥상脉象의 원리가 형성되는 것이다. 즉, 내새된 기질氣質에 이떻게 작용되어 상象을 드리우냐에 따라 표출되는 형상形狀은 달라지게 되므로 내재된 기질물氣質物의 변화가 맥상의 형성에 가장 중요하게 영향을 주게 된다.

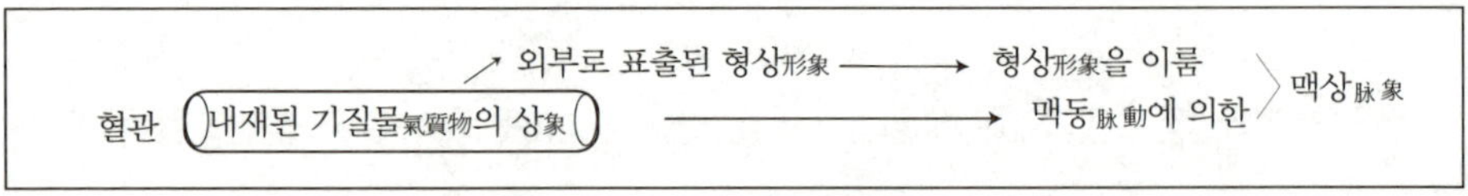

혈관 （내재된 기질물氣質物의 상象） → 외부로 표출된 형상形象 ——→ 형상形象을 이룸
맥동脉動에 의한 〉 맥상脉象

② 맥진의 활용

병인에 의해 정기正氣가 허虛해지거나 중화中和의 기능이 상실되어 내재된 기질물氣質

質物이 흐트러져 상象을 드리워 형形으로 표출되면 음양 맥진脉診인 인영촌구맥을 통해 진단할 수 있다. 또한 내재된 기질물氣質物이 작용하느냐에 따라 허실이 정확하게 나오므로 내재된 기질물氣質物의 허실은 오계맥五季脉을 통해 진단할 수 있으며 내재된 기질물氣質物이 한이나 열로 작용해 형形을 드리워 한열이 나오게 되면 이는 완급맥을 통해 한열을 진단할 수 있다. 또한 맥박의 상태인 맥상을 관찰해 맥박수, 맥박속도, 맥동의 자리, 맥동의 굵기, 맥동의 굳기, 파동의 폭 등 – 맥상에 이름을 지어 놓은게 맥脉의 이름(삭맥數脉, 지맥遲脉, 부맥浮脉, 침맥沈脉 대맥大脉, 소맥小脉) 등이다. 위와 같은 맥진법과 맥상으로

  a.심장의 상태나 기혈의 성상 및 혈관의 상태 등을 알아낼 수 있으며

  b.심장의 상태를 알아 생사를 변별하고,

  c.내재된 기질氣質과 물질物質 중 체기와 체액(血)의 성상 및 변화를 변별하고,

  d.육장육부의 내재된 기질氣質의 허실을 변별하고,

  e.혈관의 상태를 변별하고,

  f.몸에 생긴 특수한 변화 출현이나 임신 등을 가려내고,

  g.몸에 생긴 질병의 증후와 증상(허증, 실증, 한증, 열증, 표증, 리증) 등을 가려낸다.

  이러한 맥상의 변화를 관찰하여 질병을 진단할 수 있는 수단이 바로 맥진인 것이다.

  이런 맥진은 반드시 망진望診, 문진問診, 문진聞診 등과 서로 합쳐서 종합적으로 질병을 분석하고 진찰하여야 한다.

2) 음양맥진법(인영촌구맥진법)

태양이 항상 일정하게 비추는 것에 따라 지구 스스로가 태양을 돌면서 밤낮, 사시를 만들어 변화를 일으키므로 지구의 내포된 환경적 요인에 의해 기후의 엄청난 변화가 생기게 됨과 같이 우리 몸의 변화의 중심이 되는 것도 어떤 요인에 내 몸 스스로가 어떻게 항상성을 유지하고 잃어 가느냐가 중요하다. 그러므로 병病의 가장 중요한 부분은 어떤 요인에 의한 내 몸속에서 작용하는 항상성 유지 조절 능력인 음양, 허실, 한열을 조절하는 능력이라 하겠다.

음양맥진법은 질병에 있어서 병인에 의한 몸의 내적 변화 작용을 찾아내는 감각적 진단방법으로 음양은 한열에 의해 내재된 기질氣質과 물질物質이 + · −로 이온화되어 서로 응축, 팽창, 상승, 하강하는 단계를 말한다. 음양맥진법은 병인에 의해 내재된 기질물氣質物중 기혈氣血의 변화가 음(−) · 양(+)으로 차이가 생긴 것을 진맥하는 것으로 인영촌구맥진이라고도 한다.

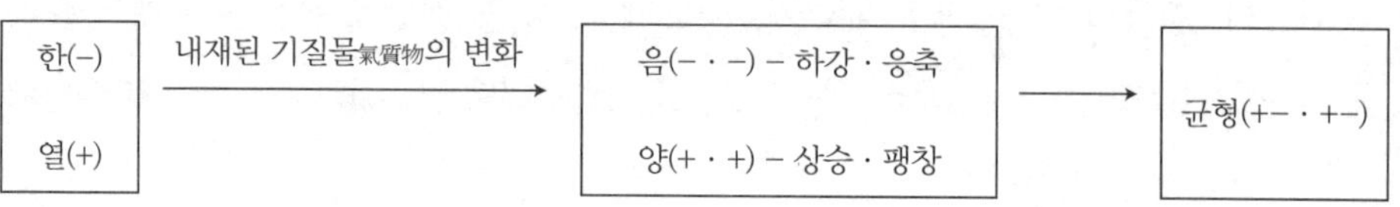

건강을 유지하기 위해서는 무엇보다도 음양의 균형이 중요하다. 만약 음양의 균형이 깨진다면 체내의 비효율적인 기혈氣血의 흐름이 발생하게 되어 각종 질병을 일으키게 된다. 음양의 균형이 중요한 이유로는 예를 들어 설명하면 직경이 다른 두 개의 관을 일렬로 통하여 흘러가는 물의 양을 상상해 보면 쉽게 이해할 수 있다.

직렬로 연결된 두 개의 관을 통해 물이 흘러갈 때 하나의 관이 매우 크더라도 다른 한 관이 작다면 전체적인 수량은 작은 관에 의해 제약을 받게 된다. 그러므로 가장 효율적인 물의 흐름은 두 관의 면적의 합이 같은 경우 두 관의 직경이 같을 때라고 보면 된다. 5+5=10이고 9+1=10이지만 5×5=25이고 9×1=9인 경우로서 조화 평균은 2×25 / 10 = 5.0이고 2×9 / 10 = 1.8로서 두 경우가 매우 큰 차이를 보이는 것과 같다. 그러므로 인체에서도 기혈 흐름의 균형이 중요한 것이며 우리 인체의 음양 정도를 측정하는 감각적 방법은 다음과 같다.

맥은 경락과 동맥이 만나는 곳에서 감지된다. 그러므로 우리 인체의 음양의 강도를 측정하는 곳은 인영맥과 촌구맥 부위이다. 인체의 양陽의 강도를 측정하는 곳은 목젖 부위의 온목동맥과 양경락인 위경의 인영혈 부위가 만나는 곳인 좌우 2곳의 인영맥 부위에서 측정하고 음陰의 강도를 측정하는 곳은 손목 부위의 요골동맥과 음경락인 폐경의 촌구혈 부위가 만나는 곳인 좌우 2곳의 촌구맥 부위에서 측정한다.

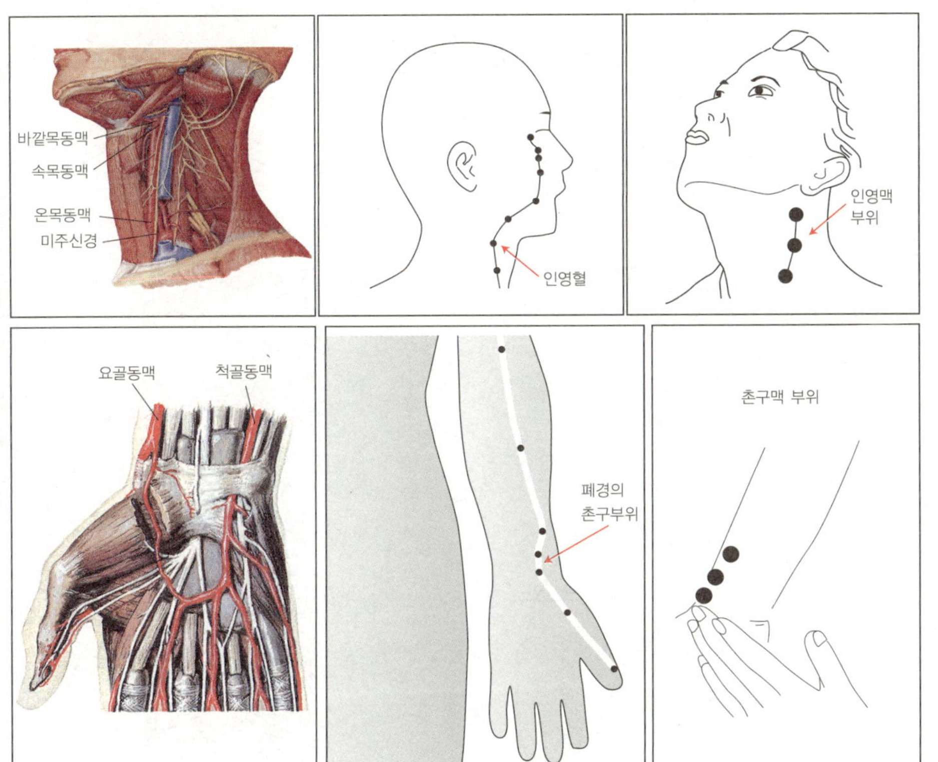

2개의 인영맥에서 양陽의 강도를 측정하고 2개의 촌구맥에서 음陰의 강도를 측정해 인영과 촌구의 4개의 맥脉을 측정, 비교해 인체의 상하 좌우의 기혈氣血의 흐름을 파악하는 것이다. 인영맥과 촌구맥을 측정할 때 좌우 엄지손가락 지문 부위를 사용하여 촉지한다. 오른손 엄지손가락으로 상대방의 오른쪽 인영맥을 진단하고, 동시에 왼손의 엄지손가락으로 상대방의 오른쪽 촌구맥을 측정하여 비교한다. 그리고 오른쪽 맥이 끝났으면 왼쪽맥을 촉지하는데 왼손의 엄지손가락으로 상대방 왼쪽 인영맥을 측정함과 동시에 오른손으로서는 상대방의 왼쪽 촌구맥을 촉지해 좌우의 인영과 촌구에 해당하는 4개의 맥脉을 다 측정한 후에 맥의 세기를 비교하면 된다.

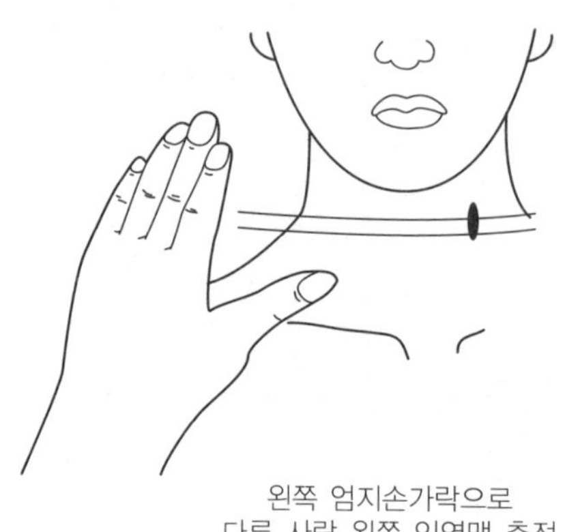

왼쪽 엄지손가락으로
다른 사람 왼쪽 인영맥 측정

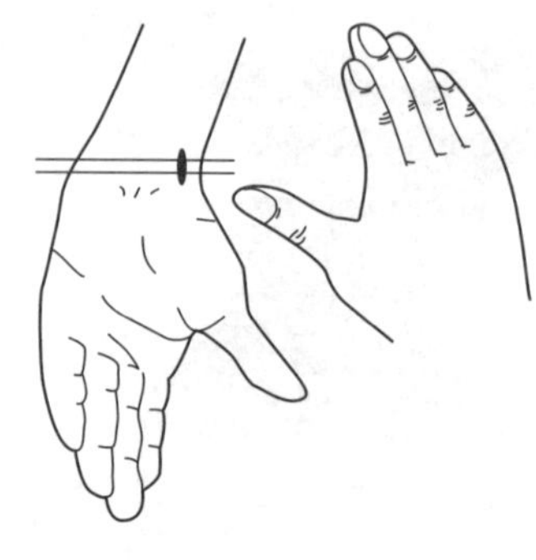

오른쪽 엄지손가락으로
다른 사람 왼쪽 촌구맥 측정

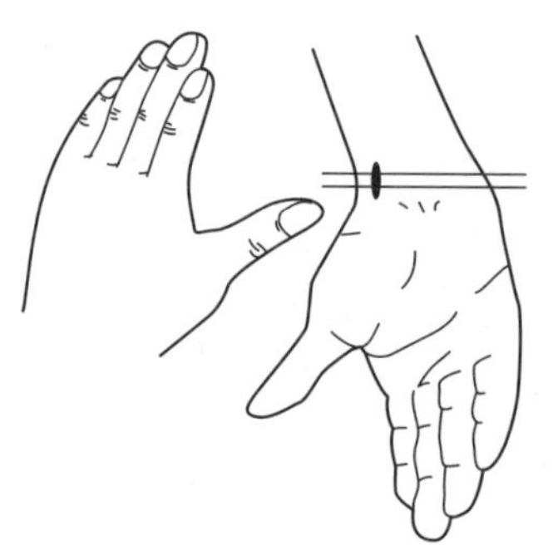

왼쪽 엄지손가락으로
다른 사람 오른쪽 촌구맥 측정

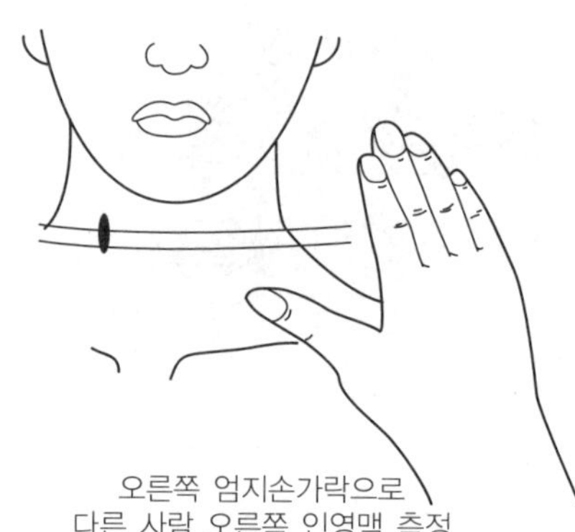

오른쪽 엄지손가락으로
다른 사람 오른쪽 인영맥 측정

인영촌구맥진에서는 일반적으로 음양이 강하고 4개의 맥의 크기가 서로 엇비슷하고, 상하좌우로 조화를 이루며 맥의 세기가 크면 클수록 건강하다고 볼 수 있다. 인영, 촌구의 4개의 맥의 크기가 균형을 이루었어도 맥의 세기가 너무 작거나(평맥보다 4개의 맥이 적은 경우) 4개의 맥의 크기가 서로 차이가 나게 촉지되면 병맥病脈으로서 건강하다고 볼 수 없는 것이다. 인영맥과 촌구맥을 짚었을 때 인영맥이 매우 큰데 반해 촌구맥이 약하다거나 촌구맥이 큰데 반해 인영맥이 약하다면 이를 음양의 균형을 이루고 있지 못한 것으로 보아야 한다. 또한 4개의 맥脈 중에서 가장 큰 맥이 인영부위에서 촉지되면 이는 양陽부위의 기혈氣血이 큰 사람이고 촌구 부위에서 촉지되면 음陰부위의 기혈氣血이 큰 사람인 것이다.

양陽이 크다는 것은 머리 쪽으로 올라가는 기혈氣血의 양量이 많다는 것을 의미하기도 하지만 양陽의 장부나 기관 등에 병이 있어 많은 기혈이 필요하기 때문에 올라가게 되는 것이다. 전자의 경우는 내재된 기혈의 음양 변화와 증상이 일치하는 경우가 대부분이고 후자의 경우는 내재된 기혈의 음양변화와 증상이 불일치하는 경우가 대부분이므로 치유방법도 달리해야 한다.(치유법 참조)

기혈의 흐름이 많다고 해서 나타나는 병증이 실증만이 나타나는 것이 아니라 기혈의 흐름이 많은 곳은 실증이 나타날 수 있고 상대적으로 기혈의 흐름이 부족한 것은 허증이 나타날 수 있는 것이다. 그러므로 치유법은 나타나는 실증이나 허증을 기준으로 치유해도 되지만 더 중요한 것은 기혈의 중화인 순환에 있다. 또한 4개의 맥의 세기가 너무 작은 경우는 기혈 자체가 너무 약한 경우로 정기의 허虛에 해당하며 속된 표현으로 맥아리가 없다는 표현을 쓰게 되는 때이다.

양陽의 강도를 측정하는 위치는 목젖의 좌우 양쪽 인영부분을 측정하는 것이 원칙이지만 양陽쪽으로 기혈氣血의 강도가 커질수록 인영맥을 촉지하는 위치가 달라진다. 음陰의 강도를 측정하는 위치는 손목의 좌우 양쪽 촌구 부분을 측정하는 것이 원칙이지만 음陰쪽으로 기혈氣血의 강도가 커질수록 촌구맥을 촉지하는 위치는 달라진다.

즉, 양경락陽經絡의 기氣의 흐름은 인체를 기준으로 위에서 아래로 흐르므로 인영맥에서의 위경락은 위에서 아래로 흐르고 온목동맥의 혈血의 흐름은 아래에서 위로 흐르기 때문에 양陽의 강도가 크면 인영맥이 촌구맥에 비해 크다. 기혈중 기의 흐름이 혈의 흐름보다 크면 인영맥이 목젖의 아랫부분에서 더 강하게 촉지되고 혈의 흐름이 기의 흐름보다 크면 인영맥이 목젖의 윗부분에서 더 강하게 감지되는 것이다. 또 음경락陰經絡의 기氣의 흐름은 아래에서 위로 흐르므로 촌구맥에서의 폐경락은 척부에서 촌부로 흐르고 요골동맥(노동맥)의 혈血의 흐름은 촌부에서 척부로 흐르기 때문에 음陰의 강도가 크면 촌구맥이 인영맥에 비해 맥의 세기가 크다. 또한 기혈 중 기의 흐름이 혈의 흐름보다 크면 촌구맥이 촌부에서 더 강하게 잡히고 혈의 흐름이 기의 흐름보다 크면 촌구맥이 척부에서 더 강하게 감지된다.

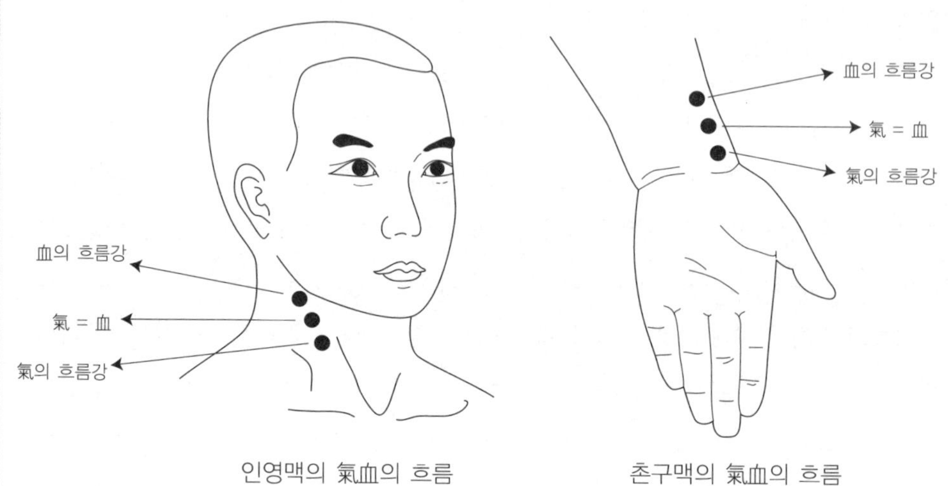

인영맥의 氣血의 흐름　　　　　촌구맥의 氣血의 흐름

또한 맥의 세기(脉勢)에 의해 음양의 차이가 커질수록 병의 상태는 심각함을 의미하는데 일반적으로 음양의 차이가 두배 즉 100%크면 1성盛이라 하고 200%크면 2성盛, 300%크면 3성盛이라 칭한다. 보통 1성盛~3성盛 이하의 경우는 정경의 병이라 하여 쉽게 고칠 수 있는 병이며 음양의 차이가 4~5성盛 이상은 기경의 병, 6~7성盛 이상을 사해의 병이라 칭하여 중병이라 한다. 이때는 암, 당뇨, 고혈압, 중풍 등의 심한 병이 이미 들어와 있거나 양의학적 검진으로는 나타나지 않는다 하더라도 조만간 나타날 가능성이 매우 높은 인체 생리 상태임을 뜻한다.

어떤 사람의 선천적으로 타고난 음양陰陽의 대소人小를 판단하는 데에는 음양체질 분류법을 통해서 가능하고 선천적으로 타고난 체질이 음인 또는 양인이라 하더라도 섭생이나 생활방식의 차이에 따라서 현재의 내재된 음양 기혈 상태는 달라지므로 현재 인체의 음양의 강도 측정은 인영과 촌구 맥진을 통해서 가능한 것이다.

즉, 인영촌구맥진은 현재의 내재된 음양의 기혈氣血상태를 진단하는 진맥으로 이를 통해 ① 정기正氣의 허虛를 알 수 있고 ② 내재된 기혈氣血의 흐름을 알 수 있으며 ③ 기혈의 변화에 따른 병증의 일치 여부를 판단할 수 있으며 ④ 맥세기(脉勢)의 차이(脉盛)를 통해 병의 진행 단계를 알 수 있다.

3) 허실맥진 – 오계맥진五季脈診

　어떤 원인에 의한 우리 몸의 내재된 기질물氣質物의 허실의 변화상과 천지자연의 기운이 우리 몸에 영향을 미쳐 변화되고 조화되어지는 순환과정을 오계五季에 비유해 오행의 상생相生, 상극相剋, 상화相和의 원리로 비교 설명한 맥진脈診이다. 사람은 세상에 태어날 때부터 내재된 기질물氣質物이 제각기 많고 크고, 적고 작음에 차이가 있게 마련이며 후천적으로 병인이나 불섭생에 의하여 내재된 기질물氣質物의 허실이 발생하게 되는데 이 내재된 기질물氣質物의 허실에 의해 오계맥五季脈이 발생하게 된다.

　허실은 한 인간의 개체 내에서 내재된 기질물氣質物의 허실을 말하는 것으로 음양에 의해 내재된 기질氣質과 물질物質이 +, -로 이온화 되어 서로 응축, 팽창, 하강, 상승하는 가운데 상하 좌우나 표리의 구심성 운동에 의한 공간적 변화를 일으켜 상하, 좌우, 표리의 맥성脈盛의 차이가 발생하게 된다. 이로 인해 인영과 촌구맥이 형성되며 인영과 촌구의 기혈氣血흐름의 불균형에 의해 내재된 기질물氣質物이 상하, 좌우, 표리에 허실이 발생하게 된다. 이 내재된 기질물氣質物의 허실의 변화상을 구심성 운동과 원심성 운동에 의한 오행의 상생, 상극, 상화의 원리에 의해 나타나는 것이다.

　오행의 구심성에 의한 우선운동은 상극相剋으로 작용해 응축과 제약 또는 표表에서 리裏로 작용해 자연의 모든 생물生物의 틀(形)을 형성하는데 상극相剋의 이면에는 상생相生이 있고 상생相生의 이면에는 상극相剋의 작용이 있게 되어 서로 균형相和을 이루게 된다. 이 균형이 흐트러졌을 때를 오행의 병리病理라 하는 것이다.

　상극의 관계는 제약하고 응축하는 과정으로 우리 사람의 생리生理를 제약하고 응축하게 되므로 병리의 이치를 설명할 때 타당하다. 또한 질병이 발생되어 내재된 기질물氣質物의 변화상이 표출되는 맥의 형성원리를 설명할 때도 적당하다.

　상생의 관계는 화생化生를 발생하고 발전 성장시키는 과정으로 우리 사람의 생리의 이치를 설명할 때 주로 사용되며 치유의 원리를 설명할 때 적당하다. 인영, 촌구의 기혈 흐름의 불균형에 의한 내재된 기혈氣血의 허실의 변화상에 의해 오계맥이 나타나므로 오계맥이 나올 때에는 혈血을 조절하는 것이 기氣이다. 그러므로 5기(목기木氣, 화기火氣, 토기土氣, 금기金氣, 수기水氣)의 균형이 깨졌을 때만 나오는 맥이므로 오기五

氣간의 허·허나 실·실인 경우에는 오계맥五季脉이 나올 수 없고 반드시 오기五氣간의 허실虛實의 불균형 상태에서만 맥상脉象이 나타난다. 또한 오기의 조절을 육장육부에서 하므로 이 오계맥을 통해 육장육부의 기혈의 허실 상태를 파악할 수 있다. 오계맥진은 인영맥과 촌구맥의 맥성을 비교한 후 맥성脉盛이 큰 곳이 기준이 되어 촉진하며 큰 곳의 맥상脉象을 관찰해서 육장육부의 허실을 알아내는 진맥이다. 맥성脉盛이 큰 곳이 기준이 되는 이유는 그만큼 육장육부의 허실의 차이가 크다는 것을 의미하기 때문이다.

맥脉이란 무엇인가를 움직이게 하는 힘에 의해 맥의 형상形象이 나타나는 것을 말한다. 즉, 맥진脉診은 맥동脉動에 의한 맥의 형상形象을 의미하므로 진맥 부위에 의한 진맥과는 전혀 다르게 나타나며 병인에 의해 내재된 오기五氣가 손상을 입으면서 균형을 상실하면 손상을 당한 기氣는 반드시 상극相剋을 하는 오기五氣에 의해 제약하고 응축하고 조절 당하게 된다. 그래서 오계맥五季脉의 형성은 반드시 오행의 상극의 원리로 인해 맥동에 의한 맥의 형상形象으로 나타나게 되며 이를 정리하면 다음과 같다.

목木, 화火, 토土, 금金, 수水, 오행五行의 물리적 속성에 기초하여 맥脉의 형상形象이 결정되는데 木, 火, 土, 金, 水의 기본적인 성질 또는 속성을 순서대로 언급하면 완緩, 산散, 고固, 긴緊, 연軟으로 분류할 수 있다.

① 홍맥洪脉

목기木氣의 속성은 완緩인데 완의 의미는 음전기와 양전기가 중기中氣의 작용을 받아 음양이 서로 균형을 이루어 완만하고 부드럽고 따뜻한 전진 또는 상승하는 기운으로 이러한 기운이 밀폐된 혈관 내에서 퍼질 때에는 부드럽고 완만한 맥이 넓게 퍼져 나가는 듯하며 추진력이 느껴지는 맥상으로 이러한 맥을 홍맥洪脉이라 하며 이를 형상화形象化하면 다음과 같다.

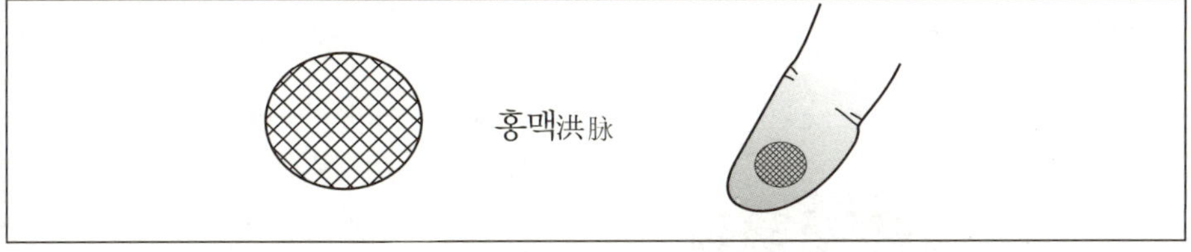

그러므로 홍맥은 목 기운이 강한 맥으로 굵고 넓고 완만한 맥상脉象을 나타낸다.

② 모맥毛脉

화기火氣의 속성은 산散인데 산의 의미는 음전기와 양전기가 중기中氣의 작용을 받아 음양이 서로 부딪혀 발산하고 확 퍼지게 하고 산화하여 흩어지는 기운으로 이러한 기운은 순간적으로 확산하나 지속적으로 추진시켜 주는 관성은 없으므로 밀폐된 혈관 내에서의 느낌은 넓고 확 퍼지고 흩어져 촉지가 안 될 정도로 미약하게 느껴지는 맥상으로 이런 맥을 모맥毛脉이라 하며 이를 형상화하면 다음과 같다.

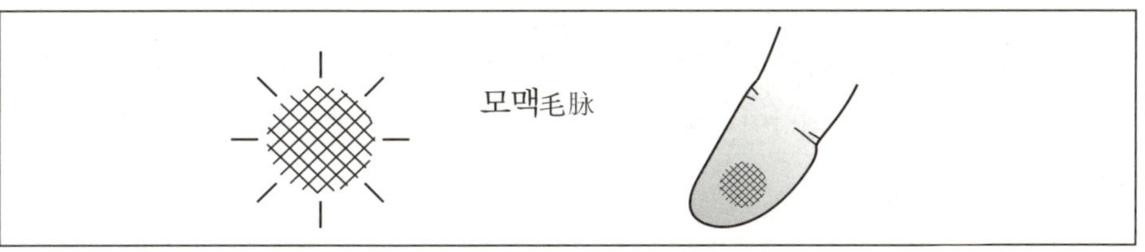

그러므로 모맥毛脉은 화火 기운이 강한 맥脉으로 굵고 넓게 퍼져서 흩어지는 맥상脉象을 나타내는 것이다.

③ 석맥石脉

토기土氣의 속성은 고固인데 고의 의미는 음전기와 양전기가 중기의 작용을 받아 음양이 서로 결합하고 화합하고 하나로 뭉치는 끈적끈적한 기운으로 이러한 기운은 단위 면적당 표면적이 가장 작아지는 형상이다. 힘이 내부의 중심을 향하는 형상을 띠어 안으로 뭉쳐지는 힘을 말하며 밀폐된 혈관 내에서의 느낌은 끈끈한 기운이 뭉쳐지므로 단단한 바둑돌과 같이 느껴지는 맥상으로 이런 맥을 석맥石脉이라 하며 이를 형상화하면 다음과 같다.

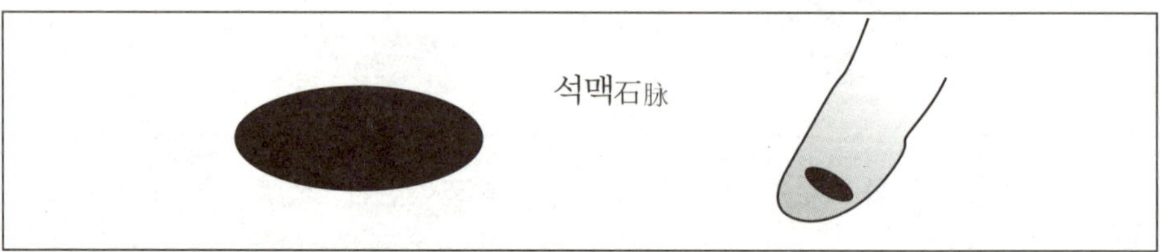

그러므로 석맥石脉은 토土 기운이 강한 미끄럽고 걸쭉하고 단단한 바둑돌과 같은 맥상脉象을 나타내는 것이다.

④ 현맥弦脉

금기金氣의 속성은 긴緊인데 긴의 의미는 음전기와 양전기가 중기의 작용을 받아 음양이 서로 순간적으로 결합하여 잡아당기고 밀착되고 밀도가 강해져 결정結晶을 이루려는 기운이다. 기운을 긴장시켜 순간적으로 표면에서 결정結晶을 이루려는 힘을 말하며 밀폐된 혈관 내에서의 느낌은 결정을 이루려는 기운이 작용하므로 긴장시키는 가늘고 길게 느껴지는 맥상이 감지된다. 이러한 맥을 현맥弦脉이라 하며 이를 형상화하면 다음과 같다.

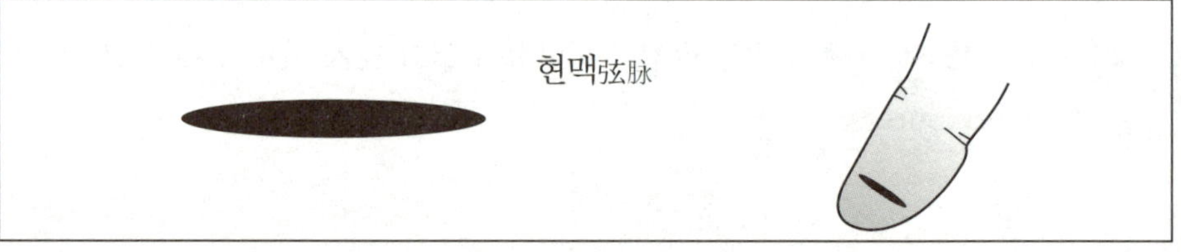

그러므로 현맥弦脉은 금金 기운이 강한 가늘고 길고 긴장감이 있고 팽팽한 맥상을 나타내는 것이다.

⑤ 구맥鉤脉

수기水氣의 속성은 연軟인데 연의 의미는 음전기와 양전기가 중기의 작용을 받아 음양이 서로 밀어내고 연하게 하고 미끄러운 기운으로서 아래로 향하는 기운을 말한다. 이러한 기운은 물과 같은 유체로서 전단력이 작용하는 한 변형하고자 하므로 밀폐된 혈관 내에서의 느낌은 박동에 의한 혈관의 변형에 연하고 수축된 작은 구형의 물방울 이 튀는 것과 같은 맥상으로 감지된다. 이러한 맥을 구맥鉤脉이라 하며 이를 형상화하 면 다음과 같다.

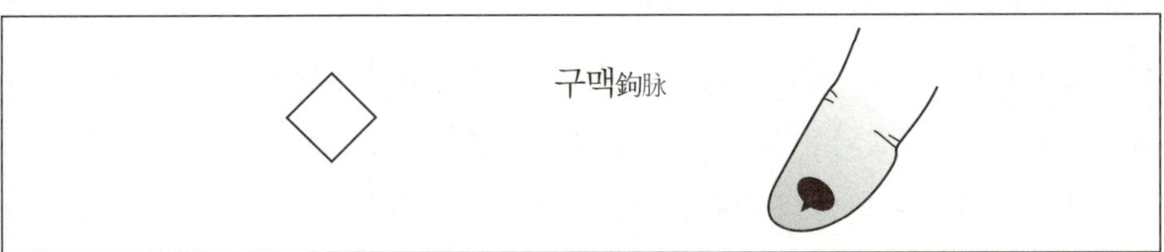

그러므로 구맥鉤脉은 수水 기운이 강한 연하고 말랑말랑하고 콕 찌르는 맥상을 나타 내는 것이다.

⑥ 구삼맥鉤三脉

상화相火의 속성은 상화相和인데 이는 오기五氣가 고정되어 있지 않고 움직이게 하는 기운이다. 이러한 기운은 우리가 태어나서 죽을 때까지 우리의 신체를 끌고 가는 눈 에 보이지 않는 생명력이다. 상화相火의 기운이 약해져 질병이 발생되면 우리 몸의 균 형을 이루려는 중화의 힘이 약해지므로 밀폐된 혈관 내에서의 느낌은 박동이 약한 가 늘고, 길고, 연하고, 말랑말랑하고, 콕콕 찌르는 맥상이 촉지된다. 이러한 맥을 구삼맥 鉤三脉이라 하며 형상화하면 다음과 같다.

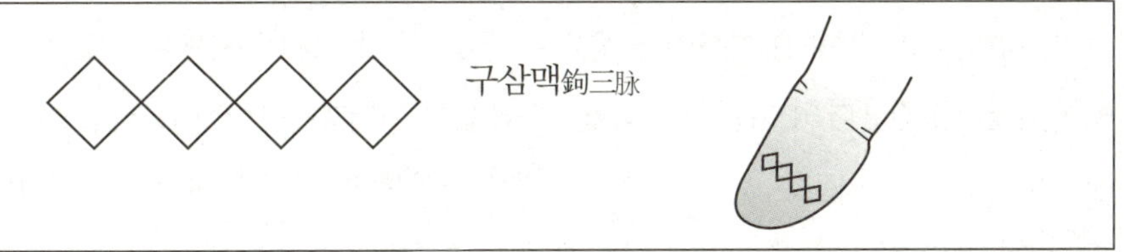

구삼맥은 우리 인체의 생명력이 약하거나 이로 인해 중화中和(상화相和)의 기능이

상실 되었을 때 나타나는 맥상인 것이다.

⑦ 오계맥이 촉지될 수 있는 경우

이와 같이 오기五氣의 불균형에 의해 나타나는 오계맥五季脉은 오행의 상극相剋의 원리에 의해 나타난다.

a. 목기木氣가 허虛해 나타나는 현맥弦脉은 금극목金克木하여 금기金氣인 긴緊의 속성이 강하고 목기木氣인 완緩의 속성이 약하게 작용해 혈관 속에서 금金기운은 강하게 작용되어 겉으로 표출되어 형상을 이루고 목木기운은 약하게 작용되어 금金기운의 제약을 받아 속에 잠재되어 나타나지 않는 맥상을 표출하게 된다. 그러므로 우리 손에 감지되는 맥은 가늘고 길고 긴장감이 있고 팽팽한 금金기운이 강한 현맥弦脉을 촉지하는 것이다.

병인에 의해 현맥弦脉이 촉지된다는 것은 간·담의 목木기운이 허하고 이를 조절하고 제약하는 폐·대장의 금金기운이 상대적으로 강해졌다는 것을 의미한다. 이로 인해 내재된 기질물氣質物중 목기木氣가 허虛하다는 것을 뜻하고, 목기木氣를 조절하는 간·담의 기혈에 이상이 있음을 의미하며 간·담과 기능적으로 연관이 있는 간경, 담경, 대맥, 눈, 목, 손발톱, 근육, 편도선, 고관절 등 부속기관의 기혈氣血의 흐름이 허하다는 것을 뜻한다.

오행의 관계상 현맥이 촉지될 수 있는 경우는

가. 수생목水生木이 안되어 간·담의 목木기운이 허해질 때

나. 목생화木生火가 지나쳐 간·담의 목木기운이 허해질 때

다. 간·담이 기운이 허해 금극목金克木할 때

라. 상화相和의 작용에 이상이 발생되어 금金기운이 목木기운을 제어 못해(금극목金克脉 못할 때) 간·담의 기운이 허해질 때 금金기운의 제어를 받아(금극목金克木) 현맥弦 이 나타난다. 이것은 오행의 상극에 의한 금과 목의 상대적 허실을 의미하는 것이다. 또한 간의 기운이 아주 약한 상태에서는 오행상 극의 원리에 의해 금극목金克木하여 긴장시키는 금金의 기운이 나오는 것이 상례이나 이러한 상태에서는 인체 내에서

의 간의 기운을 발생시키는 생명력이 발동할 것이다. 이때에는 위에서 말한 긴장·시키는 맥과 함께 부드럽고 완만한 목木의 기운이 같이 촉지되는 경우도 종종 있다. 이것은 반작용에 대한 오행의 상화의 작용으로서 다른 맥의 경우에도 같은 현상이 나타날 수 있다.

b. 화기火氣가 허虛해 나타나는 구맥鉤脉은 수극화水剋火하여 수기水氣인 연軟의 속성이 강하고 화기火氣인 산(散)의 속성이 약하게 작용해 혈관 속에서 수水기운은 강하게 작용되어 겉으로 표출되어 형상을 이룬다. 또한 화火기운은 약하게 작용되어 수水기운의 제약을 받아 속에 잠재되어 나타나지 않는 맥상을 표출하게 된다. 그러므로 우리 손에 감지되는 맥은 연하고 말랑말랑하고 콕 찌르는 수水기운이 강한 구맥鉤脉이 촉지되는 것이다.

병인에 의해 구맥이 촉지 된다는 것은 심·소장의 화火기운이 허하고 이를 조절하고 제약하는 신·방광의 수기水氣가 상대적으로 강해졌다는 것을 의미한다. 이로 인해 내재된 기질물氣質物중 화기火氣가 허하다는 것을 뜻하고 화기를 조절하는 심·소장의 기혈에 이상이 있음을 의미하며 심·소장과 기능적으로 연관이 있는 심경, 소장경, 독맥, 주관절, 얼굴, 혀, 상완, 피, 혈관, 땀 등 부속기관의 기혈의 흐름이 허하다는 것을 뜻한다.

오행의 관계상 구맥鉤脉이 촉지될 수 있는 경우는

가. 목생화木生火가 안되어 심·소장의 화火기운이 허해질 때

나. 화생토火生土가 지나쳐 심·소장의 화火기운이 허해질 때

다. 심·소장의 기운이 허해 수극화水剋火할 때

라. 상화相和의 작용에 이상이 발생되어 수水기운이 화火기운을 제어 못해(수극화水剋火 못할 때) 심·소장의 기운이 허해질 때 수水기운의 제어를 받아(수극화水剋火) 구맥鉤脉이 나타난다. 이것은 오행의 상극相剋에 의한 수水와 화火의 상대적 허실을 의미하는 것이다.

c. **토기土氣가 허虛해 나타나는 홍맥洪脉**은 목극토木剋土하여 목기木氣인 완완緩의 속성이 강하고 토기土氣인 고固의 속성이 약하게 작용해 혈관 속에서 목木기운이 강하게 작용되어 겉으로 표출되어 형상을 이루고 토土기운이 약하게 작용되어 목木기운의 제약을 받아 속에 잠재되어 나타나지 않는 맥상을 표출하게 된다. 그러므로 우리 손에 감지되는 맥은 넓고 굵고 완만한 목木기운이 강한 홍맥洪脉이 촉지되는 것이다.

병인에 의해 홍맥이 촉지된다는 것은 비ㆍ위장의 토土기운이 허하고 이를 조절하고 제약하는 간ㆍ담의 목木기운이 상대적으로 강해졌다는 것을 의미한다. 이로 인해 내재된 기질물氣質物중 토土기가 허하다는 것을 뜻하고, 토기土氣를 조절하는 비ㆍ위장의 기혈에 이상이 있음을 의미하며 비ㆍ위장과 기능적으로 연관이 있는 비경, 위경, 충맥, 슬관절, 대퇴부, 배, 입, 입술, 유방, 비계 등 부속기관의 기혈의 흐름이 허하다는 것을 뜻한다.

오행의 관계상 홍맥洪脉이 촉지될 수 있는 경우는

가. 화생토火生土가 안되 비ㆍ위장의 토土기운이 허해질 때

나. 토생금土生金이 지나쳐 비ㆍ위장의 토土기운이 허해질 때

다. 병인에 의해 비ㆍ위장의 토土기운이 허해 목극토木剋土할 때

라. 상화相和의 작용에 이상이 발생되어 목木기운이 토土기운을 제어 못해(목극토木剋土못할 때) 비ㆍ위장의 토土기운이 허해질 때 목木기운의 제어를 받아(목극토木剋土) 홍맥洪脉이 나타난다. 이것을 오행의 상극에 의한 목木과 토土의 상대적 허실을 나타내는 것이다.

d. **금기金氣가 허해 나타나는 모맥毛脉**은 화극금火克金하여 화기火氣인 산散의 속성이 강하고 금기金氣인 긴緊의 속성이 약하게 작용해 혈관 속에서 화火기운이 강하게 작용되어 겉으로 표출되어 맥의 형상을 이루고 금金기운이 약하게 작용되어 화火기운의 제약을 받아 속에 잠재되어 나타나지 않은 맥상을 표출하게 된다. 그러므로 우리 손에 감지되는 맥은 굵고 넓고 짧고 솜과 같은 확 퍼지는 화火기운이 강한 모맥毛脉이 촉지되는 것이다.

어떤 병인에 의해 모맥이 촉지된다는 것은 폐·대장의 금金기운이 허해 이를 조절하고 제약하는 심·소장의 화火기운이 상대적으로 강해졌다는 것을 의미한다. 이로 인해 내재된 기질물氣質物 중 금金기가 약하다는 것을 뜻하고 금기金氣를 조절하는 폐·대장의 기혈에 이상이 있음을 의미하며, 폐·대장과 기능적으로 연관이 있는 폐경, 대장경, 임맥, 손목관절, 하완, 가슴, 코, 피부, 체모, 맹장, 항문 등 부속기관의 기혈의 흐름이 좋지 못하다는 것을 뜻한다.

오행의 관계상 모맥毛脉이 촉지될 수 있는 경우는

가. 토생금土生金이 안되 폐·대장의 금金기운이 허해질 때

나. 금생수金生水가 지나쳐 폐·대장의 금金기운이 허해질 때

다. 병인에 의해 폐·대장의 금金기운이 허해져 화극금火克金할 때

라. 상화相和의 작용에 이상이 발생되어 화火기운이 금金기운을 제어 못해(화극금火克金못할 때)폐·대장의 금金기운이 허해질 때 화火기운의 제어를 받아(화극금火克金) 모맥毛脉이 나타난다. 이것은 오행의 상극에 의한 화火와 금金의 상대적 허실을 나타내는 것이다.

e. 수기水氣가 허해 나타나는 석맥石脉은 토극수土克水하여 토기土氣인 고固의 속성이 강하고 수기水氣인 연軟의 속성이 약하게 작용해 혈관 속에서 토土기운이 강하게 작용되어 겉으로 표출되어 맥상을 이루고 수水기운이 약하게 작용되어 토土기운의 제약을 받아 속에 잠재되어 나타나지 않는 맥상을 표출하게 된다. 그러므로 우리 손에 감지되는 맥은 미끄럽고, 단단하고 걸쭉하고 바둑돌과 같은 석맥石脉이 촉지되는 것이다.

어떤 병인에 의해 석맥石脉이 촉지된다는 것은 신·방광의 수水기운이 허해 이를 조절하고 제약하는 비·위장의 토土기운이 상대적으로 강해졌다는 것을 의미한다. 이로 인해 내재된 기질물氣質物 중 수水기가 약하다는 것을 뜻하고 수水기를 조절하는 신·방광의 기혈에 이상이 있음을 의미하며 신·방광과 기능적으로 연관이 있는 신경, 방광경, 생식기, 음교맥, 양교맥, 발목관절, 허리, 정강이, 귀, 뼈, 골수, 힘줄, 치아, 음

부, 머리털, 침 등 부속기관의 기혈의 흐름이 원만하지 못하다는 것을 뜻한다. 이로 인해 신·방광 및 부속기관의 기능이 저하될 수 있으며 진행되어 물리적 기능 또한 저하되어 질병이 가중될 수 있게 된다.

오행의 관계상 석맥石脉이 촉지될 수 있는 경우는

가. 금생수金生水가 안되 신·방광의 수水기운이 허해질 때

나. 수생목水生木이 지나쳐 신·방광의 수水기운이 허해질 때

다. 병인에 의해 신·방광의 수水기운이 약해져 토극수土克水할 때

라. 상화의 작용에 이상이 발생되어 토土기운이 수水기운을 제어 못해(토극수土克水 못할 때)신·방광의 수水기운이 허해질 때 토土기운의 제어를 받아(토극수土克水) 석맥石脉이 나타난다. 이것은 오행의 상극에 의한 토土와 수水의 상대적 허실을 나타내는 것이다.

224

f. 상화相和가 허虛해 나타나는 구삼맥鉤三脉은 육장육부가 균형을 잃어 생명력이 약화될 때 혈관 속에서 표출되는 맥상이다. 우리 손에 감지되는 맥은 생명력이 약한 가늘고 길고 연하고 말랑말랑하고 콕콕 찌르는 맥인 구삼맥이 촉지 된다. 구삼맥鉤三脉이 촉지 된다는 것은 어떤 병인에 의해 생명력이 약화되어 상화相和(육장육부의 균형)의 기능을 상실했다는 것을 의미한다. 심포·삼초의 기능적으로 연관이 있는 심포경, 삼초경, 양유맥, 음유맥, 견관질, 손, 임파액, 표정, 간정, 생명력, 저항력, 신진대사 등 부속기관의 기능이 원만하지 못하다는 것을 뜻한다. 이로 인해 우리 인체의 신경성, 심인성질환으로 진행되어 질병이 가중될 수 있게 된다. 오행의 관계상 구삼맥鉤三脉이 촉지될 수 있는 경우는 오행의 상생相生과 상극相剋의 관계가 유지되지 않고 균형을 상실할 때 언제라도 나타날 수 있으며 오계맥五季脉과 함께 촉지될 수 있다.

이것은 오행의 원리 중 상화相和의 기능이 저하됨을 나타내는 것이다.

⑧ 오계맥五季脉의 순환

금극목金克木이었을 때 간·담의 기운을 보하는 신맛을 지속적으로 먹어 속에 내재

되어 있던 목木의 완기緩氣가 커지게 되면 간·담의 목木기운이 좋아지게 되는데 계속적으로 과식하거나 장복하게 되면 목극토木剋土 되면서 목木의 완기緩氣가 토土의 고기固氣를 제약해 혈관내 목木의 완기緩氣가 커지게 되어 홍맥洪脉이 표출되게 되고 비·위장의 토土기운이 약해지게 된다.

약해진 비·위장을 보補하기 위해 단맛을 지속적으로 먹어 속에 내재되어 있던 토土의 고기固氣가 커지게 되면 비·위장의 토土기운이 좋아지게 된다. 그러나 계속적으로 단맛을 과식하거나 장복하게 되면 토극수土克水되면서 토土의 고기固氣가 수水의 연기軟氣를 제약해 혈관내 토土의 고기固氣가 커지게 되어 석맥石脉이 표출되게 되고 신·방광의 수水기운이 약해지게 된다.

약해진 신·방광을 보하기 위해 짠맛을 지속적으로 먹어 속에 내재되어 있던 수水의 연기軟氣가 커지게 되면 신·방광의 수水기운이 좋아지게 된다. 하지만 계속적으로 짠맛을 과식하거나 장복하게 되면 수극화水克火되면서 수水의 연기軟氣가 화火의 산기散氣를 제약해 혈관내 수水의 연기軟氣가 커지게 되어 구맥鉤脉이 표출되게 되고 심·소장의 화火기운이 약해지게 된다.

이와 같이 섭생에 의해 육장육부의 오계맥五季脉은 끊임없이 순환하게 되는 것이다.

육장육부의 오계맥의 변화는 내재된 기질물氣質物의 허실의 변화상을 나타내기 때문에 외적인 영향보다는 내적인 영향에 의해서 더 쉽게 내재된 기질물氣質物의 허실이 조절되는 것이다. 그러므로 오계맥의 조절은 내적 감정인 절대적인 긍정과 섭생 중에서 속을 조절하는 음식이 최고인 것이다.

⑨ 오계맥과 각 장부의 지배부위

오계맥진을 통해 내재된 기질물氣質物중 기질氣質의 허실 상태를 파악할 수 있으며 이로 인해 육장육부의 기질氣質과 체기體氣, 체액體液의 허실을 파악할 수 있고 또한 육장육부의 부속기관들의 기능적 허실 상태를 짚어낼 수 있다. 또한 내재된 기질물氣質物의 변화 중 체형體形의 허실 상태를 오행체질 분류를 통해 알 수 있으므로 오계맥진과 오행체질 분류의 상호 연관성을 종합해서 내재된 기질물氣質物의 변화를 진찰한다면 보다 더 정확한 진단이 이루어질 것이다.

오계맥과 각 장부의 지배 부위를 정리하면 다음과 같다.

내재된 목기木氣가 약해 이것을 조절하는 간장과 담낭이 허해졌을 때 나오는 맥을 현맥弦脉이라 하며 현맥弦脉은 가늘고, 길고, 미끄럽고, 긴장감이 있어 팽팽한 맥상脉象을 띠는 맥으로 이 현맥이 촌구에서 크게 감지되면 음陰인 간장이 병이 있게 되고 인영에서 크게 감지되면 양陽인 담낭에 병이 있게 된다. 간장과 담낭이 기질적氣質的 작용으로 조절하는 신체 부위는 간장, 담낭, 간경, 담경, 대맥, 근육, 고관절, 발(전체), 손톱, 발톱, 눈, 눈물, 목, 편도선 등으로 간과 담낭의 기운이 허해서 현맥弦脉이 나타나면 이 신체 부위에도 병이 생길 수 있게 된다. 예를 들어 눈에 병이 생겼을 경우 이는 간담의 기질적氣質的 작용 때문에도 병이 나올 수 있으며 물질物質인 체기體氣나 체액體液(혈액, 면역, 호르몬, 체액 등)그리고 체형體形(신경계, 근육계 등)의 이상 등에 의해서도 눈에 병이 생길 수 있으므로 환자의 병 상태에 따른 진행단계별, 상황을 판단하는 것이 중요하며 진행단계별 치유도 복합적으로 이루어지는 것이 효율적이다.

내재된 화기火氣가 약해 이것을 조절하는 심장과 소장이 허약해 졌을 때 나타나는 맥을 구맥鉤脉이라 하며 구맥은 연하고 말랑말랑하고 콕콕 찌르는 감이 있는 맥으로 이 구맥이 촌구맥에서 크게 감지되면 음陰인 심장에 병이 있게 되고 인영맥에서 크게 감지되면 양陽인 소장에 병이 있게 된다. 심장과 소장의 기질적氣質的 작용으로 조절하는 신체 부위는 심장, 소장, 심경, 소장경, 녹백, 경별, 경근, 피와 혈관, 주관절, 상완, 혀, 얼굴, 땀 등으로 심장과 소장의 기운이 약하거나 허해서 구맥이 나타나면 이 신체 부위에도 병이 생길 수 있게 된다. 이때 발생된 병을 기능적 병으로서 내재된 기질氣質의 조절을 했을 때만 효과가 있으며 형태학적 치료를 했을 시 근본적 치유가 어렵게 되는 것이다.

내재된 토기土氣가 약해 이것을 조절하는 비장과 위장이 허약해 졌을 때 나타나는 맥을 홍맥洪脉이라 하며 홍맥은 굵고 넓고 짧고 완만하고 부드러운 감이 있는 맥이다. 이 홍맥이 촌구맥에서 크게 감지되면 음陰인 비장에 병이 있게 되고 인영맥에서 크게 감지되면 양陽인 위장에 병이 있게 된다. 이로 인해 나타나는 병증은 비장의 기질적氣

質的 증후와 위장의 기질적氣質的 증후가 따로 나타나는 것은 아니고 내재된 토기土氣가 변한 것이므로 나타나는 증후는 같게 된다. 비장과 위장이 기질적氣質的 작용으로 조절하는 신체 부위는 비장, 췌장, 위장, 비경, 위경, 충맥, 비계(기육), 슬관절(무릎), 대퇴부(허벅지), 입과 입술, 배(복부), 유방 등으로 비장과 위장의 기운이 약하거나 허해서 홍맥洪脉이 나타나면 이 신체 부위에도 병이 생길 수 있다. 이때 발생된 병은 기능적 병으로서 내재된 기질氣質의 변화를 조절해 주었을 때만 효과가 있으며 형태학적 치료를 했을 시 근본적 치유가 어렵게 되며 체형의 병으로 전변될 수도 있다.

내재된 금기金氣가 약해 이것을 조절하는 폐장과 대장이 허약해 졌을 때 나타나는 맥을 모맥毛脉이라 하며 모맥은 굵고 넓고, 짧고 솜과 같은 감이 있는 맥으로 이 모맥이 촌구맥에서 크게 감지되면 음陰인 폐장에 병이 있게 되고 인영맥에서 크게 감지되면 양陽인 대장에 병이 있게 된다. 이로 인해 나타나는 병증은 폐장의 기질적氣質的 증후와 대장의 기질적氣質的 증후가 따로 나타나는 것이 아니고 내재된 금기金氣가 변한 것이므로 나타나는 증후는 같게 된다. 폐장과 대장이 기질적氣質的 작용으로 조절하는 신체 부위는 폐장, 대장, 폐경, 대장경, 임맥, 피부, 손목관절, 하완(팔뚝 아랫부분), 체모(몸통에 난털), 코, 콧물, 가슴부위, 맹장, 항문 등으로 폐장과 대장의 기운이 약하거나 허해서 모맥毛脉이 나타나면 이 신체 부위에서도 병이 생길 수 있게 된다. 이때 발생된 병은 기능적 병으로서 내재된 기질氣質의 변화를 조절해 주었을 때만 근본적 치유 효과가 있으며 형태학적 치유를 했을 시 근본적 치유가 어렵게 되며 또한 체형의 병으로 전변될 수도 있다.

내재된 수기水氣가 약해 이것을 조절하는 신장과 방광이 허약해 졌을 때 나타나는 맥을 석맥石脉이라 한다. 석맥은 혈관 속의 피가 단단하고 미끄러우며 걸쭉하고 바둑돌 같은 느낌의 맥으로 이 석맥이 촌구맥에서 크게 감지되면 음陰인 신장에 병이 있게 되고 인영맥에서 크게 감지되면 양陽인 방광에 병이 있게 된다. 이로 인해 나타나는 병증은 신장의 기질적氣質的 증후와 방광의 기질적氣質的 증후가 따로 나타나는 것이 아니고 내재된 수기水氣가 변한 것이므로 나타나는 증후는 같게 된다. 그러다가 질병의 전변이 내재된 물질物質인 체형體形으로 이동될 경우 신장이나 방광의 형태학적 이상 증후가 나타나게 되는 것이다. 신장과 방광의 기질적氣質的 작용으로 조절하는 신체 부위는 신장, 방광, 생식기, 신경, 방광경, 음교맥, 양교맥, 발목관절, 허리, 정강이, 귀, 뼈와 골수, 힘줄, 치아, 털(머리털, 수염, 겨드랑이 털, 음부털), 침 등으로 신장과 방광의 기운이 약하거나 허해서 석맥石脉이 나타나면 이 신체 부위에도 병이 생길 수 있게 된다. 이때 발생된 병은 기능적 병으로서 내재된 기질氣質의 변화를 조절해 주었을 때만 근본적 치유 효과가 있으며 형태학적 치유를 했을 시 근본적 치유가 어렵게 되며 또한 각 신체 부위별 체형의 병으로 전변될 수도 있다.

내재된 생명력이 약해 생명력을 조절하는 심포장과 삼초부가 허약해 졌을 나타나는 맥을 구삼맥鉤三脉이라 한다. 구삼맥은 연하고 말랑말랑하고 가늘고 길며 콕콕 찌르는 감이 있는 맥으로 이 구삼맥이 촌구맥에서 크게 감지되면 음陰인 심포에 병이 있게 되고 인영맥에서 크게 감지되면 양陽인 삼초에 병이 있게 된다. 이로 인해 나타나는 병증은 심포의 기질적氣質的 이상 증후와 삼초의 기질적氣質的 이상증후가 따로 나타나는 것이 아니라 내재된 상화相和의 기氣가 한열, 음양, 허실로 변한 것이므로 나타나는 증후는 같게 되는 것이다. 심포와 삼초는 무형의 장부이므로 질병의 전변이 체형으로 이동되지 않으며 이로 인한 형태학적 증후는 나타나지 않게 된다. 심포장과 삼초부가 기질적氣質的 작용으로 조절하는 신체 부위는 심포장, 삼초부, 심포경, 삼초경, 음유맥, 양유맥, 견관절, 손, 얼굴표정, 감정, 마음, 정신적 신경, 생명력, 저항력(면역력), 신진대사, 초능력, 영감 등으로 심포장과 삼초부의 기운이 약하거나 허해서 구삼맥鉤三脉이 나타나면 이러한 무형의 신체에도 병이 생길 수 있다. 이때 발생한 병이 기능적 병으로서 약화된 생명력을 조절해 주었을 때만 근본적 치유 효과가 있으며 형태학적 치유를 했을 시 근본적 치유가 어렵게 된다.

이와 같이 허실맥진인 오계맥진을 통해 내재된 기질물氣質物 중 기질氣質의 허실 상태를 파악할 수 있다. 이로 인해 육장육부의 기질氣質과 체기體氣, 체액體液의 허실을 파악할 수 있고 또한 육장육부 부속기관들의 기능적 허실 상태를 짚어 낼 수 있는 것이다. 또한 내재된 기질물氣質物의 변화 중 체형體形의 허실 상태를 오행체질 분류를 통해 알 수 있으며 오계맥진五季脉診과 오행체질분류의 상호 연관성을 종합해서 내재된 기질물氣質物의 변화를 진찰한다면 보다 더 정확한 진단이 이루어질 것이다.

4) 한열맥진(완급맥진緩急脉診)

몸에서의 한寒과 열熱은 순환함으로써 균형을 맞춰 생명 유지에 관여한다. 그런데 병인病因에 의해 한寒과 열熱이 순환하지 못하여 한열寒熱이 생기는 것이므로 한寒하고 열熱하다는 말은 인체가 정상체온보다 낮거나 높은 상태를 말한다. 또한 열이 한곳으로 모여 그 반대되는 곳은 차다는 말이 되고 한이 한곳으로 모여 그 반대되는 곳은 열하다는 말로써 한열은 체내(상하, 좌우, 표리) 기혈氣血의 온도가 높은가 낮은가를 말한다. 체내의 온도가 높은가 낮은가에 따라 맥이 완婉하고 급急하게 나타나는데 인영과 촌구로 맥성脉盛의 변화가 일어났다는 것은 한과 열의 작용이 발생했다는 것으로 인영이 촌구보다 맥성脉盛이 대大하다는 것은 내재된 기혈에 열의 속성이 작용한 것으로 대개 맥상脉象이 완緩하게 작용되는데 이는 뜨거운 양陽 기운이 위로 상승해서 에너지를 빼앗기기 이전에 완緩하게 작용되어 완맥緩脉이 감지되는 상태이고 촌구가 인영보다 맥성脉盛이 대大하다는 것은 내재된 기혈에 한寒의 속성이 작용한 것으로 대개 맥상이 급急하게 작용된다. 이는 차가운 음陰 기운이 아래로 하강해서 에너지를 빼앗기기 이전에 급急하게 작용되어 급맥急脉이 감지되는 상태이다. 그러나 온도가 높아지면 분자 운동이 빨라져 밀도가 낮아지고 에너지를 소비하게 되어 온도가 낮아져 완맥緩脉이 급맥急脉으로 전환되어 감지될 수 있으며 급맥이 온도가 낮아지면 분자운동이 느려져 밀도가 높아지고 습도가 높아지며 위에 있던 기질氣質이 아래로 내려와 기압이 높아지면서 생명의 반작용에 의해 온도가 높아져 완맥緩脉으로 전환되어 감지될 수 있다. 그러므로 인영이 촌구보다 큰 상태에서도 완맥緩脉과 급맥急脉이 촉지될 수 있으며, 촌구가 인영보다 큰 상태에서도 완맥과 급맥이 촉지될 수 있는 것이다.

체내의 온도가 높으면 맥이 완하게 나타나고 체내의 온도가 낮으면 맥이 급하게 나타난다. 한열寒熱에 의해 나타나는 완급맥緩急脉은 맥박수에 따른 신진대사의 빠르고 느림에 의해 나타나는 지삭맥遲數脉과는 그 의미가 다르다.

즉, 완급맥緩急脉은 맥박의 박동博動시 상하시간의 길이에 의해 나타나고 지삭맥遲數脉은 전후시간의 맥박수의 차이에 의해 나타난다. 체내의 온도가 정상체온보다 높으면 높은 온도는 팽창 이완하는 성질이 있으므로 맥脉이 한번 뛸 때의 시간이 길고 맥脉의 형상形象이 약간 퍼지고 완만한 느낌의 맥脉( )이 촉지되고 체내의 온도가 정상체온 보다 낮으면 낮은 온도는 응축하는 성질 있으므로 맥脉이 한번 뛸 때의 시간이 짧고 맥脉의 형상形象은 약간 긴장되고 수축된 느낌의 맥脉( )이 촉지된다.

완맥緩脉과 급맥急脉의 비교는 다음과 같다.

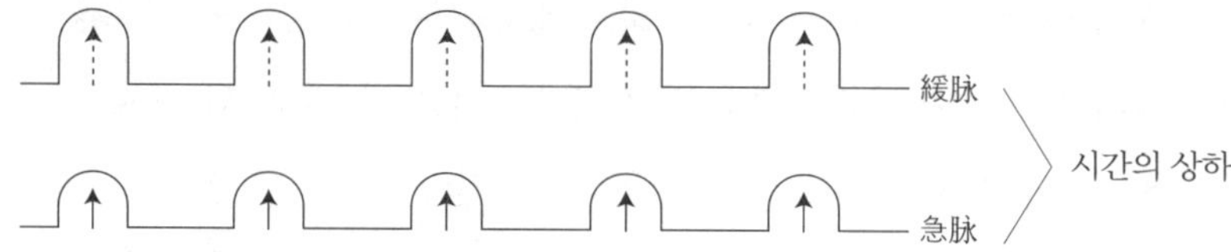

한마디로 완급맥緩急脉은 혈관을 흐르는 파동의 형태가 한열에 의해 변형된 것으로 보면 된다.

한寒은 육장육부가 차서 맥脉이 급急한 것으로 대개 간질과 같은 발작이나 적취 등이 있고 미친병이거나 성격이 부산하게 되며 더운 음식과 더운약을 쓰고 침은 유침하는게 좋다.

열熱은 육장육부가 더워서 맥이 완緩한 것으로 농이든 종기, 구토 등이 있고 소변이 뜨겁게 느껴져 찬 음시과 찬 야을 쓰고 침은 속자서발 하는 것이 좋다.

지삭맥遲數脉은 맥박수에 따른 신진대사의 빠르고 느림에 의해 나타나는 맥으로 지맥遲脉은 맥이 1분에 60박 이하로 느린 것으로 염증은 없으나 대사의 속도가 느릴 때 촉지 되는 맥이고, 삭맥數脉은 맥이 1분에 80박 이상으로 빠른 것으로 염증이 있고 대사가 지나치게 빠를 때 촉지되는 맥이다.

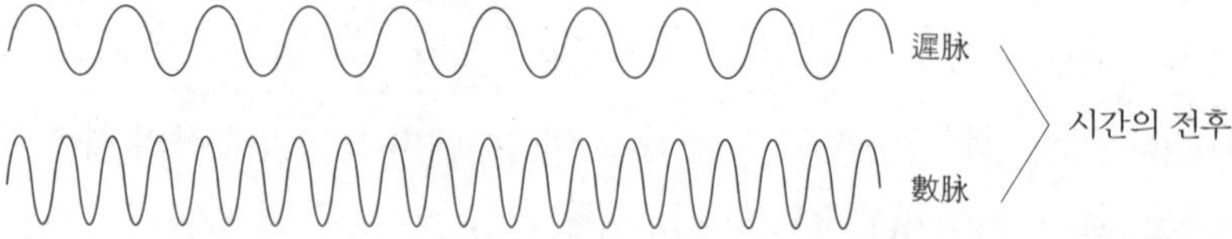

동의학에서의 지맥遲脉은 몸이 한寒하기 때문에 신진대사가 느리다고 본다. 지맥遲脉이 뛰는 경우는 2가지로 활동 부족이나 저체온 등으로 인해 체내의 온도가 정말로 낮아 맥박수가 적어지는 경우와 체내의 온도가 높아져 생명의 반작용으로 정상체온을 유지하기 위해 맥박수가 적어지는 경우이다. 전자는 실한實寒이고 후자는 허한虛寒에 해당하는 것으로 한寒이 있을 때 나타나는 지맥遲脉으로는 실한實寒과 허한虛寒을 구별하기가 어려워 나타나는 증상을 참조해 판별하게 되며, 삭맥數脉은 몸이 열하기 때문에 신진대사가 빠르다고 보는데 삭맥數脉이 뛰는 경우는 2가지로 운동이나 활발한 활동시 맥박수가 빨라져 온도가 상승하고 호흡수가 빨라지는 것과 같이 정말로 체내의 온도가 높아져 맥박수가 빨라지는 경우와 체내의 온도가 정상 체온보다 낮아졌거나 염증이 발생되어 몸에 이상이 발생시 생명의 반작용으로 정상 체온을 유지하기 위해 맥박수가 빨라지는 경우이다. 전자는 실열實熱이고 후자는 허열虛熱에 해당하는 것으로 열이 있을 때 나타나는 삭맥數脉으로는 실열實熱과 허열虛熱을 구별하기가 어려운 점이 있게 된다. 그러므로 완급맥緩急脉에 의해 체내의 한열의 변화를 진찰할 수 있으며 여기에 지삭맥遲數脉의 배합으로 체내의 허열虛熱과 실열實熱, 허한虛寒과 실한實寒의 상태를 파악할 수 있는 것이다.

<table>
<tr><td rowspan="2">緩(열)</td><td>완맥緩脉 – 체내의 열(육장육부의 열)</td><td rowspan="2">急(한)</td><td>지맥遲脉 – 대사속도가 느림 (한)</td></tr>
<tr><td>급맥急脉 – 체내의 한(육장육부의 한)</td><td>삭맥數脉 – 대사속도가 빠름 (열)</td></tr>
<tr><td>지맥遲脉(한) – 허한상태</td><td>지맥遲脉(한) – 실한상태</td></tr>
<tr><td>삭맥數脉(열) – 실열상태</td><td>삭맥數脉(열) – 허열상태</td></tr>
</table>

이상과 같이 한과 열이 상하, 좌우, 표리로 순환하지 못하여 허열과 실열, 허한과 실한이 생긴다. 일정부위의 온도만 측정하여 한열을 진단하는 오류를 범하고 있으며 이로 인한 한열의 치유에도 엄청난 누를 범하고 있으므로 한열 진단에 조심해야 한다.

5) 맥脉의 변화

병인에 의해 내재된 기질물氣質物의 변화에 의해서 음양맥과 허실맥과 한열맥의 변화가 발생하는데 이를 병맥病脉이라 한다. 이 병맥의 성질에 의하여 병맥의 변화를 더 세부적으로 관찰할 수 있는데 다음과 같다.

즉, 병맥의 성질에 의하여 ① 맥위脉位의 이상異常을 관찰하고 ② 맥수脉數의 이상異常을 관찰하며 ③ 맥력脉力의 이상異常을 관찰하고 ④ 맥의 형태 등의 이상을 관찰하고 ⑤ 맥의 혈관 긴장도의 이상을 관찰하고 ⑥ 맥의 혈류상태의 이상을 관찰하며 ⑦ 맥의 율동律動의 이상을 관찰하고 ⑧ 맥의 장단長短의 이상 등을 관찰해 맥진脉診으로서의 진단을 더 정확하게 하는 것이다.

a. 부맥浮脉은 손가락을 살짝 누르면 맥이 피부 표면에서 뛰어 명확히 떠 있는 현상을 나타내며 가볍게 짚어도 응하는 맥으로 힘을 주어 누르면 조금 약해지고 비지 않으며 들면 여유가 있는 맥상脉象으로 맥이 살 위로 지나가는 것 같다. 각종 원인에 의해 말초혈관末梢血管이 확장되고 혈관의 탄성이 저하되어 혈류량이 증가되고 혈관이 혈류에서 산생되는 압력과 저항에 대처하는 능력이 감소되어 병사가 경락 기표肌表에 있어 기혈이 표表를 향하여 사기邪氣에 저항하므로 인해 병이 체외 즉, 몸통이나 팔, 다리, 머리 등에 있을 때 관찰되는 맥으로 한의학의 28맥 중 규맥芤脉, 산맥散脉, 유맥濡脉, 허맥虛脉 등과 비슷하다.

※ 규맥芤脉-부浮하고 대大하며 누르면 가운데가 마지 파 잎과 같이 비어 있으며
산맥散脉-부浮하고 산散하며 뿌리가 없고 맥수脉數가 고르지 않으며
유맥濡脉-부浮하고 세細하며 유연하고
허맥虛脉-부浮하고 대大하며 무력無力하고 누르면 텅 빈 것 같은 맥

b. 침맥沈脉은 근골간에서 뛰기 때문에 손가락으로 가볍게 피부를 눌러서는 촉지되지 않고 천천히 근육 하부까지 힘주어 눌러야 나타나는 맥으로 마치 돌이 물밑에서 잠기는 것처럼 반드시 끝까지 눌러야 그 맥상脉象을 만질 수 있다. 각종 병인에 의해 병사病邪가 리裏에 있어 속에서 정기正氣와 박투搏鬪하여 기혈氣血이 속에 옹체되어 혈

압이 낮아지고 혈관내의 압력이 감소되며 혈관의 충만이 부족하고 혈류가 완만하게 되거나 말초혈관이 수축하고 말초의 저애력이 증가되어 맥관脈管이 가늘어져 맥관 내의 압력이 증가되거나 날씨가 추워 동맥혈관이 수축되어 피부나 근육이 긴장해지거나 몸이 비만하거나 심하게 부종이 생겨 표리와 맥관 사이의 조직이 두꺼워져 혈관의 위치가 깊어져 병이 체내 즉, 육장육부에 있을 때 나타난다.

침맥沈脈은 몹시 비만한 사람, 피하지방이 비교적 두꺼운 사람, 맥위脈位가 비교적 깊은 사람 그리고 가을과 겨울에 주로 나타날 수 있는데 이는 정상적 생리生理에 속하는 것으로 병맥病脈에 속하지 않는다. 28맥 중 복맥伏脈, 뇌맥牢脈, 약맥弱脈 등과 비슷하다.

※ 복맥伏脈은 침맥沈脈보다 맥위脈位가 더욱 깊어 근골에 붙어 있기 때문에 몹시 힘을 주어 눌러도 나타나지 않고 근골을 밀면서 짚어야 나타나며 심지어 잠시 숨어서 나타나지 않는 맥이다.

뇌맥牢脈은 침취沈取하며 실實하고 대大하며 현弦하고 장長하며 유력有力하고 든든하면서 굳세게 나타나지 않는 맥脈이다.

약맥弱脈은 눌러야 손가락에 닿고 몹시 가늘며 약한 맥脈으로서 힘주어 누르면 없어지는 맥脈이다.

c. 복맥伏脈은 깊이 잠복되어 힘줄을 밀고 뼈있는 데까지 깊이 눌러야 짚으며 심지어 숨어 있어 나타나지 않는 맥상脈象으로 복맥은 맥이 힘줄 아래에서 뛰기 때문에 반드시 힘줄을 밀어버리고 뼈까지 닿게 해야 나타난다.

각종 원인에 의해 사기邪氣가 속에 숨어 있어 맥기脈氣가 순통하지 못하고 맥도脈道에 잠복해 있거나 기혈氣血이 끊어지려 하여 혈맥血脈이 박동하지 못하게 되어 혈액용량이 감소되고 혈압이 60이하로 내려갈 때 관찰되는 맥脈이다.

맥위脈位의 이상異常에 의해 나타나는 맥상脈象을 정리하면 다음과 같다.

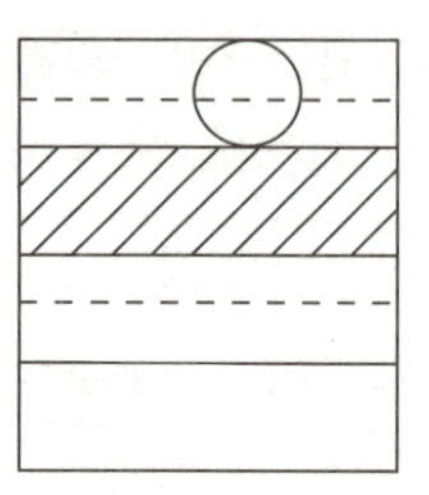

부맥浮脉

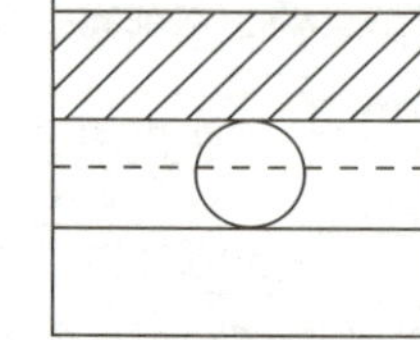

침맥沈脉

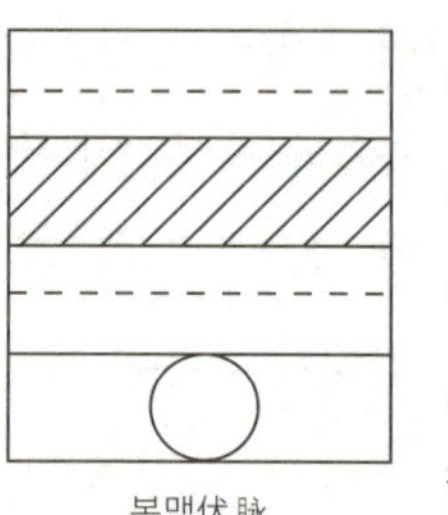

복맥伏脉

② 맥수脉數의 이상異常으로 인해 지맥遲脉과 완맥緩脉과 삭맥數脉의 병맥病脉이 촉지

이는 맥박수와 관련이 있어 1호흡 간 맥박수나 1분간 맥박수를 측정해 맥脉을 관찰하는 것이다. 『황제내경』「소문편」"평인기상론平人氣象論"의 기록에 보면 "한 번 숨을 들이 마실 때 맥동이 2번 하고 한번 숨을 내쉴 때 맥동이 2번 하며 숨쉬는 것이 일정하면 1회 호흡에 5번 맥동하는 것이 병이 없는 평인平人이라 하였다. 또 숨을 쉬는 것으로 맥동수를 헤아릴 때는 맥동脉動이 50회 이르기를 채워야 하며 이런 방법으로 50회가 2~3회 되풀이 되도록 하여야 명확한 맥진脉診이 된다고 하였다."

한번 숨을 들이쉬고 내쉬는 것을 일식一息이라 하는데 정상적인 일식一息에 박동博動수數는 4~5회(1분에 65~80회)정도로 1분에 70회 가량 맥이 뛰는 것이 가장 많으며 일식一息에 4회 이하거나 5회 이상은 병맥病脉에 속한다. 그러나 현재는 1분간 맥박수를 측정해 병의 유무를 판단하기 때문에 분당 맥박수를 정리해 보면 다음과 같다.

(정상인의 일분 간에 뛰는 맥박 수)
성인成人은 65~80회 / 학동學童은 80~90회 / 유아幼兒는 120회 전후 / 신생아新生兒는 120~140회로 성인을 기준으로 일분 간의 맥박 수가 90회 이상인 것을 삭맥數脉이라 하고 60회 이하인 것을 지맥遲脉이라 한다.

맥脉을 관찰할 때 나타나는 맥동脉動은 남녀노소 및 체질體質에 따라 차이가 있다. 남녀에 있어서 여자의 맥동은 남자에 비해 곱고 약하며 맥동脉動이 약간 빠르다. 늙은이와 젊은이를 보면 젊은이의 맥동脉動이 대게 실하고 크며 노인은 곱고 약하며 어린이의 맥동脉動은 대게 곱고 빠르다. 체격 면에서 보면 몸이 큰 사람은 맥동脉動이 짚어지는 자리가 비교적 길며 몸이 작은 사람은 맥동脉動이 짚어지는 자리가 비교적 짧으며 살이 찐 사람은 맥동脉動의 위치가 깊은 곳에서 나타나고 야윈 사람은 맥동脉動의 위치가 얕은 곳에서 나타난다. 또한 사람의 정신활동이나 정서 및 감정 등의 일시적 변화에 의해 따라 오는 맥동脉動은 다르게 나타날 수 있다. 이는 일시적인 변화로서 진정이 되면 맥동脉動은 정상으로 돌아오기 때문에 이들은 모두 정상적인 맥동脉動으로서 병맥病脉으로 치부하지 않으며 감정의 변화 이외에서 많은 요인들이 일시적으로 맥동脉動에 영향을 미치고 있음을 주의해야 한다.

예컨대 정신적인 노동을 하는 사람은 육체적인 노동을 하는 사람에 비해 맥동脉動이 약하며 오래도록 편안히 있으면 맥동脉動이 가라앉고 약하다. 또한 식사를 한 뒤에는 맥동脉動이 넓고 느리면서 힘이 있고 오래도록 굶으면 맥동脉動이 반드시 약하면서 힘이 없고 급격히 운동을 하면 맥동脉動은 반드시 넓으며 빨리 걸어온 사람은 맥동脉動이 급하고 술을 마신 뒤에는 맥동脉動이 대개 빠르게 된다. 이와 같은 상황에 나타나는 맥동脉動은 병맥病脉이 아닌 것이다.

맥수脉數의 이상異常으로 인해 나타나는 지맥遲脉은 맥脉이 느려 오는 것이 더디고 완만하여 한번 숨 쉴 동안에 3회 뛰는 맥으로 1분에 60회 이하의 맥동脉動(40~60회/분)을 나타내며 맥의 속도가 더디고 늦으며 횟수가 부족한 맥상脉象이다.

a. 지맥遲脉은 **생리적生理的 지맥과 병리적病理的 지맥**으로 나눌 수 있다. 건강한 사람이나 운동하는 사람, 육체 근로자 등에서는 지맥이 나오는데 이는 기혈氣血의 공급이 충족한 표현으로 건강한 생리적 지맥 상태를 나타낸다. 각종 병인에 의해 병리적으로 지맥이 나타날 때는 한응기체寒凝氣滯 하여 정기正氣가 건전한 운행을 상실했거나 혈허血虛하여 혈血이 박동博動을 상실했거나 기혈氣血이 운행되지 않아 응체凝滯되어 체액體液의 운행이 순통하지 않아 혈관의 저애력이 증가했거나 미주신경이 지나치게 긴장하거나 또는 흥분시켰거나 심장병이나 심근 등에 이상이 발생되어 우리 몸에 염증은 없으나 대사의 속도가 느릴 때 주로 나타난다.

b. **완맥緩脉은 맥이 완만하고 고르게 뛰며 오고가는 수가 일정**하며 변화하지 않는 맥이다. 일식一息에 4회(1분에 65회정도)뛰며 지맥遲脉보다 좀 빠르며 버들가지가 미풍에 넘실거리는 듯한 맥상脉象이다. 만일, 맥脉이 완緩하고 부침浮沈이 적당하여 빠르지도 더디지도 않으며 완만하고 일식一息에 4회 뛰면 비위脾胃가 조화調和 되었다고 할 수 있다. 병으로서의 완맥緩脉은 습사濕邪가 점체粘滯하여 기기氣機가 습濕에 의하여 조체阻滯되며 비위脾胃의 운행기능이 허약하여 기혈의 원천源泉이 결핍되어 박동하는 것이 부족하기 때문에 맥이 태완怠緩하게 나타난다. 병을 앓은 기간에 맥이 완화緩和해지면서 균형을 이루어 가면 정기正氣가 회복되는 증후인 것이다. 또한 맥상脉象에 의한 완맥緩脉과 한열에 의한 완맥緩脉과 맥박수에 의한 완맥緩脉을 구별할 줄 알아야 한다.

236

c. **삭맥數脉은 맥이 빨리 뛰는 것인데 한번 숨 쉴 동안에 5회 이상**으로 1분에 90회 이상 뛰는 맥박으로 맥이 오가는 것이 촉급促急하다. 삭맥數脉도 생리적生理的 삭맥과 병리적病理的 삭맥으로 나눌 수 있는데 운동 후, 육체노동 후, 흥분시, 음주후 등 체온이 상승하면서 삭맥이 나타나며 일부 약물을 사용했을 때 심박수가 빨라지면서 삭맥이 나타나게 된다. 이는 정상적인 생리적生理的 반응에 속하기 때문에 병맥으로 취급되지 않는다. 병리적病理的 삭맥數脉으로는 각종 병인에 의해 사열항성邪熱亢盛에 의한 기혈氣血의 운행이 빨라져 심박이 빨리 뛰어 동성빈맥이나 비속발성 결절성 빈맥, 속발성 심병성 빈맥이 나타날 때 촉지되며 몸에 염증이 있어 대사가 지나칠 때 나타난다. 또한 맥률脉率이 진행성으로 빨라지면 어떤 질병이 더 발전한다는 것을 알려주며 맥상脉象이 완화해지면 병세가 호전된다는 것을 알려준다.

d. **질맥疾脉은 맥이 오는 것이 몹시 빨라 한번 숨 쉴 동안에 7~8회**(1분당 110~140박정도) 뛰는 맥상으로 비상하게 조급하다. 각종 원인에 의해 양陽의 항진이 제어되지 않아 진음眞陰이 위급한 양극음갈陽極陰竭, 원양장탈元陽將脫과 같이 음액陰液이 고갈되고 양기陽氣가 부월浮越해 대사의 기능이 과항진 될 때 나타난다.

맥수脉數의 이상으로 인해 나타나는 맥을 정리하면 다음과 같다.〈일식간一息間 박동수〉

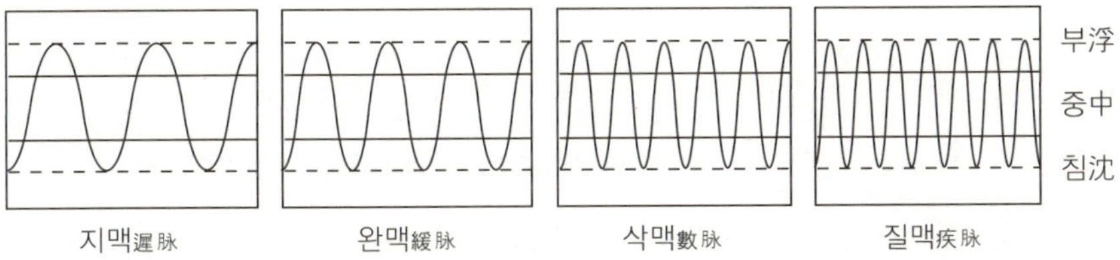

③ 맥력脉力의 이상으로 인해 허맥虛脉과 실맥實脉이 촉지

이는 맥을 짚었을 때 손가락에서 먼저 느낄 수 있는 박동의 힘을 말한다.

a. 허맥虛脉은 힘을 주어 누리지 않으면 박동을 느끼지 못하고 누르면 텅 빈 맥상을 말한다. 일반적으로 무력한 맥을 허맥이라 한다. 기본상에서 기허氣虛일 경우에는 혈血을 운행하는 것이 부족하기 때문에 맥이 오는 것이 무력하고 혈허血虛일때는 혈이 맥도에 충만되는 것이 부족하기 때문에 맥이 가늘며 누르면 텅 빈 것과 같고 기혈이 부족할 경우에는 맥이 가늘고 무력할 때가 많다. 어떤 원인에 의해 기혈이 다 허虛해 기류의 추진력이 부족하거나 혈맥血脉의 충만充滿이 부족해 심장 박출량이 감소되고 혈관의 탄성이 저하되기 때문에 나타난다. 내재된 기질氣質의 허실虛實의 변화에 의해 나타나는 오계맥五季脉과는 구별을 할 줄 알아야 한다.

b. 실맥實脉은 힘을 주어 누르는 힘에 저항하는 박동을 느끼고 맥이 충실, 유력하며 장대하고 견실하며 튼튼한 맥으로 건강한 사람에게도 실맥이 나타난다. 건강한 사람의 실맥은 정기正氣가 충족하고 장부臟腑의 기능이 좋아 안정安靜하고 완화緩和하며 기혈이 여유가 있는 것으로 정상적 실맥을 말한다. 병에서의 실맥은 각종 병인에 의하여 사기邪氣가 항성亢盛하여 정기正氣와 서로 박투하여 기혈옹성氣血壅盛이 생겨 심장박출력과 박출량이 증가되고 혈관의 탄력성이 좁아져 조급躁急하게 나타난다. 이러한 실맥은 긴맥緊脉, 뇌맥牢脉, 홍맥洪脉과 비슷한데 맥은 손가락에 견실하고 유

력有力하게 닿고 부취浮取하거나 침취沈取하여도 다 만질 수 있고 누르면 모두 손가락에 닿고 오가는 것이 모두 센 맥脉이다.

　※ 긴맥緊脉은 꼰 새끼줄을 돌리는 것과 같이 긴장하고 유력하며,

　뇌맥牢脉은 부취浮取, 중취中取하면 맥이 깊이지 않고 부취하여야 맥이 깊으며,

　홍맥洪脉은 맥세脉勢가 모두 충실하고 유력한데 누르면 모두 손가락에 닿지만 올 때는 세고 갈 때는 약해지는 맥脉이다.

　실맥實脉 또한 내재된 기질氣質의 허실 변화에 의해 나타나는 오계맥과는 구별을 할 줄 알아야 한다. 맥의 변화에 의해서 관찰되는 맥상은 반드시 나타나는 병증과 함께 참조하여 진단을 내려야 한다.

238

　④ 맥형脉形의 이상으로 인해 소맥小脉(세細)과 대맥大脉(홍洪)이 촉지

　이는 맥동의 강약에 의해 맥이 크게 뛰는가, 작게 뛰는가를 말하는 것으로 맥의 강약에는 절대적인 기준은 없지만 보통 맥에는 기준이 있다. 이 기준맥을 평맥平脉이라 하는데 평맥은 크지도 않고 작지도 않는 균형이 맞는 맥을 말한다.

　a. 세맥細脉은 소맥小脉이라고도 하며 평맥보다 가늘어 실낱 같지만 맥기脉氣가 오가는 것이 연속적이기 때문에 손가락에 항상 닳이시 않고 명확하게 닿는 맥상脉象을 말한다. 각종 병인에 의해 기혈氣血이 모두 적어서 영혈이 맥도脉道를 충만시키지 못하고 맥기가 부족하여 혈액의 운행을 추동하지 못해 맥도를 충만시키지 못하거나 말초저애력이 증가되어 유효 혈액순환량이 감소되어 신경-체액 조절기능을 통하여 혈관을 수축시키며 심장에서의 매회 박출량의 저하에 의하여 혈관내의 압력이 저하되어 중소동맥을 수축시키고 혈류속도가 완만해져 나타나며 소맥은 기氣와 혈血이 약하므로 침, 뜸보다 음식이나 약이 더 유리하며 식욕이 항진되는 것이 보통이고 극소하면 먹지 못하게 된다.

　※ 소맥小脉과 미맥微脉은 비슷한데 소맥은 그 맥세脉勢와 형태形態 힘이 모두 미맥微脉보

다 강하여 미맥처럼 있을 듯 없을 듯이 모호하지 않다.

  b. 대맥大脉**은 홍맥**洪脉**이라고도 하는데 맥체**脉體**가 몹시 넓고 크며** 마치 파도가 용솟음치듯 충실하고 유력하다. 올 때는 세고 갈 때는 힘이 점차 약해지면서 비교적 긴 시간이 지나야 소실되는 맥상으로 실맥實脉과 혼동되기 쉽다. 어떤 원인에 의해 열사熱邪인 양기陽氣가 항성亢盛하여 기옹화항氣壅火亢과 내열內熱이 충만되어 맥도脉道를 확장擴張시켜 기혈氣血이 세게 되어 심장박출량이 증가되며 압력과 혈류량이 증가되어 말초동맥이 확장되고 수축이 증가되어 혈류량이 빠르고 이완 기압이 저하되기 때문에 나타난다. 대맥大脉은 기와 혈이 왕성해지므로 나타나기 때문에 음식이나 약보다 침이나 뜸이 더 유리할 수 있으며 대맥이 계속 유지됨은 질병이 계속 진행됨을 나타낸다.

⑤ 혈류상태血流狀態의 이상으로 인해 활맥滑脉과 삽맥澁脉이 촉지된다.
이는 혈류상태의 이상을 촉지할 수 있는 맥상으로

  a. 활맥滑脉**은 쟁반 위에서 구슬이 굴러가는 것처럼** 오가는 것이 원활하면서 손가락에 닿는 것이 유창하고 경쾌하며 원활하게 돌아가는 감을 주는 맥상을 말한다. 삭맥數脉과 비슷하기 때문에 혼돈할 수 있지만 활맥滑脉은 형태와 맥세脉勢를 말하고 삭맥數脉은 횟수를 말한 것이므로 활맥과 삭맥은 같은 분류에 넣지 말아야 한다.

  건강한 사람 특히 청년과 운동원들에게서 활맥이 나올 수 있는데 이는 기혈이 충족하여 맥이 유창해지고 혈이 성하면 맥도가 충만해져 혈관의 탄성이 좋아지고 심수출량이 정상적이며 말초 저애력이 작아져 맥이 오는 것이 활滑하고 완화緩和해진다. 또한 임신하면 활맥이 나타나는데 이는 기혈이 충만해서 나타나므로 정상적인 맥에 해당하며 임신맥은 흔히 활삭맥滑數脉을 나타낸다.

  병리적 활맥은 주로 사기邪氣가 속에서 옹성壅盛해 일시적으로 열이 있으므로 인해 혈관 벽의 탄력성을 풍부하게 하고 순환하는 혈액의 양을 증가시키고 혈액점조성이 낮아지기 때문에 발생하므로 열을 흩어지게해야하고 대개 생식기에 이상이 있을 때 나타난다. 그러므로 맥脉이 활滑하다고 하여 일률적으로 병맥病脉이라고 할 수 없는 것이다.

b. 삽맥澁脉은 가늘고 더디며 짧고 고르지 않아 맥동이 오가는 것이 힘들고 흩어졌거나 또는 한 번 멎었다가 다시 오는데 균일하지 못하고 작은 칼로 대나무를 살짝 긁는 것처럼 원활하지 않는 맥상이다. 결맥結脉과 비슷하나 삽맥은 더디고 오가는 것이 힘들뿐 한 번 멎었다가 다시 뛰는 것이 아니고 결맥은 더디고 한번 멎었다가 다시 뛰는 맥상으로 상세히 관찰하면 다른 맥인 것이다.

삽맥은 어떤 원인에 의해 정精이 상傷하고 혈血이 적으며 진액津液이 부족하여 경맥經脉이 자양을 받지 못해 혈행血行이 순통하지 못하여 맥기가 오가는 것이 힘들어 심근 수축력이 약해지고 심수출량이 감소되며 혈관의 탄성이 저하되고 말초저애력이 증가되며 혈액의 유동속도가 빠르고 혈류량이 감소되는 등의 변화에 의하여 형성된다. 기본적으로 위가 울체되어 기기氣機가 순통하지 않고 혈행에 장애가 생기면 발생하는 맥이다. 그러므로 혈류가 완해져 저리고 쑤시는 신경통이 있게 되고, 부종이나 어혈이 있게 되므로 삽맥이 나올 시는 기氣를 소통시키는 것이 상책이다.

삽맥이 무력無力하고 가는 것은 혈액순환량의 감소에 의하여 혈액 박출량이 적어서 발생하며 삽맥이 유력有力하고 가는 것은 혈액의 점소성粘稠性이 증가하고 혈류기 완만해져 발생한 것이다.

⑥ 혈관血管 긴장도緊張度의 이상으로 인해 경맥硬脉과 연맥軟脉이 촉지

이는 혈관벽의 긴장도를 상승시키는 것과 하강시키는 것이 있는데 혈관 벽의 긴장도를 상승시키는 맥은 경맥硬脉이고 하강시키는 것은 연맥軟脉인 것이다.

a. 경맥硬脉은 그 형태가 유력하며 곧고 굳세기 때문에 쉽게 변하지 않고 온당하게 박동하며 누르면 옮기지 않고 팽팽하고 단단한 맥상이다. 어떤 원인에 의해 기氣가

울체되어 순조롭지 못하거나 기혈氣血이 모여들면서 잘 터지지 못해 사기邪氣가 정체 되거나 한사가 인체에 침습하여 정기와 서로 박투하면 혈관 벽의 긴장이 상승해 탄 력성이 감소되어 동맥경화, 동맥압력증가, 말초저애력증가, 혈액용량의 증가, 심장 박출량의 증가, 신경체액에 의한 교감신경의 흥분, 혈관긴장도의 증가 등에 의하여 박출하는 혈액이 맥의 박동에 영향을 주지 않아 확장된 것과 같은 단단한 혈관을 촉 진할 수 있다. 그러므로 정체된 사기邪氣를 제거하는 것이 상책이다.

 b. 연맥軟脉은 그 형태가 유하고 연하기 때문에 쉽게 변해 누르면 옮겨지고 부드럽 고 연하게 느껴지는 맥상이다. 마치 늘어진 얇은 고무줄을 만지는 느낌의 맥으로 어 떤 원인에 의해 정기가 약하거나 정혈이 부족되어 맥기가 오가는 것이 약하거나 열 사가 인체에 침습하여 정기와 서로 박투하여 심근 수축력이 약해지고 혈관 벽이 긴 장되지 않은 상태에서 탄력성을 잃어 동맥연화, 동맥압력감소, 말초저애력감소, 신 경체액에 의한 부교감 신경의 흥분, 혈액의 유동 속도감소, 혈액의 점조성이 낮아지 는 등의 변화에 의하여 형성되는 맥이다. 그러므로 부족된 기혈을 충족해 약해진 혈 관의 탄력을 유지해 주는 것이 상책이다.

 연맥軟脉은 맥위脉位가 부浮하고 연軟하고 가늘며 무력하여 마치 물속에 있는 비단 과 같아 손을 살짝 대기만해도 살이 연한 감을 느끼는 맥상이다. 누르면 무형의 형상 이 나타나는 특징이 있으며 약맥弱脉과 비슷하나 약맥弱脉은 가늘고 무력한데 침沈하 고 연맥軟脉은 가늘고 무력한데 부浮한 것이 차이이다. 어떤 원인에 의해 정기가 약하 거나 습사濕邪나 열사熱邪가 인체에 침습하여 정기正氣와 서로 박투搏鬪하여 정혈이 부족되어 체내의 진액 부족에 의한 유효 순환 혈액량이 부족하여 맥기脉氣가 오가는 것이 약해져 심근수축력이 약해지고 혈관 벽이 긴장되지 않는 상태에서 탄력성을 잃 어 동맥연화, 동맥압력감소, 말초저애력감소, 신경-체액에 의한 부교감신경의 흥분, 혈액의 유동 속도감소, 혈액의 점조성이 낮아지는 등의 변화에 의하여 맥이 떠 있고 가늘면서 연한 상태로 형성되는 것이다. 그러므로 부족된 기혈을 충족해 약해진 혈 관의 탄력을 유지해 주고 혈액의 점조성을 유지해 주는 것이 상책인 것이다.

맥의 박동이 이상하여 맥박이 불규칙하게 뛰거나 박동 빈율이 빠르거나 느리게 불규칙적으로 뛰거나 일정하게 멎었다가 다시 뛰는 맥상으로 맥박이 불규칙하게 멎지 않고 뛰는 맥을 부정맥이라 한다. 또한 맥박이 일정하게 멎었다가 다시 뛰는 맥을 대맥이라 하며 맥박이 빠르고 한번씩 멎었다가 오는 불규칙한 맥을 촉맥이라 하고 맥박이 느리고 한번씩 멎었다가 오는 불규칙한 맥을 결맥이라 한다.

맥의 율동의 이상으로 인해 정正(정整)맥脉과 부정不正(정整)맥脉이 촉지되며,

a. 정正(정整)맥은 맥박이 규칙적으로 고르게 뛰는 맥을 말하는데 건강한 사람의 맥상이다.

b. 부정맥은 맥박이 불규칙하고 율동이 부조화롭게 움직이는 맥을 말하는데 이 부정맥에 촉맥促脉과 결맥結脉과 대맥代脉이 있다.

가. 촉맥促脉은 맥박이 불규칙적으로 빨리 뛰는 맥으로 박동빈율(맥박이 1분에 90~160회 사이)이 빠른데 박동하는 과정에서 때로는 멎었다가 다시 뛰는 것이 일정한 규칙성이 없는 맥이다. 어떤 원인에 의해 기혈이 울체되어 열熱로 화化하거나 양열陽熱이 항성亢盛하여 음양 불화가 생기면 맥이 빨라 역행하여 연속되지 못하여 심장박동에 영향을 미쳐 나타나는데 촉맥은 심장 자체의 병변이나 심포삼초의 기능이상에서 흔히 나타난다. 촉맥促脉이 유력有力하면 실사實邪울체에서 나타나고 촉맥이 무력하면無力 진항허쇠眞亢虛衰에서 나타난다.

나. 결맥結脉은 맥박이 불규칙적으로 더디게 뛰는 맥으로 박동빈율(맥박이 1분에 60회 이하)이 느린데 박동이 더딘 중에 때때로 한번씩 멎었다가 뛰며 멎은 뒤에 다시 뛰면서 일정한 규칙성이 없는 맥이다. 어떤 원인에 의해 정기正氣가 허虛하거나 중화中和의 기능이 약해져 사기邪氣에 의해 기혈氣血이 맺히면 음陰이 성盛하여 음양 불화

不和가 생겨 양기陽氣가 쇠약해져 심장의 박동이 충분하지 않아 맥이 더디오면서 혈맥血脉이 허체虛滯되면서 심근의 흥분성이 낮아져 심장의 박출량이 결핍되고 맥이 더디게 나타나게 된다. 즉, 결맥은 심장박동의 이상에 의해서 맥박이 불규칙적으로 멎었다가 다시 뛰는 것으로 심장 자체의 병변이나 심포삼초 기능 이상에서 흔히 나타나며 병이 없으면서도 일생동안 결맥이 나타날 수 있다. 이는 선천성 이상으로서 정상적 생리에 속하므로 결맥이 감지된다고 해서 일률적으로 사기邪氣에 의한 병변으로 단정해서는 안된다. 사기邪氣에 의해 맺히면 그 맥은 반드시 결結하고 유력有力하기 때문에 결맥의 빈도와 이완으로 적취積聚의 경중 정도를 판단하며 진기眞氣가 쇠약하면 그 맥은 반드시 결하고 무력無力하게 나타나는 것이다.

다. 대맥代脉은 맥이 뛰다가 멎는데 일정한 횟수가 있고 한참 있어야만 맥이 뛰는 것으로 대맥의 특징은 멎는데 일정한 횟수가 있고 한번 멎는 시간이 비교적 긴 것이 특징이다. 어떤 원인에 의해 기氣가 쇠하거나(특히 오장의 기氣), 심포삼초의 기능저하로 인해 중화中和의 기능을 상실해 맥기脉氣가 이어지지 못하고 자율신경계의 긴장성과 흥분에 의하여 심근의 흥분성에 변화가 생겨 심실의 기외 수축이 발생하여 맥기가 이어지지 못해 대맥이 나타나게 된다. 그러나 부녀가 임신(2~3개월에)했을 때 대맥이 나타나는 것은 기혈이 태아를 자양하는 과정에서 나타나기 때문에 정상적 생리에 해당한다. 그러므로 대맥이 촉지될 시는 오계맥에 따라 오장오부의 기를 보충해 주어야 하며 심포삼초의 기능을 강화시켜 주는 것이 상책이다.

a. 장맥長脉은 길어서 촌구맥의 촌, 관, 척부를 초월하여 촉지되고 인영맥에서는 상, 중, 하를 초월하여 촉지되는 맥이다. 기혈이 충실해 건강할 때 나타나는 장맥은 세워 놓은 막대기의 초리와 같이 연약하고 흔들리는 맥상을 나타내며 어떤 원인에 의해 사기邪氣가 성盛하여 맥관이 충만된데다가 동맥경화나 혈관내 내압이 높아져 사기邪氣와 정기가 박투하여 나타나는 주병主病의 장맥은 긴 장대를 돌리는 것처럼 견

실하고 미끄러운 맥상을 나타낸다. 이는 맥세脉勢가 강하며 단단하고 곧으며 완화緩和한 상태가 아닌 맥이다.

장맥은 현맥弦脉과 비슷하지만 병맥인 장맥은 원내의 맥위脉位를 지나 막대기를 돌리는 것과 같이 길고 완하고 현맥은 단직端直하고 긴 것 같지만 원래의 맥위를 벗어나지 않는다. 장맥은 현맥보다 성盛하고 완緩한 것이 특징이다. 장현맥長弦脉은 간병肝病에서 흔히 나타난다.

b. 단맥短脉은 맥이 짧아 촌구맥의 관부에서만 촉지되고 인영맥에서는 중부에서만 촉지되는 맥으로 맥이 오는 것이 짧아 정상적인 맥위에 미치지 못하는 맥상이다. 어떤 원인에 의해 기허氣虛부족으로 무력하거나 기혈 울체되어 맥도脉道가 막혀 맥기脉氣가 뻗지 못하여, 혈관이 가늘어 혈액이 혈관에 들어가는 것이 장애되어 맥이 무력하여 심장의 유출력이 저하되어 혈액의 운행을 추동할 수 없어 혈관의 박동이 작은 범위 내에 국한 되어 전달되는 경우에 나타난다. 단맥은 동맥動脉과 비슷한데 단맥은 형체形體가 짧고 삭數하지도 않고 굳지도 않으며 활滑 하지도 않다.

동맥은 형태가 콩알 모양으로 활滑할 뿐아니라 굳으며 삭數하다. 맥이 짧고 무력하면 기허氣虛로서 혈맥을 박동시킨 힘이 약하여 맥이 짧고 무력無力하게 나타나며 맥이 짧고 유력有力하면 기실氣實로서 기혈이 응체되어 기도氣道가 막혀 장애되기 때문에 맥이 짧고 유력하게 나타나는 것이다. 그러므로 단맥은 주로 기병氣病에서 나타나게 된다.

a. 약맥弱脉은 맥위脉位가 세소하고 침沈해서 눌러야 손가락에 닿고 몹시 가늘고 무력하여 힘주어 누르면 나타나고 가볍게 짚으면 없어지는 맥상으로 부취浮取하면 맥박이 나타나지 않는 특징이 있다. 어떤 원인에 의해 혈血이 부족하여 맥도脉道에 혈이 충만되지 못하거나 기氣가 허虛해 박동할 힘이 없어 혈행血行을 추동하지 못해 유효혈액용량이 심하게 부족하거나 심박출량이 저하되어 혈관에 혈이 충만되지 않아

맥이 오는 것이 가늘어지고 침沈하며 연軟한 상태로 형성되는 것이다. 그러므로 부족된 기혈氣血을 충족해 맥세脈勢를 강하게 하는 것이 좋다. 오래된 병이면 약맥弱脈이 있어도 위험하지 않다.

질병이 위험상태에 처해 있을 때 촉지되는 맥으로 산맥散脈과 미맥微脈이 있다.

b. 산맥散脈은 부浮하고 흩어지면서 뿌리가 없고 횟수가 고르지 않는 맥으로 부浮하고 흩어지면서 뿌리가 없기 때문에 부취浮取하면 세게나고 흩어져 모을 수가 없다. 맥기脈氣가 수렴되지 않고 중취中取하면 맥이 7~8가량 오지 않고, 침취沈取하면 맥이 오지 않으며 맥의 횟수가 고르지 않기 때문에 맥의 박동이 불규칙적이다. 그러나 끊어지는 현상은 나타나지 않는다.

산맥은 연맥軟脈, 허맥虛脈, 규맥芤脈과 함께 부浮한 맥상을 띠는데 그 형태形態, 맥세脈勢. 율동律動, 유근有根 등은 모두 같지 않다. 산맥은 부浮하고 흩어지면서 뿌리가 없고 맥의 율동이 고르지 않다.

연맥은 부하고 가늘고 연하며 맥의 율동이 고르지 않으며,

허맥은 부하고 세지만 부취浮取, 중취中取, 침취沈取하여도 무력하고 뿌리가 없으며,

규맥은 부하고 세서 누르면 가운데가 텅 비고 양쪽 옆에서 맥의 형태가 나타나는 형상이다.

어떤 원인에 의해 기혈이 몹시 허虛해져 장부臟腑의 기氣가 끊어지려는 위중한 상태에서 음이 쇠약하고 양이 소실되어 음양이 수렴되지 않고 심기心氣가 혈액의 운행을 하지 못해 혈관이 허탈 상태에 이르러 신기神氣가 쇠퇴한 증에 나타나며 맥이 오는 것이 부하고 흩어져 모을 수 없으며 뿌리가 없고 맥의 횟수가 고르지 못한 상태로 형성되는 것이다. 병에 산맥이 보이면 반드시 위험하다.

c. 미맥微脈은 맥이 몹시 가늘면서 연하며 미微하여 있는 듯 없는 듯 하며 끊어질 것 같으면서도 끊어지지 않고 오고가는 것이 모호한 모양을 띠는 맥이다. 소맥小脈,

약맥弱脉, 연맥軟脉과 비슷하지만 그 맥세脉勢와 맥위脉位는 각기 다르다.

　소맥은 맥이 가늘고 작지만 손에 닿는 것이 명확하며,

　미맥은 맥이 몹시 가늘고 연해 손에 닿는 것이 있는 듯, 없는 듯 하다. 또한 소맥이 미맥보다 조금 굵으며,

　약맥은 맥이 가늘고 연하여도 맥위가 침하여 명확하게 갈리고,

　연맥은 맥이 가늘고 연하여도 맥위가 부한 것이 특징이다. 어떤 원인에 의해 양기가 쇠약해지거나 전신쇠약에 의하여 혈이 결핍하여 맥도를 충만시키지 못해 심장박출량이 약화되고 순환 혈액량이 감소되며 혈압이 하강(60mmHg이하)되어 기氣가 끊어지려는 상태에서 나타나는데 급히 손쓰지 않으면 구원할 수 없는 맥脉이다.

　d. 규맥芤脉은 부대浮大하면서도 연軟하고 무력無力하며 마치 파 잎을 누르는 것과 같이 가운데가 텅 비고 양쪽 잎이 실한 맥상으로 부취하면 대大한 것이 명확하게 닿고 중취中取하거나 침취沈取하면 무력하게 나타나는게 특징이다. 규맥芤脉은 혁맥革脉과 비슷해 똑같이 가운데가 비어 있다.

　e. 규맥芤脉은 허허虛하고 맥관脉管이 유연한 것으로 나타나고 혁맥革脉은 부대浮大하고 맥박이 손가락에 와서 힘있게 닿고 현급弦急하며 가운데가 비어 북을 누르는 것과 같이 실實하고 맥관脉管이 단단한 것으로 나타난다.

　규맥과 혁맥의 관계는 다음과 같다.

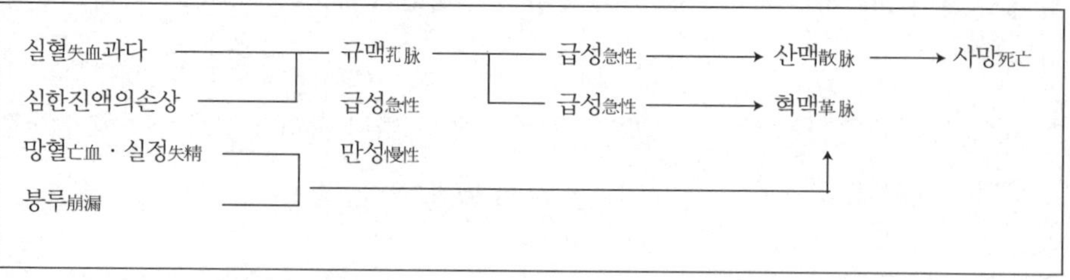

　어떤 원인에 의해 실혈失血이나 탈수가 일어나 영혈營血이 부족하여 맥도脉道가 충만되지 못하고 진액津液이 몹시 상상傷하여 혈血이 충족되지 못해 순환혈액량이 감소되

고 심박출량이 감소되어 수축기압이 하강되고 심박수가 빨라지며 말초저애력이 생체의 실혈성조절반응에 미치지 못하여 혈관을 강연하게 수축시키지 못하므로 증가되어 나타나게 된다.

f. 동맥動脉은 머리와 꼬리가 없고 구슬이나 콩알 같은 것이 굴러다니는 것처럼 매끄럽고 힘이 있는 맥상으로 어떤 원인에 의해 음양이 서로 부딪혀 승강昇降이 소실되고 기혈이 충동되어 기혈이 통하지 않아 심心이 갑자기 뛰기 때문에 맥도 따라서 뛰게 되므로 나타난다. 즉, 음양부화陰陽不和가 생겨 기혈이 서로 부딪쳐서 나타나는 맥을 말한다. 양맥陽脉이 동動하면 양陽이 허虛하기 때문에 땀이 나고 음맥陰脉이 동動하면 음陰이 허虛하기 때문에 열熱이 나게 되며 음양이 고르면 동맥은 나타나지 않는다. 그러므로 동맥은 통증에 나타나고 놀라서 병이 된데도 나타나며 부녀가 임신을 했을 시에도 나타나는데 이때는 부녀의 왼쪽 촌구맥에서 동맥이 나타난다.

g. 뇌맥牢脉은 맥상이 견실하여 가볍게 짚거나 중취中取하면 나타나지 않고 침취沈取해야 나타나는 맥이다. 실實하고 대大하며 현弦하고 장長하며 유력有力하고 든든하면서 굳세게 나타나는 맥이다. 뇌맥은 침沈, 실實, 대大, 현弦, 장長의 5종의 맥상脉象이 복합되어 이루어진 맥으로 병맥病脉이 강하여 음침한 것이 속에 들어가 음한내종이 생겨 양기가 아래에 잠복해 혈관의 탄력성이 떨어지고 혈액의 용량은 충분하여 혈압이 상승하므로 맥이 올 때 실實하고, 대大하고, 현弦하고, 장長하고, 이동하지 않으며 굳세게 나타난다. 그러므로 주로 적취증이 있거나 동맥경화증, 만성신염 등의 질환에서 나타나는 것이다.

실혈망정失血亡精한 사람은 혁맥革脉이 나와야 하는데 뇌맥牢脉이 나오면 위험한 증후이고 구병久病에서 뇌맥이 나오면 이 또한 병기病氣가 굳세기 때문에 위험한 증후에 드는 것이다. 이와 같이 맥의 변화에 의해서 관찰되는 맥상은 반드시 나타나는 병증과 함께 참조하여 진단을 내려야 한다. 변화된 맥상은 한가지만 일정하게 나타나는 것이 아니라 여러 맥과 겸하여 나타날 수도 있고 주병主病도 역시 동일하지 않을 때도 있다. 즉, 맥脉과 증證이 상응되는가, 상응되지 않는가에 의하여 질병의 순역 順逆을 판단하는 것인데 맥과 증이 상응되는 것은 병이 순증順症에서 나타나고 상응 되지 않는 것은 역증逆症에서 나타나게 된다.

맥脉과 증證은 배합되는 것이 중요한데 여유의 병증에서 홍洪, 삭數, 활滑, 실實한 맥이 나타나면 맥과 증이 상응되고 순증順證이며 사기邪氣가 실하實下고 정기가 성盛 하며 정기가 사기邪氣를 내항할 수 있는 것을 설명한 것이며 이병異病에서 부浮, 홍洪, 삭數, 실實한 맥이 나면 순順이고 정기精氣가 성盛하여 사기邪氣를 전승할 수 있다는 것을 반영한 것이고 오랜 병에서 침沈, 미微, 세細, 약弱한 맥이 나타나 맥과 증이 상 반되면 역증逆證이며 사기가 성하고 정기가 허하여 사기가 침입하기 쉽다는 것을 설 명한 것이다. 갓난병에서 침沈, 세細, 미微. 약弱한 맥이 나면 역으로 정기가 이미 쇠 약해 졌다는 반영이고 오랜 병에서 부浮, 홍洪, 삭數, 실實한 맥이 나면 정기가 쇠약하 고 사기가 제거되지 않았다는 것을 설명한 것이다. 맥과 증이 일치하면 순順으로 병 病이 경하고 심하지 않는 것이므로 여유가 있고 맥과 증이 일치하지 않으면 역으로서 병이 경한 것은 늦추어지고 심한 것은 위급한 징조로 된다. 또한 맥과 증이 상응하지 않는 경우에는 반드시 진상眞相과 가상假象이 있게 마련인데 증이 진상이고 맥증이 가상인 경우에는 반드시 맥증을 버리고 증을 따라 치유해야 하며 반대로 증證이 가상 假象이고 맥증이 진상眞象일 경우에는 맥증을 따라 치유해야 한다.

6) 병의 진행 단계별 맥의 관찰

병증의 진행단계가 병인에 의해 정기의 허虛나 중화中和의 기능 상실로 인해 내재 된 기질물氣質物의 변화가 발생하고 이로 인해 증후군이 나타나는데 병증이 상중하, 표리, 계통, 기관, 조직, 세포 등의 구심성 진행단계로 나타나고 기氣, 상像, 형形, 합 병증合病症, 사증死症의 원심성 진행단계로 나타난다. 즉, 내재된 기질물氣質物의 변화 에 의해 나타나는 병증이 원심성 진행단계와 구심성 진행단계로 구분되어 발생되는 데 내재된 기질氣質의 변화를 한열, 음양, 허실에 의해 기준을 잡아 맥脉 진단을 하므 로 음양을 진단하는 인영촌구맥진과 허실을 진단하는 오계맥진, 한열을 진단하는 완급맥진으로 내재된 기질물氣質物의 변화를 진찰하고 이 변화에 의해 나타나는 병증이 우리 인체의 공간에 작용해 상중하, 표리의 구심성 진행단계로 발전하므로 우리 인체의 상중하를 측정하는 맥진은 삼부진법으로 인영맥과 촌구맥과 부양맥(태계맥)을 기준으로 인체의 기혈氣血의 흐름이 머리인 상上으로 이동했는지, 몸통(오장육부)인 중中으로 이동 했는지, 사지인 하下로 이동해 질병이 발생했는지 알 수 있다.

표리를 측정하는 맥진은 부浮 · 침沈맥을 통해서 우리 몸의 겉과 속의 질병의 위치 상태를 알 수 있으며 상중하나 표리의 부분에 발생된 질병이 계통별(경락계통의 질병인지, 순환계통의 질병인지, 면역계통의 질병인지, 호르몬(내분비계통)의 질병인지, 근육계통의 질병인지, 골격계통의 질병인지, 신경계통의 질병인지, 피부계통의 질병인지, 더 나아가 호흡기 계통의 질병인지, 소화기계통의 질병인지, 감각기계통의 질병인지, 비뇨기계통의 질병인지, 생식기 계통의 질병인지 등)질병 인지를 알 수 있다. 더 나아가 그 계통의 어느 기관의 병인지를 알 수 있고, 더 나아가 그 기관의 어느 조직의 병인가를 알 수 있는데 이는 맥진으로는 어렵고 다른 진단법(망진, 문진, 문진, 압진)과 초감각진단법으로 명확히 알 수 있다.

내재된 기질물氣質物의 변화에 의해 기氣, 상象, 형形, 합병증合病症, 사증死症의 원심성 진행 단계로 발전하는 병증을 측정하는 맥진脈診은 병맥病脈의 성질에 의하여 맥진의 변화를 일으키는 맥(지삭, 허실, 대소, 활삽, 경연, 부정맥, 대맥, 장단맥, 약맥, 산맥, 미맥, 규맥, 동맥, 뇌맥 등)들을 관찰함으로서 병증의 진행 상태를 알 수 있다. 이 또한 맥진을 참고로 다른 진단법(망진望診, 문진問診, 문진聞診, 압진壓診)과 초감각적 진단법을 병행함으로서 더 구체적으로 알아 낼 수 있는 것이다. 고로, 질병의 진행 상태를 진찰하는 방법은 한방의 사진四診을 비롯해 양방의 초감각적 진단법을 함께 병행해 종합적으로 진단을 내리는 것이 현명하다. 진단법과 치유법은 환자를 위한 것이어야 한다. 즉, 환자의 상태가 선先이며 진찰자의 술術은 후後인 것이다. 이는 일방적 한방의 눈으로 환자를 진단해 치유하지 말아야 하며 일방적 양방의 눈으로 환자를 진단해 치유하지 말아야한다. 환자의 질병진행 상태를 종합적으로 검토해 양방의 진단이 효과적이면 양방의 진단을 한방의 진단이 효과적이면 한방의 진단을 위주로 양방의 진단이든, 한방의 진단이든 종합적으로 진단 검토해 진찰해야 한다. 치유법 또한 환자의 질병 진행 상태에 합당한 치유술을 선별해야 하는 것이다.

질병의 진행 단계별 맥의 관찰을 정리하면 다음과 같다.

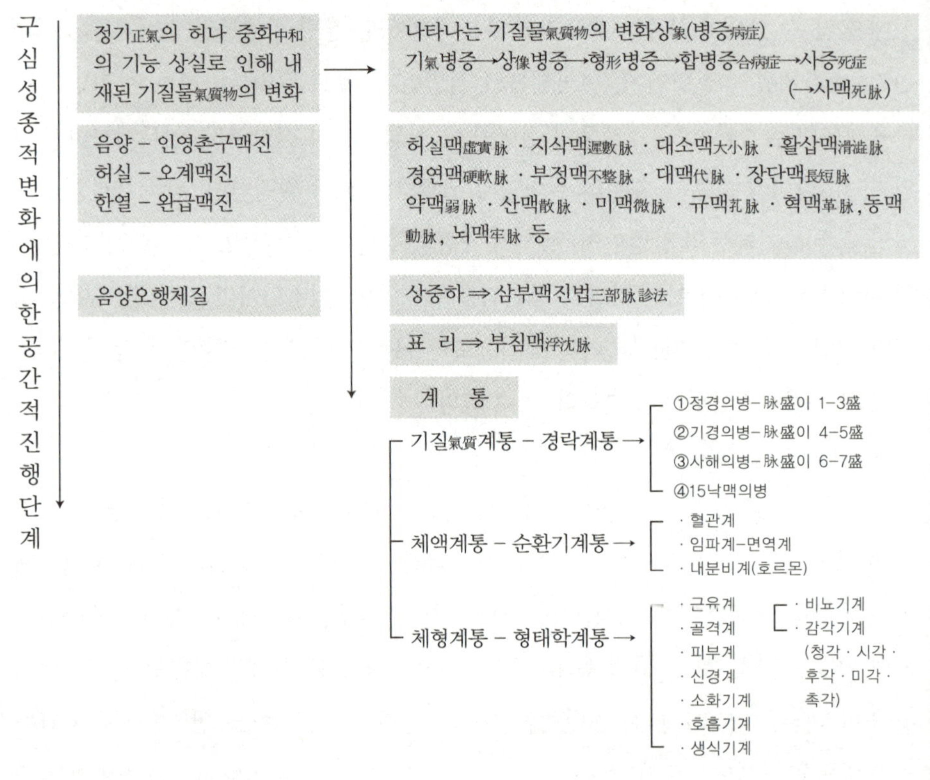

7) 삼부맥진법三部脈診法

삼부맥진법은 내재된 기질물氣質物이 흐트러짐으로 인해(음양, 허실, 한열) 병이 부분적(상중하)으로 진행된 상태를 진단하는 맥진법으로 우리 인체를 삼부三部인 상上 · 중中 · 하下로 나눠 진찰하는 방법이다. 삼부맥진을 맥진하는 부위로는 인영촌구맥에서 설명했듯이 상부上部의 기혈氣血 이상은 인영맥에서 촉지하고 중부中部의 기혈氣血의 이상은 촌구맥에서 촉지하며 하부下部의 기혈氣血의 이상은 후경골동맥과 신경의 태계혈이 만나는 곳인 태계맥에서 촉지를 하는데 이 태계맥太谿脈을 명문맥命門脈이라고도 한다. 이 맥은 생生과 사死의 요要가 되는 곳으로 생사生死의 변별을 위해 진診하는 곳이기도 하며 병病든 사람이 태계맥이 뛰고 있으면 죽지 않음을 뜻하기도 하다.

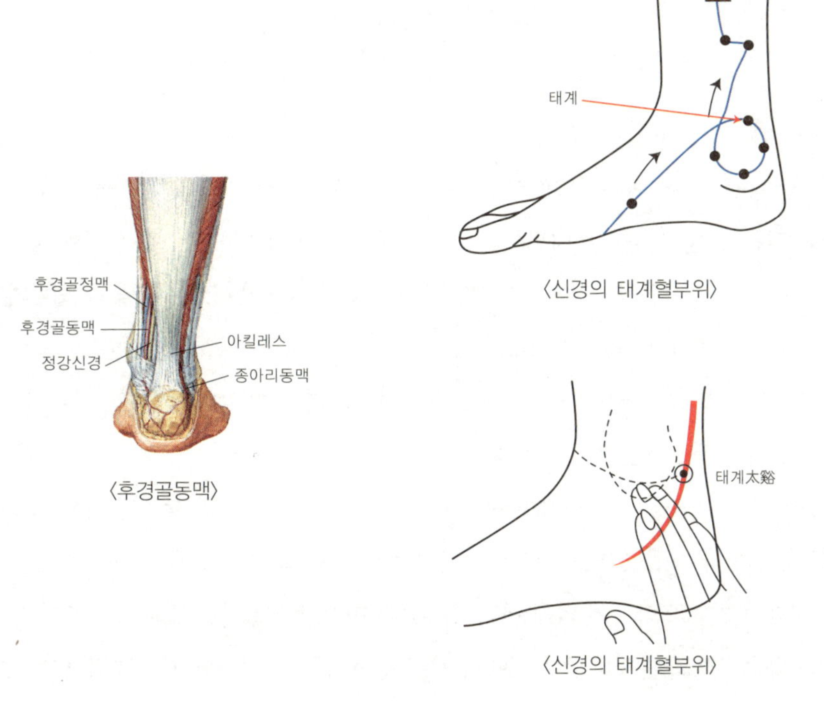

맥脈은 경락經絡과 동맥이 만나는 곳에서 감지되므로 우리 인체의 하부의 기혈의 상태를 측정해 나타나는 병증을 관찰하는 곳이 태계맥 부위이다. 이는 발목 부위의 후경골동맥과 음경락陰經絡인 신경의 태계혈 부위가 만나는 곳인 좌우 2곳으로 음경락인 신경의 기氣의 흐름은 아래에서 위로 흐르고 후경골 동맥의 혈血의 흐름은 위에서 아래로 흐른다. 그러므로 태계맥의 기혈의 흐름 중 기氣의 흐름이 혈血의 흐름보다 크면 태계맥의 비과첨의 위쪽(上)부위에서 더 강하게 잡히고 血의 흐름이 氣의 흐름보다 크면 태계맥이 비과첨의 아래(下)부위에서 더 강하게 감지되게 된다.

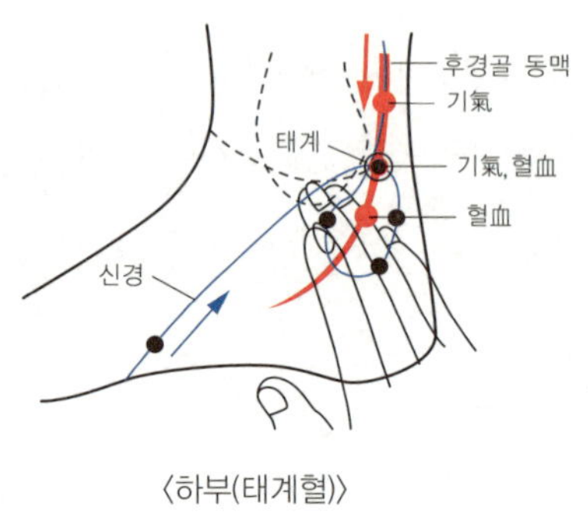

<하부(태계혈)>

인영 촌구맥진은 어떤 원인(병인病因)에 의해 우리 몸의 기혈의 변화를 상하, 좌우로 변화 되는 것을 관찰하는 맥진으로 인영이 촌구보다 대大하다는 것은 기혈 중 기氣의 작용이 크다는 것을 의미하며 촌구가 인영보다 대大하다는 것은 기혈 중 혈血의 작용이 크다는 것을 의미하는 것이다.

인영맥이 크고 인영맥 중 상上에서 맥이 촉지 된다면 기氣의 작용에 의해 머리에 혈血의 변화가 생겼다는 것을 의미하며,

인영맥이 크고 인영맥 중 중中에서 맥이 촉지 된다면 기氣의 작용에 의해 머리에 기혈氣血의 변화가 생겼다는 것을 의미하며, 인영맥이 크고 인영맥 중 하下에서 맥이 촉지 된다면 기氣의 작용에 의해 머리에 기氣의 변화가 생겼다는 것을 의미한다.

인영맥이 크고 태계맥 중 상上에서 맥이 강하게 촉지 된다면 기氣의 작용에 의해 사지에 기氣의 변화가 생겼다는 것을 의미하며, 인영맥이 크고 태계맥 중 하下에서 맥이 강하게 촉지 된다면 기氣의 작용에 의해 사지에 혈血의 변화가 생겼다는 것을 의미한다.

촌구맥이 크고 촌구맥 중 촌부에서 맥이 강하게 촉지 된다면 혈血의 작용에 의해 몸통의 기氣의 변화가 생겼다는 것을 의미하며, 촌구맥이 크고 촌구맥 중 관부에서 맥이 강하게 촉지 된다면 혈血의 작용에 의해 몸통의 기혈氣血의 변화가 생겼다는 것

을 의미하며, 촌구맥이 크고 촌구맥 중 척부에서 맥이 강하게 촉지 된다면 혈血의 작용에 의해 몸통의 혈血의 변화가 생겼다는 것을 의미한다.

촌구맥이 크고 태계맥 중 상부에서 맥이 강하게 촉지 된다면 혈의 작용에 의해 사지의 기氣의 변화가 생겼다는 것을 의미하며, 촌구맥이 크고 태계맥 중 중부에서 맥이 강하게 촉지 된다면 혈血의 작용에 의해 사지의 기혈氣血의 변화가 생겼다는 것을 의미하며, 촌구맥이 크고 태계맥 중 하부에서 맥이 강하게 촉지 된다면 혈血의 작용에 의해 사지의 혈血의 변화가 생겼다는 것을 의미한다.

삼부맥진법에서 인영맥의 상중하나 촌구맥의 촌·관·척부나 태계맥의 상중하 부위에서 촉지 되는 맥에 따라 기氣와 혈血의 이상상태를 파악하는데

혈血에 의해서 이상이 발생했을 시 인영맥의 상上부위나, 촌구맥의 척부尺部나 태계맥의 하下부위에서 맥이 촉지 되는데 혈이 부족해서 과하게 작용되느냐, 혈 자체가 많이 가서 감지되느냐가 중요하며

기氣에 의해서 이상이 발생했을 시 인영맥의 하부위나 촌구맥의 촌구부나 태계맥의 상부위에서 맥이 촉지 되는데 기氣가 부족해서 과하게 작용되느냐 기氣 자체가 많이 가서 감지되는냐가 중요하며

기혈氣血에 의해서 이상이 발생했을 시 인영맥의 중中 부위나 촌구맥의 관부나 태계맥의 중中 부위에서 맥이 감지되는데 이것은 그 부위별 기혈이 부족해서 과하게 작용되느냐, 기혈 자체가 많이 가서 감지되느냐가 중요하다.

이와 같이 기氣나 혈血이나 기혈氣血이 과하게 작용되는 것은 나타나는 병증을 함께 참조해야 정확히 알 수 있는 것이다. 그러므로 인영촌구맥진과 삼부맥진법으로 맥의 위치를 따지면 내재된 기혈氣血의 이상 상태를 파악할 수 있다. 이로 인해 나타나는 병증의 부분적 위치를 판단할 수 있으며 부분적 위치에서 계통적, 기관적, 조직적 이상 상태를 파악할 수 있는 것이다.

8) 진맥방법과 요령

① 시간

　환자의 몸의 안과 밖의 환경이 비교적 안정되어 있으며

　기혈氣血의 움직임이 편안하게 고정되어 맥동의 상태가 난亂하지 않을 때에 시간에 구애 받을 것 없이 언제나 할 수 있다. 이런 때에 지나침이 있는 맥을 진찰할 수 있으므로 맥의 동정動靜을 살펴서 정명精明을 보고 오색五色을 분별하며 육장의 유여와 부족한 것과 육부의 강약과 형체의 성쇠를 관찰함으로써 생사生死의 분별을 판단하는 것이다.

② 맥진을 하는 의자의 마음과 몸가짐

　맥진을 할 때 의자의 마음과 몸가짐을 다음과 같이 하라고 「의학입문」에 적혀 있는데 이를 칠종맥진법七種脉診法이라 하며 다음과 같다.

　- 첫째는 마음을 안정시키고 정신을 집중시켜야 하며,

　- 둘째는 밖의 일에 뜻을 두지 말고 마음에 사사로운 뜻을 없애고,

　- 셋째는 숨 쉬는 것을 조정하여 기를 고요하게 하며,

　- 넷째는 피부 사이에 손가락을 가벼이 올려놓고,

　- 다섯째는 차츰 근육을 눌러 손가락을 무겁게 누르며,

　- 여섯째는 근육과 뼈 사이에 손가락을 쪼이도록 누르고,

　- 일곱째는 환자의 맥동과 숨 쉬는 것의 오고감을 살펴야 한다.

　이렇게 하지 않으면 환자의 의지를 다스려 조정할 수가 없게 되고 맥을 정확하게 착지할 수 없게 되며 사진四診을 적절히 배합해 진찰 할 수 없고 이로 인해 진단 치료에 의심이나 의구심이 생기기 때문에 치료에 만전을 기할 수 없게 된다. 맥진은 짚어서 느껴지는 감각을 판단하는 것이다. 이보다 더 정확한 맥진은 느껴서 알아내는 것보다 맥을 보는 것(관觀)이 더 확실한데 맥을 보려면(관觀) 집중력에 의한 틈이 없는 직관直觀이 제일 중요하다. 그러기 위해서는 의지醫者는 반드시 안정(평平)해야 하며 평平하기 위해서는 수신修身해야하는 것이다. 수신의 제일은 선정禪定에 있으며 선정禪定을 통한 확철대오確哲大悟에 있는 것이다.

  진맥을 할 때 환자의 체위는 일반적으로 입위立位와 좌위座位, 평와위平臥位 자세에서 행하게 되는데 선 자세와 앉은 자세에서는 환자의 팔꿈치를 구부려서 평평하게 내밀어 인영촌구맥진과 오계맥진, 한열맥진 등을 찰지察知하게 되며 똑바로 누운 자세에서는 팔과 다리를 곧게 손바닥과 발바닥을 하늘로 향하게 해야만 삼부맥진법을 촉지해 진맥을 할 수 있게 된다.

④ 맥진순서

a. 50박 이상을 확인하여 부정맥不整脉과 대맥代脉을 확인하고,

b. 인영촌구맥진을 통해 상,하,좌,우의 대소大小를 확인하고,

c. 오계맥(현弦, 구鉤, 구삼鉤三, 홍洪, 모毛, 석石)을 확인하고,

d. 완급緩急과 지삭遲數 맥脉을 확인하고,

e. 삼부맥진법을 통해 상上, 중中, 하下의 기혈氣血 상태를 확인하고 부침맥浮沈脉을 확인한다.

f. 허실虛實, 경연硬軟, 활삽滑澁 등의 맥을 확인하고,

g. 병의 진행단계인 전(전前, 전傳)병病의 역사를 추정하고,

h. 4, 5성盛과 6, 7성盛의 맥성脉盛을 확인하고,

I. 증상을 확인하고(병증의 진행단계) 압진壓診을 해본다.

j. 주증主症을 파악한다.

⑤ 맥이 명확하지 않는 경우

a. 피임약, 합성제, 마약, 진통제, 감기약 등 약물을 복용 중일 때

b. 장부의 절단이나 이식 등이 있을 때

c. 투석, 피임 등 장치가 있을 때

d. 심한 운동이나 노동직후

e. 심한 감정의 동요가 있을 때

f. 과식, 기아 중일 때에는 맥이 명확하게 촉지 되지 않으며

g. 병이 없거나 병이 미약할 때는 병맥이 촉지 되지 않게 된다.

9) 사맥死脉

생명력生命力이 거의 소진한 상태에서 생명의 근본이 되는 심장이 멈추려 할 때 생기는 맥상으로 패맥敗脉, 괴맥怪脉, 진장맥眞臟脉, 절맥絕脉이라고도 한다.

① 진장맥眞臟脉

병이 심하여 상화相火의 기운이 부족해 중화中和의 기능을 상실하게 되면 극克하는 쪽의 기운이 매우 강하여 극克하는 기운을 나타내는 성질이 매우 두드러지게 나타난다. 진장맥에서는 진간맥眞肝脉, 진심맥眞心脉, 진비맥眞脾脉, 진폐맥眞肺脉, 진신맥眞腎脉이 있다.

a. **진간맥**은 손가락을 살짝 누르거나 힘을 주어 누르거나 단단丹丹을 어루만지는 것과 같고 거문고 줄을 누르는 것과 같이 팽팽하고 톡톡치는 맥이다.

b. **진심맥**은 딴딴하고 톡톡치면서 돌돌 굴러가는 의이인薏苡仁을 만지는 것과 같은 맥이다.

c. **진비맥**은 맥이 약하면서 잠시 빨리 뛰다 잠시 늦게 뛰다 하는 맥이다.

d. **진폐맥**은 대大하면서 허虛하여 모약毛弱이 피부에 닿는 것과 같은 맥이다.

e. **진신맥**은 힘 있게 뛰다가 끊어지고 손가락으로 돌을 튕기는 것과 같이 딴딴한 맥을 말한다.

f. **수水 기운과 목木 기운이 약해져** 생명에너지의 고갈로 인해 간과 신장이 나빠 나오는 사맥의 형상은 구부러진 철사 줄과 같은 맥상(〜)이고,

g. **토土 기운과 금金 기운이 약해져** 생명에너지의 고갈로 인해 비와 폐장이 나빠 나오는 사맥의 형상은 벌렁벌렁 하기만 할 뿐 혈관이 없는 것 같은 느낌의 맥상(◎)이고,

h. 화火 기운과 상화相火의 기운이 약해져 생명 에너지의 고갈로 인해 심장과 심포의 기능이 나빠 나오는 사맥의 형상은 맥이 약하면서 콕콕 찌르는 깨알이 일렬로 구르는 것 같은 맥상(○○○○○○)이 나타난다.

인영 촌구맥 중에 1곳 이상이 맥이 오지 않아 촉지가 안되면 사맥이다. 대부분 환자에게 맥이 없는 것은 맥이 잠복潛伏한 것인데 통증이 없이 잠복한 것은 위증危症이며 촌구맥에서 맥을 촉지 했는데 전혀 맥동이 없는 사람은 반관맥反關脉과 사비맥斜飛脉을 염두해 두어야 한다. 반관맥은 요골동맥이 엉뚱하게 촌구의 배면에 존재해 맥동이 촌구의 배면에서 촉지되는 사람이고 사비맥은 요골동맥이 척부에서 비스듬히 요골경상돌기의 후외측으로해서 합곡혈 방향으로 분포되어 촌구부에서 맥동이 촉지되지 않고 촌구부에서 배면부로 비스듬히 맥동이 촉지되는 경우이다. 이는 혈관의 분포가 특이한 사람에서 볼 수 있는 경우로 정상인 경우이다.

대代는 곧 지止를 뜻하는 것으로 맥이 박동하다가 정지하는 것을 말하는 것으로 대맥이 나오는 이유는 일장一臟의 기氣가 끊어지므로 타장他臟이 대지代至하기 때문이다. 오장이 다 기氣를 받아서 맥이 나타나므로 맥으로써 생사를 판단할 수 있는데

오십동五十動에 한 번 지止하는 것은 오장이 다 기氣를 받은 것이니 정상맥正常脉이고,

사십동四十動에 한 번 지止하는 것은 일장一臟의 기氣가 작용치 못한 것이다.

삼십동三十動에 한 번 지止하는 것은 이장二臟의 기氣가 작용치 못한 것이고,

이십동二十動에 한 번 지止하는 것은 삼장三臟의 기氣가 작용치 못한 것이고,

십동十動에 한 번 지하는 것은 사장四臟의 기氣가 작용치 못한 것이고, 십동十動에 미치지 못해서 한번 지하는 것은 오장의 기氣가 작용치 못한 것이므로 단기短期에 절명絶命한다.

또한 십동十動에 일지一止하는 것은 일년 만에 임종하게 되고,

오동五動에 일지一止하는 것은 10일 만에 임종하게 되고,

사동四動에 일지一止하는 것은 8일 만에 임종하게 되고,

삼동三動에 일지一止 하는 것은 6일 만에 임종하게 되고,

이동二動에 일지一止하는 것은 4일 만에 임종하게 되고,

일동一動에 일지一止하는 것은 2일 만에 임종하게 되는데 대맥은 오장의 기운은 끊어진 상태이지만 상화相火인 심포, 삼초의 기능이 끊어지지 않는 상태이므로 대맥代脉이 나오고 촉지 되는 맥상에 따라 치유해주면 효과가 있으며 약물복용이나 사고, 수술 등으로 인해 나타나는 대맥代脉일 경우는 여기에 해당하지 않는다.(대맥代脉 참조)

맥박脉搏의 박동에는 손損과 지至가 있는데 이는 호흡수와 맥박수와의 관계에 의해 형성된다. 즉, 손맥損脉은 맥박수는 일정한데 호흡수가 빠른 경우를 말하고 지맥至脉은 호흡수는 일정한데 맥박수가 빠른 경우로 이를 정리하면 다음과 같다.

맥이 일호一呼에 이지二至하며 일흡一吸에 이지二至하여 대大하지도 소小하지도 않는 것을 평맥平脉이라 하는데

a. 지맥至脉은 일호一呼에 이지二至하는 것을 평平이라 하고,

일호에 삼지三至하는 것을 이경離經 또는 득병得病이라 하며(경經이란 정상正常이란 뜻이다),

일호에 사지四至하는 것을 탈정奪精 또는 병이 심해지려는 것이며,

일호에 오지五至하는 것을 사死라 하며 또는 난치증難治證이라 하며 맥장脉狀에 대소大小가 있으면 더욱 위증危症인 것이고,

일호에 육지六至하는 것을 절명絶命 또는 사맥死脉이라 하는데 맥장脉狀이 침沈하면 밤에 죽고 부浮, 대大하면 낮에 죽게 되는데 이는 형육形肉이 설락脫落되지 않고 진장맥眞臟脉이 나타나지 않아도 사맥死脉인 것이다.

b. **손맥損脉은** 일호一至에 일지一呼하는 것을 이경離經이라 하며 기혈이 다 부족한

경우이므로 행보는 하더라도 침상寢床을 떠나지 않아야 하며,

이호二呼에 일지一至하는 것을 탈정奪精 또는 무혼無魂이라 하는데 위

태한 것으로 행보는 하더라도 행시行屍라 칭하고,

삼호三呼에 일지一至하는 것을 사死라 하며 위증危症인 것이고,

사호四呼에 일지一至하는 것을 절명絕命이라 하는 것으로 사맥死脉에 해당

하는데 사장四臟의 기氣가 단절된 것으로 3일 만에 임종臨終하고,

오호五呼에 일지一至하는 것을 오손五損이라 하는데 오장五臟의 기氣

가 단절된 것으로 일일一日만에 임종하고,

육호六呼에 일지一至하는 것을 육손六損이라 하는데 육장六臟이 기氣

가 단절된 것으로 두 시간 만에 임종하게 되는 것이다.

⑤ 칠사맥七死脉과 십괴맥十怪脉

사맥死脉은 칠종七種이 있어 칠사맥七死脉이라 하고 또 십종十種으로 구분하여 십괴맥이라고 하는데 다음과 같다.

a. **칠사맥** – 가. 부비맥釜沸脉　　　나. 어상맥魚翔脉　　　다. 탄석맥彈石脉

　　　　　　　라. 해삭맥解索脉　　　마. 옥루맥屋漏脉　　　바. 하유맥鰕遊脉

　　　　　　　사. 작탁맥雀啄脉을 말하고,

b. **십괴맥** – 칠사맥七死脉과　　　아. 언도맥偃刀脉　　　자. 전두맥轉豆脉

　　　　　　　　　　　　　　　차. 마촉맥麻促脉을 말한다.

가. 부비맥釜沸脉

맥동이 체표에 나타나고 맥이 가는 것이 있고 오는 것이 없는 맥상脉狀(가마솥에서 물이 끓듯이 수없이 짤막짤막하게 뛰는 맥)으로 맥의 박동이 몹시 빨라(180회/분 이상) 헤아릴 수가 없는 상태의 맥을 말한다. 이는 어떤 원인에 의해 삼양三陽이 수극數

極해서 심박수가 갑자기 증가되고 심장의 이완기가 단축되며 심실의 이완이 부전하고 심혈의 충혈이 감소되어 심장 박출량이 저하되고 혈관벽에 대한 혈액의 압박이 감소되어 음陰이 없는 징후에서 부浮하고 무력無力한 맥상이 나타나게 된다. 부비맥이 아침에 나타나면 저녁에 임종하고 저녁에 나타나면 아침에 임종하게 되므로 이러한 맥이 나타나면 반드시 제때에 구급해야 한다.

나. 어상맥魚翔脉

맥이 피부에 있으면서 맥두脉頭는 안정하고 맥미脉尾는 요동하여 마치 물고기가 머리의 위치를 고정시킨 채 꼬리를 살살 흔드는 모양으로 맥이 있는 것 같기도 하고 없는 것 같기도 한 맥상이다. 이는 어떤 원인에 의해 삼음三陰이 수극數極해서 빈맥頻脉에 의하여 심지心至의 충만이 부족하여 심박출량이 감소되고 동맥압이 하강되며 관상동맥이 심근에 공급하는 혈액이 부족해지는데다가 이완기의 시간이 짧아 심근의 피로를 회복하는데 불리하여 심근의 수축력을 저하시켜 혈액 순환에 심한 이상이 발생해 망양亡陽의 징후에서 맥박이 갑자기 잠복되기 때문에 맥이 있는 듯 없는 듯 어상맥이 나타나게 된다.

어상맥은 심한 부정맥에서 흔히 나타나는 맥상으로 시간이 지남에 따라 점차 마촉맥과 하유맥으로 전환되는 맥이다. 이러한 맥이 나타나면 반드시 제때에 구급하여야 하며 제때에 구급하지 않으면 심실세동이 발생하여 심장박동이 갑자기 정지될 수 있다.

다. 탄석맥彈石脉

맥이 근筋과 육肉 사이에서 뛰며 삭數하고 감촉이 딱딱하여 돌을 튕기는 것 같고 찾으려면 산散하는 맥상이다. 어떤 원인에 의해 신기腎氣가 쇠갈되어 동맥내막에 지방질이 침착되어 혈관내막이 증식되고 후에 내막의 중간층이 점차 피하되거나 칼슘화되어 동맥이 탄성을 잃어 심장에 영향을 미쳐 좌심실을 확대시켜 심박수를 증가시키거나 심근을 손상시켜 빈맥을 일으키고 맥관을 돌처럼 단단하게 경화시켜 혈관을 만지면 유연한 감이 없고 동시에 말초저애력이 명확하게 증가되는 탄석맥이 형성되게 된다. 탄석맥은 신기腎氣가 쇠갈된 상태에서 나타나는 맥이므로 신경腎經의 진장맥眞臟脉인 것이다.

라. 해삭맥解索脉

맥이 심히 산란散亂하여 새끼줄이 엉크러진 것 같은 형상으로 맥박수가 때로는 빨라지고 때로는 늦어지면서 규칙이 없이 산란하게 뛰는 맥이다. 어떤 원인에 의해 신腎과 상화相火의 기氣가 상실되어 심방의 율동이 불규칙적이고 방실연접 조직 내의 불규칙적인 전도에 의하여 심실율동이 고르지 않고 심실박동의 강약이 같지 않아 심박수가 빠르고 늦음과 심박수의 강약이 고르지 않아 해삭맥이 형성된다. 해삭맥이 갑자기 발생하여 심박수가 비교적 빠를 때에는 심양쇠갈心陽衰竭과 페어혈肺瘀血을 일으키므로 예후가 좋지 않게 된다.

마. 옥루맥屋漏脉

맥이 근육간에 있으면서 초옥草屋이 새어 천정에서 물방울이 떨어지듯이 한참 쉬다가 오래간만에 한번씩 뛰는(20~40회/분) 맥이다. 어떤 원인에 의해 위기胃氣와 영위榮衛가 함께 끊어져 심실율동이 완만하여 심장의 이완 시간이 연장되고 심실의 혈액 충만량이 많아지며 심박출량이 증가되어 수축기압이 증가되고 이완기압이 심실의 이완기의 연장에 의해 저하되어 맥압의 차이가 커지기 때문에 맥이 올 때에는 한참 있다가 조수가 오는 것처럼 오고 갈 때에는 더디고 무력한 옥루맥이 나타나는 것이다. 정신이 지나치게 피로하여 미주신경의 장력張力이 증강되어 일시적으로 옥루맥이 나타나는 것은 예후가 좋은 경우이고 장기적으로 옥루맥이 나타나면 심근에 비만성 병변이 생겨 심해진다는 것을 말해주므로 이때에는 예후가 좋지 않은 경우로 7~8일만에 임종하게 된다.

바. 하유맥鰕遊脉

맥이 피부에 있으면서 새우가 수면水面에서 부유浮遊하는 것과 같이 한번 힘 있게 나타났다가 뚝 끊어지며 한참 만에 다시 뛰는 맥으로 어상맥과 같이 조동하는 맥상을 나타내는 맥이다. 어떤 원인에 의해 고양孤陽이 의존할 곳이 없어 심한 부정맥이 발생해 일어나는 맥상으로 심근세포내의 동작 전위가 같지 않아 심실의 자율성이 제고되어 이위심율異位心律이 산생되어 심장이 염전형 실성 빈맥이 나타나 심박출량이 감소되고 혈압과(혈압이 0으로 나타남) 맥박이 상실되는데 이러한 현상이 반복적으로 나타나므로 인해 하유맥이 형성된다. 이런 맥은 임종 전의 맥상으로 정신이 아직 있는 사람은 7일만에 죽고 곤약한 사람은 삼일 만에 죽는 맥이다.

사. 작탁맥雀啄脉

맥이 근육간에 있으며 맥박이 연달아 3~4차례 뛰다가 한번 긴 시간동안 멎어 다시 반복하는 것이 마치 참새가 모이를 쪼는 것과 같은 맥상이다. 어떤 원인에 의해 비위脾胃의 곡기穀氣가 단절되어 심실이 지나치게 빨리 수축하여 심실의 충만이 부족하고 심장배출량이 감소되며 동맥 혈압이 낮아지고 발작할 때 그 맥박 주기가 연속적으로 급하게 빠르고 갑자기 멎었다가 반복적으로 발작한다. 발작한 후에 비교적 긴 시간 동안 간헐대상기가 나타나기 때문에 맥박이 삼삼오오로 고르지 않고 오래 있다가 다시 오는 작탁맥이 나타나게 된다. 갑자기 발작하고 갑자기 멎는 것은 결맥結脉이 발전하여 발생한 것으로 정신이 아직 있는 사람은 12일 만에 임종하게 되고 곤약困弱한 사람은 6~7일 만에 임종하게 된다.

아. 언도맥偃刀脉

맥이 굳고 가늘어 손으로 칼날을 어루만지는 것과 같고 누르면 견대堅大하고 급急한 맥상으로 맥박이 일정하지 않은 맥이다. 어떤 원인에 의해 심원心元의 혈이 고갈되고 위기만 남아 동맥경화의 토대에서 중소동맥의 긴장도가 증가되고 소동맥이 지나치게 수축하며 말초혈관의 저애력이 증가되고 혈관의 긴장도가 증대되어 언도맥이 나타나게 된다. 이러한 맥상이 나타난지 4일이 지나면 임종하게 된다.

자. 전두맥轉豆脉

맥의 형상形象이 콩알과 같이 굴러서 회삭回數를 헤아릴 수 없는 맥이다. 어떤 원인에 의해 장부의 기氣가 공허하고 정기正氣가 바람에 흐트러지는 것 같이 표산飄散해져 혈액내의 산소 함유량이 감소되어 전신의 각 조직과 기관에 산소가 결핍되게 되어 심장 박동이 빠르고 증가된다. 맥압이 증가되어 순환시간이 단축되며 병리성 산물에 의하여 적혈구 표면의 부하가 감소되고 함께 집결되어 커지며 혈액의 침강 속도가 빨라지거나 혈액의 점성이 저하되어 혈류가 빨라지기 때문에 전두맥이 나타나게 된다. 전두맥이 촉지 되면 일명 행시行尸라고도 하며 임종을 기다리고 있는 맥이다.

차. 마촉맥麻促脉

맥이 삼씨(마자麻子)를 만지는 것처럼 분란紛亂하고 맥위脉位가 아주 부浮하고 횟수가 매우 빠르며 미세微細하기가 심한 맥상이다. 어떤 원인에 의해 기쇠혈고氣衰血枯하거나 위기衛氣가 고갈枯竭되어 영혈營血이 홀로 삽澁해 매끄럽게 움직이지 못해 심실박동이 매우 빠르고 문란하다. 심박출량이 적어 충만 되는 것이 부족하기 때문에 맥이 가늘고 약하며 무력하고 문란해지는 마촉맥이 나타나게 된다. 이런 맥은 임종 전에 흔히 나타나는데 경輕한 자는 3일 만에 임종하고 중重한 자는 1일 만에 임종하게 된다.

괴맥怪脉은 대부분이 부정맥의 맥상에 속하는데 그 중의 대부분은 심장 기질성 병변과 기능성병변에 의하여 발생한다. 괴맥의 출현은 질병이 이미 극심한 단계에 이르렀다는 것을 예지해주기 때문에 과거의 문헌에서는 반드시 죽는다고 하였으나 의학기술의 발전에 따라 꼭 그렇지만은 않으며 최선을 다해 구급해야 하는 것이다.

⑥ 맥이 평平하여도 죽는 경우

기氣는 인신人身의 근본인데 근본이 끊어지면 경엽莖葉이 마르는 것과 같이 맥이 평하여도 죽게 된다. 즉, 생기生氣가 내절內絶되면 맥이 화평和平하여도 죽게 되는데 이것은 이미 병이 극하고 형육形肉이 탈락한 자를 두고 논한 것이다. 대개 사람이 병이 극하여 육육六肉이 이미 탈락하면 맥이 평하여도 죽게 되는데 족양명위경의 충양맥과 족소음신경의 태계맥을 진찰해 보아야하고 제하臍下와 신간腎間의 동기動氣를 진찰해 보아야 하는 것이니 동기가 끊어지지 않았으면 오히려 살아날 가능성이 있지만 동기가 끊어지면 임종은 의심할 여지가 없는 것이다.

⑦ 기타

살찐 사람의 맥이 세소細小하며 끊어지려고 하는 것은 사맥死脉이며, 야윈 사람의 맥이 조躁한 것도 사맥이며, 모든 부맥에 근기根氣가 없는 것도 사맥인 것이다.

10) 불치不治의 경우

병이 진행되고 있을 때 치유하는 과정에서 병病을 다스리지 못해 완치完治를 할 수 없는 경우로

첫째는 불섭생不攝生이 계속되는 경우이고,

둘째는 스스로 살기를 포기한 사람이고,

셋째는 극단적인 정신적 자극이 있을 때이고,

넷째는 장부臟腑 등 절단 수술이 있는 사람이고,

다섯째는 사맥死脉이 있을 때 이고,

여섯째는 병인과 진단과 치유법이 불명확한 경우이고,

일곱째는 병자病者의 실천이 일여一如하시 않을 때 병病을 완진하게 다스릴 수 없는 것이다.

(2) 내재된 기질물氣質物의 변화 상象의 관찰 (병증의 진단)

내재된 기질물氣質物의 한열, 음양, 허실의 변화에 의해 만변萬變의 병증이 기氣, 상像, 형形,합병증, 사증으로 나타나고 신체의 각 부위인 상중하, 표리, 계통, 기관, 조직 등의 부분으로 표출되므로 이러한 만변萬變의 병증을 망진望診, 문진問診, 문진聞診, 절진切診을 통해 진찰하는 것으로 망진을 통해 우리 몸의 신神, 기氣, 색色, 형形, 태態의 전체적인 대체적 정황을 파악한다.

각 부위인

    ·상-두부(측두부, 후두부, 전두부, 정두부, 면부, 오관 등)

    ·중-몸통(흉부, 상복부, 하복부, 배두, 요부, 협부, 견부 등)

    ·하-사지(상완부, 하완부, 수부, 대퇴부, 하퇴부, 족부, 견괄절, 주관절,

       하관절, 고관절, 손관절, 발관절, 족관절, 수관절 등)

    ·피부, 배설물 등의 기氣, 색色과 형形, 태態의 부분적 정황 등을 파악하듯이

망진望診을 통해서 우리 몸의 병증을 관찰하는 원리를 설명하고,

문진問診을 통해서 우리 몸의 병증을 관찰하는 원리를 설명하고,

문진聞診을 통해서 우리 몸의 병증을 관찰하는 원리를 설명하고,

절진切診을 통해서 우리 몸의 병증을 관찰하는 원리를 설명해 표출된 병증

을 변증辨證하고

265

① 표출된 병증이 종외지내縱外知內의 원리에 따라 내재된 기질물氣質物의 한열, 음양, 허실의 변화에 의해 표출된 병증인지, ② 병증이 표출된 부위 자체의 이상에 의한 것인지를 판별해야 하며, ③ 표출된 병증이 어떤 계통을 통해서 표출된 것인지를 유추해 보아야 한다. 즉, 기질氣質에 의한 경락 계통(12정경, 기경팔맥, 사해, 15낙맥, 12경별, 12경근, 12피부 등)을 통해 표출된 병증인지, 물질物質에 의한 체기-체액의 순환기계(혈관계, 임파계, 내분비계 등)을 통해 표출된 병증인지, 물질物質에 의한 체형의 형태학적 계통(두부, 흉부, 복부, 배두, 사지, 피부 등과 근육계, 신경계, 골격계, 피부계)을 통해 표출된 병증인지, 기관(오장육부, 오관 등), 조직(근육조직, 상피조직, 신경조직, 골조직 등)등을 파악해야 한다.

또한 내재된 기질물氣質物의 양量의 과불급過不及, 질質의 良양·불량不良, 성분의 과불급過不及 등의 한열, 음양, 허실의 변화 중 어디의 기준에 中和의 기능이 흐트러져서 병증이 발생되었는지를 유추해 보아야하며 더 나아가 어떤 병인에 의해 정기의 허나 중화의 기능이 상실되어 병증이 발생하였는가를 진찰해 보아야 한다.

예를 들어 측두부에 두통이 발생되었다면 그 부분의 통증이 기질氣質에 의한 경락 계통(12정경, 기경팔맥, 사해, 15낙맥 등)을 통해 표출된 병증인지, 물질物質에 의한 체기-체액의 순환기 계통(혈관계, 임파계, 내분비계 등)을 통해 표출된 병증인지, 물질物質에 의한 체형의 형태학적 계통(두부의 근육계, 신경계, 골격계, 피부계나 기관(오장육부, 오관, 뇌기관(대뇌, 소뇌, 중뇌, 간뇌 등))등을 통해 표출된 병증인지 아니면 내재된 기질물氣質物의 양의 과불급過不及, 질質의 양·불량, 성분의 과불급 등에 의해 중화의 기능이 상실되어 병증이 발생되었는지 이로 인해 음양의 균형이 흐트러져 두통이 생겼는지, 허실에 의해서 두통이 생겼는지, 한열에 의해서 두통이 발생했는지를 진찰해 보아야 한다.

이는 기질氣質의 이상에 의해 12정경인 담경에 두통이 표출될 수 있으며 그 기질氣質이 담경에 영향을 미쳐 두통이 발생될 수 있고 기질氣質의 이상이 기경팔맥인 대맥에 영향을 미쳐 두통이 발생될 수 있는 것이며, 혈액의 과·부족이나 혈액 성분의 과·부족 등에 의해서도 두통이 발생될 수 있으며, 면역력의 저하나 기능항진 등에 의해서도 두통이 발생될 수 있고, 특정호르몬의 과불급 등에 의해서도 두통이 발생될 수 있으며 뇌기관의 이상이나 뇌조직 이상 등에 의해서도 두통이 발생될 수 있다는 것이다. 즉, 두통이라는 병증의 증상은 많은 요인들에 의해 표출되는 지금 상태의 현상이므로 병증의 진찰이나 병증의 치유(변증시치, 대증요법)가 핵심이 되어서는 안되며 병증을 일으키는 병인이나 그로 인해 내재된 기실물氣質物의 변화를 진찰하고 치유하는 것이 더 중요하며 더 나아가 내재된 기질물氣質物의 변화 기준과 나타나는 병증의 연관성이 더욱 더 중요한 것이다. 다만 이러한 관계를 유추해 내기 위해서는 사진四診을 통한 감각적 진단법과 과학기술을 이용한 초감각적 진단법이 병행 되어야 이상적 진단이 이루어지는데 여기서는 사진을 통한 병증의 진단 원리를 설명하는 것으로 마무리 할 것이다.

1) 망진望診

망진이란 의사가 시각에 의하여 환자의 전신全身과 국부局部의 신神, 기氣, 색色, 형

形, 태態, 배출물(배설물, 분비물) 등을 관찰하여 병정의 변화를 알아내는 진단법으로 망진의 내용은 주로 사람의 정신상태精神狀態, 면부색택面部色澤, 형체상태形體狀態, 설상舌象, 배설물排泄物의 색色, 질質, 양量, 모양 등을 관찰하는 것이다.

　인체의 내재된 기질물氣質物의 변화에 의해 나타나는 변화상象(병증病症)을 시각에 의하여 관찰, 요해해서 변증을 한 후 다시 병인을 유추해 보는 것인데 이 나타나는 변화상(병증)의 변증을 가리기 위해 사람의 신神, 기氣, 색色, 형形, 태態 등의 전체적인 면과 증상의 구심성 진행단계에 의한 두부, 흉부, 복부, 배부, 사지, 피부, 설태, 배설물 등의 부분적인 면 그리고 원심성진행 단계에 의한 기氣, 상像, 형形, 합병증合病症, 사증死症의 진행단계를 시각을 통해서 관찰하는 것을 상호 배합하고 요해해 다른 진단법들과 전면적인 진단을 하는 방법으로 병의 증상과 병이 어떻게 변하고 있는지를 알고 미리 예측할 수 있는 진찰법이다. 또한 질병의 발생과 발전은 장부의 기능 변화와 관계되지 않는 것이 없으므로 국소의 병변이라 해도 내장의 기능변화와 관련이 있게 되므로 밖으로 표출된 병증이 내장과 밀접한 연관성이 있는지를 유추해 보고 체표 자체의 형태학적 이상 때문에 표출되는 병증인지를 진찰하는 것이 중요하다.

　즉, 체표에 나타나는 병증이 내장(육장육부)의 기질氣質과 연관성이 있어 정기의 허虛나 사기邪氣의 실實등이 경락계통(12정경, 기경팔맥, 사해, 15낙맥 등)을 통해서 표출되는 병증인지, 물질物質인 체기나 체액과 연관성이 있어 체기나 체액의 성분적 과불급이나 질質, 양量 등의 불균형이 순환기계(혈관계, 임파계, 내분비계 등)을 통해서 표출되는 병증인지, 아니면 체형과 연관성이 있어 근육계, 신경계, 피부계, 골격계 등의 형태학적 계통을 통해서 표출된 병증인지 아니면 기질氣質과 물질物質 계통이 같이 상호 작용되어 표출되는 병증인지를 진단하는 것이 중요하다. 내재된 기질물氣質物에 이상이 발생해 어떤 증상이 나타나는지만 알면 진찰은 쉬워지고 진단은 확실해진다.

　사람의 시각視覺으로 얻는 정보량이 전체 약 80%를 차지한다고 하니 시각을 이용한 망진望診은 진단에 필수적 요소이기는 하나 망진望診을 통해서 알아 낸 병증이 진단에 핵심은 아니다. 병인에 의한 내재된 기질물氣質物의 변화를 알아내는 진단이 더 중요하며 내재된 기질물氣質物의 변화 기준과 망진望診을 통해서 나타나는 병증의 연관성이 더욱더 중요한 것이다. 맥진을 통해서는 내재된 기질물氣質物의 양量의 과불급過不及과 질質의 상태를 진단 할 수 있으나 내재된 기질물氣質物의 성분적 과불급 및 물질物質의 표준화 등은 진단하기가 어렵기 때문에 양의학적 진단법(과학기술을 이용한 초감각적 진단법)을 병행해 진단하는 것이 이상적이라 할 수 있다.

① 신神의 망진

신神이란 정신精神, 신기神氣, 신지神志 등을 가리켜 말하는 것으로

신의 망진이란 병인에 의한 내재된 기질물氣質物의 변화에 따라 사람의 정신상태인 득신得神, 실신失神, 가신假神 상태를 주로 관찰하고 신기부족神氣不足, 신지이상神志異常, 정신변화精神變化 등을 관찰하는 것을 말한다. 신의 변화를 관찰하면 환자의 성쇠盛衰를 알 수 있고 병증의 경중과 예후의 양부良否를 예측할 수 있다. 이러한 신의 표현은 눈빛, 얼굴의 색깔과 표정, 언어상황, 감각반응, 목소리, 숨소리, 설상 등에서 나타나는데 그 가운데서 돌출하게 나타나는 것은 신광神光(눈빛)과 표정表情이다.

a. 득신得伸이란 유신有神이라고도 하는 육장육부의 정기精氣가 충족해 중화中和의 기능이 상실되지 않아 기혈의 순환이 원활하고 신神의 형形이 손상되지 않으므로 인해 정신이 항상 맑고 눈과 얼굴에 윤기기 있고 숨을 고르게 쉬며 의식 활동이 왕성해 몸이 건강하게 되어 정서가 안정되고 근골이 튼튼하며 관절이 원활하고 피부가 윤택하며 근육이 강건해 지는 것을 득신得神의 표현이라 한다. 정기精氣가 상하지 않아 득신得神한 사람은 병에 걸렸을 때 병이 가볍고 예후가 좋게 나타난다.

b. 실신失神이란 무신無神이라고도 하며 육장육부의 정기精氣가 손상되거나 부족해 중화의 기능이 상실되어 신기부족神氣不足이나 기혈의 순환에 불균형이 초래되어 신神의 형形인 뇌(특히 대뇌중추)가 손상됨으로 인해 뇌의 활동이 극심한 제어 상태에 있어 의식이 상실되고 운동과 감각 등의 기능이 장애되어 혼미昏迷나 신지이상神志異

常과 같은 신神이 쇠갈된 상태를 표현한 것이다.

예를 들어 육장육부의 정기가 쇠갈되어 나타나는 실신 중에

심장의 정기가 쇠갈되어 나타나는 실신의 상태는 심장이 혀와 혈을 주관하므로 정신이 얼떨떨하고 말이 명확하지 않으며 얼굴에 혈기가 없고 멍해지는 상태로 나타나고

간과 신장의 정기가 쇠갈되어 나타나는 실신의 상태는 간이 근을 주관하고 신이 골을 주관하므로 반응이 지둔하고 동작이 원활하지 못하여 강박체위를 취하는 상태로 나타난다.

또한 폐와 비장의 정기가 쇠갈되어 나타나는 실신의 상태는 폐가 기를 주관하고 비가 기육을 주관하므로 호흡이 약하거나 숨이 차며 몸이 여위는 상태로 나타나고

심포의 정기가 쇠갈되어 나타나는 실신失神은 심포가 상화相和의 작용을 하므로 정신이 혼미하고 헛소리를 하며 손발을 마구 놀리고 졸도하며 눈을 감고 있는 상태로 나타나는데 이는 음양이 이결離決된 상태로 병이 위험하고 예후가 좋지 않을 때 나타난다.

또한 신神의 형形(뇌)이 손상됨으로 인해 나타나는 혼미昏迷나 실신失神의 상태를 정리하면 다음과 같다.

맥박이 빠르면서 혼미昏迷나 실신失神이 생기는 것은 감염, 중독, 더위 등에서 나타나고,

맥박이 더디면서 혼미나 실신이 생기는 것은 두개내 병변에서 나타나며,

호흡이 빠르면서 혼미나 실신이 생기는 것은 감염, 중독, 더위, 중독성, 폐렴, 폐원성 뇌졸중 등에서 나타나고,

호흡이 더디면서 혼미나 실신이 생기는 것은 요독증이나 당뇨병성에서 나타나며,

체온이 높으면서 혼미나 실신이 생기는 것은 두개내 감염에서 나타나며,

혈압이 높으면서 혼미나 실신이 생기는 것은 뇌혈관장애, 요독증에서 나타나게 된다.

혼미나 실신일 경우 마늘냄새가 나는 것은 유기린 중독에 의해서 이며, 소변냄새가

나는 것은 요독증에 의해서이며, 사과 섞은 냄새가 나는 것은 간성혼수에 의해서 이며, 알콜 냄새가 나는 것은 알콜 중독에 의해서이다. 그리고 혼미나 실신失神인 경우 눈의 형태적 변형 상태를 관찰해 뇌의 손상여부에 의한 신神의 이상을 파악해 볼 수 있는데 다음과 같다. 혼미나 실신일 경우 환자의 두 눈이 동측同側 사시斜視이면 동측의 대뇌반구나 상대측의 뇌교손상이고, 환자의 두 눈이 분리 사시이면 뇌간병변이며, 환자의 두눈이 아래로 편사시偏斜視이면 구저뇌병변이고, 환자의 두 눈이 안쪽 단안사시이면 안근마비이며, 환자의 두 눈이 단안외전外展이면 안면 신경손상을 나타낸다.

위와 같은 것은 실신失神의 표현으로 망진할 때는 눈과 신神을 보아야 하는데 두 눈이 빛이 있으면서 원활하면 득신得神이고 눈에 빛이 없으면 무신無神에 해당하는 것이다. 그러므로 병인에 의해 나타나는 증상이 중할지라도 신기神氣가 양호하면 정기가 아직 손상되지 않았으므로 예후는 비교적 양호한 편에 드나 나타나는 증상은 그다지 중하지 않더라도 신기가 쇠갈하면 정기가 허한 현상으로 예후는 비교적 불량한 편에 들어가므로 『황재내경』「영추」「천년편」에 신神을 상실한 자는 사망하고 신神을 소유한 자는 생生하다고 한 것이다.

※신기부족神氣不足 - 경한 실신失神의 표현으로써 기혈의 부족일 경우에 생기므로 정신이 맑지 않고 건망증과 우울증이 생기며 피곤해 진다.

※신지이상神志異常 - 정기가 쇠갈되어 생기는 실신과는 본질적으로 다르며 특수한 병인, 병기와 발병규칙에 의하여 가슴이 답답하고 번조하며 불안하며 헛소리를 하고 손발을 마구 놀리거나 전,癲 광狂, 간癎, 히스테리, 정신분열, 정신우울, 신경과민, 환각, 지둔, 신경정신장애, 경련 등의 정신이상 증상을 말하는 것이다.

c. 가신假神이란 병에 걸린 지 오래 된 환자가 정기가 극히 쇠갈되어 음양이 바로 분리되는 위급한 상황에서 잠시 정신상태가 좋아지는 가짜 현상을 말한다. 임종 전에 위급한 징조로써 환자가 갑자기 좋아지고 눈에 정기가 돌며 말소리가 명확하고 말을 하려고 하며 안색이 갑자기 좋아지며 식욕이 좋아지는 등의 현상이 나타나는데 이러한

현상을 옛사람들은 등잔불이 거의 꺼질 무렵에 불빛이 갑자기 밝아졌다가 꺼지는 것에 비유해 잔등복명殘燈復明이라 하며 또 해가 서산에 넘어갈 임박에 굴절광의 반사작용에 의해서 하늘이 잠시 밝아졌다가 어두워지는 현상에 비유해 회광사조回光死照라 했다. 이러한 가신상태假神狀態가 나타나면 약 4~48시간 이내에 사망死亡하게 되는 것이다.

이와 같은 망진을 통해 정신적 상태를 진단할 수 있는데 이런 정신적 증상이 내재된 기질물氣質物(육장육부)의 변화중 기질氣質의 변화에 의해 경락계통의 이상을 통해서 표출된 증상인지, 물질物質인 체기-체액의 변화에 의해 수분대사와 혈관계, 임파계(면역계통), 내분비계 등의 이상을 통해서 표출된 증상인지, 체형의 변화에 의해 장상계(오장육부), 근육계, 골격계, 신경계, 피부계통 등의 이상을 통해서 표출된 증상인지 아니면 기질氣質과 물질物質 계통이 같이 상호 작용하여 표출된 병증인지가 중요하다. 또한 병증의 진행단계가 기병증氣病症인지, 상병증像病症인지, 형병증形病症인지, 합병증合病症인지, 사증死症의 단계 인지가 중요하다.

② 기氣, 색色, 택澤의 망진望診

기, 색, 택의 망진이란 환자 색깔과 빛깔인 기색과 광택의 변화를 관찰하여 질병을 변증론치辨證論治하는 것을 말한다. 기는 색의 투명과 색의 출몰, 변화를 말한 것이고 색은 청, 적, 황, 백, 흑 등의 5종 색체의 변화를 말한 것이며 택은 윤택, 고조 등 기혈, 진액의 영고榮枯를 말한 것이다.

기와 색과 택의 이상변화는 인체의 각종 생리와 병리현상이 반영된 것으로 각기 다른 기색氣色은 색조의 변화로서 각기 다른 병증의 반영으로 음혈陰血에 속하고 광택은 명암도의 변화로서 우리 몸의 정기성쇠精氣盛衰의 반영陽氣으로 양기陽氣에 속한다.

색과 택은 기氣에서 생기고 기氣는 육장육부에서 생기며 그 기氣는 색과 택으로 나타나므로 기색과 광택은 육장육부의 기혈 상황에 의해서 결정된다. 또한 선천지기와 후천지기의 성쇠와 밀접한 관련이 있으므로 우리 몸의 기, 색, 택의 변화를 잘 관찰하면 내재된 기질물氣質物의 변화를 정확하게 진단하는데 도움을 주게 된다. 이러한 색깔과 빛깔의 변화는 사람의 얼굴에서 가장 뚜렷하게 나타나며 사람의 얼굴에는 경락에 의해 육장육부와 상응하는 부위가 있어 안면의 상응부위에 나타난 색깔과 빛깔의 변화 상황을 관찰하면 어느 장부에 병이 있는가를 정확하게 판단할 수 있다.

a. 망진십법

인체의 내재된 기질물氣質物에 병변이 생기면 얼굴에 색깔과 빛깔의 변화가 생기는데 이런 변화는 10가지 병기상病氣象으로 나타나게 되는데 부침浮沈, 청탁淸濁, 미심微甚, 산박散搏, 택요澤夭 등으로 이 10가지 병기상病氣象을 관찰하는 법을 망진십법望診十法이라 한다.

가. 부浮 – 주병主病이 표表에 있고 색깔이 피부 층 사이에 나타나는 것을 말하며

나. 침沈 – 주병이 리裏에 있고 색깔이 피부 속에서 나타나는 것을 말하는 것으로 먼저 색깔이 부浮하고 후에 침沈한 것은 병이 표表로부터 리裏로 들어가는 것이고 처음에 색깔이 침沈하고 후에 부浮한 것은 병이 리裏로부터 표表로 나오는 것이다.

다. 청淸 – 색깔이 맑고 밝게 펴지는 것으로 주병이 양陽에 있는 것을 말하며

라. 탁濁 – 색깔이 혼탁하고 거무스레하며 어두운 것으로 주병主病이 음陰에 있는 것을 말하며 먼저 색깔이 청淸하고 후에 탁濁한 것은 양병陽病이 음병陰病으로 전변된 것으로 병이 중重해지는 것이며 처음에 색깔이 탁濁하고 후에 청淸한 것은 음병이 양병으로 전변된 것으로 병이 경輕해지는 것이다.

마. 미微 – 색깔이 옅은 것으로 정기正氣가 허虛한 것을 나타낸다.

바. 심甚 – 색깔이 짙은 것으로 사기邪氣가 실實한 것을 말하며 먼저 색깔이 미微하고 후에 심甚한 것은 허증에서 실증으로 전변된 것을 말하고 처음에 색깔이 심甚하고 후에 미微한 것은 실증에서 허증으로 전변된 것을 말한 것이다.

사. 산散 – 색깔이 풀리고 흩어지는 것으로 주병이 근간에 호전되는 것을 말하며

아. 박搏 – 색깔이 막히고 옹체된 것으로 주병이 오래되어 점차 모인 것을 말하며 먼저 색깔이 산散하고 후에 박搏한 것은 병이 점차 모이는 것으로 병이 중重해지는 것이며 처음에 색깔이 박搏하고 후에 산散한 것은 병이 비록

오래되지만 점차 호전되는 것으로 병이 경輕해지는 것을 뜻한다.

자. 택澤 – 기색氣色이 윤택하고 산다는 것을 말하며

차. 요夭 – 기색氣色이 말라들고 죽는다는 것으로 먼저 기색이 요夭하고 후에 택澤
한 것은 정신이 점차 회복되는 것을 뜻하고 처음에 기색이 택하고 후에
요한 것은 기혈氣血이 점차 쇠퇴되는 것을 뜻한다.

망진십법望診十法은 얼굴에서 나타나는 색깔의 기氣를 분간해 기의 변화를 관찰하
여 병을 진단하는 방법이다.

예를 들어 얼굴색이 백색이고 박搏하다면 한寒이 오래된 병이고 백색이 박搏한데
후에 택澤하다면 오래된 한병이 회복되는 것이다. 얼굴색이 적색이고 미微한 것은 허
열虛熱을 나타내고 미적색微赤色이고 부浮한 것은 허열증虛熱症이 표表에 있는 것이다.
이런 정황에 망진십법望診十法을 결부하여 병의 성질, 부위, 병세, 병기病機 등을 예측
한 다음에 질병의 전변과 예후 등을 예측할 수 있는 것이다.

b. 안면찰색 진단법

안면찰색에 있어서는 상색常色과 병색病色이 있는데 상색常色은 정상적 생리 상태에
서 나타나는 얼굴 색깔로 정상인의 상색은 부부부침不浮不沈, 불청불탁不淸不濁, 불미부
심不微不甚, 부산부전不散不傳, 광명윤택光明潤澤, 혈화기색야血華其色也한 상태로 생활조
건의(시간, 연령, 음식, 주거, 한영, 정서 등)변화에 상응되게 나타나는 색깔을 말한다.

황인종의 상색常色은 적황색이 약간 섞여 있으며 맑고 윤기나는 색깔을 띄며 정상
적 황인종의 체질적 상색常色은 목형인木形人인 경우 황인종 상색에 약간 푸르스름하
고 빛이 있는 색깔이고 화형인火形人의 경우 황인종의 상색에 약간 붉그스름하고 빛이
있는 색깔이고 토형인土形人의 경우 황인종의 상색에 약간 누르스름하고 빛이 있는 색
깔이고 금형인金形人의 경우 황인종의 상색에 약간 희색을 띄고 빛이 있는 색깔이고
수형인水形人의 경우 황인종의 상색에 약간 거무스름하고 빛이 있는 얼굴 색깔이 나타
나게 된다. 이는 정상적인 생리 상태로 정신기혈精神氣血이 충족된 상태를 의미한다.

병색病色은 병적상태를 나타나는 얼굴 색깔로 첫째 광택이 없고 윤기가 없는 면색이고, 둘째 색깔이 선명하게 나타나는 면색이고, 셋째 특정 색깔만 나타나는 면색이고, 넷째는 시기나 정황에 맞지 않게 나타나는 면색으로 이는 장부의 정기가 쇠퇴되어 정신기혈이 쇠퇴된 병리 상태를 의미하는 것이다.

특히 동의학에서는 얼굴에 장부를 배속시키고 거기에서 나타나는 변화를 외부에서 관찰하여 질병을 진단하였는데 얼굴의 이마는 심心에 배속시키고 턱은 신腎에 코는 비脾에 배속 시켰으며, 좌협 은 간에 귀속시켰고, 우협은 폐肺에 귀속시켜서 장부에 한寒이나 열熱이나 병증病症이 있으면 면부의 상응하는 부위에 우선 발색發色을 나타낸다고 보았는데 얼굴의 안색이 황적색이면 이는 열에 의해 기인하고, 자색은 한에 의해 기인하며, 청과 흑색은 통증에 의해 기인하기 때문에 안면의 발색을 통해 장부의 이상 유무를 진단할 수 있다는 것이다.

즉, 심열心熱 병은 얼굴이 우선 붉어지고, 신열腎熱 병은 턱이 우선 붉어지며, 비열脾熱 병은 코가 우선 붉고, 간열肝熱 병은 좌측 볼이 우선 붉어지고, 폐열肺熱 병은 우측 볼이 우선 붉어지는 것이며, 심한心寒 병은 얼굴이 우선 창백해지고, 신한腎寒 병은 턱이 우선 창백해지며, 비한脾寒 병은 코가 우선 창백하고, 간한肝寒 병은 좌측 볼이 우선 창백해지고, 폐한肺寒 병은 우측 볼이 우선 창백해지는 것이나.

또한 육장육부의 기혈에 이상이 있을 때 대응하는 색택이 나타나는 안면顔面의 장부 발색부위를 정리하면 다음과 같다. 이마에는 목으로부터 상부上部인 수면首面의 색택이 나타나고 또한 이마의 양측면은 위胃의 색택이 나타나며 미간의 바로 상부上部는 인후咽喉의 색

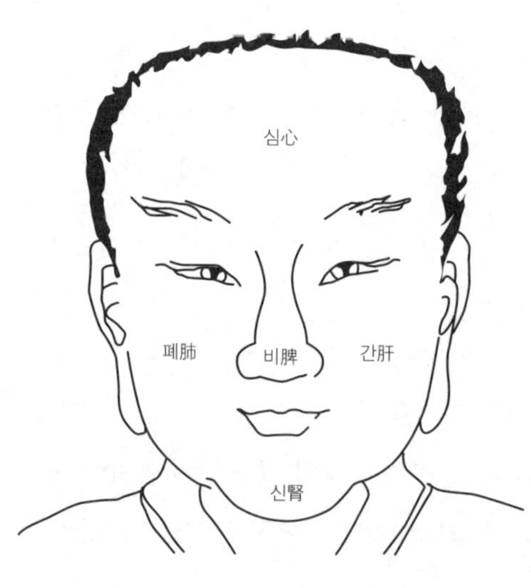

택이 나타나고, 미간(눈썹사이)에는 폐肺의 색택이 나타나고, 양근兩哏(양눈사이)에는 심장의 색택이 나타나고, 비주鼻柱에는 간肝의 색택이 나타나고, 눈꼬리 부위(동자료)에는 담의 색택이 나타나고, 비첨에는 비脾의 색택이 나타나고, 콧방울(법랑)부위에는 위胃의 색택이 나타나고, 천골(광대뼈)과 귀앞(청궁혈) 부위에는 소장의 색택이 나타나고, 콧방울옆(영향혈)과 권골의 아랫 부위

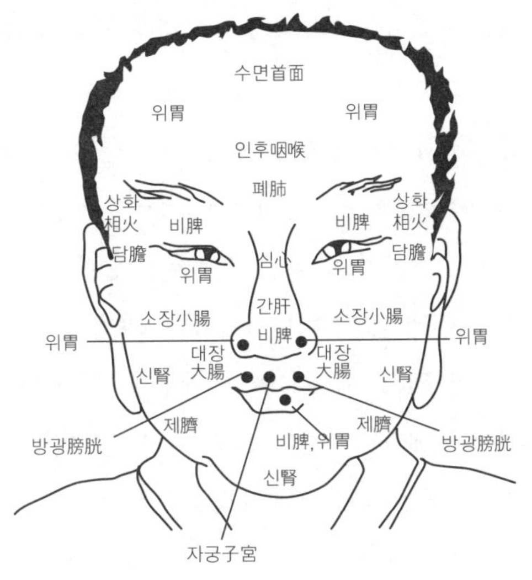

에는 대장의 색택이 나타나고, 하악골 부위에는 신장의 색택이 나타나고, 귀밑 부위의 약간 하부에는 배꼽의 색택이 나타나고, 턱 부위에는 신腎장의 색택이 나타나고, 비하측鼻下側(코밑) 부위에서는 방광의 색택이 나타나고, 인중 부위에서는 자궁子宮에 대응하는 색택이 나타나며, 입술과 입전체의 부위에서는 비·위장의 색택이 나타나고, 윗 눈꺼풀은 비장의 색택이 나타나고, 아랫 눈꺼풀은 위장의 색택이 나타난다고 보았으며 미릉골과 태양혈 부위 및 안면의 빛(광택光澤)과 표정 등에 의해 심포·삼초의 이상유무가 나타난다.

풍風으로 인해 육장육부에 이상이 발생되면 얼굴에 면색이 나타나게 되는데 간풍肝風인 경우에는 눈 아래가 청색을 나타내고, 심풍心風일 경우에는 입술의 색깔이 적색을 나타내며, 비풍脾風일 경우에는 코의 색깔이 황색을 나타내고, 폐풍肺風일 경우에는 눈썹 위의 색깔이 백색을 나타내고, 신풍腎風일 경우에는

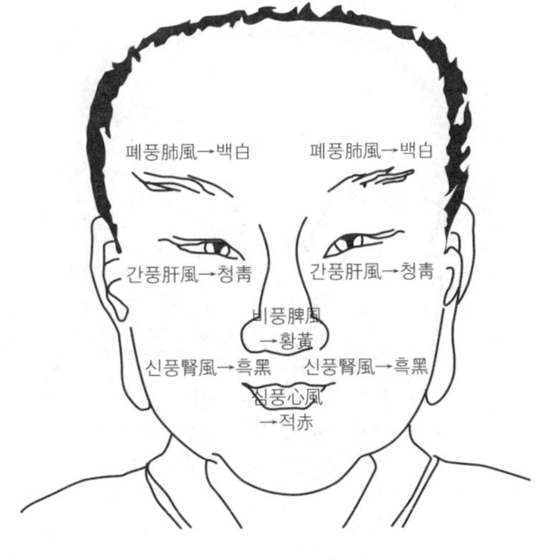

볼의 기육肌肉이 흑색을 나타낸다고 본 것이다.

또한 오관에 장부를 배속시켜 장부에 이상이 발생되면 오관에 그 이상 반응과 색택의 변화가 나타나게 되는데 간肝에 이상이 발생되면 오관인 눈에 그 변화가 나타나며 눈초리가 푸르게 되고, 심心에 이상이 발생되면 오관인 혀에 그 변화가 나타나며 관골이 붉게 되고, 비脾에 이상이 발생되면 오관인 입술에 그 변화가 나타나며 입술이 누렇게 되고, 폐肺에 이상이 발생되면 오관인 코에 그 변화가 나타나며 두 눈썹 부위가 허옇게 되고, 신腎에 이상이 발생되면 오관인 귀에 그 변화가 나타나며 볼의 기육 및 하악골이 거무스레하게 나타난다.

또한 지절肢節의 이상에 의해 안면에 지절 발색 부위가 나타나게 되는데 이를 정리하면 다음과 같다.

견관절에 이상이 있으면 안면의 광대뼈 부위에 병색이 나타나고, 팔에 이상이 있으면 견괄절 부위의 후측 부위에 병색이 나타나고, 손에 이상이 있으면 팔 부위의 아래 부위에 병색이 나타나고, 가슴과 유방에 이상이 있으면 상안목첨上眼目瞼의 바로 상부上部 부위에 병색이 나타나고, 등에 이상이 있으면 귓불의 바로 앞 부위에 병색이 나타나고, 넓적다리에 이상이 있으면 하악골에서 뺨의 하부下部에 병색이 나타나고, 무릎에 이상이 있으면 뺨의 중앙中央에 병색이 나타나고, 정강이에 이상이 있으면 무릎부위 하부下部에 병색이 나타나고, 다리에 이상이 있으면 정강이 부위 하측에 병색이 나타나고, 안쪽 넓적다리에 이상이 있으면 입양측 골공부骨空部에 병색이 나타나고, 오금에 이상이 있으면 안쪽 넓적다리 부

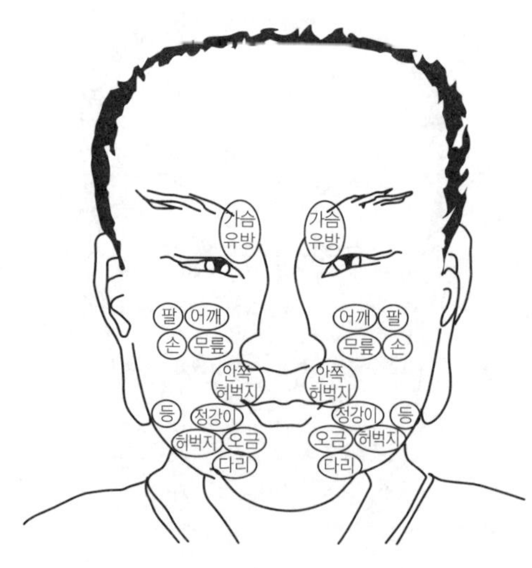

위 하측에 병색이 나타난다고 본 것이다.

c. 안면찰색의 양 · 한방의 비교

얼굴전체의 색깔과 병의 상관관계를 한방과 양방을 비교해서 설명하면 다음과 같다.

색色	한방	양방
청색靑色	청색靑色 - ①간열肝熱 ②간풍肝風 ③통증痛症 등이 있을 때 청자색靑紫色 - ①간기울결 ②폐기폐색 ③주혈어主血於 등 창백색蒼白色 - 양기부족陽氣不足 등 청흑색靑黑色 - 한寒이 응체되어 경맥이 구급수인 되어 기혈이 어체되어 발생	청색靑色 - ①오랜간장병, 적혈구증다증, 철아구성빈혈 ②호흡기질환인-만성기관지염, 기관지확장증, 폐기종, 기관지천식, 심한폐렴 등에 발생 청자색靑紫色 - ①혈액내에 환원 해모글로빈이 증대될때 ②산소결핍 ③혈액순환장애 - 승모판협착증, 폐심병 등 ④심장질환 - 출혈성심부전, 급성심근염, 선천성심장병 등 청회색靑灰色 - ①말초순환장애-중독성폐렴, 중독성이질, 급성심근경색, 급성복막염말기, 중독성쇼크 등 ②협심증, 심산통 등에서 발생
적색赤色	적색赤色 - ①심열心熱 ②심풍心風 ③복서復暑 ④심통心痛 ⑤심적心積 ⑥하열下熱 상한上寒증에서 발생 심적색赤色 - ①심화心火 ②혈증血病 ③심실열心實熱 미적색微赤色 - 심허열心虛熱 자흑색紫黑色 - 중독 등에서 발생	적색赤色 - ①기후변화에 의해 지나치게 춥거나 더울 때 ②정신이 긴장하면 혈관의 운동에 의하여 신경이 흥분되어 붉어짐 ③피부염증시-감염, 화상, 자외선조사, 일광조사 등에서 발생 자적색紫赤色 - 폐심병이 대상성 적혈구 증다중과 합병했을 경우 등 자색紫色 - 폐에 어혈이 생겼을 때 흑자색黑紫色 - 담낭염 등이 발생했을 시 조홍색色 - 류마티스염 등에서 발생
황색赤色	황색黃色 - ①비脾의 기능이 상실되어 수습水濕의정체에서 발생 ②비적脾積 ③식간食癎 ④위열胃熱 ⑤황달 · 양황(얼굴이 누런 것이 마치 생생한 귤색과 같은 것-습열훈증에 의해발생) · 음황(얼굴색이 연기에 그을린 것과 같은 것-한습울저에 의해 발생) 심황색深黃色 - 장증腸症 미황색微黃色 - 비풍脾風 등에서 발생 황자색黃白色 - ①비위허약 ②기혈생화부족氣血生化不足 ③비폐기허 등에서발생 암황색暗黃色 - 진액소모 등에서발생 담황색淡黃色 - ①비위기허 ②기혈부족 등에서 발생	황색黃色 - ①carotin성분이많이든음식(당근, 계란노른자, 호박, 귤등)을 과량섭취 시 ②Atebrin이란 약을 장기 복용시 ③황달 - 간담질환 및 용혈성질병 등에서발생 • 양황 - 전염성 황달형간염, 급성담낭염, 담도염, 중독성 간염 등에서 발생 • 음황 - 만성간염, 만성담낭염, 담석증, 간경변증에서 발생 ④출혈성 심부전, 영양불량, 십이지장충증, 각종빈혈등에서 발생 ⑤만성위염 등에서 발생 황백색黃白色 - 야뇨증, 위궤양염 등에서 발생 암황색暗黃色 - 변비 등에서 발생

색色	한방	양방
백색白色	백색白色 - ①기혈부족氣血不足 ②리한증裏寒證 ③양기부족陽氣不足 ④탈기혈脫氣血및 탈진액脫津液 ⑤폐풍肺風 ⑥폐허肺虛 등에서 발생 담백색淡白色 - ①폐기허 ②폐위허한 ③중한설사 백황색白黃色 - 폐혈허 등 창백색 - 양기陽氣폭탈 등 회백색 - 폐리肺痢 얼굴에 흰점이 나타나면 충적蟲積 등에서 발생	백색白色 - ①빈혈, 영양불량, 만성소모성질병, 장기적으로 햇볕을 보지 못했을 경우 등 ②급성대출혈, 쇼크, 심한정신자극, 지나친 피로 등에서 발생 ③점액성부종과 뇌하수체 기능감퇴 등에서발생 ④심한통증, 지나친 긴장으로 인한 교감신경의 흥분으로 말초혈관의 수축 등으로 발생 ⑤협심증 초기 ⑥궤양염 등에서 발생
흑색黑色	흑색黑色 - ①신한腎寒 ②신열腎熱 ③신허腎虛 ④통증痛症 ⑤수음水飮 ⑥어혈瘀血 ⑦신비腎痺 ⑧신풍腎風 ⑨흑달 등에서 발생 자흑색紫黑色 - 어혈瘀血등에 의해서 발생	흑색黑色 - ①요소중독 등 ②색소침착-만성부신기능 부전증, 혈색소병, 조피증, 갈색반 흑색극피증 ③만성감염 등 ④만성 비소 중독 등에서 발생 자흑색紫黑色 - 위암 등에서 발생

　이와 같이 한방에서는 오색주병五色主病이 오장과 밀접한 관계가 있어 오장에 이상이 발생했을 경우 얼굴색깔이 그에 대응해 발생 된다고 하며 양방은 각 병명별 병증에 의해 색깔이 발생한다고 해 얼굴 색깔에 의한 진찰이 어려운 것처럼 보이나 이는 표출된 병증일 뿐 표출된 병증이 내재된 기질물氣質物의 음양, 허실, 한열의 변화에 의해서 발생된 면색인지가 더 중요하다.

　또한 얼굴의 색깔이 기질氣質에 의한 경락계통의 이상을 통해 표출된 면색인지 내재된 물질物質에 의한 체기, 체액의 순환기계통의 이상을 통해 표출된 면색인지, 내재된 물질物質에 의한 체형의 형태학적계통의 이상을 통해 표출된 면색인지, 아니면 내재된 기질물氣質物의 양量의 과불급過不及, 질質의 량良·불량不良, 성분의 과불급過不及등에 의해 면색이 표출되었는지 더 나아가 기질氣質과 물질物質의 상호 연관관계에 의해 표출된 면색인지, 또한 내재된 기질물氣質物의 변화 기준과 나타나는 얼굴의 색깔이 서로 연관성이 있는 지가 중요한 것이다.

a. 형形의 망진이란 시각을 통해 병자의 형체의 이상 유무를 판단하는 것으로 병자의 형체가 전체적으로나 부분적으로 살쪘는가 여위였는가, 균형적인가, 불균형적인가, 튀어나왔는가, 들어갔는가 등등의 이상 유무를 진단하는 것이다. 우리 형체를 감각적(시각視覺)방법으로 나누어서 볼 때는 상중하, 전후, 좌우 등으로 크게 분류해서 관찰하고 세부적으로 나누어서 볼 때는 두부, 흉부, 복부, 배부, 사지, 피모, 배설물 등으로 분류해서 관찰하고 더 세부적으로 나누어서 보면 두부는 후두부, 측두부, 전두부, 정두부, 안면부 등으로 흉복부는 쇄골부, 계륵부, 흉부, 협부, 상복부, 제부, 하복부 등으로 배부背部는 경배부, 흉배부, 요배부 등으로 요부, 골반부는 천골부, 미골부 등으로 사지부는 상완부, 하완부, 대퇴부, 하퇴부, 수부, 족부 등으로 관절부는 견관절, 주관절, 손목관절, 수관절, 고관절, 슬관절, 발목관절, 족관절 등으로 배출물은 분비물과 배설물 등으로 세분해서 관찰해 형체의 이상 유무를 판단한다.

특히 안면부의 오관(이耳, 목目, 구口, 비鼻, 설舌)은 아무리 작은 부분도 전체의 정보를 갖게 된다는 홀로그램의 원리에 의해 내재된 기질물氣質物의 변화가 표출되어 나타나 관찰되기 쉬운 부분이므로 시각을 이용한 감각적 진단법에서는 상당히 비중을 차지하는 부위이다. 때문에 눈의 망진이나 혀의 망진, 코의 망진, 입과 입술의 망진, 귀의 망진 등을 통해서 질병의 이상 유무를 진찰하며(오관의 망진은 관련된 전문서적을 참고하기 바람) 배출물의 망진은 주로 배출물의 형태, 색깔, 성징, 양의 변화를 관찰해 질병의 이상 유무를 판단하는 것이다. 배출물은 인체의 신진대사에 의해 생산되는 대사산물인 땀, 대변, 소변, 월경, 구토물, 피 등의 배설물과 인체의 관규(구멍)에서 분비되는 눈물, 눈곱, 침, 가래, 콧물, 코딱지, 이지, 개기름, 고름 등의 분비물 등을 관찰해 질병의 이상 유무를 진단하는 것이다.

b. 태態의 망진이란 시각視覺을 통해 병자의 태도나 자태, 거동 등에 이상이 있는지를 판단하는 것이다. 병자의 몸태가 전체적으로나 부분적으로 거동이 지둔하고 무기력한지 활발하고 산만한지 등 태도가 가벼운지, 무거운지, 정중한지 등, 자태가 고운

지 추한지 등등 몸태의 이상 유무를 진단하는 것으로 형과 태는 상호 연관이 있어 항시 같이 표출되어 나타나게 된다.

형形의 이상을 예를 들어 설명하면 육장육부의 내재된 기질氣質의 이상에 의해 형체의 이상이 부분적으로 비만으로 나타난 것을 정리하면

육장육부중 간·담의 기질氣質의 이상에 의해 표출된 비만은 주로 옆구리와 엉덩이 및 허벅지의 내외 측면부 그리고 목 부위에 살이 찌게 되고, 육장육부 중 심·소장의 기질氣質의 이상에 의해 표출된 비만은 주로 견갑골과 흉부 및 상완의 삼두박근 그리고 복부(배꼽부위) 및 얼굴 등에 살이 찌게 되고, 육장육부 중 비·위장의 기질氣質의 이상에 의해 표출된 비만은 주로 상복부와 허벅지 부위에 살이 찌게 되며, 육장육부 중 폐·대장의 기질氣質의 이상에 의해 표출된 비만은 주로 흉부 및 복부(전체) 그리고 상완에 주로 살이 찌게 되며, 육장육부 중 신·방광의 기질氣質의 이상에 의해 표출된 비만은 주로 허리, 둔부, 하복부, 종아리 뒷목덜미 등에 주로 살이 찌게 되며, 육장육부 중 심포·삼초의 상화의 기능 상실로 인해 표출된 비만은 주로 손과 전신에 살이 찌게 된다.

또한 정신이 없으면 머리를 앞으로 수그려 쳐들지 못하게 되고, 흉기胸氣가 없으면 등이 굽어지고 어깨가 쳐지게 되며, 신기腎氣가 없어지면 굴신과 움직임이 곤란하게 되고, 무릎의 힘줄이 약해지면 굴신을 할 수가 없게 되고, 근기가 없어지면 걸을 때 허리를 구부리게 되며, 골기骨氣가 없어지면 오래 서 있지 못하게 된다.

배설물 중 내재된 기질氣質의 이상에 의해 변비가 된 변의 형태를 정리하면

간·담의 목木 기운이 허해서 생기는 변비는 금극목金克木해서 발생되기 때문에 긴緊한 기운은 강하고 완緩한 기운은 약해서 생기는 가는 작대기 변이 되며, 심·소장의 화火 기운이 허해서 생기는 변비는 수극화水克火해서 발생되기 때문에 연軟한 기운은 강하고 산散한 기운은 약해서 생기는 염소똥 변이 된다. 비·위장의 토土기운이 허해서 생기는 변비는 목극토木克土해서 발생되기 때문에 완緩한 기운이 강하고 고固한 기운은 약해서 생기는 퍼지는 변이 되며, 폐·대장의 금金 기운이 허해서 생기는 변비는 화극금火克金해서 발생되기 때문에 산散한 기운은 강하고 긴緊한 기운은 약해

서 생기는 확 퍼지는 수사변이 되며, 신·방광의 수水 기운이 허해서 생기는 변비는 토극수土克水해서 발생되기 때문에 고固한 기운은 강하고 연軟한 기운은 약해서 생기는 굵은 작대기 변이 되며 심포·삼초의 상화相火의 기운이 허해서 생기는 변비는 내재된 힘이 없기 때문에 항상 뒤가 무거운 후중後重의 상태가 되게 된다.

태態의 이상을 예를 들어 설명하면 육장육부의 내재된 기질氣質의 이상에 의해 몸(태態)의 이상이 나타난 것을 정리하면

육장육부중 간의 기질氣質에 이상이 있으면 간肝이 근筋을 주관하므로 근육이 경직되거나 경기를 하게 되는 몸(태態)을 나타나게 되며, 육장육부 중심의 기질氣質에 이상이 있으면 심心이 혈血을 주관하므로 혈의 순행이 안 되어 사지의 저린증이 나타나게 되며, 육장육부중 비脾의 기질氣質에 이상이 있으면 비가 기육을 주관하므로 육肉이 마르거나 여리게 되며, 육장육부 중 폐肺의 기질氣質에 이상이 있으면 폐가 피부를 주관하므로 피부가 가렵거나 따끔거리게 되며, 육장육부 중 신腎의 기질氣質에 이상이 있으면 신腎이 골骨을 주관하므로 허리나 뼈가 약해서 오래 서 있지를 못하게 된다.

또한 열병이 전변되어 번조하며 미친 것 같이 헛소리를 하고 눈이 불덩이 같이 붉으며 일어나 달아나려고 하는 것은 식열병에 속하며, 옷깃을 쥐어뜯고 상을 더듬으며 헛것을 쥐는 듯 헛손질하는 증상들은 신기神氣가 산란하여 병세가 위독한 것이며, 환자가 몸이 무겁고 옆으로 돌아눕지 못하고 몸을 오그리고 벽을 향하여 누워 밝은 것을 보려하지 않으면 음증으로 치료가 곤란하고, 환자가 몸이 가벼워 자체로 움직이고 돌아눕고 눈을 뜨고 사람을 보려고 하는 것은 양증으로 비교적 병도 쉽게 치료된다.

이와 같이 병자의 형形과 태態의 증상들이 수없이 많은 양상으로 나타나게 되는데 이런 표출된 증상들이 앞에서 설명했듯이 내재된 기질물氣質物의 한열, 음양, 허실의 변화에 의해 어떤 계통을 통해 형태적 이상이 표출 되었는가를 유추하는 것이 중요하다. ex)변비가 있을 경우 이 변비가 기질氣質에 의한 경락계통의 이상에 의해 발생된 변비인지, 체기나 체액에 의한 순환기 계통의 이상에 의해 발생된 변비인지, 체형인 소화기 계통이나 근육계 신경계 등의 형태학적 계통의 이상(대장무력증 등)에 의해 발생된 변비인지 등을 유추하기 위해서는 감각적 진단에 의한 형形과 태態의 관찰

로는 정확한 계통적 병증을 가리기가 어렵기 때문에 반드시 과학기술적 방법에 의한 초감각적 진단 방법을 함께 병행해 해부생리학적 계통(근육계, 골격계, 신경계, 피부계, 감각계(시각, 청각, 후각, 미각, 촉각), 임파계, 내분비계, 혈관계, 호흡기계, 소화기계, 비뇨기계, 생식기계 등)등으로도 형태의 이상 유무를 진단해야하고 양의학적 방법의 부분적인 전문 진단 즉 비뇨기과 진단, 이비인후과 진단, 내과 진단, 산부인과 진단, 정형외과 진단, 신경외과 진단, 신경정신과 진단, 안과진단, 치과진단, 피부과 진단 등의 전문적 진단 방법과도 같이 병행해야 만이 정확하게 어느 계통의 이상을 통해서 형태의 병증이 표출되었는가를 요해할 수 있다.

2) 문진聞診

문진이란 청각을 통해 병자의 목소리(육성六聲과 육음六音)를 듣고 질병의 이상 유무를 알아내는 것이다. 또한 후각을 통해 병자의 냄새(육취六臭 − 조臊(신내, 노린내), 초焦(단내, 탄내, 불내, 쓴내), 향香(향내, 구린내), 성腥(비린내), 부腐(썩은내, 꼬랑내, 짠내, 찌린내), (생내, 곰팡이내, 먼지내)를 맡아 질병의 이상 유무를 알아내는 진단법으로 문진의 범위는 두 부분으로 구분하며 동의학에서는 들어서 아는 것을 성聖이라 해 진단 중 비중을 크게 둔다.

> ※ · 육성六聲 − 호呼(부르짖는 소리), 소笑(웃는 소리), 가歌(흥얼거리는 소리), 곡哭(우는 소리),
>   신呻(신음소리), 흐느낌
> · 육음六音 − 궁宮, 상商, 각角, 치徵, 우羽, 반음

① 음성과 언어

어떤 원인에 의해 내재된 기질물氣質物이 한열, 음양, 허실로 변화를 일으켜 내재된 기질물氣質物의 변화 상象이 병자의 언어와 음성으로 나타나는 것을 감별해 질병의 이상 유무를 판단하는 것을 말한다.

예를 들어 오성五聲과 오장五臟은 상응하는바

목木에 해당하는 간과 담에 이상이 생기면 병자의 통성痛聖이 호呼하고

화火에 해당하는 심장과 소장에 이상이 생기면 병자의 통성이 소笑하며

토土에 해당하는 비장과 위장에 이상이 생기면 병자의 통성이 가歌하며

금金에 해당하는 폐장과 대장에 이상이 생기면 병자의 통성이 곡哭하며

수水에 해당하는 신장과 방광에 이상이 생기면 병자의 통성이 신呻하며

상화相火에 해당하는 심포와 삼초에 이상이 생기면 병자의 통성이 흐느낌을 나타나게 된다.

또한 병자의 음성이 탁濁한 곳은 담연痰涎이 정체 되었을 때 나타나고, 음성이 청淸한 것은 한기寒氣가 내재되었을 때 나타나게 된다. 병자의 음성이 선경후중先輕後重하며 유력有力한 것은 외감증外感證에서 표출되며, 병자의 음성이 선중후경先重後輕하며 무력無力한 것은 내복증內復證에서 표출되게 된다. 병자의 언어가 낮고 미미하거나 말이 적고 혹은 말을 반복해서 하는 것은 허증이나 허열 내상증 등에서 나타나며 병자의 언어가 높고 또렷하거나 말이 많고 헛소리를 하는 것은 실증이나 허한 외감증外感證 등에서 나타나게 된다. 또한, 병자의 언어가 잘 돌아가지 않고 더듬는 것은 풍風이나 담痰에서 나타나고 병자가 혼자서 중얼거리는 것은 신神을 상한데서 나타나는 것이다.

② 호흡呼吸

병자의 숨소리(기식氣息(숨결), 기천氣喘)와 숨쉬는 상태(태식太息(한숨))등을 듣고 관찰해 질병의 이상 유무를 판단하는 것이다. 예를 들어 병자의 기식이 거칠고 불순하며 유력한 것은 외감심열外感甚熱의 증후일 때나 호흡기가 지나쳐서 화평하지 못할 때 주로 나타나며, 병자의 기식이 미약하고 무력한 것은 내복병內復病으로 허약할 때나 정기회복이 안되었거나 실혈과다失血過多한 후에 주로 나타난다. 병자의 숨결이 거칠고 숨소리가 높으며 호흡이 곤란한데 가슴이 불어나서 숨을 길게 내쉬어야 시원한 증상은 실천實喘이라하며, 병자의 숨결이 약하고 숨소리가 높으며 호흡이 짧은데 숨이 끊어진 것과 같으면서도 길게 끌게 되어 안절부절 침착하지 못하는 증상을 허천虛喘이라고 동의학에서는 말한다. 또한 태식太息은 한숨으로 비교적 긴 호흡을 말하며

이는 심중心中이 억울하여 기가 체하고 펴지 못하여 가슴이 답답하거나 발락하는 것인데 대개 우울하고 슬픈 생각에서 주로 나타나게 되는 증상이다.

이와 같이 병자의 상태가 기식氣息, 기천氣喘, 태식太息과 같은 호흡곤란 증상이 표출 되었을 때도 내재된 기질물氣質物의 변화 중 어떤 계통의 이상으로 인해 호흡곤란의 증상이 발생했는지를 유추하는 것이 중요하다.

즉, 어떤 병인(정신적 긴장, 스트레스, 우울, 불안, 약물 등)에 의해 내재된 기질氣質(육장육부의 기질-폐기肺氣, 심기心氣 등)의 이상에 의해 경락계통의 이상으로 호흡곤란이 온 것인지, 내재된 기질氣質 중 체기體氣(산소 요구량의 증가-고열, 갑상선기능항진증, 빠르게 성장하는 암, 흡연 등)와 체액體液(빈혈, 적혈구 질환, 폐의 혈액덩어리 등)의 이상에 의해 순환기계통의 이상으로 호흡곤란이 온 것인지, 체형體形(기도폐색, 만성폐질환, 심질환, 비만, 이물체의 흡입, 분진, 자발성 기흉 등)의 이상에 의한 형태학적 계통의 이상으로 호흡곤란이 온 것인가 중요하다. 더 나아가 기질氣質과 물질物質계통이 같이 상호 작용되어 나타나는 병증인지, 내재된 기질물氣質物의 양量의 과불급過不及과 질質의 량良·불량不良, 성분의 과불급過不及 등에 의해 중화의 기능이 상실되어 호흡곤란이 발생 되었는지가 중요한 것이다.

③ 해수咳嗽

해咳란 유성무담有聲無痰, 즉 소리는 있고 담이 없는 것을 말하고, 수嗽란 무성유담無聲有痰. 즉 담이 있고 소리가 없는 것을 말하며, 해수咳嗽란 유성유담有聲有痰 즉 소리도 있고 담도 있는 것을 말한다. 동의학에서는 해咳에 담이 없는 것은 해에 중점을 두고 폐肺를 치료하였으며 담痰으로 인해서 해소하는 것은 담痰을 중시하여 주로 비脾를 치료하였다. 이와 같이 기침, 가래와 같은 해소의 증상도 호흡곤란과 같이 내재된 기질물氣質物의 변화로 인해 어떤 계통의 이상을 통해 발생했는지가 중요한 것이다.

④ 취기臭氣

어떤 원인에 의해 내재된 기질물氣質物이 한열, 음양, 허실로 변화를 일으켜 내재된 기질물氣質物의 변화상의 병증이 병취病臭로 나타나는 것을 감별해 질병의 이상 유무를 판단하는 것을 말한다.

예를 들면 육취六臭와 육장六臟은 서로 상응하는바

목木에 해당하는 간·담의 내재된 기질氣質에 이상이 생기면 병자의 병취는 조臊(노린내, 신내)하고,

화火에 해당하는 심·소장의 내재된 기질氣質에 이상이 생기면 병자의 병취는 초焦(단내, 탄내, 불내, 쓴내)하고,

토土에 해당하는 비·위장의 내재된 기질氣質에 이상이 생기면 병자의 병취는 향香(향내, 구린내)하고,

금金에 해당하는 폐·대장의 내재된 기질氣質에 이상이 생기면 병자의 병취는 성腥(비린내)하며,

수水에 해당하는 신·방광의 내재된 기질氣質에 이상이 생기면 병자의 병취는 부腐(썩은내, 꼬랑내, 짠내, 지린내)하고,

상화相火에 해당하는 심포·삼초의 상화相和의 기능에 이상이 생기면 병자의 병취는 생내, 곰팡이내, 먼지내가 나게 되며

온역병溫疫病 환자는 발병과 동시에 특이한 액취를 발하는바 경증인 경우에는 병상病床 주위에서만 냄새가 나지만 중증일 경우에는 온 방안에 충만 되고 역증疫證환자는 사취死臭로써 취기臭氣가 혐오감을 느끼게 하며 기타의 병에서는 그저 부취나 한 취 정도가 날뿐이다. 또한 구취담제口臭痰涕(입냄새와 가래와 콧물) 및 대소변의 취기臭氣를 참고로 질병의 이상 유무를 판단해 볼 수도 있다.

이와 같이 병취病臭나 구취口臭 또는 가래와 콧물에서 나는 취기臭氣 및 대소변에서 나는 취기臭氣 등이 어떤 병인에 의해 내재된 기질물氣質物의 변화로 인해 어떤 계통의 이상으로 발생했는지를 정확하게 유추하는 것이 중요하다.

이와 같이 병자의 몸에서 나타나는 모든 증상들은

첫째 병인에 의해 내재된 기질물氣質物의 양量의 과불급過不及 / 질質의 양良, 불량不良 / 성분의 과불급過不及 등에 의해 병증이 발생될 수 있으며,

둘째 내재된 기질물氣質物의 한열寒熱, 음양陰陽, 허실虛實의 변화에 의해 병증이 발생될 수 있으며,

셋째 내재된 기질氣質(육장, 육부의 기질氣質)의 이상에 의해 경락계통의 이상으로 병증이 발생 될 수 있으며,

넷째 내재된 물질物質 중 체기體氣와 체액體液의 이상에 의해 순환기 계통의 이상으로 병증이 발생될 수 있으며,

다섯째 내재된 물질物質 중 체형體形의 이상에 의해 형태학적 계통의 이상으로 병증이 발생될 수도 있다.

여섯째 내재된 기질氣質과 물질物質 계통이 같이 상호 작용되어 병증이 발생될 수 있으며,

일곱째 내재된 기질물氣質物의 변화 기준과 발생되는 병증의 연관성의 일치 여부를 판단하는 것이 중요하다.

3) 문진問診

문진이란 진찰자가 환자의 몸에 어떤 정상적이 아닌 이상한 현상이 일어나는 것을 환자 스스로만 아는 것 또는 가까이서 보고 또 같이 생활하는 보호자가 알고 있는 것을 물어 보는 진찰법이다. 진찰자가 병자 또는 병자의 가족과 대화를 통해서 병인, 질병의 기전機轉 및 변화상황, 병자의 생활 및 거처, 주위환경, 생리상태 등을 요해하여 질병을 인식하는데에 필요한 많은 자료를 얻어 내는데 문진의 목적이 있다. 문진問診은 망진望診과 문진聞診 및 절진切診으로는 가려낼 수 없는 것을 알기 위해 진찰자가 환자나 또는 보호자에게 물어보는 진찰법으로 문진의 주요 내용은

· 본적 – 출생지 혹은 주소 및 직업–본적에 대한 문진은 병자의 생활과 거처가 다

르고 천시, 지리, 풍속, 습관, 직업 등 이 각각 다르고 질병과 밀접한 관계를 가지게 되므로 대단히 중요한 문진에 해당한다.

·가정형편과 생활습관 및 건강상태 – 평소의 생활습관 및 건강상태는 질병의 병정 및 전변 그리고 예후에도 영향을 미칠 수 있으므로 임상에서 반드시 주의하여야 한다.

·정신상태 – 정신상태가 좋고 나쁜 것은 어떤 질병의 발생, 발전 및 예후에 심대한 영향이 있으므로 진단 및 치유에서 주의가 필요하다.

·발병 및 전변정형 – 병증의 개시와 전변을 요해해 표본, 길흉, 선후, 경중 등을 정확히 문진하는 것은 진단에서 중요한 의의를 차지한다.

·한열寒熱 유무有無와 간헐間歇여부

·한출汗出의 유무 – 땀이 있는가 없는가, 많은가 적은가, 또는 땀나는 시간과 부위 등을 문진하는 것이다.

·어디가 아픈가의 상태를 파악 – 두신頭身의 통痛, 불통不通을 물어서 질병의 정황을 파악하는 것이다.

·대소변의 상태 – 대변의 설사여부, 변비여부, 소변의 청리淸利여부, 소변의 임개淋開여부, 대소변의 양量과 횟수, 변혈, 혈뇨 등등 대소변의 정형을 물어서 병정을 파악하는 것이다.

·음식의 기호관계와 양 등 – 음식에 대한 구미口味를 물어 장, 위의 정형을 요해하는 것을 말하는 것으로 옛날 동의학에서의 문진의 중심은 오미五味가 기氣를 기른다는 원칙에서 오미五味(산酸, 고苦, 감甘, 신辛, 함鹹)의 과부족을 질병의 원인으로 보고 환자가 원하는 오미를 물어서 병이 일어난 곳과 있는 곳을 알았다. 예를 들어 입이 시면 간에 열이 있고, 입이 쓰면 심에 열이 있으며, 입이 달면 비에 열이 있고, 입이 매우면 폐에 열이 있고, 입이 짜면 신에 열이 있고, 입이 싱거우면 위에 열이 있다는 것을 알았다. 오미 중 어떤 맛을 편식하는가를 가지고 장부의 편쇠, 편승을 알 수 있는데 병자가 신맛을 잘 먹거나 좋아하면 간이 허한 거고, 병자가 쓴맛을 잘 먹거나 좋아하면 심이 허한 거고, 병자가 단맛을 잘 먹거나

좋아하면 비가 허한 거고, 병자가 매운맛을 잘 먹거나 좋아하면 폐가 허한 거고, 병자가 짠맛을 잘 먹거나 좋아하면 신이 허한 것이다. 또한 입맛이 쓰면서 찬 음식을 좋아하는 것은 열증이고, 입맛이 싱거워서 짠 것을 즐기며 더운 음식을 좋아하는 것은 한증이며, 입에 신맛이나 신물이 도는 것은 식채 또는 간열이고 구역을 있을 때   등등이다. 그러나 현재의 동의학은 음식에 대한 구미口味를 중점으로 문진하는 것이 아니라 여러 가지 정황을 고려해 복합적으로 진단하는 것이다.

· 가슴속과 뱃속의 자각증상

· 이롱, 이명, 어지러움의 상태 등

· 입에 갈증이 생기는 유무 등

· 결혼 여부 및 부인병 – 부인의 생리는 남자와 다른 점이 많으므로 질병이 있으면 월경, 임신, 대하, 산전, 산후 등의 문진에 주의해야 한다. 즉, 월경은 제때에 하는가, 색과 양은 정상인가, 월경시 복통 및 증후군은 없는가, 그리고 대하의 유무 및 해산시의 정형, 산후 조리 및 요통의 유무 등등

· 소아문진 – 아기 보호자에게 아이에 대한 이전 건강상태 및 예방접종 등의 정형을 자세히 물어 요해하여야 하며 병인 및 병상, 음식, 기거起居, 평소의 품성, 기호 및 발병 시일, 질병과정 등등을 모두 상세하게 물어야만 질병의 전 과정을 장악 할 수 있다. 어린이의 병을 진찰하고 고치기가 어렵다는 것은 질병시 발생하는 여러 가지 증상 중 보호자도 모르고 있는 자각 증상이 많아 문진이 어렵기 때문이다.

· 기타 등등 – 질병 진단에 필요한 물어보는 모든 질문들이 여기에 해당한다.

이와 같이 물어서 아는 것을 동의학에서는 공工(문이지지問而知之를 언위지공言胃之工)이라 했다. 문진을 통해 나타난 모든 병증들을 주증과 부증으로 요해해 이러한 병증이 어떤 계통의 이상으로 인해 발생했는지를 정확하게 유추하고 질병의 단계가 어디이고 또한 원심성 진행단계와 구심성 진행단계로 발전 전변했는지를 파악하는 것이 또한 중요하다.

4) 촉진觸診

촉진(또는 안진按診)은 진찰자가 손으로 환자의 어느 국부局部를 직접 만지거나 눌러 국부의 한열寒熱, 윤조潤燥, 경연硬軟, 압통(장통庄痛), 변색, 탈설, 발진, 융기, 함하, 이상 민간반응, 염증(통증, 발열, 부종, 종 등), 종괴腫塊 등의 이상한 변화를 알아내고 질병의 부위, 성질, 병세의 경중輕重 등의 정황을 파악하고 추리하고 판단하는 진찰 방법으로 촉진의 수법에는 대체로 족觸, 모摸, 안按, 타打 등의 네 가지가 있다. 촉법觸法은 손가락 또는 손바닥을 환자의 국소 등에 가볍게 대고 차가운가 또는 열이 있는가 또는 축축한가, 건조한가 등을 알아보는 것이고 모摸와 안按과 타법打法은 손으로 환자의 국소 병부, 예를 들어 흉부, 복부, 배부 또는 통증이나 종괴가 있는 부위를 만지거나(모摸), 두드리거나(타打), 눌러서(안按) 심부에 압통이 있는가 또는 염증이 있는가 또는 종괴形態의 형태形態, 질질質, 종장腫張의 정도, 성질性質 등을 알아보는 것을 말한다.

촉진은 인체를 직접 만지거나 누르거나 두드리거나 대보기 때문에 촉진시에 진찰자는 환자를 친절하고 살뜰하게 대하면서 접촉하고 질병의 정황에 근거하여 수법手法을 가볍게 취해야하며 동시에 수법에 따라 환자로 하여금 자기의 감각을 반영하도록 해야 한다. 또 진찰자는 검사하면서 환자의 표정변화를 관찰하여 고통이 있는 부위를 요해하여야 한다.

촉진은 절진切診의 일부분으로 망진望診, 문진聞診, 문진問診의 토대 위에서 질병의 부위와 성질을 더욱 깊이 밝히고 병부病部의 염증, 동통, 종창, 담음, 냉열, 윤조, 경결, 종괴 등등의 병변에 대하여 대보고, 눌러보고, 두드려보고, 만져보는 것을 통하여 진단과 변증(辨證)에 필요한 자료를 더욱 충실하게 요해할 수 있게 해주므로 인체의 해부와 생리적 작용을 잘 숙지하여야 하며 과학기계를 이용한 초감각적 진단방법을 같이 병행하는 것이 더 합리적이고 정확한 촉진이 될 수 있는 것이다.

촉진의 부위는 대개 피부, 사지(손발), 흉부, 협부, 복부, 배부, 경락 등으로 나눠 진찰하는 데 손을 대는 부위가 진찰 부위가 되며 양의학과 동의학의 구분 부위가 다르며 명칭 또한 다르기 때문에 유념해서 요해하여야 한다.

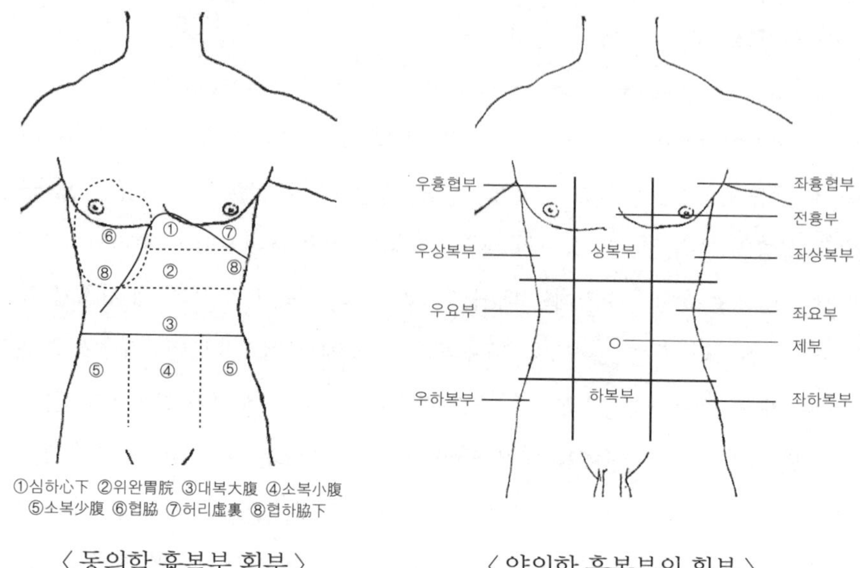

〈 동의학 흉복부 획분 〉　　〈 양의학 흉복부의 획분 〉

290

피부의 촉진을 통해 피부의 윤택과 고조를 알아 낼 수 있으며 한열의 상태를 파악해 환자가 땀이 있는가 없는가를 알 수 있으며 염증과 부종, 창만, 종창, 경결, 함하 등이 있는가를 감별할 수 있으며 수족手足의 촉진은 주로 한열寒熱을 찾는데 있고, 흉복부의 촉진은 흉복부의 한열, 경연 정도, 창만, 종괴, 압통 등의 정황을 요해하여 주로 장부의 병변을 탐지하는데 비중이 있으며, 배부背部의 촉진觸診은 주로 척주의 병변과 장부의 이상을 탐지하는데 있고, 경락 촉진인 경절經切은 경락의 흐름에 따리 체표를 촉진하고 경결, 함하陷下, 압통(전기, 융기, 변석, 탈설, 발진, 열감, 이상민감반응) 등을 근거로 해서 내재된 기질氣質의 허실을 밝혀내는데 그 비중이 있는 것이다.

우리 몸은 병인에 의해 정기正氣의 허虛나 중화中和의 기능 상실로 인해 내재된 기질물氣質物의 편승이나 편쇠 또는 양량 및 성분의 과불급 또는 질質의 양良, 불량不良 등이 한열, 음양, 허실로 변화되어 병이 유발되는 내상內傷과 사고나 낙상, 타박 등에 의해 외형外形의 이상으로부터 병이 유발되는 외상外傷이 있게 된다. 내상內傷의 전변은 어떤 병인에 의해 내재된 기질氣質이 먼저 이상 발생되어 내재된 물질物質인 체기,

체액의 순환기 계통으로 전변되고 다음이 체형의 형태학적 계통으로 질병이 전변 진행되며 외상外傷의 전변은 먼저 형태학적 계통인 체형에 이상이 발생되고 체기, 체액의 순환기계통으로 전변된 다음 기질氣質의 기능적 계통으로 질병이 진행된다. 그러므로 병인에 의해 질병이 속에서 겉으로, 겉에서 속으로 전변되는 과정에서 인체의 상중하나 표리에 병증이 표출되게 된다. 이 표출된 병변의 정황을 촉진을 통해서 요해하는 것이며 이 표출된 병증이 내상으로 인해서 표출된 병증인지, 외상으로 인해서 표출된 병증인지, 또한 어떤 계통의 이상을 통해서 표출된 병증인지, 즉, 내재된 기질氣質의 변화로 인해 경락계통의 이상을 통해서 나타난 병증인지, 내재된 물질物質인 체기, 체액의 순환기계통의 이상을 통해서 나타난 병증인지, 내재된 물질物質인 체형의 형태학적 계통의 이상을 통해서 나타난 병증인지가 중요하다. 내재된 기질氣質과 물질物質의 상호 연관관계에 의해서 동반 표출된 병증인지가 중요하며 원심성 진행단계별(기氣→상像→형形→합合→사死) 병증의 선후先後와 경중輕重의 위치가 또한 중요하다. 이와 같이 병에 대한 기준이 정확해 이 기준을 진단하는 진단법이 명확해지면 이에 따른 치유법 또한 명확해져 치유효과가 극대치 될 수 있다.

① 기질 계통의 압진

a. 경맥압진

예를 들어 설명하면 내재된 기질氣質(육장육부)의 허실에 의해 경락계통(경맥과 경혈)을 통해 병증(압통, 경결, 함하 등)이 표출될 수 있는데

첫째는 12정경이나 기경팔맥, 12경별, 12경근, 12피부경 등의 경맥 유주상에 병증이 나타날 수 있다. 〈경락편 참조〉

둘째는 내재된 기질氣質의 허실에 의해 나타나는 병증이 경혈상(14정경의 경혈점, 오수혈, 육합혈, 12모혈, 12유혈, 원혈, 낙혈, 15낙맥혈, 사관혈, 팔맥교회혈 등등)에 나타날 수 있는데 육장육부의 기질적氣質的 반응이 주로 표출되는 경혈점이 육합혈, 12모혈, 12유혈이므로 이를 정리하면 다음과 같다. 〈경락편 참조〉

b. 유동기 · 적 · 취

또한 내재된 기질氣質 중 체기, 체액의 이상에 의해 병증이 신체 국소 병부에 표출될 수 있는 데 육장육부의 기혈의 정체에 의해 발생되는 유동기有動氣, 적積, 취聚를 정리하면 다음과 같다.

기혈이 조화되면 백병이 발생하지 않고 기혈이 한 가지라도 항진되거나 울체되면 제병諸病이 발생하게 된다. 기氣가 울鬱하면 습濕이 체하滯게 되고 습이 체하면 열熱이 생기고 열이 울鬱하면 담痰이 생기며 담이 체하면 혈血이 운행하지 못하여 하瘕가 되고 혈이 울하면 징癥이 되며 음식물이 울鬱하면 비괴痞塊가 형성되는데 적취積聚는 육울六鬱(기울 · 습울 · 열울 · 담울 · 혈울 · 식울)과 칠정七情(희 · 노 · 사 · 울 · 비 · 공 · 구)으로 인하여 기혈이 허약해졌을 때 과로하거나 육음六淫(풍風 · 열熱 · 습濕 · 조燥 · 한寒 · 서暑)이 내침內侵하거나 기거불절起居不節하거나 음식부절로 인하여 어혈이 장외부腸外部로 익출하여 장외부에 있던 한냉한 진액과 상박하면 유동기, 적積, 취聚가 형성되는 것이다.

유동기, 적, 취와 통증이 일정한 부위에서 이동하지 않는 것을 적積이라 하고 이동하는 것은 취聚라 하며 벌떡벌떡 유동하는 것을 유동기라 한다. 적, 취는 복부와 삼초 부위에서 주로 발생하는 병이고 이 적積이 견경堅硬해져 괴塊를 형성한 것을 징하癥瘕라 하며 적괴가 이동하지 않는 것을 징癥이라 하고 적괴積塊가 있다가도 없어지고 또는 상하, 좌우로 이동하는 것을 하瘕라 하며 징하癥瘕는 제하臍下나 하초에 주로 발생하는 병이다.

육장육부 중 간 · 담에 이상이 있어 유동기, 적, 취가 발생되는 국소 부위는 제좌측臍左側 부위이며 이때의 안색은 청靑하고,

심 · 소장에 이상이 있어 유동기, 적, 취가 발생되는 국소 부위는 제상측臍上側 부위이며 이때의 안색은 적赤하며,

비 · 위장에 이상이 있어 유동기, 적, 취가 발생되는 국소 부위는 제중臍中 부위이며 이때의 안색은 황黃하고,

폐 · 대장에 이상이 있어 유동기, 적, 취가 발생되는 국소 부위는 제우측臍右側 부위

이며 이때의 안색은 백白하며,

신·방광에 이상이 있어 유동기, 적, 취가 발생되는 국소 부위는 제하측臍下側에서 발생하며 심하心下로 상충하고 이때의 안색은 흑黑하며

심포, 삼초에 이상이 있어 유동기, 적, 취가 발생되는 국소 부위는 유동기, 적, 취가 몸 곳곳으로 이동하며 이때의 안색은 면황면홍을 뛰게 된다.

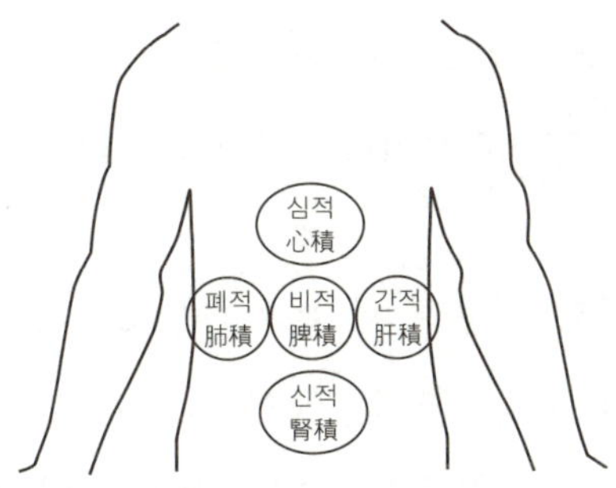

293

② 장부의 형태학적 계통의 압진

내재된 기질氣質 중 체형의 이상에 의해 병증이 신체 국소 병부에 표출될 수 있는데 육장육부의 형태학적 이상에 의해 발생되는 장부별 부위통을 정리하면 다음과 같다.

이는 장부의 형태학적 이상에 의해 병증이 부위별 국소에 표출되므로 해부학상 육장육부의 위치를 숙지해야만 한다.

육장육부가 흉복부에 있으므로 흉복부의 촉진을 통해서 촉지 되는 이상 부위를 파악할 수 있는데 장부 중

간肝 자체의 형태에 이상(간염, 간경화, 간비대, 간암 등)이 있을 때 촉지 되는 이상 부위는

- 첫째 간에 이상이 있는 부위의 직하부直下部와
- 둘째 우측 흉협하 직하부의(우상복부)로 통증, 염증, 창만, 종괴 등의 이상 현상이 나타난다.

담膽 자체의 형태에 이상(담낭염, 담낭암, 담석 등)이 있을 때 촉지 되는 이상 부위는

- 첫째 담이나 담관에 이상이 있는 부위의 직하부와

- 둘째 우측 흉협하 직하부위(일월혈)로 이상 현상이 나타난다.

심장 자체의 형태에 이상(심낭염, 협심증, 심근경색, 심부전 등등)이 있을 때 촉지되는 이상 부위는

- 첫째 심장에 이상이 있는 부위의 방사상 부위와

- 둘째 흉부중앙 및 명뼈 밑(심하부心下部)

- 셋째 좌측 배부背部 심장 직하부위로 이상 현상이 나타난다.

소장 자체의 형태(십이지장, 공장, 회장)에 이상(십이지장궤양, 십이지장염, 십이지장암, 소장염 등등)이 있을 때 촉지되는 이상 부위는

- 첫째 소장(십이지장, 공장, 회장)에 이상이 있는 부위의 직하부와

- 둘째 십이지장에 이상이 있을 때는 상복부 중앙에, 공장에 이상이 있을 때는 배꼽 바로 위와 배꼽 주위에, 회장에 이상이 있을 때는 제하臍下 우하복부에 이상 현상이 나타난다

비장(췌장과 지라)자체의 형태에 이상이 있을 때 촉지 되는 이상 부위는

- 첫째 췌장에 이상이 있는 부위의 식하부(췌장은 오른쪽에서 왼쪽으로 뻗어 있는데 그 머리는 우상 복부에 놓여 있고 몸체는 중앙에 걸쳐 있으며 꼬리는 좌상복부에 위치하고 있다)와 배꼽을 중심으로 45° 우측선상 2cm의 우상복부와

- 둘째 지라에 이상이 있을시 좌측 늑골 하연부에 이상 현상이 나타난다.

위장 자체의 형태에 이상(위궤양, 위염, 위암, 위천공 등)이 있을 때 촉지 되는 이상 부위는

- 첫째 위장에 이상이 있는 부위(위저부 위체부, 유문부 등)의 직하부와

- 둘째 좌상복부와 상복부 중앙(중완혈 및 거궐혈, 하완혈)부에 이상 현상이 나타

난다.

폐장 자체의 형태에 이상(폐렴, 기흉, 색전증, 흉막염, 기관지염, 폐암 등등)이 있을 때 촉지 되는 이상 부위는

– 첫째 폐에 이상이 있는 부위의 흉부와 배부의 직하부와

– 둘째 흉부중앙부(옥당혈)에 이상 현상이 나타난다.

대장 자체의 형태(충수, 맹장, 상행결장, 횡행결장, 하행결장, S상결장, 직장, 항문 등)에 이상(게실염, 과민성대장증후군, 대장염, 크론씨병, 대장암 등등)이 있을 때 촉지 되는 이상부위는

– 첫째 대장에 이상이 있는 부위의 직하부와

– 둘째 맹장, 충수에 이상이 있을 시는 우하복부의 배꼽과 장골의 연결부위 중간지점과 상행결장에 이상이 있을시, 우상하복부에 횡행결장에 이상이 있을시, 좌우상하복부에 하행결장에 이상이 있을시, 좌상하복부와 좌하복부에 S상결장에 이상이 있을시, 좌하복부에 직장이나 항문에 이상이 있을시, 천골부나 하복부 중앙 등에 이상 현상이 나타난다.

신장 자체의 형태에 이상(사구체신염, 신장염, 신장결석, 신부전 등등)이 있을 때 촉지 되는 이상 부위는

– 첫째 신장에 이상이 있는 부위의 직하부(협부의 경문혈)와

– 둘째 협부(옆구리)에 이상 현상이 나타난다.

방광 자체의 형태에 이상(방광염, 방광암 등등)이 있을 때 촉지 되는 이상 부위는 방광이 있는 부위의 하복부 중앙에 이상 현상이 나타나게 된다.

그러나 우상복부에 이상이 있다고 해서 반드시 간이나 담에 이상이 있는 것은 아니고 폐렴이나 장게실, 대장염, 신장, 췌장 등에 이상이 발생했을 때도 우상복부에 이

상이 나타날 수 있다. 좌상복부에 이상이 있다고 해서 반드시 비장이나 위에 이상이 있는 것은 아니고 폐나 흉막이나 장에 이상이 있을 때도 좌상복부에 이상이 나타날 수 있기 때문에 표출된 증상이 어떤 원인에 의해 어떤 계통을 통하여 나타났는지를 유추하는 것이 중요한 것이다.

형태학적 이상으로 인한 흉복 부위의 이상발생

흉부에 이상	심장발작, 협심증, 심낭염, 흉막염, 폐렴, 폐의색전, 기흉, 늑골골절, 목디스크 근육경축, 대상포진, 가슴앓이, 식도경련, 열공탈장 등
우상복부 이상	간염, 심부전으로 인한 간종대, 담낭질환, 췌장염, 췌장암, 게실염, 대장염, 폐렴, 대상포진, 신장에 이상 등
좌상복부 이상	비장종대, 게실염, 위염, 위궤양, 위암, 열공탈장, 췌장염, 췌장암, 흉막염, 폐렴 등
우하복부 이상	충수염, 맹장염, 장암, 과민성 대장증후군, 대장염, 크론씨병, 감염성 설사, 대상포진, 척추디스크 질환, 신장결석, 자궁의 임신, 골반 염증성질환, 난소낭종 및 종양, 자궁내막증 등
좌하복부 이상	충수염과 맹장염을 뺀 위의 모든 것들, 과민성 대장증후군 등
상복부 중앙	위궤양, 위염, 위암, 십이지장궤양 등
하복부 중앙	방광감염증, 신장결석, 자궁내막증, 골반염증성 질환, 자궁근종, 자궁암, 난소암 과민성 장증후군, 동맥경화증, 복부동맥류 등
협부(옆구리)	척추관절염, 근육경축, 디스크질환, 대상포진, 신장장애(결석, 감염, 농양, 색전, 출혈 등)등
직장 및 항문부위	치질, 직장궤양 및 염, 장염, 용종, 게실염, 종양, 전립선염, 난소낭종 골반염증성 질환, 충수염

　　예를 들어 설명한 것과 같이 촉진을 통해 표출되는 국소별 이상 현상도 요해를 잘 해 어떤 계통의 이상을 통해서 표출된 병증인지를 기준을 잡아 진찰하는 것이 중요 하다. 수없이 많이 표출되는 병증도 기준을 정하고 요해하면 체형에 의한 형태학적 계통과 체기, 체액에 의한 순환기계 계통과 기질氣質에 의한 경락계통으로 단순화 된 다. 이를 더 요해하면 내재된 기질물氣質物의 한열, 음양, 허실의 변화에서 발생되고 이는 병인에 의한 정기의 허나 중화의 기능의 상실 그리고 내재된 기질물氣質物의 편 승과 편쇠, 양量 및 성분의 과불급, 질의 양良·불량不良에서 요해되는 것이다. 그러 므로 진단의 핵심은 질병의 정황을 단순화 시키는데 있으며 이 단순화 된 정황이야말

로 병의 본질本質이 되며 병의 본질이 명확해지므로 인해 치유법 또한 명확하고 정확하게 되는 것이다. 질병의 정황이 복잡해지면 질수록 나타나는 병의 징후徵候도 복잡, 혼잡스럽게 되고 미로화 되어 서로 엉키어 해답을 찾을 수 없게 된다. 고로 질병 진단의 기준(좌표)는 자연의 원리에 합당해야 하고 이 기준은 감각적 진단방법인 사진법四診法과 과학 기술을 이용한 초감각적 진단 방법을 이용해 원심성과 구심성으로 진행되는 질병의 단계별 진단을 단순 명확히 하는 것이 동양섭생치유학에 있어서 진단법의 핵심인 것이다.

3. 초감각적 진단법

과학기술을 이용해 진단하는 초감각적 진단법은 나타난 증후에 내재된 기질물氣質物의 변화를 역逆으로 알아보려는 진단법이다. 나타나는 증상이란 주로 순환기 계통의 경락체계나 혈액 환경 그리고 구성하고 있는 체형의 형태학적 계통에서 나타난다. 그러나 그 근본원인은 내재된 기질물氣質物의 한열, 음양, 허실에 있기 때문에 증상은 개선되어도 원인은 그대로 있을 수 있으므로 원인적 치유가 필요한 것이다.

서양과학은 자연현상을 가시화하는데 공헌한 바 크기 때문에 현대의학도 가시적 분석능력과 구조 해부상태를 관찰하는 능력은 대단하지만 내재된 기질물氣質物이 변화하고 있는 생리해부학적 기능을 검사하기란 어려운 것이 현실이다. 그러므로 양의학의 초감각적 진단법은 원인치료에 미흡할 수 있다. 양의학은 감각적(시각, 청각, 후각, 미각, 촉각 등) 진단으로 진찰되지 않는 인체의 생리적 이상 현상을 과학 기술을 통한 초감각적 진단을 이용해 진찰하고자 하는 것으로 우리 인체의 비정상적인 물질인 체기, 체액, 체형의 상태를 과학기술을 이용한 진단법으로 진단하고자 하는 것이다. 그러므로 양의학에서 나타나는 모든 병리증상은 물질(성분)의 과불급으로 보게 되고 이 물질(성분)의 과불급을 조절해 주는 것이 치유의 본질이 된다. 이로 인해 나타나는 병증은 대증對證 요법을 이용해 치유하는 것이다.

이와 같이 우리 인체의 비정상적인 물질物質의 상태를 진단하는 초감각적 검사법에는 첫째 병태파악 또는 치료를 위하여 기본적으로 외래 및 입원 환자에게 실시할 수 있는 일상검사

둘째 일상검사만으로 해명되지 않는 병태의 파악을 위하여 행하는 특수검사

셋째 시급한 진단 및 치료가 필요한 응급상황에서 의뢰되는 응급검사

넷째 특정 질병에 대한 확신이 가능한 검사로서 특이도가 매우 높은 확진검사

다섯째 특정 질환이 있는지 여부에 대해 배재하기 위한 선별검사

여섯째 검사의 효율적인 이용을 위해 특정 질환의 선별을 위해 유용한 검사들을 조합한 것으로 진단 확률를 상승시키는 프로필 검사 등이 있으며

인체의 비정상적인 물질物質인 체기는 혈액을 통한 독소(활성산소 등)검사나 장의 형태학적 검사를 통한 장내독소(가스)검사 및 대변이나 소변, 모발검사를 통한 독성물질(수은,카드뮴 등)를 검사 분석한다.

체액으로는 – ① 혈액검사 ② 소변검사 ③ 타액검사 ④ 내분비검사(호르몬검사) ⑤ 임파액검사 ⑥ 객담검사 ⑦ 눈물검사 ⑧ 땀검사 ⑨ 대변검사 ⑩ 간질액검사(뇌척수액검사, 복막액검사, 복수검사, 늑막액검사, 관절액검사, 장액검사, 양수검사 등) ⑪ 골수검사 ⑫ 정액검사 ⑬ 전해질검사 등이 있으며

체형의 형태학적 검사법으로는 – ① 방사선검사(x-ray, C/T(컴퓨터단층촬영:computer Tomography), MRI(자기공명영상:magnetic resonance imager), NMR(핵자기공명:Nuclear magnetic resonance) 핵의학검사 등 ② 뇌파검사 ③ 모발검사 ④ 근력테스트(근절도 및 근육생검) ⑤ 내시경검사 ⑥ 초음파검사 ⑦ 조영술검사 ⑧ 조직검사(생검) ⑨ 대동맥촬영술 ⑩ 알레르기 피부검사 ⑪ 심전도검사 ⑫ 운동검사 등이 있다.

※한방에서의 사기邪氣의 개념은 체기體氣의 개념과 비슷하나 기질氣質의 개념은 사기邪氣의 개념과 다르다

(1) 체액검사

체기 · 체액 · 체형의 검사를 대략적으로 정리하면 다음과 같다.

검사방법 / 체액	일상검사	특수검사
혈액	1)혈액검사 ①CBC(complete blood count:총혈구수) ②ESR(Erythrocyte sedimentation rate:적혈구침강속도) ③혈액응고검사 -PT(prothrombin time:프로트롬빈시간) -PTT(partial thromboplastin time:부분 트롬보플라스틴 시간)등	1)혈액검사 ①골수검사 ②특수염색 ③Ham′s test ④Osmotic fragility ⑤혈액응고인자 ⑥lupus anticoagulant ⑦D-dimer 등
	2)혈액은행검사 ①혈액형 ②교차시험 등	2)혈액은행검사 ①비예기항체검사 ②coombs검사 ③ABO유전자형검사 등
혈액 임파액 호르몬	3)화학검사 ①전해질검사 ②효소검사 ③지질검사 ④간기능검사 ⑤신기능검사	3)화학검사 ①선천성대사이상검사 ②호르몬검사 ③종양표지자검사 ④약물검사 ⑤중금속검사 ⑥아미노산 및 유기산 분석 등
	4)진단면역검사 ①VDRL(Venereal Disease Research Laboratory:성병검사) ②ASO(Antistreptolysin 0 titer:항스트렙토리신 0값 ③CRP(C reactive protein:반응성 단백질) ④간염이나 바이러스성 질환등에 대한 각종항원-항체검사 등	4)진단면역검사 ①HLA(Humen lymphocyteantigen:인간림프구항원검사) ②림프구나형검사 ③Immunophenotyping ④단백전기영동 ⑤알러지검사 ⑥자가면역질환검사 등
	5)요검사 ①PH검사(케톤체) ②비중 ③뇨단백 ④뇨당 ⑤혈뇨 ⑥빌리루빈 ⑦아질산염 ⑧요침사 등	5)미생물검사 ①세균염색 및 배양 ②감수성검사 ③바이러스검사 ④India ink검사 ⑤결핵균 감수성 검사 ⑥혐기성 배양 등
분변검사	6)분변검사 ①기생충란 ②잠혈반응 등	6)세포유전검사 ①염색체검사 ②FISH 등

검사방법 체액	일상검사	특수검사
분변검사		7)분자유전검사 ①감염증 관련 PCR검사　　HBV(Hepatitis B Virus:B형간염바이러스 　　　　　　　　　　　　HCV(Hepatitis C Virus:C형간염바이러스 　　　　　　　　　　　　TB(Tuberxulosis:결핵) 　　　　　　　　　　　　CMV(Cytomegelovirus:거대세포바이러스)등 ②암유전자 및 암억제 유전자 검사 ③산ㆍ염기 반복질환검사 등
체액		8)체액검사(천자검사법) ①늑막액-흉강천자 ②복수-복수천자 ③양수-제대천자 ④관절-관절천자 ⑤정액 ⑥장액-맹낭천자 ⑦복막액-흉강천자 ⑧뇌척수액-요추천자, 뇌조천자, 뇌실천자 ⑨골수-요추천자 ⑩객담 ⑪눈물 ⑫땀 ⑬타액 등을 이용한 생화학 검사 등

검사방법 / 체액	응급검사	확진검사	선별검사	프로필검사
체액	①CBC(총혈구수) ②전해질 ③혈당 ④동맥혈액가스분석 ⑤삼투압농도 ⑥심근포지자 ⑦amylase ⑧lipase ⑨혈액형검사 및 교차시험 등	①결핵균배양검사 ②매독진단을 위한 FTA-ABS검사 ③당뇨진단을 위한 당하부시험 ④대사이상질환에서의 해당결핍효소검사 ⑤염색체검사나 유전자검사 등	①요당및혈당검사(당뇨병) ②HBS Ag(B형감염) 검사 ③VDRL(매독)검사 ④신생아선별검사(페닐케토뇨증) ⑤갑상선기능저하중 ⑥AFP등의 종양표지자 검사 등 (Alpha fetoprotein:알파테아단백)	예를 들어 Liver profile의 경우 간의 어떤 기능을 검사하려고 하느냐에 따라 다를 수 있는데 주로 ①단백대사 　-혈청총단백 　-알부민 　-A/G비 등 ②지질대사 　-혈청콜레스테롤 　-Triglyceride 　-지단백질 등 ③빌리루빈 　-혈청 총빌리루빈 　-직접및간접빌리루빈 ④간세포성효소 　-ACT 　-AST 등 ⑤효소배설기능-ACP 등에 대한 임상 화학적 검사를 조합해 검사하는 것이다.

(2) 체형검사

1) 방사선 검사법

① X-선(뢴트겐)검사

신체조직을 통과하는 X선(방사선)을 이용한 검사로서 신체구조를 사진필름과 같은 형태로 보여주며 흉부 X선 검사와 같이 간단한 것에서부터 심도자술 같이 조영제를 사용하는 복잡한 검사도 포함된다. 우리 인체 중 X-Ray검사를 주로 하는 곳을 요약하면 a.흉부X-선검사 b.복수X-선검사 c.척추X-선검사(경추, 흉추, 요추, 천추, 미추 등) d.관절X-선검사 e.두개골X-선검사 f.부비동X-선검사 g.상기도와 인후의X-선검사 h.골반X-선검사 I.장골X-선검사 j.손·발X-선검사 k.이상이 있는 뼈부의 (골절 등의) X-선검사 l.신장, 요관, 방광의X-선검사 등 우리 인체의 이상 부위중 X-

Ray검사를 요하는 부분은 검사를 시행할 수 있다.

컴퓨터 단층촬영 검사는 촬영하고자 하는 기관이나 부위를 0.5~1.0㎝두께의 단면으로 잘라서 연속적으로 X선인 방사선으로 단층 촬영한 뒤 이를 컴퓨터로 분석하는 진단적 검사다. 각 조직의 밀도 차이에 의해 방사선이 통과하는 양도 다르고 다양해 방사선을 여러 각도에서 조직에 통과시키면 나타나는 다양한 상(image)등을 기계에 부착된 컴퓨터로 각 조직의 X-선 투과량을 계산하고 회색 그림자로 나타내고 이런 영상을 텔레비전 스크린에 배치시키고 사진으로 나타나게 되는 검사방법이다. C/T 촬영은 조영제 주사 없이 실시하거나 조영제를 투여한 상태에서 실시하기도 하며 여러 종양의 치료전·후 상태를 결정하고 경과를 감시하는데 중요한 검사법이다.

우리 인체중 C/T검사를 주로 하는 곳을 요약하면

a.뇌C/T검사 b.복부C/T검사 c.흉부C/T검사 d.척추C/T검사 e.후두C/T검사 f.간C/T검사 g.신장C/T검사 h.폐C/T검사 I.부신C/T검사 등 우리 인체의 이상 부위중 C/T검사를 요하는 기관이나 부위는 검사를 시행할 수 있다.

PET는 양성자를 방출하는 검사용 동위원소에 표지시킨 약제를 피검사에 투여하여 방사능의 체내 분포를 양성자 단층촬영 장치에 의해서 횡단 단층 상으로 촬영하고 체내의 국소방사능을 측정하는 비침투적 검사방법으로 검사하려는 신체기관의 여러 가지 생화학적 과정에 대해 사정할 수 있는 검사법이다.

주로 양성자 방출 단층촬영으로 진단하는 신체기관은 a.심장과 심장관류의 PET검사 b.뇌기능과 뇌관류의 PET검사 c.폐와 폐관류의 PET검사 d.간기능의 PET검사 e.림프성 세망내피계 기능의 PET검사 등 생체의 생리학적 생화학적 대사 상태를 볼 수 있는 검사법이다.

2) 자기공명영상(Magentic resonance imaging : MRI)

자기공명영상은 비침투적 진단 스캔검사로서 지구 자기장의 약 40,000배에 달하는 전기자석 속에 환자를 누이고 비전리 방사선인 고주파와 자석만을 이용하여 인체의 단면을 촬영하는 영상 진단 방법으로 환자가 전기자석 속에 들어가 있는 동안 체세포안의 핵의 배열을 흐트려 트리기 위하여 잠시 동안 강력한 교류에너지를 전달하면 제자리로 되돌아가려는 핵의 반동작용으로서 고주파의 방사성 신호가 방출되며 이것이 MRI기계로 탐지 되어 진단중인 신체 부위의 횡단면 영상으로 컴퓨터 처리되는 것이다.

자기공명영상은 초음파검사, 동위원소검사, 컴퓨터단층 촬영술의 장점을 모두 결합시킨 진단법이다. 방사선의 해가 없으며 여러 방향에서 스캔이 가능한 초음파검사의 장점과 생리적 현상 및 신체의 각종 신진대사를 알 수 있는 동위원소의 장점과 인체의 정확한 횡단적 해부를 제시해 주는 컴퓨터 단층촬영(C/T)의 장점을 모두 제공한다. 또한 환자에게 아무런 위험부담 없이 연속적으로 검사 할 수 있는 장점이 있다. 그러나 C/T보다 환자군의 제한이 많은데 이는 심전도 검사를 해야 하는 환자나 금속성 물질을 이식한 환자, 인공 심장 박동기 사용자, 뇌동맥류 클립을 사용하고 있는 환자 등은 MRI검사에 부적합하며 비용이 고가인 점 등이 단점에 들어간다.

우리 인체중 MRI검사를 주로 하는 곳을 요약하면

① 뇌 MRI검사 – 두개골기저부, 뇌경색, 동ㆍ정맥기형, 뇌출혈, 경막하혈종 등 ② 척추 MRI검사 – 척추(경추, 흉추, 요추, 천추, 미추 등), 척수 및 주변의 연조직과 디스크판별 등 ③ 관절 및 골격계 MRI검사 ④ 신장 MRI검사 ⑤ 간장 MRI검사 ⑥ 췌장 MRI검사 ⑦ 전립선 MRI검사 등 우리 인체의 이상 부위중 MRI검사를 요하는 기관이나 부위는 검사를 시행할 수 있다.

3) 핵의학검사(Nuclear Scanning)

인체의 방사선 물질을 투입해서 각 조직에서 나오는 방사선을 측정함으로써 신체 기관의 기능적 이상을 발견하는 진단법으로 주로 핵의학 검사를 하는 신체 기관은

① 뼈스캔 ② 간장스캔 ③ 담낭스캔 ④ 뇌스캔 ⑤ 비장스캔 ⑥ 심장방사능핵스캔 ⑦ 폐스캔 ⑧ 신장스캔 ⑨ 갑상선스캔 ⑩ 위장관 출혈스캔 ⑪ 위장,식도역류스캔 ⑫ 경동맥이차원영상스캔 ⑬ 백혈구스캔 ⑭ 음낭스캔 등 우리인체의 이상 부위중 핵의학검사를 요하는 조직이나 기관은 검사를 시행할 수 있다.

4) 초음파검사(Ultra Sonogram)

무해한 고주파 음파를 검사하고자 하는 기관에 내 보내면 이 음파는 sensor에 반항을 일으켜 전자파로 변한 후 감지기로 돌아오게 되어 그 기관의 형태를 상(image)으로 나타내게 되며 이것을 전사적인 방법으로 조직의 모양을 구성하도록 해 즉석사진을 얻어 검사하는 방법으로 주로 초음파검사로 진단을 하는 신체기관은

① 대동맥 초음파검사 ② 도플러 초음파검사(정맥의 폐색여부를 확인하는 검사) ③ 간 초음파검사 ④ 담낭,담도계 초음파검사 ⑤ 심장 초음파검사 ⑥ 상부위장관 초음파검사 ⑦ 췌장 초음파검사 ⑧ 신장 초음파검사 ⑨ 방광 초음파검사 ⑩ 유방 초음파검사 ⑪ 전립선 초음파검사 ⑫ 복부 초음파검사 ⑬ 갑상선 호르몬 초음파검사 ⑭ 음낭 초음파검사 ⑮ 골반 초음파검사 ⑯ 질식 초음파검사 ⑰ 초음파 낭종흡인검사 등

우리 인체의 이상 부위중 초음파검사를 요하는 기관은 의사의 진단에 의해 검사를 시행할 수 있다.

5) 내시경 검사(Endoscopic examination)

내시경이 달린 유연한 도구를 이용하여 신체의 여러 부분을 직접 보는 검사방법으로 주로 내시경 검사로 진단을 하는 신체기관은 ① 위 내시경검사 ② 대장경 검사 ③ 복강경 검사 ④ 기관지경 검사 ⑤ 위, 식도, 십이장 내시경검사 ⑥ 관절경 검사 ⑦ 결장경 검사 ⑧ 내시경적 담낭조영술 ⑨ 태아경 검사 ⑩ 흉부 내시경검사 ⑪ 자궁경 검사 ⑫ 질확대경 검사 ⑬ 방광경 검사 ⑭ 요도경 검사 ⑮ 양맥 내시경검사 등

우리 인체의 이상 부위중 내시경검사를 요하는 조직이나 기관은 의사의 진단에 의해 시행할 수 있다.

6) 조영술 검사 및 위장관 운동검사

조영제를 투여하여 신체의 이상 부위나 기관을 검사하는 방법이다. 위장관 운동검사는 소장의 운동성과 점막선의 통합선을 평가하면서 일정한 간격으로 spot film을 찍으면서 하부 소화관을 통해 바륨이 통과하는 상태를 기록하는 검사법으로 소장 진찰이 강력히 의심될 때 실시하는 검사법이다.

조영술검사나 위장관 운동검사로 진단을 하는 신체기관은

a.뇌혈관조영술 b.척추조영술 c.림프관조영술 d.담관,췌장조영술 e.췌장동맥조영술 f.폐혈관조영술 g.정맥조영술 h.대퇴동맥조영술 I.복부 장간막 동맥조영술 j.기관지조영술 k.신혈관조영술 l.경구담낭조영술 m.정맥담낭조영술 n.대동맥조영술 o.척수조영술 p.바륨관장검사 q.바륨연하검사 r.경정맥신우 촬영술 s.심도자검사 t.부신혈관조영술 u.부신정맥조영술 v.자궁난관조영술 w.관절조영술 x.유방섬광조영술 y.림프관조영술 등 우리인체의 이상 부위중 조영술검사나 위장관 운동검사를 요하는 부위나 기관은 의사의 진단에 의해 검사를 시행할 수 있다.

7) 조직학적 검사(생검 : Biopsy)

문제성 부위의 생체조직을 얻어 현미경 검사를 통해 질병의 이상 유무를 진단하는 방법으로 암이나 육종과 같은 기관의 실질 조직의 이상이나 병소가 있을 때 시행하는 검사법이다. 주로 조직 생검으로 진단을 하는 신체 조직이나 기관은

① 근육생검 ② 골수생검 ③ 간생검 ④ 복부생검 ⑤ 대장생검 ⑥ 폐생검 ⑦ 신장생검 ⑧ 늑막생검 ⑨ 요로브러시생검 ⑩ 자궁내막생검 ⑪ 피부생검 ⑫ 췌장생검 ⑬ 위생검 ⑭ 전립선생검 ⑮ 서혜부생검 ⑯ 소장생검 ⑰ 유방조직생검 ⑱ 융모막, 융모생검 ⑲ 조직뱅 ⑳ 인후배양 등 우리 인체의 이상 부위 중 생검을 요하는 조직은 의사의 진단에 의해 검사를 시행 할 수 있다.

8) 전기적 진단검사

① 뇌파검사(Electroencephalography : EEG) 및 유발 전위검사(Evoked potential studies : Epstudies)

　뇌파검사는 뇌에서 발생하는 전기적 활동을 그래프로 기록하는 것으로 뇌파는 심전도와 유사한 방식으로 뇌파검사용 전극을 사용하여 뇌의 여러 영역에 걸쳐 두피에 부착시켜 뇌에서 발생하는 전기적 흥분을 탐지하여 그래프용지에 기록하여 검사하는 방법이다. 경련성 질환을 조사하는데 매우 유용하며 유발전위검사는 감각경로 자극시 유발되는 뇌파의 변화와 반응을 검사하는 것으로 신체의 한 부위를 전기자극과 같은 감각자극(불빛, 소리, 쇼크 등)으로 자극시킨 뒤 자극전류가 신경을 따라 뇌의 피질에 도달하는데 걸린 시간을 측정해 검사하는 진단법이다. 척추 손상 환자를 평가하고 수술 중 혹은 다발성 경화 등과 같은 질병 치료 중에 척추의 기능을 관찰하거나 두부 손상 후 뇌기능 장애 영역의 위치 및 범위를 평가하거나 아주 초기 단계에 있는 종양을 발견하기 위해서 사용하며 꾀병이나 히스테리성 무감각증을 확인하기 위해서도 실시되는 진단법이다. 뇌파검사는 자동적인 뇌의 전기활동을 측정하지만 감각유발전위검사는 특정자극(불빛, 소리, 쇼크 등)에 대한 반응으로 나타난 미묘한 전압 변화를 측정하는 검사법인 것이다.

② 심전도 검사(Electrocardiography : EKG) 및 운동부하검사(Exercise stress Testing)

　심전도 검사는 심장맥동주기 동안 심장이 생산하는 전기적 자극을 전극을 사용해 탐지하여 그래프용지에 기록하여 심장의 이상 유무를 검사하는 진단법이다. 운동부하 검사는 안정상태의 환자에게서는 얻을 수 없는 심혈관계 정보를 얻을 수 있는 비침투적 검사방법으로 환자가 특정 유형의 신체활동(스트레스)을 하는 동안 심장의 상태(심전도, 맥박, 혈압 등)가 기록되어 심장의 기능적 능력을 평가할 때나 혹은 운동프로그램과 같은 치료의 결과를 평가할 때 사용되는 검사법이다.

③ 근전도 검사(Electro Myelography : EMG)

　기록용 전극을 골격근에 대고 심전도와 유사한 방식으로 근육의 전기적 활동을 관찰해 전기파장의 형태로 오실로스코프에 나타나게 하여 검사하는 방법이다. 신경기능장애 유육종증, 방종양성증후군 등 근육계 이상에 따른 일차적 근육질환을 발견하고자 할 때 사용되는 진단법이다. 우리 인체 부위에서 근전도를 주로 검사하는 신체부위는 a.몸전체의 근육 및 b.골반 괄약근 근전도검사 c.직장괄약근 근전도 검사 등이다.

④ 신경전도 검사(Eletcro neurography Nerve Conduction studies : ENeG)

신경전도 검사는 국소화된 혹은 확산적인 허약감이 있는 환자의 말초신경 손상이나 신경질환의 위치 및 일차적 말초 신경경변을 근육손상과 감별 짓기 위하여 실시하는 검사법이다. 신경의 한 부위(근부의)에 전기 충격을 가하면 같은 신경의 두 번째 부위(말단부)로 신경흥분이 전달되는데 소요된 시간을 기록하여 그 신경자극의 전도율을 검사하는 것으로 근전도 검사와 병행하여 실시되기 때문에 이를 신경근전도 검사라고 부른다.

9) 골밀도 검사 및 골 무기질 함유량검사, 골흡수 측정법검사, 골무기질 밀도검사

뼈에 대한(골다공증) 정확한 진단을 위해서 개발된 검사법이다.

10) 알레르기 피부검사 및 모발검사 등의 형태학적 검사빙법 등이 있다.

인체의 비정상적인 물질(체기, 체액, 체형)을 진단하는 초감각적 진단법은 나타나는 증상이나 병명, 신체 부위의 이상 유무에 따라 진단적 검사 방법들이 의사의 소견에 의해 유용하게 배합되어 사용되는데 질환에 따른 진단적 검사를 **예를 들어 설명하면 천식환자의 경우**

① CBC검사 ② 객담검사와 배양 ③ 흉부 X-선검사 ④ 폐기능검사 ⑤ 동맥혈가스분석검사 ⑥ 알레르기 피부검사 ⑦ Serum IgE level ⑧ 비강도말검사 ⑨ 운동검사 ⑩ 심전도검사 등 진단적 검사를 시행하며

간암환자일 경우

① 혈액검사 – SGPT, SGOT, Alkaline phosphatase, LDH, serum bilirubin, serun alphafe toprotein Fasting plasma glucose 등

② 지질검사 ③ 간초음파검사 ④ 간C/T검사 ⑤ 간스캔 ⑥ 간조직검사(생검) ⑦ 복수세포검사 등 진단적 검사를 시행하며

폐암환자일 경우

① 흉부 X–선검사 ② 객담검사 ③ 기관지경검사 ④ 폐C/T검사 ⑤ 폐조직검사(폐생검) ⑥ 흉부단종검사 등 진단적 검사를 시행한다.

또한 신체 부위의 이상 유무에 따른 진단적 검사를 예를 들어 설명하면

위장관 부위에 이상이 있는 환자의 경우

a.식도 기능검사, b.식도,위,십이지장 내시경검사, c.대장경 검사, d.상부위장관 초음파검사, e.S상결장경검사, f.위약분석검사, g.위약 세포핵검사, h.가스트린검사, I.클로스트륨독소 분석, j.복부초음파검사, k.유당내성검사, l.복부천자, m.위장관운동검사, n.바륨관장검사, o.바륨연하검사, p.대변잠혈검사, q.대변배양, r.위장식도 역류스캔, s.복부 장간막 동맥조영술, t.Gastric emptying scan, u.Meckel 게실핵스캔 v.schiling test, w.연하검사, x.상부위장관촬영술, y.위장생검, z.소장생검, ab.대장생검, ac.장폐색검사 등 의사의 소견에 따라 필요한 진단적 검사를 시행해 질병의 이상 유무를 검사하는 것이다.

초감각적 진단법은 내재된 기질물氣質物의 양量 및 성분의 과불급過不及 및 형태의 이상 유무를 진단하는데 반드시 필요하고 감각적 진단법은 내재된 기질氣質의 양良·불량不良을 진단하거나 내재된 기질물氣質物이 변화(음양·허실·한열로 편승 또는 편쇠)하고 있는 생리해부학적 기능을 진단하는데 유용하므로 이 둘의 진단을 질병의 진행 상황에 따라 적절히 사용하는 것이 합당한 것이다.

모든 것에 원리(이치 · 법法 · 기준 · 강기 등)가 있듯이 진단에도 원리가 있어야 하며 이 원리는 자연의 원리에 합당해야하고 이 術은 원리에 부합하는 術이어야 하고 行行하는 術은 정교하고 정확해야 한다.

術이 정교하고 정확하려면 집중된 숙련과 숙달밖에 없으므로 術은 집중해서 많이 행한 사람이 으뜸이 되는 것이다.

그러므로 진단법과 진단술은 자연의 원리에 맞게 명확해야 하며 이를 위해서는 자연의 원리에 정통正通해야 하는 것입니다. 자연은 모든 것을 포함함을 뜻하므로 전체를 아우르는 통通 공부가 이루어져(선오先悟)야 하며 이 전체에 가장 합당한 술이 행(후수後修)해져야 하는 것이다.

진단에서도 선先, 후後와 경중輕重이 명확해야 하는데 작금의 의료는 術이 선先이 되는 경우가 많아 안타까울 뿐이다.

310

4. 각 장부의 기질적氣質的 특성과 질병단계별 병증

어떤 원인(병인)에 의해 정기의 허나 중화中和의 기능 상실로 인해 내재된 기질氣質이나 기질적氣質的 이상으로 인해 이를 조절하는 육장육부 및 그 지배 부위에 물질物質의 이상이 발생되고 이로 인해 병증이 나타나게 되는데, 먼저 이상이 발생되어 기질氣質계통인 경락계통(12정경, 12경별, 기경팔맥, 낙맥계통(15낙맥), 12경근, 12피부 등)이나 물질적物質的계통인 형태학적 계통(순환계, 내분비계, 근육계, 골격계, 신경계, 호흡기계, 소화기계, 비뇨기계, 생식기계, 감각기계 등등)을 통해 인체의 상, 중, 하, 표리로 그 이상증상이 기병증氣病症 → 상병증像病症 → 형병증形病症 → 합병증合病症 → 사증死症의 단계로 나타날 수 있다.

또한 내재된 기질물氣質物의 물질적物質的 과불급의 이상에 의해 이를 조절하는 육장육부 및 그 지배부위에 이상이 발생되어 기질氣質 계통인 경락계통(12정경, 12경별, 기경팔맥, 낙맥계통(15낙맥), 12경근, 12피부 등)이나 물질物質 계통인 형태학적 계통(순환계, 내분비계, 근육계, 골격계, 신경계, 호흡기계, 소화기계, 비뇨기계, 생식기계, 특수감각기계 등등)을 통해 인체의 상, 중. 하, 표리로 그 이상증상이 기병증氣病症 → 상병증像病症 → 형병증形病症 → 합병증合病症 → 사증死症의 단계로 나타날 수 있다.

또한 내재된 기질적氣質的 이상으로 인해 기질氣質이 내재된 물질物質에 영향을 미쳐 내재된 물질物質의 과부족으로 인해 이를 조절하는 장부 및 그 지배 부위에 이상이 발생되어 기질적氣質的 계통인 경락계통이나 물질적物質的 계통인 형태학적 계통을 통해 인체의 상, 중, 하, 표리로 그 이상 증상이 기병증氣病症 → 상병증像病症 → 형병증形病症 → 합병증合病症 → 사증死症의 단계별로 나타날 수 있다.

즉, 어떤 원인(병인)에 의해 정기의 허나 중화中和의 기능 상실이 내재된 기질氣質의 이상으로 인해 내재된 기질물氣質物에 이상이 발생되어 그로 인해 내재된 기질물氣質物의 변화상(병증病症)이 발현되는데, 기질氣質계통인 경락계통이나 물질物質계통인 형태학적 계통을 통해 인체의 상, 중, 하, 표리로 기병증氣病症 → 상병증像病症 → 형병증形病症 → 합병증合病症 → 사증死症의 단계로 수없이 많은 변화의 상象이 나타나게 된다.

기병증氣病症의 단계는 증상이 잠재되어 있는 단계이거나 증상이 약간 발현되어 기미, 조짐, 징조 등으로 나타나는 단계를 말하고, 상병증像病症은 병증이 무형적으로 표출되어 징후, 증상, 현상으로 나타나는 단계를 말한다. 형병증形病症의 단계는 병증이 유형적으로 표출되어 형상形狀, 형태, 상태 등으로 나타나는 단계로 대표적인 형병증形病症이 생물학에서 생명유지의 최소단위인 세포가 형태조직학적으로 이상을 일으킨 염증(통증, 발열, 부종, 종 등)단계가 이에 해당한다. 합병증合病症의 단계는 내재된 기질적氣質的 이상의 전변으로 인한 장부 및 그 지배부위와 경락계통의 병증이 합해져 표출되거나 내재된 기질氣質의 이상으로 인해 경락계통과 형태학적 계통의 병증이 합해지거나 형태학적 계통의 병증이 합해져 나타나는 단계로 이때는 기질氣質의 전변으로 인한 합병증후일 수 있고 형태학적 이상으로 인한 합병증후일 수 있으므로 맥脉과 증상이 일치 할 수도 있고 다를 수도 있다. 그러므로 질병의 진행 단계별 선후先後와 경중輕重에 따라 치유의 비중을 조절하는 것이 중요하다. 사증死症의 단계는 생명력을 유지하는 기초에너지의 고갈로 인해 병승이 임종 식선에 나타나는 단세를 말한다.

(1) 질병단계별 증후의 전변과정

각 장부의 기질적氣質的 특성과 이상이 있을 때 나타나는 이상 병증을 설명하면 먼저 장부가 아주 좋거나 체질이 건강할 때 나타나는 반응을 장부의 기질적氣質的 특성이라 하고 다른 말로 체질적 본성本性이라고 말한다. 내재된 기질물氣質物을 조절하는 장부에 이상이 있을 때 나타나는 이상증후는 수 없이 많이 발현될 수 있으나, 증후의 전변 과정을 단계별로 정리하면 다음과 같다.

1) **병인에 의해 정기**正氣**의 허**虛**나 중화**中和**의 기능 상실**로 인해 기질氣質의 이상이 형성되고 이로 인해 내재된 기질물氣質物중 내재된 기질氣質의 이상이 발생되어 내재된 기질氣質의 변화상(병증)이 경락계통(12정경, 기경팔맥, 12경별, 15낙맥, 12경근, 12피부 등)을 통해 인체의 공간적 변화상인 상, 중, 하, 표리로 시간적 변화상인 기병증氣病症 → 상병증像病症 → 형병증形病症 → 합병증合病症 → 사증死症의 단계로 증후가 전변 발현될 수 있고,

병인 → 기질氣質의 이상형성 → 내재된 기질氣質(육장육부의 기질氣質)의 이상발생 → 경락계통을 통해 → 인체의 상중하나 표리로(기氣 → 상像 → 형形 → 합병증合病症 → 사증死症)의 단계로 증후가 전변 발현될 수 있고

2) **병인에 의해 정기**正氣**의 허**虛**나 중화**中和**의 기능 상실**로 인해 기질氣質의 이상이 형성되고 이로 인해 내재된 기질氣質의 이상이 발생되어 내재된 기질氣質의 변화상(병증)이 경락계통을 통해 전변되어 형태학적 계통으로 인체의 공간적 변화상이 상중하나 표리로 시간적 변화상인 기병증氣病症 → 상병증像病症 → 형병증形病症 → 합병증合病症 → 사증死症의 단계로 증후가 전변전도 되어 발현될 수 있으며,

병인 → 기질氣質의 이상형성 → 내재된 기질氣質(육장육부의 기질氣質)의 이상발생 → 경락계통 → (전변) 형태학적 계통으로 → 인체의 상중하나 표리로(기氣 → 상像 → 형形 → 합병증合病症 → 사증死症)의 단계로 증후가 전변되어 발현될 수 있으며

3) **병인에 의해 정기**正氣**의 허**虛**나 중화**中和**의 기능 상실**로 인해 기질氣質의 이상이 형성되고 이로 인해 내재된 기질물氣質物중 내재된 물질物質에 이상(과불급)이 발생되어 내재된 물질物質의 변화상(과잉증, 결핍증)이 경락계통으로 통해 인체의 공간적 변화상인 상중하나 표리로 시간적 변화상인 기병증氣病症 → 상병증像病症 → 형병증形病症 → 합병증合病症 → 사증死症의 단계로 증후가 전변 발현될 수 있고,

병인 → 기질氣質의 이상형성 → 내재된 물질物質의 이상 → 경락계통을 통해 → 인체의 상중하나 표리로(기氣 → 상像 → 형形 → 합병증合病症 → 사증死症)의 단계로 증후가 전변될 수 있고

4) 병인에 의해 정기正氣의 허虛나 중화中和의 기능 상실로 인해 기질氣質의 이상이 형성되고 이로 인해 내재된 기질물氣質物중 내재된 물질物質에 이상(과불급)이 발생되어 내재된 물질物質의 변화상(과잉증, 결핍증)이 경락계통으로 통해 전변되어 형태학적계통으로 인체의 공간적 변화상인 상중하나 표리로 시간적 변화상인 기병증氣病症 → 상병증像病症 → 형병증形病症 → 합병증合病症 → 사증死症의 단계로 증후가 전변 발현될 수 있으며,

병인 → 기질氣質의 이상형성 → 내재된 물질物質의 이상발생 → 경락계통 → 형태학적 계통으로 → 인체의 상중하나 표리로(기氣 → 상像 → 형形 → 합병증合病症 → 사증死症)의 단계로 증후가 전변 발현될 수 있으며,

5) 병인에 의해 정기正氣의 허虛나 중화中和의 기능 상실로 인해 내재된 물질의 과 불급에 의해 내재된 기질에 영향을 미쳐 이로 인해 나타나는 변화상이 경락계통을 통해 인체의 공간적 변화상 상중하나 표리로 시간적 변화상이 기병증氣病症 → 상병증像病症 → 형병증形病症 → 합병증合病症 → 사증死症의 단계로 증후가 전변 발현될 수 있고,

병인 → 내재된 물질의 과불급 → 내재된 기질氣質의 이상발생→ 경락계통 → 인체의 상중하나 표리로 (기氣 → 상像 → 형形 → 합병증合病症 → 사증死症)의 단계로 증후가 전변되어 발현될 수 있으며,

6) 병인에 의해 정기正氣의 허虛나 중화中和의 기능 상실로 인해 내재된 물질의 과 불급에 의해 내재된 기질에 영향을 미쳐 이로 인해 나타나는 변화상이 형태학적 계통을 통해 인체의 공간적 변화상 상중하나 표리로 시간적 변화상이 기병증氣病症→상병증像病症→형병증形病症→합병증合病症→사증死症의 단계로 증후가 전변 전도 되어 발현될 수 있으며,

병인 → 내재된 물질의 과불급 → 내재된 기질氣質의 이상발생 → 형태학적 계통 → 인체의 상중하나 표리로(기氣 → 상像 → 형形 → 합병증合病症 → 사증死症)의 단계로 증후가 전변되어 발현될 수 있으며,

7) 병인에 의해 정기正氣의 허虛나 중화中和의 기능 상실로 인해 내재된 물질의 과불급에 의해 나타나는 변화상이 형태학적 계통으로 인체의 공간적 변화상이 상중하나 표리로 시간적인 변화상인 기병증氣病症 → 상병증像病症 → 형병증形病症 → 합병증合病症 → 사증死症의 단계로 증후가 전변 발현될 수 있다.

병인 → 내재된 물질의 과불급 →형태학적 계통 → 인체의 상중하나 표리로(기氣 → 상像 → 형形 → 합병증合病症 → 사증死症)의 단계로 증후가 전변되어 발현될 수 있으며,

이러한 전변과정과 치유법을 요약하면 다음과 같이 한 과정으로 정리 될 수 있다.

병인에 의해 정기正氣의 허虛나 중화中和의 기능 상실로 인해 기질氣質의 이상이 형성되고 이로 인해 내재된 기질물氣質物의 이상이 발생되어 나타나는 변화상이 기질적氣質的 조절계통인 경락계통을 통하거나 물질적物質的 조절계통인 형태학적 계통을 통하여 전변, 전도되어 인체의 공간적 변화상인 상중하나 표리로, 시간적 변화상인 기병증氣病症→상병증像病症→형병증形病症→합병증合病症→사증死症의 단계로 증후가 표출될 수 있다.

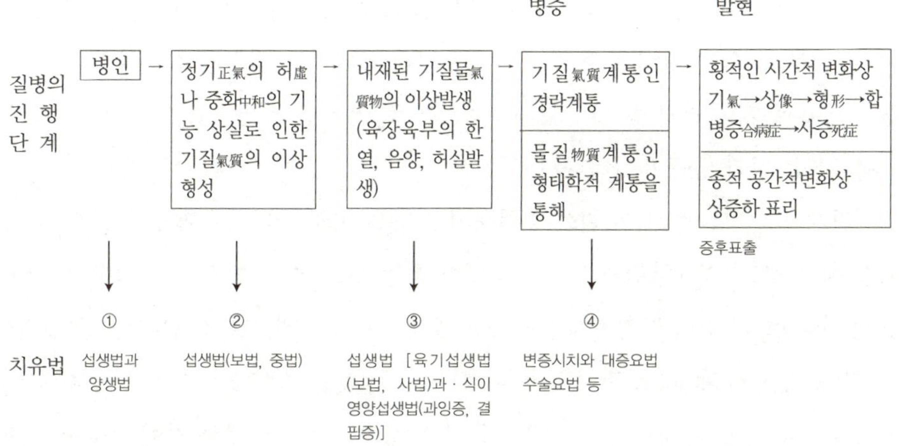

그러므로 증후의 발현과정은 병인에 의해 정기正氣의 허虛나 중화中和의 기능의 상실로 인해 기질氣質의 이상이 형성되고 이로 인해 내재된 기질물氣質物의 이상이 발생

되고 이를 조절하는 것이 육장육부이므로 먼저 장부 및 지배 부위의 이상 증후가 발현되고 이 내재된 기질물氣質物의 변화상(병증)이 경락계통인 12경맥, 12경별, 기경팔맥, 15낙맥, 12경근, 12피부 등을 통해 인체의 상중하나 표리로 전변되어 기병증氣病症 → 상병증像病症 → 형병증形病症 → 합병증合病症 → 사증死症으로 병증이 나타나게 된다. 경락계통에서의 기질적氣質的 변화가 음적으로 진행되면 음경락맥陰經絡脉의 이상 증후로 전변·전도 될 수 있고 양적으로 진행되면 양경락맥陽經絡脉의 이상 증후로 전변·전도 될 수 있다. 더 나아가 장부 및 그 지배 부위의 형태학적 이상으로 전변 발전되어 육장六臟의 형태학적 이상 병증으로 진전될 수 있으며 육부의 형태학적 이상 병증으로 진전될 수 있는 것이다. 더 진행되면 다른 장부 및 지배 부위로 전변되어 합병증 및 사증으로 전변·전도 될 수도 있는 것이다.

내재된 기질氣質의 이상으로 인해 장부 및 그 지배부위에 이상 증후가 발현될 때는 음양으로 분리되기 이전의 상태이므로 장부의 증상이 변화된 기질적氣質的 특성으로 함께 나타나지만,

기질적氣質的 변화가 음양으로 분리되어 병증이 표출될 때는 경락계통인 음경락과 양경락의 미분된 형태로 증후가 발현되며,

내재된 기질물氣質物의 변화상이 경락계통(12경맥, 12경별, 기경팔맥, 15낙맥, 12경근, 12피부 등)의 어디에 존재해 있느냐에 따라 나타나는 병후가 정경의 병후로, 기경의 병후로, 12경별의 병후로, 15낙맥의 병후로, 12경근의 병후로, 12피부의 병후로 경락계통을 따라 병증이 나타나며,

경락계통의 기질적氣質的 변화가 형태에 영향을 미쳐 나타나는 병증은 보다 더 정확한 장부 및 그 지배부위의 형태학적 이상 증상으로 나타나게 되는 것이다. 또한 내재된 기질氣質의 전변은 경락계통을 통해 12정경에서 낙맥이나 기경팔맥으로 전변되며 더 넓게는 사해四海로 전변된다. 내재된 기질氣質은 조절하는 것이 육장육부이고 육장육부와 가장 관계가 깊은 경락계통이 12정경이므로 내재된 기질氣質의 이상이 더 중하고 깊게 발전되어 이로 인해 나타나는 병증도 더 중하고 깊게 발전하게 된다.

내재된 기질氣質의 이상이 인체의 상하좌우로 1~3성盛배의 차이로 일탈될 경우에

는 (인영맥과 촌구맥의 맥성脉盛의 차이가 1~3성盛일 경우)내재된 기질氣質의 이상이 장부 및 경락계통인 12정경에 있게 되고 내재된 기질氣質의 이상이 인체의 상하좌우로 4~5성盛배의 차이로 일탈될 경우에는 (인영맥과 촌구맥의 맥성의 차이가 4~5성일 경우) 내재된 기질氣質의 이상이 장부 및 12정경으로부터 넘쳐서 기경팔맥으로 유주전도 되어 기경팔맥에 있게 되며, 내재된 기질氣質의 이상이 인체의 상하좌우로 6~7배의 차이로 일탈될 경우에는(인영맥이나 촌구맥의 맥성의 차이가 6~7성盛일 경우) 내재된 기질氣質의 이상이 기경팔맥으로부터 넘쳐서 사해四海로 유주전도 되어 사해에 내재된 기질氣質의 이상이 있게 되어 경락계통을 통한 기질적氣質的 전신 증후가 인체의 상중하나 표리에 기병증氣病症 → 상병증像病症 → 형병증形病症 → 합병증合病症 → 사증死症으로 나타나게 된다.

즉, 내재된 기질氣質의 전변은 정경에서 낙맥이나 기경팔맥으로 더 진행되어 사해로 전변되고 내재된 기질물氣質物의 변화상(병증)은 경락계통이나 형태학적 계통으로 발현되게 되는데 경락계통이나 형태학적 계통 중 어느 계통에 내재된 기질물氣質物의 변화상이 유주전도 되어 있느냐에 따라 병증이 구분되는 것이다. 예를 들어 경락계통에서 경락병증은 12정경의 병, 12경별의 병, 기경팔맥의 병, 15낙맥의 병, 12경근의 병, 12피부의 병으로 증후를 구별하고 형태학적 계통에서의 병증은 순환기질환, 신경계질환, 내분비질환, 호흡기질환, 소화기질환, 생식기 질환 등등으로 병명에 의한 증후를 구별한다. 그러므로 경락병증의 경우 내재된 기질氣質의 이상이 1~3성일 경우 병증이 정경에 표출될 수도 있고, 낙맥에 표출될 수도 있으며, 내재된 기질氣質의 이상이 4~5성일 경우 병증이 기경에 표출될 수도 있고, 정경이나 낙맥 등에도 표출될 수도 있으며, 내재된 기질氣質의 이상이 6~7성일 경우 병증이 사해에 표출될 수도 있고, 기경이나 정경이나 낙맥 등에도 표출 될 수 있다. 더 나아가 형태학적 계통에 영향을 미쳐 형태학적계통의 증후가 발현될 수도 있다.

그러므로 내재된 기질氣質의 이상과 나타나는 변화상의 부위 및 증후의 경중은 일치할 수도 있고 다를 수도 있으므로 병증을 본本으로 한 치유는 선후先後가 틀리게 되어 근본의 치유를 할 수 없게 된다.

(2) 장부의 증후 발현과정

병인에 의해 정기正氣의 허虛나 중화中和의 기능의 상실로 인해 기질氣質의 이상이 형성되어 기질물氣質物의 이상이 한열, 음양, 허실로 발생되는데 이것을 조절하는 것이 육장육부이므로 육장육부의 한열, 음양, 허실로 인해 모든 증후가 발생하게 되는데 증후의 발현 부분이 기질적氣質的 계통인 경락계통과 물질적物質的 계통인 형태학적 계통으로 발현된다. 그러므로 증후의 발현과정은 크게 기질氣質의 이상이 형성되어 내재된 기질물氣質物의 이상이 발생되는 부분과 이로 인해 병증이 발현되는 부분으로 나뉘게 되는데 내재된 기질물氣質物에 이상이 발생되어도 나타나는 변화상(병증)은 나타나지 않고 잠재해 있을 수도 있고 병증이 발현될 수도 있는데 병증의 발현이 경락계통이나 형태학적 계통을 통해서 발현되는 것이다.

기질氣質의 이상이 형성되어 증후가 발현될 때는 육장육부가 분리되기 이전의 상태이므로 발현되는 증후도 장부인 지배부위의 기질적氣質的 이상 증후가 함께 발현되고, 육장육부가 한열, 음양, 허실로 분리되어 이상이 발생 될 때는 발현되는 증후 또한 경락계통이나 형태학적 계통을 따라 증후가 발현되게 된다. 육장육부 중 간장과 담낭의 증후 발현과정을 예를 들어 설명하면, 어떤 원인에 의해 간과 담의 기질氣質의 이상이 형성되어 증후가 발현될 때는 간과 담낭이 분리되기 이전의 상태(목木 기질)이므로 목木 기질氣質의 이상 및 간담이 지배하는 부위의 이상증상이 발현되고, 간장과 담낭이 한열, 음양, 허실로 분리되어 이상이 발생될 때는 간장의 장부병증(음 목기木氣)과 담낭의 장부병증(양 목기木氣)이 분리되어 표출되며 이 분리된 간장과 담낭의 증후가 경락계통인 어디로 전변되느냐에 따라 정경인 족궐음간경맥병증, 족궐음간경별병증. 족소양담경맥병증, 족소양담경별병증으로 나타나고 기경인 대맥의 병으로 나타나며, 낙맥인 족궐음간경맥의 낙맥병증, 족소양담경맥의 낙맥병증으로 나타나고, 12경별인 족궐음간경별병증, 족소양담경별병증으로 나타나고, 12경근과 12피부인 족궐음간경근병증과, 족궐음간피부경병증, 족소양담경근병증, 족소양담피부경병증으로 나타나며, 형태학적 계통인 간장의 형태학적 변명에 의한 병증과 담낭의 형태학적 병명에 의한 변증이 인체의 종적인 공간적 변화상인 상중하, 표리로 횡적인 시간적 변화상인 기병증氣病症 → 상병증像病症 → 형병증形病症 → 합병증合病症 → 사증死症으로 나타난다.

1) 간장과 담낭의 증후 발현과정

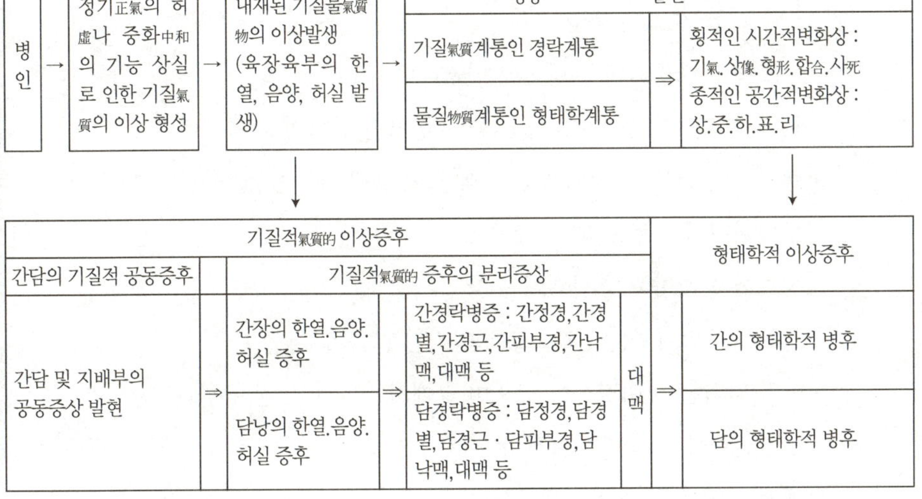

다른 장부의 증후 발현과정도 위와 같다.

　각 장부의 기질적氣質的 특성과 이상이 있을 때의 나타나는 이상 병증의 진행 상태를 요약하면 다음과 같다.

　A. 장부가 아주 좋거나 건강할 때 장부의 기질적 특성으로 나타나는 경우

　B. 기질적 이상이 형성되어 장부의 기질적 이상증후가 함께 표출되는 경우

　C. 장부의 기질적 변화가 분리되어 이상증후 또한 장과 부로 분리되어 발현되는 경우

　D. 장부로 분리된 기질적 변화가 경락계통으로 전변되어 경락계통에 이상증후가 발현되는 경우

　E. 장부로 분리된 기질적 변화가 형태학적으로 이상이 발생되어 이상증후가 발현

되는 경우

　간장과 담낭이 아주 좋거나 목木형이 건강할 때 나타나는 기질적氣質的 특성과 이상이 있을 때 나타나는 이상 병증을 요약하면 다음과 같다.

① 간장과 담낭이 아주 좋거나 건강할 때 간장과 담낭의 기질적氣質的 특성 및 체질적 본성本性으로 나타나는 경우

　간·담의 기질적氣質的 특성

　　– 부드럽고 따뜻하며 온화하고 인자하다.

　　– 문학적이고 학문적이며 예들 들어 설명을 잘하며 교육적이다.

　　– 행정적인 일을 잘 처리하고 미래 일에 대한 계획을 잘 설계한다.

　　– 두뇌회전이 빠르고 꾀가 많다.

　　– 성격이 솔직하고 추진력이 좋다.

　　– 생육하고 발아하는 성격으로 희망적인 말을 잘한다.

　　– 바른 말하는 선비정신이 있으며 앞에서 유도하면 잘 응한다.

　　– 천진난만하며 착하고 순하다.

　　– 대인 관계가 원만하며 대담하다.

② 기질적氣質的 이상이 형성되어 간장과 담낭의 기질적 이상증후가 함께 표출되는 경우

기질적氣質的 변화상	단계 증상	기氣병증	상像병증	형形병증		합병증 合病症	시증 死症
		기미.조짐.징조	증후. 증상	현상	형상	합병증	사증
함께 표출 되는 간장과 담낭의 기질적氣質的 이상증후	정신적 증후	약 올리고 심술 부리고,	비꼬아서 말하고, 직선적으로 말한다				
		노하기를 잘하고,	폭언하고, 부르짖고,	두들겨 패고 싶고, 죽이고 싶어한다.			
		교만하고, 상대를 무시하고 멸시함					
		바람을 싫어하고,	무섭고 두려워하고, 한숨을 잘 쉰다.				
		신내 · 노린내가 나고, 신내를 좋아한다.	변덕이 심하고, 쉽게 결단을 내리고,	결벽증이 심하다.			

기질적氣質的 변화상	증상	기氣병증	상像병증	형形병증		합병증合病症	사증死症
		기미.조짐.징조	증후. 증상	현상	형상	합병증	사증
함께 표출 되는 간장과 담낭의 기질적氣質的 이상증후	육체적 증후	주행상 경락과 경혈에 통증	간경, 담경에 통증	대맥에 통증 간부위통			
		비주에 청색. 면청 입이 쓰고, 백태 새벽에 복통	근육경련, 쥐나고 닭살	근육통 전후굴신불가요통 환도 관절통	경기		
		목쉬고, 편도선이상	가래				
		제좌측 유동기	취	적			
		야뇨증 구토,설사	야위고	탈장, 음부소양 위축증	뇨, 변폐		
		눈물 나고, 눈이 시고			사시		
		손,발톱 이상		족 제4지 이상			
		잠꼬대	이갈고	몽유병			
			편두통	A형.C형 간염 보균자	지방간, 간염 간경화, 간암		
		한숨을 잘 쉬고 합혈에 통증		늑막염	담석, 담낭염		

321

③ 간장과 담낭의 기질적氣質的 변화가 분리되어 이상증후 또한 간장과 담낭으로 분리되어

발현되는 경우

기질적氣質的 변화상	증상	단계	기氣병증	상像병증	형形병증		합병증合病症	사증死症
			기미.조짐.징조	증후. 증상	현상	형상	합병증	사증
음양으로 분리되어 표출되는 간장과 담낭의 기질적氣質的 이상증후	간장의 기질적氣質的 이상증후	한중	근육수축	음낭이 당기고 아픔	소복창만, 맑은 침을 토함			
		열증	눈이 붉고, 건조하고	아프고	눈물이 많다.			
			가슴에 열이 있고 답답하고	갈증이 나고	불면			
				음경 속이 아프다	임질, 적백탁, 대하, 뇨혈 등			
		허증	눈이 깔깔하고	목불명目不明	야맹증			
			무섭고 두려워함	이명, 이롱, 현훈, 두통,	힘줄이 당기고 오그라들며	몸이 마목 되고		
					손발톱이 마르고 푸름			
			구역, 애기, 탄산		수종	복수		
		실증	노하기를 잘하고, 입이쓰고, 마르고		신물을 토하고	객혈, 토혈		

기질적氣質的 변화상	증상	단계	기氣병증 기미.조짐.징조	상像병증 증후. 증상	현상	형形병증 형상	합병증 合病症	사증 死症
음양으로 분리되어 표출되는 간장과 담낭의 기질적氣質的 이상증후	간장의 기질적氣質的 이상증후	실증	가슴과 옆구리가 창만하고 아픔	가슴과 배가 아프고,	아랫배가 결리고	설사		
			손발이 당기고	두통	기가 막혀 천식, 해소			
			복통, 복명		근육강직 마르고,	근맥분리현상,각궁반장		
	담낭의 기질적氣質的 이상증후	한증	머리가 어지럽고	구토				
		열증	가슴과 위가 번민하고 입이 쓰고	쓴물을 구토하고	밤잠이 불안하고 불면			
		허증	머리가 어지럽고 허번하여 잠을 못자고	길게 탄식하고	누가 잡으러 온 것처럼 놀라고 공포가 있다			
		실증	잠이 많고 가슴과 위가 번민하고	편두통과 눈꼬리가 아프다				

④ 간장과 담낭으로 분리된 기질적氣質的 변화가 경락계통으로 전변되어 경락계통에 이상 증후가 발현되는 경우

기질적氣質的 변화상	증상	단계	기氣병증 기미.조짐.징조	상像병증 증후. 증상	현상	형形병증 형상	합병증 合病症	사증 死症
음양으로 분리되어 표출되는 간장과 담낭의 기질적 기질적氣質的 이상증후	간경의 기질적氣質的 이상증후	족궐음 간경 병증	화색이 없고		기미가 끼며			
			가슴이 그득하고	목이 마르고, 구역이 나고				
			사물모회 (시력이 않 좋아 아물아물)	현운,이명	두통			
					전후굴 신불가 요통			
				남자→퇴산 (생식기가 당기는 것) 여자 →아랫배가 부음	삭지 않은 설사 유뇨 (오줌이흐름)	소변불통 (발열)		
		족궐음 낙맥 병증	허증 - 생식기가 가렵고 물집이 잡힌다.(음부 소양증) 고환이 붓는다(퇴산癩疝)					
			실증 - 음경이 늘어지고 정력이 약해진다. 양기가 일어 발기發起되어 죽지 않게 된다.					

기질적 氣質的 변화상	증상	단계	기氣병증 기미.조짐.징조	상像병증 증후. 증상	형形병증 현상	형상	합병증 合病症	시증 死症
음양으로 분리되어 표출되는 간장과 담낭의 기질적 氣質的 이상증후	간경의 기질적 氣質的 이상증후	족궐음 간경별 병중	얼굴에 화색이 없고, 가슴이 답답하다.	부인은 아랫배가 붓고, 남자는 퇴산癩疝이 된다. 목이 마르고, 허리가 아파서 뒤로 젖히지 못함	얼굴에 잡티가 일고, 몸이 삭고 시들어서 쓰지 못하게 된다. (폐인廢人)			
		족궐음 간경근 및 피부 병증	엄지발가락과 안쪽 복사뼈의 앞 부위가 아프고,	종아리 안쪽과 허벅지 안쪽이 아프고 당김				
			한기에 상하면 생식기가 수축되고, 열기에 상하면 생식기가 늘어져 되돌리지 못한다.		생식기의 기능을 상실하게 된다.			
			피부경락선상에 이상발생 - 변색, 열감, 경결, 압통	탈설, 발진	융기, 함하, 염증 등			
	담경의 기질적 氣質的 이상증후	족소양 담경 병증	입이 쓰고, 구토	한숨을 쉬고	가슴과 옆구리가 아파서 돌아 눕지 못하고 기미가 끼고, 면색회암 몸에 기름기가 없고 발 바깥쪽에 열이 난다.			
			머리가 아프고	결분 속이 아프고	담경을 따라 아프고			
			턱과 눈구석이 아픔(가장자리)	겨드랑이 아래가 붓고	옆구리 통증 및 흉통			
			한열왕래(표리)	땀이 나고 춥고,떨리고	네 번째 발가락 이상			
				연주장(담이 계속해 구슬같이 연달아 맺힘)	학질이 생기고 난청, 이롱			
		족소양 낙맥 병증	허증: 힘이 없어 걷지 못하고	앉았다가 일어서지 못하고 (족부위연 기립부능 足部痿軟 起立不能)	앉은뱅이(위벽痿躄) 된다			
			실증: 기역氣逆하여 머리가 시리다					
		족소양 담경별 병증	입이 쓰고 한숨을 쉬며 몸에 기름기가 없고 땀이 나고, 춥고 머리가 아프고 눈꼬리가 아프며 가슴, 옆구리, 갈비가 아프다.	몸을 옆으로 돌리지 못하고 발이 뜨겁고, 따끔거린다. 학질이 있게 되고, 결분이 붓고 아프고, 겨드랑이가 붓고 허벅지, 무릎가장자리, 종아리, 바깥 복사뼈 앞쪽 등이 아프다.	얼굴을 떤다. 새끼손가락 · 발가락과 셋째 손가락, 쓰지 못하게 된다.			

기질적 氣質的	증상 / 단계		기氣병증	상像병증	형形병증		합병증 合病症	사증 死症
변화상	증상	단계	기미.조짐.징조	증후. 증상	현상	형상	합병증	사증
음양으로 분리되어 표출되는 간장과 담낭의 기질적 氣質的 이상증후	간경의 기질적 氣質的 이상증후	족소양 담경근 및 피부병증	새끼발가락과 넷째 발가락이 뒤틀리고 넷째 발가락 힘줄 및 무릎 옆 힘줄이 뒤틀리고 당겨 무릎을 굽히거나 펴지 못하고, 오금 안쪽 힘줄과 허벅다리가 당기고 뒤로는 꽁무니가 당기며	옆구리가 쑤시고, 결분, 옆가슴, 젖, 목 등의 부위의 근육들에 경련이 오게되고	경근이 얼굴에 올라 갔으므로 이상 시 오른 눈을 뜨지 못하고, 또한 두부에서 교맥과 교차하므로 이상 시 오른쪽 다리를 쓰지 못하게 된다.			
			피부경락선상에 이상발생 - 변색, 열감, 경결, 압통	탈설, 발진	융기, 함하, 염증			
	기 경 팔 맥	대맥 병증		(1)두통 ①감기로 인한 두통 ②두정통 ③두목현頭目眩	지속적인 편두통 정경의 병보다 더욱 강한 현기증			
				(2)눈 ①정목냉구 ②안목적통:(눈이 붉어지면서 통증이 나옴)	정목종통			
				(3)귀 ①이롱 ②난청	귀머거리			
				(4)치통				
				(5)목이 이픔	만성편도선염			
				(6)협늑통	늑막염			
				(7)흉·하복부의 창만 동통	복만			
				(8)허리 요부의 냉통·종창·동통·발열·마비증상	요부에서 기氣가 끊어져 나오는 증상 ①대맥 부위의 이상 ②요욕욕좌수중 ③월경의 부조, ④적백대하, ⑤전후굴신불가요통			
				(9)대퇴부의 부종·동통	중풍수족마비→뇌질환 근육마비증상 족위불용증足萎不用症			
				(10)심마진의 피부병				

⑤ 간장과 담낭으로 분리된 기질적氣質的 변화가 형태학적으로 이상이 발생되어 이상증후 가 발현되는 경우

기질적氣質的 변화상	증상	단계		기氣병증	상像병증		형形병증	합병증 合病症	사증 死症
				기미.조짐.징조	증후. 증상	현상	형상	합병증	사증
간장과 담낭의 형태학적 이상병증	간장의 형태학적 병증 (간병증)	지방간		식욕부진, 포만감	구역질, 전신권태, 피로	심한통증	체중감소	심혈관계	
		간염	급성	식욕부진, 허약,권태, 피로감	오심,구역질 가 스차면서 상복부불쾌감	탈수현상,황달, 발열 가려움증	토혈		
			만성	식욕부진, 피로	오심, 구역질	전신권태, 피로감,미열, 우상복부 불쾌감,	황달,부종, 잇몸출혈, 정력감퇴		
		간경화		식욕부진, 피로, 잦은방귀	소화불량	복부팽만감, 소변색이 진해짐(뇨황색) 우측간부위통 미열, 가려움증	오른쪽어깨 뻐근함 황달, 흑달, 수종부종, 모세혈관 확장증	토혈,관절 류,식도정 맥류,간성 혼수 복부정맥 출혈,비장 비대	
		간암		피로, 배가무겁고, 부은 듯하다	오심, 구토	우측상복부둔감, 무력감, 체중감소, 간비대, 저혈당	식도정맥류,빈혈, 입몸출혈,코피, 여자자궁출혈, 수종,부종, 손바닥이 붉거지 고 발목이 붓는다	여자의 남성화 남자의 여성화	
	담낭의 형태학적 병증 (담병증)	담낭염 담석증 담낭암		식욕부진, 복부팽만감	오심, 구토	상복부불쾌감, 상복부압통	어깨결림,복통,방 사통(우측어깨,흉 부,배부),오한,발 열,담도,산통,황달	췌장암, 복막염	

2) 심장과 소장의 증후의 발현과정

심장과 소장이 아주 좋거나 화火 형이 건강할 때 나타나는 기질적氣質的 특성과 이상이 있을 때 나타나는 이상 병증을 요약해서 적으면 다음과 같다.

① 심장과 소장이 아주 좋거나 건강할 때 간장과 담낭의 기질적氣質的 특성 및 체질적 본성本性으로 나타나는 경우

심·소장의 기질적氣質的 특성

- 밝고 환하고 아름답고 환상적이고 예술적이다.
- 예의범절이 좋고 성격이 명랑한 활동가이다.
- 탐구하고 진취적이며 용감하다.
- 질서를 중시하고 예절이 바르며 명랑하고 화려하다.
- 뜨겁고 정열적이며 희생적이고 산화하며 확산한다.
- 체육, 무술을 좋아하고 흥이 있으며 나서기를 좋아한다.
- 육감이 예민하고 칭찬을 아주 좋아한다.
- 사교성이 뛰어나고 구속 받는 것을 싫어한다.
- 순간적으로 일을 처리하거나 힘을 내는데 능숙하다.

② 기질적氣質的 이상이 형성되어 심장과 소장의 기질적氣質的 이상승후가 함께 표출뇌는 경우

기질적氣質的 변화상	단계 증상	기氣병증	상像병증		형形병증		합병증 合病症	사증 死症
		기미.조짐.징조	증후. 증상	현상	형상		합병증	사증
함께 표출 되는 심장과 소장의 기질적 氣質的 이상증후	정신적 증후	급하고 부산하며 뛰기를 좋아함.	반말을 하며 버릇이 없다.	집중력이 없다.				
		화를 잘 내고 신경질적이다.	폭발적이고, 돌격적이며,	사생결단을 내려 한다.				
		지나치게 잘 웃는다. 어리광을 부리고 열을 싫어한다.	가슴이 두근거리고 깜짝깜짝 잘 놀랜다.					

기질적 氣質的 변화상	단계 증상	기氣병증 기미.조짐.징조	상像병증 증후. 증상	현상	형形병증 형상	합병증 合病症 합병증	사증 死症 시증
함께 표출 되는 심장과 소장의 기질적 氣質的 이상증후	정신적 증후	꿈이 많다. 주위를 피곤하게 하고 일관성이 없다.	야하고 사치성이 강하다.	잘나서 공주병이 있다.			
		쓴 것과 단내 나는 것을 좋아하고 병든 성격은 오전과 여름에 더 합니다.					
	육체적 증후	주행성 경락과 경혈에 통증	심경, 소장경의 통증	독맥의 통증			
		열熱이 많아 땀이 많고	갈증이 자주 나고		주관절통 견갑골통		
		제상단 유동기	취	적	심장성고혈압 심장병 (심장에 구멍) 심장판막증 심근경색 심장부위통 (흉통)		
				수소지 이상			
		양 볼이 붉어지고	면홍	면종			
		명뼈 밑 압통(심통)	숨차고(심계항진)	혈血에 이상발생	혈관이상 습관성 유산, 불임증		
		딸꾹질을 자주하고	가슴이 두근거리고				
		혀에 이상	말을 더듬음	벙어리			

③ 심장과 소장의 기질적 변화가 분리되어 이상증후 또한 심장과 소장으로 분리되어 발현되는 경우

기질적 氣質的 변화상	증상	단계	기氣병증 기미.조짐.징조	상像병증 증후. 증상	현상	형形병증 형상	합병증 合病症 합병증	사증 死症 시증
음양으로 분리되어 표출되는 심장과 소장의 기질적 氣質的 이상증후	심장의 기질적 氣質的 이상증후	열증	얼굴이 붉고 (안색적顔色赤), 갈증이 나서 물을 찾으며(구갈음수口渴飮水) 웃기를 잘하며 (소부지笑不止)	가슴이 답답해서(심번心煩) 안면安眠치 못함 심장부위가 침으로 찌르는 것 마냥 아프다 (심흉부자통心胸部刺痛) 소변은 황적색	토혈吐血, 육혈 미친 사람 같이 헛소리를 한다. (섬언광기譫言狂氣)			

기질적氣質的 변화상	증상 (단계)		기氣병증	상像병증	형形병증		합병증合病症	사증死症
			기미.조짐.징조	증후. 증상	현상	형상	합병증	사증
음양으로 분리되어 표출되는 심장과 소장의 기질적氣質的 이상증후	심장의 기질적氣質的 이상증후	허증	놀랜 것같이 가슴이 두근거리고(심계心悸) 근심을 많이 하고 (우수憂愁) 명뼈 밑이 몹시 아프고 (심하폭통心下暴痛) 자한自汗	정충 다몽多夢, 불면不眠 갈비 밑과 허리와 등이 결리거나 아프며 도한盜汗	가슴이 형용할 수 없이 괴롭다. 건망증 전도轉倒			
	소장의 기질적氣質的 이상증후	허한	아랫배가 처지는 것 같으며 아프고(소복하수통小腹下垂痛) 문질러 주는 것을 좋아한다.(희안압喜按押) 소변은 맑고 양이 많으며(소변청장小便淸長)	자주 누나 잘 나가지 않으며(요의빈삭尿意頻數)(불리不利)	변은 희고 붉다.(대변적백색혼합大便赤白色混合)			
		실열	소장기통小腸氣痛 아랫배가 창만하다가(하복창下腹脹) 방귀가 나거나 설사하면 시원해진다. 방뇨후기분放尿後氣分이 좋음	허리와 고환을 당기며 소변이 붉고 잘 나가지 않으며(소변적삽小便赤澁) 요도가 아프다	적백이질이나 혹은 열성설사가 나는데 변에서 냄새가 난다.			

④ 심장과 소장으로 분리된 기질적氣質的 변화가 경락계통으로 전변되어 경락계통에 이상 증후가 발현되는 경우

기질적氣質的 변화상	증상 (단계)		기氣병증	상像병증	형形병증		합병증合病症	사증死症
			기미.조짐.징조	증후. 증상	현상	형상	합병증	사증
음양으로 분리되어 표출되는 심장과 소장의 氣質的 이상증후	심경의 기질적氣質的 이상증후	수소음 심경병증	경락 신경통과 가슴이 아프고(심통心痛) 목이 말라 물을 마시려 한다(인건구갈다음咽乾口渴多飮)	모혈, 유혈에 통증 가슴과 옆구리가 그득하며 아픔(흉협지만동통胸脇支滿疼痛) 가슴과 등, 옆구리 밑이 아픔(흉배협하동통胸背脇下疼痛)	혼도昏倒			

| 기질적 氣質的 변화상 | 증상 | 단계 | 기氣병증 | 상像병증 | 형形병증 | | 합병증 合病症 | 시증 死症 |
			기미.조짐.징조	증후. 증상	현상	형상	합병증	시증
음양으로 분리되어 표출되는 심장과 소장의 氣質的 이상증후	심경의 기질적 氣質的 이상증후	수소음 심경 병증	눈이 노랗고 숨을 몰아쉼(기급氣急) 현운眩暈, 두중頭重 손바닥이 뜨겁고 아픔 (수장열감手掌熱感 및 동통疼痛)	눈이 아프고(목통目痛) 충혈 신열身熱, 불면不眠 견갑 및 전비내측동통 (견갑肩胛 및 전비내측동통前臂內側疼痛)	정신장애 精神障碍			
		수소음 낙맥병증	허 - 말을 할 수 없다					
			실 - 가슴과 명치가 가득 차서 짓누르고 답답함					
		수소음 심경별 병증	가슴이 두근거리며 얼굴이 확확 달아오름(심번心煩)	목과 입이 마르고 위안쪽이 아프고	눈동자가 누렇게 흐리고 손바닥이 뜨겁게 됩니다.			
			가슴이 아프고 옆구리가 아프고	가슴에서 뭉치고 경련이 일어나며	명치에서 복량伏梁증이 생기고 뒤틀리며 쑤시고			
		수소음 심경근 및 피부병증	경락을 따라 힘살이 당기거나		팔의 힘살이 약해 팔을 굽혀 펴지 못하고 아프게 된다			
			피부경락 선상에 이상 -변색, 열감, 경결, 압통	탈성, 발진	융기, 함하, 염중 등			
	소장경의 기질적 氣質的 이상증후	수태양 소장경 병증	경락 신경통 목이 아프고 목이 뻣뻣하고(경항강직頸項强直), 입 속과 혀가 해어져 덧나고(구설미란口舌糜爛) 인후종 아랫배가 그득하고 부어오르(하복부장만下腹部腸滿)고, 아픔疼痛, 복통	모혈과 유혈에 통증 뺨과 턱이 붓고 아프며 (하악下顎 및 협부동통頰部疼痛) 어깨와 팔 바깥쪽이 아픔 (견비외측동통肩臂外側疼痛) 눈물을 흐름(유루流淚) 요부腰部로 이어지는 방산통放散痛 대변 설사 및 변비	목을 돌릴 수 없다 어깨가 빠지는 것 같으며 상완이 뿌러지는 것 같이 아프다 불알이 당김(고환견인감睾丸牽引感) 굳은 똥(조뇨)			
		수태양 낙맥병증	허 - 사마귀가 돋고 손가락이 헐고 가렵다.					
			실 - 팔이 늘어지고 팔꿈치가 막혀 못쓰게 된다(주비위폐肘臂痿廢)					

기질적 氣質的 변화상	증상	단계	기氣병증 기미.조짐.징조	상像병증 증후. 증상	형形병증 현상	형상	합병증 合病症 합병증	사증 死症 사증
음양으로 분리되어 표출되는 심장과 소장의 氣質的 이상증후	소장경의 기질적 氣質的 이상증후	수태양 소장경 별병증	턱이 붓고 목, 어깨, 턱, 팔뚝, 팔꿈치의 뒷 모서리가 아픔	고개를 숙이지 못하고	어깨가 빠지고, 팔이 부러지고 귀가 썩거나 눈이 누렇게 되고			
		수태양 소장 경근 및 피부 병증	새끼손가락과 팔꿈치가 아프고 목이 붓고 아프며 턱이 당기고 . 귀속에서 소리가 나며 아프고	팔안쪽을 따라 겨드랑이와 겨드랑이 위쪽이 아프며 어깨쭉지가 당기고 목의 근육에 경련이 일어나며 눈이 어릿어릿해져 눈을 오랫동안 감고 있다가 떠야 물건들이 보임	오래되면 안보이게 된다.			
			피부경락선상에 이상 -변색, 열감, 경결, 압통	탈설, 탈진	융기,함하, 염증 등			
	기경 팔맥	독맥 병증		(1)두통→ ①감기로 인한 두통 ②후두통 ③열병에 따른 두통	①두중 ②고요高搖→두전중 ③정두통			
				(2)바람만 쏘이면 눈물이 남 목적종통目赤腫痛 치통(상치통) · 비(코)질환	충혈 종통→통증			
				(3)뒷목덜미가 굳음	요배강통腰背强痛 →척추 강직			
				(4)등 · 허리가 굳음				
				(5)허벅지와 무릎이 붓고 아프고 수족이 땡기고, 마비됨(혈血공급이 안됨) 수전증이 진행 시 손가락이 부어 류마티스 관절염	뇌질환과 관계 뒷목이 굳어져 실어증 아기의 경우 - 경기 및 각궁반장 · 간질 정신질환 · 혈血의 부족에 의한 수족마비			
				(6)도한 · 침한 표한불지表汗不止 →땀이 그치지 않음	도한 · 침한 · 표한			
				(7)산후에 땀을 흘려서 바람을 싫어함.	고혈압 및 저혈압			

⑤ 심장과 소장으로 분리된 기질적氣質的 변화가 형태학적으로 이상이 발생되어 이상증후
가 발현되는 경우

기질적氣質的 변화상	증상	단계	기氣병증 기미.조짐.징조	상像병증 증후. 증상	현상	형形병증 형상	합병증 合病症 합병증	사증 死症 사증
심과 소장의 형태학적 이상병증	심장의 형태학적 병증 (심병증)	협심증	가슴에 경미한 통증 가슴이 죄들면서 숨이 막힘 피로감 진땀이 난다	가슴이 답답하고 눌리는 듯한 느낌 소화불량시 유사한가슴 통증 발생 가슴이 뛰고 울렁거림	갑작스런 호흡곤란 목구멍에서 질식할 것 같은 느낌 호흡곤란	가슴의 통증이 턱, 치아, 귓불까지 퍼져나감 왼쪽 팔, 어깨, 팔꿈치 손등이 무겁고 감각이 둔해지며 통증이 있음 어깨뼈 사이에 통증	심근경색 심부전 심장마비	
		심근경색	30분이상 지속되는 가슴 중앙부위의 심한 압박감(흉통) 발한, 미열, 오심	어깨, 목, 턱, 팔 등으로 퍼지는 통증 구토, 불안	식은땀 숨이 차거나 메스꺼움	어지러움 실신	심부전증 부정맥 뇌졸중 출혈	
		심부전증	위장의 소화 흡수장애 뇨의 양이 줄고 혈액순환장애	식욕부진 권태감 무릎이하 다리 특히 발이나 발등에 부종 발생 청색증	구토 호흡곤란 신장기능 저하	간비대 및 동통 뇌부종으로 인한 신경증상	혈액적 이상 고혈압 심폐합병증 신경근육합병증 위장관계합병증 골이영양증 영양 및 대사장애 내분비장애 면역학적 합병증 및 감염	
		심장병	흉부의 갑작스런 압박감, 충만감 가슴의 불쾌감 심장박동의 불규칙	쥐어짜는 듯한 느낌이나 통증 발한 머리가 빈 느낌	가슴 중앙으로부터 어깨, 목, 팔 등으로 전파되는 가슴의 통증 호흡곤란	실신	퇴행성관절염 통풍 당뇨 협심증 심근경색	

기질적 氣質的 변화상	증상	단계	기氣병증 기미.조짐.징조	상像병증		형形병증 형상	합병증 合病症 합병증	시증 死症 시증
				증후. 증상	현상			
심과 소장의 형태학적 이상병증	소장의 형태학적 병증 (소장 병중)	십이지장 궤양 십이지장 염	소화불량	식욕부진	오심 상부복통 새벽녘에 심한 상복부 통증으 로 잠을 깨는 때가 허다 하다	구토 복부통증 혈변	소화관출혈 철 결핍성 빈혈 복막염 천공	
		십이지장 암	매스꺼움	복통	구토	체중감소 만성적인 위장 출혈	점막손상 출혈	
		소장염	설사 복부 불쾌감	복통	발열 약한 황달	구토	만성위염 만성의 담낭 췌장염	
		소장암	체중감소	복통	만성 출혈	장폐색	신결석 영양상태이상	
		크론씨병	잦은 변의	점액 변	심한 복통 및 설사 농양의 형성	체중감소 장폐색 장천공	장암 및 장출혈 관절염, 척추염 공막염, 간염 경화성 담관염 결장암, 소장암	

332

3) 비장과 위장의 증후 발현과정

먼저 비장과 위장이 아주 좋거나 토土형이 건강할 때 나타나는 기질적氣質的 특성과 이상이 있을 때 나타나는 이상 병증을 요약해서 적으면 다음과 같다.

① 비장과 위장이 아주 좋거나 건강할 때 비장과 위장의 기질적氣質的 특성 및 체질적 본
   성本性으로 나타나는 경우

   비·위장의 기질적氣質的 특성

   – 현실적인 일에 관심이 있고,

   – 확실하고 철저하며 정확하며 틀림이 없다.

   – 외골수이며 하나밖에 모르는 일편단심이다.

   – 신용이 있고 믿음성이 있으며 변칙을 싫어한다.

- 직접 일하고 자기중심적이며 배운대로만 한다.

- 화합하고 단합하고 결합하여 통일한다.

- 단단하고 굳건해 틀림이 없다.

- 끈적끈적하고 비위가 좋다.

- 표현이 단순하고 타산적이며 명령대로 실천한다.

  얌전하고 복잡한 일을 싫어한다.

- 토기가 너무 강하면 자기중심적이고 옹고집마냥 고집불통이 된다.

② 기질적氣質的 이상이 형성되어 비장과 위장의 기질적氣質的 이상증후가 함께 표출되는 경우

기질적氣質的 변화상	단계 증상	기氣병증 기미.조짐.징조	상像병증 증후. 증상	형形병증 현상	 형상	합병증 合病症 합병증	사증 死症 사증
함께 표출 되는 비장과 위장의 기질적 氣質的 이상증후	정신적 증후	생각이 많고 쓸데없는 생각하며 공상, 망상하고	의심하여 호언장담하고	거짓말한다			
		확인하고 또 확인하며	반복해서 말하고 행동한다				
		미련하고 게으르며	거추장스럽고	부담스럽게 처신한다.			
		사물에 대한 믿음이 부족하고,	추진력이 약하다	의부증 의처증이 있다.			
		습기를 싫어하고	굻은음식과 단맛을 좋아한다				
	육체적 증후	주행상 경락과 경혈에 통증	비경, 위경에 통증	충맥에 통증			
		슬냉	슬통	슬관절염			
		음식맛을 모르는 대식가 속쓰림, 복명	트림, 구취 도포증	위궤양 위염	위암 비장암		
		제중 유동기	취	적	출혈		
		입과 입술에 이상	설근이 크고	전두통	비만증		
		눈밑이 불룩해지고 눈꺼풀이 떨린다	이마가 검고 하치통	수전증 당뇨병	구안와사 백혈구 이상		

기질적氣質的 변화상	증상	기氣병증	상像병증		형形병증	합병증合病症	시증死症
		기미.조짐.징조	증후. 증상	현상	형상	합병증	시증
함께 표출 되는 비장과 위장의 기질적氣質的 이상증후	육체적 증후	눕기를 좋아하고 발뒤꿈치 갈라지고 몸 전면에 열 코 끝이 빨갛고 멍이 쉽게 들고	면황 개기름이 흐르고 얼굴에 주름이 많다.	당뇨병 저혈당 혈액의 응고가 잘안된다.	발 1, 2지 이상 백혈구수 이상		

③ 비장과 위장의 기질적氣質的 변화가 분리되어 이상증후 또한 비장과 위장으로 분리되어 발현되는 경우

기질적氣質的 변화상	증상	단계	기氣병증	상像병증		형形병증	합병증合病症	시증死症
			기미.조짐.징조	증후. 증상	현상	형상	합병증	시증
음양으로 분리되어 표출되는 비장과 위장의 기질적氣質的 이상증후	비장의 기질적氣質的 이상증후	한중	소화불량 입술은 담백하고	배가 계속 아프고 (복통부지腹痛不止) 사지가 차고 (사지역냉四肢逆冷) 피부는 누렇고 침침하고	묽고 찬 설사 부종浮腫			
		열중	식욕감퇴 입술이 붉고, 입안이 달고 텁텁하다	간헐적 복통 피부는 누렇다	소변황적			
		허중	식사한 것이 소화되지 않고 식욕이 감퇴 음수부족 땀이 많고 눕기를 좋아한다	배는 문질러주면 좋아한다 입술건조. 면황. 부종	대변은 묽은 설사 사지한냉	수척		
		실증	배가 창만하고(대복만통大腹滿痛) 속이 헛헛하고 식욕감퇴	주위에 젖취가 있고 몸이 무겁고(신중身重) 아프며 피부색이 건조하고 누렇다(건황乾黃)	온몸에 부종浮腫	대소변불능大小便不能		

기질적 氣質的 변화상	증상	단계	기氣병증 기미.조짐.징조	상像병증 증후. 증상	형形병증 현상	형상	합병증 合病症 합병증	사증 死症 사증
음양으로 분리되어 표출되는 비장과 위장의 기질적 氣質的 이상증후	위장의 기질적 氣質的 이상증후	한증	위안이 창만하며 딸꾹질	맑은 물이나 묽은 가래침을 토한다 구토, 복통 뜨겁게 문질러주면 좋아한다	사지한냉			
		열증	갈증이 나서 물을 자주 찾고(구갈다음□渴多飮) 자주 배고파하며(기아감 飢餓感) 뱃속이 느글느글하다	흉비胸痞 구취, 잇몸이 붓거나 썩고(치근종통齒根腫痛)	잇몸출혈 (치출혈齒出血)			
		허증	식욕이 없고, 음식이 소화되지 않으며 입술과 혀가 담백하고 (순설담백脣舌淡白)	흉위비만胸胃痞滿 트림 삭지 않는 변을 누거나	설사			
		실증	위안이 창만하고 아프며 (위장만동통胃張滿疼痛)	썩은 내 나는 신물을 토하고(애부토사噯腐吐瀉)	변비(대변불능大便不能)			

335

④ 비장과 위장으로 분리된 기질적氣質的 변화가 경락계통으로 전변되어 경락계통에 이상 증후가 발현되는 경우

기질적 氣質的 변화상	증상	단계	기氣병증 기미.조짐.징조	상像병증 증후. 증상	형形병증 현상	형상	합병증 合病症 합병증	사증 死症 사증
음양으로 분리되어 표출되는 비장과 위장의 가질적 氣質的 이상증후	비경의 기질적 氣質的 이상증후	족태음 비경 병증	경락 신경통, 음식을 먹으면 윗배가 부르며, 위가 아프고(위통胃痛) 음식을 내리지 않고 가슴이 답답하고 위속이 아프고 음식량 감소 오줌이 통하지 않으면서(소변불리小便不利)	모혈, 유혈에 통증 구역이 나면서 트림을 많이 한다. 명 뼈 밑이 당기며 아프고 손발에 힘이 빠지고 악협부동통 (턱과 뺨이 아프고) 혀 뿌리가 굵어지고, 황달이 생기고 누워서 잘 수가 없으며, 서 있기가 힘들고 복부종창	장명腸鳴, 오심구토 몸이 무거워 움직일 수 없다 두중頭重 허벅다리와 무릎속이 붓고 엄지발가락을 쓰지 못한다 미소화변未消化便 수양변水樣便			

기질적氣質的 변화상	증상	단계	기氣병증 기미.조짐.징조	상像병증 증후. 증상	형形병증 현상	형形병증 형상	합병증合病症 합병증	시증死症 시증
음양으로 분리되어 표출되는 비장과 위장의 가질적氣質的 이상증후	비경의 기질적氣質的 이상증후	족태음낙맥병증	허증 - 헛배가 부르다(고장중鼓腸症) 사지백절의 종연무력縱軟無力					
			실증 - 토사곽란 , 장중절통(뱃속이 끊기는 듯 아프다). 전신통					
		족태음비경별병증						
		족태음비경근 및 피부병증	엄지발가락이 당기고 아프며 붙지않고, 배꼽이 위쪽으로 당기고, 옆구리가 아프며	안쪽 복숭아 뼈가 당기며 아프고, 허벅다리마디가 당기면서 아프고, 가슴속과 등뼈가 당기고 아프며	종아리 뼈와 무릎 안쪽의 힘살이 뒤틀리고 아프며 생식기가 뒤틀리며 쑤시고 아프다. 허리의 가장자리가 당기고 아프다			
			피부경락선상에 이상발생 - 변색, 열감, 경결, 압통	탈설, 발진	융기,함하,염증 등			
	위경의 기질적氣質的 이상증후	족양명위경병증	경락신경통, 추위서 떨고, 기지개를 잘하고 하품을 자주하고, 나무 맞닿는 소리를 들으면 깜짝 놀라며 배가 끓고, 창만해지고, 고열, 하질, 받한 흉부동통(가슴, 젖) 몸 앞쪽이 다열이 있고 음식을 잘 소화시켜 배가 자주 고프고 앞가슴이 다 차며 위 속이 차고 창만	모혈, 유혈에 통증 사람을 싫어하고 불을 가까이 하며 가슴이 뛰고, 집에 문을 닫고 홀로 있기를 즐기며, 배에 가스가 차서 방귀가 많이 나오고 입이 헐고(구순생창□脣生瘡) 인후통 경부종창, 코가 건조하고 소리가 나며 오한(惡寒), 目痛 다리, 슬관절의 바깥쪽 변두리와 발등이 아프며, 소변이 누렇고 불면	큰 소리로 노래 부르고 의복을 벗고 달아나려 한다. 뼈가 시리다. 구안와사□眼臥斜 가운데 발가락을 쓰지 못한다 광고 (狂躁-미쳐날뜀) 전광癲狂 신혼섬언 (神昏譫言-정신이 흐려 헛소리를 함)			
		족양명낙맥병증	허증 - 퇴족위수연약腿足痿瘦軟弱 및 만곡불능. 후비喉痺					
			실증 - 전광癲狂					
		족양명위경별병증						

기질적 氣質的 변화상	증상 / 단계	단계	기氣병증 기미.조짐.징조	상像병증 증후. 증상	형形병증 현상	형상	합병증 合病症 합병증	시증 死症 시증
음양으로 분리되어 표출되는 비장과 위장의 가질적 氣質的 이상증후	위경의 기질적 氣質的 이상증후	족양명 위경근 및 피부 병증	가운데 발가락이 당기고 아프며 음낭이 부어 커지며 배의 근육이 아프고 결분과 뺨이 당기며	종아리 근육에 경련이 일어나고 까치발로 서고 속에 농혈이 생겨 아프다 (퇴산癀疝) 갑자기 입이 삐뚤어지고 눈이 감아지지 않으며 뺨의 근육에 한기가 들면 경련이 일어나고 열기가 있으면 근육이 늘어져 눈을 뜨지 못한다.	허벅지 앞이 붓는다 목토힘살이 경련이 일어난다 입이 돌아가며 당겨지지 않게 된다.			
			피부경락선상에 이상발생 - 변색, 열감, 경결, 압통	탈설, 발진	융기, 함하, 염증 등			
	기경 팔맥	충맥 병증		(1)목이 막히는 것 같아서 음식을 삼킬 수가 없다. (2)심중자통心中刺痛증 (3)가슴에 응어리가 있고 (4)소화불량 (5)술로 인한 만성위장병 → 주피酒癖 (6)배꼽주위가 아프고 (7)중만불쾌中滿不快 (9)복명 (10)설사에 의한 복통	氣逆 상충으로 인하여 ①흉상복부가 답답하고 통증 ②고창증 ③음식물을 삼키지 못함 주식적취 반위 토사곽란 더 심화시 장풍하혈 탈장 탈한			

⑤ 비장과 위장으로 분리된 기질적氣質的 변화가 형태학적으로 이상이 발생되어 이상증후가 발현되는 경우

기질적 氣質的 변화상	증상	단계	기氣병증 기미.조짐.징조	상像병증 증후. 증상	상像병증 현상	형形병증 형상	합병증 合病症 합병증	사증 死症 사증
비장과 위장의 형태학적 이상병증	비장의 형태학적 병증 (비장병증)	비장종대 비장비대	발열 어질어질함	빈혈 통증	황달	임파절종 출혈, 쇼크 간장종대	빈혈 백혈구와 혈소판 부족증	
		비장 기능항진	자반중	황달 무과립 세포증	말초 혈액의 망상 적혈구 증가 재생불량성빈혈	골수의 적혈구계 증식 혈소판 및 백혈구 감소증	식도 및 위정맥류 파열 간성혼수	
		비장경색	염증	상복부 통증	비장의 압통	출혈	비장종대	
		췌장염 급성	배가 부어오르고 가스가 찬다	심한 복통	구토 근육통	혈압이 떨어짐	당뇨병 만성 칼슘 결핍증 다량 출혈	
		췌장염 만성	상복부에 통증이 지속됨	경미한 황달	체중이 급속히 감소함	췌장폐색		
		췌장암	위 근처와 등이 답답함 몸이 가려워짐	속이 불편 소변의 색이 진해짐	식욕저하 황달	체중감소	허리통증	
	위장의 형태학적 병증 (위장병증)	위염	경미한 오심 설사 입에서 신맛이 느껴짐	가슴에 통증 발열 구토 식욕 상실	배에 가스 참 복통과 경련	복부 팽만 쇠약	위출혈 위궤양 위천공	
		위궤양	소화불량 식욕상실	가슴앓이 구토가 가끔 발생	상복부나 흉골 아래쪽이 타는 듯한 느낌 빈혈	속쓰림 위통 체중감소 위내출혈	빈혈 위천공 궤양이 악성으로 변함	
		위암	오심 식욕부진 조기포만감 소화불량 속쓰림	복통 연하곤란 상복부통증 복부팽만감 신트림	궤양 양상의 통증 배에 덩어리가 만져짐 구토	체중감소 위출혈	폐렴 폐부전증 복강내 농양 췌장염 췌장누공 장액종 장출혈 장궤양 장폐색	

기질적 氣質的		단계	기氣병증	상像병증		형形병증	합병증 合病症	시증 死症
변화상	증상		기미.조짐.징조	증후. 증상	현상	형상	합병증	시증
비장과 위장의 형태학적 이상병증	위장의 형태학적 병증 (위장 병증)	위무력증	답답하고 더부룩함 울렁거림 식후무력감 복부에 가스참 기상시 몸이 무거움	복부팽만감 소화불량 눈이 침침해지 는 느낌 하복부 불쾌감 냉대하증 자궁 후굴	복명 소식 어지러움, 차멀미 대소변 불쾌 수면중 악몽 생리전 긴장감 불감증	두통 수족냉증 소변빈삭 기억력감퇴 만성피로 자율신경과민 생리통, 요통, 성교통 전신기능저하	하복부출혈	

4) 폐장과 대장의 증후 발현과정

폐장과 대장이 아주 좋거나 금金형이 건강할 때 나타나는 기질적氣質的 특성과 이상이 있을 때 나타나는 이상 병증을 요약해서 적으면 다음과 같다.

① 폐장과 대장이 아주 좋거나 건강할 때 폐장과 대장의 기질적氣質的 특성 및 체질적 본성本性으로 나타나는 경우

폐 · 대장의 기질적氣質的 특성

– 지도자의 기상이 있어 지도력이 있고 다스리기를 좋아한다.

– 리더십이 있으며 상전이 되고자 한다.

– 규칙적인 것을 좋아하고 승부욕이 강하며 지고는 못산다.

– 고정하고자 하는 성향이 강해서 획일적이다.

– 결실하고 정리하며 숙살한다.(죽어서 다른 것이 되도록 유도한다)

– 의리가 있고 자존심이 강하다

– 강직하고 대의명분이 있으며 인정이 많다

– 준법정신이 강하고 애국심과 효성심이 강하다

– 금金 기운이 너무 강하면 자만심이 강해져 만용으로 주위를 강압한다.

② 기질적氣質的 이상이 형성되어 폐장과 대장의 기질적氣質的 이상증후가 함께 표출되는 경우

기질적氣質的 변화상	단계 증상	기氣병증	상像병증	형形병증		합병증 合病症	사증 死症
		기미.조짐.징조	증후. 증상	현상	형상	합병증	사증
함께 표출 되는 폐장과 대장의 기질적 氣質的 이상증후	정신적 증후	슬퍼하고 비관적이며	염세주의적이고, 자살충동이 자주 일어나고,	자살한다.	폐암 대장암 직장암 피부암		
		눈물이 많고 징징짜며,	곡소리로 말한다.				
		인정에 약하고	동정심이 지나치며,	소신을 지키기 어렵다.			
		명령적이고,	공갈적이며,	큰소리로 호령한다.			
		건조한 것을 싫어하고,	재채기를 잘한다.				
		죽여서 다른 것이 되게 하고, 매운 것과 비린 것을 좋아하며	저녁과 가을에 이런 증후가 더 심하다.				
	육체적 증후	주행상 경락과 경혈에 통증 콧물, 코막힘 기침, 재채기를 한다. 코피, 제우측 유동기 가슴에 팽만감 장명 손목, 하완통	폐경, 대장경에 통증 비염, 코 알레르기 해소, 천식 폐 수축 얼굴이 창백하다. 취 몸에서 비린내가 난다 변비, 설사 손목 관절통	임맥에 통증 축농증 폐병, 폐결핵 각종 피부병 피부알레르기 적 체모이상 대장무력, 맹장염 견비통(거궐통), 상치통 손 1,2지 이상	치질 치루		

③ 폐장과 대장의 기질적(氣質的) 변화가 분리되어 이상증후 또한 폐장과 대장으로 분리되어 발현되는 경우

기질적(氣質的) 변화상	증상	단계	기(氣)병증 기미.조짐.징조	상(像)병증 증후. 증상	형(形)병증 현상	형상	합병증(合病症) 합병증	사증(死症) 사증
음양으로 분리되어 표출되는 폐장과 대장의 기질적(氣質的) 이상증후	폐장의 기질적(氣質的) 이상증후	한증	목이 마르지 않고 (구불갈口不渴) 숨이차며(기천氣喘) 가슴과 갈비가 터질 듯이 아파서 (흉협창통胸脇脹痛)	기침이 있고 (해수咳嗽) 반드시 누워있지 못한다(평와불능平臥不能)	희고 묽은 가래가 나온다(담량소색백痰量小色白) 얼굴 및 전신에 부종			
		열증	신열번조身熱煩燥 목이 아프고, 숨이 차고	갈증(구갈口渴) 가래가 나오고 코가 벌름 거리고 코 끝이 약간 붉고	소변불리小便不利 코피가 나며 인후폐색종통咽喉閉塞腫痛			
		허증	호흡이 미약하고 목소리도 미약하며 조열燥熱이 있고 관골이 붉으며	목이 쉬어 나오지 않으며 피부가 건조하고 인후가 건조하고 추위를 타며	자한自汗, 도한盜汗이 있고 몸이 점점 수척해진다. 모발이 빠진다			
		실증	가슴이 답답하여 가슴을 재치고 숨쉬며 가슴과 옆구리가 아프고	숨결이 짧고 거칠며 천식이 있고 견배부가 아프며	기침 끝에 냄새나는 가래를 뱉는다. 폐옹, 폐저 등이 온다.			
	대장의 기질적(氣質的) 이상증후	한증	장명腸鳴, 복통腹痛	묽은 변을 배설하고 소변은 맑고 많으며	손발이 차다(수족한냉手足寒冷)			
		열증	배가 창만하고 (복만腹滿) 입과 입술이 마르고 타며	배꼽 주위가 아프고 (제복통臍腹痛) 변이 굳고 혹은 변이 묽고 썩은 내가 나며 소변은 붉고 적고	변혈便血 치루 장독臟毒			
		허증	복부가 유연하고 때로는 변비나 설사가 있으며	오랜 이질이나 만성설사	항문탈출(탈항脫肛) 사지궐냉四肢厥冷 농혈변膿血便			
		실증	배가 아프며 누르는 것을 거부하며 (복통거안腹痛拒按) 대변불통大便不通 후중만 심하고 아랫배가 아프다 (소복동통小腹疼痛)	오한, 발열, 자한이 있다 (한열자한寒熱自汗)				

④ 폐장과 대장으로 분리된 기질적氣質的 변화가 경락계통으로 전변되어 경락계통에 이상 증후가 발현되는 경우

기질적氣質的 변화상	증상 \ 단계	단계	기氣병증 기미.조짐.징조	상像병증 증후. 증상	형形병증 현상	형形병증 형상	합병증合病症 합병증	사증死症 사증
음양으로 분리되어 표출되는 폐장과 대장의 기질적氣質的 이상증후	폐경의 기질적氣質的 이상증후	수태음 폐경 병증	경락신경통, 폐가 팽만하면서 숨이 차고 헐떡거리며(효천哮喘) 기침이 나며, 가슴속이 답답하고 그득하며(흉부만민胸部滿悶), 어깨와 잔등이 아프며 시리고 코가 막히고(비색鼻塞), 오한발열 인후건조咽喉乾燥, 복부창만腹部脹滿	모혈, 유혈에 통증 결분속과 어깨와 팔 안쪽이 아프고 차며 손바닥에 열이 나고(수장발열手掌發熱) 땀이나며 오줌이 잦으면서 하품이 나고 오줌 빛도 변하고(뇨색변尿色變) 흉통胸痛, 견배통肩背痛 수비냉통手臂冷痛 가래와 침을 토하고, 타혈唾血	두손을 마주잡고 정신이 혼미해짐 중풍증상이 있다. 묽은 설사			
		수태음 낙맥 병증	허중 - 기지개 잘 켜고 하품을 잘하고 호흡이 짧음. 소변이 절로 흐름(유뇨, 빈뇨) 실증 - 손이 저리고 손에서 열이 남(수근부작열감手根部灼熱感)					
		수태음 폐경별 병증						
		수태음 폐경근 및 피부 병증	경근이 순행하는 부위가 땅기고	힘줄이 켕기고 옆구리가 켕기면서	식분증息賁症을 일으킬 수 있다 토혈할 수 있다			
			피부경락선상에 이상 발생 -변색, 열감, 경결, 압통	발진, 탈설	융기,함하, 염증 등			
	대장경의 기질적氣質的 이상증후	수양명 대장경 병증	경락신경 통, 제복부동통臍腹部疼痛, 이동성복통장명腸鳴 발열, 구갈口渴 목적통目赤痛 2지의 활동불편	모혈, 유혈에 통증 황색점액변, 수양변水樣便 인후동통咽喉疼痛, 치통 경부종창頸部腫脹	정신혼미 비출혈鼻出血 견갑肩胛 및 상비동통上臂疼痛, 열감을 수반하는 발적종창 혹은 한냉감			
		수양명 낙맥병증	허중 - 이가 차고 시리며 흉격이 마비되어 가슴이 멍멍함(흉격부색민胸膈部塞悶) 실증 - 귀가 안 들린다.					

기질적 氣質的 변화상	증상	단계	기氣병증 기미.조짐.징조	상像병증 증후. 증상	형形병증 현상	형상	합병증 合病症 합병증	사증 死症 사증
음양으로 분리되어 표출되는 폐장과 대장의 기질적 氣質的 이상증후	대장경의 기질적 氣質的 이상증후	수양명 대장 경근 및 피부 병증	이경의 순행 부위가 땅기고 아프며, 힘줄이 켕기고,	어깨를 들어올릴 수 없고, 목을 돌리기가 불편하여 좌,우측을 볼 수 없다.				
			피부경락선상에 이상 발생 -변색, 열감, 경결, 압통	발진, 탈설	융기,함하, 염증 등			
	기경팔맥	임맥 병증		(1)하치통	실천력이 떨어진다.			
				(2)산후불어	산후우울증			
				(3)인후종통	해소,천식			
					간질			
				(4)젖이 붓고 아프다.				
				(5)심하비통				
				(6)토하는 것이 멈추지 않음				
				(7)음식물을 삼킬 수 없음				
				(8)위장과 배꼽 부위가 아프고				
				(9)변비가 심할 수 있음 냉통	이질			
				(10)생식기→소변불통,배뇨 장애, 혈뇨, 치질이 생겨 출혈이 생김.	소변불리			
				(11)부인과질환 ①하복부가 붓고 ②부정출혈不正出血 ③혈적血積 ④산후복통 ⑤사태불출死胎不出 ⑥태의불출胎衣不出 ⑦난산, 사산 ⑧여성→산후정신장애 　남성→전립선염	하복부의 냉감으로 인한 불임 사태불하 산후중풍 산후불어증 남자 생식기 질환 - 내결 칠산(한산, 수산, 근산, 혈산, 기산, 호산, 퇴산)			

343

⑤ 폐장과 대장으로 분리된 기질적氣質的 변화가 형태학적으로 이상이 발생되어 이상증후가 발현되는 경우

기질적 氣質的 변화상	증상	단계	기氣병증 기미.조짐.징조	상像병증		형形병증	합병증 合病症	사증 死症
				증후. 증상	현상	형상	합병증	사증
폐장과 대장의 형태학적 이상병증	폐장의 형태학적 병증 (폐병증)	폐렴	발열, 오한, 피로 복통, 식욕상실	기침 근육통 목구멍이 따가움	입술과 손톱이 푸르스름 해짐 호흡이 빠르거나 느려짐	가슴에 통증 목의 임파선 이 비대 극심한 호흡 곤란	늑막염 폐의 2차 감염 우울증	
		기흉	갑작스런 흉통 기침 발한, 불안정	호흡곤란, 저산소증 기좌호흡 불안, 초조	혈압이 떨어짐 객혈, 어깨부위 통증 약하고 빠른 맥박	극심한 호흡 곤란 창백함, 청색증, 기절	흉수가 늑강막내에 고임	
		폐 결 핵	오한 기침과 같은 호흡기 증상 인후통, 전신권태, 불쾌감,두통 등과 같이 유행성 감기와 유사한 증상	미열 체중감소 만성피로 땀이 많이남 (특히 발에 심함)	가래를 동반한 기침 맑은 가래 → 회색가래 → 황색가래 → 피가 섞여 나오 는 가래 숨이 짧아짐	호흡곤란 소변이 붉고 탁해짐	폐농양 기관지 확장증 다른 부위로 감염 (뇌,뼈,척추,신장 등) 만성 폐색성 폐질환 호흡기 부전증	
		폐암	기침, 미열, 발열 가슴부위 통증 두통, 오심	식욕감퇴 호흡곤란 호흡시 쌕쌕 거리는소리 (천명) 구토, 오한, 복통	체중감소 숨이 참, 목소리 변성 얼굴이나 목의 부종 설사나 변비	전신쇠약 뼈골절 반신마비	폐렴, 피부염, 낭모, 농흉, 식도염 심계항진 백혈구 감소와 발열 혈소판 감소와 발열	
	대장의 형태학적 병증 (대장 병증)	대 장 염	배에 가스가 참 식욕부진 영양불량	경련 및 통증 땀, 오심	설사, 빈혈, 신경과민	체온상승(40 도까지) 체중감소 두중통, 심계항진, 불면	장출혈, 장천공, 장협착 대장암, 관절염 피부질환 눈병, 지방간, 간경화 식도염 설사, 장염 장유착증	

344

기질적氣質的 / 단계			기氣병증	상像병증		형形병증	합병증合病症	시증死症
변화상	증상		기미.조짐.징조	증후. 증상	현상	형상	합병증	시증
폐장과 대장의 형태학적 이상병증	대장의 형태학적 병증 (대장병증)	장무력증	장 운동 기능 저하	배에 가스가 참	복통	변비	설사, 장염 장유착증	
		대장암	식후 소화불량 오심, 구토	복부팽만 복통 설사, 변비	상복부 불쾌감 항문동통 토혈	점액변, 출혈 체중감소, 천공 하혈, 권태감	간비대, 복수 림파절 전이 장폐색 성기능 및 배뇨기능의 장애 등	
		충수맹장염	배꼽주위 및 상복부통증	식욕부진	소화불량, 구역 우하복부 복통, 경련	구토 발열, 탈수 쇼크	장천공 복막염 복강내 농양 장유착 폐혈증 임산부의 경우 유산이나 사산	
		직장암	변비, 설사 후중, 혈변 권태감	빈혈 가는 변 식욕부진	체중감소 변실금		직장암 수술 후 대변이 절로 나옴	

5) 신장과 방광의 증후 발현과정

　신장과 방광이 아주 좋거나 수水형이 건강할 때 나타나는 기질적氣質的 특성과 이상이 있을 때 나타나는 이상 병증을 요약해서 적으면 다음과 같다.

① 신장과 방광이 아주 좋거나 건강할 때 신장과 방광의 기질적氣質的 특성 및 체질적 본성本性으로 나타나는 경우

　신·방광의 기질적氣質的 특성

　- 참고 잘 견디며 지구력이 있다.

　- 정력이 강하고 생식능력이 좋다.

　- 내성적이고 양보하며 한발 물러서서 기다린다.

　- 수학적이고 과학적이고 기계적이며 지혜가 있다.

　- 연구하고 개발 발전시키며 새로운 의견을 제시한다.

- 속이 깊고 이해심이 강하다.

- 저장성이 있으며 동면하고 아끼고 저축한다.

- 수 기운이 너무 강하면 아무 말이나 잘 갖다 붙이고 낯을 가리지 않는다.

② 기질적氣質的 이상이 형성되어 신장과 방광의 기질적氣質的 이상증후가 함께 표출되는
경우

기질적氣質的 변화상	단계 / 증상	기氣병증		상像병증		형形병증		합병증 合病症	시증 死症
		기미.조짐.징조		증후. 증상	현상	형상		합병증	시증
함께 표출 되는 신장과 방광의 기질적 氣質的 이상증후	정신적 증후	부정적이며,		반항하고, 저항한다	반대한다				
		개혁하고		혁명하며	둘러 엎어버린다				
		궁상떨며 엄살부리고		핑계대고 책임을 전가한다	놀고 먹고자 한다				
		공포증이 있고		무서워하며	겁이 많다				
		공갈 협박하며		안 되는 것은 되고 되는 것은 안 된다고 한다					
		지혜가 부족하여 잘 나서지 않고 어색해하고		얕은 꾀만 낸다 마음이 어둡다 낯을 가린다					
	육체적 증후	주행상 경락과 경혈에 통증		신·방광경에 통증	양교맥, 음교맥에 통증	신장암 방광암			
		얼굴이 검고, 신음소리로 말하고, 옆턱이 검은색 하품을 잘하고, 식욕부진		후두통 오금통 종아리통 부신피질의 병	이빨이 섬어시고 부스러진다. 족관절통 발 5지에 이상	신석증			
		눈알이 빠질 듯 하고		근시, 원시	안압이 높아 진다				
		썩은 내 나고, 끈끈한 침		중이염 힘줄병	신장성 고혈압 이명 골수염	귀머거리			
		적혈구 부족		생리통	불임증	생식기암, 혹			
		소변빈삭		단백뇨	신부전증 부종				
		제하측 유동기		취	적				

③ 신장과 방광의 기질적氣質的 변화가 분리되어 이상증후 또한 신장과 방광으로 분리되어 발현되는 경우

기질적氣質的 변화상	증상	단계	기氣병증 기미.조짐.징조	상像병증 증후. 증상	형形병증 현상	형상	합병증合病症 합병증	사증死症 사증
음양으로 분리되어 표출되는 신장과 방광의 기질적氣質的 이상증후	신장의 기질적氣質的 이상증후	허증	복부창만 숨이차고 허리와 다리가 차고 힘이 없으며 정精이 붉고 차며 현훈(머리가 어지럽고)	천식이 있고 날 샐 무렵에 설사 발이 한랭하고, 요통 배설이 빠르다 이명, 이농耳聾	부종 허리와 다리를 쓸수없다 눈에서 불꽃이 보인다 (안화섬광眼花閃光)			
	방광의 기질적氣質的 이상증후	허한	소변빈삭	소변불리 소변임리불금 小便淋漓不禁	부종浮腫 유뇨遺尿			
		실열	아랫배가 창만하고 소변이 적고 잘나오지 않으며	단단하고 아프며 소변에서 열감이나고 아파서 견딜수가 없으며	요불통尿不通			

④ 신장과 방광으로 분리된 기질적氣質的 변화가 경락계통으로 전변되어 경락계통에 이상증후가 발현되는 경우

기질적氣質的 변화상	증상	단계	기氣병증 기미.조짐.징조	상像병증 증후. 증상	형形병증 현상	형상	합병증合病症 합병증	사증死症 사증
음양으로 분리되어 표출되는 신장과 방광의 기질적氣質的 이상증후	신경의 기질적氣質的 이상증후	족소음 신경 병증	경락상 신경통 배가 고프면서 먹고싶지 않고 입이 달고 혀가 마르며 잘 놀라고 무서워하며 복부창만, 오심구토 양위(陽痿-양기부족) 구건口乾, 인통咽痛	모혈, 유혈에 통증 목이 붓고 소리가 나면서 숨이 치밀어 올라오며 목이 마르고 아프며 앉았다가 일어서면 눈이 캄캄해서 물건이 보이지 않으며, 가슴이 뛰고, 안면부종, 숨쉬기가 어렵고 현훈, 얼굴색이 없고 광택이 없으며 족위무력足痿無力, 넙적다리와 하지부 후면의 동통	음교맥에 통증 가슴이 답답하고 황달과 이질이 생긴다 누가 자기를 잡으러 온 것 같다 배척동통背脊疼痛 요통 양족 역냉(兩足逆冷-발이 끝에서부터 몹시 냉함) 족저통足底痛			
		족소음 낙맥 병증	허증 - 요통 ------ 실증 - 소변불통(뇨폐尿閉)					

기질적 氣質的 변화상	증상	단계	기氣병증 기미.조짐.징조	상像병증 증후. 증상	형形병증 현상	형상	합병증 合病症	시증 死症
음양으로 분리되어 표출되는 신장과 방광의 기질적 氣質的 이상증후	신경의 기질적 氣質的 이상증후	족소음 신경별 병증						
		족소음 신경근 및 피부 병증	발바닥 힘줄이 당기며 경근이 순행하는 곳과 맺히는 곳이 모두 아프며 근육이 당긴다. 병이 배부背部, 양면陽面에 있으면 병이 복부腹部, 음면陰面에 있으면	다리아래 근육이 뒤틀리고 뭉치고 아프며 허리가 뒤로 젖혀져 허리를 앞으로 꾸부릴 수 없으며 몸이 앞으로 당겨져 허리를 뒤로 젖히지 못한다.	본경의 근이 심하게 비틀어지거나 병의 발작 횟수가 잦아지면 간질癎疾을 일으킨다			
			피부경락선상에 이상발생 - 변색, 경결, 압통, 열감	발진, 탈설	융기,함하,염중 등			
	방광경의 기질적 氣質的 이상증후	족태양 방광경 병증	경락신경통 머리가 찌르는 듯이 아프고 정수리와 목이 아프고 눈이 누렇고 눈물, 콧물이 나고 한열 하복부의 창만 및 동통 학질	모혈, 유혈에 통증 목이 뻣뻣하고 목이 빠져 나오는 것 같으며 눈이 빠지는 것 같고, 코피가 나고 소변불리小便不利 의식장애 치질, 전질癲疾	양교맥에 통증 요척동통腰脊疼痛 대퇴大腿, 슬와膝窩 하퇴下腿, 족부足部의 통증 및 새끼발가락을 쓰지 못한다. 각궁반장, 광증狂症 뇨폐尿閉			
		족태양 낙맥 병증	허증 - 코피가 나고 실증 - 코가 막히고 두배통頭背痛					
		족태양 방광 경별 병증						
		족태양 방광 경근 및 피부 병증	발 뒤꿈치가 붓고 아프며 겨드랑이에서 결분까지 당기며	오금이 저리고 경련이 일어나며 이마 좌우로 움직이지 못하고	척추가 꺾이고 목덜미가 갑자기 아프고 경련이 일어나며 어깨를 들지 못한다 머리를 흔든다			
			피부경락신상에 이상발생 - 변색, 열감, 경결, 압통	탈설, 발진	함하,융기,염중 등			
	기경 팔맥	교맥 병증	음교맥	(1)부인병의 혈운血暈 (2)기격氣膈 (3)눈에 병이 발생 (4)음식불납 반위토식飮食不納 反胃吐食	혼미 · 혼절 목합目合 기면嗜眠 허리부터 골반까지 통증			

기질적 氣質的 변화상	증상	단계	기氣병증 기미.조짐.징조	상像병증 증후. 증상	형形병증 현상	형상	합병증 合病症	사증 死症
음양으로 분리되어 표출되는 신장과 방광의 기질적 氣質的 이상증후	기경 팔맥	교맥 병증	음교맥 (5)음식물이 소화되지 않음 (6)배꼽 부분의 통증					
			(7)중만불통中滿不痛	장풍하혈腸風下血				
			(8)술에 의한 만성위장질환 (9)대변불통(변비) ⑩심한설사					
			⑾방광기통(유뇨 · 혈뇨 · 방광통 · 뇨폐)	소변곤란, 소변불통				
			⑿배뇨장애	월경불순, 자궁출혈, 산기, 생식기통증				
			⒀하복부혈적	남성→생식기통증				
			⒁대퇴팔꿈치 경련	발바닥 화끈거림, 반신불수, 경피증				
			양교맥 (1)두통 ①감기로 인한 두통 ②열병에 따른 두통 ③후두통	뇌두통, 간질				
			(2)이롱 · 난청	귀머거리				
			(3)눈이 빨갛게 붓고 아픔 (4)눈을 감지 못하는 증세	목장目張 · 불면不眠 실안 · 안질				
			(5)눈물이 잘 돌지 않음 (6)눈이 이중으로 보임					
			(7)얼굴에만 땀이 난다. (8)요배강통腰背强痛	머리 전체에 땀이 난다 허리 전체가 굳어진다.				
			(9)팔에통증	팔이 잘 빠진다. 삭신통, 관절염 수족마비, 반신불수				
			⑩산후악풍					
			⑾산후종만	전신부종				

⑤ 신장과 방광으로 분리된 기질적氣質的 변화가 형태학적으로 이상이 발생되어 이상증후가 발현되는 경우

기질적氣質的 변화상	증상	단계	기氣병증 기미.조짐.징조	상像병증 증후. 증상	현상	형形병증 형상	합병증 合病症 합병증	사증 死症 사증
신장과 방광의 형태학적 이상병증	신장의 형태학적 병증 (신장병증)	신장염	혈뇨와 단백뇨 식욕부진	미열 권태감	부종 신기능 저하	요통, 요독증 혈압상승	신부전증 신성고혈압 동맥경화증	
		신부전증	식욕부진 식후포만감	소화불량 오심, 구토 설사, 변비	위장관 출혈 혈압증가 부종	빈혈 신경계증상 혈소판 기능 부전 요독성 뇌질환	코피, 장출혈 내분비장애 고혈압, 고지혈증 심폐합병증 요독성장막염 신경근육 합병증 위장관계 합병증 골이영양증 영양 및 대사장애	
		신장암	식욕부진 오심 오한 및 발열	복부통증 구토 두통	혈뇨 빈혈 근육통	전신 쇠약함 체중감소 복부 종물(혹)	장폐색 출혈 기흉	
		신석증	식욕부진 소화불량 변비	복부팽만감 빈뇨	오심 구토 발열	산통발작과 혈뇨 고열	신우신염 수신증 농신증 신우상피세포암	
	방광의 형태학적 병증 (대장병증)	방광염	배뇨시 화끈거리고 찌르는 듯한 느낌 미열 성교시 통증	배뇨욕구가 증가 방광 위 부분의 복부 통증	빈뇨 뇨에서 악취 등 아래쪽의 통증	배뇨 조절이 안됨 혈뇨	신부전증	
		방광암	육안적 혈뇨	야간뇨 측복통	빈뇨 등 부위의 통증	방광통 체중감소	뼈의 통증 요실금 빈혈	

6) 심포와 삼초의 증후 발현과정

심포 · 삼초가 아주 좋거나 상화相火형이 건강할 때 나타나는 기질적氣質的 특성과 이상이 있을 때 나타나는 이상 병증을 요약해서 적으면 다음과 같다.

① 심포 · 삼초가 아주 좋거나 건강할 때 신장과 방광의 기질적氣質的 특성 및 체질적 본성本性으로 나타나는 경우

심포 · 삼초의 기질적氣質的 특성

– 생명력이 강하고 다재다능하며 능수능란하다.

– 저항력이 강하고 한열, 중노동, 병균 등에 대한 저항력이 강하다.

– 기타 생존에 필요한 모든 저항력이 강하다.

– 정열적이며 생식능력이 좋다.

– 차분하고 임기응변이 좋으며 천재적이다.

– 순발력이 있고 중재하는 능력, 상업하는 능력이 뛰어나다.

– 감각적이고 초능력적이다.

– 팔방미인이다.

② 기질적氣質的 이상이 형성되어 심포.삼초의 기질적氣質的 이상증후가 함께 표출되는 경우

기질적氣質的 변화상	단계 증상	기氣병증	상像병증	형形병증		합병증 合病症	사증 死症
		기미.조짐.징조	증후. 증상	현상	형상	합병증	사증
함께 표출되는 심포과 삼초의 기질적 氣質的 이상증후	정신적 증후	늘 불안하고	신경이 예민하고	초조하다			
		각종 저항력이 없고	잘 놀래며 쉽게 피곤하고	무기력하다			
		우울증, 울화(가슴앓이)가 치민다					
		부끄럽고 수줍어하며	아니꼽고 창피해한다				
		요령을 잘 피우고	잔꾀를 부린다				
		잘난척하고	이간질 한다				
		집중력이 없고	부산하며	신경질적이다			
		신경성, 심인성 질환이 있다.					
		흐느끼기를 잘한다					
		변절기에 이러한 증후들이 심하고	떫고 생내나는 것을 좋아한다.				

기질적氣質的 변화상	증상 / 단계	기氣병증 기미.조짐.징조	상像병증 증후. 증상	형形병증 현상	형形병증 형상	합병증 合病症	시증 死症
함께 표출 되는 심포과 삼초의 기질적 氣質的 이상증후	육체적 증후	주행상 경락과 경혈에 통증	심포경, 삼초경의 통증	양유맥과 음유맥의 통증	임파선암 전립선암 손관절염 견관절염 전관절염 습관성 유산 백혈병		
		목과 편도선이 붓고	임파액이 뭉치고	전립선염			
		손바닥이 땀나고, 뜨겁고	허물벗고, 갈라지고	수습진이 있다			
		심계항진, 갈증	한열왕래, 면황, 면홍	흉통(잔중통)			
		신진대사(각종 순환기) 장애	어깨가 무겁고 손발이 저리고	통증과 저린증상이 이동한다			
		협심증	부정맥	대맥 미릉골통			
		신경성 소화불량 소변곤란, 소변이 찔끔찔끔 나옴 매핵	각종 신경성 질환 생리곤란, 후중 진저리를 친다	불임증 혈소판부족증 요하통, 꼬리뼈통 손 3, 4지 이상			

③ 심포와 삼초의 기질적氣質的 이상 증후가 분리되지 않고 함께 진행되는 경우

기질적氣質的 변화상	증상 / 단계		기氣병증 기미.조짐.징조	상像병증 증후. 증상	형形병증 현상	형形병증 형상	합병증 合病症	시증 死症
음양으로 분리되어 표출되는 심포과 삼초의 기질적 氣質的 이상증후	삼초의 기질적 氣質的 이상증후	한증	숨이 차며 호흡 접속이 잘 되지 않고	정신이 맑지 못하고 흐리며	성음무력聲音無力	심계, 정충		
		열증	가슴이 답답하며, 아프고	혀와 인후가 건조燥하고	해소, 천식이 있고 수종水腫	정신불안 요혈, 농혈		
		허증	복부팽만, 희안喜按 배가 포만하고 아프며	장명腸鳴, 복통腹痛 유뇨遺尿	수양성설사 水樣性泄瀉	빈혈 대소변 불통		
		실증	방귀가 나가면 시원하고	실금이 있으며	변비나 설사			

④ 심포와 삼초로 분리된 기질적氣質的 변화가 경락계통으로 전변되어 경락계통에 이상 증후가 발현되는 경우

기질적氣質的 변화상	증상	단계	기氣병증	상像병증	형形병증		합병증 合病症	사증 死症
			기미.조짐.징조	증후. 증상	현상	형상	합병증	사증
음양으로 분리되어 표출되는 심포와 삼초의 기질적 氣質的 이상증후	심포의 기질적 氣質的 이상증후	수궐음 심포 경병증	가슴이 답답하고 아프며 가슴이 괴롭고 답답하며 손바닥에 열이나고	옆구리가 그득하고 가슴이 뛰고 혀가 굳어 말이 잘 나오지 않고(설부능언舌不能言) 팔굽과 팔뚝이 저리고 당기며 구부리고 펴기가 어렵고 겨드랑이 밑이 붓고 안통眼痛	얼굴이 붓고 잘 웃는다 심통心痛 헛소리를 함 (섬어譫語) 수족경련 두항강직 頭項强直	히죽히죽 웃는(회소부지喜笑不止)등의 정신이상 의식장애		
		수궐음 낙맥 병증	허증 - 두강頭强					
			실증 - 심통心痛					
		수궐음 심포 경별병증						
		수궐음 심포 경근 및 피부 병증	이 경의 흐름을 따라 근육이 당기고 뭉치고 아프며 주먹을 쥐지 못하거나 잡아당기지 못하고	뒤틀리고, 가슴이 아프고	명치가 아프기도 하다			
			피부경락선상에 이상 변색,경결,압통,열감	발진, 발설	함하, 융기, 염증 등			
	삼초경의 기질적 氣質的 이상증후	수소양 삼초경 병증	땀이나고 눈외자와 뺨이 아프고 복부창만腹部脹滿 소복경만小腹硬滿	귀뒤쪽(이후耳後)과 견비외측肩臂外側 동통疼痛 팔꿈치, 팔뚝의 바깥쪽이 다 아프고 약지손가락을 쓰지 못함 인후부종통咽喉部腫痛 유뇨,빈뇨,수종	귀가 먹어 잘 들리지 않음 (이롱耳聾) 피부가 약하고 들뜸(피부허부 皮膚虛浮) 요의핍박, 소변불통			
		수소양 낙맥 병증	허증 - 거주치 못하고					
			실증 - 팔꿈치가 저리고 당긴다					
		수소양 삼초 경별 병증						

기질적 氣質的 변화상	증상	단계	기氣병증 기미.조짐.징조	상像병증 증후. 증상	형形병증 현상	형形병증 형상	합병증 合病症	시증 死症
음양으로 분리되어 표출되는 심포와 삼초의 기질적 氣質的 이상증후	삼초경의 기질적 氣質的 이상증후	수소양 삼초경근 및 피부병증	이 경근이 순행하는 부위의 근육이 당기며	아프고 뒤틀리며	허가 둔해지고 오그라든다.			
			피부경락선상에 이상 - 변색,경결, 열감,압통	발진, 발설	함하,융기, 염증 등			
	기경 팔맥	유맥병증	음유맥	(1)기격氣膈 · 식불하食不下				
				(2)담淡 (3)구종심통九種心痛	결흉結胸 심장통(심통·협심증)			
				(4)심와부가 막힘				
				(5)열병으로 가슴에 응어리 (6)소화가 되지 않음 (7)배에 응어리가 생김	가슴앓이 비장痞張 신경성 소화불량의 극점			
				(8)옆구리가 캥겨서 아픔 (9)토하기를 멈추지 않음				
				(10)적괴통積塊痛 (11)수양성 설사 (12)만성 장질환 설사	수양성 설사(중병) 장풍하혈			
				(13)소아탈항 (14)생리통 (15)학질에 따른 한열왕래				
				(16)성적 불감증				
			양유맥	(1)두통	감정이 거꾸로 나온다. 미릉골통 · 간질 · 전간			
				(2)바람을 쐬면 눈물이 나고 눈이 붓고, 충혈되고 눈이 아프다. 물제가 2배로 보이고 눈이 부시고 어두워서 잘 보이지 않음	목적통目赤痛 현기증이 나오는데 호흡곤란을 동반			
				(3)현기증 · 어리럼증 (4)안면마비 (5)수족동통 (6)열병으로 인한 고열 (7)도한	구안와사 수족염 · 수족마비 사지복수 전신고열			
				(8)산후에 몸이 붓는다.				
				(9)심부의 근육통				

354

이와 같이 우리인체의 질병 발현과정은 크게 병인에 의해 기질氣質의 이상이 형성되어 내재된 기질물氣質物의 이상이 발생되는 부분과 이로 인해 병증이 발현되는 부분으로 나뉘게 된다. 그러므로 치유법도 내재된 기질물氣質物의 이상을 조절하는 치유법과 나타나는 병증을 치유하는 법으로 나뉘게 되며, 내재된 기질물氣質物의 이상을 조절하는 치유법에는 병인을 제거하는 섭생법과 양생법이 있고, 병인으로 인해 정기正氣의 허虛나 중화中和의 기능상실로인한 기질氣質의 이상 형성을 조절해 주는 보법과 중법인 섭생법이 있으며, 내재된 기질물氣質物이 한열, 음양, 허실로 이상을 일으킨 것을 육장육부를 이용해 조절해 주는 육기섭생법과 식이영양섭생법이 있게 된다. 또한 병증을 치유하는 방법으로는 나타나는 증상에 대해서 치유하는 대증요법과 나타나는 증후를 가려서 치유하는 변증시치법과 형태학적 이상증상을 치유하는 물리치유나, 수술요법 등 다양한 치유법들이 있게 된다.

전에도 말했듯이 치유법이 선先이 아니므로 치유법에 환자를 맞추면 아니 되며, 질병의 진행단계를 진단하는 것이 선先이므로 진행단계에 맞는 치유법을 선택하는 것이 중요하다. 또한, 질병의 진행단계별 경중輕重을 파악해 치유하는 것도 중요한 부분일 것이다.

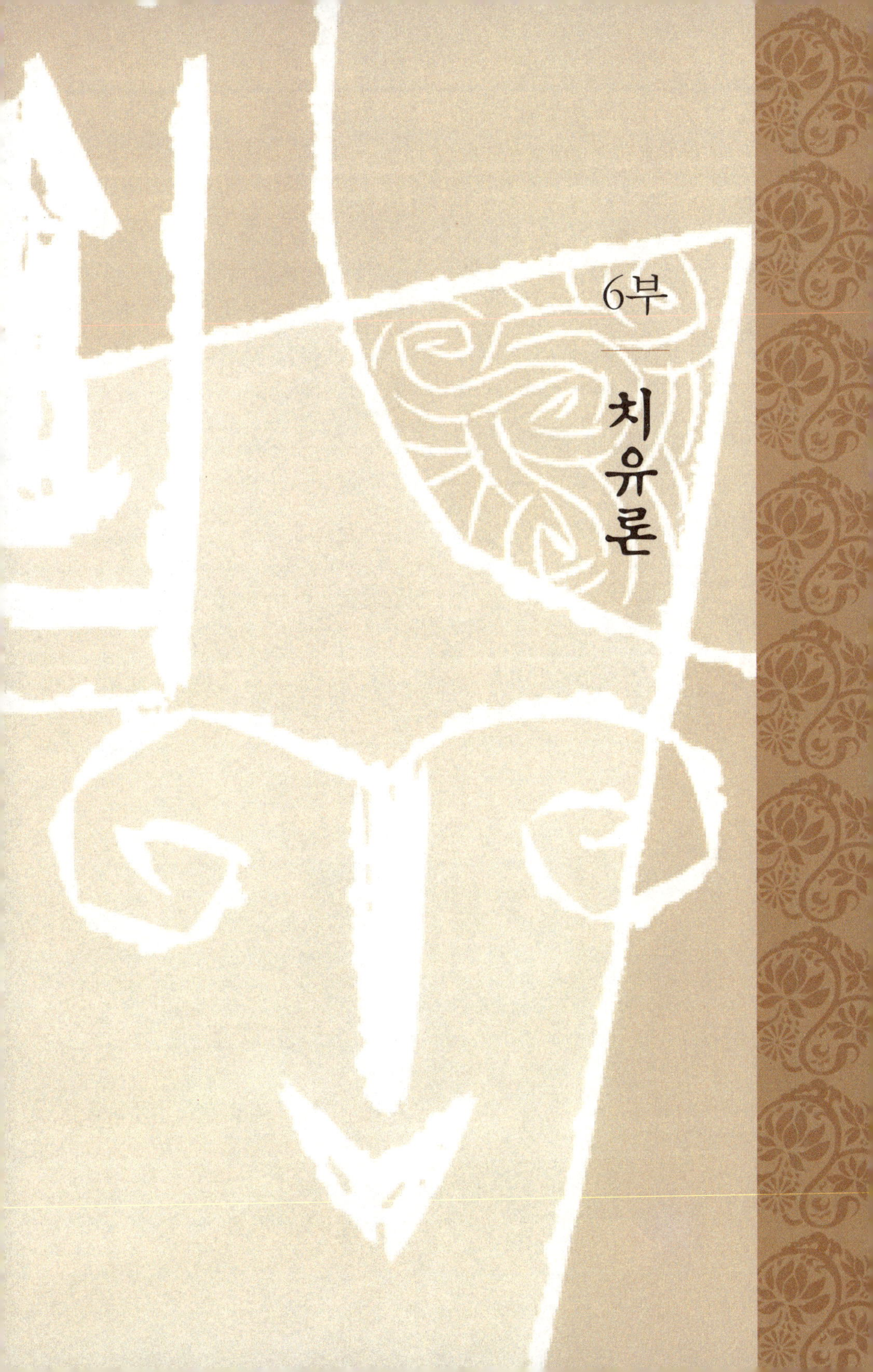
6부
치유론

1. 질병의 변화단계에 따른 치유법과 치유술

사람의 몸은 시간적(과거. 현재. 미래 중 현재), 공간적(대우주-은하계-태양계-지구의천지간-국가별-지역별 공간 등 본인의 현재 있는 장소) 제약에 의해 현재의 몸(상중하, 표리 및 기氣, 상像, 형形, 합合, 사死) 상태가 존재하고 삶을 영위하고 있다. 우리 몸에서의 변화 원리가 어떤 원인(근본적 원인)에 의해 정기正氣의 허虛나 중화中和의 기능 상실로 인해 내재된 기질물氣質物의 직접적 변화가 발생하고, 그로 인해 내재된 기질물氣質物의 변화상(병증, 증후군)이 나타난다. 이 병증이 기氣-상像-형形-합병증合病症-사증死症의 원심성 진행단계로 나타나고 상중하, 표리, 계통, 기관, 조직, 세포 등의 구심성 진행단계인 전체와 부분으로 나타나 그 단계에서 삶을 영위하게 된다.

또한 내재된 기질물氣質物의 균형이 이루어져 그 자체로 병이 없는 삶을 영위해 나가는 경우가 있고 더 나아가 내재된 기질물氣質物이 균형을 이룬 상태에서 수신修身 즉 양생법養生法을 통해 영생永生(성불成佛, 공완功完, 전지전능, 하나됨 등)길로 삶을 영위해 나아갈 수도 있다. 그러므로 치유법에 있어서도 제1원칙은 총체적 관점에서 질병의 진행단계별 치유법을 정립하는 것이 중요하며, 제2원칙은 진행 단계별 치유법을 구체화 하는 것이 중요하고, 제3원칙은 진행단계별 치유술을 정립하는 것이 중요하며, 제4원칙은 진행 단계별 최상의 치유방법이 무엇인가를 아는 것이 중요하다. 제5원칙은 진행단계별 치유방법의 기술技術이 정확하고 정교하게 구사되는 것이 중요하다. 여기까지가 진단자의 몫이며 그 이후는 실천자의 몫으로서 올바른 실천이 행해지지 않으면 질병은 치유될 수가 없는 것이다.

즉, 질병을 치유하는데 3가지가 조화를 이루어야 성공할 수 있다. 그 첫째가 병인 제거와 원리에 맞는 진단이고, 둘째가 진행 단계에 맞는 치유법과 치유술이며 셋째가 올바른 실천법이다.

또한 세월이 가면 갈수록 진단법과 진단술, 치유법과 치유술이 원리에 맞게 다양하게 개발 발전하게 될 것이므로 이를 잘 받아들여 질병의 진행단계에 맞게 합당하게 사용할 줄 알아야 할 것이다.

우리 삶의 시·공간적 진행에 대한 총체적 변화 원리를 평면적 도표로 나타내면 다음과 같다.

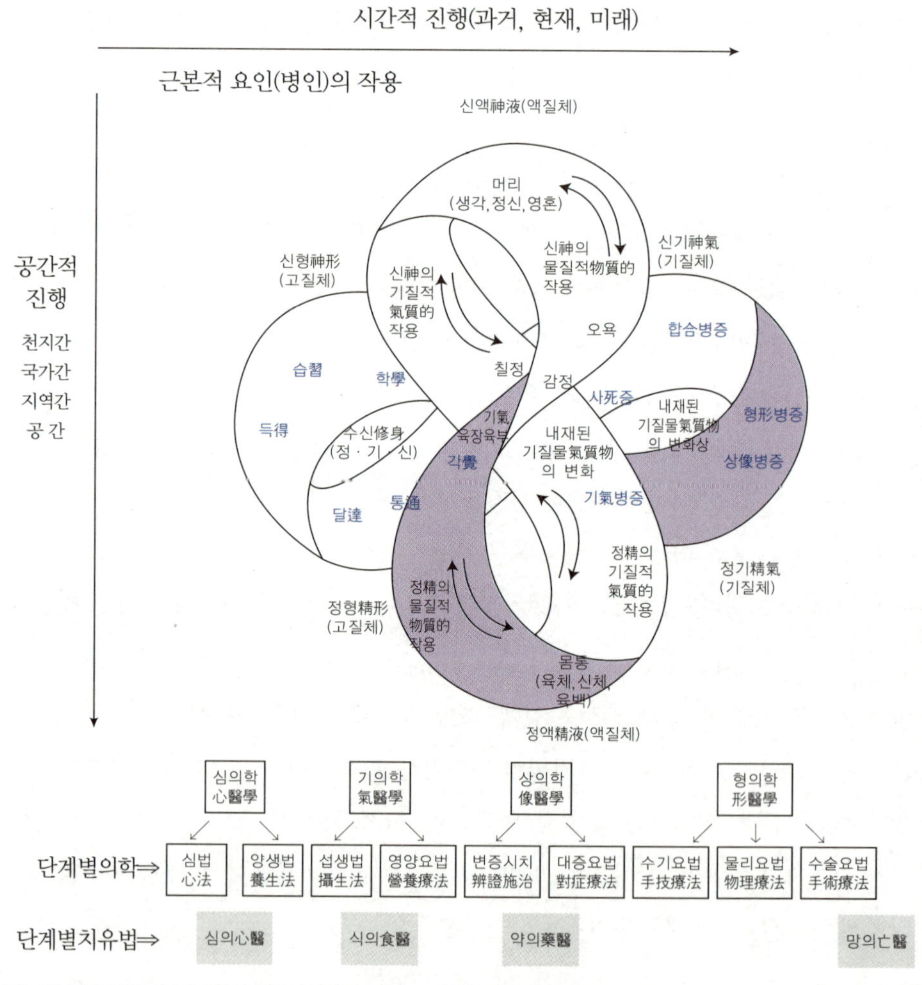

이와 같이 우리 삶도 4가지 패턴으로 진행된다 그 첫째가 내재된 기질물氣質物이 균형을 이룬 병이 없는 삶이고 둘째가 내재된 기질물氣質物의 균형이 깨지고 병증이 표출되는 병든 삶이며 셋째가 내재된 기질물氣質物이 균형을 이룬 몸을 양생법養生法을 통해 수신修身하는 수신의 삶이며 넷째가 완전한 건강을 득한 영생永生의 삶이다.

내재된 기질물氣質物이 균형을 이룬 병이 없는 삶을 영위하고자 할 때는 섭생법에 능통해야 하며 병든 삶을 치유하고자 할 때는 병치법(섭생법을 포함한 대증요법, 변증시치 및 각종 치료술 등(형상요법))에 능통해야 하고 수신修身의 삶을 살고자 할 때는 양생법에 능통해야 한다.

이와 같이 병치법病治法, 섭생법攝生法, 양생법養生法에 능통해야만 영생의 완전한 삶을 영위할 수 있는 것이다. 그러므로 질병의 진단도 크게 ① 병인을 찾는 진단과 ② 내재된 기질물氣質物의 변화를 진단하는 것과 ③ 나타나는 병증을 진단하는 단계로 분류할 수 있으며 질병의 진행 단계에 따른 진단 방법도 감각적 진단법과 초감각적 방법에 의해 진단적 검사를 시행하므로 치유법과 치유술도 질병의 변화 단계에 따라 명확하게 구체화하는 것이 중요하다. 질병의 변화 단계에 따른 치유법과 치유술을 정리하면 다음과 같다. － 뒷장에 계속

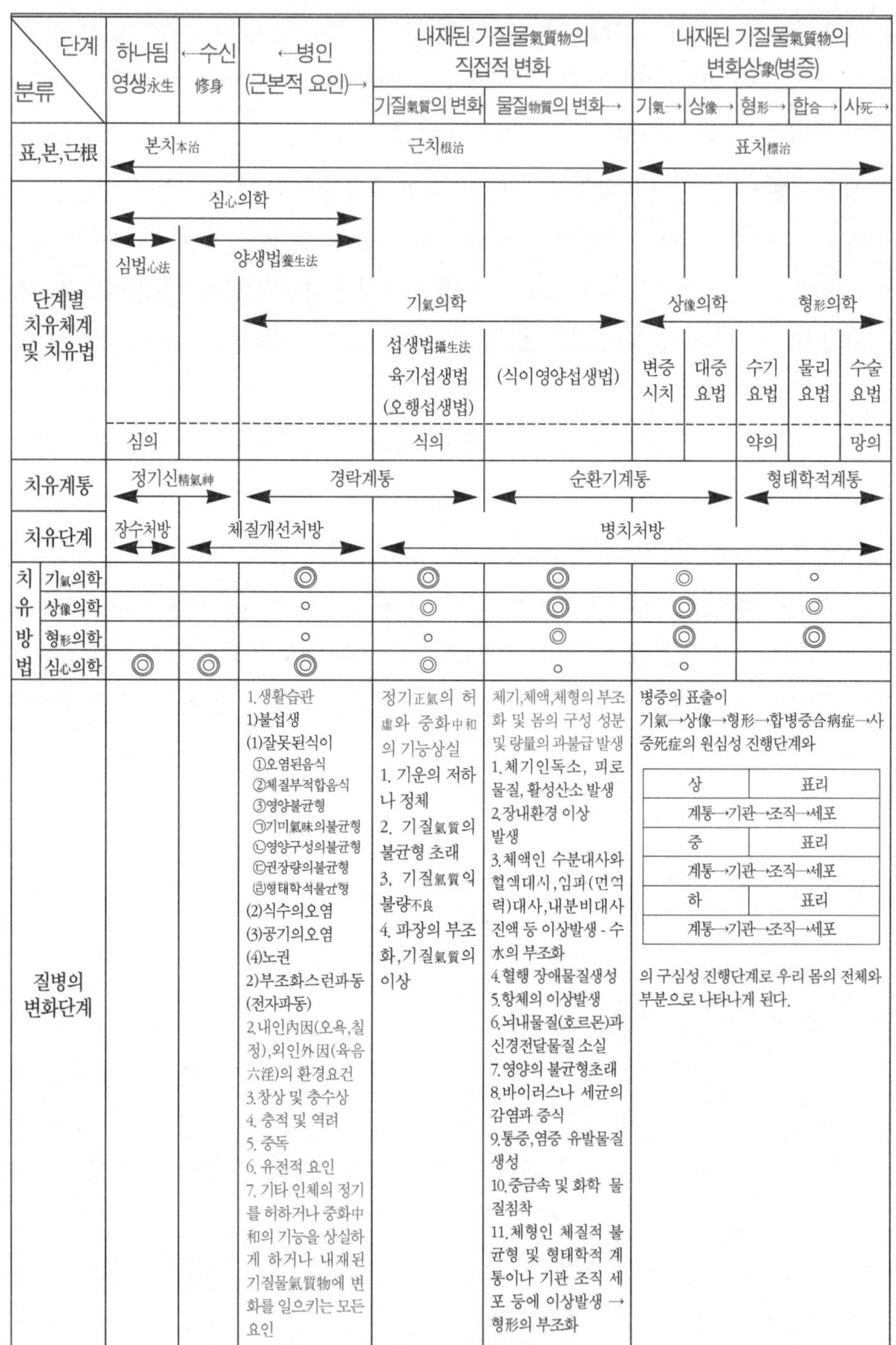

<table>
<tr>
<td colspan="2" rowspan="2">분류 \ 단계</td>
<td rowspan="2">하나됨
영생永生</td>
<td rowspan="2">←수신
修身</td>
<td rowspan="2">←병인
(근본적 요인)→</td>
<td colspan="2">내재된 기질물氣質物의
직접적 변화</td>
<td colspan="5">내재된 기질물氣質物의
변화상象(병증)</td>
</tr>
<tr>
<td>기질氣質의 변화</td>
<td>물질物質의 변화→</td>
<td>기氣→</td>
<td>상像→</td>
<td>형形→</td>
<td>합合→</td>
<td>사死→</td>
</tr>
<tr>
<td colspan="2">표,본,근根</td>
<td colspan="2">본치本治 ←→</td>
<td colspan="3">근치根治 ←→</td>
<td colspan="5">표치標治 ←→</td>
</tr>
<tr>
<td colspan="2" rowspan="5">단계별
치유체계
및 치유법</td>
<td colspan="3">심心의학 ←→</td>
<td colspan="2"></td>
<td colspan="5"></td>
</tr>
<tr>
<td>심법心法 ←→</td>
<td colspan="2">양생법養生法 ←→</td>
<td colspan="2"></td>
<td colspan="5"></td>
</tr>
<tr>
<td></td>
<td></td>
<td colspan="3">기氣의학 ←→</td>
<td colspan="2">상像의학 ←→</td>
<td colspan="3">형形의학 ←→</td>
</tr>
<tr>
<td></td>
<td></td>
<td></td>
<td>섭생법攝生法
육기섭생법
(오행섭생법)</td>
<td>(식이영양섭생법)</td>
<td>변증
시치</td>
<td>대중
요법</td>
<td>수기
요법</td>
<td>물리
요법</td>
<td>수술
요법</td>
</tr>
<tr>
<td>심의</td>
<td></td>
<td></td>
<td colspan="2">식의</td>
<td></td>
<td></td>
<td>약의</td>
<td></td>
<td>망의</td>
</tr>
<tr>
<td colspan="2">치유계통</td>
<td colspan="2">정기신精氣神 ←→</td>
<td colspan="2">경락계통 ←→</td>
<td colspan="3">순환기계통 ←→</td>
<td colspan="3">형태학적계통 ←→</td>
</tr>
<tr>
<td colspan="2">치유단계</td>
<td colspan="2">장수처방 ←→</td>
<td colspan="2">체질개선처방 ←→</td>
<td colspan="6">병치처방 ←→</td>
</tr>
<tr>
<td rowspan="4">치
유
방
법</td>
<td>기氣의학</td>
<td></td>
<td></td>
<td>◎</td>
<td>◎</td>
<td>◎</td>
<td colspan="2">◎</td>
<td colspan="3">○</td>
</tr>
<tr>
<td>상像의학</td>
<td></td>
<td></td>
<td>○</td>
<td>◎</td>
<td>◎</td>
<td colspan="2">◎</td>
<td colspan="3">◎</td>
</tr>
<tr>
<td>형形의학</td>
<td></td>
<td></td>
<td>○</td>
<td>○</td>
<td>◎</td>
<td colspan="2">◎</td>
<td colspan="3">◎</td>
</tr>
<tr>
<td>심心의학</td>
<td>◎</td>
<td>◎</td>
<td>◎</td>
<td>◎</td>
<td>○</td>
<td colspan="2">○</td>
<td colspan="3"></td>
</tr>
<tr>
<td colspan="2">질병의
변화단계</td>
<td></td>
<td></td>
<td>1.생활습관
1)불섭생
(1)잘못된식이
①오염된음식
②체질부적합음식
③영양불균형
㉠기미氣味의불균형
㉡영양구성의불균형
㉢권장량의불균형
㉣형태학적불균형
(2)식수의오염
(3)공기의오염
(4)노권
2)부조화스런파동
(전자파동)
2.내인內因(오욕,칠정),외인外因(육음六淫)의 환경요건
3.창상 및 충수상
4.충적 및 역려
5.중독
6.유전적 요인
7. 기타 인체의 정기를 허하거나 중화中和의 기능을 상실하게 하거나 내재된 기질물氣質物에 변화를 일으키는 모든 요인</td>
<td>정기正氣의 허虛와 중화中和의 기능상실
1. 기운의 저하나 정체
2. 기질氣質의 불균형 초래
3. 기질氣質의 불량不良
4. 파장의 부조화,기질氣質의 이상</td>
<td>체기,체액,체형의 부조화 및 몸의 구성 성분 및 량률의 과불급 발생
1. 체기인독소, 피로물질, 활성산소 발생
2.장내환경 이상 발생
3.체액인 수분대사와 혈액대사,임파(면역력)대사,내분비대사 진액 등 이상발생 - 수水의 부조화
4.혈행 장애물질생성
5.항체의 이상발생
6.뇌내물질(호르몬)과 신경전달물질 소실
7.영양의 불균형초래
8.바이러스나 세균의 감염과 증식
9.통증,염증 유발물질 생성
10.중금속 및 화학 물질침착
11.체형인 체질적 불균형 및 형태학적 계통이나 기관 조직 세포 등에 이상발생 → 형形의 부조화</td>
<td colspan="5">병중의 표출이
기氣→상像→형形→합병증合病症→사증死症의 원심성 진행단계와

상 — 표리 / 계통→기관→조직→세포
중 — 표리 / 계통→기관→조직→세포
하 — 표리 / 계통→기관→조직→세포

의 구심성 진행단계로 우리 몸의 전체와 부분으로 나타나게 된다.</td>
</tr>
</table>

단계 분류	하나됨 영생永生	←수신 修身	←병인 (근본적 요인)→	내재된 기질물氣質物의 직접적 변화		내재된 기질물氣質物의 변화상象(병증)				
				기질氣質의 변화	물질物質의 변화	기氣→	상像→	형形→	합合→	사死→
단계별 치유술 하나님 (전지전능 全知全能)	염법念法과 관법觀法을 통한 -확철대오 관법觀法과 화두선을 통한 -대자대비大慈大悲 강권과 유권을 통한 -환골탈태換骨奪胎	양생법 1.정신양생법 명상 선禪 정신집중 훈련 기도주문 수련 등 2.마음(기氣)양생법 마음수련 양생호흡 수련 (단전호흡)등 3.육체양생법 각종무도 (태권도,검도,유도,합기도,선무도,요가 등) 각종양생술등 강권과 유권의 수련	올바른 양생법 및 올바른 섭생법에 따른 생활습관 조절 및 행동치료	생체에너지에 영향을 미쳐 치유하는 방법 〈육기섭생법 六氣攝生法〉 1.호흡요법 -섭생호흡요법 -호흡명상치료법 -공기치료 -음이온 요법 등 2.오감요법(멀티테라피) 1)미味-물과음식 -기미氣味요법 -알카리수 요법 등 2)색色-칼라테라피 -미술치료 -음파칼라테라피 등 3)향香-아로마테라피(향기요법) 4)성聲-소리요법 -뮤직테라피(음악요법) -음악댄스치료법 -음성분석 치료법 등 5)촉觸-생체전자기요법 -자석치료법 -경락요법(경락맛사지,침술요법(경락을 이용한 모든 침법),부항요법) -진동요법 -인체반사요법(귀,발,손) -치유적 터치 등 6)의意-정신상담요법,이완요법 -최면요법,자기훈련요법 -마인드컨트롤,심상요법 -기도요법 및 영적치유 -스트레스요법	식이영양섭생법 1.영양요법 -비타민요법 -미네랄요법 -메가비타민요법 -특수영양요법 -효소요법 -분자교정요법등 2.장해독요법 3.청혈요법 4.사혈요법 5.면역요법 6.호르몬요법 7.허브요법 8.바크플라워요법 9.과일요법 10.야채요법 11.약용식물요법 12.단식요법 13.차(다도)요법 14주酒요법 등	변증시치, 대중요법 1.생물,약물학적요법 -동종요법 -세포요법 -대사요법 -킬레이션치료법 -봉독 및 봉침요법 -뉴럴요법 -산소요법 등 2.약초요법(한의본초학) 3.생화학적 요법(약리학) 4.각종 비방요법 등				수기요법 1.마사지요법 -근육맛사지 -피부맛사지 -수水치료(물맛사지) -지압법 -스포츠맛사지 -에너지맛사지 -발반사요법 등 2.교정요법 -카이로프락틱 -추나요법 -정체요법 -정골요법 -미골요법 등 -운동교정요법 등 3.물리치료 및 재활 -치료요법 -테이핑요법 -운동치료법 -근육동작 치료법 -근운동응용요법 -체형교정운동요법 -침요법(체침,피부침,신경침)등 4.수술요법 -환치술 -절재술 등

단계 분류	하나됨 영생永生	←수신 修身	←병인 (근본적 요인)→	내재된 기질물氣質物의 직접적 변화		내재된 기질물氣質物의 변화상象(병증)				
				기질氣質의 변화	물질物質의 변화→	기氣→	상像→	형形→	합合→	사死→
단계별 치유술				-심리요법 및 심리분석요법 -바이오피드백요법 -현실요법,필테라피 -심층분석 정신치료 등 3.운동요법-경락운동요법 -기공법(태극권및각종활법) -요가,힐링체조 등 4.온열요법-온열치료법 -목욕요법(온욕법,냉욕법,풍욕법,반신욕,족욕법,온천욕,효소목욕법 등) -뜸요법 -광선요법(원적외선,고주파,저주파,초음파 등) -전자기 치료 등 5. 환경요법(천기) -동양의 운기학(시간의학) 6. 체질요법 -음양오행체질 치료법 -사상체질 치료법 -아유르베다 건강법 -한열체질 치료법 등						

이와 같이 질병의 진행 단계별 치유법을 살펴보면 병인에 의해 발생되어 내재된 기질물氣質物의 직접적 변화를 조절하는 섭생법攝生法이 있으며 내재된 기질물氣質物의 변화상象(병증)을 조절하는 형상形像요법이 있으며 힘을 길러서 장수하고자 할 때는 양생요법이 있게 된다.

섭생법에는 기질의 변화를 조절하는 오행섭생법六氣攝生法과 물질의 변화를 조절하는 식이영양섭생법으로 더 세분하여 내재된 기질물氣質物을 조절할 수 있다. 병증을 조절하는 형상요법에는 발현되는 증상을 조절하는 변증시치와 대증요법이 있고, 형태학적 증상을 조절하는 수기요법, 물리요법, 수술요법 등이 있고 양생법에는 힘을 기르는 양생법과 기른 힘으로 장수永生하고자 하는 심법心法이 있게 된다. 이런 단계별 치유법에 다양한 치유술(예를 들어 섭생법인 육기섭생법에 호흡요법, 오감요법, 운동요법, 온열요법, 환경요법, 체질요법 등이 있다, 식이영양섭생법에 영양요법, 장해독요법, 청혈요법, 사혈요법, 면역요법, 호르몬 요법, 허브요법, 과일요법, 야채요법, 바크플라워요법, 약용식물요법, 단식요법, 차요법, 주酒요법 등, 형상요법인 대증요법에는 생물 약물학적요법, 약초요법, 생화학적요법, 각종비방법 등이 있다. 인체의 형形을 치유하는 요법에는 수기요법, 교정요법, 물리치료 및 재활치료 수술요법 등)이 있고 앞으로 더 많은 치유법과 치유술이 다양하고 세밀하게 개발 발전하게 될 것이다. 다만 각자가 배운 치유술에 환자의 상태를 맞추면 안 되고 반드시 환자의 상태에 따라 합당한 치유술을 구사할 줄 알아야 한다. 이것이 명확해진다면 자기가 배운 치유술을 가장 명확하고 효과적으로 사용할 수 있게 되는 것이다.

여기서는 누구나 이해하고 기억하고 체험하고 실천할 수 있는 섭생법을 위주로 설명하겠다. 형상形像의학 중, 수기교정요법은 다음기회에 운동교정과 함께 정리해서 출판할 예정이다. 또한 양생법을 통한 심법心法도 다음 기회에 지면을 이용해 정리할 예정이다. 형상의학 중 한의학에서 주로 사용하는 변증시치나 약사가 주로 사용하는 대증요법 그리고 양의사가 주로 사용하는 물리요법이나 수술요법 등은 누구나가 실천할 수 있는 치유법이 아니므로 생략할 것이니 관련된 전문서적을 참조하거나 관련된 전문의와 상담해서 단계별 질병을 치유하는 것이 경우와 이치와 사리에 맞는 현명한 처사일 것이다.

2. 내재된 기질물氣質物의 변화 조절법
- 섭생법攝生法

    섭생법이란 병인(근본적요인)의 조절 및 제거와 취攝하는 것(기질氣質과 물질物質)을 통해 생명현상을 계속 유지(생生)하는 방법으로 섭취해서 살아가는 법을 뜻하며 기氣의학의 치유법을 통틀어 섭생법이라 말한다. 즉, 우리 몸의 내재된 기질물氣質物의 직접적 변화가 한열, 음양, 허실로 몸 전체와 부분으로 변화 되는 것을 무엇인가 취해서 조절하는 것이 섭생법인데 이중 기질氣質의 변화를 치유하고 조절하는 방법을 육기섭생법六氣攝生法(오행섭생법五行攝生法)이라 하고 물질의 변화를 치유하고 조절하는 방법을 식이영양섭생법이라 한다.

    물질은 에너지로 되어 있으므로 기운이 같은 에너지는 서로 동조(동기감응同氣感應)하므로 기질氣質에 의해 물질의 변화가 이루어지며 기질氣質의 변화가 물질物質의 변화보다 빠르고 넓게 작용하므로 내재된 기질氣質의 변화가 선先이 되며 변화의 주主가 되는 것이다. 다만 기질氣質의 변화에 의해 물질物質의 변화가 이루어지고 물질物質의 변화에 의해 기질氣質의 변화가 이루어질 수 있으므로 치유에 있어서 기질氣質의 조절을 통해 물질物質의 변화를 조절해 주는 것이 좋은지 물질物質의 변화 자체를 조절해 주는 것이 좋은지 아니면 기질氣質의 변화와 물질物質의 변화를 동시에 조절해 주는 것이 좋은지를 질병의 진행 상황에 따라 판단을 내려야 하는 것이다.

    우리를 살아가게 하는 본本이 되는 것이 기氣이므로 기氣를 취해서 살아가는 법이 육기섭생법六氣攝生法이다. 여기서는 육기섭생법 위주로 설명을 할 것이며 이는 고故

현성 김춘식 선생님의 자연섭생법(오행생식요법)의 내용을 골자로 재정립한 부분이므로 필요하신 분은 관련된 책을 참고하시면 많은 도움을 얻을 것이다. (식이영양섭생법은 별도로 정리함. 2권·5권 참조바람)

　육기섭생법을 설명하기 전에 병을 치유하는데 있어서 첫째는 원인 제거에 의한 내재된 기질물氣質物의 변화를 조절하는 것이 선先이며 병증 치유가 후後가 되는데 가장 먼저 선행해야 할 부분은 근본적 병인을 제거하는데 있다. 이는 환자 자신이 가장 잘 아는 부분이므로 질병을 치유하는 핵심은 환자 자신에게 있다. 그런데 병이 잘 치유되지 않는 이유는 환자 자신이 깨어 있지(정신 차리지) 않아 병을 발생시키는 근본적 병인을 인식하지 못하는데 있으며 또한 내재된 기질물氣質物의 변화나 나타나는 병증을 의사나 한의사 또는 약사나 자연요법사, 민의 등에 맡기는데 있다. 의사나 한의사, 자연요법사, 약사, 민의 등은 내재된 기질물氣質物의 변화나 나타나는 병증만을 찾고 조절해주고자 하므로 병의 근본적 원인을 제거하기가 쉽지 않게 되는 것이다. 고로 치병의 제1선행 조건은 환자 자신이 자신의 생활 방식이나 생활습관, 내·외인의 환경 요건 및 기타 근본적 병인들이 될 만한 것들을 정신 차린 상태에서 조절하는 것이 제일 중요하고 선행되어야 할 조건이다. 두 번째 조건은 기질氣質의 변화가 물질物質의 변화보다 빠르고 넓게 작용하고 같은 기운은 서로 동조하므로 체질에 맞는 기질氣質을 취해주는 것이 중요해 체질 적합성 섭생攝生을 실천하는 것이 두 번째로 중요하며 세 번째로는 단계별 병치를 선후先後와 경중輕重을 따져서 치유하는 것이 중요하다.

　병의 근본적 요인을 제거하는데 있어서는 위와 같이 환자 자신이 깨어있는 상태에서 올바른 섭생법을 행하는 것과 어떠한 요인에도 몸의 이상이 발생되지 않게 힘을 강하게(병에 대한 저항력) 기르는 양생법이 있으므로 섭생법과 양생법을 통해 질병에 걸리지 않고 힘 있고 건강하게 장수하는 삶을 영위할 수 있는 것이다.

(1) 내재된 기질氣質의 변화 조절법 – 육기섭생법六氣攝生法

육기섭생법이란 육기六氣(목, 화, 토, 금, 수, 상화)를 취해서 생명현상을 계속 유지하는 방법으로 힘을 얻어 내재된 기질물氣質物 중 기질氣質의 변화를 치유하고 조절하는 것을 말한다. 힘을 얻어 생명현상을 계속 유지하는 방법으로 첫째 천기天氣(공기)를 호흡을 통해서 힘을 얻는 것으로 오행五行으로는 금金에 해당하며 둘째 지기地氣(물과 음식)를 통해서 힘을 얻는 것으로 오행으로는 토土에 해당하며 셋째는 각종 활동, 노동, 운동, 체육, 취미, 개성, 소질에 합당한 직업 활동 등 일체의 움직임을 통해서 힘을 얻는 것으로 오행으로는 목木에 해당하며 넷째로 적당한 온도로서 사람은 정온동물이므로 항상 일정하게 체온을 유지해 주어야하는데 항상 일정한 온도를 유지하는데 적절히 대응해 힘을 얻는 것으로 오행으로는 화火에 해당하며 다섯째는 천기로서 항성과 행성들이 인체에 미치는 영향을 말한 것으로 태양과 달의 영향에 의해 지구에 자전과 공전이 생기고 지구의 공전 운동은 사시四時를 만들어 한열을 생산하고 지구의 자전 운동은 낮과 밤을 만들어 음양의 환경 변화를 일으켜 지구의 기후 변화가 일어난다. 이러한 기후변화가 우리 인체에 매순간, 하루, 한 달, 1년, 10년, 30년, 60년 등의 시간적 주기에 따라 영향을 미치는 것을 말한다. 시간적 주기에 따른 천지기운(천기)의 변화에 대항하고 순응하는 능력을 통해 힘을 얻는 것으로 오행으로는 수水에 해당하며 여섯째는 식물과 동물과 인간 등 생명체에만 있는 생명력으로 죽었다 살았다 하는 힘을 말한다. 인간에게 존재하는 생명력은 실로 무한하여 자연을 정복할 수도 있고 자연과 조화를 이루어 공존할 수도 있으며, 자연에 굴복하여 순응하여 생명을 유지할 수도 있는데 이런 무한한 생명력을 연구 개발하여 힘을 얻는 것으로 오행으로는 심포 삼초 상화相火에 해당한다.

　이와 같이 생명현상을 계속 유지하는 데는 좋은 공기가 필요하고 좋은 물과 음식이 필요하며 각종 활동이 필요하다. 또한 적당한 온도와 천기에 대항하여 순응하는 능력, 강한 생명력 등이 필요한데 이 같은 6대 요소는 어느 것 하나라도 강하거나 약해서는 생명이 유지되지 않으며 서로 상생相生, 상극相剋, 상화相和하여 조화를 이룰 때 인간의 생명현상이 계속 유지되어 가는 것이다. 그러므로 생명을 유지하는데 필요한 6대 요소가 미치는 영향을 연구하고 개발하여야 함이 바로 여러분이 공부해야 할 과목이며 앞으로의 새로운 패러다임이 될 것이다.

어떤 원인에 의해 정기正氣의 허虛나 중화中和의 기능이 상실되어 우리 인체의 내재된 기질물氣質物이 한열, 음양, 허실로 변화 되는데 이 정기나 중화의 기능을 조절하는 것이 음양중陰陽中에 의한 육기六氣(목기木氣, 화기火氣, 토기土氣, 금기金氣, 수기水氣, 상화相火)이다. 우리 몸에서는 이 육기의 조절을 육장육부가 하므로 우리 몸의 내재된 기질물氣質物의 변화 조절은 육장육부가 하게 되는 것이다.

즉, 육장육부의 작용에 의해 내재된 기질물氣質物이 한열, 음양, 허실로 변화되는데 이 육장육부의 한열, 음양, 허실을 누구나 쉽게 조절하는 효율적인 방법을 제시하면 다음과 같다.

첫째는 호흡법이 있으며,

둘째는 물과 음식과 산초를 이용한 식이영양섭생법이 있고,

셋째는 운동법이 있게 되고,

넷째는 육장육부의 기질氣質의 흐름을 조절하는 경락 조절법이 있으며,

다섯째는 온열요법 등이 있다.

이와 같은 방법으로 육장육부의 한열, 음양, 허실의 변화를 누구나 쉽게 조절할 수 있는데 호흡법은 인체 내의 음양을 조절하는데 유용하며 물과 음식과 산초를 이용한 식이영양섭생법은 인체 내의 한열과 음양과 허실을 조절하는데 유용하다. 운동요법은 인체 내의 음양과 허실을 조절하는데 유용하고 온열요법은 인체 내의 한열을 조절하는데 유용하며 기氣의 흐름을 조절하는 경락이용법은 인체 내의 음양과 허실을 조절하는데 유용하다.

그러므로 인체 내의 기질물氣質物의 변화에 따라 조절 방법들을 효과적인 방법으로 다양하게 응용해서 복합적으로 사용할 수 있으며 여러 조절법 중 물과 음식과 산초를 이용한 식이영양섭생법이 인체의 한열과 음양과 허실을 한꺼번에 조절할 수 있으므로 내재된 기질물氣質物의 변화(육장육부의 한열, 음양, 허실)을 조절하는데 가장 좋은 방법이다. 즉, 섭생법 중 가장 효과적이고 유용한 치유법은 물과 음식과 산초를 이용한 식이영양섭생법인 것이다. 육장육부의 한열, 음양, 허실을 조절하는 방법 등을 더 구체적으로 설명하면 ① 호흡 조절법 ② 음식 조절법 ③ 산초 조절법 ④ 녹즙 조절법

⑤ 운동 조절법 ⑥ 온열 조절법 ⑦ 침 조절법 ⑧ 뜸 조절법 ⑨ M/T 조절법 ⑩ 궁합 조절법 ⑪ 성격 개조 조절법 등이 있게 된다.

앞으로 자연의 원리에 맞는 질병의 전체적 진행단계에 의한 진단법과 치유법 등이 더 다양하고 세밀하게 응용 개발 발전될 것이라고 개인적으로 생각한다.

내재된 기질물氣質物의 변화를 조절하는 방법을 구체적으로 설명하면 다음과 같다.

1) 공기와 호흡법

사람은 공기를 호흡하지 않으면 단 몇 분 이내에 죽게 되므로 생명 유지에 있어 공기를 최우선으로 두지 않을 수 없다. 현대과학은 사람의 폐가 산소 등 필요한 가스를 흡수하고 탄산가스 등 우리 몸에 불필요한 가스를 배출하는 기능이 있음을 밝혀 놓았다. 하지만 사람에게 가장 좋은 공기는 어떤 성분이며 어느 정도의 비율로 배합되어야 하는 지의 기준은 설정하지 못하고 있으며 대기 중의 공기의 성분과 해로운 것만 몇 가지 알아내서 그것으로 공기가 오염되었다든가 발암물질이 있다든가 하는 식의 부정적인 면만 강조하고 있는 실정이다.

공기는 지구의 대기를 구성하는 여러 기체의 혼합물로서 항상 일정한 농도를 갖는 기체들과 시간과 장소에 따라 농도가 변하는 기체들로 나누어진다. 항상 일정한 농도를 갖는 기체들의 부피 백분율을 정리하면 다음과 같다.

단위 %

질소(N_2)	78.084
산소(O_2)	20.946
아르곤(Ar)	0.934
네온(Ne)	0.0018
헬륨(He)	0.00524
메탄(CH_4)	0.0002
크립톤(Kr)	0.000114
수소(H_2)	0.00005
산화질소(N_2O)	0.00005
크새톤(Xe)	0.0000087 등

수증기(H_2O)	0~7
이산화탄소(CO_2)	0.01~0.1(평균 0.032)
오존(O_3)	0~0.01
이산화황(SO_2)	0~0.0001
이산화질소(NO_2)	0~0.000002

공기중의 농도가 일정하지 않는 기체들의 부피 백분율의 변화 범위를 정리하면 다음과 같다.

이들 기체들은 비교적 양이 적지만 지면의 생명체를 유지하는데 매우 중요한 역할을 한다.

그렇다면 과학이 가장 좋은 공기의 성분과 그 구성 비율을 찾을 때까지 기다려야 하는가? 그렇지만은 않다.

사람에게는 공기의 좋고 나쁨을 구별할 수 있는 무한한 잠재능력이 내재되어 있어 그 무한한 잠재능력이 폐와 코와 호흡기에 작용하여 과학이 절대로 미치지 못하는 초자연적인 힘에 의해 자기에게 상쾌하고 싱그러운 감을 알게 하여 필요한 것과 불필요한 것을 느낌으로 구분하게 되어 자동적으로 분별하는 능력이 생기는 것이다. 그러므로 이와 같이 사람의 초과학적인 육감을 이용하여 공기의 좋고 나쁨을 선별하는 것이 훨씬 더 정확하고 효율적인 것이다.

인간은 온혈동물이므로 몸이 더워야 하고 더우면 저항력이 강해지고 강력한 힘이 생산되는데 인체가 산소를 많이 흡수하여 세포에 산소를 많이 주입시키면 인체의 영양분이 더 잘 타서 더워지는 것과 같이 몸이 내부에서부터 더워진다. 그러므로 코와 기관지와 폐를 단련하여 산소 흡수기능을 강화하거나 단전호흡과 같은 수련을 통해 산소 흡수 능력을 강화시키면 인체는 강건해지고 튼튼해질 것이다.

① 음양섭생호흡법

우리 몸에 내재된 기질물氣質物의 직접적 변화가 한열, 음양, 허실로 몸 전체와 부분으로 변화되는 것을 조절하는 방법 중 호흡은 인체 내의 음양을 조절하는 중요한 방법이다. 호呼는 내쉬는 날숨이고 흡吸은 들이쉬는 들숨으로 호흡을 통해 인체 내의 상하, 좌우의 기혈의 흐름을 조절할 수 있다. 실제로 호呼를 강하게 하면 인영맥人迎脉의 혈관이 커지고 흡吸을 오래하면 촌구맥寸口脉의 혈관이 커지고 인영맥의 혈관이 줄어 드는데 호흡의 시간이나 강도가 틀려지게 되면 음양의 균형을 잃게 된다.

호흡법은 크게 우리 몸의 음양의 균형을 조절해 주는 섭생호흡과 음양의 균형이 맞추어진 상태에서 힘을 기르는 양생호흡법(단전호흡, 명상호흡)으로 나눌 수 있다.

숨 쉬는 방법에 따라 흉식호흡(늑간과 횡경막을 함께 올리는 호흡법)과 복식호흡(늑간을 올리고 횡경막을 내리는 호흡법) 그리고 태아일 때 어머니 뱃속에서 하는 태식호흡 등으로 나눌 수 있다.

또한 수련단계에 따른 호흡(수식數息, 상수식相隨息, 지식止息, 관식觀息, 환식還息, 정식淨息 등)으로 나눌 수 있다.

힘을 기르기 위한 양생호흡은 흉식호흡과 복식호흡(단전호흡)을 통해 들숨과 날숨의 비율을 같게 해 호흡을 길게 하여 호흡을 하지 않는 것과 같이 호흡해 인체에 공기가 부족하여 죽을 지경에 도달하게 되면 인체의 자율신경이나 잠재능력이나 초능력 등이 발동하여 반작용을 일으켜 더 많은 산소 등을 흡수하도록 저항력을 기르는 단련 방법으로 폐의 기능을 단련하여 반작용에 의해 산소 등의 흡수와 탄산가스 등의 배출 기능을 극대화하여 에너지를 얻어 장수하게 하는 호흡법이다.

섭생호흡은 첫째 음기운이 크면 날숨을 길게 하고 양기운이 크면 들숨을 길게 해 음양의 불균형을 조절하고 둘째는 맥성脉盛의 차이에 따라 호흡의 비율을 맞추어 음양의 불균형을 조절한다. 섭생호흡에서 음양의 불균형을 호흡을 통해 조절하는 원리를 설명하면 우리 몸의 필요한 기질물氣質物을 흡수해서 생성하고 사용해서 배출하는 신진대사 기능을 생명력인 심포장과 삼초부가 주관하는데 흡수해서 몸에 필요한 무엇인가를 생성하는 것은 음인 심포장이, 사용해서 불필요한 노폐물을 배설하는 것은 양인 삼초부가 조절하므로 호흡 대사에 있어서도 흡吸인 들숨은 음인 심포장이 조절하고 호呼인 날숨은 양인 삼초부가 조절하므로 호흡을 음양으로 구분하면 흡吸은 음이 되고 호呼는 양이 되는 것이다.

그러므로 들숨을 길게 하면 내재된 기질물氣質物의 작용이 인체의 음인 몸으로 가서 촌구맥寸口脉이 커지게 되고 날숨을 길게 하면 기질물氣質物의 작용이 인체의 양인 머리로 가서 인영맥人迎脉이 커지게 된다. 따라서 양기운이 커서 인영맥이 큰 사람은 호呼를 길게 하면 안 되고 흡吸을 길게 해야 하며, 음 기운이 커서 촌구맥寸口脉이 큰 사람은 흡吸을 길게 하면 안 되고 호呼을 길게 해야 하는 것이다. 또한 인영맥이 작은 사람은 들숨보다 날숨을 길게 하여 맥脉의 균형을 맞추어야 하고 반대로 촌구맥이 작은 사람은 날숨보다 들숨을 길게 하여 맥脉의 균형을 맞추어야 한다.

그리고 음양의 맥성脉盛의 차이에 따라 호흡의 비율이 달라지는데 이를 설명하면 다음과 같다.

체질론에서 설명했듯이 우리 인체는 음양적 상태 변화에 따라 3음과 3양으로 분류할 수 있는데 3음에도 음이 발생하는 궐음(☵)과 성장하는 소음(☷)과 소멸하는 태음(☷)으로 3양에는 양이 발생하는 소양(☵)과 성장하는 태양(☰)과 소멸하는 양명(☰)으로 분류하는데 이를 정리하면 다음과 같이 된다.

373

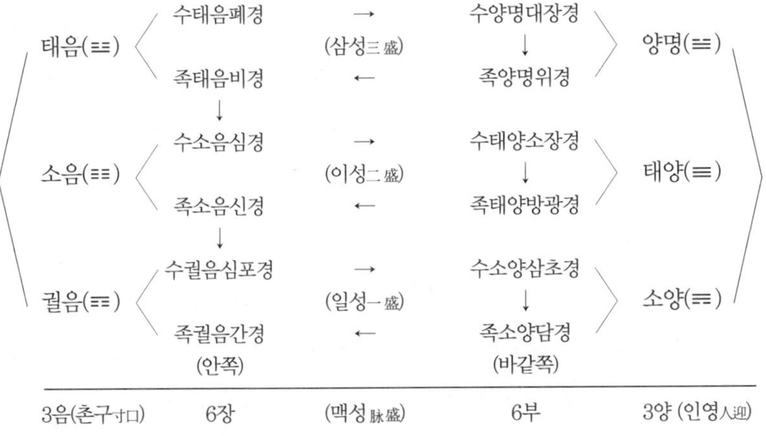

여기에 육장육부의 기운이 유통되는 경락을 배치하면 태음에 음경인 폐경과 비경이, 소음에 음경인 심경과 신경이, 궐음에 음경인 심포경과 간경이 배치되고, 양명에 양경인 대장경과 위경이, 태양에 양경인 소장경과 방광경이, 소양에는 양경인 삼초경과 담경이 배치되어 주야 50회 유주하게 된다. (경락편 참조)

남녀의 교접을 통해 수정된 후 우리가 10달 동안 선천의 기운을 부모로부터 받고 후천의 기운을 받을 때는 폐의 호呼부터 이루어져 기혈이 순차적(폐경 → 대장경 → 위경 → 비경 → 심경 → 소장경 → 방광경 → 신경 → 심포경 → 담경 → 간경)으로 돈다. 때문에 폐경이 배속된 태음경과 음양을 이루는 양명경은 힘이 가장 커 맥성脉盛이 삼성三盛을 나타내게 되고 힘이 약간 소모된 상태에서의 소음경과 음양을 이룬 태양경은 맥성脉盛이 이성二盛을 타나내게 되며 힘이 더 소모된 상태에서 궐음경과 음양을 이룬 소양경은 맥성脉盛이 일성一盛을 나타내게 된다. 그러나 궐음과 태음은 음기운이 ⅔를 양기운이 ⅓를 소음은 음기운이 $^3/_3$를 차지하고 있고 소양과 양명은 양기운이 ⅔, 음기운이 ⅓를 태양은 양기운이 $^3/_3$를 차지하고 있게 되어 맥성脉盛의 차이에 따른 호흡의 비율을 설명하면 다음과 같다.(오행생식요법 196~200page 발췌)

② 오행섭생호흡법

a. 간장과 담낭과 심포장, 삼초부를 강화하는 호흡법

간장과 담낭에 병이 있으면 현맥弦脉이 촉지되며, 심포장과 삼초부에 병이 있으면 구삼맥鉤三脉이 촉지되는데 인영맥人迎脉이 촌구맥寸口脉보다 일성一盛하면 병은 담낭이나 삼초부에 있게 되고 이것을 "소양의 병"이라하며 소양의 병이 있을 때에는 들숨을 날숨보다 2배 길게 해야 한다. (양기운이⅔, 음기운⅓이므로 음기운을⅔, 양기운을⅓로 해서 균형을 맞추어야 하기 때문) 그리고 호흡은 가능한 길게 하는 것이 유리하다. 또한 현맥이나 구삼맥이 촉지되면서 촌구맥이 인영맥보다 일성하면 병은 간이나 심포장에 있게 되고 이것을 '궐음의 병' 이라 하며 궐음의 병이 있을 때에는 날숨을 들숨보다 2배 길게 하여야 하며(음기운이⅔, 양기운이⅓이므로 양기운을⅔, 음기운을⅓로 해서 균형을 맞추어야 하기 때문) 되도록 호흡을 길게 하는 것이 유리하다.

이와 같은 방법으로 호흡을 계속하며 음과 양이 균형을 이루고 따라서 오행도 균형을 이루어 소양의 병이나 궐음병에 속하는 모든 병은 없어지는 것이다. 그 후에는 호흡의 비율을 같게 하여 계속 그리고 점점 길게 해 힘을 길러 장수할 수 있게 해야 한다. 현맥이나 구삼맥이 촉지 되는 사람 중에서 소양의 병이 기경팔맥(대맥이나 양유맥)으로 익출한 사람은 인영의 맥이 4~5성盛으로 확장되어(현맥인영 4~5성盛, 구삼맥 인영 4~5성盛)있다. 이것은 기경의 병으로 이때에는 들숨을 날숨보다 4배 길게 호흡하여야 하며 반대로 현맥이나 구삼맥이 촉지 되는 사람 중에서 궐음의 병이 사해四海로 익출하면 촌구의 맥이 6~7성盛로 확장되어(현맥 인영 6~7성盛) 있으며 이것은 사해의 병으로 들숨보다 날숨을 5배 길게 해야 한다.

b. 심 · 소장과 신 · 방광을 강화하는 호흡법

심장과 소장에 병이 있으면 구맥鉤脉이 촉지되며, 신장과 방광에 병이 있으면 석맥石脉이 촉지된다. 인영맥이 촌구맥보다 이성二盛하면 병은 소장과 방광에 있게 되고 이러한 경우를 '태양의 병' 이라하며 태양의 병이 있을 때에는 들숨을 날숨보다 3배 길게 호흡해야 (양기운 $^3/_3$이므로 음기운을 $^3/_3$으로 해서 균형을 맞추어야 하기 때문에) 하며 되도록 호흡을 길게 하는 것이 유리하다. 또한 구맥과 석맥이 촉지되면서 촌구맥이 인영맥보다 이성二盛하면 병은 심장과 신장에 있게 되고 이러한 경우는 '소음의 병' 이라 한다. 소음의 병이 있을 때에는 날숨을 들숨보다 3배 길게 하여야 하며(음기운이 $^3/_3$이므로 양기운을 $^3/_3$으로해서 균형을 맞추어야 하기 때문)되도록 호흡을 길게 하는 것이 더 유리하다.

이와 같은 방법으로 호흡을 계속하면 음과 양이 균형을 이루고 따라서 오행도 균형을 이루어 태양의 병이나 소음의 병에 속하고 모든 병은 사라지고 건강해질 것이다. 그 후에는 호흡의 비율을 같게 하여 계속 그리고 점점 길게 해 힘을 길러 장수할 수 있게 해야 한다. 구맥이나 석맥이 촉지 되는 사람 중에 태양의 병이 기경팔맥(독맥이나 양교맥)으로 익출한 사람은 인영의 맥이 4~5성盛으로 확장되어(구맥 인영 4~5성盛이나 석맥 인영 4~5성盛)있다. 이것은 기경의 병으로 이때에는 들숨을 날숨보다 4배 길게 호흡하여야 하며 반대로 석맥이 촉지되는 사람 중에 소음의 병이 기경으로 익출하면 촌구의 맥이 4~5성盛으로 확장되어(석맥 촌구 4~5성盛) 있으며 이것은 기경의 병으로 들숨보다 날숨을 4배 길게 해야한다.

c. 비 · 위장과 폐 · 대장을 강화하는 호흡법

비장과 위장에 병이 있으면 홍맥洪脉이 촉지되며, 폐장과 대장에 병이 있으면 모맥毛脉이 촉지된다. 인영맥이 촌구맥보다 3성盛하면 병은 위장과 대장에 있게 되고 이러한 경우를 '양명의 병'이라 하며 양명의 병이 있을 때에는 들숨을 날숨보다 2배 길게 호흡해야 (양기운이 $\frac{2}{3}$, 음기운이 $\frac{1}{3}$이므로 음기운을 $\frac{2}{3}$, 양기운을 $\frac{1}{3}$로 해서 균형을 맞추어야 하기 때문에)하며 되도록 호흡을 길게 하는 것이 유리하다. 또한 홍맥이나 모맥이 촉지 되면서 촌구맥이 인영맥보다 3성盛하면 병은 폐장과 비장에 있게 되고 이러한 경우를 "태음의 병"이라하며 태음의 병이 있을 때에는 날숨을 들숨보다 2배 길게 해야 하며(음기운 $\frac{2}{3}$이고 양기운 $\frac{1}{3}$이므로 양기운을 $\frac{2}{3}$, 음기운을 $\frac{1}{3}$로 해서 균형을 맞추어야 하기 때문에)가능한 한 호흡을 길게 하는 것이 유리하다.

이와 같은 방법으로 호흡을 계속하면 인영과 촌구의 맥력脉力이 균형을 이루어 음양과 오행이 화합하게 되고 양명의 병과 태음의 병은 모두 사라지고 건강해질 것이다. 그 후에는 호흡의 비율을 같게 하여 계속 그리고 점점 길게 해 힘을 길러 장수할 수 있게 해야 한다. 홍맥이나 모맥이 촉지 되는 사람 중에 태음의 병이 기경팔맥(임맥이나 충맥)으로 익출한 사람은 촌구맥이 4~5성盛으로 확장되어(홍맥촌구 4~5성盛, 모맥촌구 4~5성盛)있다. 이것은 기경의 병으로 이때에는 날숨을 들숨보다 4배 길게 호흡해야 하며 반대로 홍맥이나 모맥이 촉지 되는 사람 중에서 태양의 병이 사해四海로 익출하면 인영의 맥이 6~7성盛로 확징되어(모맥 인영 6~7성盛)있으며 이것은 사해四海의 병으로 날숨보다 들숨을 5배 길게 해야 한다.

맥성脉盛의 차이에 따라 호흡의 비율을 정리하면 다음과 같다.

극	음양중	음양	맥성脉盛	장부	흡吸	호呼
태극	양(인영人迎)	사해	인영 6~7성盛	합곡	5	1
		기경	인영 4~5성盛	대맥, 독맥, 양교맥, 양유맥	4	1
		양명	인영 삼성三盛	위장, 대장	2	1
		태양	인영 이성二盛	소장, 방광	3	1
		소양	인영 일성一盛	담낭, 삼초부	2	1
	중	중	평	균형	1	1

극	음양중	음양	맥성脉 盛	장부	흡吸	호呼
태극	음(촌구寸口)	궐음	촌구 일성—盛	간장, 심포장	1	2
		소음	촌구 이성二盛	심장, 신장	1	3
		태음	촌구 삼성三盛	폐장, 비장	1	2
		기경	촌구 4~5성盛	충맥, 임맥, 음교맥, 음유맥	1	4
		사해	촌구 6~7성盛	태충	1	5

※호呼는 1이고 흡吸은 2라는 표현은 호를 5초하면 흡을 10초 또는 호를 10초하면 흡은 20초하는 식으로 내쉬고 들이 마시는 숨의 길이를 비율로 나타낸 것이다.

호흡을 통해 힘을 얻어 병이 치료된 후에는 힘을 기르는 양생호흡을 통해 들숨과 날숨을 똑같게 하지 않으면 또 다른 병이 발생하므로 항상 똑같이 해야 한다. 호흡을 똑같이 계속하면(양생호흡)서 길게 하면 체력이 점점 강화되어 힘이 솟아나며 단전에 축기가 되어 운기조식을 하여 24정경이 열리고 나아가서는 기경팔맥이 열리고 사해혈이 열려서 무한한 능력을 발휘할 수 있게 된다. 그리고 아직 과학적으로 공기의 기준이 없으므로 미숙한 과학에 의존하지 말고 각자의 위대한 잠재능력에 의존하여 느낌으로 공기를 측정하는 것이 더 완벽하다.

2) 물과 음식

우리 인체의 내재된 기질물氣質物의 변화를 조절하는 것이 음양중에 의한 육기六氣(육장육부)이므로 육장육부의 한열. 음양. 허실을 조절하는 섭생법 중 물과 음식과 산초를 이용한 식이영양섭생법은 인체 내의 내재된 기질물氣質物의 한열과 음양과 허실을 동시에 조절할 수 있는 중요한 방법으로 섭생법 중 가장 중요하며 내재된 기질물氣質物의 실제적 조절을 통해 기혈氣血의 흐름을 조절할 수 있다. 그러므로 육장육부의 한열. 음양. 허실을 진단하여 이에 필요한 식이영양을 조절 공급함으로써 내재된 기질氣質과 물질物質이 균형을 이뤄 장부臟府가 건강해지고 육체肉體가 건강해져 병이 치유되고 나아가서 체질이 개선되어 건강 장수할 수 있게 된다.

우리가 섭취하는 모든 음식물에는 기질적氣質的 작용과 물질적物質的 작용이 있는데 우리 인체에 영향을 미치는 순서는 기질적氣質的(기미氣味, 향香. 색色 등) 작용이 빨리 넓고 짧게 작용하고 다음이 물질인 성분적 작용이 영향을 미치게 된다. 성분적 작용은 기질적氣質的 작용에 비해 늦고 강하고 길게 작용하는 특징이 있다. 또한 기질적氣質的 작용에 의해 물질적物質的 작용이 일어나게 되므로 기질氣質인 기미가 식이영양섭생에서는 선先이며 가장 중요한 역할을 하게 되는 것이다. 하지만 질병의 진행단계에 의해 내재된 기질물氣質物의 성분적 과불급이 발생해서 병증이 나타난 경우는 물질인 성분적 영양을 조절해 주는 것이 선先이며 더 효과적이다.

① 음식물의 기미氣味와 식이영양섭생법

물과 음식과 산초 등 입으로 섭취되는 모든 음식물들이 우리 인체에 흡수되어 작용되는 기능은 첫째가 기질적氣質的 작용에 의한 기미氣味에 있으며, 둘째가 물질적物質的 작용에 의한 성분의 약성에 있고, 셋째가 음식이나 산초의 형태에 있게 된다. 물과 음식과 산초를 섭취하는데 있어 우리 인체가 취사取捨 선택하는 일차적인 생리적 판단 기준은 기적氣的 작용에 의한 기미와 향, 색인데 그 중에서도 맛이 가장 큰 비중을 차지한다. 즉, 우리가 어떤 음식을 먹을 때 '맛이 좋다, 맛이 없다, 맛이 시다, 쓰다, 달다, 맵다, 짜다, 싱겁다' 등의 맛과 뜨겁다, 차다, 시원하다 등의 기氣와 음식에서 맛있는 냄새가 난다는 등의 향香, 그리고 색色과 형形 등인 감각적 생리판단 기준을 이용해 물과 음식과 산초 등을 섭취한다.

그런데 영양학 지식이나 건강 상식 등에 의해 물과 음식과 산초 등에 어떤 성분(칼로리, 단백질, 콜레스테롤, 비타민, 무기질 등)이 얼마나 있는지를 따지는 현대적 영양요법 등은 정신의 논리적 사유에 의한 이차적인 판단에 의해 섭취하는 것뿐이지 인체 생리가 그렇게 느끼는 것은 아니라는 것이다. 즉, 오늘의 영양학이 사람의 입맛 이전에 개개인의 체질과 몸의 상태에 따라 화학적 분석법에 의해 식단표를 작성하고 있는데 이는 이론일 뿐 이 지구상의 어떤 사람도 물과 음식과 산초 등을 매일 분석해서 식사를 하는 사람은 없으며 거의 불가능한 일이다.

그러므로 어떤 물과 음식과 산초 등의 음식물이 건강할 때 맛있게 느껴지는 것은 그 음식이 자기에게 맞는다는 것(동기감응同氣感應에 의해)이며 자기 몸에 그 물과 음식과 산초의 기운이나 영양분이 필요하다는 의미이다. 반대로 맛이 없다는 것은 그 음식이 자기에게 맞지 않는다는 것을 의미하며 자기 몸에 그 물과 음식과 산초 등의 기운이 충분히 있어 더 이상 필요하지 않다는 뜻이다. 물과 음식과 산초도 자신의 입맛에 맞으면 좋은 것이라고 해야 할 것이다. 하지만 건강하지 않거나, 장내 환경에 이상이 있어 장내 미생물이 유해균이 많이 증식된 경우에는 입맛이 정상적으로 작용되지 않고 입맛을 느끼는 기능이 저하되거나 장내 유해 미생물에 의해 입맛이 다르게 느껴질 수 있다. 이럴 경우, 몸을 건강하게 하거나 장내 환경을 개선한 후에 입맛대로 먹는 것이 중요하다.

인간은 음식을 먹을 때 혀끝으로 육미六味의 독특한 맛을 보아서 먹었지 약성, 형태, 색 등 기타 화학성분을 따져서 식사한 적이 없으므로 인간의 입맛은 학문적으로 정리되는 것이라기보다는 본능 즉, 잠재능력에 의한 것이므로 인간 개개인의 입맛은 절대 존중되어야 한다.

자신의 입맛에 따라서 음식물을 섭취한다는 것은 인간의 무한한 잠재능력이 입에 작용하여 과학이 절대로 미치지 못하는 초자연적인 힘에 의해 자기에게 맞는 물과 음식과 산초 등 음식물을 분별하는 능력이 자동적으로 생겨 지난 몇 십만 년 동안 인류가 생존을 위해 적응해온 본능에 따르는 것이기 때문에 수치로 나타내거나 증거 제시만을 내세우는 과학의 한계를 훨씬 뛰어 넘는 완전한 섭생법이 될 수 있다.

또한 음식물의 물질적 작용에 의한 영양 성분의 효과(식이영양섭생학 참조)가 있는데 영양성분에 의한 효과는 사람에 따라 한결같지 않아 체질의 차이나 내재된 기질氣質의 차이에 따라 음식물의 영양효과가 정반대로 나타날 수도 있다.

녹즙을 예로 들면 녹즙은 음성식품으로서 양체질에는 효과가 있지만 음체질은 반대로 역효과가 나타날 수 있다 현대의학의 입장에서 본다면 녹즙에 비타민C가 많이 함유되어 있어 피부 미용에 효과가 있다고 성분 분석학 쪽으로 설명해 비타민C만 섭취하면 피부 미용에 효과를 얻을 수 있는 것처럼 설명하고 체질에 상관없이 섭취시키고 있는데 음체질인 경우 수년간 비타민C가 함유된 녹즙을 계속 복용하고 나면 오히려 몸이 차지고 장내 부패가 발생하고 이로 인해 생성된 부패가스가 혈액내로 유입되어 신진대사에 이상이 유발되어 피부에 트러블을 유발할 수도 있다. 또한 비타민C의 항염 및 조직을 튼튼하게 하는 작용은 약성에 의한 것이나 살이 찐다던지 위산과다로 인한 위궤양을 일으키는 작용은 기미론(氣味論-차고 신맛)에 의한 것으로 현대 의학의 입장에서 본다면 비타민C만 섭취하면 염증이 제거 되고 조직이 튼튼해지는 효과를 얻을 수 있는 것처럼 설명하고 섭취시키게 하는데 오행체질 중 목木의 기운이 부족한 토土 형이나 금金형인 경우에는 이런 효과 및 장부의 기능이 향상되는 효과를 볼 수 있으나 목木의 기운이 많은 목형인 경우는 현대 영양학적 권장량에 못 미치는 양을 복용하여도 살이 찐다거나, 위산과다로 인한 위궤양 등이 발생할 수도 있다.

음식물에 의한 식이영양섭생법에서 육장육부의 기질氣質의 변화를 조절하는 원리는 기미론氣味論에 입각해서 형성되고 육장육부의 물질의 변화를 조절하는 원리는 성분에 의한 약리 작용에 입각해서 형성 되는데 기질氣質의 변화에 의해 물질의 변화가 일어나므로 기미론에 의한 음식의 기질적氣質的 작용에 의해 음식물의 물질인 성분적 작용이 뒤따라 작용하게 된다. 그러므로 영양 성분에 의한 약성을 먼저 적용시키면 안되고 기질氣質 적합이나 체질體質 적합에 의한 성분의 적합성을 같이 조절해 주는 것이 중요하다.

즉, 양체질인 경우 음성 식품에 비타민C가 많이 함유된 음식물을 섭취해주면 효과가 배가될 것이며 부작용이 나타나지 않게 된다. 또한 음체질인 경우 양성 식품에 비타민C가 많이 함유된 음식물을 섭취해주면 효과가 배가 될 것이며 부작용이 나타나지 않게 되고 목木형인 경우 단맛 나는 식품에 비타민C가 많이 함유된 음식물을 섭취해주면 효과가 배가 될 것이며 부작용이 나타나지 않게 되고, 토土형이나 금金형인 경우 짜고 신맛 나는 식품에 비타민C가 많이 함유된 음식물을 섭취해주면 효과가 배가 될 것이며 부작용이 나타나지 않게 되고 내재된 기질물氣質物의 조절은 훨씬 빠르고 효과적으로 나타날 것이다.

그러므로 지금의 영양학도 기미氣味에 의한 성분의 적합성을 따져서 새로 쓰여 져야 한다고 생각한다. 그래야 자기의 체질이나 질병의 단계에 따라 가장 효과적인 식이영양섭생법을 할 수 있기 때문이다. 뒤편에 정리한 식이영양 섭생학 부분은 이런 원리에 맞춰 영양학을 새롭게 정리 편성한 부분이다.

② 음식물의 색色과 식이영양섭생법

우리 눈에 보이는 색체는 물리적으로 색이 부착된 물체가 흡수하기를 거부하여 튀어 나온 진동하는 빛의 파장을 말하는데 색이 열이나 빛과 같이 물질계와 에너지계의 경계에 존재하면서 물질 쪽에 가까운 존재로서 진동하는 빛의 파장과 사람 사이의 에너지의 진동이 공명했을 때만이 색체의 질質을 체험하게 된다. 조명이 없는 방에서는 색을 볼 수 없듯이 빛이 있을 때만 색이 나타나는데 빛은 그 자체로 색이 아니며 완전한 진공 속에서는 열도, 빛도, 색도 존재할 수 없기 때문에 물체가 없는 곳에서는 빛이 독자적으로 존재할 가능성이 없으므로 빛의 파장으로 결정되는 색은 현실에 물질을 전재로 하지 않고서는 존재할 수가 없는 것이다.

예를 들어 녹색이게 한 것은 물질체 속에 포함되어 있는데 식물의 에너지체가 물질체 속에 포함되어 있는 무엇을 통하여 자신을 녹색으로 표현한 것뿐이다. 즉, 색은 에너지에 대한 또 다른 표현일 뿐이다.

색은 빛의 파장으로 결정되는데 빛은 전자기장이 진동하며 전파되는 전자기파이므로 감마선, X선, 자외선, 가시광선, 적외선, 전파 등이 모두 전자기파인데 단지 파장(에너지, 헤르츠)이 다를 뿐이다.

열이 있는 모든 물체는 복사선(전자파)을 방출하는데 물질의 절대 온도와 복사되는 전자기파를 정리하면 다음과 같다. −뒷장에 계속

절대온도	전자파의 명칭	
100℃ 이하	전파	장파 중파 단파 초단파
100~1000℃ 사이	적외선	원적외선 중적외선 근적외선
1000~1만℃ 사이	가시광선	빨 주 노 초 파 남 보
1만~10만℃ 사이	자외선	
10만~10억℃ 사이	X선	
10억℃ 이상	감마선	

우리 인체는 체온이 36.5℃(절대온대309°)를 나타냄으로 적외선을 방출하고 태양의 표면온도는 5500℃로 우리들 눈은 태양의 열복사 파장에 감도가 높아져 있기 때문에 보이는 것이므로 가시광선이라고 부른다. 서로 다른 진동수를 가진 전자기파는 물질과의 상호작용이 서로 다르다. 대기 중에 존재 하는 산소(O_2), 오존(O_3), 질소(N_2)는 모든 진동수의 적외선과 가시광선과 일부의 자외선은 거의 완전하게 통과시키나 대부분의 자외선, X선, 감마선은 강하게 흡수 시키므로 지구상에 가장 많이 존재하는 전자기파는 적외선, 가시광선 그리고 일부의 자외선뿐이며 태양열이 대기권에 부딪히는 순간 단파가 먼저 산란현상이 일어나고 차츰 내려오면서 장파의 산란현상이 나타난다. 이로 인해 하늘이 푸른색을 띠게 되고 햇빛이 대기권에 있는 물방울을 통과 할 때 굴절과 반사현상이 나타나 속도가 느려지고 빛의 방향도 휘어지는데 빛의 속도 변화는 색깔마다 달라 햇빛의 색중에 보라색이 가장 느리고 각도가 크게 휘며 빨강색이 가장 빠르고 각도가 가장 적게 휜다. 이렇게 색깔마다 속도가 다르고 휘어지는 각도가 다르기 때문에 빛이 분산되어 무지개가 보이게 되는 것이다.

　태양에너지는 파장 차이에 따라 에너지 파장이 달라지는데 이렇게 각기 다른 파장이 물질에 내재되어진 입자에 흡수되고 반사됨에 따라 색이 형성된다. 즉, 물체 속에서 표출되는 색중 검은색은 모든 빛을 흡수하고 아무것도 반사하지 않을 때 나타나는 색으로 모든 것을 수렴하고 저장시키는 성질을 가지고 있고 흰색은 모든 빛을 거부하고 전부 반사했을 때 나타나는 색으로 모든 것을 반사하는 성질(금金)을 가지고 있고 빨강색은 우리가 빨강색으로 인식하는 빛을 제외한 모든 빛을 흡수했을 때 따뜻한 성질(화火)을 가지고 있으며 노랑색은 우리가 노랑색으로 인식하는 빛을 제외한 모든 빛을 흡수했을 때 나타나는 색으로 안으로 응집하는 성질(토土)을 가지고 있으며 파란색은 우리가 파란색으로 인식하는 빛을 제외한 모든 빛을 흡수 했을 때 나타나는 색으로 단파장으로서 전파되는 성질이 강해 전진하는 성질(목木)을 가지고 있다. 이와 같이 색에 따라 에너지의 속성을 가지게 되는데 이런 에너지의 속성이 인체의 내재된 기질氣質과 공명하게 되어 인체에 영향을 미치게 된다.

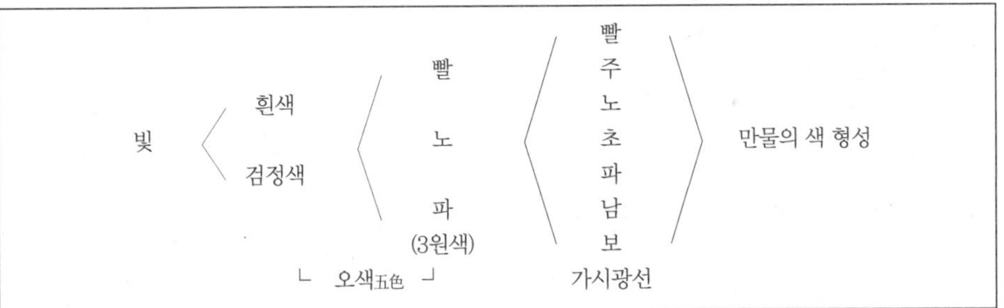

색이 우리인체에 영향을 미치는 원리는 모든 물질은 입자로 구성되어 있고 입자를 가지고 있는 모든 것은 에너지로 구성되어 있다. 물질이 빛을 흡수해 반사하는 에너지가 색과 향이 되고 물질이 빛을 흡수해 내재된 에너지로 운용하는 것이 맛이 되는데 물체가 흡수하기를 거부하여 튀어 나온 진동하는 빛의 파장과 우리 인체의 내재된 기질氣質과의 공명에 의해 우리 인체에 영향을 미치게 되는 것이다. 즉 색도 에너지의 다른 표현이므로 내재된 기질氣質과 색 에너지의 동기감응同氣感應에 의해 영향을 미치는 것을 말한다.

음양변화의 관점에서 설명하면 하나가 부족하면 자동적으로 그 부족한 것을 생성하려는 성질을 가지고 있는데 음이 극점에 이르면 양이 발생하고 양이 극점에 이르면 음이 발생하게 되는 균형의 원리가 색깔로도 나타난다. 예를 들어 위장이 나쁠 때 얼굴이 노랗게 되는 것은 인체가 우리 몸에 매우 부족한 토土(황색黃色)의 기운을 만들어 내는 과정에서 생기는 것으로 토土의 기운이 충분하지 못하기 때문이다. 이것은 화학반응이 압력, 온도, 화학물질 등으로 이동한다는 르샤트리에 법칙과 상통하는 것으로 이 때는 토土의 기운(단맛이나 노란색의 음식물 등)을 보충해 주면 효과가 좋게 나타난다.

소리나 색깔이 우리 인체에 영향을 미친다고 해도 너무 과대평가를 해서는 안 된다. 물질은 생각과 같은 파동이나 기氣가 집중적으로 모여야만 형성되기 때문에 물질에 내재된 기氣의 위력은 일과성인 소리나 생각, 시각을 통해 보는 색채의 공명 등에 비해 반영구적으로 강력하다. "맛있게 보인다, 맛있는 냄새가 난다, 맛있는 소리가 난다"등의 말이 있듯이 소리를 이용한 요법이나 향이나 색을 이용한 요법보다 색의 물질을 섭취하는 것이 더 강력한 에너지를 생산할 수 있는 것이다. 즉 검정콩과 같은 물질에 들어 있는 수水의 기운이 검정색을 보거나 우음羽音등과 같이 수음을 들었을 때의 수水의 기운보다 훨씬 강력하고 효과가 크기 때문이다. 고로 음식물에 들어 있는 색도 눈으로 보아서 나타나는 효과보다 음식물에 들어 있는 색色을 섭취하는 것이 훨씬 강력하고 효과가 크게 나타나는 것이다.

음식물에 들어 있는 색色을 섭취했을 시 색이 우리 인체에 작용하는 기능은
 - 첫째 동기감응에 의한 기질적氣質的 작용이 있어 육장육부의 한열. 음양. 허실에 영향을 미칠 수 있다. 음식물의 색깔이 흰색이거나 청색, 감색, 녹색, 보라색 등은 그 느낌이 차보이고 음성의 색깔이기 때문에 육장육부가 열熱하거나 양 체질인 사람에게 좋다. 음식물의 색깔이 검정색이거나 빨강, 노랑, 주황, 연두색 등은 그 느낌이 따뜻해 보이고 양성의 색깔이기 때문에 육장육부가 한寒하거나 음 체질인 사람에게 좋은 것이다. 또한 색깔도 각자의 속성을 가지고 있으므로 속성이 같은 것끼리는 서로 공명하기 때문에 같은 속성을 가진 오색과 오장과의 관계를 보면 음식물의 색이
 - 청색靑色이면 오행상 목木에 해당하므로 목木의 속성을 가진 간장과 감응해 간장에 영양을 줄 것이고,
 - 적색赤色이면 오행상 화火에 해당하므로 화火의 속성을 가진 심장과 감응해 심장에 영양을 줄 것이고,
 - 황색黃色이면 오행상 토土에 해당하므로 토土의 속성을 가진 비장과 감응해 비장에 영양을 줄 것이고,
 - 백색白色이면 오행상 금金에 해당하므로 금金의 속성을 가진 폐장과 감응해 폐장에 영양을 줄 것이고,
 - 흑색黑色이면 오행상 수水에 해당하므로 수水의 속성을 가진 신장과 감응해 신장에 영양을 줄 것이다.

고로

- 간肝이 약하거나 병이 있는 사람은 청색이나 녹색의 음식물을 많이 섭취하면
  좋고,
- 심心장이 약하거나 병이 있는 사람은 적색의 음식물을 많이 섭취하면 좋고,
- 비脾장이 약하거나 병이 있는 사람은 노란색의 음식물을 많이 섭취하면 좋고,
- 폐肺장이 약하거나 병이 있는 사람은 흰색의 음식물을 많이 섭취하면 좋고,
- 신腎장이 약하거나 병이 있는 사람은 검정색의 음식물을 많이 섭취하면 좋다.

- 둘째는 색色의 성분적 약성 작용이 있는데 오색의 성분과 작용을 정리하면 다음
  과 같다.

오행	색色	성분	성분적 기능	음식(food)
목木	녹색	엽록소 (클로로필)	· 신진대사를 원활하게 함 · 피로회복 · 자연치유능력을 높여줌 · 조혈작용과 항염작용이 강함	green food-엽채류 녹차,샐러리,브로콜리,신선초,시금치 대나무,매실,뽕나무,소나무,알로에 올리브,클로렐라,스피루리나 등
화火	적색	라이코펜	· 혈관을 튼튼하게 함 · 항산화 효과 · 혈액순환 개선 · 동맥경화 예방	red food 토마토,홍삼,당근,고추,녹용,대추 복분자,사과,석류,영지,홍어 등
토土	노란색	카로티노이드 성분	· 소화기능을 도와 위장을 보호 · 항산화 효과 · 항암작용 · 영양공급 및 배설에 중요한 작용을함	yellow food 꿀,호박,당근,된장,밥,청국장,생강 은행,잣,황토 등
금金	흰색	안티크산틴 후라보노이드	· 항산화 작용 · 체내 유해물질 배출 · 몸에 들어오는 유해균과 바이러스 에 대한 저항력을 향상	white food 굴,마늘,도라지,더덕,양파,당귀 요구르트,현미,소금 등
수水	검정색	안토시아닌	· 노화방지 · 정력증강에 탁월 · 면역력 증강 작용 · 질병 예방	black food 검정콩,검정깨,검정쌀,다시마,미역 김,버섯,숯,오골계,장어,칡,포도 블루베리,흑염소 등

- 셋째는 음식의 다른 성분과 연계 작용이 있다. 즉 색은 유관상 기적氣的 작용이 있고 섭취시 기적氣的 작용과 성분적 작용이 동시에 있으므로 단계별 사용을 적절히 하는 것이 중요하다.

③ 음식물의 형태形態와 식이영양섭생법

또한 음식물이 맛있게 생겼다는 말이 있듯이 음식물의 생김새(형태形態)가 좋고 싱싱한지 아니면 상하고 나쁜지 어느 부위인지, 형태가 어떻게 생겼는지에 따라 우리 인체의 내재된 기질물氣質物에 음양으로 작용해 영향을 미칠 수 있다.

예를 들어 인삼 같은 경우는 뿌리가 사람의 형상으로 생겨 인삼이라 하는데 우리 인체에 작용될 때는 성질이 따뜻하고 태양을 등진 뿌리 부분이므로 양성식품에 들어간다. 사람같이 생겨서 인삼의 뇌두 부분은 특히 기운이 머리 부분을 작용하고 몸통 부분은 오장육부로 작용하고 뿌리 부분은 사지로 작용하게 되며 소의 슬관절 모양으로 생긴 우슬牛膝은 그 기운이 사람의 무릎관절로 작용해 우리 몸에 영향을 미칠 수 있으나 음식물의 형태가 우리 몸에 가장 크게 영향을 미치는 관계는 음식물의 형태학적 종류에 따라 섭취하는 비율이 있게 된다.

이는 음식물의 형태를 잘게 부숴 섭취할 수 있게 해주는 치아와 깊은 관계가 있으므로 인간의 치아를 살펴보면 알 수 있다. 치아가 우리 인체에 가장 이상적인 비율로 이루어져 작용한다면 인체의 오장육부 역시 치아의 구조에 맞게 만늘어져 삭용할 것이기 때문이다. 즉, 인간의 치아는 성인을 기준으로 32개인데 그 중 어금니가 20개, 앞니가 8개, 송곳니가 4개로 구성되어 있는데 어금니는 절구치, 방아치라 해서 곡물을 가는 맷돌 역할을 하고, 앞니는 절치라 하여 작두처럼 야채나 채소류, 과일류, 근과류 등을 써는 역할을 하며 송곳니는 견치라 하여 고기나 생선을 물어뜯는데 사용한다. 그러므로 어금니와 앞니와 송곳니의 비율을 보면 62.5 : 25 : 12.5인 5 : 2 : 1이므로 곡물과 야채, 과일과 육식의 비율이 5 : 2 : 1로 맞추는 것이 제일 좋을 것이다.

그리고 우리 몸에서 음식을 소화시키기 위해 분비되는 소화 효소의 비율에서도 이상적인 식사법의 비율을 찾을 수 있는데 침 속에서 생성되는 탄수화물 분해효소와 췌장의 단백질 분해효소, 담즙 속에 있는 지방의 분해효소는 각각 6 : 2 : 2의 비율로 분비되기 때문에 탄수화물과 단백질과 지방을 섭취하는 비율로 최대한 여기에 맞게 조절하는 지혜가 필요하다. 하지만 우리 인체의 감각적 작용에 의해 섭취하는 기준은 먹는 음식에 따라 소화효소의 비율이 변하는 소화효소의 비율보다는 치아의 구조에 의한 섭취 방법이 더 정확할 것이다.

이와 같이 모든 음식물이 우리 인체에 흡수되어 크게 작용되는 기능이 첫째 기미氣味에 있으므로 기미氣味의 균형을 맞춰 섭취해야 하고, 둘째 성분에 있으므로 우리 인체를 구성하고 있는 구성 성분의 균형을 맞춰서 섭취해야 한다. 셋째는 형태에 있으므로 형태학적 균형(곡물 : 야채과일 : 육류 = 5 : 2 : 1)을 맞춰서 섭취해야 하며, 넷째는 사람의 크기나 활동력, 에너지 활성도에 따른 권장량의 균형(kcal의 권장량, 단백질권장량, 비타민권장량, 무기질권장량 등)을 맞춰서 골고루 잘 섭취하는 것이 바람직하다.

우리 인간이 삶을 잘 영위하기 위해서는 골고루 잘 먹는 게 중요한데 '골고루'란 균형 잡힌 식이 영양을 말하며 "잘"이란 질병의 진행 단계에 맞게 또는 체질에 맞게 먹는 것을 말한다. 균형 잡힌 식이영양을 통해 몸의 정기를 보補해주는 것이 중요하며 몸을 보補한 상태에서 내재된 기질물氣質物이 한열, 음양, 허실로 흐트러진 몸을 조절 치유해 주는 것이 그 다음으로 중요하며 몸을 보補해서 몸의 병마를 몰아낸 다음에는 자신의 체질에 맞게 식이영양을 해주는 것이 중요하고 체질에 맞게 섭취해 체질이 개선된 다음에는 건강하고 장수하게 식이영양을 해 주어야 하는 것이다.

그러므로 인간이 먹을 수 있는 모든 식품이나 약재(산초)의 동양 철학적 처방은 첫째 '골고루'에 병마를 몰아내는 병치 처방이 있게 되고, 둘째 '골고루'에 체질을 개선하는 체질개선 처방이 있게 되고, 셋째 건강하고 장수하게 하는 장수 처방이 있게 된다.

④ 음식물의 기미氣味에 의한 음양오행의 균형

기氣란 음식물의 뜨겁고 따듯하고 평하고 차고 서늘한 기운을 말하는 것으로 한열에 의한 음양을 나타내며,

미味란 음식물의 시고, 쓰고, 달고, 맵고, 짜고, 떫은맛을 말한 것으로 맛에 의한 허실적 오행을 나타낸 것이다.

기미에 의한 음양오행의 균형을 정리하면

목木의 신맛도 뜨겁고 따뜻하고 평하고 서늘하고 찬 음식물이 있으며 음적식품과 양적식품과 중적식품이 있게 된다.

화火의 쓴맛도 뜨겁고 따뜻하고 평하고 서늘하고 찬 음식물이 있으며 음적식품과 양적식품과 중적식품이 있게 된다.

토土의 단맛도 뜨겁고 따뜻하고 평하고 서늘하고 찬 음식물이 있으며 음적식품과 양적식품과 중적식품이 있게 된다.

금金의 매운맛도 뜨겁고 따뜻하고 평하고 서늘하고 찬 음식물이 있으며 음적식품과 양적식품과 중적식품이 있게 된다.

수水의 짠맛도 뜨겁고 따뜻하고 평하고 서늘하고 찬 음식물이 있으며 음적식품과 양적식품과 중적식품이 있게 된다.

상화相火의 떫은맛도 뜨겁고 따뜻하고 평하고 서늘하고 찬 음식물이 있으며 음적식품과 양적식품과 중적식품이 있게 된다.

우리 인체에서

목木 기운을 조절하는 것은 음의 장부인 간장과 양의 장부인 담낭과 간·담의 생명력을 조절하는 중인 상화相火에 의해서이며,

화火 기운을 조절하는 것은 음의 장부인 심장과 양의 장부인 소장과 심·소장의 생명력을 조절하는 중인 상화相火에 의해서이다.

토土 기운을 조절하는 것은 음의 장부인 비장과 양의 장부인 위장과 비·위장의 생명력을 조절하는 중인 상화相火에 의해서이다.

금金 기운을 조절하는 것은 음의 장부인 폐장과 양의 장부인 대장과 폐·대장의 생명력을 조절하는 중인 상화相火에 의해서이다.

수水 기운을 조절하는 것은 음의 장부인 신장과 양의 장부인 방광과 신·방광의 생

명력을 조절하는 중인 상화相火에 의해서이다.

상화相火기운을 조절하는 것은 음의 장부인 심포장과 양의 장부인 삼초부인 우리 몸의 생명력에 의해서 조절되므로 신맛(고소한 맛, 구수한 맛, 노린내 나는 맛 등)은 간·담을, 쓴맛(불내 나는 맛, 단내 나는 맛 등)은 심·소장을, 단맛(향내 나는 맛, 곯은내 나는 맛 등)은 비·위장을, 매운맛(비린내, 화한 맛 등)은 폐·대장을, 짠맛(고린내 나는 맛 등)은 신·방광을, 떫은맛(담백한 맛, 생내 나는 맛 등)은 심포·삼초를 영양하게 된다.

a. 간담의 균형식: 간·담을 영양하는 목木의 신맛의 균형은 차고 서늘한 신맛의 음적식품과 따뜻하고 뜨거운 신맛의 양적식품과 떫은맛 나는 상화식품의 비율이 0.5 : 0.5 : 1로 균형이 이루어져야 한다.

389

분류		차고 서늘한 음적식품	따뜻하고 뜨거운 양적식품	떫은맛 나는 식품	형태학적 비율	기타
신맛	곡식	보리	팥	녹두, 옥수수	5	필요한 영양 성분의 균형과 필요한 권장량의 균형
	근과	땅콩	호두	감자, 머위		
	야채	깻잎	부추	오이, 양송이버섯	2	
	과일	포도	레몬	도토리, 토마토		
	육류	개고기	닭고기	양고기, 오리고기	1	
	조미	들기름	식초	화분, 토마토케찹		
	비율	0.5(25)	0.5(25)	1(50)	100	

여기에 필요한 영양성분으로서의 균형과 형태학적 균형 각 개인의 필요한 권장량을 같이 조절해 주는 것이 가장 좋은 배합이다.

b. 심·소장의 균형식: 심·소장을 영양하는 화火의 쓴맛의 균형은 차고 서늘한 쓴맛의 음적식품과 따뜻하고 뜨거운 양적식품과 떫은맛 나는 상화 식품의 비율이 0.5 : 0.5 : 1로 균형이 이루어져야 한다.

분류		차고 서늘한 음적식품	따뜻하고 뜨거운 양적식품	떫은맛 나는 식품	형태학적 비율	기타
쓴맛	곡식		수수	녹두, 옥수수	5	필요한 영양 성분의 균형과 필요한 권장량의 균형
	근과	고들배기	도라지	감자, 머위		
	야채	상추	파슬리	오이, 양송이버섯	2	
	과일	자몽	살구	도토리, 토마토		
	육류	동물의 염통	염소고기	양고기, 오리고기	1	
	조미	자장	20℃이상의 술	토마토케찹, 마요네즈		
	비율	0.5(25)	0.5(25)	1(50)	100	

여기에 필요한 영양 성분으로서의 균형과 형태학적 균형 각 개인의 필요한 권장량을 같이 조절해 주는 것이 가장 좋은 배합이다.

c. 비·위장의 균형식: 비·위장을 영양하는 토±의 단맛의 균형은 차고 서늘한 단맛의 음적식품과 따뜻하고 뜨거운 양적식품과 떫은맛 나는 상화 식품의 비율이 0.5 : 0.5 : 1로 균형이 이루어져야 한다.

분류		차고 서늘한 음적식품	따뜻하고 뜨거운 양적식품	떫은맛 나는 식품	형태학적 비율	기타
단맛	곡식	기장쌀(피쌀)	흑미	녹두, 옥수수	5	필요한 영양 성분의 균형과 필요한 권장량의 균형
	근과	연근	고구마	감자, 머위		
	야채	미나리	시금치	오이, 양송이버섯	2	
	과일	참외	대추	도토리, 토마토		
	육류	토끼고기	소고기	양고기, 오리고기	1	
	조미	설탕	꿀	토마토케찹, 마요네즈		
	비율	0.5(25)	0.5(25)	1(50)	100	

여기에 필요한 영양 성분으로서의 균형과 형태학적 균형 각 개인의 필요한 권장량을 같이 조절해 주는 것이 가장 좋은 배합이다.

d. 폐 · 대장의 균형식 : 폐 · 대장을 영양하는 금金의 매운맛의 균형은 차고 서늘한 매운맛의 음적식품과 따뜻하고 뜨거운 양적식품과 떫은맛 나는 상화 식품의 비율이 0.5 : 0.5 : 1로 균형이 이루어져야 한다.

분류		차고 서늘한 음적식품	따뜻하고 뜨거운 양적식품	떫은맛 나는 식품	형태학적 비율	기타
매운맛	곡식	율무	현미	녹두, 옥수수	5	필요한 영양 성분의 균형과 필요한 권장량의 균형
	근과	무우	아몬드	감자, 머위		
	야채	배추	어성초	오이, 양송이버섯	2	
	과일	배	복숭아	도토리, 토마토		
	육류	굴	뱀장어	양고기, 오리고기	1	
	조미	박하	생강	토마토케찹, 마요네즈		
	비율	0.5(25)	0.5(25)	1(50)	100	

여기에 필요한 영양 성분으로서의 균형과 형태학적 균형 각 개인의 필요한 권장량을 같이 조절해 주는 것이 가장 좋은 배합이다.

e. 신 · 방광의 균형식 : 신 · 방광을 영양하는 수水의 짠맛의 균형은 차고 서늘한 짠맛의 음적식품과 따뜻하고 뜨거운 양적식품과 떫은맛 나는 상화 식품의 비율이 0.5 : 0.5 : 1로 균형이 이루어져야 한다.

분류		차고 서늘한 음적식품	따뜻하고 뜨거운 양적식품	떫은맛 나는 식품	형태학적 비율	기타
짠맛	곡식	대두	서목태	녹두, 옥수수	5	필요한 영양 성분의 균형과 필요한 권장량의 균형
	근과		마	감자, 머위		
	야채	미역	김(톳)	오이, 양송이버섯	2	
	과일	수박	밤	도토리, 토마토		
	육류	돼지고기	해삼	양고기, 오리고기	1	
	조미	콩기름(간장)	죽염(소금)	토마토케찹, 마요네즈		
	비율	0.5(25)	0.5(25)	1(50)	100	

여기에 필요한 영양 성분으로서의 균형과 형태학적 균형 각 개인의 필요한 권장량을 같이 조절해 주는 것이 가장 좋은 배합이다.

f. 심포·삼초의 균형식: 심포·삼초를 영양하는 상화의 떫은맛의 균형은 차고 서늘한 떫은맛의 음적식품과 따뜻하고 뜨거운 양적식품의 비율이 1:1로 균형이 이루어져야 한다.

분류		차고 서늘한 음적식품	따뜻하고 뜨거운 양적식품	형태학적 비율	기타
떫 은 맛	곡식	녹두	옥수수	5	필요한 영양 성분의 균형과 필요한 권장량의 균형
	근과	감자	머위		
	야채	오이	양송이	2	
	과일	토마토	도토리		
	육류	오리고기	양고기	1	
	조미	토마토케찹	마요네즈		
	비율	1(50)	1(50)	100	

여기에 필요한 영양 성분으로서의 균형과 형태학적 균형 각 개인의 필요한 권장량을 같이 조절해 주는 것이 가장 좋은 배합이며 환자의 상태에 따라 음식의 기호에 따라 위의 음식들은 달라질 수 있다.

g. 음양오행의 균형식: 이와 같이 육미六味가 균형을 이룰 때만이 '골고루'라는 말을 사용할 수 있는 것이다.

즉, 기미氣味에 의한 음양오행의 균형이란 '골고루'를 뜻하는데 이를 백분율로 정리하면 다음과 같다.

음양중 육미六味	음	양	중(상화)	비율
목木	5	5	10	20
화火	5	5	10	20
토土	5	5	10	20
금金	5	5	10	20
수水	5	5	10	20
백분율	25%	25%	50%	100%

즉, 목木의 균형을 이룬 신맛 나는 음식의 비율이 10%, 화火의 균형을 이룬 쓴맛 나는 음식의 비율이 10%, 토土의 균형을 이룬 단맛 나는 음식의 비율이 10%, 금金의 균형을 이룬 매운맛 나는 음식의 비율이 10%, 수水의 균형을 이룬 짠맛 나는 음식의 비율이 10%, 상화相火의 균형을 이룬 떫은맛 나는 음식의 비율이 50%가 골고루 균형을 이뤄 배합되어야 한다.

실제적으로 신맛의 비율이 전체의 약 10%이고 떫은맛의 비율이 전체의 약 50%이며 나머지 맛의 비율도 전체의 약 10%에 해당하므로 "골고루"에 의한 육미의 비율은 다음과 같다.

목木	화火	토土	금金	수水	상화相火	합合
10	10	10	10	10	50	100%

위의 비율에서 보듯이 우리 몸에 필요한 것은 상화의 기운이 가장 많이 필요하며 우리 몸의 생명력을 조절하는 상화의 원리를 파악하지 못하는 한 질병은 극복될 수가 없는 것이다.

이와 같이 음식을 배합할 경우 목木의 12가지, 화火의 12가지, 토土의 12가지, 금金의 12가지, 수水의 12가지, 상화相火의 12가지를 합해서 총 72가지의 음식물이 배합이 되며 이는 육장육부에 골고루 영양을 주는 여섯 가지 맛의 비율뿐 아니라 한열 및 음양의 비율까지 배합되었고 생체 구조에 의한 형태학적 균형까지 맞추었고 필요한 영양성분의 균형과 각 개인의 필요한 권장량에 따라 배합비율을 맞출 수 있으므로 완전한 식사법이라 해도 과언이 아닐 것이다.

이상과 같이 균형 있게 영양을 섭취하면 만병은 치료되고 건강해져서 오래 살 수 있을 것이다.

3) 음식물의 기미와 식이영양 섭생법에 의한 병치처방

육장육부의 기질적氣質的 작용에 의한 내재된 기질물氣質物이 한열. 음양. 허실로 변화되는데 이 육장육부의 한열, 음양, 허실을 우리가 섭취하는 음식이나 약재로 조절하고 치유하는 방법이 식이영양섭생법이다. 그러므로 육장육부의 한열을 치유하는 방법과 육장육부의 음양을 치유하는 방법과 육장육부의 허실을 치유하는 방법으로 분류할 수 있는데 먼저 육장육부의 한열을 치유하는 방법을 설명하면 다음과 같다.

① 한·열 처방법

기미氣味가 건강에 얼마나 중요한지는 양약 처방의 기본이 약성藥性을 따지는 것에 반해 동의학에서는 약리의 기본이 기미론氣味論에 있다는 것만 보아도 알 수 있다. 기미론에서의 기氣란 음식과 약물의 열熱하고 한寒하고 평平하고 온溫하고 양凉한 오기五氣와 노린내, 단내, 향내, 비린내, 고린내 등 음식의 향취를 합하여 말하는 것이다. 열熱은 대온大溫에 해당하고 양凉은 미한微寒에 해딩하는 것으로 내재된 기질氣質의 한·열적 변화를 음식과 약초를 이용해 조절하는데 유용한 이론이다. 인체의 한寒과 양凉을 치유하는데 열하고 따뜻한 음식이나 약물을 사용하고 인체의 열熱하고 온溫을 치유하는 데는 한寒하고 양凉한 음식과 약물을 사용해 한·열을 치유하는 것을 말한다. 인체의 한열을 판단하는 방법으로는 맥진법과 병증과 체질법(체질론 참조)으로 알 수 있는데 인체의 한열을 판단하는 맥진은

<table>
<tr><td>실열이 강일 때 맥脉이 부浮하고 완緩하고 삭數하고,
실열이 약일 때 맥脉이 침沈하고 완緩하고 삭數하며</td><td>허열이 강일 때 맥脉이 부浮하고 급急하고 삭數하고,
허열이 약일 때 맥脉이 침沈하고 급急하고 삭數하며</td></tr>
</table>

된다.

증상으로는 한寒하면 체온계로 측정한 온도가 어떠하든 본인은 춥다 하므로 코와 가래가 많이 나오게 되고 열熱하면 체온계로 측정한 온도가 어떠하든 본인은 덥다하므로 코와 입에서 더운 바람이 확확 나오고 소변을 볼 때 오줌이 뜨거워서 눌 수 없을 정도로 된다. 한과 열은 순환함으로서 인체의 균형을 맞추게 되는데 이와 같이 한과 열이 순환하지 못하여 허열과 실열, 허한과 실한이 생기는 것이므로 한열 치료의 제1원칙은 중화中和의 기능을 강화시켜 한열을 순환시키는데 있다.

제2요건은 한寒과 양凉을 치유하는 데는 열나고 따뜻한 음식이나 약물로 균형을 맞춰 순환시켜 줘야 하고 열熱과 온溫을 치유하는 데는 차고 서늘한 음식이나 약물로 균형을 맞춰 순환시켜 줘야 한다. 음식이나 산초에 열나고 따뜻하게 하는 성분이나 차고 서늘하게 하는 성분이 함유되어 있으면 보다 더 강한 효과를 발휘하게 될 것이다.

기미론氣味論은 우리가 먹는 음식이나 약물을 통해서 내재된 기질氣質을 조절할 때 기적氣的 기준이 되는 원리인 것이다.

다음은 음식과 산초의 한열 상태를 오행적 측면에서 분류한 도표이다.

a. 음식물의 육미분류

가. 육미 중 뜨거운 식품

구분	신맛나면서 뜨거운 식품	쓴맛나면서 뜨거운 식품	단맛나면서 뜨거운 식품	매운맛나면서 뜨거운 식품	짠맛나면서 뜨거운 식품	떫은맛나면서 뜨거운 식품
야채		피망				
근과			인삼			
육류	닭	염소		복어	노루	양고기
	닭고기				녹각	
					녹용	
					사슴	

구분	신맛나면서 뜨거운 식품	쓴맛나면서 뜨거운 식품	단맛나면서 뜨거운 식품	매운맛나면서 뜨거운 식품	짠맛나면서 뜨거운 식품	떫은맛나면서 뜨거운 식품
조미료		25도 이상 술	꿀	겨자		
		막걸리		계피		
		소주		고추		
				고추장		
				후추		
차류						로열젤리
						화분

나. 육미 중 따뜻한 식품

구분	신맛나면서 따뜻한 식품	쓴맛나면서 따뜻한 식품	단맛나면서 따뜻한 식품	매운맛나면서 따뜻한식품	짠맛나면서 따뜻한 식품	떫은맛나면서 따뜻한 식품
곡식		수수	찹쌀	찹쌀현미	서목태	
			흑미			
과일	딸기	살구	호박	복숭아	밤	
	레몬			아몬드		
	매실					
	모과					
	석류					
	앵두					
	오미자					
	체리					
야채	깻잎	비트		갓	톳	느티리버섯
	부추	쑥		고수(향채)		동충하초
		익모초		고추잎		팽이나무버섯
		취나물		달래		
		치커리		담배		
		컴프리		마늘		
		파슬리		무잎		
				순무		
				열무		
				파		

구분	신맛나면서 따뜻한 식품	쓴맛나면서 따뜻한 식품	단맛나면서 따뜻한 식품	매운맛나면서 따뜻한 식품	짠맛나면서 따뜻한 식품	떫은맛나면서 따뜻한 식품
근과	들깨	도라지	감초		마	도토리
	잣	해바라기씨				
	호두					
육류	동물의 간	동물의 위장		갈치	낙지	낙지
	보신탕	메뚜기		다슬기	돼지	명태
		참새		메기	돼지고기	문어
		칠면조		뱀장어	멸치	오징어
				새우	명태	
				송어	문어	
				연어	뱀	
				재첩	사슴고기	
				향어	오징어	
				홍합	해삼	
조미료	들기름	동동주	마가린	생강	죽염	마요네즈
	식초	매실주	버터	카레	치즈	옥수수기름
		정종	설탕	홍화기름		
		청하	엿			
			엿기름			
차류	들깨차	쑥차	대추차	생강차		솔잎차
	딸기쥬스	초콜릿	인삼차	수정과		옥수수수염 달인물
	레몬차					옥수수차
	매실쥬스					코코아
	모과차					
	오미자차					
	체리쥬스					

다. 육미 중 평한 식품

구분	신맛나면서 평한 식품	쓴맛나면서 평한 식품	단맛나면서 평한 식품	매운맛나면서 평한 식품	짠맛나면서 평한 식품	떫은맛나면서 평한 식품
곡식	강낭콩		쌀		검은콩	옥수수
	완두콩				누런콩	
					누에콩	
					콩	
과일	포도	은행	대추			
			무화과			
야채	건포도	냉이	마	배추	콩떡잎	두릅
		쑥갓		양파		목이버섯
				어성초		상황버섯
						소나무잎
						양배추
						콩나물
근과	개암		고구마			감자
	검은깨		칡뿌리			당근
	땅콩					토란
	참깨					
육류	계란		쇠고기	고등어	전복	꿩고기
	메추리			농어	족발	번데기
	메추리알			대구		
				도루묵		
				명태		
				문어		
				미꾸라지		
				백합		
				붕어		
				상어		
				성게		
				스쿠알렌		
				쏘가리		
				잉어		
				장어		
				조기		
				준치		

구분	신맛나면서 평한 식품	쓴맛나면서 평한 식품	단맛나면서 평한식품	매운맛나면서 평한 식품	짠맛나면서 평한 식품	떫은맛나면서 평한 식품
육류				참치		
				청어		
				해파리		
차류			우유			
	참기름		두충차		두향차	요구르트
	땅콩차		칡차			

라. 육미 중 서늘한 식품

구분	신맛나면서 서늘한 식품	쓴맛나면서 서늘한 식품	단맛나면서 서늘한식품	매운맛나면서 서늘한 식품	짠맛나면서 서늘한 식품	떫은맛나면서 서늘한 식품
곡식	메밀			율무		조
과일	감귤		망과	배		가지
	귤					
	사과					
	유자					
야채		샐러리	미나리	무		송이버섯
			시금치	유채		
육류			토끼고기	북어	돼지비계	오리알
조미료				박하		
				유채기름		
차류	유자차			율무차		

마. 육미 중 찬 식품

구분	신맛나면서 찬 식품	쓴맛나면서 찬 식품	단맛나면서 찬 식품	매운맛나면서 찬 식품	짠맛나면서 찬 식품	떫은맛나면서 찬 식품
곡식	귀리		피쌀	현미		녹두
	동부					
	밀					
	밀가루					
	보리					
	빵					
	팥					
과일	결명자	자몽	감		수박	명감
	꽈리		메론			바나나
	오렌지		참외			오이
	자두					토마토
	키위					
	탱자					
	파인애플					
야채	신김치	고들빼기	고구마줄기		김	고사리
	신동치미	녹즙			다시마	머위대
		민들레			미역	쑥주나물
		상추			질경이	아욱
		신선초			클로렐라	알로에
		씀바귀			파래	양송이
		양상추			해초류	우무
		영지				우뭇가사리
		케일				우엉
						표고버섯
근과		더덕	연근			죽순
육류	개고기	곱창.피		가리맛조개	개구리	오리고기
	웅담	염통		가물치	갯장어	
				가자미	굼벵이	
				가재	멸치젓	
				게	명란젓	
				고양이고기	새우젓	
				곤쟁이	젓갈류	
				굴	조개젓	

구분	신맛나면서 찬 식품	쓴맛나면서 찬 식품	단맛나면서 찬 식품	매운맛나면서 찬 식품	짠맛나면서 찬 식품	떫은맛나면서 찬 식품
				꼬막	지렁이	
				꽁치		
				꽃게		
				낙지		
				넙치		
				닭게		
				대게		
				대하		
				대합		
				도미		
				멍게		
				모시조개		
				민꽃게		
				민어		
				바지락		
				밴댕이		
				뱅어		
육류				보리새우		
				붕장어		
				새꼬막		
				새조개		
				생선		
				소라		
				숭어		
				아귀		
				오징어		
				점새우		
				정어리		
				조개류		
				주꾸미		
				중하		
				키조개		
	신맛나면서 찬 식품	쓴맛나면서 찬 식품	단맛나면서 찬 식품	털게	짠맛나면서 찬 식품	떫은맛나면서 찬 식품
				피조개		

구분	신맛나면서 찬 식품	쓴맛나면서 찬 식품	단맛나면서 찬 식품	매운맛나면서 찬 식품	짠맛나면서 찬 식품	떫은맛나면서 찬 식품
육류				홍어		
조미료	소맥배아	20도이하 술		와사비	간장	토마토케첩
		맥주			된장	
		복분자술			두부	
		자장			소금	
		포도주			청국장	
					콩국	
					콩기름	
차류	결명자차	녹차	감잎차		두유	덩굴차
	보리차	영지차	구기자차		베지밀	맥주효모
	사이다	작설차	국화차		차전자차	뽕잎차
	오렌지쥬스	커피	식혜			생수
	자두쥬스	홍차				이온음료
	키위쥬스					콜라
	파인쥬스					포카리스
	포도쥬스					

오행적 측면에서의 한열의 조절은

예를 들어 간·담에 이상이 있으면 현맥弦脉이 감지되고 음인 간에 이상이 있으면

촌구맥寸口脉에서 현맥이 성대盛大하게 감지되고 양인 담에 이상이 있으면 인영맥人迎脉에서 현맥이 성대하게 감지되며, 간·담에 열이 있을 때에는 완맥緩脉이 한이 있을 때에는 급맥急脉이 감지된다.

촌구맥에서 현맥이 완緩하게 감지 될 때에는

'골고루'에 양적식품으로 신맛이 나는 음식 중 차고 서늘한 음식을 더 먹어주면 좋고,

촌구맥에서 현맥이 급急하게 감지 될 때에는

'골고루'에 양적식품으로 신맛이 나는 음식 중 따뜻하고 뜨거운 음식을 더 먹어주면 좋다.

또한 인영맥에서 현맥이 완緩하게 감지될 때에는

골고루' 에 음적 식품으로 신맛이 나는 음식 중 차고 서늘한 음식을 더 먹어주면 좋다.

인영맥에서 현맥이 급急하게 감지 될 때에는

골고루' 에 음적 식품으로 신맛이 나는 음식 중 따뜻하고 뜨거운 음식을 더 먹어주면 좋다.

다른 장부도 이와 같은 원리로 한열에 의한 오행 처방을 해주면 된다.

b. 한약재의 육미분류

가. 뜨거운 약

㈎ 신맛이 있고 뜨거운 약 : 유황 등

㈏ 쓴맛이 있고 뜨거운 약 : 영지 등

㈐ 단맛이 있고 뜨거운 약 :

㈑ 매운맛이 있고 뜨거운 약 : 신석(비소라는 광물), 호초(후추열매), 세신, 부자, 개가(겨자의 씨)등

㈒ 짠맛이 있고 뜨거운 약 : 온내재(해구신) 등

㈓ 떫은맛이 있고 뜨거운 약 :

나. 따뜻한 약

㈎ 신맛이 있고 따뜻한 약 : 두견화(진달래꽃), 산수유, 석류피(석류껍질), 모과, 서각(코뿔소의 뿔), 오매(매실말린 것), 산사, 오미자, 목천료자(개다래나무의 과실) 등

㈏ 쓴맛이 있고 따뜻한 약 : 오령지, 송엽(솔잎), 송향(송진), 후박, 행인(살구씨), 청피(미성숙 귤의 껍질), 진피(성숙한 귤의 껍질), 지실(탱자), 단삼, 속단(산토끼풀), 창출(삽주뿌리), 백출(껍질은 벗긴 것), 구절초, 창포(맵고 쓰다) 등

㈐ 단맛이 있고 따뜻한 약 : 영사(황화수은), 신곡(소맥분을 발효시킨 것), 맥아, 호두인(호두나무 씨앗), 적하수오, 계피(달고 맵다), 두충(두충나무의 수피), 황기,

대추, 숙지황(지황의 뿌리를 구중구포 한 것) 등

㈃ 매운맛이 있고 따뜻한 약 : 오공(지네말린 것), 섬수(두꺼비기름), 마황, 반하, 대산(마늘), 총백(파의 뿌리), 익지인, 생강, 양강, 봉출, 음양곽, 계지, 오가피, 천궁, 건칠, 강활, 곽향, 연초(담배잎), 등

㈄ 짠맛이 있고 따뜻한 약 : 녹각, 녹용, 백화사(꽃뱀은 화사), 오적골(오징어 뼈), 잠아(누에나방), 해삼, 홍합 등

㈅ 떫은맛이 있고 따뜻한 약 : 상실(도토리), 빈랑, 토속단, 가자, 여지핵 등

다. 편안한 약

㈎ 신맛이 있고 편안한 약 : 산조인(멧대추씨), 금앵자, 앵속각(양귀비의 과각), 치자, 기린초, 오배자, 고직(땅과리), 중수산채(까치수영) 등

㈏ 쓴맛이 있고 편안한 약 : 우슬, 목통(통초–달고 쓰다 : 으름덩굴), 해동피(엄나무), 시체(감나무의 익은 감꼭기), 여정실, 길경(도라지), 백과 등

㈐ 단맛이 있고 편안한 약 : 오골계, 봉밀(꿀벌집), 계내금(닭의모래주머니), 목적(속새풀), 황정(둥굴레), 산약(마), 천마, 복분자(산딸기), 도인(복숭아의씨앗), 자운영, 감초, 갈근, 구기자 등

㈑ 매운맛이 있고 편안한 약 : 백강잠, 토사자(새삼씨) 등

㈒ 짠맛이 있고 편안한 약 : 몰약(몰약나무의수지:환각제), 흑대두, 귀판(남생이복갑), 별갑(자라의배갑), 모려(굴껍질), 전갈 등

㈓ 떫은맛이 있고 편안한 약 : 금박(금종이), 일년봉(개명초), 승두목(중대가리나무), 선인구(주먹선인장의줄기), 연자육(연꽃씨), 토복령(청미래덩굴의 뿌리), 옥촉서예(옥수수수염), 향부자, 석권백(바위손의전초), 비자, 용골(동물뼈의 화석), 백복령 등

라. 서늘한 약

㈎ 신맛이 있고 서늘한 약 : 유자, 황속채, 염부자, 영실(찔레꽃의열매), 적작약, 백

작약, 와송(바위솔), 녹반(염산염류 광물인 수록반광석) 등

㈏ 쓴맛이 있고 서늘한 약 : 우황(물소의 쓸개의 결석), 야저담(멧돼지쓸개), 패모,
   결명자, 연교, 현삼 등

㈐ 단맛이 있고 서늘한 약 : 죽여(청대나무의 중간 층피), 사삼, 국화, 승마 등

㈑ 매운맛이 있고 서늘한 약 : 목단피(모란의 근피), 박하 등

㈒ 짠맛이 있고 서늘한 약 : 선퇴, 천산갑, 상표초 등

㈓ 떫은맛이 있고 서늘한 약 : 시호, 유엽채, 의이인(율무씨, 맵고 떫다) 등

마. 찬약

㈎ 신맛이 있고 찬 약 : 백반(명반석을 가공한 것), 마리근(금봉화), 마치현(쇠비름),
   자미화(배롱나무의 꽃), 칠리향(엄나무)의 가지와 잎 등

㈏ 쓴맛이 있고 찬 약 : 황련, 웅담, 구맥(패랭이 꽃), 고삼, 용담, 익모초, 황금, 지
   골피(구지자나무의 근피), 치자, 과체(참외꼭지), 진피(물푸레나무의 껍질) 등

㈐ 단맛이 있고 찬 약 : 죽엽, 택사, 맥문동, 천문동, 상백피(뽕나무의 뿌리껍질), 연
   근, 차전자(질경이 씨앗), 인동 등(인동초의 덩굴), 금은화(꽃), 괄루인(하눌타리
   의씨), 제니(모싯대의 뿌리) 등

㈑ 매운맛이 있고 찬 약 : 정력자(콩다닥냉이의 씨) 등

㈒ 짠맛이 있고 찬 약 : 해조(바닷말의 전초 : 김, 파래, 다시마), 곤포, 영양각, 전라
   (논우렁이), 진주, 망초 등

㈓ 떫은맛이 있고 찬 약 : 하고초(꿀풀의 전초), 토하고초(제비풀의 전초), 등심초
   (골풀의 전초), 담죽엽(조릿대풀의 전초) 등

위에서 열거한 음식과 약물은 본초학을 기준으로 발췌한 것이다. 본초학에 수록된
음식이나 약물들은 수백, 수천 년 간 생존해 오면서 토질이나 지역의 생육조건에 따
라 기氣나 미味(맛)가 변하여 현재의 음식이나 약재의 맛이나 기氣와는 많은 차이가 있
을 것이다. 그러므로 약재나 음식을 다시 맛보아 책에 쓰인 것과 다른 맛이 느껴지면

본초학에 표시된 음식이나 약물의 맛을 교정하기 보다는 느끼신 데로 사용하는게 합당할 것이다.

② 음양 처방법

한열의 작용에 의해 내재된 기질氣質과 물질物質이 +, -로 이온화 되어 서로 응축, 팽창, 하강, 상승하는 공간변화상이 발생하게 되는데 이 공간에 온도가 높아지면 그 기운은 팽창과 상승 작용으로 위와 표면으로 이동한다. 이때는 음양의 상대적 균형을 이루기 위해 음전기(-)가 모이게 된다. 이 공간에 온도가 낮아지면 그 기운은 응축과 하강작용으로 아래와 속으로 이동하는데 이때는 음양의 상대적 균형을 이루기 위해 양전기(+)가 모이게 되어 인체에 있는 모든 기질물氣質物의 변화가 음양으로 분류 변화 하게 되어 균형을 이루게 된다.

사람은 온혈동물이므로 정상적인 사람은 속(육장육부)과 아랫부분인 몸통의 온도는 높고 겉(피부)과 윗부분인 머리 부분은 온도가 낮아 속과 몸통 부분은 음전기가 많이 모이게 되고 상대적으로 온도가 낮은 겉과 머리 부분은 양전기(+)가 많이 모이게 되어 수(-)승, 화(+)강의 균형을 이뤄 순환대사가 원활해 건강한 중화中和의 몸 상태를 유지하게 되면 내재된 기질氣質이나 물질物質이 균형을 이뤄 순환대사가 원활해 건강한 중화의 몸 상태를 유지하게 되는데 내재된 기질氣質이나 물질物質에 변화가 심화되어 음양의 양극화가 가중되게 되면 음양의 불균형이 심해져 질병은 더 위중하게 되고 치유는 더 어렵게 된다. 예를 들어 속이 정상보다 차지게 되어(-) 순환기능에 이상이 발생되면 찬기운(-)이 성해져 몸 전체가 음기운(-)이 성해질 수 있으며(실한實寒) 속이 정상보다 차지게 되어(-) 순환기능의 이상이 발생되면 상대적으로 균형을 맞추기 위해 속에 양전기(+)가 많이 모이게 되며 양전기(+)는 위로 상승하게 되고 상대적으로 온도가 높은 머리는 음전기(-)가 많이 모이게 된다. 이는 아래로 하강하게 되어 속은 음전기(-)와 한기운(-)이 성하게 되고 겉과 머리는 양전기(+)와 열기운(+)이 성하게 되는 허열虛熱의 음양분열 상태가 발생하게 되는 것이다.

또 속이 정상보다 뜨거워지게 되어(+) 순환기능에 이상이 발생되면 열기운(+)이 성해져 몸 전체가 양기운(+)이 성해질 수 있으며(실열實熱) 속이 정상보다 뜨거워지게 되어(+) 순환기능에 이상이 발생되면 상대적으로 균형을 맞추기 위해 속에 음전기(-)가 많이 모이게 되며 음전기(-)는 아래로 하강하게 되고 상대적으로 온도가 높은 몸통(육장육부)는 양전기(+)가 많이 모이게 된다. 이는 위로 상승하게 되어 속은 양전기(+)와 열기운(+)이 성하게 되고 겉과 머리는 음전기(-)와 한기운(-)이 성하게 되는 허한虛寒의 음양분열 상태가 발생하게 되는 것이다.

이와 같은 음양의 상대적 순환 균형이 자연의 식물체에서도 이루어지며 이것으로 인해 음식물의 음과 양의 성질을 알 수 있게 된다. 즉 자연의 식물체에서도 양성인 태양을 향하여 뻗어가는 식물체의 잎이나 줄기 부위는 대부분 음전기가 많이 모여 있는 음성식품으로 되고 음성인 지구의 표면이나 땅속을 향하여 뻗어가는 식물체의 뿌리 부위는 대부분 양전기가 많이 모여 있는 양성식품으로 되는 것이다.

a. 양성식품과 음성식품의 구별법은 대략적으로 정리하면

첫째 – 지구표면에서 태양을 향하여 뻗어 나가는 식물체나 식물체 부위는 음성이고 태양을 등지고 지구의 중심을 향하여 성장하는 식물체나 식물체 부위는 양성이다.

즉, 식물의 푸른 부분과 줄기 부분(엽채류) 및 높은 가지에서 영근 과일 등은 대부분 음성이고 식물의 뿌리 부분(근채류)이 나 지표에 붙어서 성장하는 엽채류나 과일은 양성이거나 비교적 양성에 가까운 식품이다. 식물 중에서 꽃이 피거나 과일이 맺는 부분은 사람으로 치면 생식기 부분이므로 음양이 함께 존재하는데 이중 과일이나 종자 꽃잎 등이 수분이 적으면 양성식품에 가깝게 되고 수분이 많거나 당도가 높으면 음성식품이 된다.

둘째 – 성장속도가 빠른 것은 음성이고 성장속도가 느린 것은 양성이 된다.

즉, 비료나 사료를 많이 주어 속성으로 재배한 야채나 과일, 동물들은 대부분 음성에 속하며 수분을 많이 주어 성장이 빠른 야채나 온실에서 자란 식품이나 제철이 아닌데 재배된 야채나 과일 등은 대부분 음성식품이며 대자연 속에서 추위와 더위를 견디면서 본래의 자기 자신이 가지고 있는 힘으로 성장한 야생의 식품의 경우에만 양성식품이 생겨날 수 있는데 이는 성장이 늦을수록 조직이 치밀해져 양성을 띠게 되기 때문이다. 그러므로 조숙早熟, 조로早老, 조사早死가 자연의 이치이므로 빨리 성장하고 조직이 무른 음성체질은 단명할 수밖에 없다.

셋째 - 수분이 많은 식품이나 당도가 높은 식품, 조직이 무른 식품 등은 음성식품이며 수분이 적어 조직이 단단한 식품이나 염분의 농도가 높은 식품은 양성식품에 가깝다.

수박, 참외, 오이 등 수분이 많은 식품은 음성식품에 나무의 열매나 종자, 곡물 등은 양성식품에 가깝다.

넷째 - 설탕을 많이 함유한 음식물은 음성식품이며 소금에 절인 음식물은 양성식품이다.

무는 근채류 중에서 으뜸가는 음성식품이다. 색깔이 백색이고 수분이 많으며 통통해서 이 모두가 음성의 특성이다. 그러나 이 무를 소금에 절여 단무지를 만들면 양성으로 변하게 되며 오래된 단무지의 색이 노란색에서 검은색으로 변하면 양성은 더 강하게 되는 것이다. 콩도 음적 식품인데 된장으로 발효를 시키면 양성식품이 되고 오래두면 된장의 색이 검어지는데 이는 더 강한 양성을 띠게 된다.

다섯째 - 적은 것은 양성이고 큰 것은 음성을 띠게 된다. 야채나 과일 중에서 작게 생긴 것은 거의가 양성이며 같은 과일 중에서도 크기가 작은 것은 양성에 더 가깝게 된다.

여섯째-봄과 초여름에 수확하는 곡물은 대부분 음성식품(보리)이며 가을과 초겨울에 수확하는 곡물은 대부분 양성식품 (벼)이다. 또한 겨울을 이겨내고 이른 봄에 먼저 나오는 나물(음식물-냉이, 미나리, 순무, 떡쑥, 광대나물 등)은 양성식품이며 여름에 자란 음식물은 상대적으로 음성식품이다. 대부분의 양성식품은(소금에 절인 식품이나 수분이 적어 저장하기 쉬운 음식이나 가을에 수확한 곡물 등) 음의 계절인 겨울철에 많이 먹고 음성식품은(수분이 많은 음식이나 당도가 높은 과일, 봄에 수확한 곡물 등) 양의 계절인 여름철에 많이 먹게 된다.

일곱째-식품의 색깔이 흰색, 청색, 갈색, 녹색, 보라색 등은 음성의 색깔이고 빨강, 검정, 주황, 노란색 등은 양성의 색 깔이다. 고로 당근, 검정깨, 호박 등은 양성식품이고 호박이 익기 전에는 녹색에 수분을 많이 함유하고 있어 음성식품에 해당하며 흰 깨, 흰 배추, 흰 무 등은 음성식품에 가깝다.

이와 같이 음성식품과 양성식품을 구별할 때는 태양을 향하는 식품이냐 태양을 등지는 식품이냐에 따라, 성장속도에 따라 수분함량에 따라, 조직의 경연에 따라, 크고 작은 것에 따라, 계절에 따라, 색깔에 따라, 설탕과 소금의 양量의 정도에 따라 구별할 수 있다. 전통적으로 양성식품이나 음성식품으로 구분되는 경우에도 성장조건에 따라 음성이나 양성을 띠게 되는 경우가 있고 양성식품에서도 부위에 따라 상대적으로 음성을 띠는 부분이 있을 수 있고 음성식품에서도 부위에 따라 상대적으로 양성을 띠는 부분이 있을 수 있으므로 이점을 유념해서 판단해야 한다.

사람은 원래가 온혈동물이므로 양성체질일 때 건강한데 급속히 발전하는 산업사회와 경제 원리에 입각해 모든 생산되는 음식물이 음성화되고 잘못된 생활습관과 잘못된 섭생이 맞물려 음성화가 가속화 되고 있는 시점이므로 식품의 섭취를 양성식품에 비중을 둘 필요가 있다.

음성식품을 변화시키려면 ① 음성식품을 건조시키거나 ② 열을 가하거나(조리 음식) ③ 발효시키는 방법이고 ④ 염분을 첨가해 절이는 방법으로 양성화 시킬 수 있다.

b. 동물의 음양 구분법은 식물과 조금 다른데 이를 정리하면 다음과 같다.

첫째 – 야행성 동물과 땅에 가깝게 붙어 다니는 동물은 대부분 양성이고, (ex)뱀, 개구리, 지네, 너구리 등) 주행성 동물과 땅에 떨어져 몸집이 큰 동물은 음성이다. ex)코끼리, 곰 등

둘째 – 몸집에 비해 머리가 큰 동물이나 날개가 발달한 동물은 양성이고, (ex)뱀, 악어, 제비, 기러기) 몸집이 발달한 동물이나 날개가 퇴화한 동물은 음성이다. (ex)타조, 돼지 등)

셋째 – 활동이 강하고 공격성이 강하며 빠른 동물은 양성이고, (ex)치타, 시라소니, 삵, 염소, 양 등) 활동이 적고 비공격성이며 느린 동물은 음성이다. (ex)나무늘보, 팬더곰, 코알라 등)

넷째 – 날아다니는 동물과 육식성동물은 양성이고, 기어다니는 동물과 초식동물은 음성이며,

다섯째 – 동물의 부위에 따라 머리 부분과 상체부분 등 부위 및 날개부분은 양성이고, 몸통부분과 하체부분과 배 부위는 음성이다.

여섯째 – 오장육부 중 오장은 음성부분이고, 육부는 양성부분으로 분류할 수 있다.

c. 다음은 생체정보 분석에 의한 식품의 음양도를 정리한 것이다.

		음성식품			양성식품			중성식품	
	식품명	음	양	식품명	음	양	식품명	음	양
곡물	보리	8	6	현미	7	10			
	메밀	6	4	수수	4	6			
	녹두	2	0	차조	3	6			
	검은콩	4	1	옥수수	3	4			
	강남콩	4	6	찹쌀	2	4			
	완두콩	7	5	팥	4	6			
	동부	6	5	율무	6	9			
야채	배추	8	6	김	7	8	가지	6	6
	오이	5	3	다시마	6	7	호박	6	6
	상추	8	6	시금치	6	7	콩나물	6	6
	우엉	6	2	어성초	-1	5	시금치	7	7
	취나물	8	6	쑥	2	6	취나물	7	7
	케일	8	5	냉이	6	7	느타리버섯	7	7
	신선초	3	2	양송이버섯	7	8	팽이버섯	8	8
	샐러리	8	7	석이버섯	7	8	비트	1	1
	피망	9	6	파슬리	5	7	물표고	7	7
	숙주	6	4	두부	6	8	고추	8	8
	미나리	8	6						
	표고버섯	2	-3						
	운지버섯	3	1						
	영지버섯	4	2						
	미역	4	3						
	건미역	7	6						
	인진쑥	5	4						

	음성식품			양성식품			중성식품		
	식품명	음	양	식품명	음	양	식품명	음	양
야채	깻잎	7	4						
	두릅	6	5						
과일	포도	9	6	귤	8	10	자두	6	6
	수박	8	7	토마토	6	7	살구	7	7
	메론	6	5	사과	7	9			
	바나나	5	4	레몬	4	7			
	파인애풀	9	6	복숭아	6	8			
	배	6	4	유자	3	8			
	매실	6	3	방울토마토	9	40			
	감	4	2	자몽	4	5			
	키위	7	4	은행	5	6			
	오렌지	6	5	대추	2	7			
	참외	8	4	도토리	6	5			
	밤	5	3	다래	4	8			
육류	돼지고기	5	2	닭고기	7	8	삼치	6	6
	고등어	7	4	계란	3	4	대구	7	7
	청어	8	6	염소고기	3	6	명태	8	8
	낙지	5	4	소고기	7	8			
	굴	8	3	우유	2	7			
	게	7	6	해삼	4	7			
	소라	6	5	멍게	7	8			
	갈치	8	6	자라	3	5			
	참치	8	6	메추리알	6	8			
	바지락	6	4	치즈	5	6			
	재첩	6	4						
	새우	7	5						
	오징어	7	5						
	가자미	6	5						
근과	잣	5	2	인삼	-1	6	연근	3	3
	땅콩	6	2	감자	6	7	토란	6	6
	들깨	6	3	호두	3	6			
	생강	7	4	당근	3	5			
	무우	6	3	더덕	2	5			
				도라지	2	4			

411

	음성식품			양성식품			중성식품		
	식품명	음	양	식품명	음	양	식품명	음	양
근 과				양파	5	7			
				칡	1	4			
				마	1	5			
				대파	3	4			
				참깨	4	7			
				고구마	5	6			
조 미 미	들기름	8	3	꿀	1	3	유산균	6	6
	맥주	8	3	계피	1	5	간장	7	7
	멸치젓	8	7	후추	5	7	호박씨	8	8
	포도씨유	9	5	마늘	7	8	로얄제리	8	8
	자일리톨	6	5	겨자	2	4			
	소맥배아유	7	3	참기름	3	8			
				식초	6	8			
				소주	4	7			
차 류	오미자	9	4	둥글레	6	7	구연산	6	6
	솔잎	4	3	녹차	7	8			
	구기자	7	3	매실엑기스	1	6			
				결명자	2	3			
기 티	EPA	10	5	녹용	2	6	스쿠알렌	8	8
	오가피	4	-1	타우린	6	7	월견초유	10	10
	키토산	7	3	효모	7	8			
				알로에셀	8	9			
				칼슘	8	10			

　　※차고 서늘한 음식물이 반드시 음적 식품으로 따뜻하고 뜨거운 음식물이 반드시 양적식품으로 되는 것은 아니다. 음식물의 내재된 생명력의 작용에 의해서 몸에 흡수된 음식물이 우리인체의 생명력인 상화相火의 작용에 의해서 +, -로 이온화 되어 음양으로 변화 작용되는 것은 한열작용과 다르다. 그러므로 사람의 몸 상태에 따라 한열처방에 의한 따뜻하고 뜨거운 음식과 차고 서늘한 음식을 상식하는 때가 달라지며 음양처방에 의한 음적 식품과 양적 식품을 상식하는 때가 달라지는 것이다. 예를 들어 소금은 한열로 보았을 때는 찬 성질의 식품에 들어가나 음양으로 보았을 때는 양

적식품에 포함된다. 팥도 한열로 보았을 때는 찬성질의 식품에 들어가나 음양으로 보았을 때는 양적식품에 포함이 된다.

그러므로 식품을 사람에게 이용할 때는 상태의 단계에 따라 한열의 상태에 이용할 것인지, 음양의 상태에 이용할 것인지, 허실의 상태에 이용할 것인지, 식품에 성분적 상태를 이용 할 것인지, 아니면 약성의 상태를 어떻게 이용할 것인지를 잘 판단해야 하는 것이다.

이와 같이 우리가 섭취하는 모든 음식이나 약물들은 음양으로 분류해 우리 인체 내의 기질물氣質物의 조절에 적용시킬 수 있는데 내재된 기질물氣質物의 음양적 변화의 진단은, 인영촌구맥진을 통해서 기혈의 변화를 판단할 수 있고,/ 음양체질 분류법을 통해서 형形의 변화를 판단할 수 있으며, / 혈액성분의 분석을 통해서도 음양의 체질을 분류할 수 있는데 이는 혈액내의 Na(나트륨)과 K(칼륨)의 관계에서 알 수 있다. 즉, Na은 양성을 낳는 요소이므로 양성체질은 혈액 속에 Na함량이 많고 K은 음성을 낳는 요소이므로 음성체질은 혈액 속에 K함량이 많이 나타나게 된다.

맥진과 체질 분류법을 통해 음양의 변화를 진찰해 섭취할 수 있는 음식과 약물들로 음양의 균형을 조절해 줄 수 있는데 인영맥의 맥성이 크거나 양체질인 경우 "골고루"에 음적 식품이나 보혈제의 약물이 잘 맞게 되고, 촌구맥의 맥성이 크거나 음체질인 경우 "골고루"에 양적식품이나 보기제의 약물이 잘 맞게 된다. 자연에서 생산되는 식품일 경우 사계절의 정기를 가득 머금은 곡식의 섭취가 가장 효과적이며 이를 활성도가 높은 생식으로 섭취하는 것이 합당하다고 할 것이다.

맥진을 통해 인영맥과 촌구맥을 측정했을시 기혈의 흐름이 인영부와 촌구부로 부족해서 간 것인지, 넘쳐서 간 것인지를 구분하기가 어렵고 체질진단법도 객관적인 진단 방법이 수립되지 않아 체질분류가 모호해질 수 있다. 또한 체질의 차이에 따라 음식물의 영양효과가 정반대로 나타날 수 있으므로 체질에 맞지 않는 음식을 섭취하거나 기혈氣血이 부족해서 인영맥과 촌구맥의 맥성이 커진 경우는 오히려 건강을 해칠 수 있으므로 자신의 체질에 맞는 식품이나 인영맥이 크거나 음적 식품을 촌구맥이 크다고 해서 양적식품을 취하는 방법보다는 '골고루'에 중적 식품을 섭취하는 것이 더 좋다. 중적中的 식품이 흔하지 않아 식품을 제조할 때 (잡곡쌀이나 생식제품 등)음과 양의 조화를 고려하여 맥脉과 체질體質에 상관없이 섭취할 수 있는 중화中和 제품을 만드는 것이 오히려 현실적으로 유요한 방법이라고 할 수 있다.

다음은 생식의 성분을 조절하여 양성생식과 음성생식 그리고 음과 양의 조화를 맞추어 어느 체질에도 맞을 수 있도록 제조한 음양균형생식을 음인과 양인에게 각각 주어서 그 기적氣的 상호작용을 생체 정보 분석방법으로 비교한 것이다.

	생체정보	생식적용 전前	생식적용 후後		
			양성생식	음성생식	음양균형
양인 I 음:양 4:6	면역기능	6	7	12	11
	혈액순환	6	5	6	6
	스트레스	2	3	5	4
	미네랄밸런스	7	7	8	9
양인 II 음:양 4:7	면역기능	9	8	11	10
	혈액순환	8	7	10	9
	스트레스	7	5	8	8
	미네랄밸런스	6	5	8	7
음인 I 음:양 7:2	면역기능	10	11	8	11
	혈액순환	9	9	8	9
	스트레스	5	6	4	6
	미네랄밸런스	5	10	8	9
음인 II 음:양 6:3	면역기능	11	13	9	12
	혈액순환	8	9	8	9
	스트레스	4	8	6	7
	미네랄밸런스	10	11	9	10

※수치가 높을수록 우리인체에 좋은 쪽으로 작용함.

즉, 음인에게 양성식품의 생식을 주었을 때는 음성식품의 생식을 주었을 때 보다 면역기능, 혈액순환, 스트레스 등 여러 가지 기능이 모두 향상되는 것을 관찰할 수 있으며 음인에게 음성식품의 생식을 주었을 때는 오히려 원래보다 여러 가지 기능이 낮아진 것을 관찰 할 수 있다. 또한 양인에게 양성식품의 생식을 주었을 때는 오히려 원래

보다 여러 가지 기능이 낮아진 것을 관찰할 수 있으나 양인에게 음성식품의 생식을 주었을 때는 양성식품의 생식을 주었을 때보다 면역기능, 스트레스, 미네랄밸런스 등 여러 기능이 모두 향상되는 것을 관찰할 수 있다.

그리고 음과 양의 조화를 맞추어 제조한 음양균형 생식을 섭취하게 하면 자신의 체질에 맞는 식품을 주었을 때와 비교해 거의 같은 수준의 기능을 향상시키는 것을 보여준다. 따라서 자연에서 생산되는 야채나 과일, 곡식 혹은 축산물과 같은 단일 음식의 경우는 체질에 따라 섭취를 조절할 수 있지만 생식이나 기능성 식품과 같이 복합적인 재료를 사용하였을 때는 체질에 따른 복합성을 예측할 수가 없으므로 어느 체질에도 상관없이 섭취할 수 있는 안전성과 균형을 맞춘 식품을 개발하는 것이 절실히 필요한 때라 생각된다.

산초로 음양의 조절을 할 수 있는 것은 산초처방의 원리에서 다시 정리 설명하겠다.

③ 허실처방법

a. 맛의 성질과 작용

기미론氣味論에서 '미味' 란 음식과 약물의 시고, 쓰고, 달고, 맵고, 짜고, 담백(떫은 맛)한 맛을 말하며 내재된 기질氣質의 허실적 변화를 먹는 음식과 약물을 이용해 조절하는 것으로 육장육부의 허실을 치유하는 기준이 되는 원리이다.

물질의 본성은 하늘로부터 부여된 고유한 성질을 소유하며 음식과 약물도 고유한 성질을 소유하고 있으므로 음식과 약물 또한 성질을 구성하게 하는 기질氣質과 물질物質로 구성된다. 이 음식물과 약물의 기질氣質과 물질物質인 성분적 작용에 의해 약성(기능)이 나타나게 되는데 자연의 원리에서의 맛은 기氣의 또 다른 표출로 보기 때문에 오미五味에도 오기五氣의 작용이 내재되어 있어 맛을 통한 기질氣質의 작용이 나타난다고 여긴다. 즉, 맛으로서의 기능은 첫째 취각으로서의 질質의 작용이 나올 수 있고 둘째는 내재된 기氣로서의 반응이 나올 수 있는데 취각으로서의 질質의 자극은 맛에서 겉의 틀(형)을 형성해 물질로서의 성분을 이루려는 전단계로 오행상 상극相剋의 구심성 운동에 의해 형성되어 우리의 맛에 대한 감각적 반응에 가장 빨리 반응하고, 내재된 기氣로서의 반응은 맛에서 속의 기운을 형성하고 오행상 상생相生의 원심성 운동에 의해 형성되어 우리 몸에 2차로 반응하게 된다.

예를 들어 신맛 나는 음식은 기질氣質과 물질物質로 구성되어 있는데 오기五氣중 목木기운은 음기운과 양기운이 반드시 중의 작용을 받아 서로 균형을 이루고 전진하고 부드럽게 상승하는 힘을 목木 기운이라 하는데 이러한 목木 기운은 한마디로 완緩했으므로 기질氣質 중에서 내재된 기운은 오행의 상생인 수생목水生木에 의해 목木의 완緩한 기운이 자리 잡고 겉의 질質은 오행의 상극인 금극목金克木에 의해 금金의 긴緊과 수렴(수收)의 기운이 자리 잡게 된다. 우리가 신맛 나는 음식을 먹었을 때 우리 몸에 나타나는 감각적 반응은 수렴의 기운이 먼저 작용되고 목木의 완緩한 기운은 나중에 작용하게 된다. 그래서 신맛 나는 음식을 먹었을 때 인체의 반응은 먼저 시어서 구강내 전 근육이 수렴작용을 해 수축되어 견긴堅緊하여 지고 나중에는 목木의 완緩한 기운이 작용되어 체조선수와 같이 우리 인체가 부드럽고 완만해지며 기질적氣質的 속성이 같은 간肝에 많이 작용하게 되는 것이다. 이와 같이 기질적氣質的 작용 이외에 물질인 성분적 작용이 있게 된다.

정제나 분말로 된 비타민C의 경우 신맛의 ① 수렴작용 ② 목木의 완緩한 작용 ③ 비타민C 성분적 작용(항산화작용, 항염작용, 단백질합성 작용 등)이 있게 되는데 질병의 진행단계나 상황에 따라 비타민C를 수렴작용으로 쓸 것인지, 목木의 완緩한 작용으로 쓸 것인지 아니면 성분적 작용으로 쓸 것인지가 달라지게 된다.

또한 신맛 나는 음식물 중에 식초와 같이 신맛이 강한 조미료 등은 수렴의 작용이 강하고 빠르게 발현되고 내재되어진 완緩한 목木 기운의 작용은 약하고 느리게 나타나며 곡물과 같은 식품은 내재되어진 완緩한 목木 기운이 강하고 느리게 작용되는 반면 질質의 수렴하는 작용은 약하게 나타난다.

음식물의 내재되어진 기운氣運이 인체에 강하게 작용되는 것은 첫째 맛이 담한 곡물이고, 둘째 맛이 후厚한 육류이며, 셋째가 향이 강한 과일과 야채이며, 넷째가 맛이 강한 조미나 차류이다. 또한 음식물의 틀의 질質이 인체에 강하게 작용되는 것은 첫째가 맛이 강한 조미나 차류이고, 둘째가 향이 강한 야채나 과일이며, 셋째가 맛이 후한 육류이며, 넷째가 맛이 담한 곡물이다. 그러므로 어떤 원인에 의해 내재된 기질물氣質物의 변화를 조절하는데 가장 좋은 것은 음식물에 내재되어진 기운이 강하게 작용되는 곡물이며 작용이 천천히 되므로 반드시 인체의 내재된 기질물氣質物을 보補해주는 것이 상책이 되는 것이다.

쓴맛 나는 음식도 기질氣質과 물질物質로 구성되어 있으며 오기五氣 중中 화火 기운은 음기운과 양기운이 반드시 중의 작용을 받아 서로 부딪치고 폭발하고 산화하는 힘을 말하는데 이러한 화火 기운을 한마디로 산散하다 한다. 쓴맛 나는 음식의 기질氣質 중에서 내재된 기운은 오행의 상생인 목생화木生火에 의해 화火의 산散한 기운이 자리 잡고 겉의 질質은 오행의 상극인 수극화水克火에 의해 수水의 견堅하고 연軟한 기운이 자리 잡게 된다. 우리가 쓴맛 나는 음식을 먹었을 때 우리 몸에 나타나는 감각적 반응은 견堅(응고)하고 연軟한 기운이 먼저 작용되고 화火의 산散한 기운은 나중에 작용하게 된다.

그래서 쓴맛 나는 음식을 먹었을 때의 인체의 반응은 먼저 입이 써서 침을 삼키며 침정沈靜시키고 아래로 내려 보내고 열을 누르며 나중에는 화火의 산散한 기운이 작용되어 습기를 없애고 조燥하고 사瀉하게하며 기질적氣質的 속성이 같은 심장에 많이 작용하게 된다. 이와 같은 기질적氣質的 작용 이외에 물질인 성분적 작용도 있게 된다.

단맛 나는 음식도 기질氣質과 물질物質로 구성되어 있으며 오기 중 토土기운은 음기운과 양기운이 반드시 중의 작용을 받아 서로 뭉치고 결합하고 단단하게 하는 힘을 말하는데 이러한 토土기운을 한마디로 고固하다 한다.

단맛 나는 음식의 기질氣質 중에서 내재되어진 기운은 오행의 상생인 화생토火生土에 의해 토土의 고固한 기운이 자리 잡고 겉의 질質은 오행의 상극인 목극토木克土에 의해 목木의 완緩한 기운이 자리잡게 되는데 우리가 단맛 나는 음식을 먹었을 때 우리 몸에 나타나는 감각적 반응은 목木의 완緩한 기운이 먼저 작용되고 토土의 고固한 기운은 나중에 작용하게 된다. 그래서 단맛 나는 음식을 먹었을 때의 인체의 반응은 먼저 단맛을 느끼면 구강 근육이 모두 화완和緩해지고 조이던 것이 늦추어지고 거친 것이 부드러워지며 영양을 돕고 기운을 나게 하는 등 보補하는 성질이 있고 다른 약물의 성질을 약하게 하며 나중에는 토土의 고固한 기운이 작용되어 끈적끈적해지며 뭉쳐지게 하고 기질적氣質的 속성이 같은 비장에 많이 작용하게 된다. 단맛도 이와 같은 기질적氣質的 작용 이외에 물질인 성분적 작용이 있게 된다.

매운맛 나는 음식도 기질氣質과 물질物質로 구성되어 있으며 오기五氣 중 금金기운은 음기운과 양기운이 반드시 중의 작용을 받아 서로 긴장시키고 잡아당기고 결정을 이루려는 힘을 말하는데 이러한 금金기운을 한마디로 긴緊하다 한다.

매운맛 나는 음식의 기질氣質 중에서 내재되어진 기운은 오행의 상생인 토생금土生金에 의해 금金의 긴緊한 기운이 자리 잡고 겉의 질質은 오행의 상극인 화극금火克金에 의해 화火의 산散한 기운이 자리 잡게 되는데 우리가 매운맛 나는 음식을 먹었을 때 우리 몸에 나타나는 감각적 반응은 화火의 산散한 기운이 먼저 작용되고 금金의 긴緊한 기운은 나중에 작용하게 된다. 그래서 매운맛 나는 음식을 먹었을 때 인체 반응은 먼저 매운맛을 느끼면 대체로 뜨거워서 구순을 크게 벌리고 숨을 길게 깊이 쉬어 뜨거운 기운을 발산시키려하고 기氣를 잘 돌고 통하게 하는 작용이 있어 땀이 나게 하고 열을 피부로 발산시키며 올라가는 성질이 있으며 나중에는 성기게 하는 성질과 열을 식히게 거두어들이는 작용이 있고 몸을 긴장시키게 하며 기질적氣質的 속성이 같은 폐장에 많이 작용하게 된다. 이와 같이 매운맛도 기질적氣質的 작용 이외에 물질인 성분적 작용이 있게 된다.

짠맛 나는 음식도 기질氣質과 물질物質로 구성되어 있으며 오기 중 수水기운은 음기운과 양기운이 반드시 중의 작용을 받아 서로 밀어내고 연軟하게 하는 힘을 말한다. 이러한 수水기운을 한마디로 연軟하다 하며 짠맛 나는 음식의 기질氣質 중에서 내재되어진 기운은 오행의 상생인 금생수金生水에 의해 수水의 연軟한 기운이 자리 잡고 겉의 질質은 오행의 상극인 토극수土克水에 의해 토土의 고固한 기운이 자리 잡게 된다.

우리가 짠맛 나는 음식을 먹었을 때 우리 몸에 나타나는 감각적 반응은 토土의 고固한 기운이 먼저 작용되고 수水의 연軟한 기운이 나중에 작용하게 된다. 그래서 짠맛 나는 음식을 섭취했을 때의 인체 반응은 먼저 짠맛을 느끼면 설면과 구개가 섭하여 고固해 지고 나중에는 단단한 것을 연軟하게 하며 조결된 것을 통하게 하고 수분을 많이 당기 고 기질적氣質的 속성이 같은 신장에 많이 작용하게 된다. 이와 같이 짠맛도 기질적氣質的 작용 이외에 물질인 성분적 작용이 있게 된다.

담백한 맛과 떫은맛의 음식은 육기六氣 중 상화相火의 힘을 말하는데 이는 우리 인체 의 오기五氣를 조절하는 기운으로 생명력을 뜻하며 물과 같이 맛의 특색이 없고 완정 緩正한 맛으로 구강에 별 변화를 일으키지는 않으나 전연 맛이 없는 것은 아니며 담백 한 맛은 삼설작용이 있어 소변이 잘 나가게 하며 땀도 잘 스며나가게 하고 떫은맛은 고설작용이 있어 술술 나가는 것을 멎게 하는 작용이 있다.

즉, 우리 몸의 신진대사의 기능을 조절하는 작용이 있고 기질적氣質的 속성이 같은 상화에 많이 작용하게 된다.

이상과 같이 맛의 성질과 작용을 정리하면 다음과 같다.

성질 / 오미五味	기질氣質		물질物質인 성분적 작용
	기氣의작용	질質의 작용	
신맛	완緩	수收, 긴緊	아르코빈산(비타민C)-괴혈병, 항산화작용, 단백질합성 등 구연산-간기능개선, 피로회복 등
쓴맛	산散	견堅, 연軟	엽록소-세포부활작용, 조혈작용 등 Mg-당대사개선작용, 혈중지질개선작용 등 카테킨-항산화작용, 체지방 및 혈당상승억제작용 등
단맛	고固	완緩	설탕-에너지조절기능 작용 등 올리고당-저칼로리에 의한 비만방지기능, 충지예방 기능, 장개선기능 등
매운맛	수收, 긴緊	산散	알긴산-청혈기능, 콜레스테롤 흡수억제기능, 면역증진 작용 등 캡사이신-에너지대사항진 기능, 아드레날린 분비촉진기능, 식욕촉진 기능 등
짠맛	연軟	고固	NaCl-식욕감퇴 예방기능, 전신무력예방기능, 위약의 산도조절 기능 등
담백한맛	화和	삼설, 고설	탄닌-살균작용, 항산화작용 등 루테인-백내장이나 황반변성 예방작용 등

육미를 약성으로 분류하면 각각 맛에도 차고 서늘하고 따뜻하고 뜨겁고 평한 성질이 있고 한 가지 성질에도 여섯 가지 맛이 있게 된다. 한방적 개념에서는 기미론 중 맛에 대한 처방을 먹어보고 느껴지는 취각으로서의 질質의 작용을 더 중시한다. 이는 맛의 빠른 성질을 이용해 나타난 병증을 조절하기 위한 방편일 뿐이며 내재된 기질氣質의 변화를 조절하는데는 음식물에 내재되어진 기氣가 으뜸이므로 음식의 맛으로 육장육부의 내재된 기질氣質의 허실을 조절하면 되는 원리로 신맛으로 완緩하게 하고, 쓴맛으로 산散하게 하고, 단맛으로 고固하게 하고, 매운맛으로 긴緊하게 하고, 짠맛으로 연軟하게 하며, 담백한 맛으로 화和하게 하는 것이다.

고로, 육장육부의 내재된 기질氣質에 이상이 있을 때는 허虛할 때의 조절원리는 동기감응同氣感應에 의해 간·담에 이상이 있을 때는 신맛으로 영양을 하고, 심·소장에 이상이 있을 때는 쓴맛으로 영양을 하고, 비·위장에 이상이 있을 때는 단맛으로 영양을 하고, 폐·대장에 이상이 있을 때는 매운맛으로 영양을 하고, 신·방광에 이상이 있을 때는 짠맛으로 영양을 하고, 심포·삼초에 이상이 있을 때는 떫은맛으로 영양을 해주면 된다.

그리고 내재된 물질物質의 과불급의 변화를 조절하는데 음식물에 들어 있는 물질의 필요한 성분으로 조절해 주는 것이 좋으며(식이영양섭생학 참조) 내재된 기질물氣質物의 변화에 의해 나타나는 병증을 치유하기 위해서는 그 병증에 맞는 음식물의 약성을 잘 이용하는 것이 좋다. 그러므로 허실 처방이라 함을 내재된 기질氣質과 물질物質의 허실과 과불급의 상태 및 이것을 조절하는 육장육부의 대·소 등을 판단하여 허하고 약한 장부에 필요한 음식물을 공급 취득하도록 해 병이 침입된 장과 부가 건강해지고 스스로 병을 이기는 능력이 생김으로써 그 장과 부가 지배하는 신체의 각 부분이 병들지 않고 건강하게 유지되도록 하는 방법을 말하는 것이다.

우선 육장육부의 허실을 치유하기 위해서는 먼저 내재된 기질氣質의 허실과 물질의 과불급을 알아야하고 그로 인해 나타나는 병증을 알아야 하는데 물질의 과불급은 초감각적 진단이나 나타나는 증상을 기준으로 판단할 수밖에 없으므로 여기서는 생략하기로 하고 감각적 진단으로 내재된 기질물氣質物의 허실을 알아내는 방법을 위주로 설명하겠다.

그러기 위해서는 먼저 어떤 장부에 병이 있는가를 알아야 하는데 그 방법은 첫째가 오계맥진법과 각 장부가 지배하는 신체 부위를 알아야 한다. 둘째는 각 장부에 이상이 있을 때 나타나는 증상과 특징을 알아야하며 셋째가 경락과 경혈을 알아야 하는데 경락과 경혈은 육장육부의 기질氣質의 흐름을 조절하는 경락 조절 법에서 자세히 설명할 것이다.

b. 음식을 통한 허실 처방법

허실처방이라 함은 한 인간의 개체 내에서의 내재된 기질氣質과 물질의 허실과 과불급의 상태 및 이것을 조절하는 육장육부의 대소大小 등을 판단하여 허하고 약한 장부에 올바른 섭생법 특히 필요한 음식물을 섭취하도록 해 병이 침입된 장과 부가 건강해지고 스스로 병을 이기는 능력이 생김으로써 그 장과 부가 지배하는 신체의 각 부분이 병들지 않고 건강하게 유지되도록 하는 방법을 말한다. 내재된 기질氣質의 허실을 조절하는 원리로 음식물의 맛으로 조절하는 것이 으뜸이므로 신맛으로 완緩하게 하고 쓴맛으로 산散하게 하며, 단맛으로 고固하게 매운맛으로 긴緊하게 하고 짠맛으로 연軟하게 하며 담백한 맛으로 화和하게 해 육장육부의 허실을 조절한다.

어떤 원인에 의해 육장육부가 약하거나 허해져 병이 들었다면 그에 상응하는 맛이 나는 음식물(신맛, 고소한맛, 구수한맛, 노린내 나는 맛은 간장과 담낭을 영양하고 / 쓴맛, 단내 나는 맛, 불내 나는 맛은 심장과 소장을 영양하고 / 단맛, 향내 나는 맛, 곯은내 나는 맛, 흙내 나는 맛은 비장과 위장을 영양하고 / 매운맛, 비린내 나는 맛, 화한 맛은 폐장과 대장을 영양하고 / 짠맛, 고린내 나는 맛, 지린내 나는 맛은 신장과 방광을 영양하고 / 담백한 맛, 떫은맛, 아린맛, 먼지내, 생내 나는 맛은 심포장과 삼초부를 영양함) 등이 육장육부에 영양을 주어 육장육부를 건강하게 하므로, 이러한 맛이 나는 음식물을 골고루(기미의 균형, 영양성분의 균형, 형태학적 균형, 권장량의 균형 등)에 집중적으로 공급해 육장육부의 허虛한 기질氣質을 실實하게 해 육장육부 및 그에 상응하는 지배부위를 건강하고 병이 치유되게 해 주어야 한다.

병이 나아 건강해지면 체질에 따라 공급을 조절해 나가야 하며, 그렇지 않으면 영양이 과해져 오행상 상극으로 작용되어 극克을 당하는 장부가 상하게 된다.

ex) 신맛이 과해지면 목극토木克土되어 비·위장은 상하게 됨.

또한 육장육부에 이상이 있을시 '골고루'에 그에 상응한 음식물은 필요한 만큼 섭취해 주어야 한다. 육장육부에 상응한 음식물도 아픈 사람의 상태에 따라 한열과 음양의 균형을 맞춰야 하며 육장육부에 필요한 영양성분의 균형과 형태학적 균형(5:2:1), 필요한 만큼의 양인 권장량의 균형 등을 맞춰서 섭취해야 하는 것이다.

『황제내경』에 "모든 음식물 중에서 육장육부의 기질氣質을 영양해 내재된 기질氣質의 변화를 조절하는데 가장 좋은 것이 사계절의 정기를 가득 머금고 다음해에 새로운 싹을 틔울 수 있는 생명력을 간직한 음식물(곡식)이다"라고 했으므로 육장육부에 이상이 있어 섭취한 음식물은 반드시 생명력을 간직한 음식물이어야 한다.

열을 가한 화식인 경우 다음해에 싹을 틔울 수 있는 생명력이 열에 의해 없어지므로 인해 치유효과가 반감되며 생명력을 간직한 자연 그대로의 음식물은 열을 가해 다음해에 싹을 틔울 수 있는 생명력을 없앤 화식보다 5~6배 정도 내재된 기질氣質을 활성화 시킬 수 있다. 그러므로 자연 그대로 먹는 생식은 별로 맛이 좋지 않기 때문에 과식할 수 없으며 조금만 먹어도 내재된 기질氣質이 활성화되어 에너지 효율이 높게 되며 영양분이 충분하게 된다.

즉, 육장육부가 약하거나 허해서 병이 들었을 경우에는 '골고루'에 그에 상응하는 음식물을 필요한 만큼 자연그대로 생식하는 것이 제일 좋다.

한 인간의 개체 내에서의 내재된 물질物質의 과불급으로 인해 간장과 담낭이 약하거나 허해져 병이 들었다면 필요한 물질은 식이영양학적 성분으로 적거나 많이 섭취해서 내재된 물질의 과잉증과 결핍증을 조절해 주어야 하며(식이영양섭생법 참조) 나타나는 병증을 조절할 때는 약물의 약성을 이용한 변증시치나 대증요법을 이용해 병의 증후를 제거해 주고 형태학적으로 육장육부에 이상이 생겨 질병의 진행 상태가 죽음으로 진전될 경우 형태학적 치유방법 등을 이용해 조절해 주는 것이 중요하다. 고로 허실 치유법에서는 치유법이 우선이 아니며 질병진행단계에 의한 현재의 상황파악이 우선이다. 진행단계별 선후先後와 경중輕重이 우선적으로 판단된 후에 치유법에 의한 치유술이 행해져야 하는 것이다.

그러므로 질병의 진행단계가 내재된 기질氣質에 있다면 음식의 기미氣味에 의한 치유법이 선행되어야 하고, 내재된 물질物質의 과불급에 있다면 음식물의 성분에 의한 치유법이 선행되어야 하고, 나타난 병증이 중重하다면 병증에 대한 변증시치나 대중요법이 선행되어야 하고, 나타난 병증이 형태학적으로 이상이 강하다면 수기요법이나 수술요법 등의 형태학적 치유법 등이 선행되어야 하는 것이다. 그러나 현재의 병과 체질은 지금까지의 잘못된 섭생에 의해서 생긴 것이므로 병이나 체질에 맞는 올바른 섭생법을 실천하는 것이 최우선이며 섭생법 중에서도 인간은 음식을 먹고 사는 것이지 약을 먹고 사는 것이 아니므로, 식이요법이 가장 자연의 원리에 적합한 모든 치유의 본本이 되는 것이다.

고로 한 인간의 개체 내에서의 내재된 기질물氣質物의 허실을 조절하는데도 우리가 매일 먹는 음식물의 기질물氣質物의 작용이 중요하며, 내재된 기질물氣質物의 변화상(병증病症)의 허실을 조절하는 데는 약물의 약성을 이용한 변증시치나 대중요법, 형태학적 치유요법 등이 중요하게 작용되는 것이다.

가. 간장과 담낭의 허실처방

내재된 기질氣質의 허실을 조절하는 원리는 음식물의 맛으로 조절하는 것이 으뜸이므로 어떤 원인에 의해 간장과 담낭이 약하거나 허해서 병이 들었다면, 신맛 나는 음식이나 고소하고 구수한맛 나는 음식물이나 노린내 나는 음식물 등은 간장과 담낭에 영양을 주어 내재된 목기木氣 및 이를 조절하는 간장과 담낭을 건강하게 한다. 그러므로 이러한 맛이 나는 음식물을 자연 그대로 '골고루'에 집중적으로 공급해 간장과 담낭에 허한 기질氣質을 실實하게 해 간장과 담낭 및 그 지배부위를 건강하고 병이 치유되게 해주어야 한다. 병이 나아 건강해지면 체질에 따라 공급을 조절해 나가야 하며 그렇지 않으면 신맛이나 고소한맛, 구수한맛, 노린내 나는 맛의 영양이 과해져 오행상 목극토木克土되어 비장과 위장이 상하게 된다.

음식물 중에서도 내재된 기질氣質의 변화를 조절하는데 가장 좋은 것이 사계절의 정기를 가득 머금고 다음해에 새로운 싹을 틔울 수 있는 생명력을 간직한 곡식이 으뜸이므로, 신맛 나는 곡식 중 팥, 보리, 밀, 완두콩, 강낭콩, 동부, 메밀, 귀리 등이 간장과 담낭의 기질을 영양하는데 가장 좋은 음식물인 것이다.

간장과 담낭 및 그 지배부위에 기질적氣質的으로 이상이 있을시 '골고루'에 신맛이나 구수한맛, 고소한맛, 노린내 나는 음식물을 필요한 만큼 섭취해 주어야 하는데 신맛이나, 구수하고 고소한맛, 노린내 나는 맛의 음식물도 아픈 사람의 상태에 따라 한열과 음양의 균형을 맞춰야 하며, 간장과 담낭에 필요한 영양 성분의 균형과 형태학적 균형(5:2:1), 필요한 만큼의 양인 권장량의 균형 등을 맞춰서 섭취해야 한다.

간장과 담낭 및 그 지배부위에 기질적氣質的으로 이상이 있어 섭취한 음식물은 생명력을 간직한 자연 그대로의 음식물이어야 하고 아픈 사람의 상태에 따라 균형을 맞춰야 효과가 좋으므로, 간장과 담낭 및 그 지배부위가 약하거나 허해서 병이 들었을 경우에는 '골고루'에 신맛이나 노린내 나는 맛, 구수하고 고소한맛 나는 음식물을 필요한 만큼 자연 그대로 생식하는 것이 제일 좋다.

〈간장과 담낭을 기질적氣質的으로 영양하는 음식물〉

식품	신맛, 구수한맛, 고소한맛, 노린내 나는 맛
곡식	팥, 보리, 밀, 동부, 강낭콩, 완두콩, 메밀, 귀리 등
과일	자두, 매실, 포도, 사과, 귤, 딸기, 모과, 유자, 오미자, 앵두, 꽈리, 키위 등
야채	부추, 깻잎, 신김치, 신동치미 등
육류	개고기, 닭고기, 계란, 메추리알, 동물의 간, 쓸개
근과류, 견과류	땅콩, 잣, 호두, 건포도 등
조미료	참깨, 들깨, 참기름, 들기름, 식초 등
차류	들깨차, 땅콩차, 모과차, 유자차, 사이다, 오미자차, 오렌지쥬스, 사과쥬스, 포도쥬스, 박카스, 구연산, vite C음료 등

내재된 물질의 과불급으로 인해 간장과 담낭 및 그 지배부위가 약하거나 허해져 병이 들었다면 필요한 물질을 식이영양학적 성분으로 적거나 많이 섭취해서 내재된 물

질의 과잉증과 결핍증을 조절해 주어야 하며, (식이영양섭생학 참조) 간·담의 허실로 인해 나타나는 병증을 조절할 때는 약물의 약성을 이용한 변증시치나 대증요법을 이용해 병의 증후를 제거해 주고,(본초학과 약리학 참조) 형태학적으로 간·담 및 그 지배부위에 이상이 생겨 질병의 진행 상태가 좋지 않게 진전될 경우 형태학적 치유방법 등을 이용해 조절해 주는 것이 중요하다.(해부생리학 참조)

예를 들어 어떤 사람이 ① 인영맥이나 촌구맥에서 현맥弦脉이 감지되고, ② 현재 몸이 냉冷하여 맥脉이 급急하다면 '골고루' 에 신맛으로 따뜻하고 뜨거운 음식을 필요한 만큼 먹어주면 효과가 좋은데 음양오행에 맞는 처방을 함께 하면 더 좋다.

즉, '골고루' 에

분류 \ 맛	신맛으로 따뜻하거나 뜨겁거나 양적인 식품	비율
곡식이나 근과	팥, 호두	5
야채나 과일	부추, 레몬	2
육류	닭고기	1
조미료	참기름	

위 사람의 주증이 몸이 차면서 변비, 소화불량, 가스차서 배가 그득한 증상이 있다면 음식의 성분 중 변비나 소화불량, 가스찬데 효과가 있는 성분(식이섬유나 항산화성분 등)이나 약성이 있는 신맛 나는 음식을 먹어주면 더 효과적이다.

여기에 신맛 나는 음식의 형태학적 구성성분을 맞춰서 먹어주면 더 효과적이다.

위 사람이 인영맥에서 현맥弦脉이 감지되면 음적 식품의 신맛으로 촌구맥에서 현맥이 감지되면 양적식품의 신맛으로 필요한 만큼 먹어주면 좋다. 다른 장부의 허실처방도 위와 같은 원리이다.

나. 심장과 소장의 허실처방

내재된 기질氣質의 허실을 조절하는 원리는 음식물의 맛으로 조절하는 것이 으뜸이므로 맛에 의한 자연적인 식사법을 통해 내재된 기질氣質의 허실을 조절해 무병장수할 수 있다. 어떤 원인에 의해 심장과 소장이 약하거나 허해서 병이 들었다면 쓴맛 나는 음식이나, 단내 나는 음식, 불내 나는 음식 등이 심장과 소장에 영양을 주어 내재된 화기火氣 및 이를 조절하는 심·소장을 건강하게 하므로, 이러한 맛이 나는 음식물을 자연 그대로 '골고루'에 집중적으로 공급해 심장과 소장의 허虛한 기질氣質을 실實하게 해 심장과 소장 및 그 지배부위를 건강하고 병이 치유되게 해주어야 한다.

병이 나아 건강해 지면 체질에 따라 공급을 조절해 나가야 하며 그렇지 않으면, 쓴맛이나 단내 나는 맛, 불내 나는 맛의 영양이 과해져 오행상 화극금火克金되어 폐장과 대장이 상하게 된다.

음식물 중에서도 내재된 기질氣質의 변화를 조절하는데 가장 좋은 것이 사계절의 정기를 가득 머금고 다음해에 새로운 싹을 틔울 수 있는 생명력을 간직한 곡식이 으뜸이므로 쓴맛 나는 곡식 중 수수가 심장과 소장의 기질氣質을 영양하는데 가장 좋은 음식물이다. 심장과 소장 및 그 지배부위에 기질적氣質的으로 이상이 있을시 '골고루'에 쓴맛이나, 단내 나는 맛, 불내 나는 맛의 음식물을 필요한 만큼 섭취해 주어야 하는데 쓴맛이나, 단내 나는 맛, 불내 나는 맛의 음식물도 아픈 사람의 상태에 따라 한열과 음양의 균형을 맞춰야 한다. 쓴맛 나는 음식 중에 차고 서늘한 음식, 쓴맛 나는 음식 중에 따뜻하고 뜨거운 음식, 쓴맛 나는 음식 중에 양적식품, 쓴맛 나는 음식 중에 음적식품 등 아픈 사람의 상태에 따라 조절을 해 주어야 하며 심장과 소장에 필요한 영양성분의 균형과 형태학적균형(5:2:1), 필요한 만큼의 양인 권장량의 균형 등을 맞춰서 섭취해야 하는 것이다.

심장과 소장 및 그 지배부위에 기질적氣質的으로 이상이 있어 섭취한 음식물은 생명력을 간직한 자연 그대로의 음식물이어야 하고 아픈 사람의 상태에 따라 균형을 맞춰야 효과가 좋으므로 심장과 소장 및 그 지배부위가 약하거나 허해서 병이 들었을 경우에는 '골고루'에 쓴맛이나 단내 나는 맛, 불내 나는 맛의 음식물을 필요한 만큼 자연 그대로 생식하는 것이 제일 좋다.

〈심장과 소장을 기질적氣質的으로 영양하는 음식물〉

식품	쓴맛, 단내나는 맛, 불내나는 맛
곡식	수수
과일	살구, 은행, 자몽 등
야채	상추, 쑥갓, 샐러리, 쑥, 씀바귀, 고들빼기, 취나물, 냉이, 근대, 신선초, 민들레, 익모초, 각종 산나물, 영지 등
육류	염소, 칠면조, 참새, 메뚜기, 동물의 염통, 곱창, 피 등
근과류, 견과류	도라지, 더덕, 잔대 등
조미료	술, 자장 등
차류	녹차, 커피, 홍차, 쑥차, 영지차, 초콜릿 등

내재된 물질의 과불급으로 인해 심장과 소장 및 그 지배부위가 약하거나 허해져 병이 들었다면 필요한 물질을 식이영양학적 성분으로 적거나 많이 섭취해서 내재된 물질의 과잉증과 결핍증을 조절해 주어야 하며 심장과 소장의 허실로 인해 나타나는 병증을 조절할 때는 약물의 약성을 이용한 변증시치나 대증요법을 이용해 병의 증후를 제거해 주고 형태학적으로 심·소장 및 그 지배 부위에 이상이 생겨 질병의 진행 상태가 좋지 않게 진전될 경우 형태학적 치유방법을 이용해 조절해 주는 것이 중요하다.

다. 비장과 위장의 허실 처방

어떤 원인에 의해 비장과 위장 및 그 지배부위가 기질적氣質的으로 약하거나 허해서 병이 들었다면 단맛 나는 음식이나 향내 나는 음식, 곯은내 나는 음식, 흙내 나는 음식 등이 비장과 위장 및 그 지배 부위에 영양을 주어 내재된 토±기 및 이를 조절하는 비·위장을 건강하게 하므로 이러한 맛이 나는 음식물을 자연 그대로 '골고루'에 집중적으로 공급해 비장과 위장의 허한 기질氣質을 실實하게 해 비장과 위장 및 그 지배 부위를 건강하고 병이 치유되게 해 주어야 한다. 병이 나아 건강해지면 체질에 따라 공급은 조절해 나가야 하며 그렇지 않으면 단맛이나 향내 나는 맛, 곯은내 나는 맛, 흙내 나는 맛의 영양이 과해져 오행상 토극수土克水되어 신장과 방광이 상하게 된다.

음식물 중에서도 내재된 기질氣質의 변화를 조절하는데 가장 좋은 것이 사계절의 정기를 가득 머금고 다음해에 새로운 싹을 틔울 수 있는 생명력을 간직한 곡식이 최고이므로 단맛 나는 곡식 중 기장쌀, 백미, 피쌀 등이 비장과 위장 및 그 지배부위의 기질氣質을 영양하는데 가장 좋은 음식물이다.

비장과 위장 및 그 지배부위에 기질적氣質的으로 이상이 있을시 '골고루' 에 단맛이나 향내 나는 맛, 곯은내 나는 맛, 흙내 나는 맛의 음식물을 필요한 만큼 섭취해 주어야 하는데 단맛이나 향내 나는 맛, 곯은내 나는 맛, 흙내 나는 맛의 음식물도 아픈 사람의 상태에 따라 한열과 음양의 균형을 맞춰야 하며, 단맛 나는 음식 중에 차고 서늘한 음식, 단맛 나는 음식 중에 따뜻하고 뜨거운 음식, 단맛 나는 음식 중에 양적식품, 단맛 나는 음식 중에 음적 식품 등 아픈 사람의 상태에 따라 조절을 해 주어야 하며 비장과 위장 및 그 지배부위에 필요한 영양성분의 균형과 형태학적 균형(5:2:1), 권장량의 균형 등을 맞춰서 섭취해야 하는 것이다.

비장과 위장 및 그 지배부위에 기질적氣質的으로 이상이 있어 섭취한 음식물은 반드시 생명력을 간직한 자연 그대로의 음식물이어야 하고 아픈 사람의 상태에 따라 균형을 맞춰야 효과가 좋으므로 비장과 위장 및 그 지배부위가 약하거나 허해서 병이 들었을 경우에는 '골고루' 에 단맛이나 향내 나는 맛, 곯은내 나는 맛의 음식물을 필요한 만큼 자연 그대로 생식하는 것이 제일 좋다.

〈비장과 위장을 영양하는 음식물〉

식품	단맛, 향내나는 맛, 곯은내 나는맛, 흙내나는 맛
곡식	기장쌀, 백미, 찹쌀, 피쌀 등
과일	대추, 감, 참외, 호박 등
야채	시금치, 고구마줄기, 미나리 등
육류	소고기, 토끼고기, 동물의 위장·비장 및 췌장
근과류, 견과류	고구마, 연근, 마, 칡뿌리, 인삼 등
조미료	꿀, 설탕, 잼, 엿, 엿기름, 포도당, 올리고당, 버터 등
차류	대추차, 인삼차, 식혜, 칡차, 구기자 차, 두충차 등

내재된 물질의 과불급으로 인해 비장과 위장 및 그 지배부위가 약하거나 허해져 병이 들었다면 필요한 물질을 식이영양학적 성분으로 적거나 많이 섭취해서 내재된 물질의 과잉증과 결핍증을 조절해 주어야 하며 비장과 위장의 허실로 인해 나타나는 병

증을 조절할 때는 약물의 약성을 이용한 변증시치나 대증요법을 이용해 병의 증후를 제거해 주고 형태학적으로 비·위장 및 그 지배부위에 이상이 생겨 질병의 진행 상태가 좋지 않게 진전될 경우 형태학적 치유방법 등을 이용해 조절해 주는 것이 중요하다.

라. 폐장과 대장의 허실 처방

어떤 원인에 의해 폐장과 대장 및 그 지배부위가 기질적氣質的으로 약하거나 허해서 병이 들었다면 매운맛 나는 음식이나 비린내 나는 음식, 화한 맛 나는 음식 등이 폐장과 대장 및 그 지배 부위에 영양을 주어 내재된 금기金氣 및 이를 조절하는 폐·대장을 건강하게 하므로 이러한 맛이 나는 음식물을 자연 그대로 '골고루'에 집중적으로 공급해 폐장과 대장의 허한 기질氣質을 실實하게 해 폐장과 대장 및 그 지배 부위를 건강하고 병이 치유되게 해 주어야 한다. 병이 나아 건강해지면 체질에 따라 공급은 조절해 나가야 하며 그렇지 않으면 매운맛이나, 비린내 나는 맛, 화한 맛의 영양이 과해져 오행상 금극목金克木되어 내재된 목기木氣 및 이를 조절하는 간장과 담낭이 상하게 된다.

음식물 중에서도 내재된 기질氣質의 변화를 조절하는데 가장 좋은 것이 사계절의 정기를 가득 머금고 다음해에 새로운 싹을 틔울 수 있는 생명력을 간직한 곡식이 최고이므로 매운맛 나는 곡식 중 현미나 율무가 폐장과 대장 및 그 지배부위의 기질氣質을 영양하는데 가장 좋은 음식물이다.

폐장과 대장 및 그 지배부위에 기질적氣質的으로 이상이 있을시 '골고루'에 매운맛이나, 비린내 나는 맛, 화한 맛의 음식물을 필요한 만큼 섭취해 주어야 하는데 매운맛이나, 비린내 나는 맛, 화한 맛의 음식물도 아픈 사람의 상태에 따라 한열과 음양의 균형을 맞춰야 하며, 매운맛 나는 음식 중 차고 서늘한 음식, 매운맛 나는 음식 중 따뜻하고 서늘한 음식, 매운맛 나는 음식 중 양적식품, 매운맛 나는 음식 중 음적 식품 등 아픈 사람의 상태에 따라 조절을 해 주어야 하며 폐장과 대장 및 그 지배부위에 필요한 영양 구성성분의 균형과 형태학적 균형(5:2:1), 권장량의 균형 등을 맞춰서 섭취해야 한다.

폐장과 대장 및 그 지배부위에 기질적氣質的으로 이상이 있어 섭취한 음식물은 생명력을 간직한 자연 그대로의 음식물이어야 하고 아픈 사람의 상태에 따라 균형을 맞춰야 효과가 좋으므로 폐장과 대장 및 그 지배부위가 약하거나 허해서 병이 들었을 경우에는 '골고루'에 매운맛이나 비린내 나는 맛, 화한 맛의 음식물을 필요한 만큼 자연 그대로 생식하는 것이 제일 중요하다.

〈폐장과 대장을 기질적氣質的으로 영양하는 음식물〉

식품	매운맛, 비린내 나는 맛, 화한 맛
곡식	현미, 율무
과일	복숭아, 배
야채	파, 마늘, 양파, 무, 배추, 달래, 고추 등
육류	말고기, 생선, 조개류, 고양이고기, 동물의 허파·대장
근과류, 견과류	아몬드, 생강
조미료	고춧가루, 후추, 겨자, 와사비, 고추장, 박하, 계피, 각종 허브
차류	생강차, 율무차, 수정과, 허브차

내재된 물질의 과불급으로 인해 폐장과 대장 및 그 지배부위가 약하거나 허해져 병이 들었다면 필요한 물질을 식이영양학적 성분으로 적거나 많이 섭취해서 내재된 물질의 과잉증, 결핍증을 조절해 주어야 하며 폐장과 대장의 허실로 인해 나타나는 병증을 조절할 때는 약물의 약성을 이용한 변증시치나 대증요법을 이용해 병의 증후를 제거해 주고 형태학적으로 폐·대장 및 그 지배 부위에 이상이 생겨 질병의 진행 상태가 좋지 않게 진전될 경우 형태학적 치유방법을 이용해 조절해 주는 것이 중요하다.

마. 신장과 방광의 허실 처방

어떤 원인에 의해 신장과 방광 및 그 지배부위가 기질적氣質的으로 약하거나 허해서 병이 들었다면 짠맛 나는 음식과 고린내 나는 음식, 지린내 나는 음식 등이 신장과 방광 및 그 지배 부위에 영양을 주어 내재된 수기水氣 및 이를 조절하는 신·방광을 건강하게 하므로 이러한 맛이 나는 음식물을 자연 그대로 '골고루'에 집중적으로 공급해 신장과 방광의 허한 기질氣質을 실實하게 해 신장과 방광 및 그 지배 부위를 건강하고 병이 치유되게 해 주어야 한다. 병이 나아 건강해지면 체질에 따라 공급은 조절해 나가야 하며 그렇지 않으면 짠맛이나, 고린내 나는 맛, 지린내 나는 맛의 영양이 과해져 오행상 수극화水克火되어 내재된 화기火氣 및 이를 조절하는 심장과 소장이 상하게 된다.

음식물 중에서도 내재된 기질氣質의 변화를 조절하는데 가장 좋은 것이 사계절의 정기를 가득 머금고 다음해에 새로운 싹을 틔울 수 있는 생명력을 간직한 곡식이 최고이므로 짠맛 나는 곡식 중 콩(쥐눈이콩)이 신장과 방광 및 그 지배부위의 기질氣質을 영양하는데 가장 좋다.

신장과 방광 및 그 지배부위에 기질적氣質的으로 이상이 있을시 '골고루' 에 짠맛이나, 고린내 나는 맛, 지린내 나는 맛의 음식물을 필요한 만큼 섭취해 주어야 하는데 짠맛이나, 고린내 나는 맛, 지린내 나는 맛의 음식물도 아픈 사람의 상태에 따라 한열과 음양의 균형을 맞춰야 하며, 짠맛 나는 음식 중 차고 서늘한 음식, 짠맛 나는 음식 중 따뜻하고 서늘한 음식, 짠맛 나는 음식 중 양적식품, 짠맛 나는 음식 중 음적 식품 등 아픈 사람의 상태에 따라 조절을 해 주어야 하며 신장과 방광 및 그 지배부위에 필요한 영양구성성분의 균형과 형태학적 균형(5:2:1), 권장량의 균형 등을 맞춰서 섭취해야 한다.

신장과 방광 및 그 지배부위에 기질적氣質的으로 이상이 있어 섭취한 음식물은 생명력을 간직한 자연 그대로의 음식물이어야 하고 아픈 사람의 상태에 따라 균형을 맞춰야 효과가 좋으므로 신장과 방광 및 그 지배부위가 약하거나 허해서 병이 들었을 경우에는 '골고루' 에 짠맛이나 고린내 나는 맛, 지린내 나는 맛의 음식물을 필요한 만큼 자연 그대로 생식하는 것이 제일 중요하다.

〈신장과 방광을 기질적氣質的으로 영양하는 음식물〉

식품	짠맛, 꼬랑내 나는 맛, 지린내 나는 맛
곡식	콩, 서목태(쥐눈이콩)
과일	밤, 수박
야채	미역, 다시마, 김, 파래, 콩잎, 질경이, 돈나물, 각종해초류(함초)등
육류	돼지고기, 해삼, 개구리, 굼벵이, 지렁이, 뱀, 새우젓, 명란젓, 조개젓 동물의 생식기 · 신장 · 방광, 기타 젓갈류, 오징어, 문어, 명태 등
근과류, 견과류	마
조미료	소금, 된장, 간장, 두부 등
차류	두유, 베지밀, 두향차

내재된 물질의 과불급으로 인해 신장과 방광 및 그 지배부위가 약하거나 허해져 병이 들었다면 필요한 물질을 식이영양학적 성분으로 적거나 많이 섭취해서 내재된 물질의 과잉증, 결핍증을 조절해 주어야 하며 신장과 방광의 허실로 인해 나타나는 병증을 조절할 때는 약물의 약성을 이용한 변증시치나 대증요법을 이용해 병의 증후를 제거해 주고 형태학적으로 폐·대장 및 그 지배 부위에 이상이 생겨 질병의 진행 상태가 좋지 않게 진전될 경우 형태학적 치유방법을 이용해 조절해 주는 것이 중요하다.

바. 심포장과 삼초부의 허실처방

어떤 원인에 의해 중화中和의 기능의 상실로 인해 심포장과 삼초부 및 그 지배부위가 기질적氣質的으로 약하거나 허해서 병이 들었다면 담백한 맛 나는 음식과 떫은맛 나는 음식, 아린맛 내지 생내 나는 맛, 먼지내 나는 음식 등이 심포장과 삼초부 및 그 지배부위에 영양을 주어 건강하게 하므로 이러한 맛이 나는 음식물을 자연 그대로 '골고루' 에 집중적으로 공급해 심포장과 삼초부 및 그 지배부위의 허한 기질氣質을 실實하게 해 건강하고 병이 치유되게 해 주어야 한다. 병이 나아 건강해지면 체질에 따라 음식물의 공급을 조절해 주어야 한다. 그렇지 않으면 담백한 맛이나, 떫은맛, 아린맛 내지 생내 나는 맛, 먼지내 나는 맛의 영양이 과해져 오행상 화극금火克金되어 내재된 금기金氣 및 이를 조절하는 폐장과 대장이 상할 수 있다.

음식 중에서도 내재된 기질氣質의 변화를 조절하는데 가장 좋은 것이 사계절의 징기를 가득 머금은 생명력을 간직한 곡식이 최고이므로, 담백하고 떫은맛 나는 곡식 중 옥수수, 녹두, 조 등이 심포장과 삼초부 및 그 지배 부위의 기질氣質을 영양하는데 가장 좋은 음식물인 것이다. 심포장과 삼초부 및 그 지배부위에 기질적氣質的으로 이상이 있을시 '골고루' 에 담백한 맛이나 떫은맛, 아린맛이나 생내 나는 맛, 먼지내 나는 맛의 음식물을 필요한 만큼 섭취해 주어야 하는데 아픈 사람의 상태에 따라 한열과 음양의 균형을 맞춰야 한다. 즉, 담백하고 떫은맛 나는 음식 중 차고 서늘한 음식, 따뜻하고 뜨거운 음식, 담백하고 떫은맛 나는 음식 중 양적식품이나 음적 식품 등 아픈 사람의 상태에 따라 조절을 해 주어야 하며, 심포장과 삼초부 및 그 지배 부위에 필요한 영양 구성성분의 균형과 형태학적 균형(5:2:1), 권장량의 균형 등을 맞춰서 섭취해야 하는 것이다.

심포장과 삼초부 및 그 지배 부위에 기질적氣質的으로 이상이 있어 섭취한 음식물은 생명력을 간직한 자연 그대로의 음식물이어야 하고 아픈 사람의 상태에 따라 균형을 맞춰야 효과가 좋으므로 심포장과 삼초부 및 그 지배부위가 약하거나 허해서 병이 들었을 경우에는 '골고루'에 담백한 맛이나 떫은맛, 아린맛, 생내 나는 맛, 먼지내 나는 맛의 음식물을 필요한 만큼 자연그대로 생식하는 것이 제일 중요하다.

사람의 상태에 따라 자연 그대로의 음식물을 섭취하지 못하므로 인해 내재된 기질氣質의 균형이 흐트러져 몸이 약해지고 병이 걸리게 된다. 이것이야말로 식이섭생에서의 가장 큰 병폐인 것이다.

〈심포장과 삼초부를 영양하는 식품〉

433

식품	담백한 맛, 떫은 맛, 아린맛, 생내나는 맛, 먼지내 나는맛
곡식	옥수수, 녹두, 조 등
과일	토마토, 바나나 등
야채	송이버섯, 각종버섯류, 양배추, 고사리, 콩나물, 우엉, 아욱, 우무, 가지, 오이 등
육류	양고기, 오리고기, 오리알, 꿩고기, 번데기 등
근과류, 견과류	감자, 죽순, 당근, 토란, 도토리 등
조미료	토마토케찹, 마요네즈 등
차류	요구르트, 코코아, 로얄제리, 덩굴차, 군불로, 알로에, 화분, 이온음료, 콜라 등

내재된 물질(체기, 체액, 체형)의 과불급으로 인해 심포장과 삼초부 및 그 지배부위가 약하거나 허해져 병이 들었다면 필요한 물질을 식이영양학적 성분으로 적거나 많이 섭취해서 내재된 물질의 과불급을 조절해 주어야 하며, 심포장과 삼초부의 허로 인해 나타나는 병증을 조절할 때는 약물의 약성을 이용한 변증시치나 대증요법을 이용해 병의 증후를 제거해 주고 형태학적으로 심포·삼초의 지배 부위에 이상이 생겨 질병의 진행 상태가 좋지 않게 진전될 경우 형태학적 치유방법들을 이용해 조절해 주는 것이 중요하다.

단, 심포장과 삼초부는 무형의 장부이므로 형形은 없고 작용하는 용用만 있으므로 형태학적 이상 증후는 나타나지 않으며, 기氣에 의한 기능적 이상 증후만이 나타나므로 치유에 있어서도 내재된 기질氣質의 변화를 조절해 주는 것이 치유의 핵심이 되는 것이다.

우리 몸은

① 기질적氣質的 이상으로 인해 이를 조절하는 장부 및 그 지배 부위에 이상이 발생되어 증상이 표출될 수 있으며,

② 기질적氣質的 이상으로 인해 이 기질氣質이 내재된 물질에 영향을 미쳐 내재된 물질의 과부족으로 인해 장부 및 그 지배 부위에 성분의 과부족으로 이상이 발생되어 증상이 표출될 수 있으며,

③ 더 진행되어 내재된 물질의 과부족으로 인해 장부 및 그 지배부위에 형태학적으로 이상이 발생되어 증상이 표출될 수 있다. 이때는 내재된 기질氣質의 변화로 인해 질병이 전변된 것이므로 내재된 기질氣質의 변화를 조절해 주는 것이 선先이요 본本이 되며, 나타나는 병증의 경중輕重을 따져 치유해 주는 것이 후後요, 표表가 되는 것이다.

④ 또한 내재된 기질氣質의 이상 변화 없이 내재된 물질의 과불급으로 인해 장부 및 그 지배부위에 이상이 발생되어 증상이 표출될 수 있다.

⑤ 이로 인해 형태학적 이상이 발생되어 장부 및 그 지배 부위에 형태학적 이상 증상이 표출될 수 있다. 이때는 내재된 물질의 과불급으로 인해 질병이 전변된 것이므로 내재된 물질의 성분적 조절이 先이요 본本이 되며, 나타나는 병증의 경중을 따져 치유해 주는 것이 후後요, 표表가 되는 것이다.

⑥ 어떤 원인에 의해 장부 및 그 지배부위가 형태학적으로 이상이 발생되어 형태학적 이상이 표출될 수 있는데 이는 현재의 병적 상황일 뿐이다. 그러므로 이때는 형태학적 이상이 발생된 전변의 상황이 선先이 되며 본本이 되는 것이며, 형태학적 이상 증상의 경중을 치유하는 것은 후後요, 표表가 되는 것이므로 전변의 상황을 파악하는 것이 중요하다. 그러므로 형태학적 치유방법은 병을 치유하는데 근본적 치유방법이 될 수 없으며, 질병 진행단계별 경중을 치유하는데 도움을 줄 뿐이고, 내재된 기질물

氣質物의 변화를 조절해 주는 치유방법이 근본적 치유가 되는 것이다.

음식물의 맛에 의한 기질氣質의 균형과 성분에 의한 물질物質의 균형을 맞춰 현재의 자기 몸에 맞게 섭취해 주면 우리 몸은 우리 몸에 필요한 모든 것들을 흡수, 생성, 사용, 배출하게 된다. 그러므로 질병으로 인해서 현재의 몸에 부족한 성분이나 물질은 직접적으로 공급해 주는 것이 아니라 현재의 자기 몸에 맞는 음식물의 기질물氣質物을 공급해 주면 몸이 알아서 필요한 물질을 흡수, 생산, 사용, 배출해 신진대사 기능을 향상시켜 자연치유 능력을 극대화 시킨다. 부족한 성분이나 물질을 직접적으로 공급해 주면 우리 몸은 더 이상 부족한 성분이나 물질을 생성하지 않게 되므로 우리의 대사 기능이 저하될 수도 있다.

④ 물에 대하여

인체 내 50~70%를 차지하는 물은 마신지 불과 30초 후에 혈액에 도달하고, 1분 후면 뇌조직과 생식기에 도달하며 10분 후에는 피부에 20분 후에는 장기에 도달해 우리 인체의 어느 곳이든 30분이면 직접적인 영향을 줄 수 있다. 사람의 총수분량이 약 60%인 것은 사람이 날 때부터의 값이 아니며 임신초기의 태아의 수분량은 약 97%이고 갓 태어났을 때는 77%정도이며 성인일 경우 약 60%이고 나이가 들면 수분의 함량은 더 줄어들어 50~55%가 된다. 또한 체중이 마른 사람은 총수분량이 몸무게에 비해 높으며(약 $\frac{3}{4}$) 살찐 사람은 지방에 수분 함량이 적어(약10%) 총수분량이 몸무게에 비해 낮게(약 $\frac{1}{2}$)된다. 성인을 기준으로 인체 내에서 하루 평균 배출되는 수분량은 2~2.5ℓ 정도이며 3일 이상 물을 먹지 않으면 생리에 이상이 발생하게 된다.

인체 내 수분이 체중의 1% 부족 시 엄청난 갈증이 유발되며 5% 부족 시 몸의 흐름새가 갑자기 악화되어 감각이 둔해지며 10%부족 시 정신착란이 오고 귀가 먹어지며 통각이 없어져 혼수상태가 되며 12%이상 부족 시 탈수로 인한 사망이 나타나게 된다.

그렇지만 이것은 환경온도에 따라 차이가 있으며, 물은 세포 안에서는 신진대사의 매체가 되며 세포 밖에서는 세포환경의 매체가 되는데 세포 내에는 체중의 약 40%가 세포 외에는 약 20%가 존재하며 세포 외에서도 세포 사이의 간질에 약 16%가 혈액의 혈장에 약 4.5%가 존재하고 있다. 그러므로 물은 자연을 순환시키고 생명현상을 유지시키는 원천이며 근본이 되는 물질인 것이다.

a. 물의 기능과 구조

물이 우리인체의 생체에서 하는 주요기능은

가, 순환기능으로서 세포의 형태를 유지하고 대사 작용을 높이며 혈액과 조직액의 순환을 원활하게 하며 모세관의 작용을 촉진하고 세포의 노화를 방지한다.

나, 동화기능으로서 영양소를 용해시키고 흡수하고 운반하고 필요한 세포에 공급하고 부산물을 배출하는 기능을 하며 혈액을 중성내지 알카리성으로 유지하고, 몸속의 독소를 해독시킨다.

다, 배설기능으로서 체내의 불필요한 노폐물을 체외로 배설하며 내장 기관을 세척하고 변비를 해소시킨다.

라, 체온조절기능으로서 체내의 열을 발산시키고 체온을 조절하는 기능 등이 있다. 이와 같은 물의 생체 조절기능 등을 물의 구조적 특성에 의해서 발생되는데 물의 구조적 특성을 현대 과학적 개념에서 설명하면 다음과 같다.

물은 단순히 H_2O가 아니라 물분자 구조만을 보면 산소원자에 두 개의 수소원자가 전자를 공유하여 결합(공유결합)한 쌍극자 문사 구소를 이루며 물분자와 물분자간의 결합을 수소 결합에 의해 5개 혹은 6개의 물이 중합체를 이루는 구조를 이루고 있다.

※쌍극자 분자구조 – 물질의 기본인 원자는 안정을 취하려는 성질을 갖고 있는데, 원자가 안정을 취하려면 전자가 2개였을 때나 또는 8개였을 때 안정을 취하게 된다.

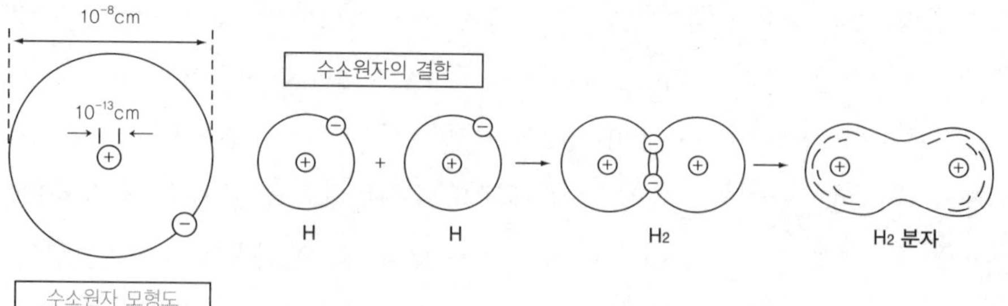

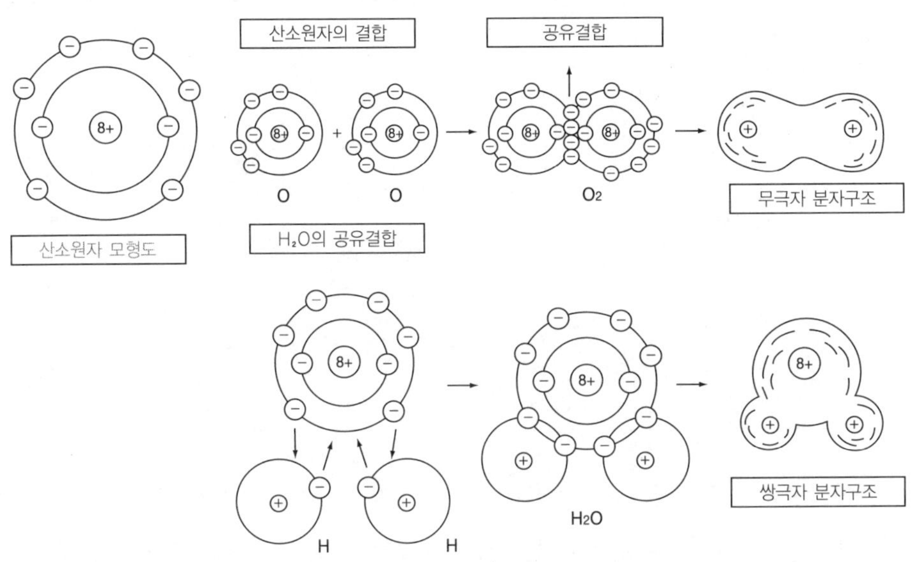

쌍극자 분자구조는 전자 분포의 불균일에 의해서 형성되며 쌍극자 분자는 전파 안에 놓이면 + · −에의 전파에 의해 이쪽을 향했다가 저쪽을 향했다가 계속 움직이는 게 특징이다. 즉, 물은 쌍극자 분자 구조로서 전파를 잘 흡수해 + · − 의 전파에 의해 끊임없이 움직이는 물질인 것이다. 다시 말해 열운동이나 전해질에 의해 계속 움직이는 물질이다.

〈물분자간의 수소결합〉

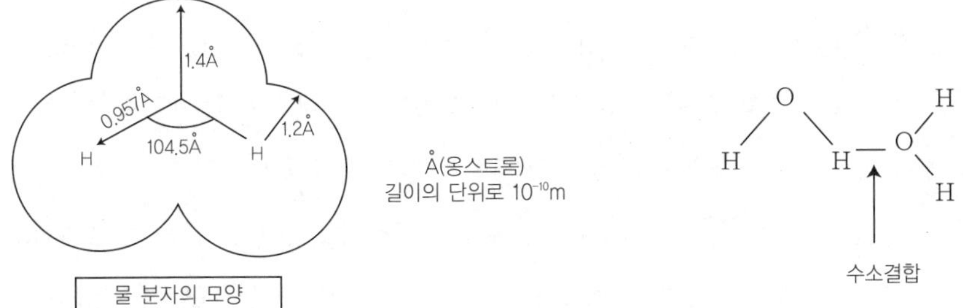

물의 수소결합의 세기는 수소결합을 하는 3개의 원자간의 각도가 매우 중요하며 3개의 원자가 일직선으로 배열되었을 때 수소결합의 세기는 가장 크다. 때문에 이를 토대로 물의 모형을 조립해 보면 물 분자가 5개 혹은 6개가 수소결합으로 연결될 때 가장 자연스럽고 안정적인 구조를 형성하며 물이 수소결합에 의해서 한없이 얽히는 것과 물 분자들이 서로 퍼져 나가려는 엔트로피의 법칙에 의해 충돌해서 적당한 선에서 서로 타협해야하는데 그 선이 바로 물이 5각형 고리와 6각형 고리를 이루는 경계선인 것이다.

그러므로 보통 물은 5개의 물 분자가 5각형의 고리구조를 형성한 5각수와 6개의 물 분자가 6각형의 고리구조를 형성한 6각수가 혼합된 상태로 존재하며 저온일수록 6각수의 비율이 높아져 10℃에서는 22%, 0℃에서는 26% 그리고 과냉각 상태인 영하 4℃에서는 거의 100%의 6각수가 형성되는 것이다. 저온이 될 수록 6각수의 비율이 높아지기 때문에 밀도가 낮고 어느 정도의 온도(4℃)까지는 온도가 높아질수록 5각수의 비율이 높아져서 밀도가 높아진다. 하지만 4℃가 넘어가면 물분자간의 에너지가 높아져서 분자간 거리가 커지기 때문에 밀도는 다시 낮아지는 것이다. 얼음은 전체적으로 수소결합으로 연결되어 있는 반면에 물은 수소결합이 어느 정도 끊어져 자유롭게 활동하고 있으며 실제로 0℃근처의 물은 약 10%, 100℃근처의 물은 약 20%가 수소결합이 끊어져 자유롭게 활동하고 있다.

일반 화합물은 이온 결합이나 공유결합을 하더라도 1:1결합이므로 그 자체만 떨어지거나 붙으면 되지만 물 분자 결합은 집단을 구성하고 있는 결합이므로 산소와 수소의 공유결합을 끊어야함과 동시에 물분자간의 수소결합도 끊어야 함으로 모든 에너지적작용의 특이성을 갖게 된다.

즉 물이 중합체인 5각수와 6각수로 수소 결합해 행동하기 때문에 끓는점과 어는점이 다른 산소족 수소화합물(H_2S, H_2SE, H_2Te)에 비해서 매우 높다. 물이 다른 산소족 수소화합물과 같이 평범한 성질을 가지고 있다면 영하 80℃에서 끓고 영하 110℃ 정도에서 얼어 상온에서는 기체로 존재해야 하는데 상온에서 액체로 존재하는 것(물은 0℃에서 얼고 100℃에서 끓음) 자체가 특이한 성질이다. 보통 분자 사이의 인력은 무거운 분자일수록 강하기 때문에 결합력을 끊거나 녹게 하는 온도가 높은데 물 분자의 경우는 보통분자 사이의 인력 외에 수소결합이 중합체로 되어 있어 끓는점과 녹는점(어는점)이 상대적으로 높게 되며 그 결과 인간의 생활에 알맞은 온도에 물의 끓는점 녹는점(어느점)이 있게 된 것이다.

또한 증발열(1g의 액체를 기체로 만드는데 필요한 열=100℃에서 539cal)과 융해열(1g의 고체가 액체가 될 때 흡수하는 열, 얼음:79.7)도 상대적으로 높은데 이 또한 물 이외의 보통 분자들은 분자 사이의 인력을 이겨 내는데 필요한 에너지로 족하므로 분자량에 비례한 열들로 괜찮지만 물은 수소결합을 끊을 여분의 에너지가 필요하므로 증발열과 융해열 또한 높은 게 특징이다.

그리고 물의 비열(물질1g의 온도를 1℃올리는데 필요한 열량. 물이 고체(얼음)일 때의 비열 0.505이고, 액체일 때의 비열1.0079이며 비열이 가장 낮을 때 37.5℃로 0.9986를 나타냄) 및 기화열, 응고열이 다른 액체에 비해 매우 높은 게 특징이다. 온도란 물질을 이루는 분자운동의 활발한 정도를 나타내므로 비열이 크다는 것은 움직이게 하기 어렵다는 것으로 물을 따뜻하게 하기 어려울 뿐만 아니라 식히기도 어려운 물질이고 열 보유능력이 제일 큰 물질 중의 하나여서 온도가 쉽게 변화하지 않기 때문에 여름날 생태계의 온도가 급격히 상승하는 것을 막아주며, 추운겨울날 온도가 급격히 하강하는 것을 막아준다. 지구와 인간을 포함한 생태계가 일정한 온도를 유할 수 있는 것도 물의 이러한 특성 때문이며 60~70%가 물로 이루어진 인체가 체온조절에 뛰어난 적응력을 보이는 이유 중의 하나도 물의 비열이 다른 액체에 비해서는 높은데 체온인 37.5℃에서 가장 낮기 때문에 온도가 하강하거나 상승할 때 비열이 증가하기 때문이다. 이는 체온의 변화를 일으키기 위해서는 많은 열 교환을 요구하는 것을 의미한다. 이 또한 물의 수소결합에 의한 특성이며,

물의 열전도율과 유전율(진공에 비해 전하간의 작용이 줄어드는 비율 : 78.5) 또한 다른 물질에 비해 큰 것도 특징 중 하나이다. 수소결합을 하는 물은 다른 것보다 진동을 전하기 쉽기 때문에 열전도율이 큰 것이 특징이며 물의 높은 유전율 때문에 물속에서 두 개의 전하가 끌어당기고 밀어내는 반응은 진공에서 보다 약 1/78.5로 낮아진다.

물에 녹아 있는 물질분자 하나하나가 물분자들에 의해서 둘러싸여 있기 때문에 수용액 속에서의 물질간의 반응은 물과 함께 일어나고 있다고 볼 수 있는데 물이 각각의 전하를 감싸고 있기 때문에 두 개의 전하가 직접적으로 만나거나 연락을 취하지 못하고 반드시 물을 매개로 만나야하므로 두 개 전하 사이의 상호 작용은 그만큼 감소하고 상대적으로 유전율은 높아지게 된다.

어느 물질이나 고체가 되면 밀도가 증가하지만 물의 경우는 액체로 있을 때 특히 4℃에서 밀도가 가장 크게 된다.

얼음은 0℃에서 녹으면서 얼마간은 얼음안과 같은 분자 배열구조를 갖고 있으므로 온도가 올라가 배열이 흩어지면 분자내의 결합은 단단하기 때문에 그보다 약한 수소결합이 느슨해지면서 그 틈 사이에 분자가 들어가므로 4℃까지는 밀도가 커지게 되는 것이다. 쌍극자 분자 구조로 인한 수소결합이야말로 물의 비범한 특성을 갖게 한 원인 제공자인 것이다. 물의 밀도가 얼음보다 높기 때문에 얼음이 위에서부터 어는 것이며 찬 기운을 얼음이 차단하게 되어 얼음 밑에서 물고기들이 살 수 있는 것이다.

물은 4℃에서 밀도가 최대이므로 에너지 밀도 또한 4℃에서 최대가 되며, 물의 활성도도 최대가 된다.

또한 물의 표면장력(속으로 당기는 힘으로 표면적을 작게 하려는 작용)은 수은을 제외하고는 액체 중 가장 크며 강력한 수소결합에도 불구하고 점도(분자와 분자가 어긋

나 움직이는 것에 대한 저항)가 매우 낮고 유동성이 뛰어나다.

액체는 보통 압력을 가하면 분자와 분자간의 간격이 가까워지면서 결합력이 단단해지고 마찰력이 생기면서 점조도가 더욱 강해지는 반면 물은 압력을 가하면 수소결합이 깨지면서 흩어짐에 따라 점도가 떨어지게 된다.

식물의 물관을 흐르는 물은 비정상적으로 높은 유동성을 갖고 있고 그 유동성 때문에 수십 미터에 달하는 나무 꼭대기까지 상승할 수 있다. 이는 표면장력의 힘과 물의 쌍극자분자 구조에 의한 모세관 현상 때문에 유통성의 특징이 발현된다고 보는 것이다. 우리 몸도 약 60조~100조가 넘는 세포가 있는데 이렇게 많은 세포에 심장이 피를 공급하는데 약 20초 만에 피가 온몸의 혈관을 돌아서 온몸의 세포에 영양을 공급하고 온다. 이 전체 혈관을 20초 만에 다 돌기 위해서는 약 18만 파운드의 기압이 필요하다고 하는데 심장은 그런 힘을 갖고 있지 않다. 피가 우리 몸의 모든 세포에 영양을 공급하고 20여초 만에 돌아올 수 있는 이유도 단순히 심장의 펌프작용에 의한 것이라기보다는 혈관자체의 수축과 그 속을 흐르는 물의 특수한 성질에 의한 것이다.

이와 같은 물의 특성은 물이 쌍극자 분자구조에 의한 수소결합에 의해서 5각수와 6각수와 같이 큰 분자로 중합체를 이뤄 활동하기 때문이며 이밖에도 물의 영역은 현대의 과학으로는 설명되지 않는 초과학적 특성이 많이 있으므로 앞으로도 많은 연구가 있어야 할 것이다. 인체의 모든 물질간의 반응이 물을 매개로 해서 일어나기 때문에 물의 전기적인 작용과 특성을 알아야하고 구조를 잘 이해하는 것이 매우 중요하다.

b. 좋은 물의 조건

물의 구조적 특성에 의한 과학적 개념에서 일반적으로 좋은 물의 조건들을 살펴보면

가, 물에 병원성 세균이나 중금속 유기물과 같은 인체에 유해한 오염물질이 없어야 한다.

나. 인체에 필요한 미네랄을 충분히 함유하고 있어야 한다. 미네랄은 우리 몸의 4%밖에 차지하지 않지만 생명현상에 중요한 역할을 하며 미네랄은 반드시 물에 완전히 이온상태로 용해되어 있어야만 세포막을 자유롭게 드나들 수 있으며 물에

분말형태의 미네랄 성분을 첨가해도 눈에 보이지 않는 미세한 미립자 상태로 녹아있는 것이고 극히 일부만 이온 상태로 용해되어 있는 것이므로 용해되지 않은 미네랄은 세포막을 통과할 수 없으므로 생명현상에 중요한 역할을 할 수 없다.

다. 물이 우리 인체와 같이 알카리성을 띠고 있어야 한다.

라. 물의 구조를 치밀하게 해주는 6각수가 풍부한 물이어야 한다.

마. 만병의 근원으로 알려져 있는 활성산소를 없애는 능력이 있어야 하고,

바. 몸에 좋은 기운이 담겨져 있는 물이어야 한다.

자연스런 생체 분자의 경우 오각수와 육각수의 비율이 24%:62%정도이며 세포내의 물은 생체분자와 결합해서 항상 구조가 치밀한 물로 존재하고 세포 밖의 물은 물의 구조에 영향을 많이 받아 구조가 느슨한 물로 존재한다. 세포 밖의 물이 매우 치밀한 구조를 형성하면 세포를 외부의 자극이나 교란으로부터 보호할 것이며 매우 느슨한 구조를 형성하면 세포가 활성화되기 쉬운 상태가 될 것이다.

물은 6각수의 비율이 높을수록 구조가 치밀해지며 5각수의 비율이 높을수록 물 분자의 집단이 깨어져서 5~6개의 중합체로 된 작은 클러스터의 자유로운 물이 되어 구조가 느슨해지는데 구조가 느슨한 자유로운 물은 점도가 낮기 때문에 혈액순환을 촉진하여 심장에 부담을 줄여주고 미네랄 전달을 용이하게 해주며 세포막에 대한 침투성이 강해지고 세포 속으로 잘 들어가서 생리활성을 촉진하는 반면 생리 활성이 활발한 암세포가 잘 자라게 되며, 구조가 치밀한 물은 세포를 외부의 자극이나 교란으로부터 보호하는 역할을 하여 생리활성이 활발한 암세포의 성장을 억제시키며 육각수 구조가 증가, 물의 구조가 너무 치밀해지면 세포막을 통과하는 물질 이동이 느려져 영양공급이나 산소공급이 저하되고 신경전달작용 등이 억제되어 오히려 세포의 기능을 저하시킬 수 있다.

인체에서는 물의 구조화 정도가 나이에 따라 변화하는데 세포가 왕성하게 성장하고 분열하는 성장기에는 물의 구조화 정도가 크지 않다가 성장기 이후에는 물이 매우 구조화되어 세포를 오히려 외부의 자극으로부터 보호하는 역할을 하게 되고 장년 이후부터는 물의 구조화 정도가 오히려 떨어지고 인체 내의 물의 양도 점차 감소하기

때문에 세포를 보호하는 능력 또한 떨어지게 된다. 그러므로 암세포가 잘 자라는 환경으로 변하는 것이다. 고로 성장기 때는 구조가 너무 치밀한 물을 주게 되면 되려 세포의 성장을 억제할 수 있다. 장년기 이후에는 물의 구조가 치밀한 물을 먹어 세포를 외부의 자극이나 교란으로부터 보호해 주는 것이 좋다. 우리 생체는 극단적인 것을 싫어해 구조가 너무 느슨해 클러스터가 작은 자유로운 물뿐만 아니라 지나치게 구조화된 물도 싫어한다. 물의 구조화에 영향을 미치는 것 중 가장 중요한 것은 온도와 전해질인데 전해질 중 PH와 물에 함유된 이온화된 미네랄에 의해 크게 영향을 받게 된다.

물은 15℃, 30℃, 45℃, 60℃와 같이 특정한 온도에서 압력이 매우 커지게 되는데 이 온도에서 물이 지나치게 구조화되어 오히려 생체에 악영향을 끼친다. 이 온도에서는 세포 내의 생체 반응이 억제되며 세포막을 통과하는 물질 이동이 느려져 신경의 전달 작용이나 산소의 공급이 억제되며, 운동이 둔해지고 산소 소비가 급감하며 세포 분열 및 세균 증식이 억제되기도 한다. 그러므로 동면하는 동물의 경우 체온이 30℃ 정도로 내려가며 개미는 15℃ 근처에서 걷는 속도가 느려지고 파리는 잘 날지 못하며 대합조개의 섬모운동은 갑자기 느려진다. 바나나, 오렌지, 사고, 토마토, 오이, 피망, 고구마 등의 식물은 15℃이하의 온도에서 상해를 입는다. 그리고 30℃부근에서는 개구리 알이 변태를 일으키고 토끼의 산소 흡입이 감소하며 사람의 경우 30℃이하가 되면 동사를 하는 반면 45℃가 되면 죽게 된다. 15℃, 30℃. 45℃, 60℃부근은 생체에서 바람직하지 못한 온도이기 때문에 생체는 이들 온도의 중간점을 선택하게 되었는데 포유류의 경우 30℃와 45℃의 중간점인 37~38℃가 생체 최적온도이며 곤충, 물고기, 토양박테리아의 경우 15℃와 30℃의 중간점인 22~23℃, 열에 강한 내열성 박테리아의 경우 45℃와 60℃의 중간점인 52~53℃가 생체 최적온도이다.

또한 물의 클러스터에 미네랄의 이온 농도가 큰 영향을 미치는데 물에 녹는 이온 중에서 이온의 크기가 작고 전하가 큰 경우에는 물분자를 전기적으로 끌어당기는 힘이 물분자간의 수소결합보다 커 물의 구조를 강화하는 성질이 있고 이온의 크기가 크고 전하가 작은 경우에는 물분자를 전기적으로 끌어당기는 힘이 물분자간의 수소결합보다 작아 물의 구조를 오히려 파괴하는 성질이 있다.

칼슘, 나트륨, 게르마늄, 리튬, 아연, 철, 구리 등과 같이 물의 구조를 강화하는 이온들을 구조형성성 이온이라 하며, 칼륨, 마그네슘, 알루미늄, 염소, 암모늄 등과 같이 물의구조를 파괴하는 이온들을 구조파괴성 이온이라 한다.

물을 전기분해하면 구조를 형성하는 미네랄 이온들은 음극으로 구조를 파괴하는 미네랄이온들은 양극으로 몰려가게 되고 음극에서는 구조를 형성하는 미네랄 이온들이 많이 모이게 되어 전해 알칼리수가 형성되고 양극에서는 구조를 파괴하는 미네랄 이온들이 많이 모이게 되어 전해 산성수가 형성되는데 구조를 파괴하는 음전하 이온들을 제거하게 되면 전체적으로 구조가 치밀한 6각수를 형성할 수 있다.

물에 구조형성성 이온들이 녹아 있으면 물의 내부에서 클러스터를 이루는 주체가 되어 물의 구조를 더 치밀하게 하지만 물에 구조파괴성 이온들이 녹아 있으면 물의 클러스터사이의 빈틈 사이에 들어가 물의 구조를 오히려 파괴해 순수한 물보다도 물분자의 자유도가 더 증가하게 된다. 그러므로 칼슘과 나트륨과 같은 구조형성성 이온은 세포의 흥분을 억제하는 기능을 갖고 있고 칼륨과 같은 구조파괴성 이온의 경우 세포의 활성을 촉진하는 기능을 갖고 있다.

구조형성성 이온이나 생체분자가 물에 녹아 있을 경우에는 물이 더욱 촘촘하게 구조를 형성하기 때문에 오히려 그 틈은 더욱 많이 존재할 것이다. 그래서 물의 구조가 치밀한 물에서는 물질이 오히려 더 잘 용해될 수 있다. 물에 포함되어 있는 미네랄의 기본적인 고유특성이 물의 구조형성에 매우 중요한 역할을 하며 구조파괴성 이온도 농도에 따라 구조형성성 이온으로 작용할 수도 있으며, 구조형성성 이온도 농도에 따라 구조 파괴성 이온으로도 작용할 수도 있다.

c. 물의 생리기능

건강한 사람의 경우 세포내외에 있는 구조화된 물에 의해서 세포의 생리 활성이 정상적으로 조절되는 상태이며, 암이나 당뇨병과 같이 병든 경우 세포 내외의 물의 구조가 파괴되어서 정상적인 생리 활성의 조절이 되지 않는 상태이므로 생체의 바람직한 구조화된 물을 공급할 수 있다면 정상세포가 이상세포로 변하는 것을 막을 수 있을 뿐 아니라 암과 같은 이상세포도 정상화 시킬 수 있을 것이다. 하지만 현대과학이 물에 관한한 물의 구조적 특성과 생리적인 관계를 명확하게 규명해놓은 게 없는 실정이므로 어떤 물이 인체에 가장 좋은 물인가 하는 기준도 설정된 바 없으며 좋은 물은 일반적으로 6각수의 비율이 높아 물의 구조가 강화되어 생체를 안정하게 보호하는 물이라고 말을 한다. 하지만 한열론의 관점에서 볼 때 온도가 영하인 육각수의 효능은 긍정적일 수 없으며 장의 소화를 돕는 박테리아의 증가 속도는 37℃에서 최대가 되며 온도가 떨어짐에 따라 급격하게 성장이 저하된다.

찬 육각수가 암세포를 죽일 수 있을지는 모르지만 이로 인해 위와 대장의 기능은 급격히 저하되며 심하면, 위경련이나 장경색을 일으킬 수도 있다. 그러므로 물이 인체 생리에 미치는 영향은 새로운 관점에서 다양하고 새롭게 검토되어야 할 것이다. 만사가 그러하듯이 좋고 나쁨의 기준은 늘 자신에게 있다.

사람의 몸과 잘 맞으면 좋을 것이고 그렇지 않으면 아무리 깨끗하고 과학적으로 좋아도 나쁘다는 말이다. 실제로 사람의 몸을 떠나서는 약과 독이 따로 없는 것이다. 그렇다면 사람에게 가장 좋은 물은 어떤 것이냐? 사람의 신장에서 재생산 되어 흡수되는 물이다. 이 물이 몸의 이곳저곳으로 보내져 몸을 살리는 것과 같이 가장 좋은 물은 사람에서 재생산되는 물과 일치하는 자연스러운 물이다. 사람의 직관적인 사고는 현재의 과학적 사고로 해결할 수 없는 많은 문제에 대답을 줄 수 있으므로 물도 역시 본인의 잠재적 본능이 알아서 가르쳐 주는 대로 먹으면 된다. 즉 자신의 입맛에 맞으면 좋은 물이라 해야 할 것이다.

본인이 먹어보고 물이 맛이 "좋다, 나쁘다"하는 것은 무한한 잠재능력이 하는 일이므로 수치로 나타내거나 증거 제시만을 내세우는 과학의 한계를 훨씬 뛰어 넘는 완전한 측정 방법이 될 수 있다.

그러므로 몸이 찬 사람은 따뜻하고 뜨거운 물이 몸이 뜨거운 사람은 차고 서늘한 물이 가장 좋게 느껴질 것이며, 산성체질인 사람은 알칼리수의 물이 알칼리 체질인 사람은 중성수나 산성수의 물이 좋다고 느껴질 것이다.

또한 간이 허약한 체질은 새콤한 맛의 물, 심장이 허약한 체질은 쌉쌀한 맛의 물, 비장이 허약한 체질은 달콤한 맛의 물이 가장 좋게 느껴질 것이다. 폐장이 허약한 체질은 매콤하고 비릿한 맛의 물, 신장이 허약한 체질은 짭짤한 맛의 물, 심포장 및 삼초부가 허약한 체질은 떨떠름한 맛의 물이 가장 좋게 느껴질 것이다.

그러므로 현재의 본인의 상태에 따라 병이 있으면 병의 상태에 맞게 체질이 허약하면 체질에 맞게 자기 입맛에 맞는 물이 가장 좋은 물이라고 할 수 있다.

사람의 신장에서 재생산되어 흡수되는 물이 생명수이므로 자연 상태에서의 생명수를 구할 수 있는 것은 건강한 동물이나 싱싱하고 오염되지 않은 자연 그대로의 채소, 수액 등 살아있는 생명 속에 있는 물을 자기의 입맛에 맞게 섭취해주면 우리 몸의 기능을 가장 효과적으로 조절해 줄 수 있을 것이다.

좋은 먹을거리와 좋은 공기도 필요하지만 거기에 어울리는 물이 빠져서는 안 되며, 가장 좋은 물은 사람에서 재생산되는 물과 일치하는 자연스러운 생명수만이 가장 좋을 것이라 할 수 있다. 그것이 어렵다면 사람의 신장에서 재생산되는 생명수와 일치하는 물을 현대기술로 만들어 낼 수 있으면 좋을 것이다.

4) 산초를 이용한 병치처방

① 산초처방의 원리

보건복지법에 보면 식품은 무엇 무엇이고 한약은 무엇 무엇이고 식품과 약으로 공용할 수 있는 것은 무엇 무엇이라고 정해져 있다. 그러한 법이 있는 나라에서는 약이지만 그러한 법이 없는 나라에서는 먹을 수 있는 것은 식품이지 약이라 하지 않는다. 대개 약초로 분류된 것은 그 맛과 약성이 강력하여 조금만 먹어도 체질이나 맥에 극이 되어 해를 끼칠 수 있는 것이 대부분이므로 조심하여야 한다.

한약으로 사용되는 산초 역시 식품이라 해도 무방한 것이므로 한약으로 사용되는 산초의 처방은 음식물의 처방과 동일하다. 산초가 우리 인체에 흡수되어 작용되는 기능은 음식과 같이 첫째가 기질적氣質的 작용에 의한 기미氣味의 기능에 있으며, 둘째가 물질적物質的 작용에 의한 성분의 약성에 있고, 셋째가 산초의 형태에 있으므로 산초도 물과 음식과 같이 육장육부의 한열과 음양과 허실을 조절해 줄 수 있다.

오늘날의 중국의학은 체질이나 질병의 진행 단계별 진단에 의한 한약 처방을 내리지 못하고 있는 실정이다. 한약 처방의 원리는 병증을 약물로 형상화한 것으로 병증에 따라서 약물을 배합해 병을 치료하는 변증시치에 있으므로 한방에서는 병의 진단을 변증에 두고 있다.

즉, 병인에 의해 나타내는 증상을 가리는데 진단의 비중을 두며 증상을 가리기(변증)위해 사진四診이 필요하며 나타나는 증후군을 사진(망진望診, 문진問診, 문진聞診, 절진切診)을 통해 주로 ① 8강(팔강八綱:음양, 허실, 한열, 표리)으로 가리고 ② 기혈영위의 증으로 가리고 ③ 육음(풍風 열熱, 습濕, 조燥, 한寒, 서暑)병증으로 가린다. 또 ④ 경락(정경병증, 기경병증, 12경별, 12피부, 15낙맥 등)병증으로 가리고 ⑤ 육경(태양병증, 양명병증, 소양병증, 태음병증, 소음병증, 궐음병증)병증으로 가리고 ⑥ 장부(간장, 심장, 비장, 폐장, 신장, 담낭, 소장, 위장, 대장, 방광, 삼초)병증으로 가리고 ⑦ 사상(태양인, 태음인, 소양인, 소음인)병증으로 가려 병을 진단한다. 병의 처방도 변증에 의한 시치에 두고 있는데 주로 팔강에 의한 팔강병증시치와 기혈영위에 의한 기혈병증시치, 육음에 의한 육음병증시치, 경락에 의한 경락병증시치, 육경에 의한 육경병증시치, 장부에 의한 장부병증시치, 사상에 의한 사상병증시치 등으로 나눠 처방하는데 처방법에도 각 병증에 의한 기본 처방이 있게 되며 병증의 주증과, 많고 적음과, 경중에 따라 약물의 가감법이 있게 된다.

병을 치유하는 데는 병을 진단하는 것과 처방하는 것과 실천하는 것이 일치되어 행해지는 것이 제일 중요한데 오늘날의 중국의학은 예로부터 내려오는 기본처방 중에서 증상에 따라 이책저책에서 처방을 골라 가감해 사용하는 실정이다.

처방을 구성하는 기본 법칙도 주약과 보조약으로 구성하는 법과 군, 신, 좌, 사법의 원리로 구성하는 법과 주약과 보조약을 균등히 구성하는 기본원리로 각 변증에 의한 기본처방을 형성하게 되며 병증의 주증과 많고 적음과 경중 등 증상별 가감에 따라 약물의 용량을 가감하던지 약물의 수를 가감해 주증별 가감을 하는 것이다. 이러한 처방법은 진단의 원리와 처방의 원리에 의해 약물이 일치되게 구성되어야 하는데 한방은 정확한 진단법의 기준이 없기에 원리에 기준을 둔 처방이 아닌 병증에 기준을 두고 있다. 이러한 구성 처방법 등으로 처방을 하므로 진단의 원리와 처방의 원리가 일치되지 않고 증후를 가르는 변증도 시대에 따라 학자나 학파에 따라 개인적 주관에 따라 병증을 분류한다. 때문에 증후도 일괄적으로 분류하지 못하고 이에 따른 처방 또한 일괄적이지 못하게 된다.

예를 들어 두통이 있을시 한방적 개념으로는 두통의 증상을 보고 여러 관점에서 분류하는데 즉. 육음에 비중을 두는 사람, 기혈에 비중을 두는 사람, 경락에 비중을 두는 사람, 장부에 비중을 두는 사람, 육경에 비중을 두는 사람, 사상병증에 비중을 두는 사람에 따라 같은 증상을 두고 보는 관점이 달라지므로 진단과 처방이 달라지게 된다. 고로 한약 처방의 현실은 오운육기 처방이라 하여 생, 년, 월, 일, 시에 의하거나 사상체질 분류에 의한 기본처방 몇 개에 주된 증상을 찾아 수증 가감하여 처방하고 있는 실정이다.

그러므로 진단의 원리와 처방의 원리가 연결되지 않아 병을 주관적으로 구분 처방하게 되며 병증에 너무 치우쳐 병의 진행단계에 의한 진단과 치유법이 일치하지 않고 증상만을 보는 폐단을 낳게 된 것이다. 이로 인해 치유법이 방대해지고 혼선만이 오게 되며 치유효과도 반감된 상태가 되었으며, 리理(기준, 틀)의 기준이 없으므로 인해 인체의 생리와 병리가 없어진 실정이다.

그러나 양방은 형태학적 분류와 병명에 의한 병증이 일치되어 있는 상태이므로 형태학적 부분에서 생리와 병리의 체계를 나름대로 이루어 놓았다. 이는 형태학적 병증의 결과물일 뿐 진행단계별 질병의 전일적 기준은 잡지 못한 실정이다. 고로, 양방이든, 한방이든, 민의든 간에 새로운 관점에서 질병의 진행단계별 기준을 잡고 이에 맞는 진단법이 형성되어야하며 단계별 합당한 치유법들이 재정립되어 누구나 쉽게 실천할 수 있게 되어야 할 것이다.

약물의 분류는 인류의 생활과정에서 어떤 질병에는 어떤 물질이 효과가 있다는 경험으로부터 자연발생적으로 축척되어 거기에서 귀납적 방법으로 공통된 원리를 발견한 다음, 연역적 방법에 의하여 어떤 물질이 인체 내 어떤 영향을 줄 것인가를 판정해 약물의 성능을 분류했던 것이다. 감각적 작용에 의한 약물의 기미氣味가 약의 성능을 판정하는데 가장 큰 영향을 미쳐 기미에 의해 약물의 약성과 약능, 약력, 귀경 등으로 약물의 성능을 판정한다. 이는 이론일 뿐이며 실제로 동약의 성능도 어떤 변증에 어떤 약물이 효과가 있다는 약성에 의한 경험적 약력에 비중을 크게 두며 약물의 기미적 氣味的 작용에 의한 성능은 그 기氣가 뜨겁다, 따뜻하다, 보통이다, 서늘하다, 차다라고 되어 있고 그 맛이 시다, 쓰다, 달다, 맵다, 짜다, 떫다라고 명시되어 있을 뿐 맛(미味)은 처방에 전혀 고려치 않고 기氣는 약간 참고 되는데 허열과 실열을 구분하지 못하고 오용誤用되고 있다. 약물의 성분적 작용 또한 명확히 증명된 것이 부족하며 약성(통증을 없애는 효력)위주의 기방과 묘방만을 찾아가는 우愚를 범하고 있는 실정이다.

② 산초의 분류

　기존 본초학은 산초별 약성, 귀경, 기미, 채취법, 학명, 성분 등이 자세히 명시되어 있으나 한약재의 분류는 증상에 효과가 있는 약재별로 분류해 나가는 게 특징이며, 약리작용이 인체에 반영된 약력을 위주로 8제, 10제, 12제, 18제, 24제 등으로 세분하여 분류하는 것이다. 이 팔법八法을 더 작게 분류하면 보제補劑와 사제瀉劑로 축약시킬 수 있으며 이는 모든 나타나는 증상이 허증과 실증에서부터 시작된다는 것을 의미하며 이를 조절하기 위해 보제와 사제가 필요하다는 것을 의미한다.

　8법의 10제 · 12제 · 18제 · 24제 → 시대별로 일괄적이지 못하고 다름.

2제	8법	10제(12제)	18제	24제
사제 瀉劑	1.토법吐法			ⓐ용토제
	2.하법下法	1)조燥제(이뇨제) 2)통通제(이수제) 3)사瀉제 4)괄滑제	(1)담淡제 (2)탈奪제→열을사함 (3)화火제→열을사함	ⓑ이수제 ⓒ통하제 ⓓ윤조제
	3.한법寒法	5)경輕제	(4)경輕제→발한제 (5)감甘제→허열제거	ⓔ발한제
	4.소법消法	6)습濕제(지갈,장윤제)	(6)습濕제	ⓕ소도제 ⓖ치습제　〉치풍거습제 ⓗ치풍제

2제	8법	10제(12제)	18제	24제
보제 補劑	5.화법和法	7)선宣제(소염건위제) 8)중重제(진정제)	(7)화和제→위를편히함 (8)조調제→위열을제거 (9)해解제→반표반리의 열제거	ⓘ치담제(거담제) ⓙ안심제 ⓚ치상제 ⓛ치하제 ⓜ화해제
	6.온법溫法	11)한寒제(조열제)-열을 나게하는 것	(10)한寒제→한을제거 (11)온溫제	ⓝ치한제
	7.청법淸法	12)열熱제(해열제)-열을 내리게 하는 것	(12)청淸제→적열제거 (13)완緩제→속(리)열제거 (14)서暑제→열독제거	ⓞ치열제 ⓟ승거제
	8.보법補法	9)보補제(보약) 10)섭涉제→수렴ㆍ감량 12제 ⇒ 10제+(한제) 　　　　　(열제)	(15)보補제→혈血을보하는것 (16)평平제→기허을보하는것 (17)영榮제→혈血을보하는것 (18)섭涉제	ⓠ보익제 ⓡ이기제 ⓢ이혈제 ⓣ고삽제 ⓤ소독제 ⓥ해독제 ⓦ구충제 ⓧ외용제

질병의 진행단계에 따른 산초의 성능 비중을 어디에 두느냐를 설명하면

첫째 내재된 기질氣質의 변화를 조절하는데는 산초의 기미氣味에 비중을 두어야 하고,

둘째 내재된 물질物質의 변화를 조절하는 데는 산초의 성분적 작용에 비중을 두어야
　　하며,

셋째 나타나는 변증을 조절하는 데는 약성에 의한 약력에 비중을 두고 처방하여야
　　한다.(성분에 의한 약성작용)

③ 산초성분에 의한 약성작용

1. 보약으로 쓰이는 약초

한열	약초	오행	성　　　　분
뜨거움	인삼	토	인삼의 보약작용은 인삼배당체가 인슐린과 비슷한 혈당작용을 하고 리보핵사중합효소의 활성을 높여주며 핵리보핵산과 세포질 리보핵산,혈청단백질의 합성을 빠르게 하며 사포닌이 혈장콜레스테롤과 트리그리세리드의 함량을 줄여준다. 배당체=파나쿠일론,파낙신,파낙솔,긴세닌는 배당체성분들의 혼합물 또는 파낙사디올-2-글루코시드이다, 파낙사디올-3-글루코시드(파낙콘 , α파낙신), 파낙소시드, 긴세노시드
따뜻함	산수유	목	열매껍질의 이리도이드 배당체(모르로니시드, 로가닌)성분이 자양강장작용을 한다
	오미자	목	임상실험에서 시잔드린이 운동성과 근육의 힘을 늘린다고 한다, 에틸알코올추출물은 간의 독풀이 기능을 강화하고 간글리코겐의 생성과 혈청단백질의 합성을 촉진한다.
	황기	토	리놀레산과 아미노산인 류신,글리신,세린,알라닌,글루탐산,아르기닌, γ-아미노부터산등에 의해 강정작용한다.
	오리나무더부살이	토	보슈니아킨이라는 염기성 물질은 침을 많이 흐르게 하여 식욕을 증진시켜 보혈작용을 한다.
	백하수오	토	알카로이드 배당체인 사르코스틴,데아실메타플렉시게닌,리네올론,월포린은 강정작용과 신체운동능력과 생식능력을 향상시킨다.
	지황	토	11가지 아미노산이 체내의 단백질이 전체적으로 손실되어 나타나는 체중감소와 빈혈 그리고 근소모성 질환에 효과가 있다.
	삼지구엽초	토,금	잎이나 줄기에 들어 있는 플라보놀 배당체인 이카리인성분에 의해 강정 작용과 척수의 반사기능을 높여 정액 분비를 돕고 성기관의 발육을 돕는다
평/따뜻함	산약	토/수	뮤신성분(만노오스,글리신,세린을 비롯한 16가지의 아미노산)이 보약작용을 한다.
평	둥글레	토	둥글레에 대한 성분과 약리작용은 아직알려지지 않았으나 여러가지 성분에 의한 물질대사의 촉진,심장핏줄 계통의 기능개선작용이 있다.
	토사자	토	씨에 들어있는 아밀라아제,프로비타민 A 등이 보혈 작용을 한다
	두릅나무	수	껍질의 사포닌성 배당체인 아랄로시드(타랄린)이 쇠한 몸을 보한다
서늘함	가시오갈피나무	금	뿌리,줄기껍질=8개의 배당체(엘레우테로시드A,B,B1,C,D,E,F,G)의해 보약으로 작용되며 정신 및 육체적피로, 병후쇠약에 쓴다
	오갈피나무	금	껍질의 배당체인 아칸토시드,타닌질 비타민 A,C는 강정제 · 음위제 · 진경제 · 단독제 · 강장제 · 피로회복제로 쓰인다.
	율무	금	씨에 들어 있는 아미노산(류신,티로신,알라닌,페닐알라닌,글루탐산,아르기닌,트로핀,아스파라긴,히스티딘,트립토판)중 필수 아미노산이 많아 사람의 영양에 좋게 작용한다.
차가움	영지	화	버섯갓이 검은색이고 포자가 약간 큰 것을 자지라 하고 아미노포도당성분이 피로 회복 작용을 한다.
	구기자	토	열매에 들어 있는 카로티노이드인 제아크산틴,스코폴레틴,피살리엔, β시토스테롤과 열매껍질에 들어있는 피살리엔성분에 의해 항지방간작용,간기능보호작용을 한다
	천문동	토	덩이뿌리의 아스파라긴은 단백질을 만드는 중요한 작용을 해 보혈 작용을 한다.

451

2. 강심약으로 쓰이는 약초

한열	약초	오행	성 분
뜨거움	부자	금	히게나민,코리네인클로리드,요코노시드 등에 의해 강심활성 작용
따뜻함	산사나무	목	열매에 있는 트리테르펜사포닌의 성분에 의해 콜레스테롤 함량을 줄이고 혈압을 내리는 작용이 있어 심장을 튼튼히 하는데 효과
	개정항풀	토	시마린, K-스트로판틴-β의 배당체 성분에 의해 강심작용이 있다.
	황기	토	뿌리=2',4'-디히드록시-5,6-디메톡시이소플라반,5,4'-디옥시-3,7-디메톡시플라본,플라보노이드,쿠마타게닌,β시토스테롤,과당,포도당,녹말,점액질,알카로이드,사포닌,콜린,베타인.리놀산,리놀레산,아미노산인 류신,글리신,세린,알라닌,글루탐산,아르기닌,r-아미노버터산
평	복수초	화	K-스트로판틴-β의 배당체 성분에 의해 강심작용이 있다.
차가움	무릇	화	부파디에놀리드의 배당체 성분에 의해 강심작용이 있다.
	녹차	화,토	차잎에 들어 있는 카페인 성분에 의해 강심작용이 있으며 긴장약으로 숨쉬기가 곤란한 때,심장활동이 약한 때,혈압이 낮은 일반쇠약,급성전염성 질병,정신적-육체적 피로에도 효과가 있다.
	가는 잎 디기탈라스 (모지황)	화	라나토시드A.B,C배당체 성분에 의해 강심작용이 있다.
	녹나무		캠퍼라는 성분에 의해 강심 흥분작용이 있다.
	디기탈리스 (양지황)		신선한 잎에 들어 있는 푸르푸레아글리코시드A,B(데스아세틸라나토시드A,B)와 마른 잎에 들어 있는 디기톡신,β아세틸디기톡신,기톡신,기탈록신,글리코기탈록신,기토린과 씨에 들어있는 디기탈리눔베룸0.3%,글리코베로톡신,기토스틴,네오의 배당체 성분에 의해 강심작용이 있다.
	만년청		뿌리나 잎에 들어있는 로데인,로데아톡신,로텍신A와 같은 디기탈리스형 강심배당체와 스테로이드사포닌(로데아사포닌)의 성분에 의해 강심작용이 있다.
	쑥부지깽이		에리시민,에리시모시드,스트로판티딘,에리시모톡신,코르코로시드,에리신의 배당체 성분 및 플라보노이드 성분에 의해 강심 작용이 있다.
	유선화		잎에 들어있는 올레안드린,데스아세틸올레안드린,아디네린,네리안틴,네린와 껍질에 들어있는 코르테네린,아디네린,네린의 배당체 성분에 의해 강심작용이 있다.
	전나무		가지나 잎에 들어있는 플라보노이드성분에 의해 강심 작용이 있다.
	커피나무		커피에 들어 있는 카페인성분에 의해 강심작용이 있으며 긴장약으로 숨쉬기가 곤란한 때,심장활동이 약한 때,혈압이 낮은 일반쇠약,급성전염성 질병,정신적-육체적 피로에도 효과가 있다.
	황마		씨에 들어 있는 올리토리시드,코르코로시드의 배당체 성분에 의해 강심 작용이 있다.

한열	약초	오행	성 분
따뜻함	산사나무	목	열매에 들어 있는 트리테르펜사포닌에 의해 콜레스테롤성 동맥경화에서 콜레스테롤 함량을 줄이고 혈압을 내리는 작용이 있고 플라보노이드 성분에 의해 심장핏줄과 뇌핏줄에서의 순환을 좋게한다.
	마늘	금	알리인(알리신),디비닐술피드,디알릴술피드,디알릴디술피드,디알릴트리술피드,디알릴테트라술피드,알릴플필술피드의 성분에 의해 콜레스테롤성 동맥경화증에 혈압을 내리고 동맥경화가 진척되지 못하게 한다.
	산마늘	금	마늘과 같은 성분적 작용이 있고 유황이 들어 있는 정유와 사포닌 성분에 의해 피의 엉김을 방지한다.
	홍화	금	씨의 기름속에 들어있는 지방산, 리놀린산,리그난화합물(트라켈로시드,마타이레시놀-4-β글루코푸라노시드)의 성분에 의해 동맥경화의 예방과 콜레스테롤 저하 작용이 있다
평	회화나무	화	루틴성분에 의해 모세혈관 강화작용,고혈압예방,핏줄이상항진증,피나기작용에 쓴다.
	양파	금	프로스타글란딘A1이라는 성분이 혈압을 낮추는 물질이다.
서늘함	메밀	목	루틴이라는 성분에 의해 비타민P의 작용인 모세혈관의 투과성을 낮추고 취약성을 회복시키는 작용을 하고 메밀묵은 동맥경화증의 병리형태학적 변화를 훨씬 가볍게 한다.
차가움	개산약	화	전초에 들어있는 사포닌과 플라보노이드 성분 뿌리줄기에 들어 있는 디오스신,그라실린,트릴린,유리사포게닌(디오스게닌,토코로게닌,토코로닌,요노게닌,요노닌,코가게닌,토코로게닌산)성분에 의해 콜레스테롤성 동맥경화증에 대한 예방 및 치료 효과가 있고 동맥압을 낮춘다.
	다시마	수	요오드성분에 의해 갑상선호르몬의 조성에 들어가며 단백동화를 해주고 인,칼슘,철의 흡수를 도우며 효소를 활성화시킨다.피의 점성을 낮추며 핏줄벽의 긴장도와 혈압을 낮추고 라미라린 성분에 의해 혈장의 콜레스테롤 양을 줄여 동맥경화를 막는다.
	가시열매		열매에 들어 있는 아스코르브산 성분에 의해 조혈을 촉진,콜레스케롤 함량을 줄이고 핏줄에 침작을 막는 작용이 있고 플라보노이드, 비타민P,프로비타민A,비타민B2,비타민K,비타민E등의 성분에 의해 지질대사를 조절하며 동맥경화를 막는 작용 있다.
	아마인		씨의 기름에 들어 있는 리나마린,리노시나마린,리나아제,스테아린,유기산,아미노산의 배당체 성분에 의해 약한 설사작용, 핏줄경화방지작용, 지질대사를 조절, 과콜레스테롤혈증억제 등이 있다. 또한 혈정의 알부민유분을 늘리고, 글로부린유분을 적게해 동맥 경화를 억제한다.

4. 혈압내림약 및 혈관확장약으로 쓰이는 약초

한열	약초	오행	성 분
뜨거움	정향풀	금	전초에 들어 있는 요힘빈,β요힘빈(암소닌)아이말린,안트린,플레이오카르파민,엘리프티신 성분과 뿌리 달인 액은 혈압내림작용 한다.
따뜻함	산사자	목	열매에 들어 있는 트리테르펜사포닌에 의해 콜레스테롤성 동맥경화에서 콜레스테롤 함량을 줄이고 혈압을 내리는 작용이 있고 플라보노이드성분에 의해 심장핏줄과 뇌핏줄에서의 순환을 좋게한다. 심장 핏줄을 확장 시키는 물질과 수축 시키는 물질이 함께 들어 있다.
	앵속각	화	파파베린 성분에 의해 핏줄을 확장하고 혈압을 내린다.
	왜떡쑥	화	전초에 들어 있는 플라보노이드 성분에 의해 혈압내림작용이 있다.
	익모초	화	알카로이드성분인 레오누린에 의해 진정,혈압내림,강심이뇨작용이 있다.
	황기	토	플라보노이드 성분, 알카로이드,사포닌,리놀렌산,리놀산 등의 성분에 의해 혈압 내림 작용이 있다.
	두충나무	토	크로로겐산,카페산,아우쿠빈,배당체인 로가닌의 성분에 의해 혈압내림 작용이 있다.
	새모래덩굴	토	다우리신 성분에 의해 동맥압을 내림,심장수축폭을 크게함,콜린 용해작용과 진경작용이 있다.
	진달래	토,금	플라보노이드,안드로메도톡신 성분에 의해 혈압 내림작용이 있다.
	마늘	금	마늘에 들어 있는 알리인(알리신),디비닐술피드,디알릴술피드,디알릴디술피드,디알릴트리술피드,디알릴테트라술피드,알릴플필술피드의 성분에 의해 혈압을 내리고 심장의 수축폭을 늘리며 수축율동을 느리게 함, 심장의 말초핏줄과 심장혈관을 확장하여 콜린에스테라아제의 활성을 억제한다.
평	진교	화	전초에 들어 있는 알카로이드(리커코니틴,아야신,안트라노일리코크토닌,리코크토닌)성분에 의해 혈압내림 작용이 있다.
차가움	누리장나무	화	잎 달임약이 혈압내림 작용
	방울풀	화	전초에 들어 있는 루틴,히페로시드,트리테르펜사포닌 성분에 의해 혈압내림 작용이 있다.
	개산약	화	전초에 들어 있는 사포닌과 플라보노이드와 뿌리줄기에 들어있는 디오스신,그라실린,트릴린,유리사포게닌(디오스게닌,토코로게닌,토코로닌,요노게닌,요노닌,코가게닌,토코로게닌산)성분에 의해 콜레스테롤성 동맥경화증에 대한 예방및 치료효과가 있고 뿌리줄기의 추출액은 동맥압을 낮춘다.
	백여로근	화,금	에스테르알칼로이드(알카민(게르민,프로토베린,세르빈)와 에스테르결합(아세틸-,d-메틸부틸-메틸에틸아세틸-,d-히드록시d-메틸부틸,안겔릴-,티글릴-,d-,β디히드록시-d-메틸부틸기가)성분에 의해 열내림 작용이 있다
	승마	금	뿌리줄기 추출액성분인 페놀카르복시산(페룰라산,이소페룰라산),트리테르펜 화합물(시미게놀,시미게놀크실로시드,β시토스테롤,다후리놀,쿠마린)에 의해 중추신경계통의 진정작용,혈압내림작용이 있다.
	나부목		뿌리에 들어 있는 인돌계 알칼로이드 성분인 레제르핀에 의해 혈압내림작용,핏줄운동중추억제작용이 있다.

한열	약초	오행	성 분
	노랑만병초		안드로메도톡신 성분에 의해 혈압내림약,심장부전증에 쓰며 정맥압을 내리고 피순환장애로 인한 부기를 약하게 함.
	만병초		안드로메도톡신 성분에 의해 혈압내림약,심장부전증에 쓰이며,정맥압을 내리고 피순환장애로 인한 부기를 약하게 함
	황금	화	뿌리추출액 성분인 바이칼린,바이칼레인,워고닌,워고노시드,7-메톡시-바이칼레인,네오바이칼레인,7-메톡시노르워고닌,오록실론,스쿨캅플라본,타닌질,수지,정유등에 의해 혈압내림작용과 ,진정작용 있다.
	철쭉나무		안드로메도톡신 성분에 의해 혈압내림약,심장부전증에 쓰이며,정맥압을 내리고 피순환장애로 인한 부기를 약하게 함.

5. 진정약으로 쓰이는 약초

한열	약초	오행	성 분
뜨거움	천마	금	뿌리덩이달임액인 P-히드록시벤질알코올과 가스트린,P-히드록시벤질알데히드배당체 성분에 의해 진경작용,진정작용,아픔멎이작용이 있다.
따뜻함	쥐오줌풀 (승장초)	화	케소글리콜디아세타트,케소글리콜-8-모노아세타트 성분에 의해 진정 작용이 있다.
	앵속가	화	알카로이드 성분인 모르핀,코데인,파파베린에 의해 아픔멎이 작용 및 평활근경련의 진정작용이 있다.
	익모초	화	레오누린 성분에 의해 진정작용,혈압내림작용,강심이뇨작용이 있다.
평	패장	화	뿌리에 들어 있는 사포닌 성분에 의해 용혈작용,국소자극작용이 있다.
	두릅나무	수	사포닌성 배당체인 아랄로시드(타랄린)성분이 진정작용을 한다.
서늘함	꽃고비	화	뿌리와 전초에 들어 있는 트리테르페노이드사포닌 성분에 의해 중추신경 계통의 진정작용이 있다.
차가움	백작약	목	페오니플로린 성분에 의해 진정작용이 있다.
	댕댕이덩굴	화	뿌리와 줄기에 들어 있는 트릴로빈 성분에 의해 온혈동물의 호흡중추와 심장을 마비시키고 콩팥을 흥분시켜 오줌량을 늘리고 열내림,혈압내림작용을 한다
	사프란	금	암술꽃에 들어있는 성분(카르티노이드 색소%(α크로신,β크로신,y-크로신),쓴맛배당체(피크로크로신,정유,사프라날,디테르펜,사티볼))에 의한 진경작용이 있다,
	아위		페룰라산에 의한 진정작용이 있다.
	왜싸리		아모르핀 성분에 의해 강심작용,중추신경에 대한 진정진경작용이 있다.
	호프		호프에 들어 있는 수분,정유,수지,탄닌질,질소함유물질,조섬유,회분,플라보노이드인 루틴,쿠에르시트린,이소쿠에르시트린,켐페롤,콜린등의 성분에 의해 진정작용이 있다.

6. 중추신경계통의 긴장약 및 흥분약으로 쓰이는 약초

한열	약초	오행	성 분
뜨거움	인삼	토	배당체 성분중 파나쿠일론,파낙신,파낙솔,긴세닌등에 의해 중추신경을 자극 흥분시키거나 억제하는 작용이 있다
따뜻함	오미자	목	열매에 들어 있는 사포닌 성분과 리그닌 화합물(시잔드린A,B,C,시잔드롤A,B,고마신 B,C,D,F,G,시잔드렐 A,B)에 의해 중추신경에 대한 흥분작용과 척수의 반사흥분작용이 있다.
평	땅두릅나무	화,토,금	뿌리줄기 알코올 추출액에 들어 있는 사포닌,플라보노이드,정유 등의 성분에 의해 중추신경계통에 대한 흥분작용이 있다
차가움	녹차	화	잎에 들어있는 카페인 성분에 의해 중추신경계통을 흥분시키는 작용이 있다.
	벽오동	화	열매에 들어 있는 카페인성분에 의한 흥분작용이 있다.
	절굿대	화,수	에키놉신 성분에 의해 중추 신경 계통에 흥분작용이 있다
	녹나무		캠퍼의 성분에 의해 강심흥분작용이 있다.
	돌꽃		살리드로시드 성분에 의해 중추신경계통의 긴장작용이 있다.
	마전자		스트리크닌,부르신 성분에 의해 중추신경을 흥분시키는 작용이 있다.
	뻐꾹채 (누로)		뿌리에 들어 있는 알카로이드,아스코르브산,카로틴,이눌린,타닌질,정유.곤충변태성호르몬,에크티손 성분에 의해 중추신경계통에 대한 흥분작용이 있다.
	싸리버들옷 (광대싸리)		잎에 들어 있는 알칼로이드 성분중 세쿠리닌에 의해 중추신경 계통을 흥분시키는 작용이 있다.
	커피나무		카페인에 의해 중추신경계통을 흥분시키는 작용이 있다.

7. 호흡흥분약으로 쓰이는 약초

한열	약초	오행	성 분
	물푸레나무		시티진 성분에 의해 경동맥구와 호흡중추에 대한 직접적인 흥분작용이 있다.
	숫잔대		로벨린 성분에 의해 센 호흡흥분작용이 있다.

8. 아픔멎이약(진통약)으로 쓰이는 약초

한열	약초	오행	성 분
뜨거움	세신	금	정유 성분인 메틸오이게노,사프롤에 의해 아픔멎이 작용이 있다.
따뜻함	초오	화	뿌리에 들어 있는 디테르펜계 알카로이드 성분중 아토니틴에 의해 아픔멎이 작용이 있다.
	앵속각	화	알카로이드 성분인 모르핀,코데인에 의해 아픔멎이 작용이 있다,
	애기똥풀	화	알카로이드 성분(케리도닌,켈레리트린,메톡시켈리도닌,옥시켈리도닌,산구이나린, α, β 알로크립토핀,스파르테인,베르베린,켈리다민,l-스틸로핀,dl-스틸로핀,콥티신,옥시산구이나린,켈리루빈,켈리루틴,dl-테트라히드로콥티신,히드록시켈리도닌,히드록시산구이나린,디히드로산구이나린,코리사민,켈라민,켈라미딘)에 의해 아픔 멎이 작용이 있다.
	현호색	화	뿌리에 들어 있는 프로토핀,사구이나린,켈레리트린성분에 의해 진정작용 및 아픔멎이 작용이 있다.
	독말풀	화,금	알카로이드 성분(히오시아민,아트로핀,스코폴라민,아포아트로핀,벨라도닌)에 의해 아픔멎이 작용이 있다.
	백부자	토,금	덩어리뿌리에 들어 있는 디테르펜계 알카로이드 성분에 의해 아픔멎이 작용이 있다.
	고본	금	정유에 들어 있는 푸로쿠마린 성분에 의해 센 진경작용이 있다
	백지	금	푸로쿠마린 성분에 의해 센 진경작용이 있다.
평	토당귀	화,토,금	디테르펜계 화합물(디테르펜산 I 과 II)에 의해 아픔멎이 작용이 있다.
서늘함	박하	금	정유 성분인 멘톨에 의해 진경작용 및 아픔멎이작용이 있다.
	방기		뿌리나 줄기에 들어 있는 시노메닌 성분에 의해 아픔멎이작용이 있다.
차가움	댕댕이덩굴	화	뿌리와 줄기의 트릴로빈성분은 온혈동물의 호흡중추와 심장을 마비시킴
	천선자	화,토	알카로이드 성분(히오시아민,아트로핀,스코폴라민)과 배당체(히오시피크린,히오세린,히오시레진)의 성분에 의해 아픔멎이 작용이 있다.
	미치광이풀		알칼로이드 성분(히오시아민,아트로핀,스코폴라민)에 의해 아픔멎이 작용이 있다.
	벨라도나		알카로이드 성분(아트로핀,히오시아민,스코폴라민,아포아트로핀,벨라도닌)에 의해 아픔멎이 작용이 있다.
	코카인		알카로이드 성분(코카인,신나밀코카인, α및 β트룩실린,트로파코카인,벤조일에크고닌,메틸에크고닌,히그린,쿠스코히그린)에 의해 아픔멎이 작용이 있다.
	희독말풀		알칼로이드 성분(스코폴라민,히오시아민)에 의해 아픔멎이 작용이 있다.

9. 진경약(핏줄, 숨대, 배안의 장기평활근에 작용)으로 쓰이는 약초

한열	약초	오행	성 분
따뜻함	앵속각	화	알카로이드 성분인 파파베린에 의해 평활근경련의 진정작용이 있다,
	애기똥풀	화	알카로이드 성분인 켈라도닌은 모르핀처럼 중추신경 계통에 대한 진정작용이 있으며 점차 마비시킨다.국소마비작용
	독말풀	화,금	알카로이드 성분인 아트로핀에 의해 진경작용이 있다.
	당귀	토	푸로쿠마린 성분에 의해 센 진경작용이 있다.
	소회향	토,금	쿠마린 성분에 의해 센 진경작용이 있다.
	백지	금	푸로쿠마린 성분에 의해 센 진경작용이 있다.
	조각자	금,수	트라아칸틴 성분에 의해 평활근장기에 대한 진경작용과 핏줄확장작용,호흡중추의 흥분작용,혈압내림작용이 있다.
평	회향	금	열매에 들어 있는 정유 성분(아네톨,d-펜콘,아니스알데히드,에스트라골,아니스산,d-리모넨,l리모넨,α피넨,캄펜,α펠란드렌,디펜텐,페니쿨린)에 의해 진경작용이 있다.
	당근	상화	열매 정유에 들어 있는 성분(α피넨,l-리모넨,시네올,게라니올,게라닐아세타트,시트로넬롤,시트랄,카라톨,카리오필렌,다우콜,티몰,디펜텐,아사론,비사볼렌)에 의해 진경작용이 있다.
서늘함	방기		시노메닌 성분은 심장에 대한 약간의 억제작용과 심장박동을 진정시킨다.
차가움	백작약	목	페오니플로린 성분에 의해 진정작용이 있다.
	나부목		뿌리에 들어 있는 인돌계 알칼로이드 성분중 레제르핀,아이말린,세르펜틴에 의해 혈압내림작용,핏줄운동중추억제 작용이 있다.
	미치광이풀		알카로이드 성분(아트로핀,스코폴라민,히오시아민)에 의해 진경작용이 있다.
	박쥐나물		알카로이드 성분중 히스타신에 의해 센 진경활성을 한다.
	벨리도니		알카로이드 성분(아트로핀,히오시아민,스코폴라민,아포아트로핀,벨라도닌)에 의해 진경작용이 있다.
	암미		켈린 성분에 의해 평활근에 대한 진경작용과 핏줄벽,방광,담낭의 긴장성을 낮추는 작용이 있다.
	흰독말풀		알칼로이드 성분(스코폴라민,히오시아민)에 의해 진경작용이 있다.

한열	약초	오행	성 분
따뜻함	마늘	금	마늘의 성분(알리인(알리신),디비닐술피드,디알릴술피드,디알릴디술피드,디알릴트리술피드,디알릴테트라술피드,알릴플필술피드)중에 열을 내게 하는 작용이 있다.
	옥수수염	상화	암꽃술의 성분의 종합적 작용으로 열물의 분비량이 늘어난다, 암꽃술의 성분은 기름,정유,고무질(다당류),수지,쓴맛 배당체,사포닌,크립토크산틴,아스코르브산,판토텐산,비타민K,이노시톨,시토스테롤,스티그마스테롤,알칼로이드,포도당,키실란,칼락탄,카테콜,구아야콜,크레졸 등이 있다.
평	속새	토	전초달임물에 열물내기 작용이 있으며 성분으로는 회분,규산,카페산,페룰라산,디메틸술폰,수지,점액,정유,니코틴,아미노산(메티오닌,아스파라긴산,글루탐산,타닌질,사포닌 등이 있다.
서늘함	인진쑥	화	전초의 물추출액과 디메틸에스쿨레틴이라는 성분은 정맥주사시 열물의 분비가 일어난다.
	미나리	토	급성 및 만성간염,간경변증,유행성 간염에 열내기 약으로 쓰이며 전초의 성분은 플라보노이드(페르시카린),콜린,정유 등이 있으며 열매에는 미리스티신,팔미트산,페트로셀린산등이 있고 뿌리에는 스티그마스테롤,팔미트산,아미노산 등이 있다.
	박하	금	동의 치료에서는 땀내기약,열내림약으로 감기와 학질에 쓰며 정유에는 멘톨이라는 성분이 있다.
차가움	대황	화	뿌리의 성분(안트라퀴논 유도체,타닌질레인,알로에에모딘,에모딘,크리소파놀,피스시온크리소파놀안트론,센노시드A,B,C)이 열내는 작용을 한다.
	마디풀	화	플라보노이드,아비쿨라린 성분에 의해 열내기 작용이 있다.
	매발톱나무	화	잎티크 성분는 담낭질병때에 열물의 분비를 빠르게 한다.
	사철쑥	화	열물내기 약으로 황달,간염,담낭염등에 쓰며 대표적 성분은 프라보노이드,옥시쿠마린 등이 있다.
	황백나무	화	알카로이드인 베르베린성분이 열내기 작용이 있다.
	강황	화,금	쿠르쿠민=이담작용(몸안에서 분해되어 생긴 페룰라산=열물을 빨리 내보냄, P-토릴메틸카르비놀, 쿠르메론=정유에 들어있으며 열물을 빨리 내보내며 간에서의 열물산합성을 돕는다.
	강황	금,토	P-코릴메틸카르비놀은 진정이담작용 및 열내기 작용이 있다.
	쑥국화		타나신의 성분에 의해 열내기 작용이 있다. 열물내기약으로 씀

459

한열	약초	오행	성 분
따뜻함	띠	화	뿌리줄기 성분(트리테르페노이드인 아룬도인,실린드린,페르네놀,이소아르보리놀,시미아레놀)에 의해 오줌내기작용이 있다.
	비쑥	화	멘텐,멘톨,멘톤 성분에 의해 콩팥의 핏줄을 확장하여 오줌내기작용을 한다.
	호박	토	호박 살의 성분에 의해 오줌내기작용, 염화나트륨의 배설을 빠르게 한다.
평	복령	토	복령추출액에는 오줌내기 작용이 있으며, 복령의 추출액의 성분은 파키만,파킴산,에부리콜산,데히드로에부리콜산,투물로오스산,데히드로투물로오스산.피니콜산,파킴산메틸에스테르,3β히드록시라노스탄-7 등이 있다
	목통	토	줄기에 들어 있는 헤데라게닌,올레아놀산,트리테르펜사포닌성분에 의해 급성 및 만성 오줌내기작용와 강심작용이 있다.
서늘함	쇠뜨기	화	전초의 성분(알카로이드(니코틴,3-메톡시피리딘,팔루—트린(에쿠이세틴))에 의한 이뇨작용이 있다.
	갈대(노근)	토	뿌리와 줄기의 성분(아스파라긴,프로테인,당분)중에 이뇨 작용이 있다.
차가움	감수	화	뿌리달임약은 숨차고 오줌이 잘 나오지 않을 때 사용하며 그 성분은 4환성트리테르페노이드인 에우폴(에우파디에놀, γ-에우포르볼),티루칼룰(칸주이올),α에우포르볼,타닌질,수지유기산,녹말,과당,칸수이닌 A,B 등이 있다.
	댕댕이덩굴	화	트릴로빈 성분에 의해 온혈동물의 콩팥을 흥분시켜 오줌량을 늘리고 열내림,혈압내림작용을 한다.
	하고초	화	알카로이드성분인 테신,플라보노이드,만니톨에 의한 오줌내기 작용이 있다.
	하고초	화,금	칼륨염,플라보노이드,우르솔산,트리테르페노이드 성분에 의한 오줌내기 작용이 있다.
	통초	토	아리스톨로킨산이 오줌내기 작용을 한다.
	택사	토,수	뿌리줄기에는 오줌내기 작용이 있다. 뿌리줄기의 성분은 정유(푸르푸랄),수지,아세틸콜린,레시틴,아스파라긴,당,피톳테롤,피토스테롤린,기름(팔미틴,스테아린,올레인),알칼로이드,녹말,단백질 등이 있다.
	어성초	금	잎에 들어 있는 쿠에르시트린 성분에 의해 오줌내기 작용이 있다.
	패랭이꽃	금	전초에는 이뇨작용이 있으며 전초의 성분은 깁소게닌산을 사포게닌산으로 한 트리테르펜사포닌이 있으며 쿠마린 반응은 뚜렷하지 않다.
	노란주나무		정유 성분인 피넨,카디넨테르피네올,사비넨에 의해 이뇨작용을 한다.
	수레국화		꽃의 달임물에는 오줌내기 작용과 이담작용이 있으며 꽃잎의 성분은 배당체(센타우린,시코린), 색소물질(시아닌,펠라르고닌클로리드) 등이 있다
	아카시아나무		로비닌 성분이 오줌내기 작용을 한다.
	자리공		뿌리에 많은 양의 질산칼륨이 오줌내기 작용을 한다.
	저령	상화	오줌량을 늘려주는 작용을 하며 성분중 유효성분은 알려지지 않았으며 다른 성분은 조단백질,에테르엑스(주로 에르고스테롤),조섬유,회분,물에 풀리는 다당류,비오틴,α히드록시테트라코사논산 등이 있다.
	카카오		테오브로민성분이 오줌내기약(디우레틴)을 만드는데 사용된다.
	개오동		칼탈포시드,데스-P-히드록시벤조일카탈포시드 성분이 오줌내기작용을 한다.

12. 요로방부약으로 쓰이는 약초(아픔멎이약, 진경약으로도 쓰인다.)

한열	약초	오행	성 분
따뜻함	비쑥	화	정유 성분(멘텐,멘톨,멘톤)에 억균작용이 있다
	천초	금	루베리트린산이 오줌을 산성화하여 싱아산염이 신석을 빨리 녹이게 하는 것을 보인다. 또한 뿌리제제는 방광평활근의 긴장도를 낮추며 근육섬유의 연동성 수축을 세게하여 결석의 이동에 의한 아픔을 못느끼게 한다.

13. 열내림약, 땀내기약으로 쓰이는 약초

한열	약초	오행	성 분
뜨거움	만병초	금	정유에 들어 있는 메틸오이게노와 사프롤 성분이 열을 내리는 작용이 있다
따뜻함	형개	화,금	전초의 정유성분(d-메톤,dl-메톤,d-리모넨)에 의한 열내림 작용이 있다.
	방풍	토,금	쿠마린성분이 열내림 작용이 있다.
	방아풀	금	열내림 약으로 사용하며 전초에는 정유(메틸카비콜,아니스알데히드,아네톨,d-리모넨,세스쿠이테르펜,α피넨,β피넨,α리모넨,옥사논,P-시몰,리날로올),플라보노이드(아카세틴,틸리아닌,리나린,아가스타코시드) 등의 성분이 있다.
	차조기	금	잎의 우림약과 달임약은 열내림 작용이 있다 전초에는 정유(l-페릴라알데히드,l-리모넨) 성분이 있다.
평	복분자	목,토	플라보노이드 성분이 열내림 작용을 한다
	가막사리	화	카로틴, 10가지 이상의 프라보노이드가 열내기 작용을 한다
	버드나무	화	껍질의 배당체 성분 중 살리신이 열내림 작용이 있다
	승마	화,토	뿌리줄기의 사포닌 성분이 열내림 작용을 한다.
	칡	토	뿌리의 우림 다림물에 해열 작용이 있으며 뿌리의 성분은 이소플라본 화합물(다이드제인,다이드진,푸에라린,푸에라린크실로시드,루테올린,비오카닌) 등이 들어있다.
차가움	순비기나무	화,금	해열거풍약을 쓰이며 열매의 성분은 정유(캄펜),기름(플라보놀화합물(비텍시카르핀(카스티신),알카로이드(비트리신),y-아미노버터산) 등이 있다
	지모	토	뿌리줄기에 해열작용이 있으며 뿌리 줄기의 성분은 스테로이드사포닌(아스포닌(아스포게닌,갈락토오스),사르사사포게닌,마르코게닌),만기페린,이소만기페린,니코틴산,판토텐산,점액,타닌질 등이 있다
	부평초	금	달임약이 땀내기 작용이 있으며 주요성분은 요오드,브롬,초산칼슘,염화칼슘,안토시안,플라본,글루코플라본,시아니딘-3-글루코시드,페투니딘-3-글루코시드,아피게닌,루테올린,사포나린,푸린,피라미딘 등이 있다.
	시호	상화	전초와 뿌리의 성분(사포닌,플라보노이드,쿠마린,타닌질,세스쿠이테르펜락톤)에 의한 열내림 작용이 있다.
	기나나무		키나염 성분에 의한 해열 진통작용이 있다.
	야보란디		알카로이드 성분(필로카르핀(이소필로카르핀),이소필로카르핀,필로카르퍼딘(필로카르핀))에 의한 열내림 작용이 있다.
	피나무		꽃에서 나오는 정유 성분(파르네솔)에 의한 땀내기작용이 있다.

한열	약초	오행	성 분
따뜻함	명나물	화	뿌리의 성분(트리테르페노이등니 프리델린, 에피프리델린, 시오논, 경정성 사포닌,헤데라게닌의 모노글루코시드, 쿠마린 화합물인 아우랍텐, 유도체 쿠에르센틴)에 의한 거담 작용이 있다.
	도라지	화	도라지 사포닌 성분에 의해 목 안과 위의 점막을 자극하여 반사적으로 기관지 분비선의 분비를 항진시키며, 가래삭힘작용을 한다.
	소나무	화	싹을 우림약,달임약을 만들어 기침 가래에 쓴다
	원지	화,금	뿌리의 성분(산성사포닌)에 의한 가래배출 작용이 있다.
	감초	토	글라브라산 배당체 인 글리시렌틴은 거담작용이 있다.
	대회향	토	정유에 들어있는 성분(아네톨,피넨,펠란드렌,시네올,리모넨,디펜텐,소포롤,아니스케톤, 나니스알데히드,아니스산)에 기관지 점막에 대한 특수한 작용이 있다.
	관동꽃	토,금	꽃에 들어 있는 성분(파라디올,ㅣ-피토스테롤,아르니디올,루페올트리테,타락크산틴,스티그마스테롤,피토스테롤,헵타코산,타닌질)에 의한 거담작용이 있다.
	목향	금	뿌리와 줄기에서 나오는 정유 성분(헬레닌(알란토락톤,이소알란토락톤,디히드로알란토락톤,알란톨산),트리테르펜알코올(다미라디에닐아세타트,알란톨,프로아줄렌))에 의한 가래를 내보내는 센 작용이 있다.
	주엽나무 (열매)	금,수	트라아칸틴 성분이 호흡중추의 흥분작용을 하여 가래를 배출한다.
평	해동피	화	사포닌성분에 의한 가래삭힘 작용이 있다.
	안식향	화,금	이전에는 가래약,호흡기약으로 사용했으나 지금은 향신료로 사용함
	회향	금	중추신경에 대한 자극에 의해 가래를 삭인다. 열매의 성분은 정유(아네톨,d-펜콘,아니스알데히드,에스트라골,아니스산,d-리모넨,ㅣ리모넨,α피넨,캄펜,α펠란드렌,디펜텐,페니쿨린) 등이 있다.
서늘함	꽃고비	화	트리테르페노이드시포닌 성분은 콜레스테롤성 동맥경회증 치료 및 혈압을 낮추고 가래를 내보내는 작용을 한다.
차가움	삼색제비꽃	화	루틴(비올라쿠에르시트린)성분은 기관지 분비선을 자극하여 가래를 삭힘 작용을 한다.
	닥풀	토	뿌리에 있는 성분(d-갈락토오스,ㅣ-아라비노오스,ㅣ-람노오스,크실로오스,글루코오스,d-갈락투론산,알도비온산,람갈락투론산)은 기침과 점액 및 염증을 없에는 데 쓴다.
	대나물	토	뿌리의 사포닌은 가래를 내보내고 기침을 멈추는 작용을 한다.
	비누풀		뿌리줄기의 사포닌(사포루브린(깁소게닌))은 가래를 멈추는 작용을 한다.
	상사화 (리코린)		가래약을 쓰며 비닐줄기의 성분은 리코린,프레우도리코린,리코게닌,호모리코린,타제틴,노르플루빈,갈란타민,에피갈란타민,비타민,리코타민,히페아스트린,플루빈,수쿠아미게린 등이 있다.
	앵초		마른뿌리 성분중 사포닌(올레아놀산,트리테르페노이드를 아글루콘으로 하는 배당체)은 가래약으로 씀
	쿠일라야		나무껍질의 성분중 사포닌을 가래약으로 쓴다.
	토근		세파엘린을 토하게 하는 양보다 적게 쓰면 기관지의 분비를 항진시켜 가래약으로 쓴다.

15. 기침약으로 쓰이는 약초

한열	약초	오행	성 분
뜨거움	만병초	금	기침과 가래가 많을 때에 마황,끼무릇뿌리와 같이 쓰면 좋다.
	앵속각	화	코데인 성분은 기침중추의 흥분성을 약화시키는 선택적 작용이 세다.
	여춘화	화	전초의 성분(로에아딘,로에아게닌,쿠에아딘,페아딘,페아게닌,프로토핀,이소페아게닌,파파베루빈,N-메틸스틸로핀,콥티신,아둘루마이신,이소로에아딘,포르피록신,로에아루빈,알카로이드)에 의한 진해진정작용이 있으며 어린이의 기침약으로 쓴다.
따뜻함	살구나무	화,토	아미그달린의 분해산물은 호흡중추와 기침중추에 대한 진정작용과 기침멎이작용을 한다.
	관동꽃	토,금	꽃에 들어 있는 성분(파라디올,ㅣ-피토스테롤,아르니디올,루페올트리테,타락크산틴,스티그마스테롤,피토스테롤,헵타코산,타닌질)에 의한 기침멎이작용이 있다.
	마황	금	알칼로이드 성분인 에페드린은 교감신경 흥분작용에 의한 기관지 평활근의 긴장 풀림 작용으로 기침멎이작용을 한다. 특히 천식에 효과가 있다.
평	백부	토	알카로이드인 스테모닌,스테모니딘,니소스테모니딘성분들이 호흡중추를 흥분시켜 기침을 억제 시킨다.
차가움	닥풀	토	뿌리에 있는 성분(d-갈락토오스,ㅣ-아라비노오스,ㅣ-람노오스,크실로오스,글루코오스,d-갈락투론산,알도비온산,람갈락투론산)은 기침과 점액 및 염증을 없에는 데 쓴다.
	차전자	수	플라보노이드인 플란타기닌성분이 호흡중추에 작용하여 기침을 억제한다.
	백리향		티몰성분을 기침약으로 쓴다.

16. 소화약, 위장질병 치료약으로 쓰이는 약초

한열	약초	오행	성 분
뜨거움	오수유나무	화,금	열매=정유 성분(쇄상테르펜,알카로이드(에보디아민,히드록시에보디아민,루테카르핀,리모닌))이 소화를 돕는다.
	겨자	금	겨자기름 성분은 위장관의 연동운동과 흡수기능을 높이므로 건위작용이 있다.
	계수나무	금	정유성분인 게피알데히드,신나밀아세타트,페닐프로필아세타트,살리실알데히드에 의한 장운동 촉진작용이 있다.
	고추	금	카프사이신과 열매의 추출액 성분(카프사이신,디히드로-카프사이신,이소-운데카일바닐린아미드)은 위액분비와 유리염산의 양을 늘리고 카프사이신이 들어 있는 씨기름도 위액분비 기능을 높여준다.
	정향나무	금	방향성 건위약으로 사용되며 꽃봉우리에는 정유(에우게놀,아세틸-에우게놀,α및β카리오필렌,메틸-n-아밀케톤,메틸-n-헵틸케톤,푸르푸랄)가 나온다.
	후추	금	열매의 매운맛성분(피페린,카비신)이 소화액의 분비와 장연동운동을 촉진시킨다.
따뜻함	산사나무	목	열매=트리테르펜사포닌(콜레스테롤성동맥경화에서 콜레스테롤함량을 줄이고 혈압을 내린다.)의 신맛 성분이 소화를 돕는다.
	약쑥	화	전초의 쓴맛 물질성분이 위액분비를 촉진시켜 소화를 돕는다.

16. 소화약, 위장질병 치료약으로 쓰이는 약초

한열	약초	오행	성 분
따뜻함	침향	화	방향성 건위약을 사용하며 주요 성분에 정유,벤질아세톤,P-메톡시벤질아세톤,테르펜알코올 등이 있다.
	톱풀	화	전초의 쓴맛 물질성분이 위액분비를 촉진시켜 소화를 돕는다.
	아출	화,금	방향성 건위약으로 사용하며 뿌리줄기에 정유(세스쿠이테르펜알코올,시네올,d-캄펜),기름,녹말,점액,고무질 등이 들어있다.
	창포	화,금	뿌리줄기의 성분(쓴맛물질(아코인),녹말,타닌질,비타민,알칼로이드)에 의해 위에서 위액과 염산을 잘나오게 하고 밥맛을 돋우며,소화를 잘 시킨다.
	감초	토	뿌리와 줄기의 성분(글리시리진,글라브라산,프라보노이드유사물질)이 위궤양에 효과가 있다.
	고삼	토	뿌리의 쓴맛나는 배당체가 위액 분비를 잘 시켜 소화작용을 돕는다.
	고수(열매=호유실)	금	전초는 밥맛을 좋게 한다. 전초에는 정유성분인 d-리날로올,피넨,디펜텐,시멘,리날릴아세타트,보르닐아세타트,테르피놀렌,펠란드렌,리모넨,캄펜,오시멘 등이 들어있다.
	목향	금	뿌리의 성분(이눌린,프세우도이눌린,이눌레닌,사포닌,쓴맛물질,색소,알카로이드)은 항염증과 장운동 및 분비기능을 억제한다.
	백두구	금	씨의 정유 성분(d-보르네올,d-캠퍼)을 방향성건위구풍약이나 소화불량,토할때,위아픔에 쓴다.
	좀상초	금	방향성 건위약으로 열매에는 기름,정유(에스드라골,메틸카비콜)가 들어있다.
	계피나무	금	열매를 방향성 건위약으로 쓰며 열매껍질에는 정유(디펜텐,시트로넬랄,l-β펠란드렌,게라니올,시트로넬롤)가 들어있다.
	생강	금	뿌리줄기의 정유에 들어 있는 성분(진기베린,진기베롤,파르네솔,α펠란드렌,캄펜,펠라르곤알데히드,시네올,비사볼렌,α피넨,시네올 유카리프롤,오이게놀,리날로올,α보르네올,비사볼렌,아르-쿠르쿠멘,파르네센)이 위점막을 자극하여 반사적으로 혈압을 높이며, 위액을 삘리나오게 한다.
	육두구	금	방향성 건위약으로 쓰이며 씨에서 정유(d-피펜,d-캄펜,미리스티신,오이게놀,디펜텐)가 추출된다.
	익지인	금	방향성 건위약으로 쓰이며 열매에서 정유(테르펜,세스쿠이테르펜알코올)가 나온다.
	초과	금	방향성 건위약으로 씨에는 정유가 들어있다.
	초두구	금	방향성 건위약으로 씨에는 정유가 들어있다.
	축사	금	방향성 건위약으로 쓰이며 씨에는 정유(보르네올,보르닐아세타트,리날로올,네롤리돌)가 나온다.
평	회향	금	방향성 건위약으로 열매에서 정유(아네톨,d-펜콘,아니스알데히드,에스트라골,아니스산,d-리모넨,l 리모넨,α피넨,캄펜,α펠란드렌,디펜텐,페니쿨린)가 나온다.
	양배추	상화	주성분인 당(포도당,과당,사탕)과 산화효소(아스코르비나아제,페로옥시다아제,헤미셀룰라아제,사카라아제등)가 위궤양을 빨리 회복시킨다. 또한 위십이지장궤양 환자에 대한 치료에서 높은 활성이 있다.

한열	약초	오행	성　　　　　분
서늘함	귤나무	토	열매껍질의 향기 성분과 쓴맛 물질은 위액 분비량을 늘리고 입맛을 돋우는 방향성 건위 작용을 한다.
	박하	금	정유성분이 방향성 건위약으로 쓰인다.
차가움	탱자나무	목,화,금	선열매와 열매 성분(나린긴,폰시린)은 소화가 안되고 가슴과 배가 불어나며 아플 때 쓴다.
	대황	화	타닌질성분은 건위작용이 있다.
	민들레	화	건위 약으로 사용되며 뿌리에는 락투스피크린,타락사신,Y-아미린,타락세롤,카페산,β시토스테롤,스티그마테롤,P-쿠마르산,세로틴산,타닌질,콜린 등의 성분이 있고 꽃이삭에는 트리테르펜알코올(아르니디올,파리디올)가 있으며 젖관에는 스테롤 화합물(타락사스테롤,프세우도타락사스테롤)이 있다. 꽃의 노란색 물질은 플라보크산틴이며 전초에는 플라보노이드(코스모시인,루테올린-7-글루코시드)가 있고 잎에는 카로틴,아스코르브산,비타민B1,B2,D 등이 있다.
	쓴풀	화	쓴맛이 있는 결정성 배당체(스웨르티아마린,스웨르시드,겐티오피크로시드,아마로겐틴,아마로스웨린)를 쓴맛 건위약,소화불량에 사용
	용담	화	뿌리성분 중 겐티오피크린은 위액의 분비를 강화시킨다.
	황백나무	화	건위 작용이 있으며 껍질에는 알카로이드(베르베린)가 들어있다.
	강황	화,금	뿌리줄기가루 또는 달임액에서 위액의 촉진작용이 있다.
	강황	금,토	뿌리줄기가루 또는 달임액에서 위액의 촉진작용이 있다.
	질경이	수	건위약으로 사용하며 잎에는 이리도이드배당체(아우쿠빈,카탈폴)와 플라보노이드(플란타기닌,호모플란타기닌)가 들어있다.
	기나나무		껍질의 알카로이드(파리신,신코닌,신코니신,신코니딘,신코틴,신카미딘,신코나민등 30여종) 성분이 건위 작용을 한다.
	마전자		스트리크닌,부르신 성분은 중추신경을 흥분시킴,위장기능 항진작용(입맛을 돋우는 약으로 씀)
	삽주	토	방향성 건위약으로 사용하며 뿌리줄기에 정유,카로틴,이눌린,고무질,알카로이드가 있으며 전초에는 사포닌, 쿠마린 등이 들어있다.
	소태나무	화	소태나무줄기의 물 추출액(쓴맛이 있는 쿠아신,니가키락톤A~N,니가키헤미아세탈A,C,네오쿠아신,피크라신A~G등)은 입안의 미각신경을 자극하여 반사적으로 위액의 분비를 돕는다.
	아니스		열매의 정유 성분(아네톨,메틸카비콜,아니스알데히드,아니스케톤,아니스산)은 장운동 촉진작용이 있다.
	양강		방향성 건위약으로 사용하며 뿌리줄기에 정유(시네올,d-α피넨,계피산 메틸에스테르)가 들어있다.
	조름나물		잎에서 무정형의 쓴맛 배당체(메니안틴,멜리아틴) 성분이 위액의 분비를 돕는다.
	콘두란고		껍질=콘두란긴,콘두라스테롤,정유,기름

한열	약초	오행	성 분
	콜롬보나무		베르베린계 알칼로이드(팔미틴,야테오리진,콜롬바민) 성분은 쓴맛 건위약으로 씀
	연명초		전초에 쓴맛 성분인 카우렌 계통의 디테르페노이드 화합물(엔메인,엔메인트리아세타트,이소도카르핀,노도신,이소도트리신,트리코도닌,포니시딘,에피노도신,소도포닌,에피노도시놀,오리도닌,에메노딘,에메노핀,엔메돌,엔메롤,이소도날)이 소화를 돕는다.
	효모	화	약용효모 성분(세포막(효모만난,효모고무질을 주성분으로 하는 헤미셀롤로오스),세포안(단백질,효모글리코겐,펜토산,인이 많은 회분,지질,리보핵산,에르고스테롤,글루타티온,플라빈,아데닌,니코틴산,엽산,비타민B1,B2,리파아제,인베르타아제,말타아제,락타아제,아밀라아제,펩티다아제,지마아제,카탈라아제와 같은 효소))은 어린이설사증,소화불량증,영양제 또는 소화제로 씀

17. 설사멎이약(수렴약)으로 쓰이는 약초

한열	약초	오행	성 분
평	오배자	목	잎에 들어있는 타닌을 설사멎이약으로 쓰인다.
	번백초	화,토	타닌질 성분이 설사멎이 작용을 한다.
서늘함	현초	화	전초의 타닌질플라보노이드(쿠에르세틴,켐페리트린,켐페롤-7-람노시드) 성분이 수렴작용을 한다.
	오리나무	화,상화	가을철 잎이 떨어지기 전에 열매를 따서 수렴성 설사멎이약으로 씀
차가움	가죽나무	화	타닌질 성분은 설사멎이 작용이 있다.
	대황	화	뿌리와 뿌리줄기에 있는 타닌질 성분은 설사멎이 작용이 있다
	진피	화	껍질에 에스쿨린,에스쿨레틴,프락신,프라세틴 등의 성분이 설사멎이 작용을 한다.
	놀부채		타닌질,비타닌질이 설사멎이 작용을 한다.
	권삼		뿌리줄기의 타닌질,아비쿨라린,녹말,점액질이 설사멎이 작용을 한다.
	아선약		타닌질 성분이 설사멎이 작용을 한다.

한열	약초	오행	성　　　분
뜨거움	파두	금	씨의 기름(팔미트산,스테아르산,리놀산,아라킨산,올레산,라우르산,크로톤산,티글린산) 성분에 설사작용이 있다.
따뜻함	살구나무 (기름)	화,토	기름(올레인)성분에 설사를 하는 성분이 들어있다.
평	피마자 (기름)	토,금	씨의 기름이 알칼리성 장액에 의하여 리시놀산과 글리세롤로 물분해되는 데서 나타난다.
서늘함	찔레나무 (열매)	화,상	열매의 성분중 투에르세틴(람노글루코시드)은 약한 설사작용이 있다.
차가움	결명차	화	씨의 성분(에모딘,오브투시폴린,오브투신,크리소오브투신,아우란티오오브투신)은 장을 윤활하게 하여 변이 잘 나오게 한다.
	갈매나무	목	열매의 설사작용은 켐페롤과 크리소파놀의 협력작용이다.
	복숭아나무	토	꽃의 성분(켐페롤과 그배당체,3염기산과 디옥시1염기산)을 오줌내기약,센 설사약으로 씀
	다시마	토	만토닌=강한 오줌내기작용 및 설사작용이 있다.
	질경이(씨)	수	씨에 아우쿠빈,점액(이당류I,II,III,플란테놀산,호박산,콜린,아데닌,비타민A,B1) 등의 성분을 설사약으로 쓴다.
	알로에	수	잎즙 성분(알로인,알로에-에모딘,나탈로인,라바르베론,수지)을 양에 따라서 약한 변비나 설사약으로 쓴다.
	우뭇가사리	상화	겔로오스(d-갈락토오스1,3,및1,4결합) 성분을 설사약,만성변비증일때 쓴다.
	나팔꽃		수지배당체(파르피틴(3,11-디히드록시미리스트산의 탄소11위치 수산기에 포도당 2분자 또는 람노오스 ~4분자로 된 당이 결합한 배당체의 당부분에서 티글린산,닐산이 아실기로 결합한것이다))는 장안에서 열물과 장액에 의하여 분해되어 장을 세게 자극하며 연동운동을 강화하고 장액 분비를 증가시켜 물설사를 일으킨다.
	센나		잎 성분중 옥시안트라퀴논(크리소파놀,알로에에모딘,레인)은 장내세균의 작용으로 활성화시켜 아우어바흐신경총을 직접자극하여 연동운동을 촉진하여 설사 작용을 한다.
	속수자		설사성분과 비슷한 물질(에우폴,α에우포르볼,이소에우포롤,에우포르베틴,이소에우포르베틴 등)
	아마(기름)		기름 성분(리놀레산,리놀산,올레산,팔미트산,스테아르산,글리세리드)은 약한 설사작용,핏줄경화방지작용이 있다.
	풍란초		알카로이드(페가닌)는 장의 긴장성을 높이고 연동운동을 강화 시킨다.

19. 물질대사 파괴 때에 쓰이는 약초

한열	약초	오행	성 분
뜨거움	인삼(당뇨병)	토	배당체(파나쿠일론,파낙신,파낙솔,긴세닌)는 배당체 성분들의 혼합물 또는 파낙사디올-2-글루코시드이다. 파낙사디올-3-글루코시드(파낙콘, α파낙신),파낙소시드,긴세노시드)의 당대사 작용이 인슐린과 비슷한 작용을 한다.
따뜻함	감초(염류대사 조절)	토	뿌리와 줄기의 글리시리진,글라브라산 같은 성분이 물질대사를 한다.
평	낭파초	화	카로틴과 10가지 이상의 프라보노이드 등이 물질대사를 돕는다.
서늘함	쇠뜨기(규산염대사)	화	전초에 있는 알칼로이드(니코틴,3-메톡시피리딘,팔루스트린),사포닌 등이 물질대사에 관여한다.
차가움	개산약	화	전초에 있는 사포닌과 플라보노이드와 뿌리줄기에 있는 디오스신,그라실린,트릴린,유리사포게닌(디오스게닌,토코로게닌,토코로닌,요노게닌,요노닌,코가게닌,토코로게닌산) 등의 성분이 물질대사를 돕는다.
	다시마(갑산선종)	수	요오드는 갑상선호르몬의 조성에 들어가며 단백동화를 해주고 인,칼슘,철의 흡수를 도우며 효소를 활성화시킨다. 피의 점성을 낮추며 핏줄벽의 긴장도와 혈압을 낮춘다.
	알로에(생물원자극소)	상화	잎즙의 알로인,알로에-에모딘,나탈로인,라바르베론,수지 등의 성분들이 물질대사를 돕는다.
	갈라진잎가지 (여러 해살이 풀) (부신피질호르몬원료)		전초의 성분(솔라소딘의글라코알칼로이드인 솔라소닌, 솔라마르긴)들이 물질대사에 관여한다.
	돌꽃(생물원자극소)		살리드로시드가 들어있으며 중추신경계통의 긴장작용을 한다.
	들쭉나무(당뇨병)		잎에 있는 히페린,우르솔산과 열매에 있는 자당,전화당,유기산,안토시안,우르솔산 등이 서로 물질대사에 관여한다.
	생열귀		열매에 있는 아스코르브산은 조혈을 촉진시키고 콜레스테롤 함량을 줄이고 핏줄에 침착을 막는다.

468

20. 비타민결핍증에 쓰이는 약초

한열	약초	오행	성 분
따스함	마가목	금	열매에는 비타민C 성분이 160㎎ 들어 있다
	옥수수수염	상화	암꽃술에는 비타민K가 다량 들어 있다.
평	복분자	목,토	전초에는 플라보노이드가 있고 뿌리에는 트리테르펜사포닌이 있다.
	회화나무	화	루틴,쿠에르세틴,미리시트린성분이 비타민C와 협력작용을 한다.
	낭파초	화	50mg까지의 카로틴, 10가지이상의 프라보노이드
	당근	상화	열매(진경약으로 쓰임)=정유(α피넨,l-리모넨,시네올,게라니올,게라닐아세타트,시트로넬롤,시트랄,카라톨,카리오필렌,다우콜,티몰,디펜텐,아사론,비사볼렌) 뿌리=카로티노이드($\alpha,\beta,\Upsilon-,\varepsilon$카로틴,피토엔,피토풀루엔,리코핀)
서늘함	귤나무	토	헤스페리딘을 비롯한 플라보노이드 성분은 비타민 P활성을 가지며 모세혈관 투과성을 낮춘다.
차가움	감나무	토	잎달인액은 비타민C,P가 많이 들어있다.
	다래속식물		물열매에 비타민C가 많이 들어있다.
	덩굴월귤		열매에는 왁시닌,유기산(y-옥시-α지방산,키나산,레몬산,안식향산,올레아놀산) 등이 들어있다.
	생열귀나무		플라보노이드에는 비타민P에 대한 활성이 있고 프로비타민A,비타민B2,비타민K,비타민E 등이 들어 있다.
	쐐기풀		잎에는 비타민K와 배당체가 들어있다.

21. 부인병 약(자궁수축약, 피멎이약 포함)으로 쓰이는 약초

한열	약초	오행	성 분
뜨거움	면화	금	뿌리껍질 의 성분(비타민K,고시폴,정유,타닌질,트리메틸아민,비타민C,수지,아세토바닐린,살리실산,2,3-디히드로안식향산,페놀성 물질,베타인,피토스테롤,트리아콘탄,지방산)은 피의 응고성을 높이며 새끼집의 율동성 수축을 뚜렷이 세게한다.
따뜻함	익모초	화	익모초의 달임약,알코올추출액,유동엑스=동물의 새끼집에 대한 수축성과 긴장성을 높인다.
	당귀	토	뿌리 추출액(크산토톡신,이소핌피넬린,오스톨,움벨리프레닌,푸로쿠마린)이 자궁을 수축시킨다.
	맥각균 (맥각)	토	맥각알칼로이드 성분은 자궁평활근에 선택적으로 작용하여 세게 수축시킨다.
	구리때	금	푸로쿠마린 화합물이 센 진경작용을 한다.
	궁궁이	금	뿌리줄기의 정유(크니딜리드,네오크니딜리드,리구스틸리드)가 핏줄운동신경 중추흥분시킨다.
	홍화	금	꽃달임물 성분(카르타몬,네오카르타민,점액,기름)은 자궁근육의 긴장도를 높인다.

한열	약초	오행	성 분
평	냉이	화	피멎이작용은 냉이에 들어있는 비타민K가 하고 자궁수축작용은 아세틸콜린,콜린이라는 성분이 한다.
	우슬	화	뿌리의 알코올 및 물 추출액(사포닌(놀레아놀산,글루쿠론산),알칼로이드(아키란틴))은 자궁수축작용이 뚜렷하다.
	백당나무	화,토	껍질달인액의 성분(수지,피토스테롤,피토스테린,경정산,미리실알코올,탄화수소)이 자궁근육의 긴장성을 높이고 핏줄수축작용이 있어 피멎이작용을 한다.
	석잠풀	토,금	전초의 알코올 추출물(사포닌,알칼로이드,타닌질,유기산,수지,안토시안 화합물,플라보노니드)은 자궁수축작용과 피멎이 작용이 있다.
차가움	백작약	목	알카로이드 페오닌 성분은 자궁에 대한 자극작용이 있다.
	산딸기나무	화	알칼로디드인 베르베린 성분은 자궁의 긴장도를 높이는 작용을 한다.
	샤프란		암술꽃에 카르티노이드 색소2%(α크로신,β크로신,y-크로신,쓴맛배당체(피크로크로신,정유,사프라날,디테르펜,사티볼)가 있는 자궁에 대한 자극 작용이 있다.
	쐐기풀		잎의 우림약,유동액스(비타민K,배당체(우르티신,타닌질,개미산,아스코르브산,비타민B2,판토텐산,프로토포르피린,코포로포르피린,시토스테롤,히스타민,레시틴)는 자궁평활근의 긴장도을 높이고 수축을 세게하여 핏줄 수축작용이 있다.

22. 피멎이약으로 쓰이는 약초

한열	약초	오행	성 분
따뜻함	약쑥	화	전초에 피멎이 작용이 있으며 정유,타닌질,수지,쓴맛물질,아르테미신,아스코르브산,칼틴같은 성분이 들어있다.
	톱풀	화	전초에 y-락톤,비타민K,정유,루틴,아피게닌,루테올린,클로로겐산,카페인산,알칼로이드유사물질(베토니신(메틸베타인),스타히드린,콜린,베타인,쓴맛물질,수지,아스파라긴,카로틴,타닌질,벤즈알데히드,시안히드린),탄수화물(비부르닌)같은 성분의 물질이 피멎이작용을 한다.
	토삼칠	화,토	뿌리에 있는 성분 중 판나티피딘,세네시오닌 등은 피멎이 작용을 한다.
평	회화나무	화	루틴,쿠에르세틴,미리시트린 성분은 모세혈관 강화작용과 피응고 및 촉진작용을 한다.
	바위손	토	크레할로오스 성분이 피멎이 작용을 한다.
	백자인	토	잎에 들어 있는 프라보노이드,정유,납,타닌질,수지 등의 성분이 피멎이 작용을 한다.
서늘함	백급	화,토	피 멎이 작용이 있으며 전초에 프라보노이드아 사포닌,알칼로이드가 있다.
차가움	짚신나물	화	비타민K와 타닌질 성분이 피멎이 작용을 한다.
	오이풀	토,수	뿌리,뿌리줄기에 있는 혼합성 타닌질,몰식자산,에랄그산,사포닌같은 성분들이 피멎이 작용을 한다.
	쐐기풀		잎에 들어있는 비타민K,배당체성분이 핏줄 수축작용이 있다.

470

한열	약초	오행	성 분
	연꽃	토	꽃받침에는 d-(-)-N-노르아르메파빈,리리오데닌,N-노르누시페린,누시페린등의 성분이 있고 잎에는 아르메파빈,N-메틸코클라우린,N-메틸이소코클라우린,프로누시페린,로에메린,누시페린,아노나인-N-놀누시페린,데히드로누시페린,데히드로로에메린,데히드로아노나인,넬룸빈,dl-아르메파빈,플라보노이드(쿠에르세틴-3-글루코시드,쿠에르세틴글루코실글루쿠로니드,넬룸보시드같은 성분이 있으며 열매에는 메틸코리달린,디메틸코클라우린,N-노르누시페린,넬룸빈,누파린,아르메파빈,로투신,리엔시닌,이소리엔시닌,네페린(+)-프로누시페린,누시페린,O-노르누시페린,아노나인,탄수화물(라피노오스) 등이 있다. 뿌리줄기에는 로에메린,누시페린,노르누시페린 등이 있고 꽃잎에는 플라보노이드(루테올린-7-글루코시드,쿠에르세틴-7-글루코시드,케페롤-3-글루코실글루코시드) 같은 물질이 있다.
	히드라 스티스		히드라스틴,히드라스티닌은 핏줄수축 효과가 있어 피멎이 작용을 한다.

23. 혈액 질병에 쓰이는 약초

한열	약초	오행	성 분
평	참깨	목	씨의 기름성분(올레산,리놀산,팔미트산,스테아르산,아라킨산,리근세린산)은 혈소판감소성 자반병과 본태성 혈소판감소증 및 출혈성 소질에 사용한다
	감자	상화	글리코알칼로이드인 솔라닌성분은 염증으로 인하여 높아진 혈침의 백혈구의 수를 정상으로 회복시키고 헤모글로빈과 적혈구 수를 많아지게 한다
	전동싸리		미쿠마롤배당체인 디쿠마린은 피의 응고성이 높아지는 혈전병에 효과가 있다.

24. 포섭약, 완화약으로 쓰이는 약초

한열	약초	오행	성 분
따스함	살구나무 (고무질)	화,토	고무질에 들어있는 갈락토오스,아라비노오스,글루쿠론산,광물질,단백질 등의 성분이 포섭 및 완화작용을 한다.
	석송	금	포자에 들어있는 기름(지방산(9,10-디옥시스테아르산,헥사데센산,리놀레산,미리스테인산,팔미트산,스테아르산,디옥시스테아르산)) 성분이 포섭 및 완화작용을 한다.
평	느릅나무	토	껍질에는 플라보노이드,사포닌,타닌질,많은 양의 점액질 등의 물질이 들어있어 포섭 작용을 한다.
	부들	토	꽃가루에는 이소람네틴,배당체(팔미트산,스테아르산,기름) 등의 물질이 들어있어 완화포섭 작용을 한다.
	손바닥난초	토	전초에 쿠마린,플라보노이드 같은 물질이 들어있어 완화포섭 작용을 한다.
차가움	닥풀	토	뿌리에 들어있는 성분(d-갈락토오스,l-아라비노오스,l-람노오스,크실로오스,글루코오스,d-갈락투론산,알도비온산,람갈락투론산)이 완화포섭약으로 쓰인다.

한열	약초	오행	성 분
	무궁화		꽃에는 사포나린(사포나레틴,포도당)이 있고 뿌리껍질에는 타닌질,점액이 있으며 씨기름에는 말르발르산,스테르쿨린산,디히드로스테르쿨린산 등이 들어있다.
	아마인		씨에는 건성유48%,점액,단백질,탄수화물,배당체(리나마린,리노시나마린,리나아제,스테아린,유기산,아미노산) 등의 성분이 있고 건성유의 작용은 약한 설사작용,핏줄경화방지작용,지질대사를 조절,과콜레스테롤혈증억제,동맥경화(혈청의 알부민유분을 늘리고, 글로부린유분을 적게함) 억제

25. 척수회백질염 치료약(항콜린에스테라아제)으로 쓰이는 약초

한열	약초	오행	성 분
따스함	애기똥풀	화	알카로이드(케리도닌,켈레리트린,메톡시켈리도닌,옥시켈리도닌,산구이나린,α,β알로크립토핀,스파르테인,베르베린,켈리다민,l-스틸로핀,dl-스틸로핀,콥티신,옥시산구이나린,켈리루빈,켈리루틴,dl-테트라히드로콥티신,히드록시켈리도닌,히드록시산구이나린,디히드로산구이나린,코리사민,켈라민,켈라미딘 등)의 물질이 들어있다.
	이별초		비닐줄기에 리코린,프레우도리코린,리코게닌,호모리코린,타제틴,노르플루빈,갈란타민,에피갈란타민,비타민,리코타민,히페아스트린,플루빈,수쿠아미게린 등의 물질이 추출된다.
	싸리버들옷		잎에는 알칼로이드인 세쿠리닌 성분이 추출된다.
	죽사초		전초에 프로토핀,β호모켈리도닌,켈레리트린,산구이나린(진성콜린에스테라아제활성을 9~27%,가성콜린에스테라아제 활성을 15~45%억제한다),α,β말로크립토핀,옥시산구이나린,콥티신,베르베린,코리사민,켈리루빈,켈리루틴,마칼린,보코닌 같은 물질이 있다.

26. 피부자극약으로 쓰이는 약초

한열	약초	오행	성 분
뜨거움	겨자	금	겨자의 기름을 지방유와 잘 섞어 피부에 바르면 자극작용을 나타낸다. 그 결과 반사적으로 핏줄을 넓히고 피순환을 좋게 하며 병적으로 스며나는 물을 빨아낸다.
	고추	금	열매에 카프사이신,디히드로-카프사이신,이소-운데카일바닐린아미드 등의 성분이 있어 피부에 바르면 자극작용을 나타낸다.
따스함	신토닌쑥 (정유)	화	정유의 성분(시네올,투욘,캄펜,리모넨,디테르펜)이 피부자극약으로 사용된다.
	소나무	화	신선한 잎에서는 아스코르브산,카로틴,비타민K,비타민B,쓴맛물질,플라보노이드,아토시안,수지,타닌질,탄수화물(P-노나코산,유니페르산)같은 물질을 추출한다.
차가움	백여로근	화,금	에스테르알칼로이드(알카민(게르민,프로토베린,세르빈),에스테르결합(아세틸-,d-메틸부틸-메틸에틸아세틸-,d-히드록시-d-메틸부틸,안겔릴-,티글릴-,d-,β디히드록시-d-메틸부틸기가)등의 물질이 있다.
	녹나무		캠퍼 성분이 들어있다.

27. 피부병(백반증, 원형탈모증)에 쓰이는 약초

한열	약초	오행	성 분
따뜻함	파고지	금	프소랄렌 성분은 높은 빛감수 활성(멜라닌보다 강함)이 있고 푸로쿠마린 성분은 백반병, 탈모증치료에 멜라닌보다 강함

28. 항종양 약초

한열	약초	오행	성 분
따스함	애기똥풀	화	알카로이드 성분(케리도닌,켈레리트린,메톡시켈리도닌,옥시켈리도닌,산구이나린, α,β 알로크립토핀,스파르테인,베르베린,켈리다민,l-스틸로핀,dl-스틸로핀,콥티신,옥시산구이 나린,켈리루빈,켈리루틴,dl-테트라히드로콥티신,히드록시켈리도닌,히드록시산구이나 린,디히드로산구이나린,코리사민,켈라민,켈라미딘)은 항종양 작용을 한다.
평	복수초	화	씨의 알카로이드성분이 항종양 작용을 한다.
서늘함	송이버섯	상화	다당류 성분중 특히 β1,4-1,6글루칸은 사르코마 180 암세포에 대한 센 억제작용이 있다
차가움	왕과	화	쿠쿠르비타신성분이 암세포의 호흡을 억제한다.
	산죽 (조릿대)	토	아미노산 성분(아스파라긴산,글루탐산,셀린,트레오닌,플로린,알라닌,시스테인,페닐알라 닌)이 종양의 억제작용을 한다.
	인동덩굴	토	꽃에는 루테올린,이노시톨성분이 있고, 잎과 줄기에는 타닌질,로가닌,루테올린-7-람노글 루코시드(로니세린)등이 들어있다.
	기름나물		항암작용이 있는 성분으로는 푸로쿠마린(페우세다닌,크산토톡신,프란게닌)이 있다.
	콜키쿰		항종양활성 성분으로는 콜히친,콜카민가 있다.
	회채화	화	플렉트란틴,엔메인 성분은 대사길항 약물로 항종양 활성이 있다.

29. 벌레떼기약으로 쓰이는 약초

한열	약초	오행	성 분
따스함	석류나무	목	알카로이드 성분인 펠레티에린은 촌충을 죽이는 작용을 한다.
	산토닌쑥	화	산토닌쑥의 산토닌 성분은 구충작용을 한다.
	살구나무	화,토	아미그달린의 분해산물성분이 들어있다.
	호박	토	씨에 들어있는 쿠쿠르비틴(납작한 씨에만 있음)성분은 촌충떼기 및 회충떼기약으로 쓰 인다.
	마늘	금	알리인(알리신),디비닐술피드,디알릴술피드,디알릴디술피드,디알릴트리술피드,디알릴 테트라술피드,알릴플필술피드
차가움	면마	화	플라보노이드 성분인 플로로글루신은 구충작용이 강하다.
	뇌환균	상화	주요성분은 밝혀지지 않았으나 촌충의 껍질을 녹이는 효소가 있다.
	백리향		정유의 성분중 티몰이 십이지장충을 죽이는 작용을 한다.
	비자나무		씨에는 기름,탄수화물 등이 있고 잎에는 정유(l-리모넨,α피넨,캄펜,카디넨,토레이올,토레 이알,덴드로바신,누시페롤)가 들어있다.

한열	약초	오행	성 분
	좀들깨		전초에는 정유(티몰,카르바크롤,메틸오이게놀,티모히드로퀴논,티모퀴논,P-시멘,미리스티신,테르펜,세스쿠이테르펜,시네올,페란드렌,테르피넨)가 있고 정유성분중 벌레떼기작용이 있다.
	향능쟁이 (헤노포디초)		별레떼기 성분은 정유의 아스카리돌이다.

30. 항미생물 약초

한열	약초	오행	성 분
따뜻함	소나무	화	플라보노이드성분은 항진균작용을 한다
	애기똥풀	화	알카로이드(케리도닌,켈레리트린,메톡시켈리도닌,옥시켈리도닌,산구이나린,α,β알로크립토핀,스파르테인,베르베린,켈리다민,l-스틸로핀,dl-스틸로핀,콥티신,옥시산구이나린,켈리루빈,켈리루틴,dl-테트라히드로콥티신,히드록시켈리도닌,히드록시산구이나린,디히드로산구이나린,코리사민,켈라민,켈라미딘 등)의 물질을 추출할수 있다.
	대풍자	토	씨의 기름성분(히드노카르푸드산,카울모그라산,올레인,팔미틴)이 내산성 문둥병균에 대한 성장억제작용을 한다.
	마늘	금	알리신 성분은 포도알균,사슬알균,적리균,콜레라균의 향균작용을 하고 마늘정유의 0.5% 수용액은 티프수균을 5분 안에 죽임
평	복수초	화	꽃에 카로틴,리코펜,비올라크산틴,루비크사닌,네오리코펜A,시트라크산틴,클라보크롬등의 물질이 들어있고 씨에는 알카로이드,기름(라우릴산,팔미트산,글리세리드,세릴알코올,피토스테롤)등의 물질이 들어있어 항미생물 작용을 한다.
	송라	화,토	우스닌산,바르바틴산,에베르닌산,디프락트산,지의산,리케닌등의 물질이 있어 항미생물 작용을 한다.
	안식향	화,금	시아레시노딘놀,안식향산에스테르,벤조레시놀등의 물질이 있어 항미생물 작용을 한다.
차가움	대항	화	뿌리의 성분(안트라퀴논유도체,타닌질,레인,알로에에모딘,에모딘,크리소파놀,피스시온)이 적리균,티푸스균,대장균에 대한 억균작용이 있다
	자작나무	화	껍질의 성분(트리테르페노이드(베툴린,올레아놀산),방향족 알코올(베투로시드,카로틴))중에 방부작용 및 곰팡이균의 침투를 막는 작용을 한다
	자근	화	시코닌 성분은 피부진균,아메바원충에 센 억제작용을 한다 또한 나프토퀴논색소는 대장균,적리균,녹농균,바이러스,포도알균,티푸스균,고초균에 센 억제작용이 있다
	황경피나무	화	알카로이드인 베르베린(베르베린염산염)성분은 대장균,티푸스균,콜레라균,포도알균 등의 향균작용이있다.
	기나나무		껍질에는 알카로이드(파리신,신코닌,신코니신,신코니딘,신코틴,신카미딘,신코나민등 30여종)가 들어있다.
	노가지나무		정유(피넨,카디넨테르피네올,사비넨)가 있다.
	누룩곰팡이과 식물		그리세호풀빈과 바리오틴은 항생물질이다.

한열	약초	오행	성 분
	물레나물		전초의 성분(색소물질(히페리신),정유,타닌질,카로틴,콜린,알칼로이드,플라보노이드(히페리시드)루틴,쿠에르시트린,쿠에르세틴,이소쿠에르시트린,쿠마린,사포닌)중에 항균작용을 하는 성분이 있다.
	방선균들		항생물질로는 스트렙토마이신,클로람페니콜,아우레오마이신,테라마이신이 있다.
	죽사초		전초에는 프로토핀,β호모켈리도닌,켈레리트린,산구이나린,α,β말로크립토핀,옥시산구이나린,콥티신,베르베린,코리사민,켈리루빈,켈리루틴,마칼린,보코닌 등의 물질이 있다.
	짧은막대균		그라미시딘 C성분이 항균작용을 한다.
	토근		뿌리에 알칼로이드(에메틴,세파엘린,프시코트린,O-메틸프시코트린,이페카민,히드로이페카민)가 있다.

31. 살충약으로 쓰이는 약초

한열	약초	오행	성 분
따스함	담배	금	잎우린물(알카로이드(니코틴,노르니코틴,니코티아민,니코티린,니코테인,닉텔린,아나바신,아나타빈))성분이 요충떼기약으로 쓰임
평	백부	토	알카로이드 성분(스테모닌,스테모니딘,니소스테모니딘)이 살충작용을 한다.
차가움	할미꽃	화	뿌리의 성분(아네모닌,타닌질,(플로토아네모닌형태로 들어있다))이 아메바 원충을 죽인다.
	나도여로	금	전초의 알칼로이드 성분(유리알칼로이드,알카민(지가데닌))이 살충작용을 한다.
	데리스		뿌리의 로테논,데굴린성분이 살충작용을 한다.
	아나바시스		전초의 알칼로이드 성분(아나바신,아필린,아필리딘)이 살충작용을 한다.
	유칼라나무		잎에서 추출한 정유(시네올,피넨,테르피네올)를 가지고 벌레를 쫓는 크림을 만듬
	제충국		피레트린,시네린성분은 살충작용이 있다.
	토근		뿌리에서 추출한 알칼로이드성분(에메틴,세파엘린,프시코트린,O-메틸프시코트린,이페카민,히드로이페카민)이 살충작용이 있다.
	승독초		전초즙(사포닌,쿠마린)을 밥에 묻혀서 놓아두면 파리가 먹고 죽는다.

32. 게움약으로 쓰이는 약초

한열	약초	오행	성 분
차가움	참외(꼭지)	토	열매꼭지의 엘라테린성분을 게우기 작용으로 사용 *주사약은 효과가 없고 먹어야 효과가 있다.
	이별초		비닐줄기 성분(리코린,프레우도리코린,리코게닌,호모리코린,타제틴,노르플루빈,갈란타민,에피갈란타민,비타민,리코타민,히페아스트린,플루빈,수쿠아미게린)이 게움작용을 한다.
	토근		뿌리에 있는 알칼로이드(에메틴,세파엘린,프시코트린,O-메틸프시코트린,이페카민,히드로이페카민)성분이 게움작용을 함

33. 맛냄새고침약으로 쓰이는 약초

한열	약초	오행	성 분
뜨거움	정향	금	꽃봉우리의 정유(에우게놀,아세틸-에우게놀, α및 β카리오필렌,메틸-n-아밀케톤,메틸-n-헵틸케톤,푸르푸랄)는 방향작용을 한다.
따스함	대회향	토	정유의 성분(아네톨)이 방향작용을 한다.
	소회향	토,금	열매의 정유성분(d-카르본,딜라피올,펠란드렌,d-리모넨)이 방향작용을 한다.
	고수	금	정유 성분(d-리날로올,피넨,디펜텐,시멘,리날릴아세타트,보르닐아세타트,테르피놀렌,펠란드렌,리모넨,캄펜,오시멘)중에 방향 작용을 하는 것이 들어 있다.
평	회향	금	열매의 정유 성분 중 아네톨은 방향작용을 한다.
서늘함	박하	금	정유에 들어있는 멘톨 등의 성분들이 방향작용을 한다.
	바닐라		열매에서 추출한 정유 성분이 방향작용을 한다.
	시트로넬라		메틸오이게놀 성분은 방향작용을 한다.
	아니스		열매의 정유 성분인 아네톨이 방향작용을 한다.

34. 고약, 반창고, 젖제의 기초제 원료 약초

한열	약초	오행	성 분
뜨거움	목화	금	뿌리껍질 유동엑스(비타민K)는 피의 응고성이 높다
따스함	소나무	화	생송진의 성분(정유,수지,밀센,테르페놀, α, β카렌, α, β피넨,세스쿠이테르펜인론기폴렌)을 반찬고제로 사용한다.
	석송	금	포자의 기름성분(지방산(9,10-디옥시스테아르산,헥사데센산,리놀레산,미리스테인산,팔미트산,스테아르산,디옥시스테아르산))은 물기를 막으며 부드럽게 하여 썩는 것을 막고, 상처를 아물게 하는 작용이 있다.
평	낙화생	토	기름을 짠 찌꺼기의 추출물은 피응고 시간을 52%로 줄인다.
	부들	토	꽃가루에서 이소람네틴,배당체(팔미트산,스테아르산,기름)을 추출한다.
차가움	대나물	토	뿌리에서 사포닌 등의 성분을 추출한다.
	복숭아나무	토	꽃에 켐페롤과 그배당체,3염기산과 디옥시1염기산이 있다.
	감탕나무		α아미린, 적은양의 β아미린,이브롤과 약간의 트리테르펜알코올과 팔미트산이 얻어진다. 이것을 반창고에 섞으면 점착력이 세진다.
	감편도		씨에 기름 30%,배당체 분해효소 에물신이 있다.
	기름야자		카로틴을 고약과 좌약의 기초제로 사용
	아라비아고무		아라비아고무 성분은 아라빈,수분,회분,당,수지,실소화합물,산화효소 등이 있다.
	야자		카로틴으로 고약과 좌강의 기초제로 쓴다.
	올리브나무		기름속에 팔미틴,스테아린,올레인,리놀레인 등이 있다.
	카카오		씨에알카로이드(테오브로민,카페인) 등의 물질이 들어있다.
	트라가칸타고무		트라가칸타고무(바소린,아라빈,녹말,섬유소,수분,회분) 성분이 있다.

예를 들면 "오미자"라는 식품은 한약재로 사용되는데 약학에서는 주로 가래를 삭히는 약으로 사용한다. 그러나 오미자는 신맛이 강한 식품이므로 간담이 약해 현맥弦脉이 촉지되는 사람이거나 간담이 약한 금형金形이나 토형土形 체질일 때만 강력하게 가래가 없어지며, 신맛으로서의 모든 작용이 추가되는 것이다.

즉, 오미자를 누구나 먹는다고 해서 어느 사람이든 어느 경우든 가래가 없어지는 것은 절대로 아닌 것이다. 그러므로 약성만으로 처방하기 보다는 육미六味의 맛에 따라 처방하면 효력이 배가 되고 완치가 빠를 수 있다. 양약도 약성 위주로 증상에 따라 특약하므로 맛에 의한 부작용이 수반될 수 있다.

사람은 오랫동안 맛으로 그것이 자기에게 해로운가, 유익한가를 판단하였으며, 또 자기 입맛에 알맞은 것을 먹고 마시고자 노력을 아끼지 않았으므로 산초도 음식과 같이 식품이라 해도 무방하므로 입맛대로 먹는 것이 가장 자연적인 순리일 것이다. 그러므로 〈황재내경〉의 '오운육기' 에 수록된 처방은 신맛은 완緩하고, 쓴맛은 산散하고, 단맛은 고固하고, 매운맛은 긴緊하고, 짠맛은 연軟하게 하라고 했다. 또한 몸이 열熱한 사람은 차고 서늘한 산초로 몸이 한寒한 사람은 따뜻하고 뜨거운 산초로 화和하라 했으며

- 신맛이 있는 산초는 목木 기운과 감응해 목木 기운을 조절하는 간장과 담낭에
  영양을 주고,
- 쓴맛이 있는 산초는 화火 기운과 감응해 화火 기운을 조절하는 심장과 소장에
  영양을 주고,
- 단맛이 있는 산초는 토土 기운과 감응해 토土 기운을 조절하는 비장과 위장에
  영양을 주고,
- 매운맛이 있는 산초는 금金 기운과 감응해 금金 기운을 조절하는 폐장과 대장에
  영양을 주고,
- 짠맛이 있는 산초는 수水 기운과 감응해 수水 기운을 조절하는 신장과 방광에
  영양을 주고,
- 떫은맛이나 담백한 맛이 있는 산초는 상화相火 기운과 감응해 상화相火 기운을

조절하는 심포장과 삼초부에 영양을 준다고 했다.

고로, 산초의 기미적氣味的 작용으로 육장육부의 한열과 음양과 허실을 조절할 수 있는 것이다.

인체의 한열의 문제는 한과 열이 정기의 허나 중화의 기능의 상실로 순환하지 못하여 허열과 실열, 허한과 실한이 생기는 것이므로 한열 치료의 제1원칙은 중화의 기능을 강화시켜 한열을 순환시키는데 있으며 제2원칙은 한寒과 냉冷을 치유하는데 열나고 따뜻한 약물로 균형을 맞춰 순환시켜줘야 하고, 열熱과 온溫을 치유하는 데는 차고 서늘한 약물로 균형을 맞춰 순환시켜 줘야한다.

특히, 장부의 한열조절은 장부에 열熱이 있으면 찬 약으로 오행처방을 구성하고 한寒이 있으면 더운 약으로 오행처방을 구성하거나 맵고 짠맛이 있는 부자를 오행처방에 포함하여 처방하면 되는 것이다.

음양이란 한열적 작용에 의해 내재된 기질물氣質物의 공간적 변화상이 발생하게 되는데 이 공간에 온도가 높아(+)지면 음양의 상대적 균형을 이루기 위해 음전기(−)가 모이게 되고 온도가 낮아(−)지면 음양의 상대적 균형을 이루기 위해 양전기(+)가 모이게 된다. 그러므로 온혈 동물인 정상적인 사람은 속과 아랫부분인 몸통의 온도가 높아(+) 음전기(−)가 많이 모이게 되고 상대적으로 겉과 머리부분은 온도가 낮아(−) 양전기(+)가 많이 모이게 되어 수(−)승 화(+)강의 균형을 이룬 몸 상태를 유지하게 되는데 내재된 기질물氣質物의 변화가 심화되어 음양의 불균형이 심해지게 된다. 이 음양의 불균형을 맥진脉診으로 진단할 수 있다고 했는데 맥脉이란 기氣와 혈血의 흐름을 감지하는 것으로서 기와 혈의 흐름을 조절해 주면 음양 즉 인영맥人迎脉과, 촌구맥寸口脉의 불균형을 조절해 줄 수 있다.

즉, 온도가 높아지면(+) 음전기(−)가 모이게 되고 온도가 낮아지면(−) 양전기(+)가 모이게 되어 균형을 이루므로 사람에서의 기氣는 온기이므로 (+)를 띄게 된다. 이로 인해 기는 온도가 낮은(-) 머리 부분이나 인체의 겉으로 가서 작용되어 양인 인영맥을 커지게 하고, 혈血은 약알칼리(OH-)를 띄게 되며 온도가 높은(+) 속(장부)이나 몸통부분으로 가서 작용해 음인 촌구맥을 커지게 한다.

고로 한방에서는 음인 혈血의 조절을 보혈제가 주를 이룬 '사물탕'으로 양인 기氣의 조절은 보기제가 주를 이룬 '사군자탕'으로 조절했던 것이다. 즉 사물탕은 음인 혈血을 보補하여 촌구의 맥을 커지게 하고 사군자탕은 양인 기氣를 보하여 인영맥을 커지게 한다. 그러나 사물탕과 사군자탕은 육미를 골고루 갖추지 못하고 다만 상식화된 기존 처방으로 사물탕은 촌구맥을 크게 하고 인영맥은 작게 하는 작용만 있고, 사군자탕은 인영맥을 크게 하고 촌구맥은 작게 하는 작용만 있으므로 동양 철학적 입장에서 보면 완전무결한 것이 될 수 없으며 장기 복용하게 되면 단맛의 기미氣味가 강해져 토극수土克水되어 얼굴이 검게 될 수 있으며 과식하게 되면 어지럽거나 설사를 할 수 있게 된다. 여기서 자연의 원리에 맞고 육미가 골고루 갖추어진 육미 보혈탕과 육미 보기탕을 소개하면 다음과 같다.

육미	신맛	쓴맛	단맛	매운맛	짠맛	떫은맛	
사물탕	백작약		당귀,숙지황	천궁			보혈제
육미보혈탕	백작약	단삼	당귀	천궁	해대	백복신	

육미	신맛	쓴맛	단맛	매운맛	짠맛	떫은맛	
사물탕		백출	인삼,감초			백복령	보기제
육미보혈탕	오미자	백출	인삼	계피	건율	백복령	

이와 같이 육미보혈탕은 양 체질이나 현재 인영의 맥이 촌구의 맥보다 큰 사람에게 사용하되 소양인이나 양명인으로 인영맥이 1, 3배 성대한 사람은 각各1전으로, 태양인으로 인영맥이 2배 성대한 사람은 각各2전, 기경에 병이 있어 인영맥이 4~5배 성대한 사람은 각各3전, 사해에 병이 있어 인영맥이 6~7배 성대한 사람은 각各4전으로 사용하되 오행식사 때는 차로 마시고 산초를 오행 처방할 때는 합방하여 음양을 조절하면 된다.

또한 육미보기탕은 음체질이나 현재 촌구의 맥이 인영의 맥보다 큰사람에게 사용하되 태음인이나 궐음인으로 촌구맥이 1,3배 성대한 사람은 각各1전, 소음인으로 촌구맥이 2배 성대한 사람은 각各2전, 기경에 병이 있어 촌구맥이 4~5배 성대한 사람은 각各3전, 사해에 병이 있어 촌구맥이 6~7배 성대한 사람은 각各4전으로 사용하되 오행식사 때는 차로 마시고 산초를 오행 처방할 때는 합방하여 음양을 조절하면 되는 것이다.

산초를 이용한 육장육부의 허실 조절법이란 인간의 개체 내에서의 한열과 음양적 작용에 의해 내재된 기질氣質과 물질物質의 허실과 과불급의 상태 및 이것을 조절하는 육장육부의 대소大小 등의 상태에 따라 허하고 약한 장부에 필요한 산초를 공급 취득하도록 해 병이 침입된 장과 부가 건강해지고 스스로 병을 이기는 능력이 생김으로써 그 장과 부가 지배하는 신체의 각 부분이 병들지 않고 건강하게 유지되도록 하는 것을 말한다. 내재된 기질氣質의 허실을 조절하는 원리는 산초의 맛으로 조절하는 것이 으뜸이므로 신맛의 완緩한 기운으로 간장과 담낭을 영양하고, 쓴맛의 산散한 기운으로 심장과 소장을 영양하고, 단맛의 고固한 기운으로 비장과 위장을 영양하고, 매운맛의 긴緊한 기운으로 폐장과 대장을 영양하고, 짠맛의 연軟한 기운으로 신장과 방광을 영양하고, 떫은맛의 화和한 기운으로 심포장과 삼초부를 영양해 주면 된다.

육장육부가 약하거나 허虛해서 병이 들었을 경우에는 오행처방에 의해 그에 상응하는 산초를 필요한 만큼 처방하면 되는데 예를 들어 어떤 사람이 A. 인영맥이나 촌구맥에서 현맥이 감지되고, B. 현재 몸이 냉冷하여 맥이 급急하다면 신맛으로 따뜻한 한약(목과, 오미자, 산수유, 오매, 석류피 등)을 필요한 만큼 복용하면 효과가 좋은데 음양오행 체질에 맞는 오행처방을 함께하면 더 좋다. 즉, 어떤 사람이

  a.인영맥이나 촌구맥에서 현맥이 감지되고,

  b.오행체질이 토土, 금金, 수水, 목木, 화火, 상화相火 형形이며 비율이 6:5:4:3:2:1이며

  c. 현재 몸이 냉하여 맥이 급하다면 다음과 같이 오행 처방을 하면 된다.

단맛으로 따뜻한 한약 1가지 ex)황정 1전

매운맛으로 따뜻한 한약 2가지 ex)건강, 정향 각1전

짠맛으로 따뜻한 한약 3가지 ex)파고지, 건율, 서목태 각1전

신맛으로 따뜻한 한약 4가지 ex)목과, 오미자, 산수유, 오매 각1전

쓴맛으로 따뜻한 한약 5가지 ex)매엽, 지각, 영지, 후박, 진피, 각1전

떫은맛으로 따뜻한 한약 6가지 ex)빈랑, 상실, 토속단 각2전

대개 오행 처방을 할 때 약성 위주로 처방을 하면 그 효력이 너무 강력하여 불과 몇 첩으로도 치료가 가능하나 그 증상만 개선될 뿐 환자의 육장육부를 근본적으로 조절해주지 못하므로 오히려 불행한 결과를 초래할 수도 있다. 그러므로 오행처방은 대개 보약으로 처방하여 서서히 근본적으로 치료하여 그 환자의 육장육부가 정상으로 회복되어 기타 통증 및 증상도 점차 사라지도록 유도하는 순리적인 처방법이다.

위 사람을 오행적 보약처방을 하면 다음과 같다.

a. 인영맥人迎脉에서 현맥弦脉이 감지될 경우(인영 현맥1성盛일 경우)

육미보혈제 각숇2전 + 육미보기제 각숇1전 + 몸의 중화中和를 조절하는 한약재인 떫은맛 나는 한약재 5가지 각숇2전 + 신맛나고 따뜻한 한약재 3가지 각숇1전 + 기타 (감초, 대추 각숇1전)

	신맛	쓴맛	단맛	매운맛	짠맛	떫은맛	용량
육미보혈제	백작약	단삼	당귀	천궁	해대	백복신	숇2전
육미보기제	오미자	백출	인삼	계피	건율	백복령	숇1전
상화 5가지	시호, 빈낭, 향부자, 오배자, 토복령						숇2전
신맛나는 따뜻한 산초	산수유, 오매, 목과						숇1전
기타	감초, 대추 등						숇1전

b. 촌구맥에서 현맥이 감지될 경우(촌구 현맥1성의 경우)

육미보기제 각숇2전 + 육미보혈제 각숇1전 + 몸의 중화를 조절하는 한약재인 떫은

맛 나는 산초 5가지 각씀2전 + 신맛나고 따뜻한 산초 3가지 각씀1전 + 기타 (감초, 대추 각씀1전)

	신맛	쓴맛	단맛	매운맛	짠맛	떫은맛	용량
육미보혈제	백작약	단삼	당귀	천궁	해대	백복신	各1전
육미보기제	오미자	백출	인삼	계피	건율	백복령	各2전
상화 5가지	시호, 빈낭, 향부자, 오배자, 토복령						各2전
신맛나는 따뜻한 산초	산수유, 오매, 목과						各1전
기타	감초, 대추 등						各1전

c. 위 사람이 간담의 기운이 익출되어 기경인 대맥에까지 병이 침범되어 인영맥에서 현맥이 4~5성으로 감지될 경우의 오행적 보약처방은 다음과 같다.

육미보혈제 각씀2전 + 몸의 중화를 조절하는 한약재인 상화의 산초5가지 각씀2전 + 신맛나고 따뜻한 산초 4~5가지 각씀1전 + 기타 (감초, 대추 각씀1전)

	신맛	쓴맛	단맛	매운맛	짠맛	떫은맛	용량
육미보혈제	백작약	단삼	당귀	천궁	해대	백복신	各2전
상화 5가지	시호, 빈낭, 향부자, 오배자, 토복령						各2전
신맛나는 따뜻힌 산초	산수유, 오매, 목과, 석류피, 서각						各1전
기타	감초, 대추 등						各1전

d. 위 사람이 간담의 기운이 익출되어 사해에 까지 병이 침범되어 촌구맥에서 현맥 6~7성으로 감지될 경우의 오행적 보약처방은 다음과 같다.

육미보기제 각씀2전 + 몸의 중화를 조절하는 상화의 산초 5가지 각씀2전 + 신맛나고 따뜻한 산초 6~7가지 각씀1전 + 기타 (감초, 대추 각씀1전)

	신맛	쓴맛	단맛	매운맛	짠맛	떫은맛	용량
육미보기제	오미자	백출	인삼	계피	건율	백복령	各2전
상화 5가지	시호, 빈낭, 향부자, 오배자, 토복령						各2전
신맛나는 따뜻한 산초	산수유, 오매, 목과, 석류피, 서각, 목천료자						各1전
기타	감초, 대추 등						各1전

이와 같이 오행적 보약처방을 하여 간장과 담낭의 기운이 정상으로 회복되어 나타나는 병증도 점차 사라지도록 유도하는 것이 좋다. 그러므로 내재된 기질물氣質物의 변화를 조절하는 산초 처방은 약성위주의 처방보다는 육미에 따라 장부의 기운을 근본적으로 보補해주는 보법補法 처방이나 내재된 기질물氣質物의 변화를 조화롭게 하는 중법中法 처방을 하는 것이 자연적인 순리이다.

※ **중법中法 처방**은 육미보기제와 육미보혈제의 비율을 같게 처방하는 것을 말함

483

내재된 기질물氣質物의 변화를 조절할 때는 기미氣味에 의한 오행적 보법 처방이나 중법 처방에 의해서 조절해 주면 좋다. 더 나아가 장부를 좋게 하는 맛 나는 약재에 부족한 성분이 함유된 산초일 경우 더 치유효과가 확실하며 나타나는 병증을 조절하는 약력까지 맞춰 오행처방을 해주면 더 좋을 것이다. 또한 질병의 진행단계별 경중輕重에 따라 산초의 약력을 위주로 처방을 할 것인지, 성분을 위주로 처방을 할 것인지, 기미氣味를 위주로 처방을 할 것인지 아니면 복합적 처방을 할 것인지는 환자의 상태에 따라 주관적인 판단으로 해야 할 것이다.

위 사람의 주증이 인영맥에서 현맥1성이 감지되고 몸이 차면서 변비, 동맥경화와 말초혈행장애 및 소화불량이 있다면 오행적 보약처방에 신맛 나고 따뜻한 약재에 변비와 동맥경화와 말초혈행장애 및 소화불량에 도움이 되는 성분이 함유된 산초나 약성을 함유한 산초인 '산사자' 나 '호마' 나 '오미자' 등의 산초를 가미해 복용하면 효과가 더욱 좋을 것이다.

육미보혈제 각各2전 + 육미보기제 각各1전 + 상화5가지 각各2전 + 신맛나고 따뜻하면서 변비에 동맥경화나 말초혈행장애 및 소화불량에 도움이 되는 산초 3가지(산시

자, 호마, 오미자) + 기타 (감초, 대추 각各1전 등)

다른 장부의 오행적 허실처방도 위와 같은 원리이다.

5) 식이영양섭생에 의한 체질개선 처방

우리 인간이 삶을 잘 영위하기 위해서는 내재된 기질물氣質物의 균형이 이루어져 병이 없어야 하고 더 나아가 내재된 기질물氣質物이 균형을 이룬 상태에서 수신을 통해 영생의 길로 나아가는 것인데 그러기 위해서는 첫째 힘이 있어 내재된 기질물氣質物의 균형을 이뤄 병이 없어야 하고, 둘째 체질이 균형을 이뤄 강건해야 하며, 셋째는 이를 통해 장수해야 한다. 내재된 기질물氣質物의 균형을 이룬 병이 없는 삶을 영위하고자 할 때는 섭생법攝生法에 능통해야 하고, 병든 삶을 치유하고자 할 때는 병치법(섭생법)을 포함한 형상形像 요법에 능통해야 하고, 수신修身의 삶을 살고자할 때는 양생법養生法에 능통해야 한다. 이와 같이 병치법, 섭생법, 양생법에 능통해야만 영생永生의 완전한 삶을 영위할 수 있는데

병치 처방을 질병의 진행단계별 상황에 따라 설명하면,

어떤 원인에 의해 정기의 허나 중화中和의 기능이 약해져 몸 전체의 기질氣質을 조절할 때는 반드시 섭생법을 통한 보법補法이나 중법中法을 구사해야하며 내재된 기질氣質의 변화조절은 섭생법에 의한 음양오행처방 원리에 준해서 보법補法이나 사법瀉法이나 중법中法을 구사해야 하며, 내재된 물질物質의 변화 조절은 섭생법에 의한 성분적 작용원리로 과불급을 조절해야 하며, 내재된 기질물氣質物의 변화상(변증)을 조절하는 데는 형상요법에 의한 변증시치나 대증요법 또는 형태학적 치유원리를 바탕으로 조절해야 한다.

내재된 기질氣質에 의한 우리 몸의 물질物質에 이상이 발생되고 그로 인해 증상(병증)이 표출되기 때문에 내재된 기질氣質의 균형과 증상이 없어질 때까지 치유를 해 주어야 한다. 내재된 기질氣質이 균형을 이루게 되면 인영맥과 촌구맥이 균형을 이뤄 상하, 좌우, 표리의 공간변화상이 조화를 이루게 되고 이로 인해 병증이 없어지게 된다.

그러나 기질氣質의 균형이 이루어졌다 해도 이미 이루어진 물질의 균형을 이룰 때까지는 시간이 필요하기 때문에 물질인 체형의 질質이 바꾸어질 때까지는 체질 개선처방이 필요한 것이다. 이때는 자기 체질로 인해서 나타나는 맥과 증상이 표출하게 되며 이러한 체질맥과 증상은 그 사람의 체질에 의해 항상 나타나는 것이므로, 호전시켜 놓아도 얼마 후 다시 나타나는 것이 계속 반복된다. 그러므로 수명이라고 하는 것이 있는 것이다. 따라서 이제는 체질 개선처방을 하여 육장육부를 표준형으로 만들어야만 무병장수 할 수 있게 된다.

즉, 간장과 담낭이 약하여 현맥이 나타나고 그 증상이 표출되면 그 증상과 맥이 없어질 때까지 질병의 진행단계에 맞춰 치유(병치처방)를 해주어야 하며 다른 장부도 마찬가지로 그에 상응하는 맥과 증상이 나타나면 그 증상과 맥이 없어질 때까지 질병의 진행 단계에 맞춰 치유(병치처방)를 해주면 된다.

다시 말해, 간장과 담낭이 병들었다면 신맛이 있는 식품을 집중적으로 공급하되 질병의 진행단계에 따라 신맛이 있는 식품 중에 간 · 담에 영양이 되는 성분이 들어 있는 식품이나 간 · 담으로 인해 나타나는 병증을 제거해 주는 약성을 가진 식품 등을 공급해 병이 나으면 체질에 따라 공급을 조절해 나가야 한다.

심장과 소장이 병들었다면 쓴맛이 있는 식품을 집중적으로 공급하되 질병의 진행단계에 따라 쓴맛이 있는 식품 중에 심 · 소장에 영양이 되는 성분이 들어있는 식품이나 심 · 소장으로 인해 나타나는 병증을 제거해 주는 약성을 가진 식품 등을 공급해 병이 나으면 체질에 따라 공급을 조절해 나가야 한다.

심포장과 삼초부에 병들었다면 떫은맛이 있는 식품을 집중적으로 공급하되 질병의 진행 단계에 따라 떫은맛이 있는 식품 중에 심포, 삼초에 영양이 되는 성분이 들어있는 식품이나 심포, 삼초로 인해 나타나는 병증을 제거해 주는 약성을 가진 식품 등을 공급해 병이 나으면 체질에 따라 공급을 조절해 나가야 한다.

비장과 위장이 병들었다면 단맛이 있는 식품을 집중적으로 공급하되 질병의 진행단계에 따라 단맛이 있는 식품 중에 비 · 위장에 영양이 되는 성분이 들어 있는 식품이나 비 · 위장으로 인해 나타나는 병증을 제거해 주는 약성을 가진 식품 등을 공급해 병이 나으면 체질에 따라 공급을 조절해 나가야 한다.

폐와 대장이 병들었다면 매운맛이 있는 식품을 집중적으로 공급하되 질병의 진행단계에 따라 매운맛이 있는 식품 중에 폐·대장에 영양이 되는 성분이 들어 있는 식품이나 폐·대장으로 인해 나타나는 병증을 제거해 주는 약성을 가진 식품 등을 공급해 병이 나으면 체질에 따라 공급을 조절해 나가야 한다.

신장과 방광이 병들었다면 짠맛이 있는 식품을 집중적으로 공급하되 질병의 진행 단계에 따라 짠맛이 있는 식품 중에 신·방광에 영양이 되는 성분이 들어 있는 식품이나 신·방광으로 인해 나타나는 병증을 제거해 주는 약성을 가진 식품 등을 공급해 병이 나으면 체질에 따라 공급을 조절해 나가야 한다.

이런 식으로 계속 치료해 나가다 보면, 결국은 자기 체질로 인해서 나타나는 맥과 증상이 표출하게 되는데 목형木形은 홍맥洪脉, 화형火形은 모맥毛脉, 토형土形은 석맥石脉, 금형金形은 현맥弦脉, 수형水形은 구맥鉤脉이 나타나게 될 것이고, 그 증상도 따라서 나타날 것이다.

이와 같이 자기 체질에 맞는 맥과 증상이 나타나게 되면 체질개선 처방을 해주면 되는 것이다.

현대 의학에서는 인간의 체형을 형성하는 세포를 '트랜스' 세포나 '씨즈' 세포라고 부르며 한 사람의 몸을 형성하는 세포의 수를 60조~100조 이상이라 실명하고 있는데 이 세포는 생명의 길이가 6개월 정도 되어 약 50회 정도 계속적으로 생성, 분열되어 사람의 최대수명이 120세 정도 살 수 있다고 보며 한 사람의 세포가 새로운 세포로 완전히 바뀌려면 7년 정도의 세월이 흘러야 한다고 한다. 그러므로 어떤 사람이 체질을 변화시키기 위해서는 최소한 7년의 세월이 흘러야 한다는 이론이 성립된다.

병치처방과 체질처방의 구분은 내재된 기질氣質이 상하, 좌우, 표리로 균형이 맞느냐, 맞지 않느냐에 있기 때문에 내재된 기질물氣質物의 변화를 읽어내는 것이 관건이며 내재된 기질氣質의 균형을 맞추는 처방이 선先이므로 병치처방이 체질처방보다 우선인 것이다. 내재된 기질氣質이 균형을 이루게 되면 인영맥과 촌구맥이 균형을 이뤄 상하, 좌우, 표리의 공간 변화상이 조화를 이루게 되고 이로 인해 병증이 없어지게 되므로 내재된 기질氣質의 공간적 변화상을 맥을 통해서 알아내고 섭생을 통해서 조절해 주는 것이 병치처방의 관건인 것이다.

체질 분류법은 자연의 변화원리에 입각해 분류한 음양오행체질 분류법이 경우와 이치와 사리에 맞는 체질 분류법이다.

음양체질 분류는 내재된 기질氣質의 공간적 변화상의 관계를 분류한 체질 분류법이고 오행체질 분류는 내재된 기질氣質의 허실의 관계상을 분류한 체질 분류법이므로 음양체질분류법은 성격을 분류하는데 약간 도움이 되는 것이지, 체질개선 처방을 하는데 별도 적용되지 않으며 내재된 기질氣質의 변화를 조절하는데 육장육부가 중추적 역할을 하므로 육장육부의 대소를 선별하는 오행체질 분류가 체질 개선 처방을 하는데 더 유효하다. 체질을 개선하려면 먼저 체질분류법에 통달하여야 하고 체질에 따라 그 사람의 육장육부가 어느 것이 크고 어느 것이 작은가 순서 있게 선별할 수 있어야 한다.

섭생법을 통한 체질개선 처방은 호흡을 통한 양생호흡과 음식물을 통한 식이영양 섭생법과 운동을 통한 운동처방 및 경락을 이용한 경락이용처방 등 다양한 방법이 있으나 음식물을 통한 식이영양섭생(오행처방)이 가장 효과적이고 유용한 방법이므로 이를 설명하면 다음과 같다.

체질개선 처방의 원리는 상대적 균형원리에 입각한 체질 처방을 해야 하며 육장육부의 대소大小의 순서에 따라서 필요한 음식물을 많거나 적게 영양될 수 있도록 처방해야 된다.

① 음양체질 개선처방

음양체질 분류와 오행체질 분류에서 분류한 바와 같이

음체질인 경우 체질 개선은 '골고루' 에 따뜻하고 양적식품으로 오행식사를 하고 육미보기탕을 차로 마시는 게 좋은데 음체질중 궐음인(☵)과 태음인(☷)은 음이 2이고 양이 1이므로 양적식품과 음적 식품의 비율을 2:1로 먹고 마시는 게 좋으며, 음체질 중 소음인(☷)은 음이 3이므로 양적식품과 음적 식품의 비율을 3:1로 먹고 마시는 게 좋다.

또한 양체질인 경우 체질개선은 '골고루'에 차고 음적 식품으로 오행식사를 하고 육미보혈탕을 차로 마시는 게 좋은데 양체질 중 소양인(☳)과 양명인(☲)은 양이 2이고 음이 1이므로 음적 식품과 양적식품의 비율을 2:1로 먹고 마시는 게 좋으며, 양체질 중 태양인(☰)은 양이 3이므로 음적 식품과 양적식품의 비율을 3:1로 먹고 마시는 게 좋다.

이와 같이 음양체질은 영양에 상대적 균형을 이뤄 체질을 개선해야 하는 것이다.

음식, 운동, 호흡을 처방할 때는 오행체질 분류법이 더 효율적이므로 오행체질 분류법에 의한 체질개선 처방을 설명하면 다음과 같다.

a. 오행체질 분류에 의해 체질을 목木, 화火, 토土, 금金, 수水, 상화相火, 표준標準 형形으로 구별할 수 있는데

가. 정목형은 간장과 담낭은 제일 크고 심·소장과 심포·삼초, 신·방광은 중간이며, 비·위장과 폐·대장은 작은 체질이고,

나. 정화형은 심장과 소장(심포, 삼초)은 제일 크고 비·위장과 간·담은 중간이며, 폐·대장과 신·방광은 작은 체질이고,

다. 정토형은 비장과 위장은 제일 크고 심·소장과 심포·삼조, 폐·대상은 중산이며, 신·방광과 간·담은 작은 체질이고,

라. 정금형은 폐장·대장은 제일 크고 비·위장과 신·방광은 중간이며, 간·담과 심·소장, 심포·삼초는 제일 작은 체질이고,

마. 정수형은 신장과 방광은 제일 크고 폐·대장과 간·담은 중간이며, 심·소장과 심포·삼초 그리고 비·위장은 작은 체질이다.

바. 직사각형은 폐·대장은 제일 크고 간·담과 심·소장, 심포·삼초, 신·방광은 중간이며, 비·위장은 작은 체질이다.

화火인 심장과 소장, 상화相火인 심포장과 삼초부는 모두 화火에 속하므로 함께 위

치하며, 그 성질이 비슷하다. 심장과 소장은 군화君火라 하여 화火 가운데 임금과 같은 역할을 하고 심포장과 삼초부는 상화相火라 하여 화火중에서 재상과 같은 역할을 한다. 그러므로 체질을 분류할 때는 언제나 심장과 소장의 화火 다음에 심포장과 삼초부의 상화相火를 배열하는 것이다.

사. 다이아몬드형은 비장과 위장은 제일 크고, 간·담과 심·소장과 심포·삼초 신·방광은 중간이며, 폐·대장은 제일 작은 체질이다.

b. 장부의 대소大小 순서에 따라 오행체질을 분류하면

가. 목화화木火火 형形은 목木, 화火, 화火는 크고 토土, 금金, 수水는 작은 체질로 얼굴이 길고 이마가 넓으며 관자놀이가 잘 발달하였으며, 얼굴 전체에 둥근감이 부족하고 각진 부분이 없으며, 턱이 뾰족한 사람을 말한다. 그러므로 간·담이 제일 크고, 심·소장이 그 다음으로 크고, 심포장과 삼초부가 약간 크며, 비장과 위장이 작고 폐장과 대장이 더 작고 신장과 방광이 제일 작은 것이다. 따라서 이 사람의 체질은 (1)목木 (2)화火 (3)상화相火 (4)토土 (5)금金 (6)수水 형形인 체질이다.

나. 화화토火火土 형形은 화火, 상화相火, 토土는 크고 금金, 수水, 목木은 작은 체질로 이마가 넓고 미능골과 관자놀이가 잘 발달하였으며 얼굴이 동그랗게 보이는 사람이다. 그러나 사각져 보이지는 않고 턱은 뾰족하며 얼굴이 길지 않고 짧아 보이는 사람을 말한다. 그러므로 심장과 소장이 제일 크고, 심포장과 삼초부가 그 다음으로 크고 비장과 위장이 약간 크며, 폐장과 대장은 작고 신장과 방광은 더 작으며, 간장과 담낭이 제일 작은 것이다. 따라서 이 사람은 (1)화火 (2)상화相火 (3)토土 (4)금金 (5)수水 (6)목木 형形인 체질이다.

다. 토금수土金水 형形은 토土, 금金, 수水는 크고 목木, 화火, 상화相火는 작은 체질로 얼굴이 동그랗고 사각지며 턱이 이마보다 넓게 발달하였으며, 이마가 좁고 양 관자놀이와 미능골이 튀어나오지 않고 얼굴이 조금 길어 보이는 사람을 말한다. 그러므로 비장과 위장이 제일 크고 폐장과 대장이 그 다음으로 크며, 신장과 방광이 약간 크고 간장과 담낭은 작고 심장과 소장은 더 작으며 심포장과 삼초부는 제일 작은 것이다. 따라서 이 사람의 체질은 (1)토土 (2)금金 (3)수水 (4)목木 (5) 화火 (6)상화相火 형形인 체질이다.

라. 금수목金水木 형形은 금金, 수水, 목木은 크고 화火, 상화相火, 토土는 작은 체질로 이 사람은 얼굴 모양이 넓고 각이 지고 턱이 넓으면서도 긴 얼굴을 하고 있다. 그러므로 이마가 좁고 양관자놀이와 미능골이 발달하지 않았으며, 얼굴 전체에 동그랗게 보여져야 하는 토기가 가장 부족한 사람을 말한다. 고로 폐장과 대장은 제일 크고, 신장과 방광은 그 다음으로 크며 간장과 담낭은 약간 크고 심장과 소장은 작고 심포장과 삼초부는 더 작으며 비장과 위장은 제일 작은 것이다. 따라서 이 사람의 체질은 (1)금金 (2)수水 (3)목木 (4)화火 (5)상화相火 (6)토土 형形인 체질이다.

마. 수목화金水火 형形은 수水, 목木, 화火는 크고 상화相火, 토土, 금金은 작은 체질로 이 사람은 얼굴 모양이 아래턱이 없고 발달되어 있으며, 얼굴이 길고 얼굴전체가 약간 뾰족해 보이는 얼굴을 하고 있다. 그러므로 양관자놀이와 미릉골이 발달하지 못했으며, 얼굴에 둥근감이 부족하고 각진 부분이 없는 사람을 말한다. 이와 같은 얼굴 모양의 사람은 신장과 방광은 제일 크고 간장과 담낭은 그 다음으로 크며, 심장과 소장은 약간 크고 심포장과 삼초부는 작고 비장과 위장은 더 작으며, 폐장과 대장은 제일 작은 것이다. 따라서 이 사람의 체질은 (1)수水 (2)목木 (3)화火 (4)상화相火 (5)토土 (6)금金 형形인 체질이다.

이와 같이 인간의 육장육부를 그 크기의 순서대로 목형木形, 화형火形, 토형土形, 금형金形, 수형水形, 상화형相火形이나 목화화토금수木火火土金水형, 화화토금수목火火土金水木형, 토금수목화화土金水木火火형, 금수목화화토金水木火火土형, 수목화화토금水木火火土金형의 체질로 배열이 가능하며, 얼굴의 형상 정도에 따라 체질 비율은 다를 수 있다. 각 장부의 크기를 결정할 때는 큰 무리가 없는 한 대개 상생相生의 순으로 배열함이 사람의 건강을 해치지 않고 음식이나 약이나 운동 등 인간을 살리는 치료처방에 도움이 된다. 그러나 이와 같이 체질을 배열하는 것이 전체적인 것이 아니며 대개 그렇게 분류하는 것이 편리하고 유익한 것이다. 원칙적으로는 생긴 그대로 분류해야 한다.

체질개선 처방을 예를 들어 설명하면 다음과 같다.

예1) 체질이

정목형	木	火火水	土金
비율	4	3	2

이면 식사처방도

木	火火水	土金
2	3	4

의 비율로 아래와 같이 처방하면 된다.

식품	신맛	쓴맛, 떫은맛, 짠맛	매운맛, 단맛	균형
곡식	팥,보리	수수,녹두,옥수수,서목태,대두	현미,율무,기장쌀,흑미	
야채	부추,깻잎	상추,파스리,양배추,감자,미역,김	파,배추,미나리,시금치	①형태학적 균형
과일	자두,레몬	살구,자몽,토마토,도토리,밤,수박	복숭아,배,대추,참외	-곡식(62.5%)
육류	개고기,닭고기	염소고기,염통,양고기,오리고기,돼지고기,해삼	생선,뱀장어,소고기,토끼고기	-야채,과일(25%) -육류(12.5%)
근과류	땅콩,호두	더덕,고들빼기,근대,감자,마	생강,무우,고구마,연근	②구성성분의 균형
조미료	식초,들기름	술,자장,토마토케찹,마요네즈,소금,콩기름	고추가루,박하,설탕,꿀	③권장량의 균형
비율	2	3	4	

이와 같이 식품의 기미氣味에 의한 처방 외에도 우리 인체의 구성성분의 균형과 각 체질별 권장량의 균형 그리고 식품 종류별 형태학적 균형을 함께 고려해 체질별 비율에 입각하면 금상첨화이며, 그 밖에 앞에서 나열한 식품 외에도 무엇이든 입맛에 잘 맞는 것으로 신맛 · 고소한맛 · 노린내 나는 맛의 식품 중에서 2개정도 / 짠맛 · 지린내 나는 맛 · 고린내 나는 맛, 쓴맛 · 단내 나는 맛 · 불내 나는 맛, 떫은맛 · 생내 나는 맛 · 담백한 맛 · 아린 맛의 식품 중에서 3개정도 / 매운맛 · 화한 맛 · 비린내 나는 맛, 단맛 · 향내 나는 맛 · 곯은내 나는 맛의 식품 중에서 4개의 비율로 각 개인의 입맛에 따라 기호식품을 처방해도 무방하다.

예 2) 체질이

	金	水	木	火	火	土
비율	6	5	4	3	2	1

이면 금 · 수 · 목 · 화 · 화 · 토형 체질의 체질개선 처방비율은 아래와 같다.

맛	금金(매운맛)	수水(짠맛)	목木(신맛)	화火(쓴맛)	상화相火(떫은맛)	토土(단맛)
분류	1	2	3	4	5	6

식품	매운맛	짠맛	신맛	쓴맛	떫은맛	단맛	균형
곡식	율무,현미	대두,서목태	보리,팥	수수	녹두,옥수수	흑미,기장쌀	①형태학적 균형 -곡식(62.5%) -야채,과일(25%) -육류(12.5%) ②구성성분의 균형 ③권장량의 균형
야채	배추,파	김, 역	깻잎,부추	파슬리,상추	양배추,오이	미나리,시금치	
과일	배,복숭아	수박,밤	레몬,자두	자몽,살구	도토리,토마토	감,대추	
육류	장어,생선	해삼, 돼지고기	닭고기, 개고기	염통, 염소고기	오리고기, 양고기	토끼고기, 소고기	
근과	무,양파	마	호두,땅콩	고들빼기, 도라지	근대,감자	연근,고구마	
조미료	박하,후추	콩기름,소금	들기름,식초	자장,술	토마토케찹, 마요네즈	꿀,원당	
비율	1	2	3	4	5	6	

또 이러한 금金, 수水, 목木, 화火, 화火, 토土 형形은 얼굴이 넓은 편에 속하므로 그 얼굴의 넓은 정도에 따라 처방 비율을 조절해야 하는데

즉,


```
그 사람의 체질이          金 水 木 火 火 土 형인데

얼굴이 아주 넓으면        1 2 4 6 8 10 의 비율

        넓으면           1 2 3 4 5  6 의 비율

     약간 넓으면          2 3 4 5 6  7 의 비율

     넓은 듯하면          2 2 3 3 4  4 의 비율

   거의 넓지 않으면        4 4 5 5 6  6 의 비율
```

로 처방하여 큰 장부와 작은 장부의 영양분 공급을 다양한 비율로 조절할 수 있는 것이다. 다른 체질개선 처방은 이와 같으므로 음양오행체질 분류법에 의한 체질개선 처방은 실로 무한대로 할 수 있으며 인류 전체를 개인별로 분류해 처방할 수 있는 완전한 체질 분류처방법이라 할 수 있다.

이렇게 체질에 의해 처방된 식사라고 할지라도 생명력과 영양분이 풍부하게 그대

로 살아있는 생식을 하는 것이 그 효능이 최대로 나타나며 결국 체질개선이 가능하고 무병장수 할 수 있게 된다.

식이영양섭생법을 오행처방에 입각해서 할 때 체질분류가 정확하고 그 비율이 적중 되었으며 그것을 성실히 식사했다면 병은 놀랍게도 빨리 치료된 후 단 시일에 원기가 왕성해지며 생명력과 저항력이 강화되면서 몸이 경쾌하고 활력이 생성됨을 느낄 수 있을 것이다. 오행처방 식사를 꾸준히 계속한다면 결국은 체질이 개선되어 체형이 변하고 얼굴 모양이 변하여 언젠가는 음양오행 표준형이 될 것이다.

이와 같이 내재된 기질물氣質物의 변화를 조절하는 육장육부만 균형 있게 영양을 섭취하면 만병은 치료가 되고 건강해져서 체질이 개선되고 오래 살 수 있게 된다. 체질개선을 통해 표준형으로 변한 후에는 불로장생 할 수 있는 장수처방을 해주어야 한다.

6) 식이영양섭생에 의한 장수처방

장수처방은 병치 처방을 실행하여 병이 없어진 후에 체질 개선을 실행하여 체질을 개선한 후 음양오행 표준형이 된 후에 실행하는 식사 처방을 말한다. 이는 내재된 기질氣質의 공간적 변화상의 균형과 내재된 기질氣質의 허실의 관계상이 균형의 조화를 이룬 상태를 말하므로 음양오행적으로 균형을 이룬 상태이나 인종에 차별 없이 적용되는 것은 아니다.

장수처방은 인종별로 약간 다르게 처방해야 한다.

즉, 황인종에 표준형이 있게 되고 백인종에 표준형이 있게 되고 흑인종에 표준형이 있게 된다. 황인종의 얼굴색이 노랗게 되는 것은 인체가 우리 몸에 부족한 토土(황색)의 기운을 만들어 내는 과정에서 생기는 것이므로 토土의 기운이 충분하지 못하기 때문에 얼굴색이 노랗게 되는 것이다. 황인종은 토土(비장,위장)가 선천적으로 약하기 때문에 단맛의 음식을 추가해서 처방해야 하며 백인종의 얼굴색이 하얗게 되는 것은 인체가 우리 몸에 부족한 금金(흰색)의 기운을 만들어 내는 과정에서 생기는 것이므로 금金의 기운이 충분하지 못하기 때문에 얼굴색이 하얗게 되는 것이다. 백인종은 금金(폐장,대장)이 선천적으로 약하기 때문에 매운맛의 음식을 추가해서 처방해야 한다.

흑인종의 얼굴색이 검은 것은 인체가 우리 몸에 부족한 수水(흑색)의 기운을 만들어 내는 과정에서 생기는 것이므로 수水의 기운이 충분하지 못하기 때문에 얼굴색이 검 게 되는 것이다. 흑인종은 수水(신장,방광)가 선천적으로 약하기 때문에 짠맛의 음식 을 추가해서 처방해 주어야 한다. 소우주인 인체는 목기木氣 10% / 화기火氣 10% / 토 기土氣 10% / 금기金氣 10% / 수기水氣 10%가 전신을 신진대사하고 생명력과 초능력 을 관장하는 심포장과 삼초부의 상화相火가 50%로 구성되어 있으므로 장수처방은 체 질이 목木, 화火, 토土, 금金, 수水, 상화相火가 모두 동일하게 균형 잡힌 사람으로서 10:10:10:10:10:50의 비율로 곡식, 야채, 과일, 육류, 근과, 조미료를 동등한 비율로 처방하면 되는데 장수처방은 인종별로 약간 다르게 처방해야 한다.

① 황인종 장수처방

식품	목木	화火	토土	금金	수水	상화相火	기타
비율	1	1	2	1	1	6	
곡식	팥,보리	수수	기장,흑미	현미,율무	서목태,대두	옥수수,녹두	
과일	사과,자두	자몽,살구	대추,감	복숭아,배	밤,수박	토마토,도토리	
야채	부추,깻잎	상추,파슬리	미나리, 시금치	파,배추	미역,김	오이,양배추	-구성성분의 균형 -필요한 권장량의 균형 -형태학적 균형
육류	개고기, 닭고기	염소고기, 연통	소고기, 토끼고기	말고기,생선	해삼,돼지고기	양고기, 오리고기	
근과	땅콩,호두	도라지, 고들빼기	고구마, 연근	무우,마늘	마	감자,근대	
조미료	식초, 들기름	술,자장	설탕,꿀	박하,후추	콩기름,간장	토마토케찹, 마요네즈	

② 백인종 장수처방

식품	목木	화火	토土	금金	수水	상화相火	기타
비율	1	1	1	2	1	6	-구성성분의 균형 -필요한 권장량의 균형
곡식	팥,보리	수수	기장,흑미	현미,율무	서목태,대두	옥수수,녹두	
과일	사과,자두	자몽,살구	대추,감	복숭아,배	밤,수박	토마토,도토리	

식품	목木	화火	토土	금金	수水	상화相火	기타
야채	부추,깻잎	상추,파슬리	미나리, 시금치	파,배추	미역,김	4오이,양배추	
육류	개고기, 닭고기	염소고기, 염통	소고기, 토끼고기	말고기,생선	해삼,돼지고기	양고기, 오리고기	-형태학적 균형
근과	땅콩,호두	도라지, 고들빼기	고구마, 연근	무우,마늘	마	감자,근대	
조미료	식초, 들기름	술,자장	설탕,꿀	박하,후추	콩기름,간장	토마토케찹, 마요네즈	

※ 주의사항

① 모든 식품은 가능한 자연 그대로 섭취하는 것이 유리하다.

② 72종의 일체를 혼합하여 자연 그대로 섭취하는 것이 유리하다.

③ 기미의 균형뿐 아니라 구성성분의 균형 및 필요한 권장량의 균형, 형태학적 균형 등을 맞춰서 자연 그대로 섭취하는 것이 유리하다.

④ 사맥이나 불치의 경우가 아닌 한 어떠한 병에도 좋으며 장복할 경우 체질이 개선되고 오래 살 것이다.

⑤ 병이 치료되거나 체질이 개선될 때마다 호전반응이 나타나지만, 지속적으로 식사해야 한다.

⑥ 절대로 소식해야 하며 계속적인 활동이 있어야 한다.

이렇게 자연의 원리에 상응하는 식사를 계속하고 육기섭생법을 실행한다면 건강한 육체와 정신과 마음을 유지할 수 있을 것이다.

7) 운동요법

우리 인간은 동물이므로 활동을 해야 하는 운명을 타고 났기 때문에 어떤 형태로든 육체를 움직이지 않으면 점점 무력해지고 나태해지며 나아가서는 몸이 굳어 죽음에 이르게 될 것이다. 우리가 생활하는데 필요한 모든 활동이란 노동, 운동, 체육, 무술 등을 하는 것과 취미나 여가활동, 휴식, 개성이나 소질에 합당한 직업 활동 등 일체의 움직임을 말한다. 편하게 살자는 것이 현대의 문명이고 모든 사람들의 희망사항 같지만 사람이 편하고 편리하게만 삶이 계속된다면 결국 나태하고 무력하여 굳어져서 마지막에는 죽음을 재촉하게 될 것이다. 사람 중에 가장 편한 사람이 정신과 마음과 육체를 놓은 죽은 사람으로 편한 것으로 치면 제일이므로 편함을 쫓지 말고 부지런히 자기 몸에 맞는 활동(노동이나, 운동, 취미나 여가활동 등)을 균형 있게 해 건강한 삶을 영위해야 할 것이다.

현재의 분업화 되고 전문적인 노동이나 운동 등은 그 행동 방향이 대체적으로 일정하여 육체를 편중되게 발전시켜 어느 한쪽만 편중된 발달을 유도하여 육체가 균형 있게 발전되지 않고 상하게 되어 결국은 병이되고 나아가서 생명을 위협하는 결과를 초래하게 되는 것이다. 그러므로 우리가 움직이는 노동, 운동, 체육, 무술, 소질이나 취미를 위주로 하는 모든 활동 등은 그 행동 방향을 다양하게 움직여 육체의 균형 있는 발전을 위해 우선적으로 행동 해 건강하고 무병장수하게 삶을 살아가도록 해야 한다.

현 시대(자본주의)의 모든 활동은 각 개인의 소질이나 개성에 맞는 취미 및 여가활동, 운동, 직업 활동을 남보다 잘하고 경제적으로 우월하고 편안한 위치에 있는 것이 행복하고 합리적인 것처럼 보이지만 이러한 생활방식이 경우와 이치와 사리에 맞는지를 논해 보기로 하겠다.

음 체질의 사람은 음 기운이 선천적으로 좋아 몸이 머리보다 크기 때문에 만사를 육체로 해결하려고 하므로 육체를 사용하는 방면에 소질과 취미가 있고 좋아하며 이 분야에 상당한 성공을 거둘 수 있다. 그러나 음 체질이 음 기운을 강하게 사용하게 되면 상대적 균형을 이루는 양 기운이 약화될 수 있으며 욕심에 의해 더 성공하기 위해서 자기가 좋아하는 일에 혼신의 기력을 집중해 계속 그 일만 매진한다면 그 분야에서는 큰 성공을 거둘 수는 있겠지만 음 기운을 과도히 소진하게 되어 음인 육체가 상하게 될 것이다. 따라서 자기의 소질이나 개성보다는 소질이 별로 없는 것처럼 보이는 양적기운이 주관하는 일에 욕심 없이 열중함으로써 선천적으로 작은 양의 활동을 점차 강화하여 그 기능을 항진시켜 음양의 기능을 조화롭게 해 정신과 육체가 균형 있는 보통사람이 되어 자기가 하는 일에 평정과 건강을 유지해 무병장수하는 합리적인 인생을 사는 것이 경우와 이치와 사리에 맞는 삶이라 할 수 있다.

양 체질의 사람은 양 기운이 선천적으로 좋아 머리가 몸보다 크게 때문에 만사를 머리로 해결하려 하므로 정신을 사용하는 방면에 소질과 취미가 있고 좋아하며 이 분야에 상당한 성공을 거둘 수 있다. 그러나 양 체질이 양 기운을 강하게 사용하게 되면 상대적 균형을 이루는 음 기운이 약화될 수 있으며, 욕심에 의해 더 성공하기 위해서 자기가 좋아하는 일에 혼신의 기력을 집중해 계속 그 일만 매진한다면 그 분야에서는 큰 성공을 거둘 수는 있지만, 양 기운을 과도히 소진하게 되어 양인 정신의 기운이 상하게 될 것이다. 따라서 자기의 소질이나 개성보다는 소질이 별로 없는 음적 기운이 주관하는 육체적 일에 욕심 없이 열중함으로써 선천적으로 작은 음의 활동을 강화하여 그 기능을 항진시켜 음양의 기능을 조화롭게 해 정신과 육체가 균형이 잡힌 보통사람이 되어 자기가 하는 일에 평정과 건강을 유지해 무병장수 하는 합리적인 인생을 살아야 자연의 원리에 맞는 삶이라 할 수 있다.

또한, 목형木形 체질의 사람은 목木 기질氣質이 선천적으로 좋아 간장과 담낭이 크기 때문에 문학적이고 시적이고 학문적이고 행정적이고 교육적이다. 따라서 이 방면에 소질과 취미가 있고 좋아하며 이 분야에서 상당한 성공을 거두고 있다. 그러나 목형木形이 목木의 기운을 강하게 사용하므로 목극토木克土되어 비위장이 더 악화될 수 있으며 욕심에 의해 더욱 유명해지기 위하여 또는 좋아하는 일에 혼신의 기력을 집중하게 하는 사회적 여건에 의해 계속 그 일만 매진하게 되므로 그 분야에 큰 성공을 거둘 수는 있으나 간장과 담낭의 기氣를 과도히 소진하게 되어 끝내는 간장과 담낭이 상하게 되고 큰 장부에 병이 드는 것이다. 따라서 소질이 없는 작은 장부가 주관하는 일에 종사해서 유명인사가 되거나 출세를 하지 못하더라도 보통 사람으로서 오히려 자기의 삶에 평정과 건강을 유지해 무병장수하는 합리적인 인생을 사는 것이 경우와 이치와 사리에 맞는 삶이라 할 수 있는 것이다.

　　화형火形 체질의 사람은 화火 기질氣質이 선천적으로 좋아 심장과 소장이 크기 때문에 화려하고 예술적이며 아름다운 것에 취미와 소질이 있으며, 나서기를 좋아해 체육과 무술 등의 방면을 좋아하며 이 분야에 상당한 성공을 보이고 있다. 그러나 화형火形이 화火의 기운을 강하게 사용하므로 화극금火克金되어 폐·대장이 더 약화될 수 있으며 욕심에 의해 더욱 유명해지기 위해서 또는 자기가 좋아하는 일에 혼신의 기력을 집중하게 하는 사회적 여건에 의해 계속 그 일만 매진하게 되므로 그 분야에 큰 성공은 거둘 수 있으나, 심장과 소장의 기氣를 과도히 소진하게 되어 끝내는 심장과 소장이 상하게 되고 큰 장부에 병이 드는 것이다. 따라서 자기의 소질보다는 작은 장부가 주관하는 일 즉, 소질이 별로 없는 것처럼 보이는 일에 열중함으로써 선천적으로 작은 장부의 활동을 점차 강화하여 그 기능을 항진시켜 궁극적으로는 육장육부의 기능을 조화 있게 해 균형 있는 보통 사람이 되어 건강하고 장수하는 합리적인 인생을 사는 것이 이상적인 섭생攝生의 도道라고 할 수 있는 것이다.

　　토형土形 체질의 사람은 토土 기질氣質이 선천적으로 좋아 비장과 위장이 크기 때문에 확실하고 착실하며 철저한 성격이므로 무엇이든 자기가 직접 관장하여 실질적으로 생산해내고 화합하고 통일하는 일에 소질과 취미가 있고 좋아하며 이 분야에 상당한 성공을 거두고 있다. 그러나 토형土形이 토土의 기운을 강하게 사용하므로 토극수土克水되어 신장과 방광이 더 약화될 수 있으며 욕심에 의해 더욱 유명해지기 위해서 또는 자기가 좋아하는 일에 혼신의 기력을 집중해 계속 그 일만 매진하므로 그 분야에 큰 성공을 거둘 수 있으나 토기土氣를 과도히 소진하게 되어 비장과 위장이 상하게 되고 큰 장부에 병이 드는 것이다. 따라서 자기의 소질 보다는 작은 장부가 주관하는 일 즉, 소질이 별로 없는 것처럼 보이는 일에 열중함으로써 선천적으로 작은 장부의 활동을 점차 강화하여 그 기능을 항진 시켜 궁극적으로는 육장육부의 기능을 조화롭게 해 균형 있는 보통사람이 되어 건강하고 장수하는 합리적인 인생을 사는 것이 이상적인 섭생의 도道라 할 수 있다.

금형金形의 체질의 사람은 금金 기질氣質이 선천적으로 좋아 폐장과 대장이 크기 때문에 리더자의 기상이 있어 남을 누르거나 지배하거나 다스리는 능력이 있어 그러한 일(군인, 경찰, 법관, 정치인, 단체의장 등)에 소질과 취미가 있고 이 분야에 상당한 성공을 거둘 수 있다. 그러나 금형金形이 금金의 기운을 강하게 사용하므로 금극목金克木되어 간장, 담낭이 더 약화될 수 있으며 욕심에 의해 더욱 완전한 지배자가 되고자 혼신의 기력을 다한다면 그 분야에 큰 성공은 거둘 수 있겠지만, 금기金氣를 과도히 소진하게 되어 폐장과 대장이 상하게 되고 결국은 큰 장부에 병이 드는 것이다. 따라서 자기의 소질이나 개성보다는 소질이 별로 없는 것처럼 보이는 작은 장부가 주관하는 일에 열중함을 써 선천적으로 작은 장부의 활동을 점차 강화하여 그 기능을 항진시켜 궁극적으로 육장육부의 기능을 조화롭게 해 균형 있는 보통사람이 되어 자기의 삶에 평정과 건강을 유지해 무병장수하는 합리적인 인생을 사는 것이 자연의 원리에 맞는 것이다.

수형水形 체질의 사람은 수水 기질氣質이 선천적으로 좋아 신장과 방광이 크기 때문에 물과 같이 지혜롭고 수학적이고 연구 개발하는데 소질과 취미가 있고 좋아해 이 분야에 진출해 상당한 성공을 거두고 있다. 그러나 수형水形이 수水의 기운을 강하게 사용하게 되면 수극화水克火되어 심장과 소장이 더 약화될 수 있으며, 여기에 욕심이 추가되어 더욱 유명해지기 위해서 또는 자기가 좋아하는 일에 혼신의 기력을 집중해 계속 그 일만 매진하므로 그 분야에 큰 성공은 거둘 수 있지만, 수기水氣를 과도히 소진하게 되어 신장과 방광이 상하게 되고 큰 장부에 병이 드는 것이다. 따라서 자기의 소질이나 개성보다는 소질이 별로 없는 것처럼 보이는 작은 장부가 주관하는 일에 욕심 없이 열중함으로써 선천적으로 작은 장부의 활동을 점차 강화하여 그 기능을 항진시켜 궁극적으로는 육장육부의 기능을 조화롭게 해 균형 있는 보통사람이 되어 자기가 하는 일에 평정과 건강을 유지해 무병장수하는 합리적인 인생을 사는 것이 이상적인 삶이라 할 수 있다.

상화형相火形 체질의 사람은 상화相火인 심포장과 삼초부가 선천적으로 크기 때문에 다재다능하고 능수능란하고 천재성이 있어서 무엇이든 욕심이 과도하여 자기가 좋아하는 일에 혼신의 기력을 집중해 그 일에 매진한다면 그 분야에 큰 성공을 거둘 수 있겠지만, 상화相火 기운을 과도하게 소진하게 되어 심포장과 삼초부가 상하게 되므로 조심해야 한다. 하지만 상화형相火形은 중재의 힘이 강하므로 모든 일을 적당히 해야 한다는 것을 잘 알고 있으므로 크게 염려할 필요는 없다.

이와 같이 각 개인의 소질이나 개성에 맞는 취미 및 여가활동, 운동의 방향, 직업선택의 방향 등은 자연의 원리에 맞는 새로운 각도에서 재고되어야 할 것이다. 또한 현재 하고 있는 노동이나, 운동, 각종 취미활동 등이 균형에 맞지 않은 일방향성 행동이라면 자기에게 맞는 균형된 활동이나 운동, 취미활동 등을 찾아 별도로 균형을 맞추는 활동에 노력을 아끼지 않아야 할 것이다.

예를 들어 원래 하체가 발달되어 축구를 좋아하고 선천적으로 소질이 있는 어린이가 있다면 육체의 균형 있는 발전을 위해 상체운동을 시켜야 할 것이며, 상체가 발달되어 권투를 좋아하고 선천적으로 소질이 있는 어린이가 있다면 육체의 균형 있는 발전을 위해 하체운동을 시켜야 할 것이다.

취미로 양 체질인 여자아이가 머리가 발달되어 독서를 좋아한다면 육체의 균형 있는 발전을 위해 몸을 움직이는 취미활동을 병행해서 시켜야 할 것이며, 음 체질인 여자 아이가 몸이 발달되어 뜨개질을 좋아한다면 육체의 균형 있는 발전을 위해 머리를 많이 사용하는 취미활동을 병행해서 시켜야 할 것이다.

또한 축구나 태권도, 육상, 등산 등과 같이 하체를 많이 사용하는 운동이나 노동은 하체만 발달할 것이고 테니스, 배구, 야구 등은 사용하는 팔만 발달할 것이며, 검도, 철봉 등과 같이 상체를 많이 사용하는 운동이나 노동은 상체만 발달할 것이고 독서, 게임, 정신집중훈련 등은 정신만 발달할 것이다. 그러므로 인체는 균형 있게 발달되지 않고 어느 한쪽으로만 편중 발달되어 결국은 균형을 상실해 병이 되고 나아가서 생명을 위협하는 결과를 초래하게 될 것이므로 육체의 균형 있는 발전을 위해 이에 상응하는 균형된 운동이나 활동을 반드시 병행해서 해야 한다.

　인간의 활동 중 육체의 불균형을 조절하는데 운동이 으뜸이므로 운동을 통한 조절 원리를 설명하면 다음과 같다.

　운동요법은 운동을 통해 병을 치유하고 체질을 개선하며 더 나아가 육체의 힘을 길러 장수하고 육체를 닦아(수신修身) 환골 탈퇴해 영생永生하고자 하는 것으로 병을 치유하는 운동요법을 섭생운동법이라 하고 체질개선이나 영생하고자 하는 운동요법을 양생운동법이라 말한다.

　병을 치유하는 섭생운동법에는 질병의 진행단계에 따라 운동 처방이 달라지므로 질병의 진행 단계를 다시 정리하면 어떤 원인에 의해 정기正氣의 허虛나 중화中和의 기능 상실로 인해 내재된 기질물氣質物이 한열, 음양, 허실로 변화되어 나타나는 변화상이 원심성으로 기氣 → 상像 → 형形 → 합병증合病症 → 사증死症으로 진행되고 구심성으로 상중하, 표리, 계통으로 진행된다고 했는데 정기의 허나 중화의 기능 상실을 조절하는 방법은 보법補法이나 중법中法에 있다고 했으므로 운동으로 정기를 보補하고 중화中和의 기능을 살려주면 되는데 그 방법인 즉 땀나지 않게 원운동을 천천히 골고루(전신운동) 힘이 차게 해주면 된다. 운동으로 정기가 보補해 졌는지 중화의 기능이 살아났는지를 알려면 맥을 통해서 알 수 있으며 맥은 반드시 운동 전보다 힘이 있고 작용이 원활해야 한다.

　현대 체육의 가장 큰 문제점은 그 첫째가 한쪽으로만 치우친 운동이라는 점과, 둘째가 빨리 격하게 운동해 땀을 지나치게 많이 흘려 속이 차지고 진액의 손실이 많이 되어 에너지를 소비하게 된다는 점으로 땀나지 않게 운동을 하면 에너지를 생산하게 된다. 셋째가 차고, 치고, 때리고, 찌르는 등의 에너지를 소비하는 직선운동이 주를 이룬다는 점으로 직선운동은 에너지를 소비하고 극克하는 운동이고 원운동은 에너지를 생산하는 생生하는 운동이다. 넷째가 모든 운동이 이기기 위한 경쟁으로 치닫고 있으며 승부에 의한 상업화가 되었다는 점이다.

그래서 현대 체육은 열심히 하면 할수록 극단적으로 에너지를 소비해 몸에 정기가 소비되어 중화의 균형을 상실하기 쉬워져 육체가 불균형을 이뤄 인체가 어느 한쪽으로만 편중 발달되어 결국은 병이 되고 나아가서는 생명까지 위태롭게 되는 결과를 초래하게 된다.

전문 체육인의 평균 수명이 56세로 일반인 69~72세에 비해 짧은 편인데 이것이 현대체육을 열심히 하면 할수록 좋지 않다는 것을 단명하게 보여주는 수치인 것이다.

그러므로 자연의 원리에 맞는 운동방법은 한쪽으로 치우치지 않는 운동을 전후, 상하, 좌우로 골고루 해야 하며 땀이 나지 않게 천천히 해주어야 한다. 만약에 땀을 낼 경우는 전력을 다해서 운동을 해주면 되는데 이때는 땀이 김이 되어서 마를 만큼만 전력을 다해서 운동을 하고 그 후에는 다시 천천히 해주면 된다.

그래서 운동을 하고 난 후에 힘이 생겨 기분이 좋으면 운동을 잘 한 것이다. 그리고 직선 운동보다는 원운동을 해주는 것이 좋으며 지나친 경쟁이나 이기기 위한 운동이 아닌 자기 자신을 위한 그리고 조화를 이루기 위한 운동이어야 한다. 운동이 너무 지나치면 분에 넘치는 산소부채를 지게 되고 곧 기진맥진 하게 된다. 이로 인해 생체 조절기전의 파탄이 오기 시작해 심장 리듬의 규칙성은 깨어지고 심장 박출량은 오히려 떨어지며 동맥혈의 산소 함유량도 감소해 얼굴이 창백해지고 심지어는 손발톱이 파랗게 질리게 되며 마침내는 심장박동수가 지나치게 빨라지며 근육의 움직임이 서툴러져 허탈상태에 빠지게 되고 머지않아 쓰러시세 된다.

※산소부채란 운동이 심해지면 먼저 운동을 하고 난 후에 휴식하는 동안에 부족하였던 산소를 섭취하는데 이 부족한 산소를 말하며, 산소부채가 많으면 혈구속 대사산물, 탄산가스와 산성 대사 산물인 락트산 등이 쌓이게 되어 혈액이 산성으로 기울게 됨

내재된 기질물氣質物의 변화를 조절하는 방법은 육장육부의 조절에 있으므로 운동을 하면 운동에너지에 의해 반드시 열이 나며 이 열에 의해 심장박동수가 빨리 뛰게 되고 1박출량도 증가해 심장 박출량이 증가하게 된다. 심한 운동을 하면 심장 박동수

는 매분 60~70박에서 120~180박으로 약 2~3배 증가할 수 있고 1박출량도 80㎖에서 150㎖로 약 2배 이상 증가할 수 있다.

 운동은 골격근의 움직임을 위주로 이루어지므로 운동시 골격근으로 혈류가 집중되며 거의 모든 모세혈관이 다 열려 혈류가 왕성하게 유통되며 상대적으로 내부 장기는 혈류량이 감소되는데 이는 운동이 심해질수록 인체의 근육과 모세혈관이 많은 겉 부분은 혈류량이 증가해 열이 나며 따뜻해지고 인체의 수분을 발산하고 내부 장기는 혈류량이 줄어들어 차지게 되며 응축되고 뇌 속의 혈류량은 변화가 없어 안정 상태를 유지한다.

 그러므로 운동을 통한 한열의 표리조절은 저절로 이루어지고 인체의 기준이 속인 장부에 있으므로 운동은 땀나지 않게 천천히 하는 것이 원리에 맞는 것이며, 운동을 통한 내재된 기질氣質의 조절은 약한 부위를 운동을 통해 혈류량을 많이 보내주거나 지배부위 운동을 통해 내재된 기질氣質을 강화시키거나 기질氣質의 통로인 경락經絡을 조절하거나 강화하는 운동 등을 통해 허실 조절에 더 유용하게 작용되는 것이다.

<운동시 각 장기의 혈류량>   (㎖/분)

장기	안정상태	가벼운운동	심한운동	매우심한운동
대뇌	750	750	750	750
심장	250	350	750	1000
심장박출량	5800	9500	17500	25000
산소섭취량	300	900	2500	4300
골격근	1200	4500	12500	22000
피부	500	1500	1900	600
신장	1100	900	600	250
뱃속장기들	1400	1100	600	300
기타장기	600	400	400	100

고로, 육장육부의 음양과 허실을 운동을 통해 조절하는 방법은 다음과 같다.

① 육장육부의 음양조절 운동법

인영맥이 촌구맥보다 클 경우 하체운동을 많이 해 주어야 하고,

촌구맥이 인영맥보다 클 경우 상체운동을 많이 해 인체의 균형을 유지해 주어야 하며,
좌측맥이 우측맥보다 클 경우 우측운동을 많이 해 인체의 균형을 유지해 주어야 하며,
우측맥이 좌측맥보다 클 경우 좌측운동을 많이 해 인체의 균형을 유지해 주어야 한다.
또한 응용하여 상하, 좌우의 약하고 허한 부분을 운동을 통해 조절해 줄 수 있다.

② 육장육부의 허실조절 운동법

a. 내재된 목木 기질氣質이 약해 간장과 담낭에 병이 있거나 간장과 담낭이 원래 허약한 사람은 전신운동을 한 후에 간담이 지배하는 부위의 운동을 통해 목木 기질氣質을 강화시키거나 목木 기질氣質의 통로인 간경과 담경을 강화하는 운동을 통해 약해진 목木 기질氣質을 튼튼하게 해 이를 조절하는 간장과 담낭의 병을 치유해주면 된다.

즉, 간장과 담낭의 지배부위인 목 운동, 눈 운동, 발 운동, 고관절 운동, 근육 마사지, 간경 강화 운동, 담경 강화 운동, 옆구리 운동 등을 전신운동을 한 후에 충분히 해 주어 목木 기운을 튼튼히 하여 병들고 약한 간·담을 통해 치유해주면 된다.

b. 내재된 화火 기질氣質이 약해 심·소장에 병이 있거나 심장과 소장이 원래 허약한 사람은 전신운동을 한 후에 심·소장이 지배하는 부위의 운동을 통해 화火 기질氣質을 강화시키거나 화火 기질氣質의 통로인 심경과 소장경을 강화하는 운동을 통해 약해진 화火 기질氣質을 튼튼하게 해 이를 조질하는 심장과 소장의 병을 치유해주면 된다.

즉, 심장과 소장의 지배부위인 혀 운동, 얼굴 마사지, 주관절 운동, 상완 운동, 견갑골 운동, 심경 강화 운동, 소장경 강화 운동, 팔굽혀펴기 등을 전신운동을 한 후에 충분히 해 주어 화火 기운을 튼튼히 해 병들고 약한 심·소장을 치유해주면 된다.

c. 내재된 토土 기질氣質이 약해 비장과 위장에 병이 있거나 비장과 위장이 원래 허약한 사람은 전신운동을 한 후에 비·위장이 지배하는 부위의 운동을 통해 토土 기질氣質을 강화시키거나 토土 기질氣質의 통로인 비경과 위장경을 강화하는 운동을 통해 약해진 토土 기질氣質을 튼튼하게 해 이를 조절하는 비장과 위장의 병을 치유해주면

된다.

즉, 비장과 위장의 지배 부위인 무릎운동, 대퇴부운동, 복부운동, 유방 마사지, 입운동, 비경 강화 운동, 위경 강화 운동, 윗몸일으키기 등을 전신운동을 한 후에 충분히 해주어 토土 기운을 튼튼히 해 병들고 약한 비·위장을 치유해주면 된다.

d. 내재된 금金 기질氣質이 약해 폐장과 대장에 병이 있거나 폐장과 대장이 원래 허약한 사람은 전신운동을 한 후에 폐장과 대장이 지배하는 부위의 운동을 통해 금金 기질氣質을 강화시키거나 금金 기질氣質의 통로인 폐경과 대장경을 강화하는 운동을 통해 약해진 금金 기질氣質을 튼튼하게 해 이를 조절하는 폐장과 대장의 병을 치유해주면 된다.

즉, 폐장과 대장의 지배 부위인 손목 운동, 하완 운동, 가슴 운동, 코 마사지, 항문운동, 피부 마사지, 폐경 강화 운동, 대장경 강화 운동, 호흡 등을 전신운동을 한 후에 충분히 해주어 금金 기운을 튼튼히 해 병들고 약한 폐·대장을 치유해주면 된다.

e. 내재된 수水 기질氣質이 약해 신장과 방광에 병이 있거나 신장과 방광이 원래 허약한 사람은 전신운동을 한 후에 신장과 방광이 지배하는 부위의 운동을 통해 수水 기질氣質을 강화시키거나 수水 기질氣質의 통로인 신경과 방광경을 강화하는 운동을 통해 약해진 수水 기질氣質을 튼튼하게 해 이를 조절하는 신장과 방광의 병을 치유해주면 된다.

즉, 신장과 방광의 지배 부위인 발목 운동, 허리 운동, 정강이 운동, 골반 운동, 귀운동, 치아운동, 뼈강화 운동, 신경 강화 운동, 방광경 강화 운동 등을 전신운동을 한 후에 충분히 해주어 수水 기운을 튼튼히 해 병들고 약한 신·방광을 치유해주면 된다.

f. 내재된 상화相火 기운이 약해 심포장과 삼초부에 병이 있거나 심포장과 삼초부가 원래 허약한 사람은 전신운동을 한 후에 심포장과 삼초부가 지배하는 부위의 운동을 통해 상화相火 기운을 강화시키거나 상화相火 기운의 통로인 심포경과 삼초경을 강화

하는 운동을 통해 약해진 상화相火 기운을 튼튼하게 해 이를 조절하는 심포장과 삼초부의 병을 치유해주면 된다.

즉, 심포장과 삼초부의 지배 부위인 손 운동, 견관절 운동, 심포경 강화 운동, 삼초경 강화 운동 등을 전신운동을 한 후에 충분히 해주어 상화相火 기운을 튼튼히 해 병들고 약한 심포와 삼초를 치유해주면 된다.

또한 병증으로 인한 체형의 변화를 조절하는 운동 방법은 골격근을 위주로 호흡계, 신경계, 순환계 등 여러 기관이 잘 어울려 서로 협력해서 운동이 행해지는데 우리 몸이 형태학적 계통(골격계, 근육계, 신경계, 피부계, 순환계 등)으로 가장 약해진 부분이나 병든 부분을 운동을 통해 조절해주면 되는 것이다.

예를 들어 무릎관절이 아픈데 형태학적으로 근육이나 신경계 때문에 병증이 발생했다면 무릎관절 부위의 근육계통이나 신경계를 강화하는 운동을 해주어 무릎의 병증을 치유하거나 무릎의 형태를 조절하는데 도움을 주는 것이다.

이와 같이 운동을 통한 병치처방도 질병의 진행단계에 따라 형태학적 계통을 운동해야할지, 내재된 기질氣質을 강화하는 운동을 해야 할 지가 분명해지며 병치운동도 약하거나 병든 부위를 땀나지 않게 원운동을 위주로 에너지를 생산하게끔 천천히 운동을 해주어야 하는 것이다.

③ 체질개선 운동법

힘을 기르는 양생운동법에는 체질을 강화하는 체질 강화 운동요법과 장수운동요법이 있는데 먼저 체질에 따른 운동요법을 살펴보겠다.

a. 음양체질에 따른 운동법

가. 음 체질인 사람은 음 기운이 선천적으로 좋아 몸이 머리보다 발달되어 있기 때문에 상체운동을 하체운동보다   약간 많이 해 몸의 균형을 유지해야 하는데 음 체질 중 궐음인(☵)과 태음인(☷)은 음이 2이고 양이 1의 비율이므로 상체운동을 2 하체운동을 1의 비율로 해주는 것이 좋고, 음 체질 중 소음인(☶)은 음이 3이므로 상체운동

을 3 하체운동 1의 비율로 해주는 것이 좋다.

나. 양 체질인 사람은 양 기운이 선천적으로 좋아 머리가 몸보다 발달되어 있기 때문에 하체운동을 상체운동보다 많이 해 몸의 균형을 유지해야 하는데 양 체질 중 소양인(☲)과 양명인(☳)은 양이 2이고 음이 1의 비율이므로 하체운동을 2 상체운동을 1의 비율로 해주는 것이 좋고, 양 체질 중 태양인(☰)은 양이 3이므로 하체운동을 3 상체운동을 1의 비율로 해주는 것이 좋다.

b. 오행체질에 따른 운동요법

정목형正木形은 목木인 간장과 담낭은 제일 크고 : 심 · 소장과 심포 · 삼초와 신 · 방광은 중간이며 : 비 · 위장과 폐 · 대장은 작은 체질이고 비율은 3 : 2 : 1일 경우 체질적 운동처방은 전신운동을 한 후에 토土 운동과 금金 운동을 3 : 화火 운동과 상화相火 운동과 수水 운동을 2 : 목木 운동을 1의 비율로 해주면 된다.

정화형正火形일 경우 화火인 심장과 소장은 제일 크고 : 비위장과 간담은 중간이며 : 폐대장과 신방광은 작은 체질이고 그 체질적 비율이 3 : 2 : 1일 경우 체질적 운동처방은 전신운동을 한 후에 금金 운동과 수水 운동을 3 : 토土 운동과 목木 운동을 2 : 화火 운동과 상화相火운동을 1의 비율로 해주면 된다.

또한 장부의 대소大小순서에 따라 예를 들어 오행체질을 분류하면 목화화木火火형은 간장과 담낭이 제일 크고 심장과 소장이 그 다음으로 크고 심포장과 삼초부가 약간 크며 비장과 위장이 작고 폐장과 대장이 더 작고 신장과 방광이 제일 작은 체질이므로 이 사람을 오행으로 분류하면 ①목木 ②화火 ③상화相火 ④토土 ⑤금金 ⑥수水 형인 체질이다.

이 사람의 체질적 비율은 6 : 5 : 4 : 3 : 2 : 1 이라면 체질적 운동처방은 전신운동을 한 후에 수水 운동을 6 : 금金 운동을 5 : 토土 운동을 4 : 상화相火 운동을 3 : 화火 운동을 2 : 목木 운동을 1의 비율로 해주면 된다.

운동종류 \ 오행	수水운동	금金운동	토土운동	상화相火운동	화火운동	목木운동
전신운동	발목운동 허리운동 정강이운동 골반운동 귀운동 치아운동 뼈강화운동 신경강화운동 방광경강화운동	손목운동 하완운동 가슴운동 코맛사지 항문운동 피부맛사지 폐경강화운동 대장경강화 운동 호흡 등	운동 무릎운동 허벅지운동 복부운동 유방맛사지 입운동 비경강화운동 위경강화운동 윗몸일으키기 등	손운동 견관절운동 심포경강화 운동 삼초경강화 운동 등	운동 혀운동 주관절운동 상완운동 얼굴맛사지 견갑골운동 심경강화운동 소장경강화운동 팔굽허펴기 등	목운동 고관절운동 눈운동 발운동 근육맛사지 간경강화운동 담경강화운동 옆구리운동 등
비율	6	5	4	3	2	1

이와 같이 다른 장부도 오행체질로 허실적 대소를 분류한 후 그 체질적 비율에 의해 오행체질 운동처방을 해주면 된다.

④ 장수운동법

장수운동 처방은 체질이 균형을 이뤄 음양오행 표준형이 된 후에 실시하는 운동처방으로 소우주인 인체는 대략 목기木氣 10% / 화기火氣 10% / 토기土氣 10% / 금기金氣 10% / 수기水氣 10%와 전신을 신진대사하고 생명력과 초능력을 관장하는 심포장과 삼초부의 상화기相火氣가 50%로 구성되어 있다. 그러므로 장수처방은 체질이 목木, 화火, 토土, 금金, 수水, 상화相火가 모두 동일하게 균형 잡힌 사람으로서 10:10:10:10:10:50의 비율로 운동해주면 되는데 인종별로 약간 다르게 처방해야 하므로 인종별 장수운동 처방은 다음과 같다.

황인종 장수운동 처방

구분	목木운동	화火운동	토土운동	금金운동	수水운동	상화相火운동
비율	1	1	2	1	1	6

백인종 장수운동 처방

구분	목木운동	화火운동	토土운동	금金운동	수水운동	상화相火운동
비율	1	1	1	2	1	6

흑인종 장수운동 처방

구분	목木운동	화火운동	토土운동	금金운동	수水운동	상화相火운동
비율	1	1	1	1	2	6

운동도 질병의 진행단계에 맞게, 체질에 맞게, 자연의 원리에 맞게 실행한다면 우리 인체는 운동을 통해서도 병을 치유할 수도 있고 건강해 질 수 있으며 또한, 정신과 마음과 육체가 조화롭게 균형을 이뤄 장수할 수도 있을 것이다.

8) 내재된 기질의 흐름을 조절하는 경락 이용법

우리 몸의 생리적 메커니즘은 크게 기질적氣質的 메커니즘과 물질적物質的 메커니즘이 있는데, 기질적氣質的 메커니즘에는 내재된 기질氣質의 조절이 장부에 의해서 이루어지고, 장부의 기질적氣質的 생리 메커니즘이 경락계통을 통해서 이루어지므로 인간의 모든 기질적氣質的 생리와 병리의 메커니즘은 장부와 경락계통을 통해 전신으로 형성되며, 물질적物質的 메커니즘에는 형태학적 계통(순환계, 혈관계, 임파계, 내분비계, 근육계, 골격계, 신경계, 피부 및 감각계, 소화기계, 호흡기계, 생식기계, 비뇨기계 등)을 통해 전신으로 형성된다.

그러므로 동의학에서는 기질氣質의 조절이 장상과 경락계통을 통해서 이루어지므로 인간의 신체적(정情), 정신적(신神), 감각적(기氣)인 모든 생리와 병리의 관계를 장부와 경락계통으로 관련지어 동양사상의 가장 기본이 되는 음양오행론의 틀로써 전체적, 종합적, 전일적으로 설명하고 있으며, 서양의학에서는 인체를 형태학적 계통으로 분류해 계통적 생리작용을 형이하학적인 논리적 과학체계로 정리, 설명하고 있다.

그러나 동양의학의 가장 큰 단점은 질병의 진행단계별 진단법과 처방법이 일치되지 않는다는 점이며, 서양의학은 부분적 계통에 의한 미분적 의학으로 치우치고 있다는 게 가장 큰 단점이다. 사람의 몸에 있는 기질적氣質的 생리메커니즘이 경락계통에 있고, 물질적物質的 생리메커니즘이 형태학적 계통에 있기 때문에 경락과 해부생리학에 불가불통不可不通하지 않으면 내재된 기질물氣質物의 조절은 할 수 없으며 이로 인해 발현되는 질병을 치유할 수 없게 되는 것이다.

① 경락 조절법

경락조절을 통한 질병의 치유방법은 경락을 이용한 내재된 기질물氣質物의 한열, 음양, 허실의 변화를 조절하는 법과 내재된 기질물氣質物의 변화상(病症)을 조절하는 법으로 나뉘게 되는데, 조절방법으로는 다양한 방법들이 있으나 가장 흔히 사용되는 방법으로는 침과 뜸과 부항과 자석과 경락마사지 등이다.

기氣의 흐름을 조절하는 경락이용법은 인체 내의 음양과 허실을 조절하는데 유용하므로 내재된 기질물氣質物의 음양과 허실을 조절하는 법과 내재된 기질물氣質物의 변화상을 조절하는 법을 침술을 위주로 설명하겠다.

먼저 내재된 기질물氣質物의 변화를 조절하는 원리는 내재된 기질물氣質物이 한열, 음양, 허실로 변화해 이상증후가 발생하게 되는데 이 한열, 음양, 허실의 변화를 조절하는 것이 육장육부이므로

a. 경락을 이용한 육장육부의 한열의 조절은 침을 사용 시, 한寒할 때 해당 경락상 경혈에 유침留針하고, 열熱할 때는 해당 경락상 경혈에 속자서발 해주면 되고,

뜸을 사용 시, 뜸은 열을 이용해 장부의 한寒을 조절해주는 것이므로 장부의 해당 경락상 경혈에 뜸으로 열을 가해 한을 조절해주면 된다.

내재된 기질물氣質物의 한열의 변화는 내재된 기질물氣質物이 순환이 되지 않아 생긴 것이므로 한열의 순환이 치유의 핵심이므로 외부적으로 경락을 이용해 기질물氣質物의 한열을 조절하는 방법보다 차고 따뜻한 음식을 먹어 내재된 기질물氣質物의 한열을 조절하는 식이요법이 더 효과적이다.

b. **경락을 이용한 육장육부의 음양의 조절**은 내재된 기질물氣質物의 음양변화를 측정하는 것이 인영 · 촌구맥진으로 인영 · 촌구의 맥성脉盛을 비교해 인영맥이 클 경우 침이나 뜸, 자석, 부항, 마사지 등을 이용해 양陽인 육부경의 힘을 사법瀉法으로 조절해주던지 육장경의 힘을 보법補法으로 조절해주면 되고, 인영 · 촌구의 맥성을 비교해 촌구맥이 클 경우 침이나 뜸, 자석, 부항, 마사지 등을 이용해 육장경의 음경의 힘을 사법瀉法으로 조절해주던지, 육부경의 양경의 힘을 보법補法으로 조절해주면 된다.

c. **경락을 이용한 육장육부의 허실의 조절**은 내재된 기질물氣質物의 허실변화를 측정하는 것이 오계맥진으므로, 오계맥을 촉진해 오계맥이 인영맥에서 크게 감지 될 경우 침이나 뜸, 자석, 부항, 마사지 등을 이용해 양인 육부경의 힘을 2사瀉해주고 음양표리를 형성한 음인 육장경의 힘을 1보補해서 조절해주던지, 반대로 음인 육장경의 힘을 2보補해주고 음양표리를 형성한 양陽인 육부경의 힘을 1사瀉해주면 된다. 또한 오계맥이 촌구맥에서 크게 감지될 경우 침이나 뜸, 자석, 부항, 마사지 등을 이용해 보법補法(양경에 2보 음경에 1사)을 위주로 치유할 것인가, 사법瀉法(음경에 2사 양경에 1보)을 위주로 치유할 것인가가 중요하다. 현재의 환자의 상황이 사법이 합당한지 보법이 합당한 지가 중요하며 이 보사補瀉의 기준이 없을시(보補할 사람을 사瀉한다던지, 사瀉할 사람을 보補한다던지)는 병을 더 중하고 깊게 하며 심하면 사망에 이르게 할 수도 있으므로 신중해야 한다.

② 경락을 이용한 내재된 기질氣質의 음양, 허실의 조절을 정리하면

◎ 인영맥에서 오계맥이 크게 감지 될 경우(인영 1~3성盛)

사법瀉法	육양경 2사瀉 육음경 1보補(2사瀉1보補)
보법補法	육음경 2보補 육양경 1사瀉(2보補1사瀉)

보補는 맥이 대大해지고 사瀉는 맥이 소小해진다

◎ 촌구맥에서 오계맥이 크게 감지될 경우(촌구 1~3성盛)

사법瀉法	육음경 2사瀉 육양경 1보補(2사瀉1보補)
보법補法	육양경 2보補 육음경 1사瀉(2보補1사瀉)

예를 들어 인영맥에서 현맥이 크게 촉지될 경우,

침술로 사법瀉法을 구사할 경우, 양경인 담경의 2혈을 사瀉하고 음경인 간경의 1혈을 보補한다. = 2사瀉1보補 한다.

자석을 이용해 보법補法을 구사할 경우 음경인 간경의 2혈을 보補하고 양경인 담경의 1혈을 사瀉한다. = 2보補1사瀉 한다.

또 촌구맥에서 현맥이 크게 촉지될 경우,

자석을 이용해 보법補法을 구사할 경우 양경인 담경의 2혈을 보補하고 음경인 간경의 1혈을 사瀉한다. = 2보補1사瀉 한다.

침술로 사법瀉法을 구살할 경우, 음경인 간경의 2혈을 사瀉하고, 양경인 담경의 1혈을 보한다. = 2사瀉1보補 한다.

512

이상과 같이 내재된 기질氣質을 조절하는 침법이 황제내경에 기록되어 있는 내경침법으로 다른 장부의 음양과 허실도 이와 같이 조절하면 된다.

a. 내재된 기질氣質의 변화를 침으로 조절할 때는 침은 사瀉는 있고 보補는 없게 되는데 '황제내경'에 '사瀉' 라는 것은 맞아서 탈奪하는 것이고, '부補' 라는 것은 그것을 따라서 머무르게 하는 것(유留)이라 했으므로 침에서의 보법補法은 경락의 기운을 채우는 개념이 아닌 머무르게 하는 것을 뜻한다. 내재된 기질氣質의 변화를 조절할 때는 침은 사법瀉法만이 있게 되고, 보법補法은 구사할 수 없으며, 내재된 기질氣質의 변화상(병증)의 허실증을 침으로 조절할 때는 보법과 사법이 같이 있게 된다.

b. 내재된 기질氣質의 변화를 뜸으로 조절할 때는 보사補瀉가 함께 있게 되는데 뜸의 보법補法은 간접구로 약해진 맥脈이 대大해지게 하고, 뜸의 사법瀉法은 직접구로 강하게 사瀉해 대大한 맥성脉盛이 평平해지게 조절할 수 있으며, 내재된 기질물氣質物의 변화상(병증)의 허실증을 뜸으로 조절할 때는 보법과 사법이 같이 있게 된다.

c. **내재된 기질氣質의 변화를 자석으로 조절할 때는** 보법과 사법이 함께 있게 되는데, 자석의 보법은 N극을 약해진 장부의 경락상 경혈에 닿게 해 자기장이 인체의 맥脉을 대大하게 해 보補하게 하며, 사법은 S극을 강해진 경락상 경혈에 닿게 해 자기장이 인체의 맥성脉盛을 평平하게 해 사瀉하게 한다. 그러므로 N극으로 경락상 경혈을 자극하면 보補가 되고, S극으로 경락상 경혈을 자극하면 사瀉가 된다. 또한 내재된 기질氣質의 변화상(병증)의 허실증을 자석으로 조절할 때는 보법만이 있게 된다. 즉 병증은 S극을 닿게 해 문지르면 병증이 성해지는 경향이 있고, N극으로 닿게 해 자극을 주면 병증의 발현이 약해지는 경향이 있기 때문이다.

d. **내재된 기질물氣質物의 변화를 부항으로 조절할 때는** 사瀉는 있고 보補는 없게 되는데, 이는 뭉치고 막힌 곳은 사혈을 통해 풀고 뚫게 해주므로 정체된 맥의 흐름이 좋아지게 된다. 그러므로 부항은 사혈을 통해 사瀉해 대大한 맥성이 평平해지게 조절할 수 있으며 사혈을 통한 부항요법으로는 힘을 보완할 수 없으며, 내재된 기질물氣質物의 변화상(병증)의 허실증은 사혈을 이용한 부항으로 허虛할 때는 보법으로 실實할 때는 사법을 같이 할 수 있다.

e. **내재된 기질물氣質物의 변화를 경락마사지를 통하여 조절할** 수 있는데 이때는 보법과 사법을 상황에 따라 함께 할 수 있다. 경락마사지의 보법은 양경일 경우 위에서 아래로 흐르고, 음경일 경우 아래에서 위로 흐르기 때문에

인영맥에서 오계맥이 크게 감지될 때는 양경맥을 역방향으로 마사지해서 사瀉해주고 음양표리관계를 형성한 음경맥을 같은 방향으로 마사지해 보補하며

촌구맥에서 오계맥이 크게 감지될 때는 음경맥을 역방향으로 마사지해서 사瀉해주고 음양표리 관계를 형성한 양경맥을 같은 방향으로 마사지해 보補해주면 된다.

해당 경혈은 에너지 흐름이 시계방향으로 유주하며 경혈을 마사지 할 때는 시계방향으로 마사지 하면 보補가되고, 시계 역방향으로 마사지하면 사瀉가 되는 것이다.

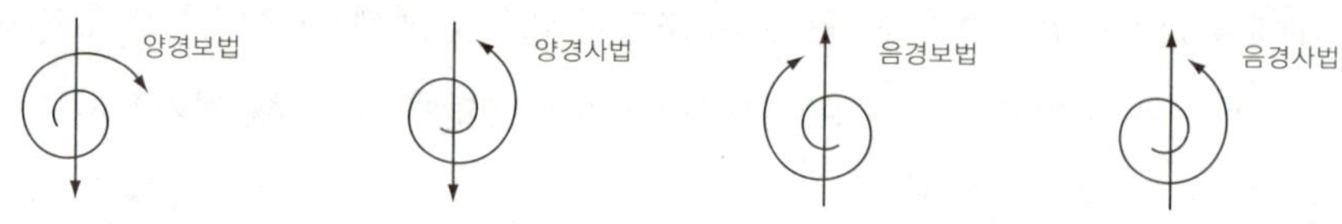

하지만 위의 설명과 같이 침, 뜸, 부항, 자석, 마사지 등으로 보사補瀉를 시행했다하더라도 내재된 기질물氣質物의 변화를 알아볼 수 있는 맥脈의 변화가 없다면 내재된 기질물氣質物의 변화는 조절된 것이 아니므로 반드시 보사법補瀉法을 시행한 후 맥脈의 상태를 확인해보아야 제대로 구사한 것인지 알 수 있다.

f. 내재된 기질적氣質的 전변은 경락계통을 통해 12정경에서 낙맥이나 기경팔맥으로 전변되며 더 넓게는 사해四海로 전변되어 내재된 기질氣質의 이상이 더 중하고 깊게 발전된다. 이로 인해 나타나는 병증도 더 중하고 깊게 발전해 전신으로 그 병증이 발현되므로 내재된 기질氣質의 이상이 인체의 상하좌우로 1~3배의 차이로 일탈된 경우에는 내재된 기질氣質의 이상이 장부 및 경락계통인 12정경에 있게 되므로 이때의 경락을 이용한 조절법은 위에서 설명한 대로 내재된 기질氣質을 조절해주면 되고, 내재된 기질氣質의 이상이 인체의 상하좌우로 4~5배의 차이로 일탈된 경우(인영맥과 촌구맥의 맥성脈盛의 차이가 4~5성盛인 경우) 내재된 기질氣質의 이상이 장부 및 12정경으로부터 넘쳐서 기경팔맥으로 유주전두되어 기경팔매에 있게 되므로 이때는 기경팔맥의 통혈을 자극해 내재된 기질氣質을 조절해주면 되는데, 이때는 침을 이용한 사법瀉法이 가장 정교하고 정확하므로 침술을 이용한 기경팔맥의 조절법을 설명하면 다음과 같다.

☞ **기경팔맥에 내재된 기질氣質을 조절하는 침법이** 구궁팔괘침법으로 기경침법 또는 팔맥교회침법이라고도 한다.

구궁팔괘침법은 12경맥과 기경팔맥이 상호 교회交會하는 8곳의 혈穴을 취혈하는 것으로

(ㄱ) 기경팔맥 중 대맥은 족소양담경의 임읍혈에서 상호 교회交會하므로, 내재된 기질

氣質의 이상이 간담 및 간경과 담경으로부터 통혈인 임읍혈을 통해 대맥으로 유주전도 되었을 경우에는 변화된 맥성脉盛이 인영에서 현맥弦脉 4~5성盛으로 촉지되게 된다. 이때는 통혈인 임읍혈을 사瀉해서 대맥으로 유주전도된 기질氣質을 조절해주면 된다.

(ㄴ) 기경팔맥 중 독맥은 수태양소장경의 후계혈에서 상호 교회交會하므로 내재된 기질氣質의 이상이 심소장 및 심경과 소장경으로부터 통혈인 후계혈을 통해 독맥으로 유주전도 되었을 경우에는 변화된 맥성脉盛이 인영에서 구맥鉤脉 4~5성盛으로 촉지되게 된다. 이때는 통혈인 후계혈을 사瀉해서 독맥으로 유주전도된 기질氣質을 조절해주면 된다.

(ㄷ) 기경팔맥 중 충맥은 족태음비경의 공손혈에서 상호 교회交會하므로, 내재된 기질氣質의 이상이 비위장 및 비경과 위장경으로부터 통혈인 공손혈을 통해 충맥으로 유주전도 되었을 경우에는 변화된 맥성脉盛이 촌구에서 홍맥洪脉 4~5성盛으로 촉지되게 된다. 이때는 통혈인 공손혈을 사瀉해서 충맥으로 유주전도 된 기질氣質을 조절해주면 되고,

(ㄹ) 기경팔맥 중 임맥은 수태음폐경의 열결혈에서 상호 교회交會하므로 내재된 기질氣質의 이상이 폐대장 및 폐경과 대장경으로부터 통혈인 열결혈을 통해 임맥으로 유주전도 되었을 경우에는 변화된 맥성脉盛이 촌구에서 모맥毛脉 4~5성盛으로 촉지되게 된다. 이때는 통혈인 열결혈을 사瀉해서 임맥으로 유주전도된 기질氣質을 조절해주면 된다.

(ㅁ) 기경팔맥의 교맥 중 양교맥은 족태양방광경의 신맥혈에서 상호 교회交會하므로 내재된 기질氣質의 이상이 신방광 및 신경과 방광경으로부터 통혈인 신맥혈을 통해 양교맥으로 유주전도 되었을 경우에는 변화된 맥성脉盛이 인영에서 석맥石脉 4~5성盛으로 촉지되게 된다. 이때는 통혈인 신맥혈을 사瀉해서 양교맥으로 유주전도된 기질氣質을 조절해주면 된다.

(ㅂ) 기경팔맥의 교맥 중 음교맥은 족소음신경의 조해혈에서 상호 교회交會하므로 내재된 기질氣質의 이상이 신방광 및 신경과 방광경으로부터 통혈인 조해혈을 통해 음교맥으로 유주전도 되었을 경우에는 변화된 맥성脉盛이 촌구에서 석맥石脉 4~5성盛으

로 촉지되게 된다. 이때는 통혈인 조해혈을 사瀉해서 음교맥으로 유주전도된 기질氣質을 조절해주면 된다.

(ㅅ) 기경팔맥의 유맥 중 양유맥은 수소양삼초경의 외관혈에서 상호 교회交會하므로 내재된 기질氣質의 이상이 심포삼초 및 심포경과 삼초경으로부터 통혈인 외관혈을 통해 양유맥으로 유주전도 되었을 경우에는 변화된 맥성脉盛이 인영에서 구삼맥鉤三脉 4~5성盛으로 촉지되게 된다. 이때는 통혈인 외관혈을 사瀉해서 양유맥으로 유주전도된 기질氣質을 조절해주면 된다.

(ㅇ) 기경팔맥의 유맥 중 음유맥은 수궐음심포경의 내관혈에서 상호 교회交會하므로 내재된 기질氣質의 이상이 심포삼초 및 심포경과 삼초경으로부터 통혈인 내관혈을 통해 음유맥으로 유주전도 되었을 경우에는 변화된 맥성脉盛이 촌구에서 구삼맥鉤三脉 4~5성盛으로 촉지되게 된다. 이때는 통혈인 내관혈을 사瀉해서 음유맥으로 유주전도된 기질氣質을 조절해주면 되는 것이다.

기경팔맥은 음양표리관계를 형성한 경락이 없으므로 보사補瀉의 관계가 형성되지 않으며, 내재된 기질氣質이 전변되는 과정에서 맥성脉盛이 대大해진 경우이므로 사법瀉法을 통한 조절이 가장 유용하며, 음양표리관계를 형성한 경락이 없으므로 이에 상응한 보법補法을 행할 수가 없다.

〈기경팔맥과 통혈〉

기경팔맥	맥성	교회交會경맥	통혈
대맥	인영 현맥 4~5성盛	족소양담경	임읍
독맥	인영 구맥 4~5성盛	수태양소장경	후계
충맥	촌구 홍맥 4~5성盛	족태음비경	공손
임맥	촌구 모맥 4~5성盛	수태음폐경	열결
양교맥	인영 석맥 4~5성盛	족태양방광경	신맥
음교맥	촌구 석맥 4~5성盛	족소음신경	조해
양유맥	인영 구삼맥 4~5성盛	수소양삼초경	외관
음유맥	촌구 구삼맥 4~5성盛	수궐음심포경	내관

g. 내재된 기질氣質의 이상이 인체의 상하좌우로 6~7배의 차이로 일탈된 경우(인영 맥과 촌구맥의 맥성의 차이가 6~7성인 경우) 내재된 기질氣質의 이상이 기경팔맥으로 부터 넘쳐서 사해四海로 유주전도되어 사해四海에 내재된 기질氣質의 이상이 있게 되 는데 이때는 사해四海의 통혈인 합곡2혈과 태충2혈을 자극해 내재된 기질氣質을 조절 해주면 된다. 이때도 침을 이용한 사법이 가장 정교하고 정확하고 효과적이므로 침술 을 이용한 조절법을 설명하면 다음과 같다.

사해四海의 내재된 기질氣質을 조절하는 침법이 사관침법四關針法인데,

사관침법은 수양명대장경의 합곡2혈과 족궐음간경의 태충2혈인 4곳의 혈을 취혈 하는 것이다. 사해四海란 우리 인체를 배꼽을 중심으로 4등분해서 그 하나하나를 보는 것으로 내재된 기질氣質의 이상이 장부 및 12정경으로부터 기경팔맥과 12원혈原穴을 통해 사관四關으로 연계되어 전신이 사해四海로 유주전도 되는데 이때의 내재된 기질 氣質의 이상이 음경락계통을 통해 사해四海로 유주전도 되었을 경우에는 변화된 맥성 이 촌구에서 현맥 6~7성으로 촉지되게 되며, 내재된 기질氣質의 이상이 양경락 계통 을 통해 사해로 유주전도 되었을 경우에는 변화된 맥성이 인영에서 모맥 6~7성으로 촉지되게 된다. 변화된 맥성이 촌구에서 6~7성으로 감지될 경우에는 통혈인 태충혈을 사瀉해서 사해四海로 유주전도된 기질을 조절해주면 되고, 변화된 맥성이 인영에서 6~7성으로 감지될 경우에는 통혈인 합곡혈을 사瀉해서 사해四海로 유주전도된 기질氣 質을 조절해주면 된다.

사관혈을 통해 보다 더 강력한 사법瀉法을 구사하려면 아래 정리된 벽해선생 사관 침법술을 구사하면 확실한 기질氣質의 조절을 느낄 수 있을 것이다.

〈벽해선생 사관침술법〉

천원필방天圓必方 보필용원補必用圓 사필용방瀉必用方

		보필용흡補必用吸	사필용호瀉必用呼
1. 사瀉	삼차三次		
2. 퇴褪	삼차三次	양일선용陽日先用	청룡파미靑龍擺尾

517

3. 괄括   삼차三次   　음일선용陰日先用   백호요두白虎搖頭

4. 무撫   삼차三次

5. 청용파미青龍擺尾(소보다사小補多瀉)   병재病在 상칙上則 침하針下

6. 백호요두白虎搖頭(침두針頭)   병재病在 하칙下則 침상針上   ※침법필용鍼法必用

7. 창귀탐혈蒼龜探穴(동서남북東西南北)   병재病在 좌칙左則 침우針右   소보다사小補多瀉

8. 적봉령원赤鳳翎原(천지인天地人)   병재病在 우칙右則 침좌針左

경락을 이용한 내재된 기질氣質의 조절은 상황에 따라 보법과 사법을 쓸 수 있는데 내재된 기질氣質의 이상이 깊고 강하게 전변될 경우는 사법이 더 유용하며, 보법을 사용할 때는 경락을 이용해 보해주는 것보다 보약을 이용하거나 식이영양섭생법을 이용해 내재된 기질氣質을 직접 보해주는 것이 더 유용하다.

518

③ 내재된 기질물氣質物의 변화상(병증)을 침구를 위주로 조절하는 법

내재된 기질물氣質物의 변화상(병증)을 조절하는 침구치유처방에는 변증시치辨證施治와 비방시치祕方施治와 병명시치病名施治)가 있다.

a. 변증시치辨證施治란 병명을 정확하게 구분 할 수 없었던 옛날부터 전해 내려오는 전통 치유처방법의 일송으로 인체가 정상적인 생리기능을 상실히였을 경우 계통저으로 나타나는 여러 가지 증후의 변화를 파악하여 이를 분류해 치유하는 방법으로 내재된 기질물氣質物이 한열, 음양, 허실로 변화되어 이를 조절하는 육장육부에 이상이 발생하였을 때 해당 장부경맥과 낙맥계통의 특정부위에 이상 증후가 표출되게 되는데 경락계통으로 나타나는 여러 가지 증후의 변화를 파악하여 이를 분류해 치유하는 것이다, 나타나는 증후군症候群을 파악하는 기준을 사진四診을 통한 팔강八綱(음 · 양 · 허 · 실 · 한 · 열 · 표 · 리)에 귀납시켜 치유했던 방법으로 치요팔강변증시치라 말하기도 한다. 치요팔강변증시치는 육장육부의 병증을 사진법을 통한 팔강으로 변별하여 각 증證에 해당하는 보사법과 경혈(오수혈, 원혈, 낙혈, 극혈, 모혈, 하합혈, 교회혈 등)

을 선용選用하여 치유하는 것이다. 현재 많이 사용되고 있는 변증시치의 유형은 전통변증시치-전통오행침, 사암변증시치-사암오행침, 사상인변증시치-사상체질오행침, 유곡변증시치-유곡오행침, 내경변증시치-내경오행침(저자가 개발한 침법) 등이 있다.

변증시치의 치유의 기본은 허증과 실증에 있는데 허즉보虛則補하고 실즉사實則瀉하므로 해당장부 경맥의 오행혈에서 자혈子穴, 모혈母穴을 찾아 취혈하는 것으로서 오행침법五行鍼法이라 말하기도 한다.

b. 비방시치祕方施治는 증후를 가리지 않고 개별적 주관에 따라 치유하는 것으로 치유처방이 결정되어 취혈이 밝혀져 있으며 그 범위가 광대하고 알려지지 않아 설명하기가 어렵다.

c. 병명별시치病名別施治는 최근 새롭게 연구 개발되어 일반적으로 쓰이고 있는 치유방법으로 병명에 따라 주용혈主用穴, 배용혈配用穴과 조작操作 등이 결정되어 있어 병명별病名別로 시치하는 것을 말한다. 이는 형태학적 병명치유에 유요한 치유법으로 참조할만하다.

여기서는 육장육부의 병증을 치유하는데 유요한 치요팔강변증시치를 위주로 침구치유처방법을 요약해서 설명할 것이다. 치요팔강변증시치법은 육장육부의 병증을 음증, 양증, 허증, 실증, 한증, 열증, 리증, 표증의 팔강八綱으로 가려서 음증陰症은 보補하고 양증陽症은 사瀉하며, 허증虛症은 보기모補其母하고, 실증實症은 사기자瀉其子하며, 한증寒症은 오수혈 중 경혈을 선용選用하며, 열증熱症은 오수혈 중 형혈滎穴을 선용하며 리증裏症은 락혈絡穴을 선용하고 표증表症은 극혈隙穴을 선용하며 여기에 음양증과 관계없이 원혈原穴, 하합혈下合穴, 모혈募穴, 유혈俞穴, 팔회혈八會穴, 팔맥교회혈八脉交會穴 등의 특정요혈을 배합시키고, 각종 보사법補瀉法(영수, 서질, 호흡보사 등등)등을 써서 치유하는 것이다.

치요팔강변증시치의 요혈간략표를 정리하면 다음과 같다.

음증陰證 ~ 보補	음양증陰陽證 관계없이 취혈取穴	양증陽證 ~ 사瀉
허증虛證 - 보기모補其母 (본경本經의 모혈母穴을 보補하고, 모경母經의 대표혈大表穴을 보補한다.)	· 원혈原穴 · 하합혈下合穴 · 모혈募穴 · 유혈兪穴	실증實證 - 사기자瀉其子 (본경本經의 자혈子穴을 사瀉하고, 자경子經의 대표혈代表穴을 사瀉한다.)
한증寒證 - 경혈經穴을 선용	· 팔회혈八會穴	열증熱證 - 형혈滎穴을 선용
리증裏證 - 락혈絡穴을 선용	· 팔맥교회혈八脉 交會穴 등	표증表證 - 극혈隙穴을 선용

　침구치료의 중요한 열쇠는 자극에 의한 기혈氣穴의 조정 작용인데 기는 몸 겉에 있는 혈위에 치료성 자극을 줌으로써 이 자극이 유관부위와 내장으로 전도되어 인체의 기재氣栽가 조절기능을 발휘하여 기혈氣血의 운행을 원활하게 하고 기氣의 흐름을 조화롭게 해 질병을 치유하게 하는 것으로 사람 등 포유동물은 발생초기에 신체가 정연하게 배열된 체절조직體節組織에 의해 구성되어 있다. 하나의 체절體節에는 피절皮節, 근절筋節, 골절骨節을 갖고 있는 체벽과 내장절이 포괄되며 경락과 신경의 분절이 그 속에 있으므로서 일절一節의 각부各部를 협조케 한다.

　배태胚胎의 발육과정에서 체절 각 부위는 크게 이동을 하게 되는데 각 체절의 내부에 있는 내장과 체벽사이에는 경락 및 중추신경을 통하여 원시적인 연계가 유지된다. 이 때문에 깊은 곳에 있는 내장기관의 질병이 같은 체절의 체표에 반영되어 체표의 특정 부위에 감각과민, 통증 또는 압통, 경혈 등의 이상 증후가 발생하게 되며 이것이 관련통으로서 관련동이 나타나는 부위기 혈위와 일치하면 혈위압통점이 되는 것이다.

　각 경맥의 혈위가 주치主治하는 질환은 각 경맥이 분포 순행하는 지체肢體 부위나 내장 및 지배부위와 밀접한 관련이 있으며 병증을 제거하기 위한 침구 치유에서 상용되는 취혈取穴방법으로는 원격취혈遠隔取穴과 인근취혈隣近取穴, 국소취혈局所取穴 등이 있으며, 육장육부등의 내장병을 사지四肢의 주슬하肘膝下 밑에서 치료하는 것이 원격치유인데 그 원리는 상병하치上病下治하고 하병상치下病上治하며, 우병좌치右病左治하고 좌병우치左病右治하는 것으로 이는 경락이 자극을 전도傳導한다는 작용에 근거를 둔 것이다.

④ 육장육부의 병증을 경맥을 통해서 시치하는 방법

첫째, 「황제내경」「영추靈樞 경맥經脈 편, 금복禁服 편, 통천通天 편」「소문素問 궐논厥論」에 "성즉盛則 사지瀉之 허즉虛則 보지補之 불성불허不盛不虛 이경취지以経取之"라 하여, 허虛하고 실實하면 경자법経刺法으로 보補하고 사瀉하며 불성불허不盛不虛하면 도기법導氣法으로 천천히 자인刺人하였다가 천천히 발침하여 보사무형補瀉無形이 되게 기氣만 전도되게 하라 했으며 이 도기법導氣法이 발전하여 명대明代에 평보평사법平補平瀉法으로 발전하였다.

둘째, 경맥에 있는 오수혈을 이용해 시치하는 방법으로

a. 대증선혈법對症選穴法이 있는데 이는 증상에 따라 변증辨證을 하여 혈穴을 선정하는 방법으로 예를 들어 위胃에 이상이 있어 소화가 안 되고 속이 답답하다면 위경胃経의 정혈井穴인 여태혈을 취取하면 된다.

b. 자모보사법子母補瀉法으로 전통 오행침법이 여기에 해당하며 이는 어떤 장부가 허虛할 때는 보기모補其母하라 했으므로 본경本経의 모혈母穴과 모경母経의 대표혈代表穴을 보補하고, 어떤 장부가 실實할 때는 사기자瀉其子하라 했으므로 본경本経의 자혈子穴과 자경子経의 대표혈代表穴을 사瀉하고, 어떤 장부가 열熱할 때는 오수혈의 형혈滎穴을 사瀉하라 했고, 어떤 장부가 한寒할 때는 오수혈의 경혈経穴을 보補하라 했으므로 이를 오행침법으로 정리하면 다음 도표와 같다.

〈오행침법〉

오장경	실증(사)	허증(보)	열증(사)-형혈滎穴	한증(보)-경혈経穴
①간장	간 경의 화혈火穴 → 행간	간 경의 수혈水穴 → 곡천	행간	중봉
	심 경의 화혈火穴 → 소부	신 경의 수혈水穴 → 음곡		
②심장	심 경의 토혈土穴 → 신문	심 경의 목혈木穴 → 소충	소부	영도
	비 경의 토혈土穴 → 태백	간 경의 목혈木穴 → 태돈		
③비장	비 경의 금혈金穴 → 상구	비 경의 화혈火穴 → 대도	대도	상구
	폐 경의 금혈金穴 → 경거	심 경의 화혈火穴 → 소부		
④폐장	폐 경의 수혈水穴 → 척택	폐 경의 토혈土穴 → 태연	이제	경거
	신 경의 수혈水穴 → 음곡	비 경의 토혈土穴 → 태백		

오장경	실증(사)	허증(보)	열증(사)-형혈滎穴	한증(보)-경혈経穴
⑤신장	신 경의 목혈木穴→용천	신 경의 금혈金穴→복류	연곡	복류
	간 경의 목혈木穴→태돈	폐 경의 금혈金穴→경거		
⑥심포장	심포경의 토혈土穴→태능	심포경의 목혈木穴→중충	노궁	간사
	비 경의 토혈土穴→태백	간 경의 목혈木穴→태돈		

육부경	실증(사)	허증(보)	열증(사)-형혈滎穴	한증(보)-경혈経穴
①담낭	담 경의 화혈火穴→양보	담 경의 수혈水穴→협계	양보	규음
	소장경의 화혈火穴→양곡	방광경의 수혈水穴→통곡		
②소장	소장경의 토혈土穴→소해	소장경의 목혈木穴→후계	양곡	소택
	위 경의 토혈土穴→족삼리	담 경의 목혈木穴→임읍		
③위장	위 경의 금혈金穴→여태	위 경의 화혈火穴→해계	해계	여태
	대장경의 금혈金穴→상양	소장경의 화혈火穴→양곡		
④대장	대장경의 수혈水穴→이간	대장경의 토혈土穴→곡지	양계	상양
	방광경의 수혈水穴→통곡	방광경의 토혈土穴→족삼리		
⑤방광	방광경의 목혈木穴→속골	방광경의 금혈金穴→지음	곤륜	지음
	담 경의 목혈木穴→임읍	담 경의 금혈金穴→상양		
⑥삼초	삼 초의 토혈土穴→천정	삼 초의 목혈木穴→중저	지구	관충
	위 경의 토혈土穴→족삼리	위 경의 목혈木穴→임읍		

c. 자모보사법子母補瀉法**에 적즉보사법**賊則補瀉法**을** 12정경의 오수혈에 추가 이용한 침법이 사암침법으로 이를 실명하면 다음과 같다.

자모보사법子母補瀉法에서는 허즉보기모虛則補其母하고 실즉사기자實則瀉其子하라 했고, 적즉보사법賊則補瀉法에서는 허즉사기적虛則瀉其賊하고 실즉보기적實則補其賊하라 했으므로 어떤 장부가 허虛할 때는 보기모補其母하라 했으므로 본경本経의 모혈母穴과 모경母経의 대표혈代表穴을 보補하고, 또한 사기적瀉其賊하라 했으므로 본경本経의 적혈賊穴과 적경賊経의 대표혈代表穴을 사瀉하면 되고, 어떤 장부가 실實할 때는 사기자瀉其子하라 했으므로 본경本経의 자혈子穴과 자경子経의 대표혈代表穴을 사瀉하고, 또한 보기적補其賊하라 했으므로 본경本経의 적혈賊穴과 적경賊経의 대표혈代表穴을 보補하라 했으므로 이를 정리하면 아래 도표와 같다.

<사암허실보사취혈조견표舍岩虛實補瀉取穴早見表>

경맥 經脈 \ 보사 補瀉	허증虛證~정격正格~보補				실증實證~승격勝格~사瀉			
	보補(보기모)		사瀉(사지적)		보補(보기적)		사瀉(사기자)	
폐肺	태백太白	태연太淵	소부少府	어제魚際	소부少府	어제魚際	음곡陰谷	척택尺澤
대장大腸	족삼리足三理	곡지曲池	양곡陽谷	양계陽谿	양곡陽谷	양계陽谿	통곡通谷	이간二間
위胃	양곡陽谷	해계解谿	임읍臨泣	함곡陷谷	임읍臨泣	함곡陷谷	상양商陽	여태厲兌
비脾	소부少府	대도大都	대돈大敦	은백隱白	대돈大敦	은백隱白	경거經渠	상구商丘
심心	대돈大敦	소충少衝	음곡陰谷	소해少海	음곡陰谷	소해少海	태백太白	신문神門
소장小腸	임읍臨泣	후계後谿	통곡通谷	전곡前谷	통곡通谷	전곡前谷	족삼리足三理	소해小海
방광膀胱	상양商陽	지음至陰	족삼리足三理	위중委中	족삼리足三理	위중委中	임읍臨泣	속골束骨
신腎	경거經渠	복류復溜	태백太白	태계太谿	태백太白	태계太谿	대돈大敦	용천湧泉
심포心包	대돈大敦	중충中衝	음곡陰谷	곡택曲澤	음곡陰谷	곡택曲澤	태백太白	태능太陵
삼초三焦	임읍臨泣	중저中渚	통곡通谷	액문液門	통곡通谷	액문液門	족삼리足三理	천정天井
담膽	통곡通谷	협계俠谿	상양商陽	규음竅陰	상양商陽	규음竅陰	양곡陽谷	양보陽輔
간肝	음곡陰谷	곡천曲泉	경거經渠	중봉中封	경거經渠	중봉中封	소부少府	행간行間

d. 오행내경침법은 내재된 기질물氣質物의 이상과 나타나는 병증을 12정경의 오수혈을 이용해 함께 조절하는 침법으로 내경침법과 오행침법을 함께 응용한 침법이다.

인영맥이 커서

사법瀉法을 구사할 경우 – 양자경陽自經의 적혈賊穴과 양적경陽賊經의 대표혈代表穴을 사瀉하고 음자경陰自經의 대표혈代表穴을 보補하며 – 2사瀉 1보補

보법補法을 구사할 경우 – 음자경陰自經의 대표혈代表穴과 음자경陰子經의 대표혈代表穴을 보補하고 양자경陽自經의 적혈賊穴을 사瀉한다. – 2보補 1사瀉

촌구맥이 커서

사법瀉法을 구사할 경우 – 음자경陰自經의 적혈賊穴과 음적경陰賊經의 대표혈代表穴을 사瀉하고 양자경陽自經의 대표혈代表穴을 보補한다. – 2사瀉 1보補

보법補法을 구사할 경우 – 양자경陽自經의 대표혈代表穴과 양자경陽子經의 대표혈代表穴을 보補하고 음자경陰自經의 적혈賊穴을 사瀉한다. – 2보補 1사瀉

예를들어 간 · 담에 이상이 있어 현맥이 인영에서 대大한 경우

· 사법瀉法을 이용해 내재된 기질氣質을 조절하려면

담경의 적혈賊穴인 금金에 해당하는 규음혈과 양적경陽賊經인 대장경의 대표혈인 상양혈에 2사瀉하고, 음자경의 대표혈인 간경의 목木에 해당하는 태돈혈을 1보補하면 되고,

· 보법補法을 이용해 내재된 기질氣質을 조절하려면

음자경陰自經의 대표혈代表穴인 간경의 태돈혈과 음자경陰子經의 대표혈代表穴인 심경의 소부혈을 2사瀉하고, 양자경陽自經의 적혈賊穴인 담경의 금혈金穴인 규음혈을 1사瀉하면 된다.

이를 정리하면 아래 도표와 같다.

오계맥	연영 대大		촌구 대大	
	사瀉 - 2사瀉 1보補	보補 - 2보補 1사瀉	사瀉 - 2사瀉 1보補	보補 - 2보補 1사瀉
현맥	규음, 상양 - 2사瀉 태돈　- 1보補	태돈, 소부 - 2보補 규음 - 1사瀉	중봉, 경거 - 2사瀉 임읍　- 1보補	임읍, 전곡 - 2보補 중봉 - 1사瀉
구맥	전곡, 통곡 - 2사瀉 소부　- 1보補	소부, 태백 - 2보補 전곡 - 1사瀉	소해, 음곡 - 2사瀉 양곡　- 1보補	양곡, 족삼리 - 2보補 소해 - 1사瀉
홍맥	함곡, 임읍 - 2사瀉 태백　- 1보補	태백, 경거 - 2보補 함곡 - 1사瀉	은백, 태돈 - 2사瀉 족삼리　- 1보補	족삼리, 상양 - 2보補 은백 - 1사瀉
모맥	양계, 양곡 - 2사瀉 경거　- 1보補	경거, 음곡 - 2보補 양계 - 1사瀉	어제, 소부 - 2사瀉 상양　- 1보補	상양, 통곡 - 2보補 어제 - 1사瀉
석맥	위중, 족삼리 - 2사瀉 음곡　- 1보補	음곡, 태돈 - 2보補 위중 - 1사瀉	태계, 태백 - 2사瀉 통곡　- 1보補	통곡, 임읍 - 2보補 태계 - 1사瀉
구삼맥	액문, 통곡 - 2사瀉 노궁　- 1보補	노궁, 태백 - 2보補 액문 - 1사瀉	곡덱, 음곡 - 2사瀉 지구　- 1보補	지구, 족삼리 - 2보補 곡택 - 1사瀉

※ 오계맥은 극헨으로 발생하기 때문에 사법에서는 극헨하는 경經을 사瀉해 주어야 하고, 보법에서는 상생相生으로 보補한다음 조절해주어야 함.

e. 자오유주납갑법子午流走納甲法이 있는데 이는 시간에 따라 기氣의 흐름을 쫓아 개혈開穴에 침鍼을 놓는 방법으로 이를 정리하면 다음 도표와 같다.

<자오류주운침법子午流注運針法>

일日 ＼ 시侍	23~24	1~2	3~4	5~6	7~8	9~10	11~12	13~14	15~16	17~18	19~20	21~22
갑일 甲日		간肝 행간		심心 신문		비脾 상구		폐肺 척택		포包 중충	담膽 규음	
을일 乙日	소小 전곡		위胃 함곡		대大 양계		방膀 계중		삼三 액문	간肝 태돈		심心 소부
병일 丙日		비脾 태백		폐肺 경거		신腎 음곡		포包 노궁	소小 소택		위胃 내정	
정일 丁日	대大 삼간		방膀 골윤		신腎 양능천		삼三 중저	심心 소충		비脾 대도		폐肺 태연
무일 戊日		신腎 복류		간肝 곡천		포包 태능	위胃 여태		대大 이간		방膀 속골	
기일 己日	담膽 양보		소小 소해		삼三 지구	비脾 은백		폐肺 어제		신腎 태계		간肝 중봉
경일 庚日		심心 소해		포包 간사	대大 상양		방膀 통곡		담膽 임읍		소小 양곡	
신일 辛日	위胃 삼리		삼三 천정	폐肺 소상		신腎 연곡		간肝 태충		심心 영도		비脾 음능천
임일 壬日		포包 곡택	방膀 지음		담膽 협계		소小 후계		위胃 해계		대大 곡지	
계일 癸日	삼三 관충											신腎 용천

⑤ 육장육부의 병증 및 경별의 병을 시치하는 방법

경별經別은 체내의 일장일부一臟一腑의 배합 및 표리양경表裏兩経의 내행부분內行附分에 있어서의 연계를 더욱 밀접하게 하고 있기 때문에 혈위穴位의 선혈選穴에 있어서의 표리表裏, 속락屬絡의 이론은 매우 중요하다. 그래서 경별의 취혈取穴은 표경表経에 속하는 병에는 리경裏経의 경혈을 선취하고 표리상합의 원리에 의해 리경裏経에 속하는 병에는 표경表経의 경혈経穴을 선취한다. 예를 들어 위통에는 비경의 공손혈을 취혈하고(표경인 위 병인 경우 리경裏経인 비경의 경혈経穴을 취하고), 폐경의 수사발열에 대장경의 합곡, 곡지혈을 취取한다.(리경인 폐경의 병에 표경表経인 대장경의 경혈経穴을 취한다)

⑥ 육장육부의 병증 및 15대락의 병을 시치하는 방법

　경혈經穴은 표리의 양경兩經을 관통하므로 본경병本経病을 치유할 뿐만 아니라 표리 관계에 있는 경経의 병病도 치유한다. 그러므로 경혈經穴을 임상에서 단독으로 허虛하면 보補하고 실實하면 사瀉해 음양을 조절하고 기혈氣穴을 통하게 할 수 있다. 또한 발병한 경맥과 표리관계가 되는 경맥의 낙혈을 취하고, 발병한 경맥의 원혈原穴을 배용해서 사용할 수 있는데 이를 원락배혈법原絡配穴法이라 하며, 대게 주증主症과 객증客症을 구별하여 주증主症이 나타나는 경맥経脈의 원혈原穴을 취取하고 다음에 객병客病이 나타나는 경혈經穴을 취하는데 주증主症이 실實하면 대게 객증客症은 허虛해지고, 주증主症이 허虛하면 대게 객증客症이 실實해지므로 원락배혈법原絡配穴法에서는 보사補瀉가 반대로 이루어지게 된다. 12경맥의 원락상배취혈표를 정리하면 다음과 같다.

〈십이경맥十二經脈의 원락상배취혈표原絡相配取穴表〉

경맥経脈의 병病	원락 상 배原絡相配	
수태음폐경맥 手太陰肺經脈의 병病	표경表經	수양명대장경맥의 낙혈絡穴 ~ 편력偏歷
	본경本經	수태음폐경맥의 원혈原穴 ~ 태연太淵
수양명대장경맥 手陽明大腸經脈의 병病	이경裏經	수태음폐경맥의 낙혈 ~ 열결列缺
	본경本經	수양명대장경맥의 원혈 ~ 합곡合谷
족양명위경맥 足陽明胃經脈의 병病	이경裏經	족태음비경맥의 낙혈 ~ 공손公孫
	본경本經	족양명위경맥의 원혈 ~ 충양衝陽
족태음비경맥 足太陰脾經脈의 병病	표경表經	족양명위경맥의 낙혈 ~ 풍융豊隆
	본경本經	족태음비경맥의 원혈 ~ 대백太白
수소음심경맥 手少陰心經脈의 병病	표경表經	수태양소장경맥의 낙혈 ~ 지정支正
	본경本經	수소음심경맥의 원혈 ~ 신문神門
수태양소장경맥 手太陽小腸經脈의 병病	이경裏經	수소음심경맥의 낙혈 ~ 통리通里
	본경本經	수태양소장경맥의 원혈 ~ 완골腕骨
족태양방광경맥 足太陽膀胱經脈의 병病	이경裏經	족소음신경맥의 낙혈 ~ 태종太鐘
	본경本經	족태양방광경맥의 원혈 ~ 경골京骨
족소음신경맥 足少陰腎經脈의 병病	표경表經	족태양방광경맥의 낙혈 ~ 비양飛陽
	본경本經	족소음신경맥의 원혈 ~ 태계太谿
수궐음심포경맥 手厥陰心包經脈의 병病	표경表經	수소양삼초경맥의 낙혈 ~ 외관外關
	본경本經	수궐음심포경맥의 원혈 ~ 태능太陵

경맥經脈의 병病		원락 상배原絡 相配
수소양삼초경맥 手少陽三焦經脈의 병病	이경裏經	수궐음심포경맥의 낙혈 ~ 내관內關
	본경本經	수소양삼초경맥의 원혈 ~ 양지陽池
족소양담경맥 足少陽膽經脈의 병病	이경裏經	족궐음간경맥의 낙혈 ~ 여구蠡溝
	본경本經	족소양담경맥의 원혈 ~ 구허丘墟
족궐음간경맥 足厥陰肝經脈의 병病	표경表經	족소양담경맥의 낙혈 ~ 광명光明
	본경本經	족궐음간경맥의 원혈 ~ 태충太衝

낙맥(손락, 부락, 혈락)의 병은 사기邪氣가 경맥에 입入하지 않고 낙맥에 머물러 생긴 병으로 혈穴 자리가 가로 누워 눈으로 보면 붉고 두드러져 보이고, 만지면 딱딱하게 경결된 부위로 일정한 장소가 없으며 혈기血氣가 울체되어 밖으로 드러나 보이는 부분이므로 락맥絡脉의 병은 해당부위를 침자출혈鍼刺出血시키는 자락법刺絡法으로 해결하는 것이 가장 기본적인 치유법인데 자락법刺絡法에는 점자출혈點刺出血, 총자출혈叢刺出血, 산자출혈散刺出血 등이 있으며, 낙맥을 이용한 치유법은 크게 4가지가 있는데 정리하면 다음과 같다.

– 딱딱하게 굳어 있는 곳에서 침자鍼刺해서 출혈出血시키는 것이 가장 기본적인 치유법이며,

– 혈락血絡이 있는 곳은 락맥絡脉에 사열邪熱이 있는 것이니 점자출혈點刺出血시키는 것이 좋다.

– 교자법(무자법繆刺法)으로 병사病邪가 경맥에 들어가기 전에 미리 그 사기邪氣를 제거하는 방법으로 대개 혈락血絡을 취하거나 오수혈의 정혈井穴을 취하는데 좌병우취左病右取 우병좌취右病左取(왼쪽에 병이 있으면 오른쪽에, 오른쪽에 병이 있으면 왼쪽에서 피를 뺌)하는 교차침법이 있으며,

– 오장배유혈五臟背俞穴을 취하는 것으로 낙맥의 병은 당연히 출혈시켜야 하는데 열사熱邪가 만연하여 많은 곳을 손댈 수 없을 경우 오장배유혈을 취取해서 병사病邪를 제거시키는 방법이다.

⑦ 육장육부의 병증 및 기경팔맥의 병을 시치하는 방법

기경팔맥이 사지부四肢部의 주슬하肘膝下에서 12경맥의 여덟 개의 수혈과 교회交會하는 부위를 말하는 것으로 기경팔맥이 통하는 혈穴이므로 기경팔맥통혈奇經八脈通穴이라고도 부른다.

팔맥교회혈은 상하주슬上下肘膝 이하에 각기 4개씩 분포하여 상하배합上下配合 함으로써 상하연계를 긴밀히 유지하므로 기경과 경맥 전체와의 결합을 강화시키며, 이로 인해 인체의 정상적인 기질적氣質的 음양조절을 할 수 있으며 소속본경과 상호교통하는 기경팔맥의 병을 치유할 수 있으며, 십이경맥十二経経이 만익滿益하여 음양부조화한 위급한 질환에 유효하며, 특히 상배相配가 되는 혈穴을 상하배합함으로써 경회합부経會合部의 병증을 치료할 수 있다. 대개 양경陽経의 경혈을 상하배합하여 표병表病 육부병을 주치하고 음경陰経의 경혈을 상하배합하여 리병裏病 육장의 병을 주치할 수 있다.

〈팔맥교회혈八脉交會穴〉

528

기경팔맥	팔혈八穴	본경本経	기경팔맥		팔혈八穴	본경本経
대맥	임읍	족소양담경	교맥	양교맥	신맥	족태양방광경
독맥	후계	수태양소장경		음교맥	조해	족소음신경
충맥	공손	족태음비경	유맥	양유맥	외관	수소양삼초경
임맥	열결	수태음폐경		음유맥	내관	수궐음심포경

기경팔맥은 십이경맥十二経脉의 팔혈八穴과 상호 교회交會하는데 다음과 같다.

임읍은 족소양담경을 통과하여 옆 가슴을 지나서 대맥帶脈, 오추五樞, 유도維道를 따라 대맥帶脈과 상호 통하고, 후계는 수태양소장경을 통과하여 어깨에서 대추와 만나서 독맥과 상호 교통하고, 공손은 족태음비경을 통과하여 복부에 들어가서 관원과 만나며 충맥과 상호 통하고, 열결은 수태음폐경을 통과하여 목구멍을 따라서 임맥과 상호 교통하고, 외관은 수소양삼초경을 통과하여 어깨에 올라와서 천료天髎를 따라 양유맥과 상호 통하고, 내관은 수궐음심포경을 통과하여 가슴에서 나와 음유맥과 통하고, 신맥은 족태양방광경을 통과하여 양교맥과 상호 교통하고, 조해는 족소음신경을 통과하여 음교맥과 상호 교통하며,

또한 대맥과 양유맥은 족소양담경과 수소양삼초경을 통하여 목외각目外角, 어깨, 목,

귀뒤, 뺨 부위에서 회합하고, 독맥과 양교맥은 수태양소장경과 족태양방광경을 통하여 목내각目內角, 견갑肩胛, 목, 귀, 소장小腸, 방광 부위에서 회합하고, 충맥과 음유맥은 족태음비경과 수궐음심포경을 통하여 가슴, 심心, 위胃 부위에서 회합하고, 임맥과 음교맥은 수태음폐경과 족소음신경을 통하여 인후咽喉, 폐肺, 흉격 부위에서 회합한다.

그러므로 대맥의 병에는 임읍을, 독맥의 병에는 후계를, 충맥의 병에는 공손을, 임맥의 병에는 열결을, 양유맥의 병에는 외관을, 음유맥의 병에는 내관을, 양교맥의 병에는 신맥을, 음교맥의 병에는 조해를 취하는 것이다. 또한 상배相配가 되는 혈을 상하배합해 주主, 종從으로 결합시켜 치유에 응용할 수 있는데 이를 기경침법 또는 기경비방, 팔맥교회침법이라 한다.

<팔맥교회혈八脉交會穴과 주치혈主治穴>

기경팔맥	팔혈八穴	본경本経	주主.종從	주치主治
대맥	족 임읍	족소양담경	주主	목외각目外角, 이후耳後, 견肩(어깨), 항項(목),
양유맥	외관	수소양삼초경	종從	협頰(뺨), 이耳(귀), 협늑脇肋(협늑)
독맥	후계	수태양소장경	주主	목내각目內角, 견갑肩胛, 경항頸項(목), 이耳(귀),
양교맥	신맥	족태양방광경	종從	후두後頭, 요배腰背, 소장小腸, 방공膀胱
충맥	공손	족태음비경	주主	심心, 흉胸, 위胃
음유맥	내관	수궐음심포경	종從	
임맥	열결	수태음폐경	주主	폐肺, 인후咽喉, 흉격胸膈
음교맥	조해	족소음신경	종從	

*참고 : 주主는 선자先刺, 종從은 후자後刺라 한다.

⑧ 12경근의 병증을 시치하는 방법

경근은 근육이나 관절의 굴신 및 지체肢體의 운동에 대하여 중요한 작용을 한다. 근육의 분포면을 살펴보면 활동하는 근육에는 모두 기능이 다르면서 협조하는 두 개의 협력근協力筋과 길항근拮抗筋이 있다, 이들 근육들은 음양이 협조하는 상황에서 지체肢體의 활동, 굴신, 외전과 내전, 외선과 내선 등을 하여 정상적인 활동을 유지하게 하는데 음양이 부조화하면 경근의 기능에 장애가 발생되어 근맥이 당기고, 오그라들고,

떨고, 늘어나고, 강직되고, 경련 등의 이상증후가 발생하게 된다. 근육의 병을 치유하는 방법으로는 분자법分刺法, 회자법恢刺法, 관자법關刺法 등이 있으며, 발병부위에 자극을 가하는 국소취혈 등이 효과가 있으며, 경근은 경락과 밀접한 관계가 있으므로 그와 유관한 경락의 혈위를 취해도 효과가 있다.

⑨ 12피부의 병증을 시치하는 방법

각 경맥의 피부 부위는 그 소속된 경맥과 낙맥의 국소질환 형성과 불가분의 관계가 있는데 외감질환인 표사表邪가 리裏로 진입할 수 있고, 리사裏邪가 표表로 나올 수 있으므로 치유에 있어서도 병사病邪가 표表에 있을 때는 마땅히 발한해표發汗解表해야 하며, 병사病邪가 이미 내전하였을 때에도 병사가 리裏에서 표表로 나오게 발한해표發汗解表시켜야 한다.

피부는 낙맥 중 부락에 분포하고 있으므로 자법刺法중 천자淺刺하는 반자법半刺法, 모자법毛刺法으로 피부의 이상 부위를 사瀉해 주어야 한다.

⑩ 음양중에 관계없이 취혈取穴하는 특정요혈로 장부의 병증을 시치하는 방법

a. **원혈**原穴은 **장부의 성쇠**盛衰를 **반영**하므로 원혈의 반응을 압진하여 12경의 허실을 진찰하고 치유할 수 있는데, 실증實症일때는 원혈原穴을 사瀉하고, 허증虛症일 때는 보補하며 자모보사子母補瀉를 시용할 수는 없다.

b. **육부**六腑에 각기 **합혈**合穴이 있으나 **부병**腑病치유에 특별히 중요한 작용이 있는 합혈合穴은 다리에 분포하였으므로 육부하합혈六腑下合穴이라 하며, 육부의 병을 치유하는 전용혈로서 육부의 병을 치유하는 방법을 원도자법遠道刺法이라 하는데 이는 육부의 병이 위에서 발현되었다 하더라도 아래에 있는 하합혈下合穴에서 취取하기 때문이며, 육부 중 담낭의 병은 양릉천을, 소장의 병은 하거허를, 위장의 병은 족삼리를, 대장의 병은 상거허를, 방광의 병은 위중을, 삼초의 병은 위양을 취혈하면 되는 것이다.

복모혈腹募穴과 배유혈背俞穴은 육장육부와 밀접한 관계가 있으므로 이들 혈穴을 단독으로 사용하기도 하며 유모배혈법俞募配穴法이라 하여 사기邪氣가 육부六腑를 손상하여 오장으로 전해지면 복모혈腹募穴로서 치료하고, 사기邪氣가 배유背俞의 혈을 따라 안으로 침범하면 배유혈로서 치유한다. 일반적으로 육부의 병증은 모혈募穴을 많이 취하고 오장의 병증은 배유혈背俞穴을 많이 취해 장부의 병증을 조절하는 것이다.

이상과 같이 경락을 이용한 조절법으로는 내재된 기질氣質을 조절하는 방법과 나타나는 병증을 가려서 조절하는 방법으로 나뉘므로 질병의 진행단계에 따라서 경락을 이용하는 방법도 달리되어야 하는 것이다.

9) 온도요법 – 온열요법

우리가 추워서 감기에 걸리면 심한 기침과 콧물을 흘리게 되며, 며칠 감기를 앓다보면 어느 날 갑자기 고열이 나면서 땀이 비 오듯이 흐르다가 씻은 듯이 감기가 낫는 것을 볼 수 있는데 이러한 현상은 우리 몸이 스스로를 방어 조절하는 기능으로 우리 몸에 들어와 증식하는 병원성 바이러스나 세균 등을 인체 스스로가 따뜻하게 하고 열을 발생시켜 신진대사를 촉진시키고, 병원성 원인물질인 바이러스나 세균의 증식을 억제시키며 이로 인해 산생된 노폐물들을 몸 밖으로 내보내려는 몸의 자정작용이다.

인체의 구성 물질 중 50~70%가 물로 되어 있어 인체의 모든 물질간의 반응이 물을 매개로 해서 일어나며 물이 열 보유능력이 제일 큰 물질중의 하나여서 온도가 쉽게 변화하지 않기 때문에 지구와 인간을 포함한 생태계가 일정한 온도를 유지할 수 있을 뿐 아니라 기화열과 응고열이 매우 커서 여름날 생태계의 온도가 급격히 상승하는 것을 막아준다. 또한 추운 겨울날 응고열을 방출시켜 급격한 온도 하강을 막아 줌으로 인체에 극단적인 온도 변화의 피해를 막아 항상 일정한 체온유지가 이루어지도록 한다. 사람이 정온 동물이기 때문에 체온은 섭생법에 의한 영양분의 연소에 의해서 만들어지며 이렇게 만들어진 열은 호흡이나 피부로부터 직접 열을 발산發散하거나, 똥이나 오줌으로 배설하거나, 땀 등으로 증발시키게끔 대뇌의 간뇌에 있는 체온조절중추에 의해 조절, 지배된다.

　건강인의 체온은 대체로 36~37℃이지만 사람에 따라 체온의 범위가 일정치 않아 35℃대의 한寒 체질인 사람도 있고, 37℃대의 열熱 체질인 사람도 있어 체온이 높고 낮은 것은 그 사람의 정상체온이 몇 도인가에 달려있다. 즉 정상체온이 35℃대인 한寒 체질인 사람은 36℃대에서 열熱이 있는 것으로 되며, 37℃대인 열熱 체질인 사람은 38℃대에서 열熱이 있는 것으로 되며, 35℃대인 한寒 체질인 사람은 34℃대에서 한寒이 있는 것으로 되며, 37℃대인 열熱 체질인 사람은 36℃대에서 한寒이 있는 것으로 되는 것이다. 열熱 체질이든 한寒 체질이든 정상체온에서의 맥박 수는 1분간 70~80회를 규칙적으로 박동하며 맥박이 20회 증가하면 체온은 약 1℃가 상승하게 된다.

　그러므로 건강인의 체온(36~37℃)을 기준으로 37℃~38℃대를 미열이라 하며, 39℃이상을 고열이라 하며, 41℃가 넘으면 생명이 위험해지는 것이며, 45℃가 되면 죽게 된다. 35~34℃를 미한이라 하며, 33℃이하를 오한이라 하며, 32℃이하가 되면 생명이 위험해지고, 30℃이하가 되면 동사하게 되는 것이다.

　인간의 몸도 온도에 따라 변화해서 체온 조절을 위한 역동적인 능력을 나타내는데 4℃ 물의 경우를 세외한 모든 물질은 온도가 올라가면 팽창하고, 무게가 가벼워져 상승하는 부력을 받는다. 또한 온도가 내려가면 수축하고 무게가 무거워지며, 하강하는 힘의 작용을 받게 되므로 내재된 기질도 열熱하면 팽창하고 가벼워져 상승하는 기운으로 완緩만해진다. 이로 인해 나타나는 맥상脈象 또한 완만하게 표출되며, 내재된 기질氣質이 한寒하면 수축하고 무거워져 하강하는 기운으로 급急해지며 이로 인해 나타나는 맥상脈象 또한 급急하게 표출되게 되는 것이다.

　온도가 하강하거나 상승할 때 물의 비열(물의 비열은 체온인 37.5℃일 때 가장 낮음)이 증가하기 때문에 체온의 변화를 일으키기 위해서는 더욱 많은 열교환을 요구하므로 몸이 차서 열이 생겼을 때 침이나 해열제, 알코올 마사지와 같은 대증요법으로

서투르게 체온을 내리려 한다면 인체는 내부 체온을 유지하려고 더욱 많은 열을 발생시켜 체온을 급상승시킬 것이며, 운동은 하지 않고 단순히 몸의 열을 발생시키기 위해 사우나나 한증막에서 땀을 빼게 되면 몸에서는 내부 체온을 유지하려고 체온을 식히는 방향으로 생체기전이 작용해 오히려 저온체질이 될 것이다.

이러한 한열의 반작용의 이치를 모르면 한열의 변화에 근본적으로 대처를 할 수 없다. 우리들의 몸을 체온계로 재보면 예외 없이 상반신은 온도가 높고(심장을 중심으로 37℃전후), 하반신은 낮게 측정되며, 발끝은 31℃이하로 측정된다. 사람은 정온 동물이기 때문에 대체적으로 병은 한寒해서 생기지 열熱해서 생기는 법은 드물다. 병리학적으로 한으로 인한 냉증이 건강에 안 좋은 이유를 설명하면 "냉증"에 의해 혈관이 수축되고 말초순환부전(동맥혈류의 감소와 정맥혈의 울혈)이 일어나 기혈의 순환이 나빠져 '혈구의 슬럿지' 현상인 어혈이 생성되어 몸 전체 세포에 필요한 영양분 등이 공급되지 않고, 불필요한 유해한 노폐물들을 배출하지 못해 몸 안에 머물게 됨으로써 세포의 기능이 저하되거나 이상이 생기게 되는 것이다. 이러한 현상들은 우리 몸의 전체나 부분에서 발생될 수 있기 때문에 한에 대한 냉증으로 인체의 기혈순환장애가 발생되어 만병의 근원이 될 수 있으며 수많은 성인병을 만들어 낼 수 있다.

온열을 이용하며 치유효과를 높이는 방법이 온열요법인데 열을 가하는 부위에 따라 전신가열에 의한 전신온열요법과 국소 가열에 의한 국소 온열요법으로 나뉘어진다. 온열요법에는 전도열이나 방사열(복사열), 쑥뜸을 주로 이용하고 있는데 전도열을 이용하는 것으로는 광니鑛泥, 모래, 온엄법溫罨法, 효소온욕, 온욕, 파라핀욕, 열기욕, 증기욕 등이 있고, 방사열을 이용하는 것으로는 전광욕電光浴, 원적외선요법, 자외선요법, 고주파ㆍ저주파 요법, 마이크로파요법, 초음파요법 등이 있고, 쑥봉을 이용하는 쑥뜸요법(구법灸法) 등이 있다.

온열요법은 인체 내의 한열寒熱을 조절하는데 유용하며 한열 중에서도 내재된 기질물氣質物이 한寒할 때 사용한다. 이로 인해 나타나는 병증이 실한증이나 허열증일 때 또는 내재된 기질물氣質物이 열熱해서 그로 인해 나타나는 병증이 허한증일 때 사용하면 좋은 치유법이다.

인체의 모든 물질간의 반응이 물을 매개로 해서 일어나기 때문에 생체에서의 물과 온도와의 관계를 설명하면 물은 15℃, 30℃, 45℃, 60℃와 같이 특정한 온도에서는 압력이 매우 커지게 되고, 이 온도에서는 지나치게 극소화되기 때문에 오히려 생체에 악영향을 끼치므로 전신온열요법으로 치유효과를 높이기 위해서는 38~40℃ 또는 52.5~55℃정도로 전신을 데워 몸 속의 온도를 평온보다 1~2℃ 높게(37~39℃) 만들어 자연치유능력을 높여주면 된다. 만약 전신의 온도를 42℃ 정도로 상승시키게 되면 생체 내 물의 압력이 높아지고 구조가 치밀해져 오히려 생체의 기능은 떨어지게 될 것이다. 40℃의 온탕에 30분간 몸을 담그고 있으면 바이러스의 활동이 약 40%정도 감소하게 되며 감염에 대해서 대항하는 인터루킨의 생산이 급격히 증가한다고 합니다. 그러므로 전신온열요법 중 너무 높은 온도의 고열요법은 역효과를 낼 수 있으므로 적당한 온도(38~40℃)의 전신온열요법이 좋을 것이다.

신체의 특정부위나 환부에만 가온을 하는 국소 온열요법은 환자가 큰 부담을 느끼지 않고 안전하게 사용할 수 있는 방법으로 온열치료라 하면 일반적으로 국소 온열치유를 지칭한다. 국소 온열치유는 정상조직과 병소간의 생물학적 차이를 이용한 것이다. 42℃~43℃(clinical point 42.5℃)에서 30~60분간 열을 가하여 정상조직에는 혈류로 인해 열이 축적되지 않으나 병소조직에는 열이 축적되게 되므로 정상조직에는 큰 영향이 없이 비정상적인 조직만 물의 압력이 높아지고 구조가 치밀해져 오히려 생체기능이 떨어지게 되어 선택적으로 병소조직의 기능을 저하시킬 수 있다. 또한 인체의 신경말단부나 시술부의 세포에 인위적으로 온열을 가하게 되면 감각수용기중 통감과 온감 수용기에 기계적 자극이 전달되어 중추신경이 자극되어 근육과 내장, 분비선과 혈관, 그리고 기타 신체의 장기 등에 각종 운동 및 반사운동을 일으켜 인체에 영향을 미치게 되며, 사람의 피부 내측이나 근육에는 항상 일정한 전기가 유통하여 인체를 전기적으로 보호하는데 내장에 이상이 발생시 반사적으로 일정 피부에 전류가 감소되며 외부로부터의 전기 저항이 약해져 반응점이 나타나게 되는데 이와 같은 반응점에 온열자극을 주면 반사적으로 내장에 반응을 일으켜 병적 부위에 대하여 전기 활성의 보강적 작용을 하게 된다.

　또한 세포의 전기 활성이 왕성할 때는 건강하고 전기활성이 왕성하지 못한 때는 질병을 일으키게 되는데, 근육에 상처가 나면 상처부위의 전압이 저하되어 주위의 높은 전압이 상처로 흘러오며 동시에 그 전류작용에 의하여 혈액, 임파, 기타 질병을 치유하는데 필요한 물질이 유집되어 치유현상이 나타나게 되며, 근육이나 피부에 온열자극을 가하면 온열을 가한 부위에 양이온이 발생하여 양전기로 되고 병적 부위는 음이온이 발생하여 음전기로 되어 세포의 전기활성이 왕성해져 치유현상이 나타나게 되는 것이다. 이와 같이 온열요법의 기계적 자극에 의한 전기적 작용에 의해 인체의 생리 화학적 반응이 나타나게 되는데 혈구 및 혈청의 성질에 중요한 변화를 가져와 적혈구의 수를 증가시키고 각종 바이러스나 박테리아들과 싸워서 이길 수 있는 백혈구의 수를 증가시킴과 동시에 백혈구의 식균력을 증가시킨다. 혈청중의 보체량이 증가해 면역체의 생산기능이 증가되며 혈소판의 수가 증가해 혈액의 응고성이 높아지고 혈색소가 증가하며 포도당이 변화되어 혈당량이 증가하게 되며, 혈액 중 칼슘량이 증가하게 된다. 또한 유리아미노산이나 코티졸 또는 화상독소인 히스토신 등이 증가하여 뇌하수체를 자극하여 다량의 부신피질 호르몬을 배출케 하여 병소조직 및 장기조직의 치유기능이 왕성해지며 이종異種단백질이 증가하게 되는데, 이종단백체가 혈행 내에 들어가면 체내에서 산화작용, 가수분해 작용을 촉진시켜 유독물질의 파괴를 조성시킨다. 또한 혈행 내에서의 다량의 단백질 분해소의 발생을 촉진시켜 병원균(바이러스나 세균)의 활동 및 증식을 억제하며, 용혈성 보체를 증가시키는 이종단백질이 증가하게 되며, 생리적 활성물질인 글루타민산, 아스파라긴산, 히스타민 등이 증가하게 된다. 이 이외도 과학적으로 밝혀지지 않는 많은 화학적 작용 등이 있을 것이다.

　　※ 히스토신은 화상독소로 인체에서 다량 발생시 생명이 위험해질 수 있으나 소량의 히스토신은 오히려 질병치유에 효과를 나타냄. 히스타민은 강한 독성을 가지고 있으며 모세관 확장, 분비기능의 항진, 중추신경계의 마비 및 여러 가지 병독에 의한 해독작용이 있으나 다량 발생시 면역력의 이상항진을 유발하는 물질로서 알레르기를 유발할 수 있음.

　　이상과 같이 온열요법의 기계적, 전기적, 화학적, 기질적 작용 등에 의해 인체의 모세관을 확장시켜 말초혈액순환 및 분비기능을 촉진시키고, 신경자극촉진 및 효소를 활성화시켜 신진대사 작용을 촉진시키며 세포를 활성화해 어혈제거를 촉진시킨다. 또한 혈전장애를 해소시키고 혈액을 정화시키며 자율신경을 활성화시켜 진정, 진통 작용 및 근긴장의 저하 작용이 있고, 한선 작용이 활성화되어 피하의 젖산 및 유리지 방산, 과잉된 나트륨 등 동통 원인의 요산을 배설하고 수은, 망간, 카드늄, 구리 등 중금속 방출 등 노폐물의 배출효과가 있다. 그리고 병원성 바이러스나 세균 등의 방균효과 등의 생리활성작용이 있으므로 치유효과가 나타나게 되는 것이다. 온열요법을 통한 질병의 치유방법은 내재된 기질물氣質物의 한열, 음양, 허실의 변화를 조절하는 법과 내재된 기질물氣質物의 변화상(병증)을 조절하는 법으로 나뉘게 되는데, 온열요법으로 내재된 기질물氣質物의 한열, 음양, 허실의 변화를 조절하는 원리는 온열요법이 온열을 이용하여 치유를 높이는 방법이므로 온열요법만으로도 인체의 전신이나 국소 부위의 표리의 한열을 조절하는데 강하게 작용되지, 음양이나 허실의 조절은 약하게 작용되므로 위에서 설명한 것과 같이 생체 내에서의 온도관계를 이해하면서 내재된 기질물氣質物의 한열의 변화를 조절해주면 된다.

　　내재된 기질물氣質物의 음양과 허실의 조절은 온열요법만으로는 약하기 때문에 음양과 허실의 조절에 유용한 경락 조절법을 병행하면 조절이 가능하므로 응용, 이용하면 효과적일 것이다.

　　일반적으로 온열요법과 경락 조절법을 이용해 내재된 기질물氣質物물의 음양과 허실을 조절하는 방법으로는 주로 구법灸法을 많이 이용하므로 경락조절법의 음양, 허실의 조절 원리를 응용하면 온열요법으로도 내재된 기질물氣質物의 음양과 허실의 조절이 가능할 것이다. 내재된 기질물氣質物을 조절하는데 있어 몸 속의 온도가 세포가 활성화되는 정도로 유지되면 보법補法이 되며, 몸 속의 온도가 세포의 활성이 억제되는 정도로 유지되면 사법瀉法이 되는 것이다.

내재된 기질물氣質物의 변화상(병증)을 온열요법으로 조절하는 원리는 전신이나 국소 부위에 온열을 가하여 생리활성작용을 촉진시켜 나타나는 병증을 제거하고자 하는 것이다. 이는 보편적으로 치유하는 방법이고, 나타나는 병증病症을 허증虛症과 실증實症으로 나뉘어 보법補法과 사법瀉法으로 치유하는 경우가 있다. 이는 쑥뜸을 이용한 구법灸法으로 뜸으로 보補하려면 그 불을 불지 말고 저절로 꺼지기를 기다려 그 혈을 눌러주고, 사瀉하려면 그 불을 불어서 빨리 꺼지게 하고, 눌러주지 않으며 그 혈을 열리게 하라고 하였다.

이와 같이 내재된 기질물氣質物의 변화에 대한 조절방법을 섭생법을 위주로 설명했다.
또한 내재된 기질氣質의 조절은 육기섭생법六氣攝生法을 통해서 내재된 물질物質의 조절은 식이영양섭생법을 통해서 가능하다. 육기섭생법을 통한 내재된 기질氣質의 조절방법을 다양하게 (호흡을 통한 조절, 식이를 통한 조절, 운동을 통한 조절, 경락을 통한 조절, 온열을 이용한 조절 등) 설명했다.
앞으로 보다 더 연구 발전된 동양 섭생학이 구체적이고 확실하게 개발 보충되었으면 하는 바람이다.

(2) 내재된 물질物質의 변화 조절법 – 식이영양섭생학(2권, 5권 참조)

7부

경락과 경혈

1. 경락계통

(1) 경락經絡의 정의

경락이란 경맥과 낙맥을 합하여 일컫는 말로 기氣가 순행하는 경로를 말하며 일정한 순서에 따라 전신을 돌고 있는 경락은 장기와 장기, 장기와 신체의 특정부위를 연결하여 달리고, 또한 장기와 체표, 사지말단과 체간부를 연결하는 경로로 각 장부와 신체부위를 자양하고 신체를 보호하면서 전신에 걸쳐 분포되어 있는 전일적 다순환 체계로 유기체로 하여금 유기적 연관의 총체적 활동을 하도록 진행시키는 계통을 말하며, 살아있는 생물체에만 존재하는 기질적氣質的 계통을 말한다. 경經은 경로經路의 뜻이 있고, '작은 길'을 의미하며 간선幹線으로서 세로로 곧게 가는 통로이며, 락絡은 나망羅網의 뜻으로 간선에서 갈라진 지선으로서 그물과 같이 간선사이를 연락하는 노선으로 전신에 퍼져있는 통로를 말한다.

(2) 수혈腧穴의 정의

수혈이란 인체의 내재된 기氣가 경락을 통하여 수주輸主되는 부위로 봉한학설에 의하면 경락이 확장, 분기, 분합 등 형태학적 변화를 거쳐 형성된 구조물로서 맥기소발脉氣所發의 공극空隙이며, 또한 피부의 표피 아래 및 그 밖의 모든 조직에 존재하고 주위의 해부학적 조직과는 명확히 구별되는 부드럽고 작은 타원형의 구조물로서 질병이 반영되는 지점이며 내재된 기질氣質을 조절할 수 있는 부위로 수腧는 수주輸主(보낸다)와 전수傳輸(전송한다)의 뜻이고, 혈穴은 공극空隙과 취집聚集의 뜻을 내포함으로 수혈은 인체에 존재하는 내외의 기氣가 경락을 통하여 수주취집輸主聚集 되는 공극空隙으로 이 취집된 기氣를 다시 전수傳輸하는 부위를 말한다.

수輸의 원래 음은 "유"이지만 혈穴의 작용이 경락의 기운을 이곳에서 저곳으로 옮겨 준다는 운수運輸, 전수傳輸, 수주輸主의 뜻이 있기 때문에 "수輸"라 하였고, 인체에 있으므로 육肉변을 붙여 수腧라 하였으며, "유俞"는 앞의 변을 생략한 것이므로 "수"라고 발음하여야 옳은 것이다.

경혈經穴이란 수혈腧穴이 일정한 경락노선상에 있어 장부와 연계를 맺고 있는 혈穴을 말하며, 경혈經穴 이외의 수혈腧穴을 경외기혈經外奇穴이라 하며, 질병이 있는 부위의 압통점에 정한 수혈腧穴을 "아시혈阿是穴" 또는 "천응혈天應穴"이라 한다. 그러므로 수혈腧穴을 수혈輸穴 또는 유혈俞穴이라고도 하며, 다른 이름으로는 공혈孔穴, 공혈空穴, 혈도穴道, 기혈氣穴, 혈위穴位 등으로도 사용한다.

542

(3) 경락 · 경혈의 구조

"봉한학설"에 의하면 경락은 관 모양의 구조물 다발로 되어 있으며 경혈은 경락이 확장, 분기, 분합 등 형태학적 변화를 거쳐 형성된 작은 타원형의 구조물로 되어 계통을 이루고 있으므로 해부조직학적 계통(신경계, 혈관계, 임파계 등)과는 명확히 구별되는 전혀 새로운 계통을 형성한다는 것이다.

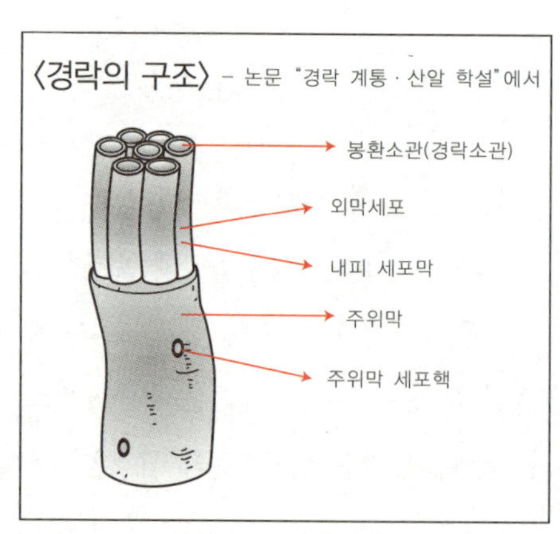

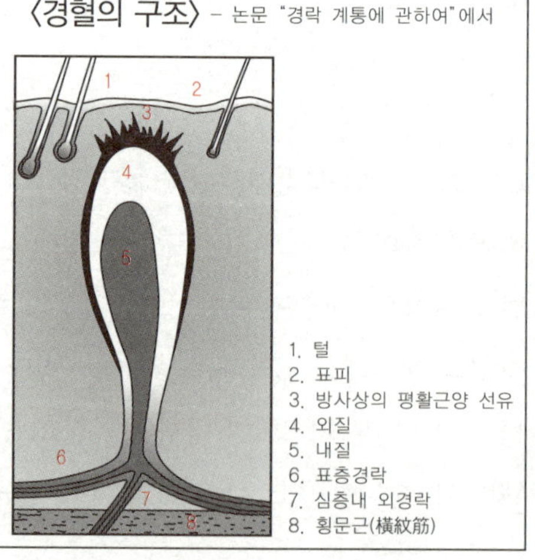

(4) 경락계통의 순환

경락계통은 경혈과 그것을 연결하는 경락으로 되어 있는데, 경락은 피부 안에 있는 것(표층경락)과 생체의 심부에 있는 것(심층경락)으로 구별되며, 맥관 밖을 도는 것(혈관, 신경, 임파관 등 관 밖으로 달리는 경락)과 맥관 안을 도는 것(혈관, 임파관, 신경, 심장대강 등 관 안을 달리는 경락)으로 구별된다. 또 흉부나 복부 또는 각 장기의 표면에 유리 상태로 그물과 같이 분포되어 있는 경락(심층내외경락)과 기관 및 장부 내에 분포되어 있는 경락(장기내 경락)으로 구별되며 더 진행되어 말초경락으로 분리되어 모든 조직의 각 세포까지 연결된다.

〈부신의 경락과 경혈의 분포 모형도〉

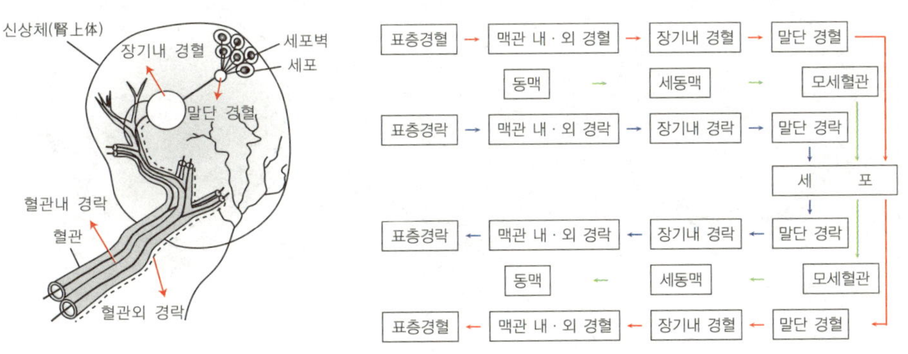

경혈도 피부 안에 있는 표층 경혈과 생체의 심부에 있는 심층경혈로 구별되며, 흉부나 복부 또는 각 장기의 표면에 심층내외경락과 연결되어 존재하는 심층내외 경혈과 기관 및 장기 내에 장기 내 경락과 연결되어 존재하는 장기 내 경혈로 구분된다. 그리고 더 진행되어 말초 경혈로 분리되어 모든 조직의 각 세포까지 연결되어 세포의 생성과 사멸과정에 관여한다. 경락과 경혈의 순환체계는 표층경락, 경혈과 심층경락, 경혈을 순환하는 폐쇄성 순환과 이 폐쇄성 순환이 복합적으로(상하, 좌우, 표리) 상호 결합 되어있는 다순환체계로 구성되어 인체의 생리 메커니즘을 전일적으로 조절하는 것이다.

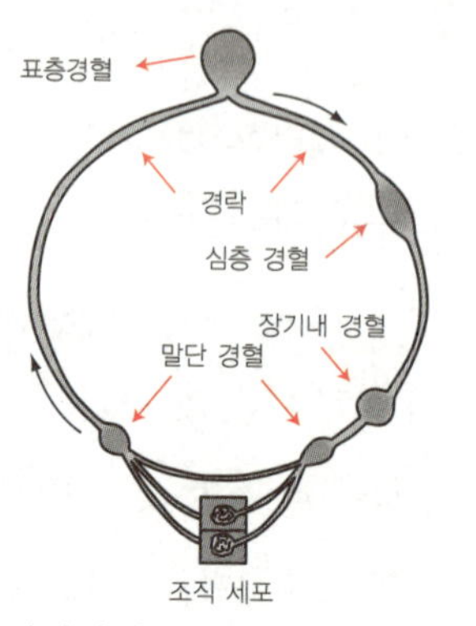

다음은 경락과 경혈의 폐쇄성 순환체계와 복합적 다순환 체계의 그림 모형도이다.(봉한학설에서)

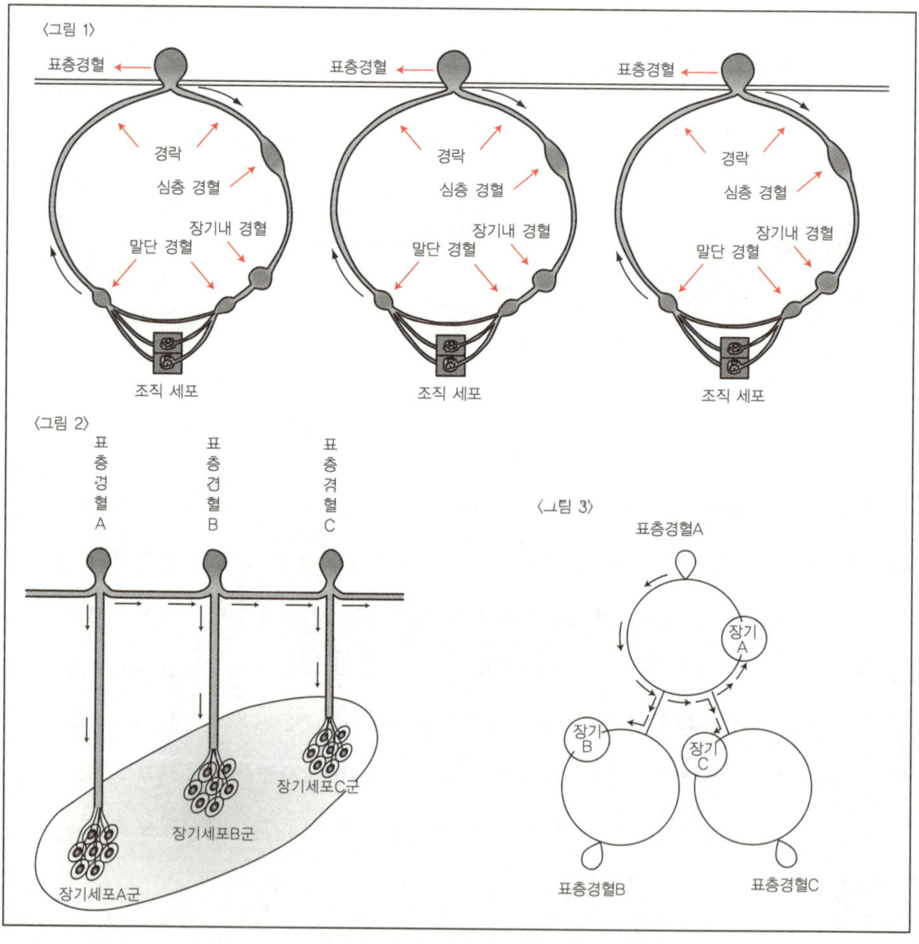

〈경락계통의 폐쇄성 순환〉

〈그림 1〉

〈그림 2〉

〈그림 3〉

〈경락계통의 다순환 체계〉

544

그러므로 경락의 폐쇄성 순환체계와 전일적 다순환 체계의 생리적 메커니즘에 의해 경락과 경혈의 작용과 기능이 나오게 된다.

(5) 경락계통의 작용과 기능

1) 기혈 순환 및 장부연락

인체의 기氣가 경락을 통하여 전신의 상하, 좌우, 내외, 표리를 순환하면서 각 장부와 기관, 근육과 피부, 오관과 구규 및 사지와 전신의 조직을 계통적으로 긴밀히 연결하여 줌으로써 하나의 통일된 유기체를 구성하게 하고, 경혈은 기氣를 취집聚集, 수주輸主하는 곳으로 장부경락의 상통相通점으로서 연계를 강화하며, 체액은 기氣의 추동에 힘입어 같이 운행되므로 경락을 통한 기氣의 순환에 의해 혈이 운행하여 전신에 영양을 공급하고 외사外邪에 저항하여 기체를 보호한다.

2) 병사의 전도 및 병후반영

경락과 경혈은 병사病邪를 안으로 전파하고 인체 내부의 병변病變을 외부로 반영하는 통로 및 부위가 되어 질병의 발생과 전변傳變에 관여한다. 병의 전변傳變은 피부에서 손락, 낙맥, 경맥, 장부의 순으로 표에서 리로 전변되고, 장부에서 발생한 병사는 장부에서 경맥, 낙맥, 손락으로 전변된다. 장부의 정상적인 기능이 실조되면 경락을 통하여 체표의 유관부위에 반응(색택의 변화나 압통점, 과민점 등)이 나타나거나 각종 증상이 발현하게 된다. – ① 압통반응 ② 열감반응 ③ 융기반응 ④ 변색반응 ⑤ 함하반응 ⑥ 탈설반응 ⑦ 발진반응 ⑧ 전기반응 ⑨ 경결반응 ⑩ 이상 민감반응 등

3) 감응전도感應傳道 및 인체의 기질적氣質的 생리生理 메커니즘을 조절

경락과 경혈은 인체의 모든 유익, 무익한 자극을 안과 밖으로 전달해주는 구실을 한다. 즉 병사의 전달통로가 되어 질병의 발생과 전변에 관여하기도 하고, 침구시술이나 약물과 같은 자극을 병소로 전달하는 통로구실도 한다. 그러므로 경락과 경혈의 전도傳道 작용은 질병의 발생 및 치료에 중요한 요소로 작용하는 것이다.

4) 또한 황제내경 영추 「경맥편과 경별편」에 보면 경락經絡은 결생사決生死하고, 처백병處百病하며, 조허실調虛實하고, 순기혈順氣血하고, 통음양通陰陽하고, 새로운 물질을 생성, 소멸함으로 의자는 경락에 불가불통不可不通하지 않으면 안 된다고 했으며, 경맥經脉으로 해서 사람이 나고 병도 생기며 이를 이용하여 치료할 수도 있으니 의학을 공부하는 사람은 여기서 시작하고 여기서 그치는 것이다.("부십이경맥자夫十二經脉者 인지소이생人之所以生 병지소지성病之所之成 인지소이치人之所以治 병지소지기病之所之起 학지소이치學之所以治 공지소이상야工之所以上也"라고 하였다. 고로 경락과 경혈을 통하여 질병의 부위와 육장육부의 한열과 음양과 허실을 파악할 수 있으며 내재된 기질적氣質的 생리 메커니즘이 실조되었을 때 경락과 경혈을 이용하여 기질氣質의 흐름을 원활하게 해 기지氣至(기氣가 병소病所에 이르는 것)가 되게 하면 영위가 조화롭게 되어 조기혈기調其血氣가 되고, 기氣와 체액(혈血)의 흐름이 좋아져 통通음양하게 되고 조허실調虛實하게 되며, 정상적인 생리기능으로 되돌아와 처백병處百病하게 되어 건강하고, 장수할 수 있게 된다.

(6) 경락의 구성

경락은 경맥과 낙맥을 총칭한 것으로서 경맥과 낙맥에 의하여 기혈氣血이 흘러가며, 흩어져 인체의 여러 곳을 종횡으로 교차되고 상호 연락되며 그물과 같이 분포되어 몸속에서는 관계있는 상부와 연속되고 몸 밑에서는 근육이나 피부 등 모든 조직에 속과 밖으로 긴밀하게 결합시켜 인체를 하나의 통일된 종합체로 구성해 살아서 움직일 수 있게 하는 것으로 그 구성은 다음과 같다.

경락經絡 ─ 1. 경맥經脉 ─ 1) 십이경맥十二經脉

① 수태음 폐경 – ② 수양명 대장경

③ 족태음 비경 – ④ 족양명 위장경

⑤ 수소음 심경 – ⑥ 수태양 소장경

⑦ 족소음 신경 – ⑧ 족태양 방광경

⑨ 수궐음 심포경 – ⑩ 수소양 삼초경

⑪ 족궐음 간경 – ⑫족소양 담경

2) 십이경별十二經別

① 수태음 폐경별 – ② 수양명 대장경별

③ 족태음 비경별 – ④ 족양명 위장경별

⑤ 수소음 심경별 – ⑥ 수태양 소장경별

⑦ 족소음 신경별 – ⑧ 족태양 방광경별

⑨ 수궐음 심포경별 – ⑩ 수소양 삼초경별

⑪ 족궐음 간경별 – ⑫ 족소양 담경별

3) 기경팔맥奇經八脈脉

① 임 맥 – ② 독 맥

③ 충 맥 – ④ 대 맥

⑤ 음교맥 – ⑥ 양교맥

⑦ 음유맥 – ⑧ 양유맥

─ 2. 락맥絡脉 ─ 1) 십오락맥十五絡脉

① 수태음폐경의 낙맥-열결　② 수양명대장경의 낙맥-편력

③ 족태음비경의 낙맥-공손　④ 족양명위경의 낙맥-풍륭

⑤ 수소음심경의 낙맥-통리　⑥ 수태양소장경의 낙맥-지정

⑦ 족소음신경의 낙맥-태종　⑧ 족태양방광경의 낙맥-비양

⑨ 수궐음심포경의 낙맥-내관　⑩ 수소양삼초경의 낙맥-외관

⑪ 족궐음간경의 낙맥-여구　⑫족소양담경의 낙맥-광명

⑬ 임맥의 낙맥–구미   ⑭독맥의 낙맥–장강

⑮ 비脾의 대락맥–대포

2) 락맥絡脉

3) 손락孫絡

4) 세락細絡

5) 부락浮絡

6) 혈락血絡

3. 내속외련內屬外連

1) 내속內屬 – 장부, 경맥 및 일부 낙맥과 연속됨

2) 외련外連

① 십이경근十二經筋

㉠ 수태음 폐경근   ㉡ 수양명 대장경근

㉢ 족태음 비경근   ㉣ 족양명 위경근

㉤ 수소음 심경근   ㉥ 수태양 소장경근

㉦ 족소음 신경근   ㉧ 족태양 방광경근

㉨ 수궐음 심포경근 ㉩ 수소양 삼초경근

㉪ 족궐음 간경근   ㉫ 족소양 담경근

② 십이피부十二皮膚 – 경락세동의 피부에 있어서의 분포 부위

1) 경맥經脈

경맥은 신체의 팔과 다리의 일정 부분에 분포되었을 뿐만 아니라 가슴과 배 속등 체강 속에 깊이 들어가 장부와 뇌, 척수 등에 연속되고,

① 경맥 중 12경맥은 경락계통에서 주체主體가 되므로 후세인들이 12정경맥正經脈이라 하였으며, 내재된 기질氣質을 조절하는 육장육부와 밀접한 관계가 있으므로 경맥의 이름도 육장육부의 이름을 붙여 명명하였으며, 흉, 복, 배부, 두면부, 사지에 골고

루 분포하였는데 좌우대칭으로 분포하므로 십이사경맥十二四經脈이 되며 전신을 상 · 하로 종관縱貫한다. 매 1조의 음경陰經과 다른 1조의 양경陽經은 체내에서는 장臟과 부腑로서 상호 속락屬絡관계를 맺고 체표體表에서는 내측과 외측으로서 표리관계를 이루게 된다. 표리관계에 있는 음경과 양경은 경별經別과 락맥絡脈에 의해 그 관계가 강화되며 다른 경맥經脈이나 경별經別, 락맥絡脈과 교차(상호 교차한 후에 대립 방향으로 순행하는 것)나 교회(상호 교차한 후에 같은 방향으로 순행하는 것)의 관계를 통하여 생체 각 부분의 복잡 다양한 연계를 더욱 강화하여 전신의 통일성과 정체성을 유지하게 된다.

② 경맥 중 12경별은 12경맥에서 갈라져 상 · 하로 종행從行하는 지맥肢脈으로 모두 12경맥의 사지주슬관절四肢肘膝關節이상에서 별도로 갈라져 나와 체강 내부로 별행別行하여 각 경經이 속한 장부와 연계를 맺고 다시 체표로 나와 표리관계에 있는 양경맥과 합류해 육합六合 관계를 형성하는 별경別經으로 정경正經과 같은 역할을 하는데 정경과는 별도로 주행하므로 "별행정경別行正經"이라고도 한다. 12경별은 육음경경별六陰經經別이나 육양경경별六陽經經別을 막론하고 모두 그 본경경맥本經經脈에서 분출을 시작하여 최후에는 육조六條의 양경맥陽經脈으로 돌아와 양경경맥陽經經脈과 합류하여 육합六合 관계를 형성한다. 이 육합관계는 십이경맥의 표리가 되는 장부 간의 관계를 한층 더 가깝게 강화시켜 준다.

③ 또한 경맥 중 기경팔맥奇經八脈은 십이경맥十二經脈에서 운행되고 있는 기氣가 비정상상태로 경맥에서 모자라거나 넘쳐흐르면 바로 기경팔맥이 발동하여 십이경맥의 기氣가 넘치고 부족한 상태를 홍수를 조절하는 관개 저수지와 같이 경맥의 기氣를 조절하여 정상적인 생리 메커니즘을 유지하게 하는 작용을 한다. 기경팔맥은 십이경맥과는 또 다른 통로로서 비상시에 대비한 경맥이라고는 하지만 순환의 개념이 없고 체강에 깊이 들어가 장부와 직접 통하지는 않으나 장부, 포포胞, 척수, 뇌, 눈, 입과 입술, 코등과 연계되어 있으며 십이경맥十二經脈과는 달리 육장육부와의 속락屬絡 관계나 표리

배합관계가 없으므로 기경팔맥을 이용한 치유방법이 발달하지 못하였고, 십이경맥의 보조수단으로만 쓰이고 있는 실정이다.

2) 락맥絡脈

① 경맥에서 분출하여 횡사적橫斜的 경로를 갖는 망상網狀의 대소분지大小分枝로서 몸의 겉 부분인 체표에 많이 분포되며 전신에 기혈氣血을 공급하는 역할을 하며 경근經筋과 피부皮膚에 연계된다. 락맥絡脈 중 십오경맥十五經脈은 락맥의 주체가 되므로 통상 십오대락十五大絡이라 부르며, 이는 십이경맥의 경혈에서 갈라져 나온 십이락맥十二絡脈과 임·독맥에서 갈라져 나온 락맥絡脈 그리고 비脾의 대락大絡을 합하여 15낙맥이라 하며 경맥에서 바로 갈라져 나와 낙맥 중 가장 큰 가지에 해당하는 낙맥이다. 십오락맥十五絡脈이외에 위胃의 대락大絡인 허리虛里가 있어 엄밀히 말하면 십육낙맥十六絡脈이지만 비脾와 위胃가 표리관계이므로 습관상 15낙맥이라 하며 15낙맥의 분포상 특징은 음양경陰陽經에서 갈라진 락맥은 표리관계를 맺고 있는 다른 한 조組의 경맥 및 락맥으로 각각 주행하고 몇 개의 낙맥은 체강 속으로 들어가 유관한 장부와 관계를 맺으며 비위경脾胃經의 대락大絡은 다른 모든 락맥으로 주행한다.

② 또 십오경맥十五經脈에서 갈라져 나오는 지맥枝脈으로는 락맥絡脈, 손락맥孫絡脈, 세락맥細絡脈, 부락맥浮絡脈, 혈락맥血絡脈이 있는데, 락맥은 경맥이나 십오대락十五大絡에서 횡사橫斜로 흩어져 분출된 락맥을 말하며, 손락맥과 세락맥은 락맥에서 갈라진 가느다랗고 작은 지락맥枝絡脈을 말하고, 부락맥은 락맥 가운데서 체표에 분포하는 락맥을 말하며, 혈락맥은 부락 가운데서 피부에 노출된 가느다랗고 작은 혈관을 혈락血絡이라고 한다. 그러므로 혈락은 체표에 드러난 병적인 상태의 락맥인 것이다.

3) 내속외련

경락이 장부에 내속內屬하는 부분은 경맥 중 십이경맥이 장부와 속락屬絡의 밀접한 관계를 맺게 되는데 12경맥의 각 경맥은 체내 속에서 하나의 장臟과 하나의 부腑에 연속되어 있음과 동시에 하나의 장臟과 하나의 부腑는 표리배합이라는 이론에 근거하여 장臟에 속하는 것은 부腑에 연락되고 부腑에 속하는 것은 장臟에 연락된다는 것으로 이를 12경맥의 장부속락관계라 하며, 이밖에도 경락의 순행, 교차 등을 통하여 또 다른 내장과도 연계되어 있어 내장 상호간의 복잡한 관계를 이루는 것을 십이경맥의 연계장부라 한다. 그러므로 경락이 장부에 내속하는 부분은 12경맥이 장부와 속屬, 락絡, 연계聯係하는 밀접한 관계형성을 말하는 것이다.

12경맥의 장부속락관계와 연계장부의 이론을 더 쉽게 정리 설명하면 다음과 같다.

십이경맥十二經脈의 속락관계屬絡關係 및 연계장부聯係臟腑

경맥명經脈明	장臟 부腑		
	속屬	락絡	연계聯係
수태음폐경맥手太陰肺經脈	폐肺	대장大腸	위胃 · 신腎
수양명대장경맥手陽明大腸經脈	대장大腸	폐肺	위胃
족양명위경맥足陽明胃經脈	위胃	비脾	심心 · 대장大腸 · 소장小腸
족태음비경맥足太陰脾經脈	비脾	위胃	심心 · 폐肺
수소음심경맥手少陰心經脈	심心	소장小腸	폐肺 · 신腎
수태양소장경맥手太陽小腸經脈	소장小腸	심心	위胃
족태양방광경맥足太陽膀胱經脈	방광膀胱	신腎	뇌腦 · 심心
족소음신경맥足少陰腎經脈	신腎	방광膀胱	간肝 · 폐肺 · 심心
수궐음심포경手厥陰心包經	심포心包	삼초三焦	
수소양삼초경手少陽三焦經	삼초三焦	심포心包	
족소양담경맥足少陽膽經脈	담膽	간肝	심心
족궐음간경맥足厥陰肝經脈	간肝	담膽	폐肺 · 위胃 · 신腎 · 뇌腦

예를 들어 수태음폐경맥은 상지에만 분포된 것이 아니라 몸통 속으로도 분포되는데 몸속에서 폐와 연락連絡되고 또 폐와 표리관계에 있는 대장과도 연결되며 나아가 위胃와 신腎과도 교차 순행하는데, 폐경맥이 장臟인 폐와 연락되는 것을 속屬이라 하고, 표리관계인 대장과 연결되는 것을 락絡이라 하며, 다른 장부인 위胃와 신腎등과 교차 순행하는 것을 연계장부聯係臟腑라 하는 것이다.

또한 경락이 체표로 외연外連하는 부분은 경락이 몸속뿐 아니라 체표 조직에까지 얕게 분포하는 관계를 경락의 외연外連이라고 하는데 이는 락맥絡脈과 연계되어 관계를 형성하며, 경락과 체표 조직 간의 주요한 관계는 십이경근十二經筋과 십이피부十二皮膚를 통해서 형성되는데

① **12경근이란** 경락계통의 외연外連 부분으로서 12경맥의 기氣가 근육·관절에 모이고 흩어지는 체계이다. 그러므로 12경근의 명칭은 12경맥에 의거하여 수족의 3음 3양으로 명명되며 12경근의 부위는 12경맥과 여기서 분지하는 낙맥을 통해 기질氣質이 공급되는 근육조직의 범위를 일컬으며 경근經筋의 전신분포는 모두 사지말단에서 시작하여 기육이 풍만한 곳을 지나서 관절과 뼈에 모이고, 어떤 경근은 흉곽과 복강으로 진입하는데 장부와 직접적인 속락관계는 없다. 경근에는 기육, 인대, 힘줄, 근맥 등도 포함이 된다.

552

② **12피부皮膚란 12경맥과** 그 락맥에 분포된 피부의 부위를 일컫는 것으로, 피부상의 경락분포영역을 말한다. 12피부는 12경락의 체표구분인데 12피부와 12경락과의 차이는 경맥經脈은 선상線狀으로 분포하고 락맥絡脈은 강상綱狀으로 분포되는데, 피부는 면面에 중점을 둔 구분이며 그 범위는 대체로 해당 경락의 분포부위에 속하며 경락에 비해 면적이 광범위하다.

이와 같이 우리 인체의 모든 조직은 경락계통을 통해 기질적氣質的 생리 메커니즘을 조절해 삶을 영위해 나가는 것이다.

(7) 12경락의 명칭

십이경맥의 명명은 음양, 장부, 수족 등의 3개 부분을 위주로 하였는데 수족의 내외, 구간軀幹의 전면, 측면, 후면의 순행과 내속된 장부의 음양학설에 근거하여 정한 것이다. 선조들은 '음양'이라는 가장 일반적인 범주를 선정하고 어떤 사물이 복잡한 정황에 있을 때도 항상 각각의 음양에 귀납시켜 정황을 판단했는데 경락도 음양설에 기반을 두고 명칭을 설정한 것으로서 음양을 다시 운기학의 화기육기론化氣六氣論에 의해

3음3양으로 나누어 3음을 궐음, 소음, 태음으로 3양을 소양, 태양, 양명으로 구분하였으며 경맥을 3음3양에 대입해 육경으로(궐음경맥, 소음경맥, 태음경맥, 소양경맥, 태양경맥, 양명경맥) 분류했으며,

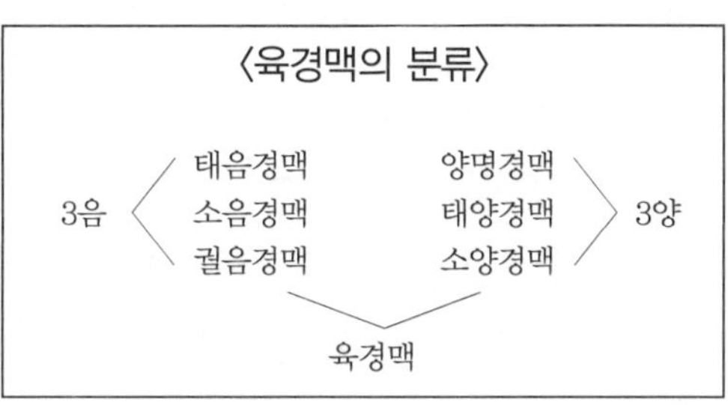

인체의 각 부분도 음양을 적용하여 분류해 경락의 명칭을 정했는데 땅과 같이 정미한 물질을 가득 저장하고 있는 장臟은 음陰에 인체 내에서 소화, 전도, 배설의 활동을 하기 때문에 하늘과 같이 항상 일정 부분이 비어있는 부腑는 양陽에, 인체의 내측은 음에 외측은 양에, 머리는 양에 몸통은 음에 음양 속성의 원칙에 근거하여 배속시켜 각각의 경經의 소속된 장부와 사지四肢를 순행하는 부위와 결합하여 각 경經의 명칭을 정한 것이다.

즉, 음경은 안으로 육장중의 어느 한 장에 속하고, 바깥으로 수족의 내측과 몸의 몸통 부분에 분포하고 양경은 안으로 육부중의 어느 한 부에 속하고 바깥으로 수족의 외측과 몸의 머리 부분에 분포하므로 육경六経 중에서 하나를 손(수手)과 발(족足)에 배당시키고 장부와 연계시켜 십이경맥이 되는 것이다.

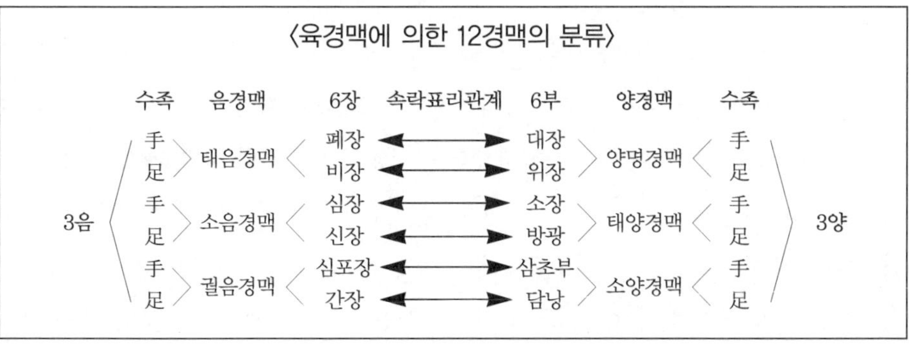

수족	음경맥	6장	속락표리관계	6부	양경맥	수족
手 足	태음경맥	폐장 비장	◀━━▶ ◀━━▶	대장 위장	양명경맥	手 足
手 足	소음경맥	심장 신장	◀━━▶ ◀━━▶	소장 방광	태양경맥	手 足
手 足	궐음경맥	심포장 간장	◀━━▶ ◀━━▶	삼초부 담낭	소양경맥	手 足

3음 ... 3양

위와 같이 십이경맥은 음경맥과 양경맥으로 분류되고 음경맥은 장과 연계해 육음경맥을 이루고 양경맥은 부와 연계해 육양경맥을 형성하며 매 1조組의 음경陰経과 다른 1조組의 양경陽経은 체내에서 장과 부로서 상호 속락屬絡관계를 맺고 체표에서는 내측과 외측으로 표리관계를 이루며, 수경맥手経脈과 족경맥足経脈의 구분은 육장의 위치와 유관하고 횡격막을 기준으로 심장, 폐장, 심포장은 위에 있으므로 수삼음경手三陰経에 속하고 이와 속락표리관계에 있는 소장, 대장, 삼초부는 수삼양경手三陽経에 속하며 횡경막을 기준으로 간장, 비장, 신장은 아래에 있으므로 족삼음경足三陰経에 속하고 이와 속락표리관계에 있는 담낭, 위장, 방광은 족삼양경足三陽経에 속하게 된다. 그러므로 육장과 연계를 이루는 육음경맥중, 삼三경맥은 수手(손)로 삼경맥은 족足(발)로 분포되어 있으며 모두 상하지上下肢의 내측인 음측을 통과하게 되며, 육부와 연계를 이루는 육양경맥중 삼경맥은 수手로 삼경맥은 족足으로 분포되며 모두 상하지上下肢의 외측인 양측을 통과하게 되는 것이다.

수족에 있는 음경陰経의 배열은 상지上肢를 위로 치켜든 자세를 기준으로 궐음경(수궐음심포경,족궐음간경)은 인체의 측면側面에 소음경(수소음심경, 족소음 신경)은 인체의 배면背面에 태음경(수태음 폐경, 족태음 비경)은 인체의 전면前面에 분포하며 수족에 있는 양경陽経의 배열은 상지上肢를 위로 치켜든 자세를 기준으로 소양경(수소양 삼초경, 족소양 담경)은 인체의 측면側面에 태양경(수태양 소장경, 족태양 방광경)은 인체의 배면背面에 양명경(수양명 대장경, 족양명 위경)은 인체의 진면前面에 분포되어 있다.

예를 들어 폐경의 명명은 횡경막을 기준으로 위에 있으므로 상지上肢인 수手에 배열되고 장臟이므로 손의 음면陰面에 있게 되고 전면前面에 분포되어 '수手태음'이 되고 폐장과 연결되어 있기 때문에 '수태음폐경'이라 명명하며, 대장경은 폐경과 속락표리관계를 이루므로 상지上肢인 수手에 배열되고 부腑이므로 손의 양면陽面에 있게 되고 전면前面에 분포되어 "수手양명"이 되고 대장과 연결되어 있기 때문에 '수양명 대장경'이라 명명한다. 폐경과 대장경은 표리관계에 있으므로 폐경은 양경인 대장경보다 전면부인 음쪽 내측에 위치해 있으며 대장경은 음경인 폐경보다 전면부인 양쪽 외측에 위치해 있다. 비경은 횡경막을 기준으로 아래에 있으므로 하지下肢인 족足에 배열이 되고 장臟이므로 족足의 음면陰面에 있게 되고 전면前面에 분포되어 "족足태음"이 되고 비장과 연결되어 있기 때문에 "족태음비경"이라 명명하며, 위경은 비경과 속락 표리관계를 이루므로 하지下肢인 족足에 배열이 되고 부腑이므로 족足의 양면陽面에 있게 되고 전면前面에 분포되어 "족足양명"이 되고 위장과 연결되어 있기 때문에 "족양명위경"이라 명명하며 비경과 위경은 표리관계에 있으므로 비경은 양경인 위경보다 전면인 내측(음陰)에 위치해 있으며 위경은 음경인 비경보다 전면인 외측(양陽)에 위치해 있다.

12경맥의 명칭은 모두 이와 같은 방법으로 명명이 되며 다음과 같다.

〈12경맥의 분류 및 명칭〉

555

음	태음	①수태음폐경	◀──────▶	②수양명대장경	양명	양
		③족태음비경맥	◀──────▶	④족양명위경맥		
	소음	⑤수소음심경맥	◀──────▶	⑥수태양소장경맥	태양	
		⑦족소음신경맥	◀──────▶	⑧족태양방광경맥		
	궐음	⑨수궐음심포경맥	◀──────▶	⑩수소양삼초경맥	소양	
		⑪족궐음간경맥	◀──────▶	⑫족소양담경맥		
3음	육음경맥	수음경맥	표리관계	육양경맥	수양경맥	3양
		족음경맥			족양경맥	

이와 같이 십이경맥十二經脉은 인체를 위, 아래로 거의 직선으로 분포되어 있으며 손과 발로 각각 여섯 개의 경맥으로 분포되어 있고 음경맥과 양경맥으로 분류되어 육장육부와 연관지어 육음경맥과 육양경맥으로 분류되며, 음경맥과 양경맥을 하나씩 짝을 지어 오행상 같은 속성(폐와 대장은 오행상 金에 속하고, 비와 위장은 오행상 토土에 속하며, 심장과 소장은 화火에 속하고 신장과 방광은 수水에 심포와 삼초는 상화相火에 간과 담은 목木에 속함)을 가지며 육장경맥과 육부경맥사이에도 음양표리 관계를 이루고 순행유주시에 속락하는 관계가 형성되어 진단과 치료에 상호협조하는 관계를 갖게 된다.

12경맥의 유주

십이경맥十二経脉에는 순행유주하는 경기経氣의 운행순서가 있는데 경기経氣는 영기營氣와 위기衛氣를 포괄한 것으로 경락을 흐르는 기氣를 말하며 인체 내의 기氣의 형성은 선천의 기운과 후천의 기운으로 형성되며 선천의 기운은 생명을 탄생 시킬 수 있는 자연의 원초적 기운과 부정모혈父精母血이 합쳐진 기氣에 의해 형성되고 후천의 기운은 폐의 호흡을 통한 천기天氣(자연지청기)와 비·위의 소화 작용을 통한 수곡水穀의 지기地氣에 의해 형성되는데 후천의 기氣는 선천의 기氣의 바탕위에 생성이 되고 선천의 기氣는 후천의 기氣에 의해 부단히 자양을 받아 유지되는 것이다.

선후천의 기氣가 교류하는 곳이 경락이고 경락을 흐르는 기氣가 경기経氣이며 이 경기経氣는 그 작용과 분포상항에 따라 영기營氣와 위기衛氣로 나뉘고 영기營氣와 위기衛氣는 후천의 기운에 의해서 자양을 받아 유지되는데 그 중 음식으로부터 가장 크게 자양을 받으므로 영기營氣와 위기衛氣는 음식으로부터 유래했다고 보는 것이다. 즉, 수곡水穀의 정미精微한 물질 중 맑은 것(청淸)은 음에 속하며 성질이 정갈하여 혈血과 같이 경락맥 안을 규칙적으로 도는데 이는 영기營氣라 하며 영기營氣는 맥관 안에서 흐르는 기운이므로 맥관 안의 체액을 화생化生하여 전신에 영양을 공급해 주는 작용을 하고 수곡水穀의 정미精微한 물질 중 탁한 것(탁濁)은 양에 속하며 성질이 빠르고 사나워서 주로 경맥 밖을 도는데 이를 위기衛氣라 하며 위기衛氣는 외사外邪에 대한 방어 작용을 위주로 하며 체온을 조절하고 피부를 매끄럽게 하며 땀의 분비를 관리하고 수액의 배설과도 관계하게 된다.

이와 같이 맥관 안을 도는 영기營氣와 맥관 밖으로 도는 위기衛氣의 두 기운에 의해 자기장이 흘러가는 자석의 원리와 같이 체내의 물질(혈血)을 이동시키게 되는 것이다. 이는 형型을 움직이게 하는 자체 에너지(기氣)가 되는 것이며 따라서 기운氣運이 없으면 혈血은 움직이지 않게 되는 것이다.

1) 12경맥의 유주순서

12경맥의 순행유주는 영기營氣과 위기衛氣가 경락을 따라 순행유주하는 것을 말하는데 영기營氣는 중초에서 올라온 수곡의 정미한 물질 중 청淸한 것과 폐에서 만난 기운의 추동력에 의해 경맥 안을 가는데 날숨에 3촌寸, 들숨에 3촌寸씩 한 호흡에 6촌寸을 순환하는데 순환하는 순서는 처음에 중초에서 폐로 올라와 음장인 수태음폐경으로 시작하여 폐경맥을 순행유주하고 수양명대장경맥으로 전도유주하며, 다시 족양명위경 맥으로 전도유도되고, 다음은 족태음 비경맥으로 → 수소음심경맥 → 수태양소장경맥 → 족태양방광경맥 → 족소음신경맥 → 수궐음심포경맥 → 수소양삼초경맥 → 족소양담경맥 → 족궐음간경맥으로 전도 유도되고 마지막에 족궐음간경맥에서 중초의 시작부위로 해서 수태음 폐경맥으로 전도유도되고 다른 한 가닥은 수태음폐경맥에서 기경팔맥중의 임맥으로 전도 유도되어 독맥으로 연결되고 다시 임맥으로 연립되어 수태음 폐경으로 이어져 12경맥과 임맥 및 독맥 즉 14경맥의 영기를 하루에 주야 50회 전신을 유주 순행한다.

위기衛氣는 음식물의 정미한 물질 중에서 탁濁한 것으로 그 성질이 사납고 빠르기 때문에 경맥안으로 들어가지 않고 각 경락사이의 피부와 근육, 힘줄사이를 순행유주하는데 영기營氣와는 음양의 관계로서 맥 외에 있는 위기衛氣는 맥 내에 있는 영기營氣를 싸고 보호하면서 함께 14경을 순행 유주하고, 낮에는 활동을 많이 하므로 바깥의 피부근육이 상하기 쉬워 양의 분야인 삼양경(족태양방광경 → 수태양소장경 → 족소양담경 → 수소양삼초경 → 족양명위경 → 수양명대장경)에 더 많이 분포해 25회 순행 유주하고 밤에는 내장이 상하기 쉬우므로 안을 경계하기 위해 음의 분야인 삼음경(족소음신경 → 수소음심경 → 수태음폐경 → 족궐음간경 → 수궐음심포경 → 족태음비경)에 더 많이 분포해 25회 순행 유주하며, 어떤 자극에 의해 이상이 생긴 조직이나 기관에 대한 위기의 확산 및 침투력 등 인체의 방어능력에 깊숙이 작용 순행 유주한다. 그러므로 기氣의 작용이란 영양작용을 제외하고는 대부분 위기의 작용인 경우가 많은데 내재된 기질氣質의 조절 및 육장육부에 영향을 미칠 수 있는 것이 맥관속의 영기이므로 12경맥의 순행유주는 영기의 순행유주에 기준을 두게 된다. 고로 12경맥의 순행유주는 하나의 경락이 다른 경락으로 연결될 때는 두개씩의 음양교차 순서에 의해 연결되고 직접 연관이 있는 장기로 배열되어 12정경의 유주순행이 정해지게 되는데 맨 처음 장의 경락에서 시작해서 부의 경락으로 연결되고 부의 경락은 다시 부의 경락으로 연결되었다가 장의 경락으로 연결되는 유주구조를 갖게 되는데 그 흐름을 보면 음장陰藏의 음경陰経은 음인 땅에서 양인 하늘로 향해 흐르고(↑) 양부陽腑인 양경陽経은 양인 하늘에서 음인 땅으로 유주 순행(↓)하며 음경陰経인 기운이 양인 머리로는 가지 못하고 몸에서만 존재하며 양경은 몸뿐만아니라 반드시 양부위인 머리에 존재하게 된다.

〈12경맥의 유주 순서〉

			음陰, 리裏, 장臟		양陽, 표表, 부腑			
음	태음경	수手	수태음 폐경		수양명 대장경	수手	양명경	양
		족足	족태음 비경		족양명 위경	족足		
	소음경	수手	수소음 심경		수태양 소장경	수手	태양경	
		족足	족소음 신경		족태양 방광경	족足		
	궐음경	수手	수궐음 심포경		수소양 삼초경	수手	소양경	
		족足	족궐음 간경		족소양 담경	족足		

2) 12경맥의 유주시간

또한 경기経氣가 하루 중에 십이경맥十二経脉을 순행 유주하는 동안 각各 경맥経脉이 가장 왕성하게 유주하는 시간이 있는데 이것을 십이경맥의 유주시간流注時間이라 하며 다음과 같다.

〈12경맥의 유주 시간표〉

유주순서	경맥経脉	유주시간	비고	※천지 기운의 오행작용과 인체유주의 오행작용은 다름
1	수태음 폐경	인시寅時	새벽3~5시	목木: 자시子時부터 해뜨기 전
2	수양명 대장경	묘시卯時	새벽5~7시	화火: 해가 뜨고 오시午時 전
3	족양명 위경	진시辰時	오전7~9시	토土: 오시午時부터 미시未時까지
4	족태음 비경	사시巳時	오전9~11시	금金: 미시未時부터 해질 때까지
5	수소음 심경	오시午時	한낮11~1시	수水: 해가지고 해시亥時까지
6	수태양 소장경	미시未時	오후1~3시	
7	족태양 방광경	신시申時	오후3~5시	

유주순서	경맥経脉	유주시간	비고	
8	족소음 신경	유시酉時	저녁5~7시	
9	수궐음 심포경	술시戌時	밤7~9시	
10	수소양 삼초경	해시亥時	밤9~11시	
11	족소양 담경	자시子時	밤11~1시	
12	족궐음 간경	축시丑時	새벽1~3	

3) 십이경맥十二經脉의 유주경로와 혈위 및 관련 장부

십이경맥의 유주경로와 관련장부 및 소속경혈을 각 경맥별로 적으면 다음과 같다.

① 수태음폐경맥手太陰肺經脉

a. 유주경로와 혈위(11혈)

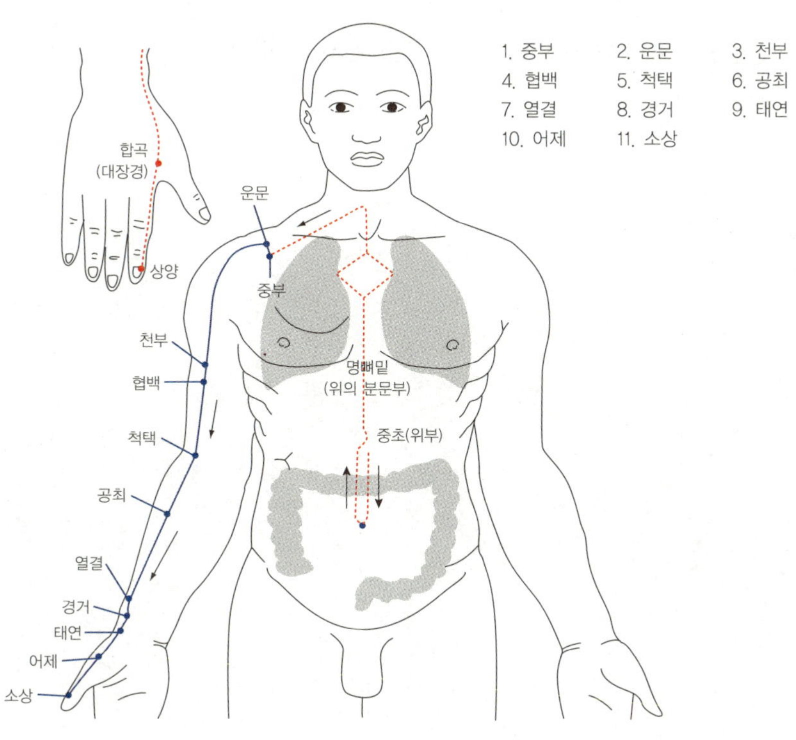

559

· 중초의 위부胃部에서 시작하여 아래로 내려가 표리관계가 되는 대장과 연락되고
· 대장에서 다시 위로 상행하여 위의 상구上口인 위의 분문부를 연沿한후 횡경막을 지나 폐肺에 입속入屬하고
· 폐를 순환한 후 기관, 후두 및 모든 폐사肺糸를 돌고 후두부에서 횡출橫出 겨드랑이 하면으로 가서 심층경락에서 나와 표층의 폐경이 시작(중부혈)된다.
· 표층의 폐경은 중부, 운문을 지나 팔뚝의 안쪽 뼈 아래를 따라서 척택을 지나 손목 맥뛰는 자리를 지나 어제를 따라 엄지손가락 끝인 소상으로 나가고
· 열결에서 갈라진 한 줄기는 심층으로 들어가 대장경의 합곡혈에서 접경된다.

b. 수태음폐경맥의 중요혈

오수혈					원혈	극혈	낙혈	모혈	유혈	맥회
정井(목木)	형滎(화火)	유兪(토土)	경経(금金)	합合(수水)						
소상	어제	태연	경거	척택	태연	공최	열결	중부	폐유	태연

c. 관련장부 – 속屬 폐肺하고 락絡 대장大腸하고 횡격막을 통과하고 위胃, 신腎과도 직접 연계되어 있다.

② 수양명대장경맥手陽明大腸經脉

a. 유주경로와 혈위(20혈)

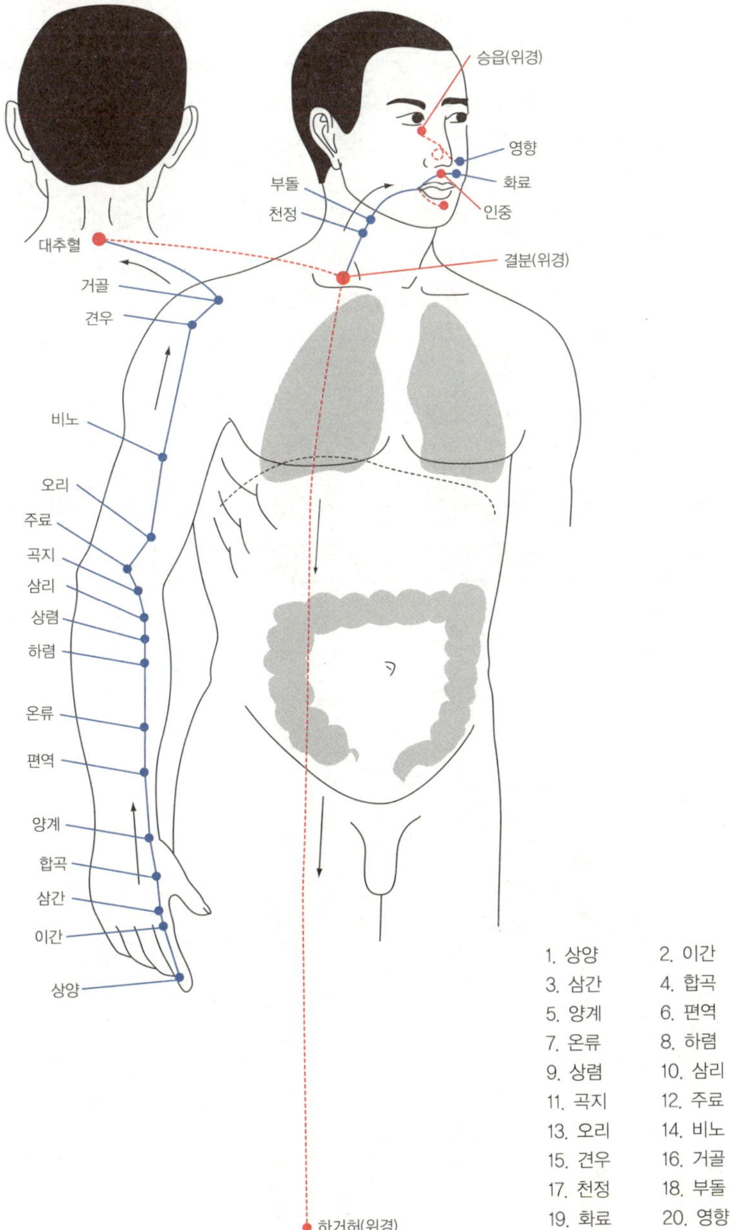

1. 상양	2. 이간
3. 삼간	4. 합곡
5. 양계	6. 편역
7. 온류	8. 하렴
9. 상렴	10. 삼리
11. 곡지	12. 주료
13. 오리	14. 비노
15. 견우	16. 거골
17. 천정	18. 부돌
19. 화료	20. 영향

수양명 대장경은 두 번째 손가락의 상양에서 시작하여 1,2뼈 사이의 합곡혈을 지나 전완(요측 상연 : 바깥쪽)을 따라 팔꿈치 바깥쪽으로 들어가 상완의 바깥쪽 전면을 따라 올라가 견우를 지나 거골로 와 거골에서 등뒤 독맥의 대추혈로 간다.

이곳 대추혈에서 심층으로 들어가 위경의 결분을 통해 목선으로 올라오는데 다시 표층으로 나와 천정혈을 지나 얼굴의 면협을 통과해 입술을 끼고 입술 모퉁이(지창혈)에서 심층으로 아랫잇몸으로 들어가 다시 돌아나와 다시 지창혈을 끼고 표층으로 나와 코밑과 윗입술사이의 인중혈로 가서 화료를 거쳐 영향에 끝난다.(표층경락)

영향에서 심층으로 들어가 비강을 감싸 돌고 눈밑의 승읍(위경)에서 위경과 접경된다.

또 다른 일조분지는 결분에서 심층으로 들어가 폐장을 관통하고 횡경막을 지나 대장에 입속한 다음 다시 하향하여 슬하에 있는 위경의 하거허에서 결합되어진다. 이처럼 대장의 심층경락과 위경의 표층경락이 하거허에서 만나기 때문에 합혈에 속한다.

b. 수양명대장경맥의 중요혈

오수혈					원혈	극혈	낙혈	모혈	유혈	육합혈
정井(금金)	형榮(수水)	유兪(목木)	경経(화火)	합合(토土)						
상양	이간	삼간	양계	곡지	합곡	온류	편력	천추	대장유	상거허

c. 관련장부 – 속屬 대장大腸하고 락絡 폐肺하고 아울러 위胃와도 직접 연계되어 있다.

③ 족양명위경맥足陽明胃經脉

a. 유주경로와 혈위(45혈)

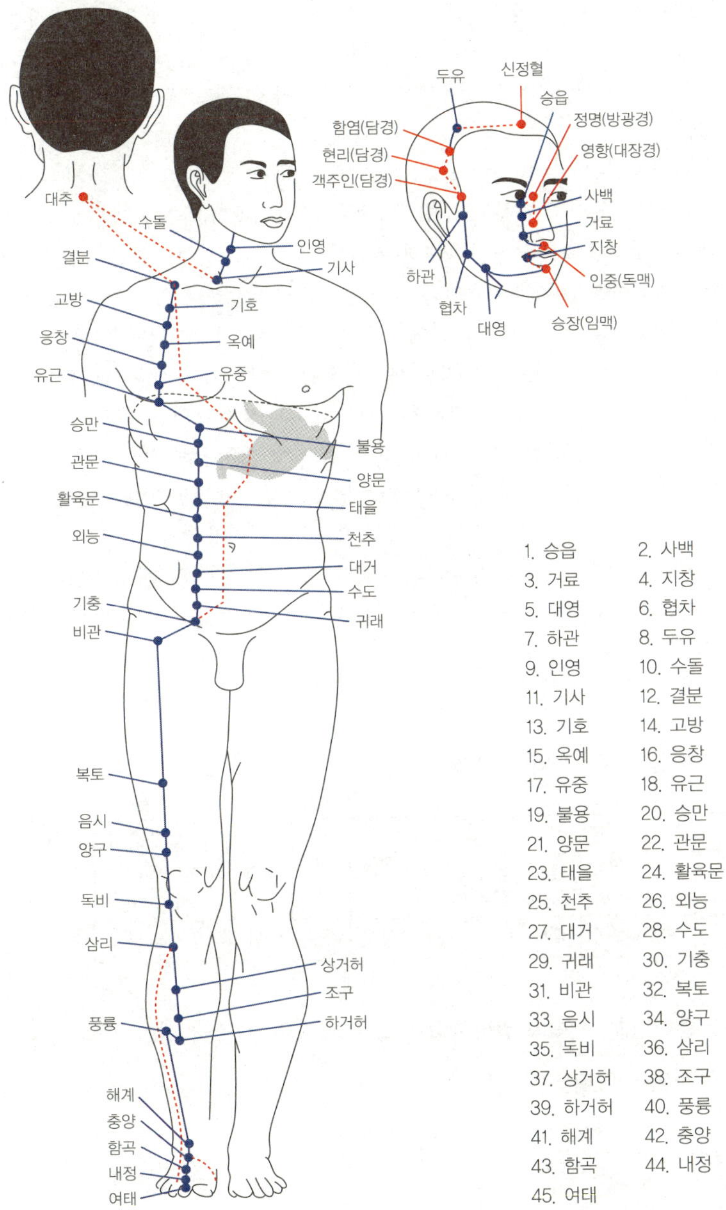

1. 승읍   2. 사백
3. 거료   4. 지창
5. 대영   6. 협차
7. 하관   8. 두유
9. 인영   10. 수돌
11. 기사   12. 결분
13. 기호   14. 고방
15. 옥예   16. 응창
17. 유중   18. 유근
19. 불용   20. 승만
21. 양문   22. 관문
23. 태을   24. 활육문
25. 천추   26. 외능
27. 대거   28. 수도
29. 귀래   30. 기충
31. 비관   32. 복토
33. 음시   34. 양구
35. 독비   36. 삼리
37. 상거허   38. 조구
39. 하거허   40. 풍륭
41. 해계   42. 충양
43. 함곡   44. 내정
45. 여태

족양명 위경은 대장경의 영향혈에서 시작하여 비강을 감싸고 상행하여 방광경의 정명을 교회한 후 눈 밑에 승읍(표층)으로 나와 코 바깥쪽을 따라 윗 이빨(상치중)을 진입하여 독맥의 인중을 교회한 후 다시 돌아 턱밑의 중앙부에 있는 임맥의 승장과 교회 한 뒤 퇴전하여 하악의 대영혈로 나와 협차를 돌아 상향해 귀 앞으로 간다. 즉 귀 앞이라 함은 청궁(소장경)과 거료(위장)사이의 광대뼈 밑 안쪽 권골궁 상연을 거쳐 담경의 객주인을 거쳐 상향하여 담경의 현리와 함염을 교회한 후 이마 측면의 두유혈에 이른 뒤 이마 속 심층으로 들어가 앞이마 속의 신정혈을 교회한다.

또 다른 일조분지는 대영혈을 중심으로 하향하여 양방의 인영으로 가서 목구멍을 따라 쇄골상와중으로 진입한 후 배부(등뒤쪽)로 뒤돌아 가서 독맥의 대추를 교회한 다음 다시 앞으로 넘어와 쇄골상와의 결분을 거쳐 하향하는데 심층으로는 횡경막을 통과해 임맥과 상완 · 중완의 심부에서 교회한 뒤 위에 입속한 후 비장(췌장)으로 낙요하여 위의 하구에서 복강의 심층을 따라 하향하여 기충부에 이르며 결분에서 표층으로는 쇄골상연(결분) 함요부에서 유부내측을 직행한 다음 다시 하향하여 배꼽(제)에서 2치 되는 양옆을 따라 서경부에 진입하여 기충부에서 심층경락과 회합한다. 여기서 다시 하향하여 대퇴의 상부 전면인 비관을 거쳐 복토로 와 다시 쭉 하향하여 슬개골(관절사이의 독비) 속으로 진입해 경골외측을 따라 내려가 발목 중앙의 해계를 지나 발등의 충양에 이른 뒤 두 번째 발가락(2지)의 외측단인 여태에서 끝난다. 또 다른 일조분지는 삼리(독비에서 3치 밑)에서 갈라져 심층으로 들어가 경골외측연을 따라 하향하여 2지와 3지 사이의 중족골을 뚫고 지나 가운데 발가락(3지)의 외측 봉단에서 끝난다.

또 다른 일조분지는 발등의 충양혈에서 엄지발가락 내측연을 따라 가서 비경의 은백혈과 접경된다.

b. 족양명위경맥의 주요혈

오수혈					원혈	극혈	낙혈	모혈	유혈	위경지 하합 下合혈	대장경지 하합 下合혈	소장경지 하합 下合혈	대장경 모혈
정井 (금金)	형滎 (수水)	유兪 (목木)	경経 (화火)	합合 (토土)									
여태	내정	함곡	해계	족삼리	충양	양구	풍륭	중완	위유	족삼리	상거허	하거허	천추

c. 관련장부 – 속屬 위胃하고 락絡 비脾하며 아울러 심心, 대장大腸, 소장小腸과도 직접 연계되어 있다.

④ 족태음비경맥足太陰脾經脈

a. 유주경로와 혈위(21혈)

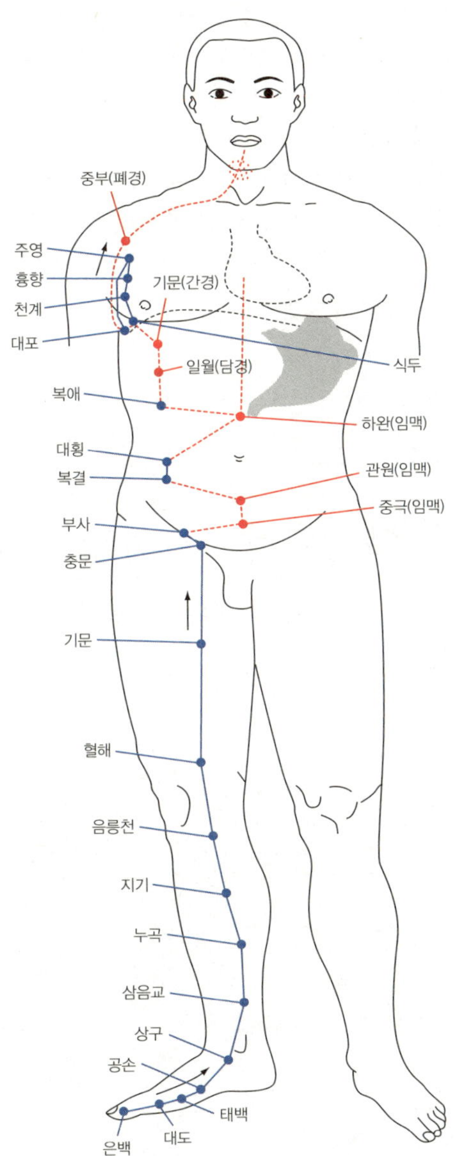

1. 은백　　2. 대도
3. 태백　　4. 공손
5. 상구　　6. 삼음교
7. 누곡　　8. 지기
9. 음릉천　10. 혈해
11. 기문　12. 충문
13. 부사　14. 복결
15. 대횡　16. 복애
17. 식두　18. 천계
19. 흉향　20. 주영
21. 대포

족태음 비경은 엄지발가락 내측말단의 은백에서 시작하여 발의 내측면. 즉, 발등과 발바닥의 경계선을 따라 공손을 지나 상구를 거쳐 삼음교에 이르러 이곳에서 신경과 간경과 교회한 뒤 간경의 전면을 상행하여 슬관절 음릉천을 지나 대퇴의 안쪽으로 바로 올라가 복부에 이른다. 즉, 음릉천에서 기문을 타고 쭉 올라가 충문을 거쳐 부사에 이른 뒤 복부에 심층인 임맥으로 들어가 임맥의 중극·관원과 교회한 후 복결, 대횡으로 진행하고 다시 들어가 임맥의 하완과 교회한 후 비장에 속하고 위장으로 결絡한뒤 다시 복애로 상행하여 담경의 일월과 교회하고 기문을 상회한 후 횡경막을 통과해 유두 양옆을 따라 쭉 올라가 주영혈에 이른 뒤 다시 하향하여 대포혈로 가서 대포혈에서 심층으로 들어가 폐경의 중부혈로 간 다음 심층경락을 타고 쭉 올라가 인후로 가서 양방을 따라 설근부에서 설하 즉, 혀 밑으로 산포하고 또 다른 일조분지는 위부의 하완에서 분출하여 심층으로 따라 횡경막을 통과해 심장의 중앙으로 가서 심경과 접경된다.

b. 족태음 비경맥의 중요혈

오수혈					원혈	극혈	낙혈	대락	모혈	유혈
정井(목木)	형榮(화火)	유兪(토土)	경経(금金)	합合(수水)						
은백	대도	태백	상구	음능천	태백	지구	공손	대포	장문	비유

c. 관련장부 – 속屬 비脾하고 락絡 위胃하며 아울러 심心, 폐肺와도 직접연계 되어 있다.

⑤ 수소음심경맥手少陰心經脉

a. 유주경로와 혈위(9혈)

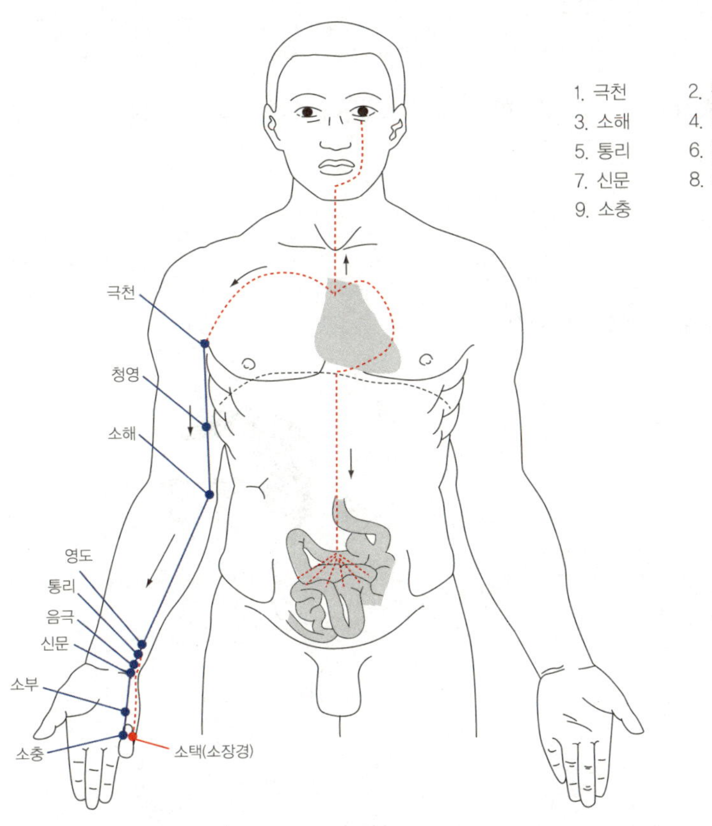

수소음 심경은 심중에서 시작하여 심장 주위에 있는 혈관 등의 조직에 속한 후 심층으로 하향하여 횡경막을 통과해 소장과 관계를 이루고 또 그 일조분지는 심계에서 분출하여 식도 변방을 따라 상행하여 눈 밑의 안구의 주위 조직과 연계를 갖게 되며

또 다른 일조지맥은 심계에서 폐로 직상한 다음 하향하여 겨드랑이 밑 극천혈로 가 이곳에서부터 표층으로 나와 이두박근과 삼두박근 사이(상완의 내측후면)를 따라 청령을 지나 소해에서 전완 내측 척골을 따라 영도·통리·음극·신문을 거쳐 소부로 가서 새끼손가락(소지)쪽으로 진입하여 소지 내측을 따라 손톱의 내측말단에 있는 소충에서 끝난다.

다른 일조분지는 통리에서 갈라져서 소지의 끝인 소장경의 소택혈에서 접경된다.

b. 수소음심경맥의 중요혈

오수혈					원혈	극혈	낙혈	모혈	유혈	하합下合혈
정井(목木)	형滎(화火)	유兪(토土)	경経(금金)	합合(수水)						
소충	소부	신문	영도	소해	신문	음극	통리	거궐	심유	하거허

c. 관련장부 – 속屬 심心하고 락絡 소장小腸하며 아울러 폐肺와 신腎에도 직접 연계되어 있다.

⑥ 수태양소장경맥手太陽小腸經脉

a. 유주경로와 혈위(19혈)

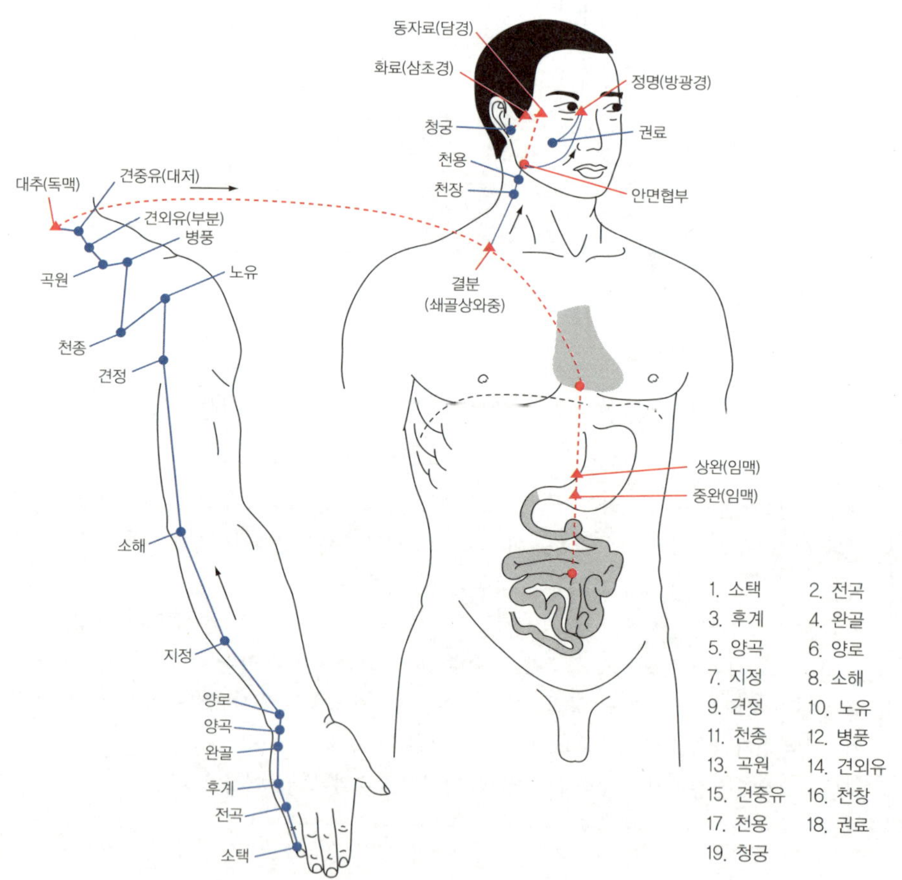

568

수태양 소장경은 새끼손가락(소지)의 소택에서 시작하여 손바닥과 손등의 경계선을 따라 후계를 거쳐 완골로 가서 양곡을 거쳐 척골하면의 가장자리를 따라 직상향하여 소해를 지나 삼두박근(상완외측후연)을 타고 상향해 견정을 지나 견관절의 등쪽으로 나와 견갑골의 천종(상하와)를 돌고 병풍·곡원을 거쳐 어깨위의 방광경인 부분과 대저혈을 교회한 뒤 독맥의 대추혈과 교회한 다음 앞으로 넘어와 쇄골상와중(결분)으로 와서 몸속으로 들어가 심장으로 진입한 뒤 식도를 따라 횡경막을 통과하여 위에 도달한다. 여기서 임맥과 교회한 뒤 상완, 중완과 만나고 소장에 속하는데

다른 일조분지는 쇄골상와중(결분)에서 경부를 따라 올라가 안면협부에 이른다. 이곳에서 심층으로는 외안각의 동자료(담경)와 교회하고 뒤로 돌아 삼초경의 화료혈과 교회한 뒤 청궁에서 귀속 이중으로 들어간다.

또 다른 일조 지맥은 표층으로 안면협부에서 분출하여 내안각에 방광경의 정명혈을 교회한 뒤 권료혈로 와서 옆 뺨에 산포된다.

b. 수태양소장경맥의 중요혈

569

오수혈					원혈	극혈	낙혈	모혈	유혈	하합下合혈
정井(금金)	형滎(수水)	유兪(목木)	경経(화火)	합合(토土)						
소택	전곡	후계	양곡	소해	완골	양노	지정	관원	소장유	하거허

c. 관련장부 – 속屬 소장小腸하고 락絡 심장心臟하며 아울러 위胃와도 직접 연계되어 있다.

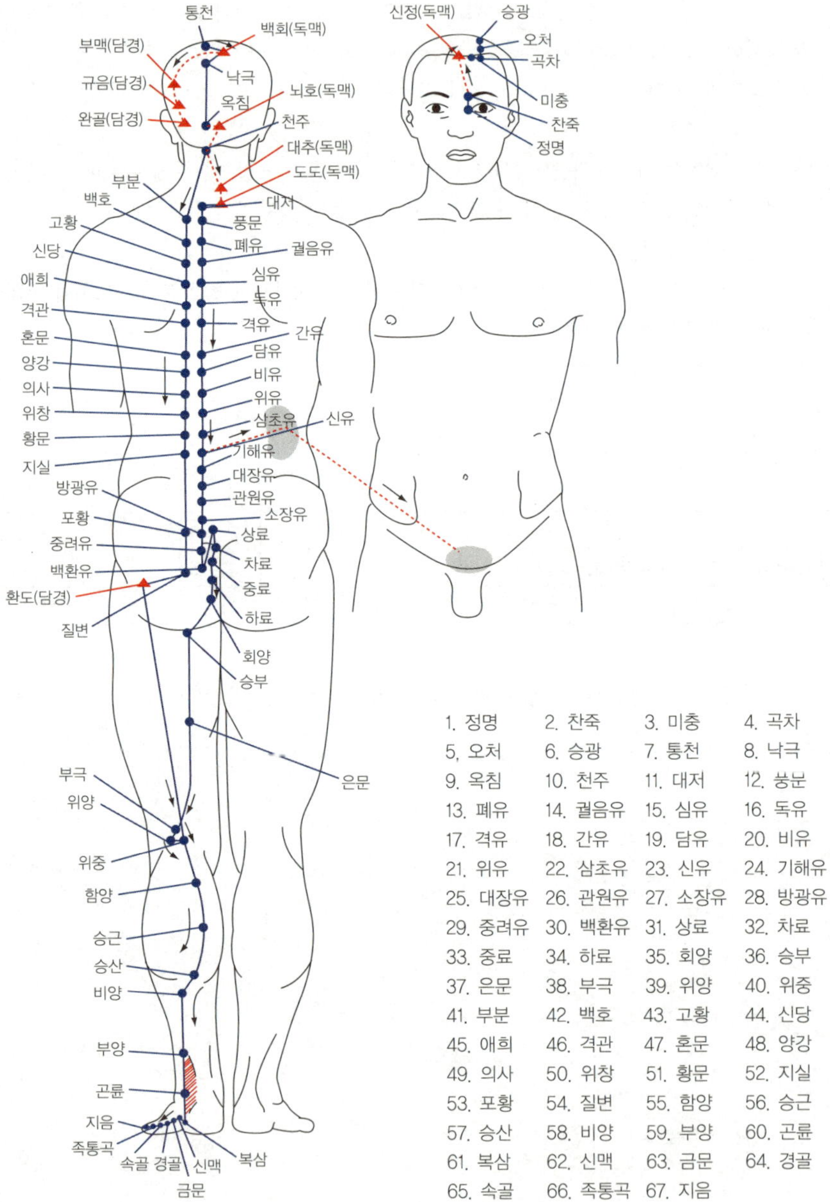

⑦ 족태양방광경맥足太陽膀胱經脉

a. 유주경로와 혈위(67혈)

1. 정명	2. 찬죽	3. 미충	4. 곡차
5, 오처	6. 승광	7. 통천	8. 낙극
9. 옥침	10. 천주	11. 대저	12. 풍문
13. 폐유	14. 궐음유	15. 심유	16. 독유
17. 격유	18. 간유	19. 담유	20. 비유
21. 위유	22. 삼초유	23. 신유	24. 기해유
25. 대장유	26. 관원유	27. 소장유	28. 방광유
29. 중려유	30. 백환유	31. 상료	32. 차료
33. 중료	34. 하료	35. 회양	36. 승부
37. 은문	38. 부극	39. 위양	40. 위중
41. 부분	42. 백호	43. 고황	44. 신당
45. 애희	46. 격관	47. 혼문	48. 양강
49. 의사	50. 위창	51. 황문	52. 지실
53. 포황	54. 질변	55. 함양	56. 승근
57. 승산	58. 비양	59. 부양	60. 곤륜
61. 복삼	62. 신맥	63. 금문	64. 경골
65. 속골	66. 족통곡	67. 지음	

족태양 방광경은 내안각에 정명에서 시작하여 상향해 이마에 분포되며 독맥의 신정혈을 교회하고 더 위로 올라가 두정부에서 통천을 거쳐 독맥의 백회에서 교회한 뒤 심층으로 들어가 후두측면에 담경인 곡빈 · 솔곡 · 천중 · 부맥 · 규음을 거쳐 완골등과 교회한다.

다른 일조지맥은 두정(통청)에서 뇌로 들어가 독맥의 뇌호와 교회한 뒤 뒤돌아 나와 하향하여 뒷목 천주혈를 지나 대추혈로 오게 된다. 대추와 도도(독맥)를 거쳐 견갑근육의 내측을 따라 척추 가운데(독맥)을 기점으로 양방 1.5치 되는 거리로 직하하여 신유에서 심층으로 신장으로 들어간 뒤 방광에 통속한다.

다른 일조지맥은 요부(신유)에서 하향하여 둔부를 지나 슬와중(오금)으로 진입한다.

다른 일조분지는 뒷목 천주혈에서 갈라져 척추 양방 3치 되는 지점을 따라 밑으로 직행하여 대퇴골의 고골대전자를 경과 담경의 환도를 교회한 다음 대퇴부 외측후면을 따라 직하하여 슬와중(오금)으로 가서 먼저 진입한 맥과 회합하여 다시 하행한다.

하행해 장단지(비장근)를 통과하여 바깥쪽 복사뼈 뒤(외과후면)을 따라 족소지 외측의 끝인 지음에 이른다.

b. 족태양방광경맥의 중요혈

오수혈					원혈	극혈	낙혈	모혈	유혈	골회	혈회	방광지 하합혈	삼초지 하합혈	양교맥지 극혈
정井 (금金)	형榮 (수水)	유兪 (목木)	경経 (화火)	합合 (토土)										
지음	족통곡	속골	곤륜	위중	경골	금문	비양	중극	방광유	대저	격유	위중	위양	부양

c. **관련장부** – 속屬 방광膀胱하고 락絡 신장腎臟하며 아울러 뇌腦와 심장心臟과도 직접 연계되어 있다.

a. 유주경로와 혈위(27혈)

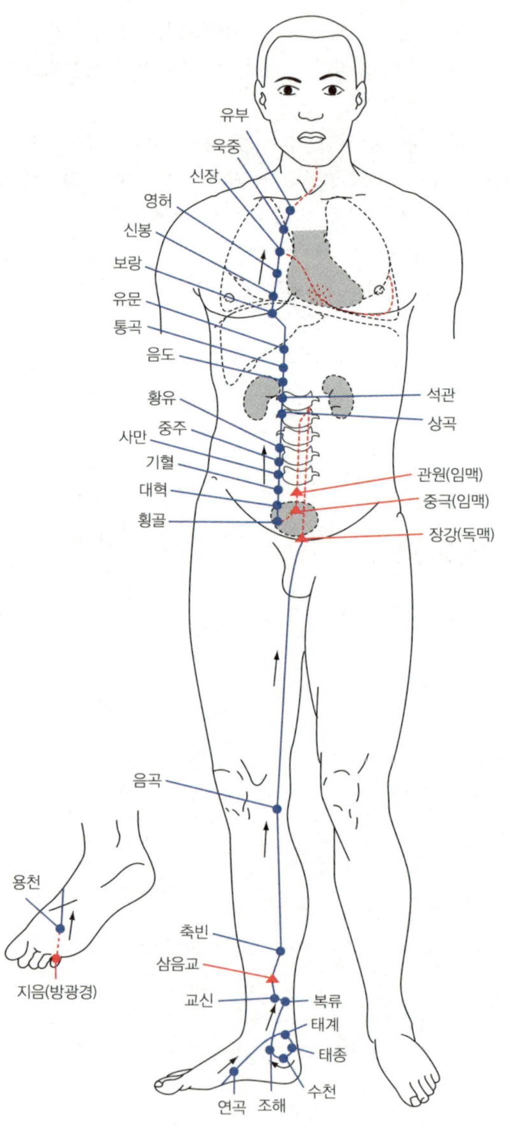

족소음 신경은 족태양 방광경의 지음에서 심층으로 시작하여 용천혈의 표층을 거쳐 연곡으로 나와 안쪽 복숭아 뼈를 따라 발뒤꿈치로 간 다음 태계·태종·수천·조해순으로 복숭아 뼈 둘레를 한 바퀴 돈 다음 후연의 내면으로 상향하여 삼음교에서 교회한 후 장단지 후면의 내측을 타고 올라가 오금(슬와)의 안쪽으로 가서 대퇴 안쪽 후방을 쫓아 올라가 미골 끝에 있는 독맥의 장강(꼬리뼈)을 교회하고 척추 안쪽을 관통하여 독맥을 따라 쭉 올라가 신장까지 이르러 다시 하향하여 방광으로 들어와 (신·방광 연결) 임독맥의 관원과 중극을 교회한다.

그리고 표층인 횡골로 나와 신장으로 직상하여 간의 표층을 통과해서 횡경막을 지나 신봉혈까지 온 후 폐(신장혈)로 들어간 다음 여기서 또 위로 상향해 유부에 이른다. 유부에서 다시 인후로 들어가 설근의 심층으로 들어가며 속에서 침샘(설하샘)을 조절하고

또 다른 일조분지는 신장혈에서 심층으로 들어가 폐를 속한 뒤 심장으로 들어가 가슴 한 가운데로 흘러 흉부에서 산포되고 수궐음 심포경과 이어집니다. (심장과 신장과의 관계)

b. ②족소음신경맥의 중요혈

오수혈					원혈	극혈	낙혈	모혈	유혈	음유맥지 극혈	음교맥 극혈
정井 (목木)	형滎 (화火)	유兪 (토土)	경経 (금金)	합合 (수水)							
용천	연곡	태계	복류	음곡	태계	수천	태종	경문	신유	축빈	교신

c. **관련장부** – 속屬 신腎하고 락絡 방광膀胱하며 아울러 간肝, 폐肺, 심心 등의 장기와도 직접 연계되어 있다.

⑨ 수궐음심포경맥手厥陰心包經脈

a. 유주경로와 혈위(9혈)

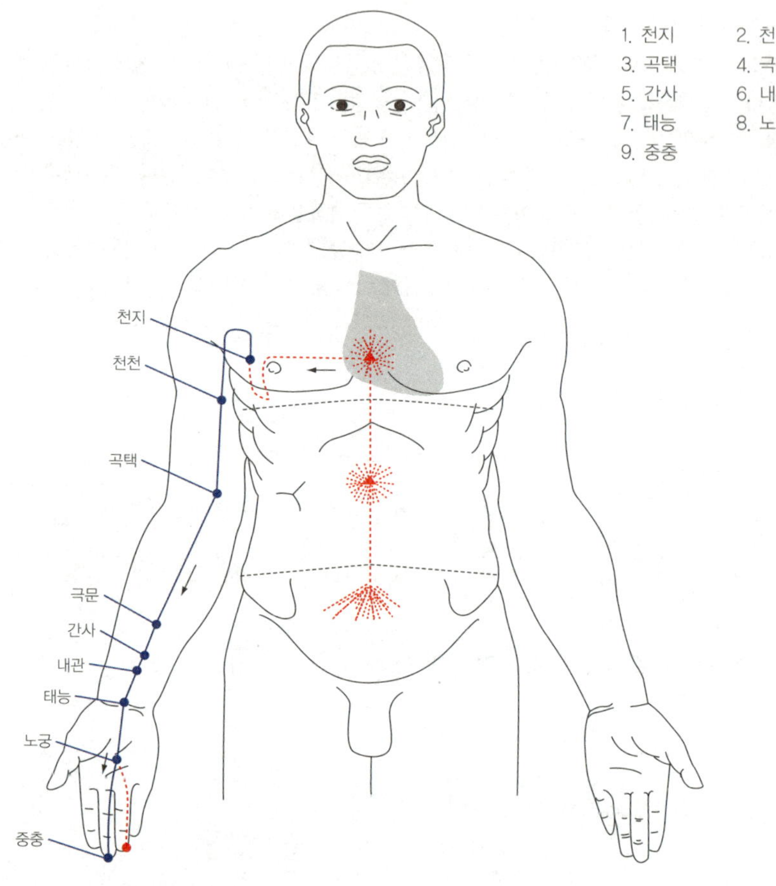

심포경의 경맥은 흉중에서 시작하여 심포경心包經에 속屬하고 하향하여 횡격막을 통과해서 상초上焦, 중초中焦, 하초下焦와 연락되고

다른 분지分支는 흉부를 따라 천출하여 협늑에 분포하고 완하腕下 3촌寸 부위에 이르러 또 상향하여 액와하면에 도달한 후 상완 안쪽을 따라 수태음 폐경과 수소음 심경의 중간에 분포되며 주와肘窩의 중앙으로 진입된 후 하향하여 전완에 이르고 전완의 중간을 주행하여 손바닥 가운데로 진입한 다음 중지내측中指內側을 따라 중지의 끝 중충에서 끝이 난다.

다른 일조분지는 손바닥 속의 노궁에서 갈라져 무명지 척측尺側을 따라 무명지의 말단까지 분포된다.

b. 수궐음심포경맥의 중요혈

오수혈					원혈	극혈	낙혈	모혈	유혈
정井(목木)	형滎(화火)	유兪(토土)	경経(금金)	합合(수水)					
중충	노궁	태능	간사	곡택	태능	극문	내관	단중	궐음유

c. 관련장부 – 속屬 심포心包하고 락絡 삼초三焦 한다.

⑩ 수소양삼초경맥手少陽三焦經脉

a. 유주경로와 혈위(23혈)

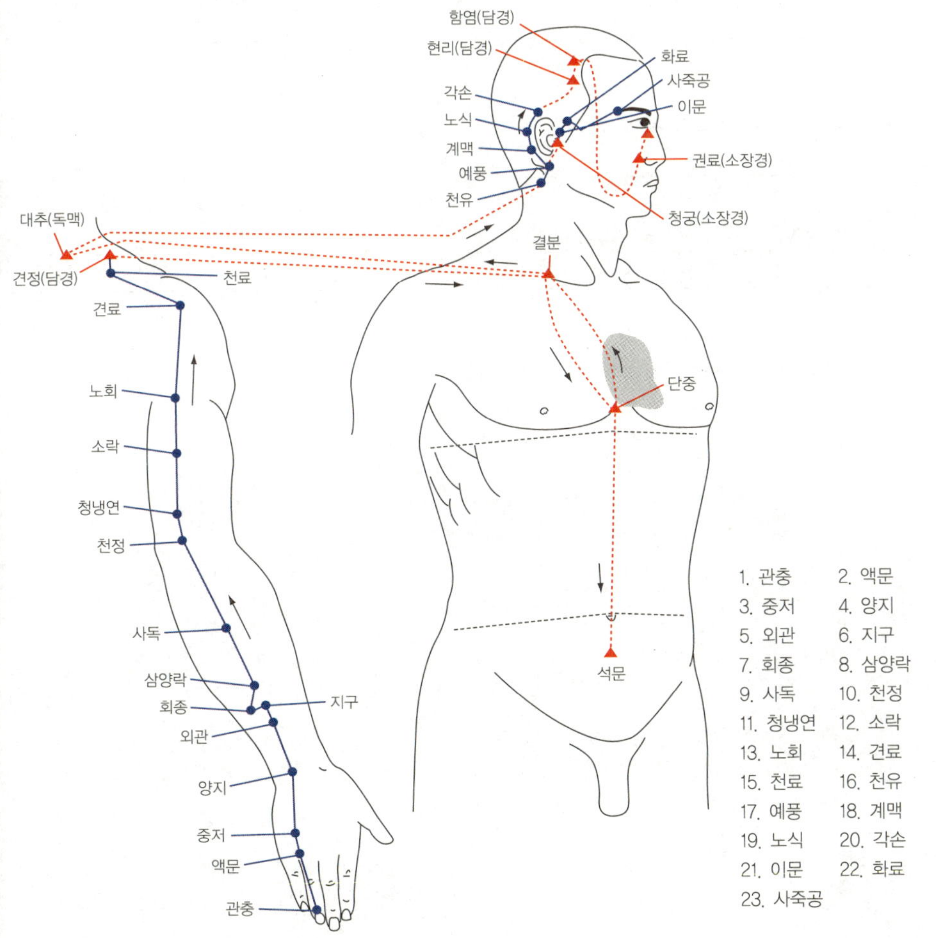

수소양 삼초경은 네 번째 손가락(무명지) 척측말단 관충에서 시작하여 위로 상향해 손관절의 배측의 중앙 중저를 지나 전완의 요골과 척골 사이를 지나 팔꿈치의 첨단 즉, 천정혈을 통과 상완외측(삼두박근)을 따라 견부에 분포된 후 견료·천료를 거쳐 심층으로 가 담경의 견정을 교회한 후 견정에서 쇄골상와(결분)로 진입하여 양유兩乳의 중앙 단중 부위에 분포되어 심포와 연락되고 하향하여 횡경막을 지나 상중하 삼초의 석문까지 내려와 통속한다.

다른 일조분지는 단중에서 다시 올라가 쇄골상와의 결분을 다시 거쳐 등뒤로 돌아 독맥의 대추를 교회하고 다시 상향하여 귀 뒤쪽 예풍혈 바로 밑인 천유에 이른다. 여기서 다시 표층을 타고 예풍으로 가서 귀 뒤쪽을 타고 쭉 상향하여 귀 위쪽의 각손까지 이르는데 이곳에서 다시 심층을 타고 담경의 현리와 함염을 교회한 후 다시 구부러져 하행해 안면협부에 이르며 안정眼睛의 하변으로 가서 소장경의 권료를 교회한다.

또 다른 일조분지는 예풍에서 심층인 귀속으로 들어 간 뒤 다시 귀 전면에 청궁(소장경)으로 나와서 청궁에서 외안각의 사죽공으로 가 여기서 담경과 교회한 후 눈 옆의 태양혈로 들어간다.

b. 수소양삼초경맥의 중요혈

오수혈					원혈	극혈	낙혈	모혈	유혈
정井(금金)	형榮(수水)	유兪(목木)	경経(화火)	합合(토土)					
관충	액문	중저	지구	천정	양지	회종	외관	석문	삼초유

c. 관련장부 – 속屬 삼초三焦하고 락絡 심포心包한다.

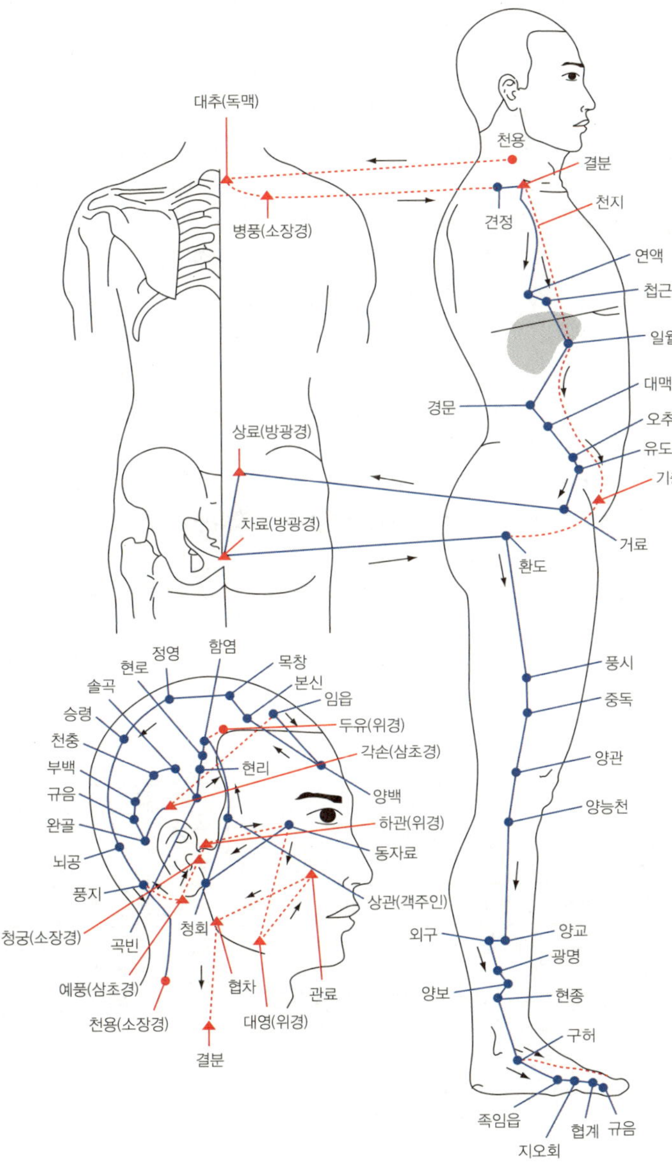

⑪ 족소양담경맥足少陽膽經脉

a. 유주경로와 혈위(44혈)

1. 동자료	2. 청회
3. 상관	4. 함염
5. 현로	6. 현리
7. 곡빈	8. 솔곡
9. 천충	10. 부백
11. 규음	12. 완골
13. 임읍	14. 양백
15. 본신	16. 목창
17. 정영	18. 승령
19. 뇌공	20. 풍지
21. 견정	22. 연액
23. 첩근	24. 일월
25. 경문	26. 대맥
27. 오추	28. 유도
29. 거료	30. 환도
31. 풍시	32. 중독
33. 양관	34. 양능천
35. 양교	36. 외구
37. 광명	38. 양보
39. 현종	40. 구허
41. 족임읍	42. 지오회
43. 협계	44. 규음

족소양 담경은 눈꼬리 부분의 동자료에서 시작하여 청회를 거쳐 객주인을 지나 두각부위에 이르러 위경의 두유혈과 교회한 뒤 다시 하향하여 귀 뒤의 측면을 돌아 완골에 이르고 여기서 삼초경의 각손혈에서 심층으로 들어가 임읍에서 표출되어 이마의 양백으로 간 다음 측면의 본신혈을 돌아 목창 정영을 거쳐 풍지혈로 들어온다.

풍지혈에서 두경부(머리, 목 만나는 지점)를 따라 소장경의 천용혈과 교회한 후 배부(등뒤)로 가서 독맥의 대추혈을 교회한 후 병풍(소장경)을 경과하여 쇄골상와 향중(결분)으로 진입한다.

다른 일조분지는 풍지혈에서 삼초경의 예풍혈로 와서 귀속 심층으로 들어가 소장경의 청궁으로 나와 위경의 하관을 지나 외연각 뒤쪽에 이른다. 이곳에서 갈라져 하강하여 위경의 대영혈에서 광대뼈 밑(관료)으로 간 뒤 위경의 협차로 간다.(심층)

협차를 지나 내려가 결분으로 가서 다른 맥과 결합해 가슴속으로 내려가 흉중으로 향하여 심포경의 천지혈을 지나 횡경막을 통과해서 간과 연락되고 담에 통속한다. 그리고 난 후 다시 옆구리 속을 따라가 서해부(사타구니)의 기충혈로 내려가 음모 주위를 돌고(환요) 환도로 들어간다.(심층경락)

다른 분지는 세골상와 결분에서 하향하여 겨드랑이로 내려와 배부에 이르러 흉측을 따라 일월에서 간경에 장문혈과 교회한 후 경문·대맥·오추·유도·거료로 하행한 후 방과경의 상료·차료와 만나고 환도에서 먼저 내려온 맥과 화합하여 허벅다리 바깥쪽을 따라 내려가 슬관절의 외측으로 나와서 양릉천에 측면에 분포된 뒤 다시 직하하여 기골하단의 절골부위에 도달 다시 앞으로 내려와 족뼈의 상연을 따라 제 4지의 외측말단 규음에서 끝난다.

또 다른 하나의 분지는 발등 위에서 갈라져 나와 제 1~2중족골 사이를 따라 털난 부위에 분포해 족궐음 간경과 연접한다.

b. 족소양담경맥의 주요혈

오수혈					원혈	극혈	낙혈	모혈	유혈	담경의 하합 下合혈	신경의 모혈	양유맥의 극혈
정井 (금金)	형滎 (수水)	유兪 (목木)	경経 (화火)	합合 (토土)								
규음	협계	임읍	양보	양릉천	구허	외구	광명	일월	담유	양능천	경문	양교

c. **관련장부** – 속屬 담膽하고 락絡 간肝하며 아울러 심장과도 직접 연계되어 있다.

⑫ 족궐음간경맥足厥陰肝經脉

a. 유주경로와 혈위(14혈)

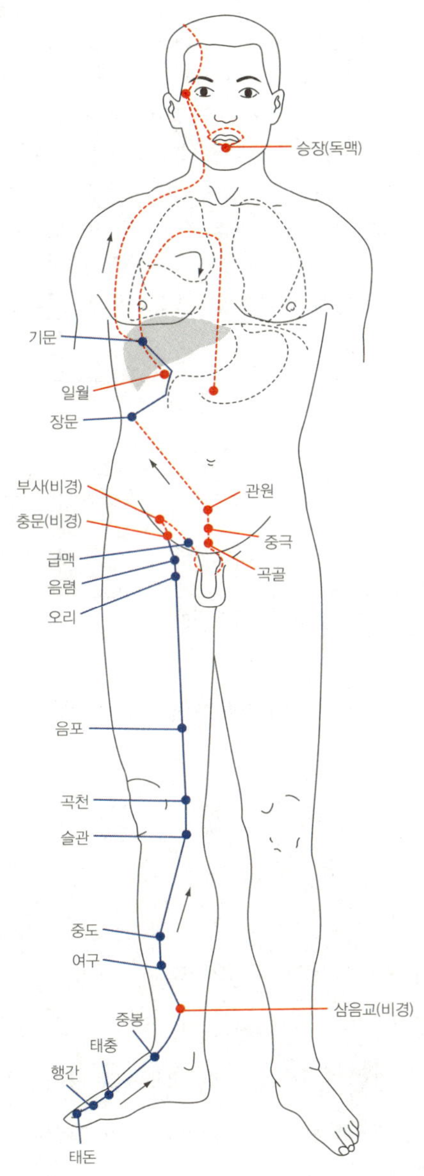

1. 태돈　　2. 행간
3. 태충　　4. 중봉
5. 여구　　6. 중도
7. 슬관　　8. 곡천
9. 음포　　10. 오리
11. 음렴　　12. 급맥
13. 장문　　14. 기문

족궐음 간경은 엄지발가락 내측 바로 위의 태돈에서 시작하여 발등을 따라서 내과전 1치 되는 부위인 중봉을 지나 다시 상향하여 비경의 삼음교를 교회하고 비경의 후연을 따라 올라 슬관을 거쳐 대퇴내측을 따라 복부로 진입해 심층으로 들어가 비경의 충문·부사를 교회하고 하행하여 음부부위의 생식기를 감싸고(환요) 상향해 소복으로 와 임맥을 교회하고 장문으로 나온다. 여기서 위를 끼고 올라 간(기문)을 통속하고 내려와 담(일월)에 연락된다.(표층은 기문·일월에서 끝)

다른 일조분지는 기문에서 심층을 타고 상향하여 횡경막을 통과해 협늑 부위에 분포된다. 기관·후두의 후연을 따라 임두부로 진입하고 상악을 지나 눈까지 올라와 눈의 주위에 연접된다. 여기서 다시 상향하여 이마(전액부)에 분포되고 또 독맥과 두정부에서 회합한다.

또 다른 일조지맥은 눈에서 하향해 면협을 거쳐 입술에 도달하여 입술 주위를 돌고(환요하고) 독맥의 승장으로 간다.

다른 일조분지는 간(기문)에서 분출하여 상향해 횡경막으로 통과한 후 폐에서 분포되어 수태음 폐경과 연결된다.

b. 족궐음간경맥의 주요혈

오수혈					원혈	극혈	낙혈	모혈	유혈	비경의 모혈	장회臟會
정井 (목木)	형滎 (화火)	유兪 (토土)	경經 (금金)	합合 (수水)							
태돈	행간	태충	중봉	곡천	태충	중도	여구	기문	간유	장문	장문

c. 관련장부 – 속屬 간肝하고 락絡 담낭膽囊하며 아울러 폐肺, 위胃, 신腎, 뇌腦 등과 직접 연계되어 있다.

(8) 기경팔맥奇經八脉

1) 기경팔맥이란

기경팔맥에서 기奇란 '단독'이란 뜻으로 12경맥과는 다른 경로를 걷는 또 다른 경락이라는 뜻으로 여덟 갈래가 있다는 것으로 임맥, 독맥, 충맥, 대맥, 음교맥, 양교맥, 음유맥, 양유맥의 여덟 경맥을 말한다. 기경팔맥은 대부분 십이경맥에서 분출하였으며 맥기脉氣의 순행유주를 통하여 각 경맥의 구성에 복잡한 연관을 맺고 있으며 또 일정한 부위에 분포되어 기능면에서 12경맥과의 연계를 강화하며, 12경맥과는 달리 장부와 직접적인 관계가 없고 경기經氣의 운행도 일정하지 않으며 일정한 유주시간도 없으며 유주순행에 있어 일정한 규율도 없고 경맥간에 음양, 표리 오행속성도 없는 것이 특징이다.

　기경팔맥중 임맥과 독맥만이 체표에 고유한 혈명과 혈위를 갖고 있으며 (임맥 24혈, 독맥 28혈)인체의 정중선에 분포되어 있기 때문에 혈위는 단혈이며 임, 독맥을 제외한 타육경맥은 고유의 혈위는 갖고 있지 않고 십사경맥十四經脉의 경혈에 소속되어 있는 것이다.

2) 기경팔맥의 유주경로 및 혈위

① 임맥任脉

a. 유주경로와 혈위(24혈)

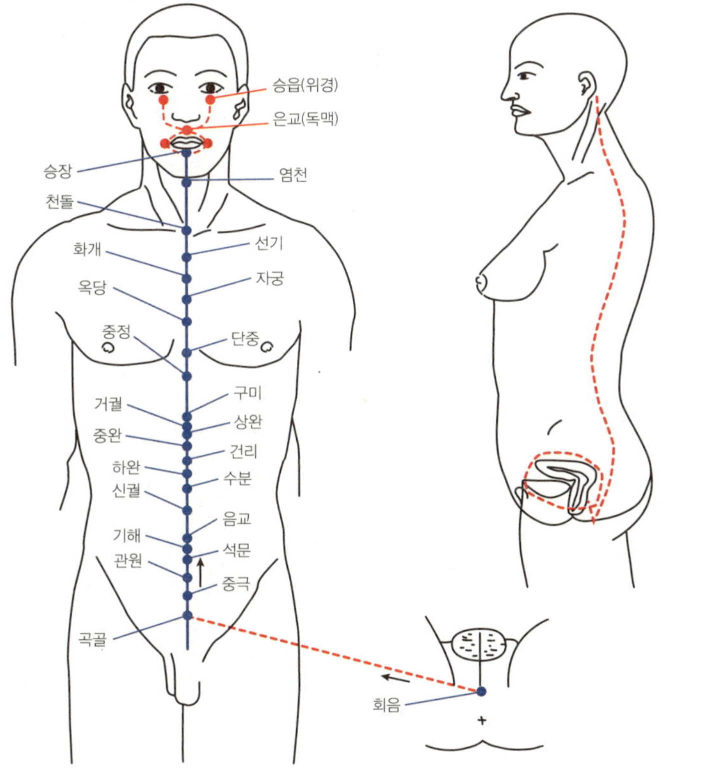

임맥任脉은 중극 아래 회음부에서 시작하여 하복부의 중극혈 밑에서 나와 복복腹 및 흉부胸部의
정중선을 따라서 인후에 도달하고 다시 턱으로 올라가 안면을 지나 안목眼目으로 진입하며 깊
이 들어가 양교맥과 족양명 위경맥과 서로 연접되고 또 다른 분지는 포중胞中에서 척추를 관통
하여 위로 배부背部를 순행한다

b. 임맥任脉의 요혈

원혈	기회氣會	부회腑會	심포의 모혈	삼초의 모혈	심장의 모혈	소장의 모혈	위장의 모혈	방광의 모혈
구미	단중	중완	단중	석문	거궐	관원	중완	중극

c. 임맥任脉의 교회혈

경맥經脈	교회혈交會穴
독맥	은교
족양명 위경	승읍

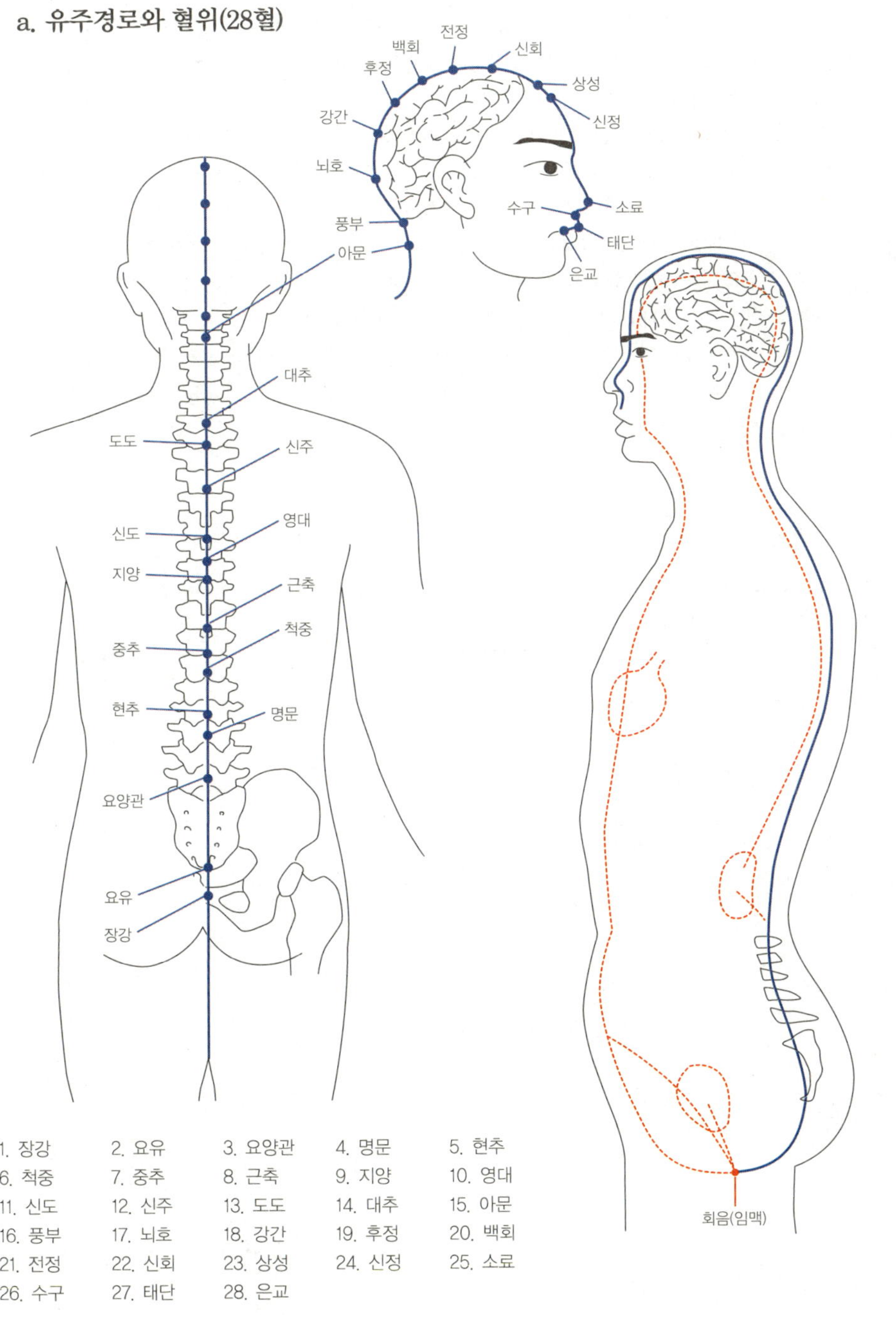

② 독맥督脉

a. 유주경로와 혈위(28혈)

1. 장강	2. 요유	3. 요양관	4. 명문	5. 현추
6. 척중	7. 중추	8. 근축	9. 지양	10. 영대
11. 신도	12. 신주	13. 도도	14. 대추	15. 아문
16. 풍부	17. 뇌호	18. 강간	19. 후정	20. 백회
21. 전정	22. 신회	23. 상성	24. 신정	25. 소료
26. 수구	27. 태단	28. 은교		

독맥督脉의 유주경로는 네 줄기로 퍼져 있는데 한줄기는 아랫배에서 일어나 회음부로 내려갔다가(심층) 회음부에서 시작하여(표층) 장강혈을 지나 척추 뼈 속을 따라 올라가 목뒤의 풍부혈에 이르러 뇌속으로 들어가고 정수리로 상행하여 이마를 따라 콧마루와 입술에 이르러 임맥 및 족양명 위경맥과 연접하고

또 한줄기는 아랫배 포중(자궁 속)에서 일어나 아래로 내려가 외생식기를 돌아 얽고 회음부에 도달한다. 그리고 꼬리뼈를 거쳐 둔부를 비스듬히 얽고 대퇴의 내 후측에서 올라오는 족소음 신경맥 및 족태양 방광경맥과 상회相會하고 척추를 관통하여 깊이 들어가 신장에 속한다.

또 한줄기는 족태양 방광경과 함께 내안각內眼角에서 시작하여 이마로 올라가 정수리(두정부頭頂部)에서 족태양 방광경과 교회한 후 머릿속으로 들어가 뇌腦로 연락되고 다시 갈라져 목을 거쳐 척추의 양방을 따라 내려가서 요중要中에 이르고 신腎과 관계한다.

또 다른 줄기는 아랫배에서 위로 올라가 배꼽과 위 한가운데를 통과해서 더 위로 올라가 심心으로 연관되고 후부喉部 (목)을 거쳐서 위로 아래턱에 이르고 둥글게 입술을 고리처럼 돌아 두 눈의 하방중앙부위下方中央部位에 도달한다.

b. 독맥督脉의 요혈

낙혈
장강

c. 독맥督脉의 교회혈

경맥經脈	교회혈交會穴
임맥	회음
족태양 방광경	풍문

③ 충맥衝脉

a. 유주경로와 혈위

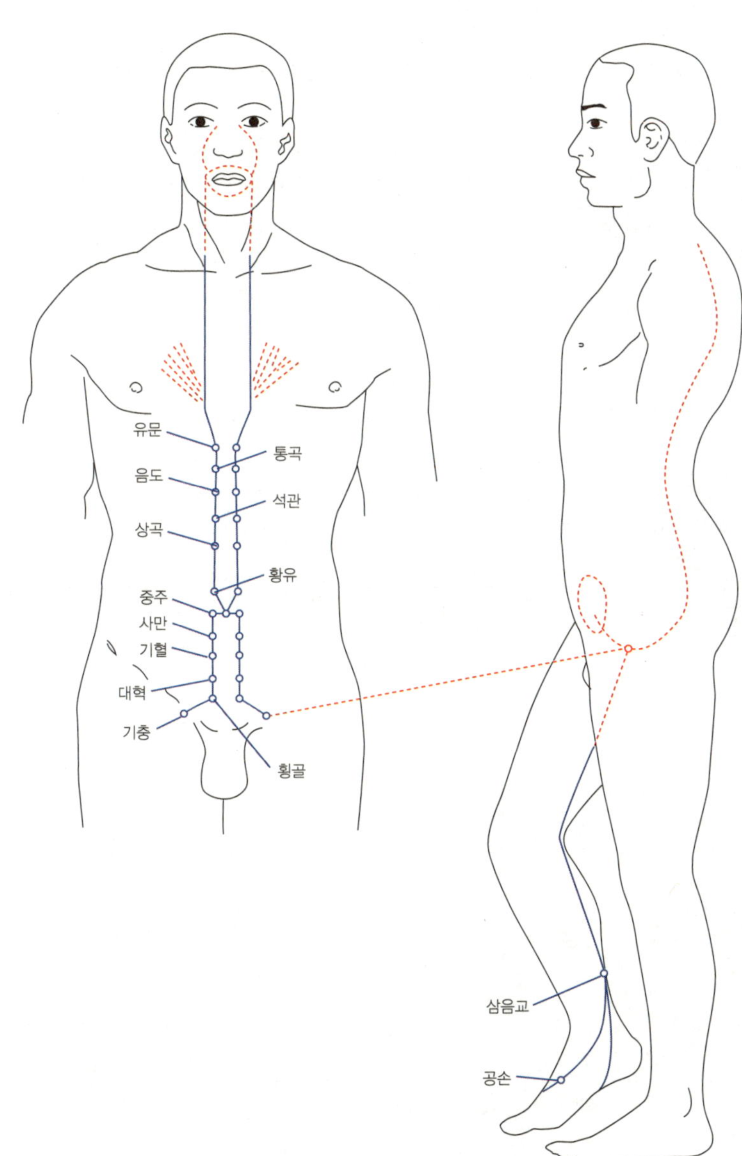

충맥衝脉의 유주경로는 다섯 줄기로 퍼져 있는데 이 맥은 포胞 속에서 시작하여 한줄기는 사타구니 기충에서 얕게 빠져나와 족소음 신경맥과 만나 복부에 있는 족소음 신경맥의 혈들인 횡골혈에서 유부혈까지의 모든 혈들과 교회하며 배를 따라 올라간 후 배꼽 가장 자리를 돌아 가슴 한가운데를 이르러 가슴에 넓게 퍼진다.

다른 한줄기의 충맥은 가슴에 넓게 퍼진 후에 위로 코에 이르러 코 속에 산포된 후 이마에 닿는다.

사타구니 기충에서 얕게 빠져나온 한줄기 다른 맥기는 대퇴내측을 따라서 슬와중으로 들어가고 종아리뼈 안쪽 가장자리를 지나 안쪽 복숭아 뼈 뒤를 돌아 발바닥에 도달한다.

또 한줄기는 종아리뼈 안쪽 가장자리에서 다시 복숭아 뼈로 들어가서 발등에 이르고 발등에서 엄지 발가락에 분포된다.

또 다른 줄기는 하복부에서 나와 안으로 척중脊中을 관통해서 배부背部를 순행한다.

b. 충맥衝脉의 교회혈

경맥經脈	교회혈交會穴
족양명 위경	기충
임맥	회음
족소음 신경	횡골, 대혁, 기혈, 사만, 중주, 황유, 상곡, 석관, 음도, 통곡, 유문

④ 대맥帶脉

a. 유주경로와 혈위

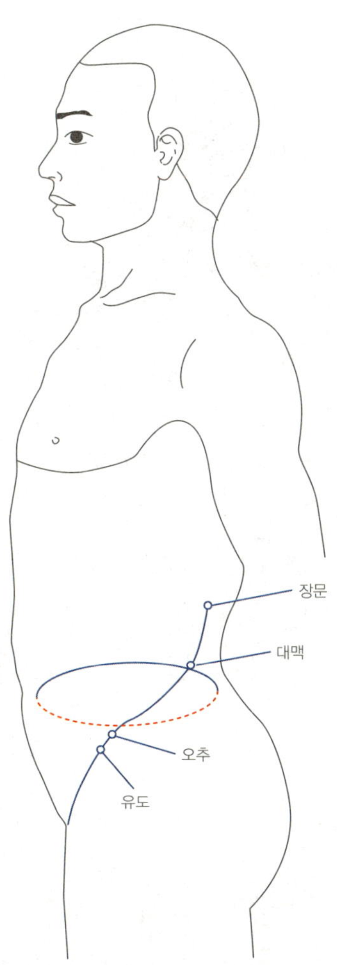

대맥帶脉은 옆구리 밑 장문혈에서 시작하여 족소양 담경맥의 대맥혈로 나와 여기서 한바퀴 빙 돌아서 모든 맥을 묶은 다음 요복간의 오추, 유도혈 등 족소양 담경맥과 교회한다.

b. 대맥帶脉의 교회혈

경맥經脈	교회혈交會穴
족소양 담경	대맥, 오추, 유도

⑤ 양교맥陽蹻脈

a. 유주경로와 혈위

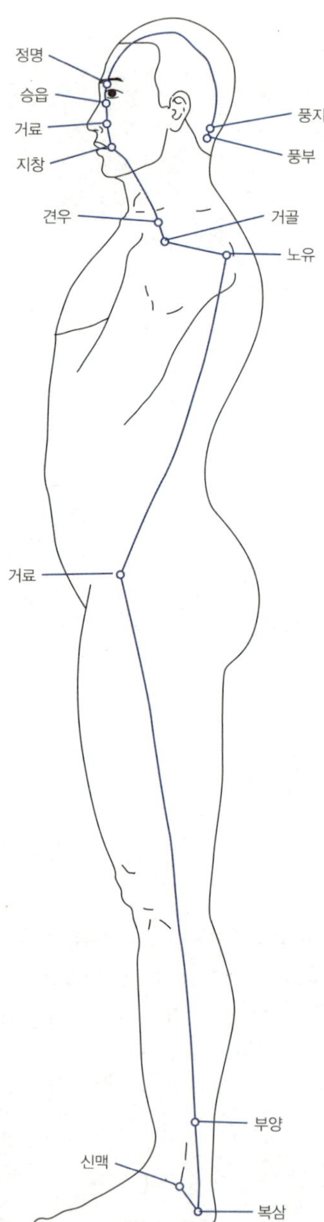

양교맥陽蹻脉은 발뒤축 바깥쪽 밑에 있는 족태양 방광경의 신맥혈에서 시작하여 뒤쪽 가장자리로 올라가 허벅지 가장자리를 지나고 옆구리에 분포되고 협늑脇肋후방과 겨드랑이 뒤를 돌아 견갑부(노유, 견우, 거골혈)와 목을 지나 상행, 입 가장자리를 돌고 눈 안쪽 모서리에서 족태양 방광경과 음교맥이 함께 만나 위로 올라가 발제髮際를 돌아 귀뒤로 상행 풍지에 이르고 뒷덜미 두힘살 사이의 풍부혈에서 뇌속으로 들어간다.

b. 양교맥陽蹻脉의 교회혈

경맥經脈	교회혈交會穴
족태양 방광경	신맥, 복삼, 부양, 정명
족소양 담경	거료, 풍지
수태양 소장경	노유
수양명 대장경	거골, 견우
족양명 위경	지창, 거료, 승읍
독맥	풍부

⑥ 음교맥陰蹻脉

a. 유주경로와 혈위

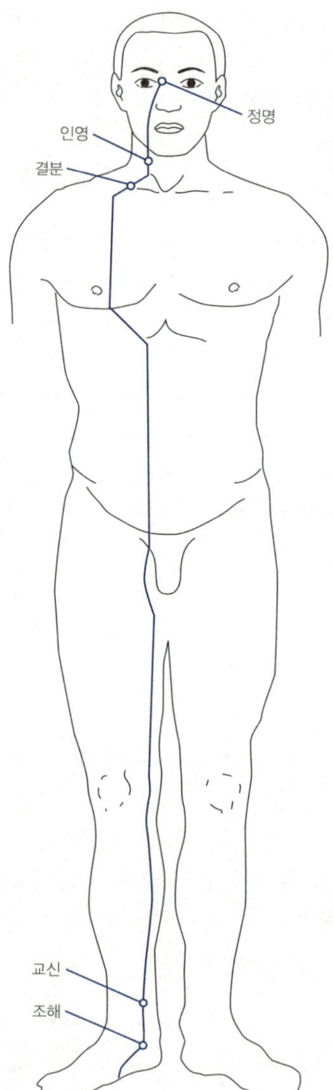

음교맥陰蹻脉은 족소음 신경맥의 별맥이라할만큼 족소음 신경맥 유주와 동일하다. 음교맥은 발바닥에서 일어나 안쪽 복사 뼈 밑에 있는 족소음 신경맥의 조해혈에서 시작하여 안쪽 복사뼈 뒤를 지나 곧게 넓적다리 안쪽으로 올라 전음부前陰部에 이른다음 아랫배에 들어갔다가 흉부를 따라 상행, 쇄골상와(鎖骨上窩 = 결분)로 들어간다. 다시 목구멍을 따라서 인영혈의 전면으로 빠져나와 광대뼈 부위의 안쪽을 지나 내안각內眼角에 도달해서 족태양 방광경맥 및 양교맥과 상회한 후 상행 뇌속에 도달한다.

b. 음교맥陰蹻脉의 교회혈

경맥經脈	교회혈交會穴
족소음 신경	조해, 교신
족태양 방광경	정명
족양명 위경	결분, 인영

a. 유주경로와 혈위

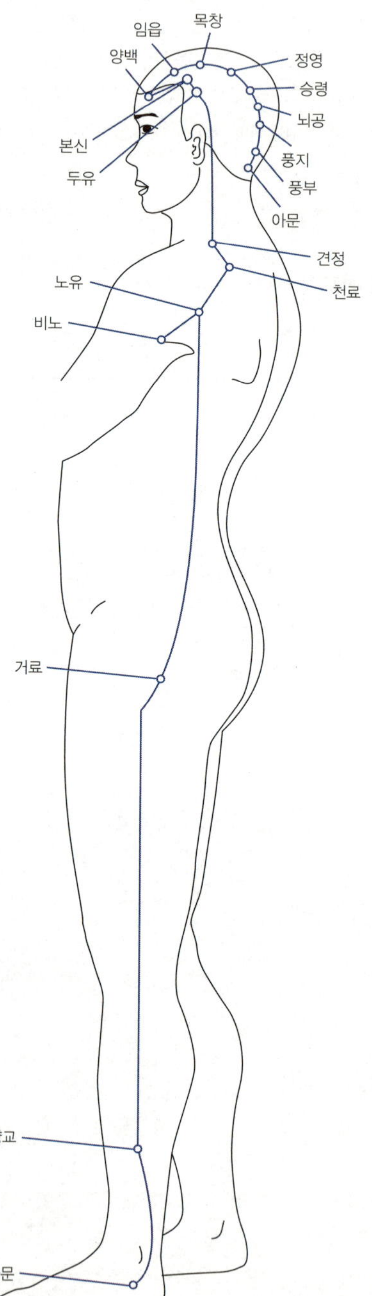

양유맥陽維脉은 족근부足跟部에 있는 족태양 방광경맥의 금문혈 부위에서 시작하여 족과상足踝上으로 상행 족소양 담경맥을 따라 올라가 넓적다리 부위에 도달하고 하복부의 바깥쪽에 이른다. 또 협늑脇肋 후연을 따라 올라가 팔 위쪽의 견갑부에 가까운 부위로 비스듬히 달려가고 어깨 앞을 지나 어깨의 뒤쪽으로 들어간다. 다시 위로 향하여 귀의 후방에 분포되고 이마 앞뒤에 이르러 다시 귀의 상방上方으로 순행하여 뒷덜미의 풍부혈에 도달한다.

b. 양유맥陽維脉의 교회혈

경맥經脈	교회혈交會穴
족태양 방광경	금문
족소양 담경	양교, 거료, 견정, 본신, 양백, 임읍, 목창, 승령, 뇌공, 풍지
수태양 소장경	노유
수소양 삼초경	천료
족양명 위경	두유
독맥	풍부, 아문

⑧ 음유맥陰維脉

a. 유주경로와 혈위

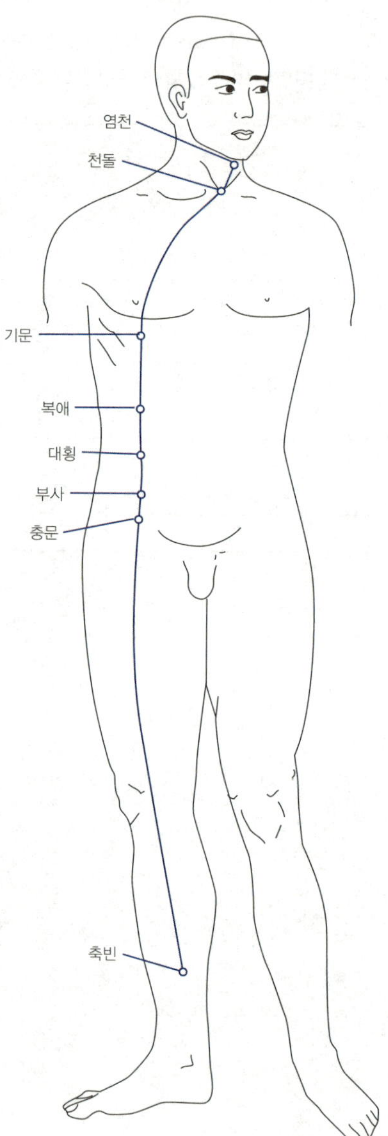

음유맥陰維脉은 하퇴의 내측인 족소음 신경의 축빈혈에서 그 맥기가 일어나 대퇴 내측으로 상행하여 하복부로 들어가 족태음 비경맥과 회합하고 다시 협늑부(옆구리 갈비뼈 부위)를 거쳐 위로 올라가서 가슴과 명치를 관통한 후 인후부의 양옆으로 올라가 염천혈에서 임맥과 교회한다.

b. 음유맥陰維脉의 교회혈

경맥經脈	교회혈交會穴
족소음 신경	축빈
족태음 비경	충문, 부사, 대횡, 복애
족궐음 간경	기문
임맥	천돌, 염천

(9) 12경별經別

1) 12경별은?

12경맥에서 갈라져 상·하로 종행하는 지맥으로 모두 12경맥의 사지주슬관절이상에서 별도로 갈라져 나와 체강 내부로 별행하여 각 경經이 속한 장부와 연계를 맺고 다시 체표로 나와 표리 관계에 있는 양경맥과 합류해 육합六合관계를 형성하는 별경別經으로 경별의 유주분포 상태를 보면 육양경경별六陽經經別은 팔, 다리에서 흉복부의 내장으로 진입한 후 다시 경항부(목 부위)로 빠져나와 원래 갈라져 나왔던 양경맥陽經脉과 합습하고 육음경경별六陰經經別은 본경경맥에서 분출한 뒤에 그 경맥과 표리가 되는 양경맥의 경별과 병행 혹은 회합會合하며 최후에 표리 관계가 되는 양경맥과 합류한다.

즉, 수양명대장경별手陽明大腸經別과 수태음폐경별手太陰肺經別은 인후에서 합하고,

족양명위경별足陽明胃經別과 족태음비경별足太陰脾經別은 허벅다리에서 서로 합하고,

수태양소장경별手太陽小腸經別과 수소음심경별手少陰心經別은 아래에서는 오금에

서 합하고 올라가서는 목덜미에서 합하며,

수소양삼초경별手少陽三焦經別과 수궐음심포경별手厥陰心包經別은 완골 아래에서 합하였으며,

족소양담경별足少陽膽經別과 족궐음간경별足厥陰肝經別은 털이 난데서 합류하므로 12경별의 작용은 12경맥의 표리속락관계表裏屬絡關係를 강화한다. 즉, 본경本經과 유관한 장臟 또는 부腑와 연관되어 있어 체내의 일장일부의 배합 및 표리양경의 내행 부분에 있어서의 연계를 더욱 밀접하게 하며 음 · 양경 사이에 이러한 밀접한 관계가 있으므로 임상에 있어서 양경에 병이 있으면 그와 상호 표리가 되는 음경을 취取하여 치료하며, 음경에 병이 있으면 그와 상호 표리 관계가 있는 양경을 취取하는 것이다.

또한 12경별은 순행에 있어서 제양경맥諸陽經脉의 순행이 두부頭部에 도달할 뿐만아니라 족삼음경별足三陰經別이 양경경별로 합입合入한 후에 두부에 이르고 수삼음경별手三陰經別은 액와부에서 내장으로 진입한 후에 모두 목구멍을 경과하여 두면에서 회합하므로 기경맥奇經脉 등 유관경맥의 다종다양한 연계와 함께 체내의 경기經氣를 두부, 뇌, 안면 및 오관부위로 집중시켜 두면부경맥의 중요성을 높이고 경별의 분포와 순행을 통하여 경맥과 지체, 내장 각 부분 사이의 연계를 더욱 주밀하게 한다. 그리고 12경맥의 맥기가 분포되지 않는 일부의 부위나 장기에 경별이 관계되어 있으므로 경별의 분포와 순행을 통하여 생체의 연계 경로를 증가시켜 경맥과 지체, 내장 각 부분 사이의 연계를 더욱 주밀하게 한다.

2) 12경별의 유주경로

12경별의 유주경로를 살펴보면 다음과 같다.

① 수태음폐경별의 유주경로

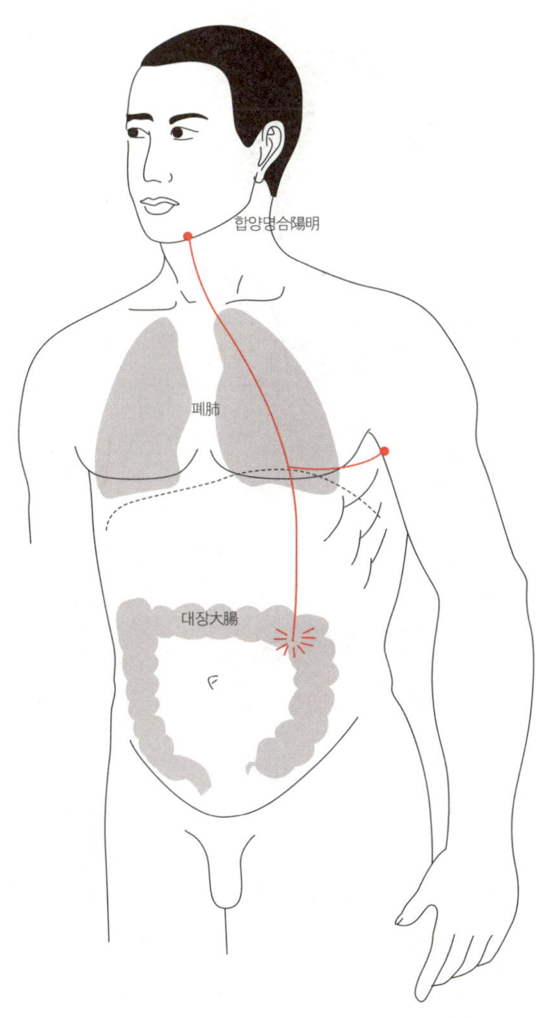

수태음폐경별手太陰肺經別은 수태음폐경맥의 연액부에서 갈라져 수소음심경의 앞으로 순행하여 흉중으로 진입해서 폐장에 들어가고 대장에서 산포되며 흉중에서의 한 분지는 더 위로 올라가 쇄골상와의 결분혈 부위로 빠져나와 목구멍을 따라서 수양명대장경맥과 서로 합한다.

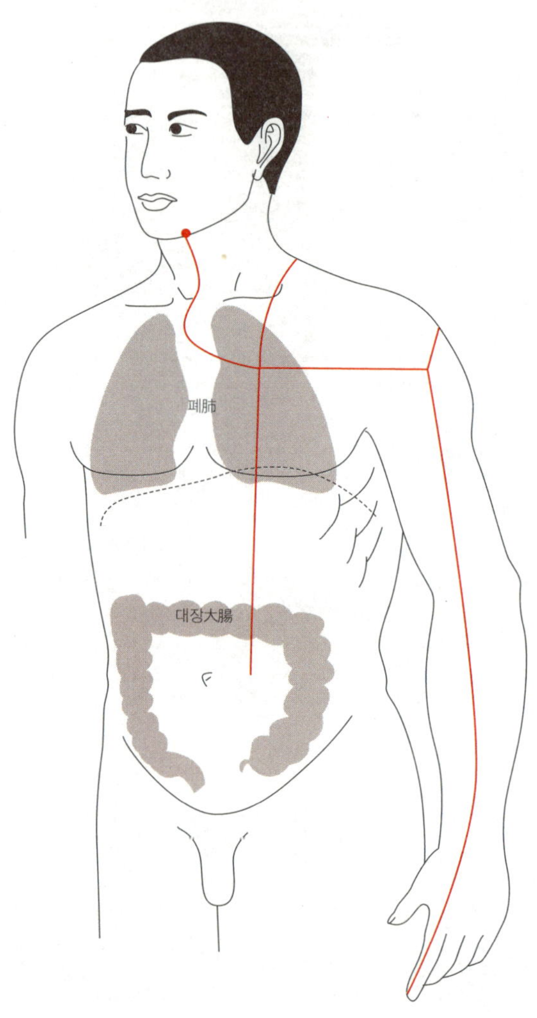

수양명대장경별手陽明大腸經別은 수양명대장경맥의 수부에서 갈라져 나온 뒤에 팔과 팔꿈치 부위를 따라서 흉부 및 유방 등의 부위에 분포하고 다른 한 가닥은 견우에서 대추에 들어 갔다가 밑으로 내려가 자체의 부腑인 대장으로 가며 폐에 소속되었다가 다시 기관을 따라 쇄골 상와의 결분혈 부위로 나와서 수양명대장경맥과 서로 합한다.

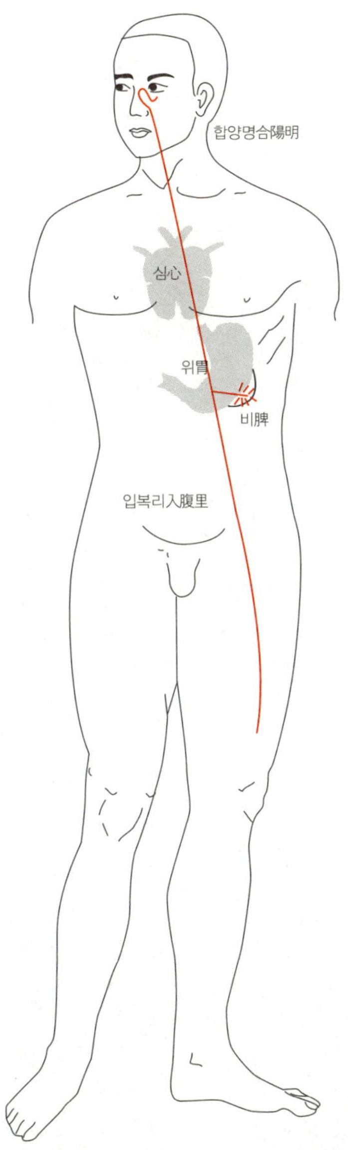

족양명위경별足陽明胃經別은 족양명위경맥의 비부髀部에서 갈라져 나온 후에 뱃속으로 진입하여 위에 속하고 비장에 산락散絡 되고 위로 올라가 심장에 통하고 다시 올라가 인후를 돌아서 입에 이르러 콧등과 눈두덩의 아래로 올라가 목계目系에 연계되고 족양명위경맥과 합한다.

④ 족태음비경별의 유주경로

족태음비경별足太陰脾經別은 족태음비경맥의 비부脾部에서 갈라져 나온 후 족양명위경별과 서로 합하여 위로 올라가 인후부를 순행연계하고 혀속을 관통한다.

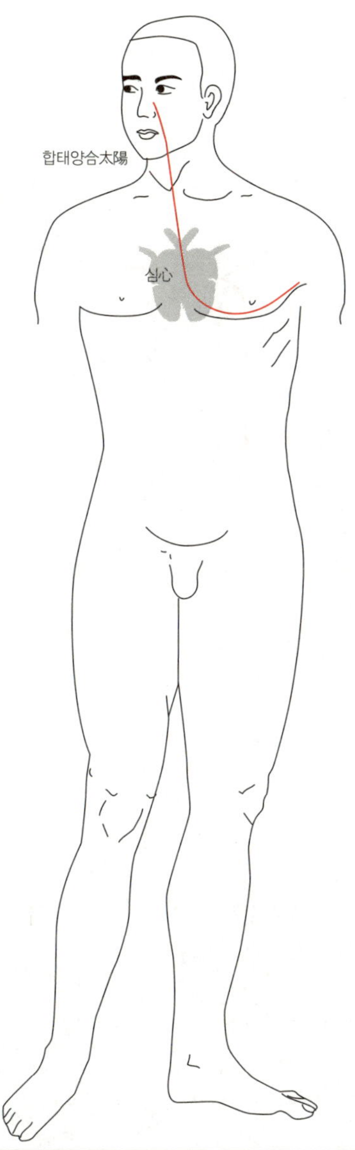

수소음심경별手少陰心經別은 수소음심경맥의 겨드랑이 아래 두 힘줄 사이에서 갈라져 나온 뒤에 흉중으로 진입하여 자체의 장인 심장에 속하고 다시 위로 후두로 올라갔다가 얼굴로 얕게 빠져나와 내안각內眼角에서 수태양소장경맥과 회합한다.

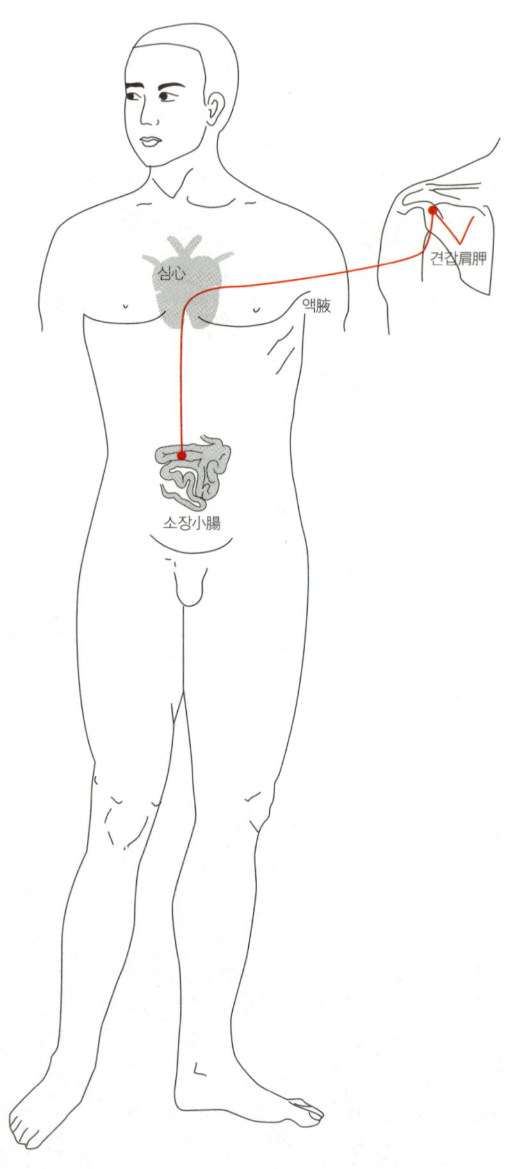

수태양소장경별手太陽小腸經別은 수태양소장경맥의 견관절 부위에서 갈라져 나온 후에 겨드랑이 아래로 진입하여 심장에 들어 갔으며 밑으로 내려가 자체의 부腑인 소장에 연계된다.

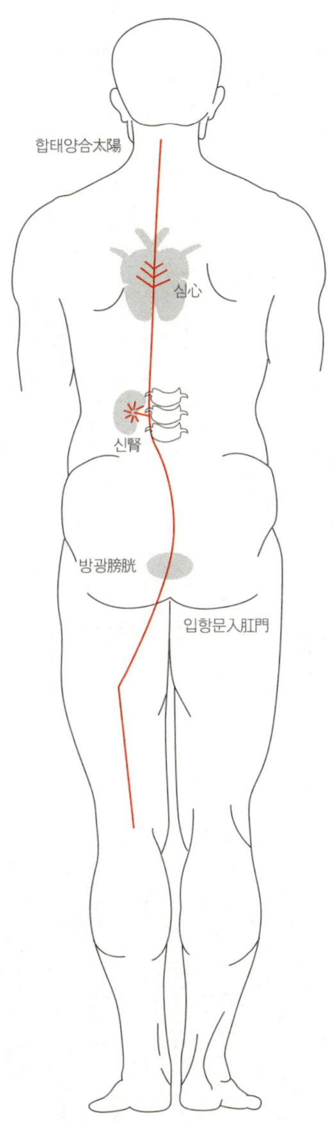

족태양방광경별足太陽膀胱經別은 족태양방광경맥의 오금 부위에서 갈라져 그 속으로 들어가고 한 가닥은 두부 아래 5치 되는 곳에서 갈라져 항문 부위로 갈라져 나가 방광에 속하고 신장에 가 퍼진다. 또 등마루를 따라 위로 올라가 심장부에 이르러 산포散布 되고 곧게 가는 것은 등마루에서 목덜미로 나와서 족태양방광경맥에 귀속된다.

⑧ 족소음신경별의 유주경로

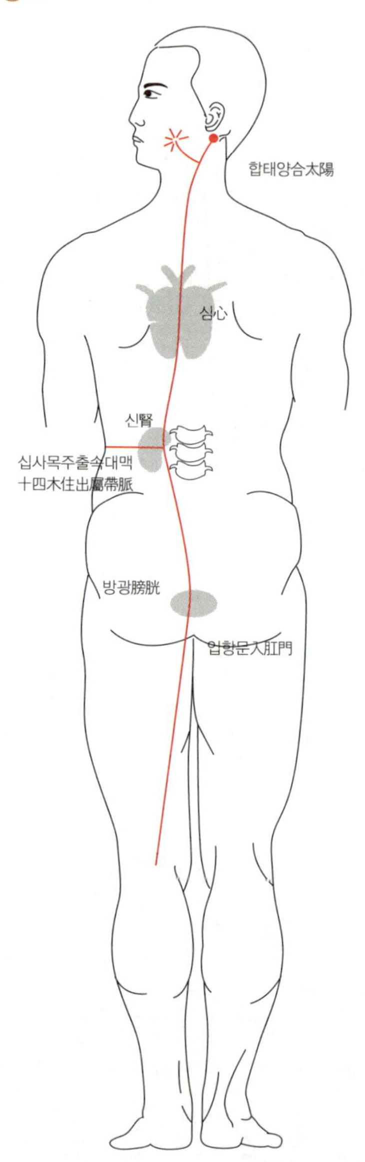

족소음신경별足少陰腎經別은 족소음신경맥의 오금 부위에서 갈라져 나온 후에 족태양방광경별과 서로 회합하여 위로 올라가 신장에 이르러 십사추十四椎 부위로 나와서 대맥에 속하고 곧게 가는 경별은 위로 올라가 혀 뿌리에 연계된 후 다시 뒷목으로 나와 족태양방광경맥과 회합한다.

⑨ 수궐음심포경별의 유주경로

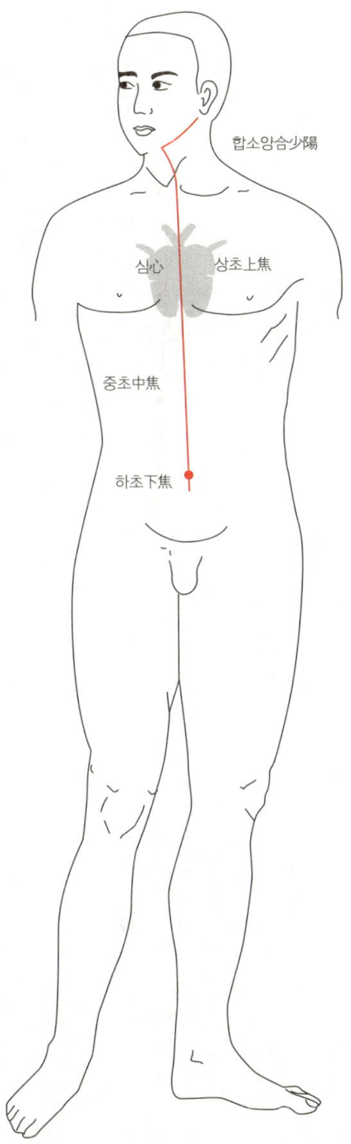

수궐음심포경별手厥陰心包經別은 수궐음심포경맥의 연액혈(겨드랑이 움푹 들어간 곳에서 밑으로 3치되는 부위)에서 갈라져 나온 후에 가슴속으로 진입하여 갈라져 삼초에 속하고 다시 위로 올라가 후두를 순행해서 귀 뒤로 얕게 빠져나와 완골혈 부위에서 수소양삼초경맥과 회합한다.

⑩ 수소양삼초경별의 유주경로

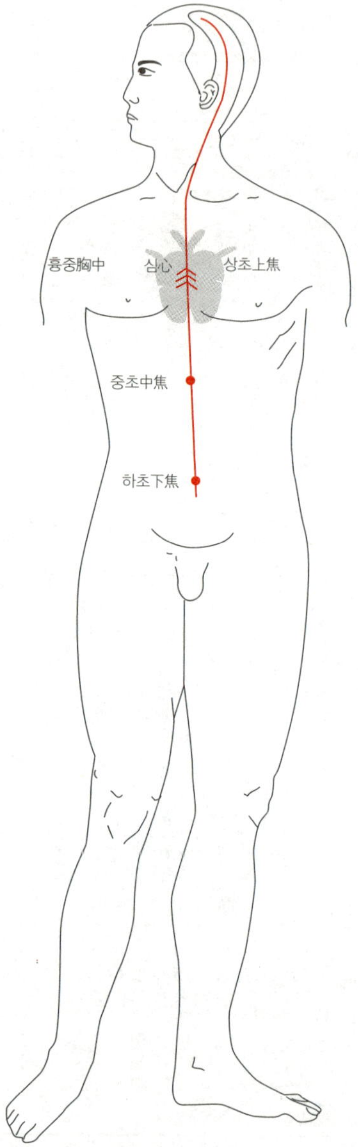

수소양삼초경별手少陽三焦經別은 수소양삼초경맥의 두정부(정수리)에서 갈라져 나온 후에 쇄골상와에 있는 결분혈 부위로 진입해서 밑으로 내려가 자체의 부腑인 삼초로 가고 흉중에서 산포된다.

⑪ 족소양담경별의 유주경로

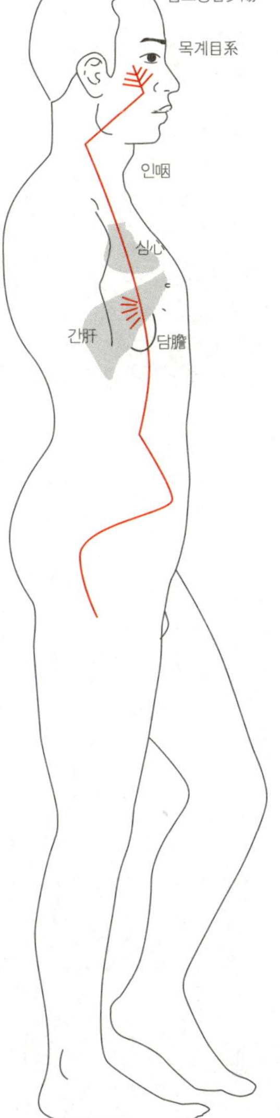

족소양담경별足少陽膽經別은 족소양담경맥의 비부髀部에서 갈라져 나온 뒤에 고관절 부위를 돌아 올라가 음모가 난 부위로 진입하여 족궐음간경별과 회합한다. 갈라져 가는 경별은 옆구리 속으로 들어가 흉복의 내면으로 진입해서 담에 속하고 간에서 산락散絡한다. 그리고 위로 올라가 심장을 통하여 인후를 끼고 올라가 아래턱의 입 양옆으로 나와서 안면에 산포되고 눈에 연계된 후 외안각外眼角에서 족소양담경맥과 회합한다.

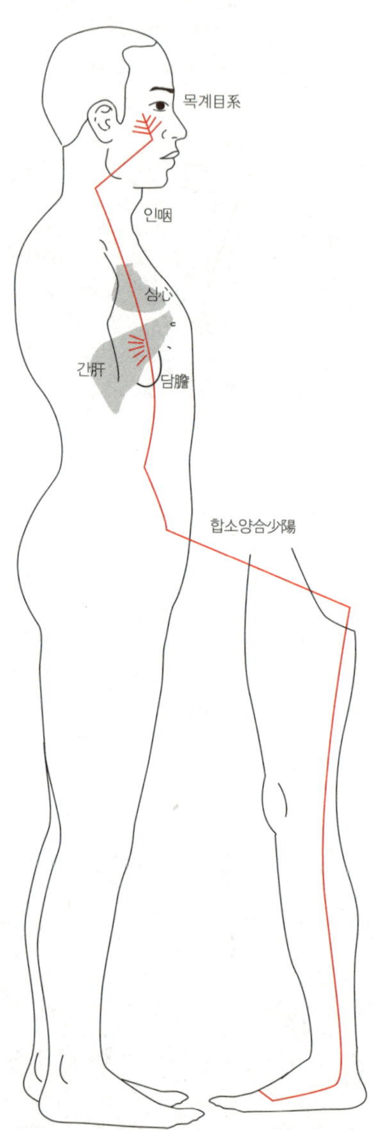

족궐음간경별足厥陰肝經別은 족궐음간경맥의 발등에서 갈라져 나와 위로 올라가 음모가 난 부위에 이르러 족소양담경별과 서로 합하여 동행한다.

(10) 12경근經筋

1) 12경근이란

경락계통의 외연부분으로서 12경맥의 기氣가 근육, 관절에 모이고 흩어지는 체계로 12경근의 부위는 12경맥과 여기서 분지分枝하는 낙맥을 통해 기질氣質이 공급되는 근육조직의 범위를 일컬으며 경근의 순행통로는 체표, 손가락, 발가락, 사지, 구간, 흉곽, 복강에만 분포되어 있고 장부에는 진입하지 않으며 신체 표면에 있어서의 경락의 기능을 보충하는 것이 특징이다.

12경근의 명칭은 12경맥經脉과 같이 수족手足의 3음3양으로 나뉘어 분류되고 12경근(수태음폐경근手太陰肺經筋, 수양명대장경근手陽明大腸經筋, 족양명위경근足陽明胃經筋, 족태음비경근足太陰脾經筋, 수소음심경근手少陰心經筋, 수태양소장경근手太陽小腸經筋, 족태양방광경근足太陽膀胱經筋, 족소음신경근足少陰腎經筋, 수궐음심포경근手厥陰心包經筋, 수소양삼초경근手少陽三焦經筋, 족소양담경근足少陽膽經筋, 족궐음간경근足厥陰肝經筋)의 분포 부위는 12경맥과 일치하고 있다. 경근은 근육이나 관절의 굴신屈伸 및 지체肢體의 운동에 대하여 중요한 작용을 하므로 경근의 병후는 대개 운동방면(예를 들면 근맥의 견인, 구련, 전근, 강직, 축닉 등)으로 표현된다.

경근의 병후를 치료함에는 발병 부위에 자극을 가하는 국소 취혈이나 압통처취혈이 효과적이며 또한 경락과 밀접한 연계가 있으므로 그와 유관한 경락의 혈위를 치료함도 효과적이다.

2) 12경근의 순행분포

12경근의 순행분포를 살펴보면 다음과 같다.

- 뒷장에 계속 -

① 수태음폐경근

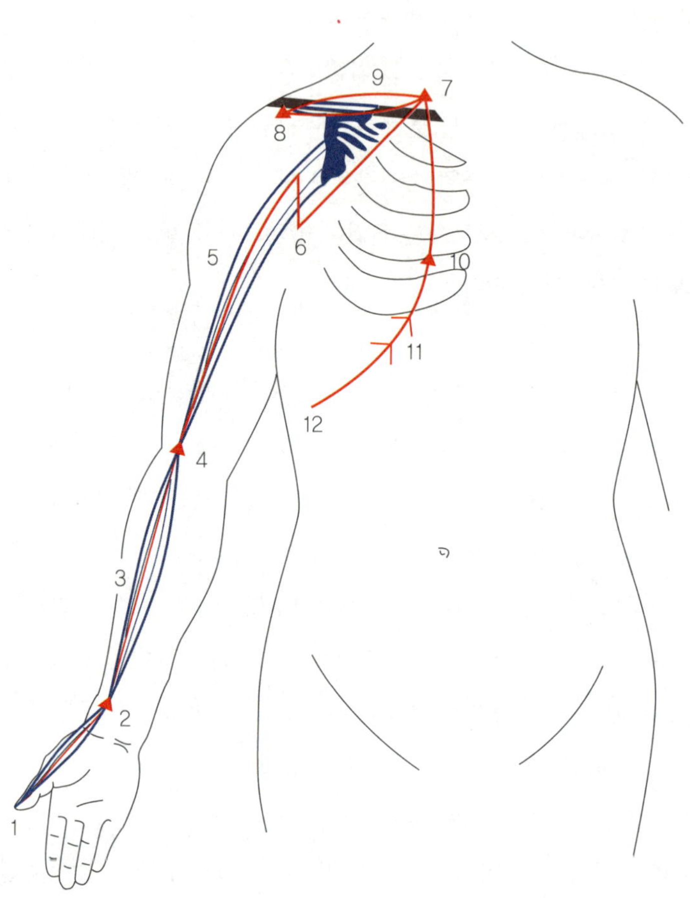

수태음폐경근手太陰肺經筋은 엄지손가락 끝에서 시작되어 손가락을 따라 올라가 어제의 후방에서 결結하고 촌구寸口의 바깥쪽을 따라서 상행해서 전완(팔뚝)을 거쳐 팔꿈치 속에 결結한다. 상완 안쪽으로 올라가 겨드랑이 밑으로 진입하여 결분으로 나와 어깨 앞의 견우전방에서 결結하고 다시 상행하여 결분에 맺혔다. 또 내려가 흉중에 맺혔다가 퍼져나가서 명치를 관통해서 명치 밑에서 회합하고 계협季脇에 도달한다.

② 수양명대장경근

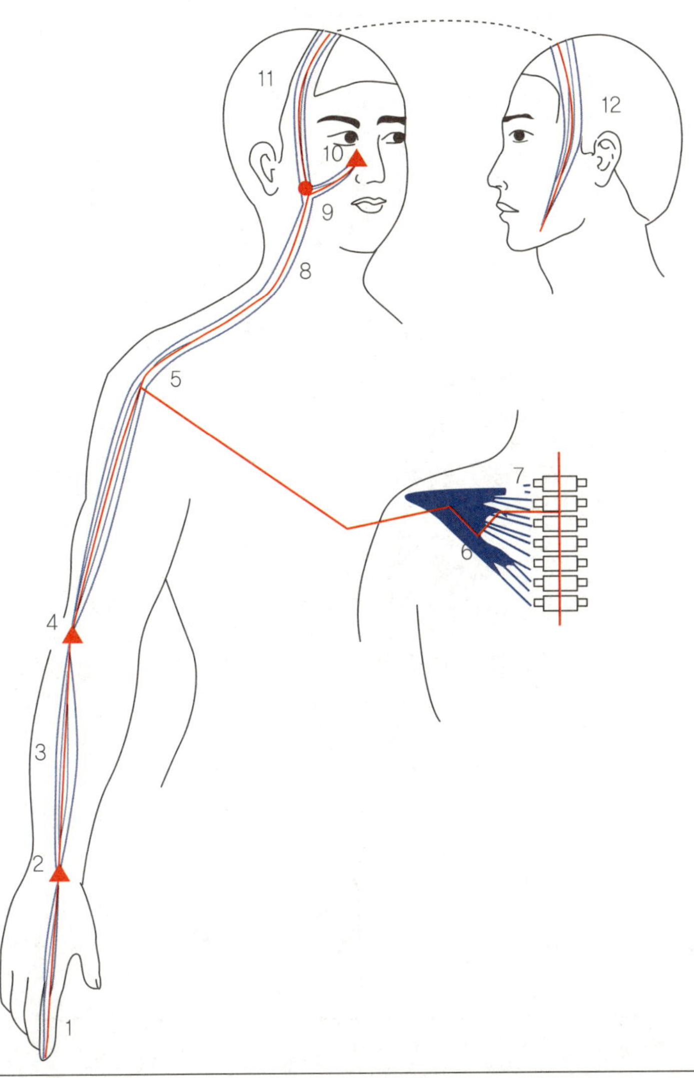

수양명대장경근手陽明大腸經筋은 둘째 손가락 끝에서 시작하여 위로 올라가 손목, 손등 쪽에 결結하고 위로 올라가며 전완을 순행해서 팔꿈치 바깥쪽에 결結하고 위로 상완을 따라 어깨에 올라 견우에 결結한다. 그 갈라진 한가닥은 견갑부를 둘러 척추를 끼고 곧게 가는 경근은 견우에서 목으로 상행한다. 여기서 갈라진 경근은 뺨으로 상행하여 맺혔고 직행하는 것은 상행하여 수태양소장경근手太陽小腸經筋의 앞으로 나와 우측 이마 모서리로 올라가 두부로 결結하고 다시 좌측의 턱 부위로 내려온다.

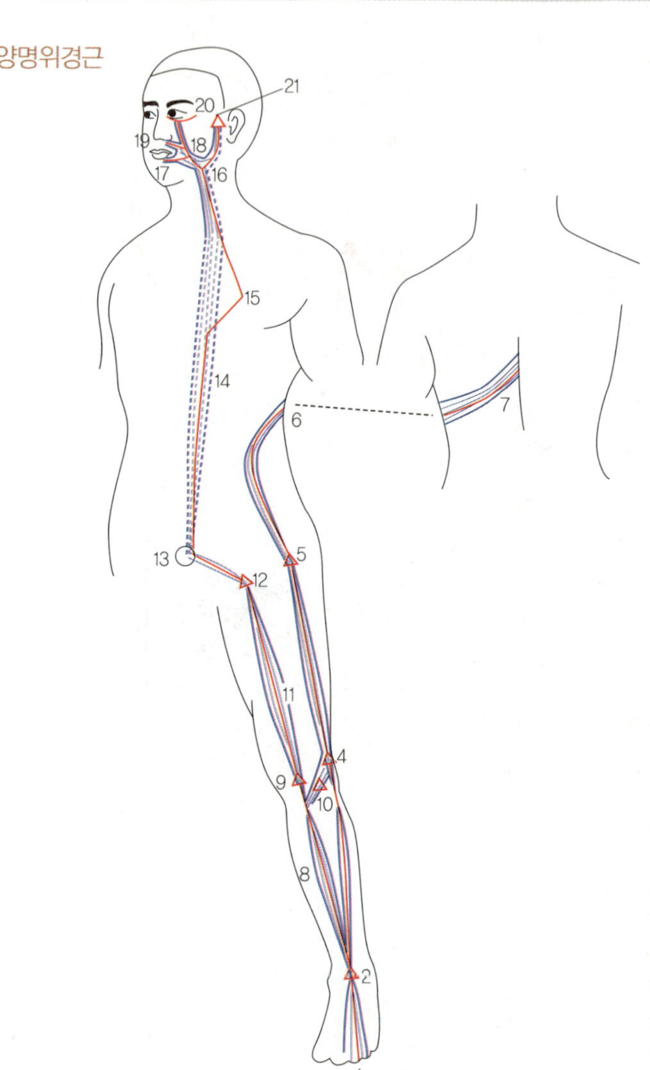

족양명위경근足陽明胃經筋은 제 2, 3, 4 발가락에서 시작하여 발등에 맺혔다가 외측으로 비스듬히 올라가 비골에 분포되고 위로 무릎 바깥쪽에서 맺히고 곧게 올라가 넓적다리 가운데(환도)에 맺혔다가 옆구리를 따라 올라가 척추에 연결된다. 그 곧게 가는 경근은 발등에서 경골을 따라 올라가 무릎에 결結하고 분지는 비골에 결結하며 족소양담경근足少陽膽經筋과 합습한다. 무릎에서 곧게 가는 경근은 복토 부위를 따라 올라가 비부脾部에서 결結하고 올라가 생식기에서 모였다가 다시 상행하여 복부에 분포되고 곧게 결분에 들어가 맺혔다가 더 위로 올라가 목에 이르고 뒤로 입을 끼고 광대뼈에서 합하였고 아래로 코에 맺혔다가 위로 올라가 족태양방광경근足太陽膀胱經筋과 합쳐서 눈 위에 그물같이 퍼진다. 그중 한 가닥은 뺨에서 갈라져 귀 앞쪽으로 가서 결結한다.

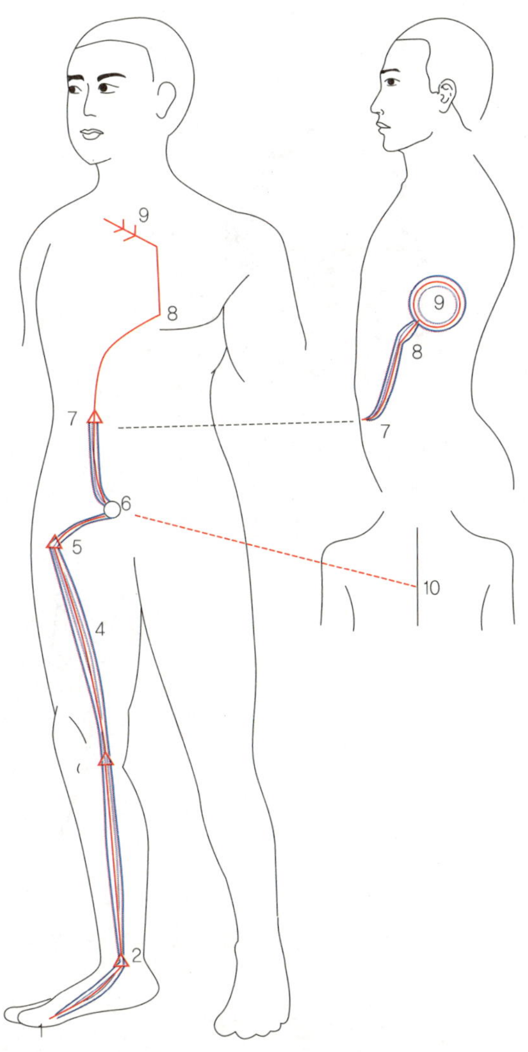

족태음비경근足太陰脾經筋은 엄지발가락 안쪽 끝에서 시작하여 위로 올라가 안쪽 복사뼈에 결結하고 직행하는 근은 무릎 안쪽 장딴지 뼈에 결結하고 상행하여 안쪽 허벅다리를 순행하여 넓적다리에 맺혔다가 생식기에 모인 후에 다시 상행하여 복부에 이르고 배꼽에 결結하며 다시 깊이 뱃속을 따라 위로 올라가 늑골부에 맺혔다가 흉중에서 산포散布된다. 그 안쪽에 있는 것은 척추에 부착된다.

⑤ 수소음심경근

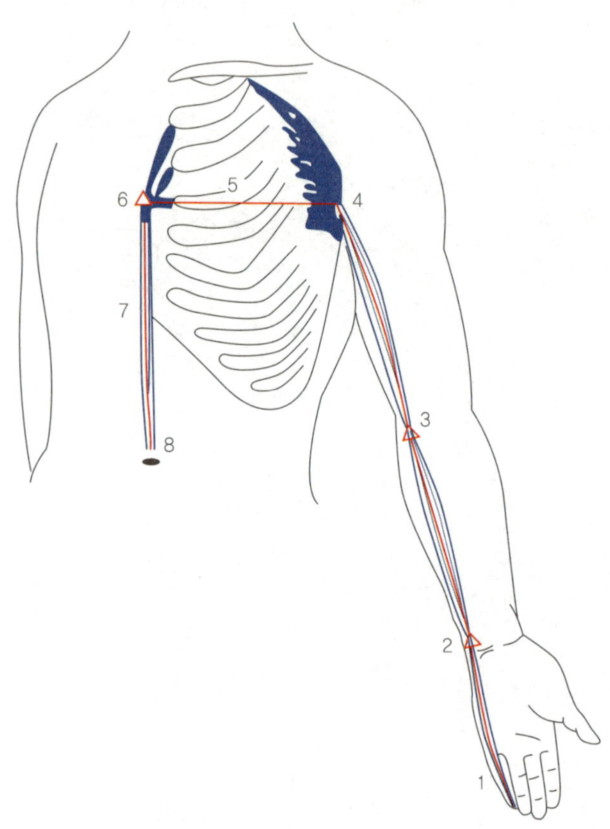

수소음심경근手少陰心經筋은 새끼손가락 안쪽 끝에서 시작하여 손바닥 뒤의 두상골豆狀骨에 맺혔고 상행하여 팔꿈치의 내측에 결結하며 다시 상행하여 겨드랑이 속으로 진입해서 수태음폐경근手太陰肺經筋과 교회交會하고 유방부에 이르러 흉중에 결結하고 흉격을 따라 내려가 배꼽 부위에 연계된다.

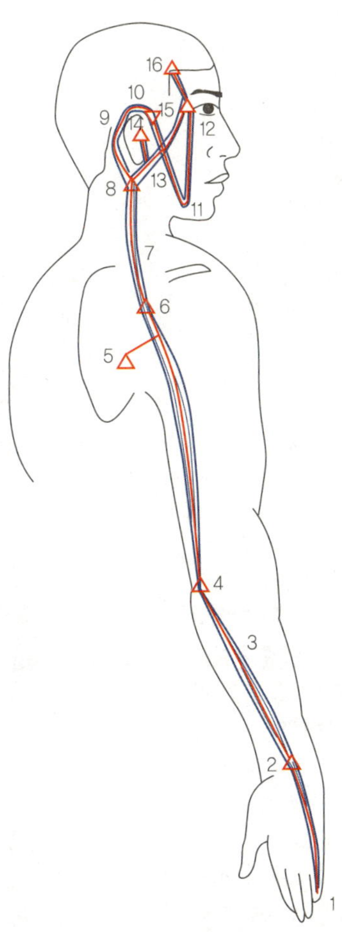

수태양소장경근手太陽小腸經筋은 새끼손가락 위에서 시작하여 손목에 맺히고 팔뚝 안쪽을 따라 올라가 팔꿈치의 예골(오훼돌기)의 뒤쪽에 결結하고 위로 올라가 겨드랑이 밑에서 맺혔으며 한가닥은 겨드랑이 뒤쪽으로 가서 견갑부를 얽고 앞 목을 따라서 족태양방광경근足太陽膀胱經筋의 전변으로 빠져나와 귀 뒤의 완골에 맺혔다가 귀 뒤에서 빠져나온 한 가닥의 지근은 귀 속으로 주입하고 직행하는 것은 귀 위로 빠져나온 뒤에 하행下行하여 악부顎部에 맺히고 상행上行하여 외안각外眼角에 연속되며 본래 갈라진 지맥은 귀앞을 따라 눈외자에 속하고 이마로 올라가 두각頭角에 가서 맺힌다.

⑦ 족태양방광경근

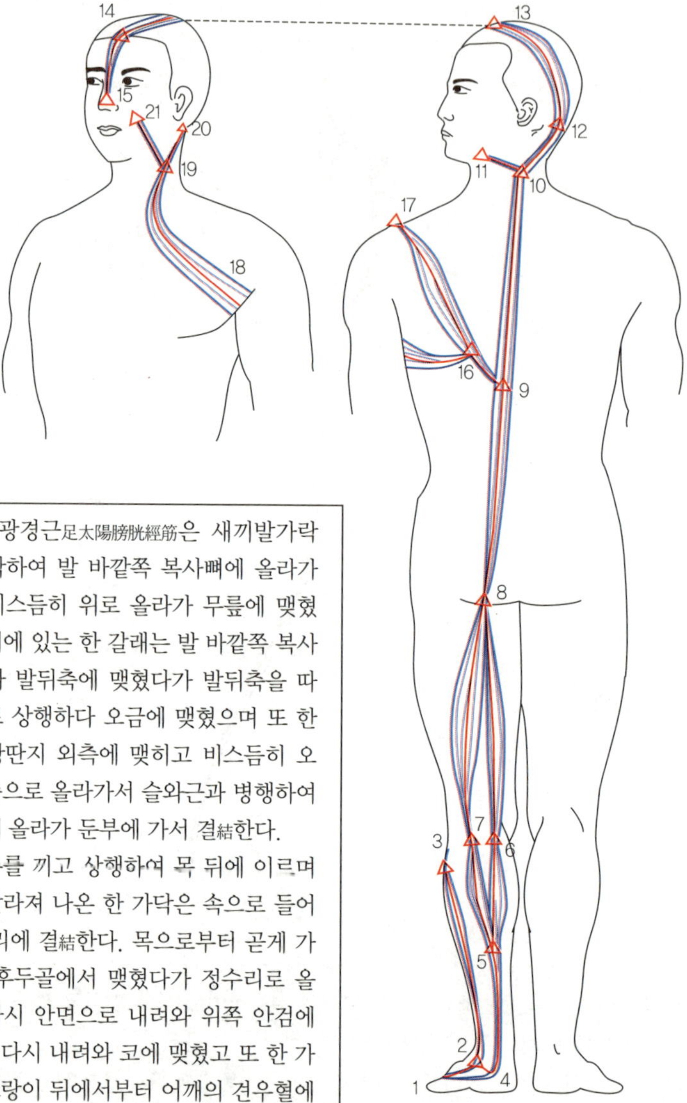

족태양방광경근足太陽膀胱經筋은 새끼발가락에서 시작하여 발 바깥쪽 복사뼈에 올라가 맺히고 비스듬히 위로 올라가 무릎에 맺혔으며 아래에 있는 한 갈래는 발 바깥쪽 복사뼈를 따라 발뒤축에 맺혔다가 발뒤축을 따라서 위로 상행하다 오금에 맺혔으며 또 한 가닥은 장딴지 외측에 맺히고 비스듬히 오금의 안쪽으로 올라가서 슬와근과 병행하여 위를 향해 올라가 둔부에 가서 결結한다.

나시 칙추를 끼고 상행하여 목 뒤에 이르며 여기서 갈라져 나온 한 가닥은 속으로 들어가 혀 뿌리에 결結한다. 목으로부터 곧게 가는 근은 후두골에서 맺혔다가 정수리로 올라가서 다시 안면으로 내려와 위쪽 안검에 얽혔다가 다시 내려와 코에 맺혔고 또 한 가닥은 겨드랑이 뒤에서부터 어깨의 견우혈에 가서 맺혔으며 다른 가닥은 겨드랑이 아래를 둘러 올라가서 결분으로 빠져나가 상행해서 완골에 결結한다. 분지分支는 결분을 빠져나와 비스듬히 올라가 광대뼈 부위에 나온다.

⑧ 족소음신경근

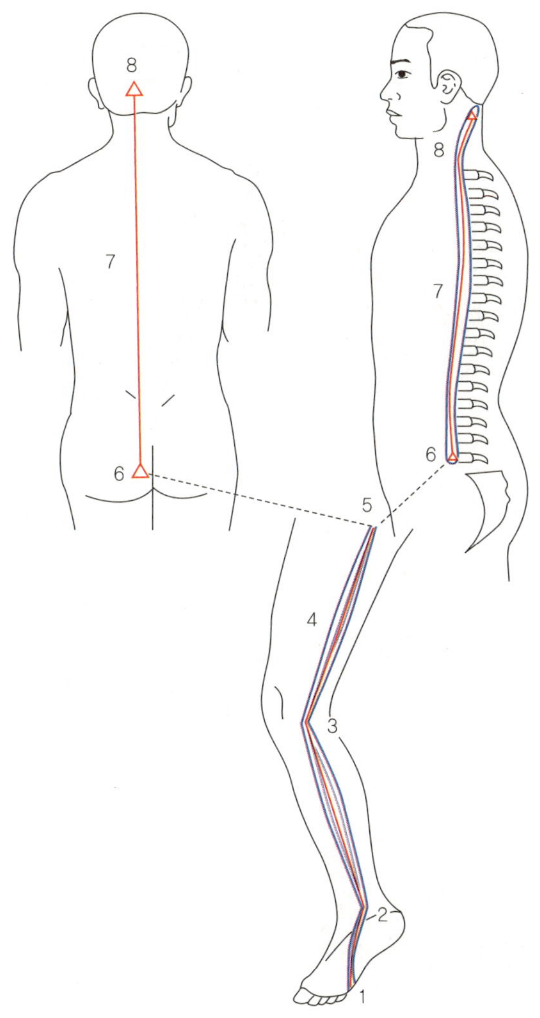

족소음신경근足少陰腎經筋은 새끼발가락 아래에서 시작하여 족태음비경근足太陰脾經筋과 함께
안쪽 복사뼈 아래로 가 발뒤축에 맺혔고 족태양방광경근足太陽膀胱經筋과 회합하여 위로 올라
가 무릎 안쪽 경골 아래에 맺혔다가 다시 족태음비경근足太陰脾經筋과 함께 대퇴 내측을 따라
서 위로 올라가 생식기에 맺혔다가 등속을 따라 등마루를 끼고 뒤쪽으로 상행하여 목덜미에
올라가 후두골에서 결結하고 족태음방광경근足太陽膀胱經筋과 회합한다.

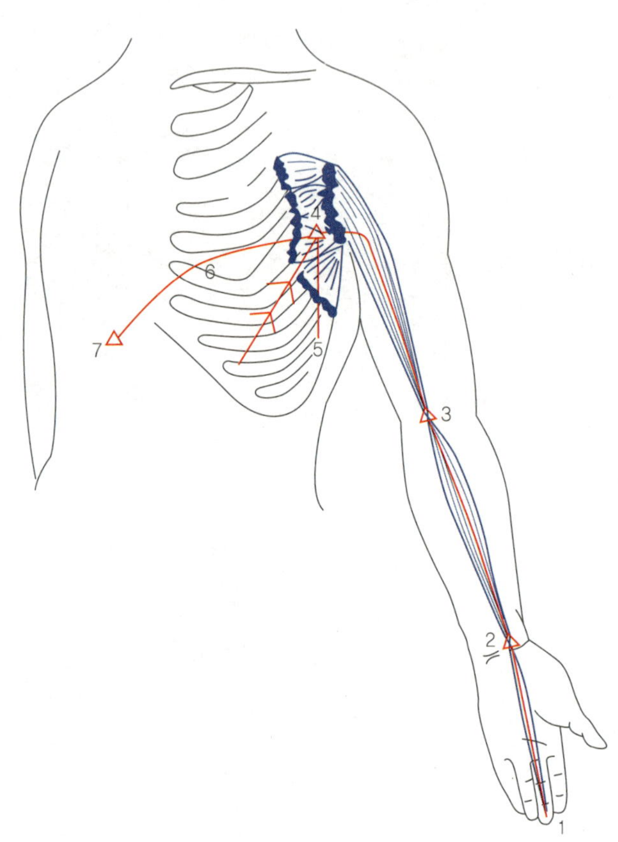

수궐음심포경근手厥陰心包經筋은 가운데 손가락에서 시작하여 수태음폐경근과 병행해서 위로 올라가 팔굽 안쪽에 맺혔다가 상완내측을 따라서 올라가 겨드랑이 밑에 결結하고 밑으로 내려가 협늑脇肋의 앞과 뒤를 끼고 산포된다. 갈라진 한 가닥은 액하腋下로 진입하여 흉중에서 산포되고 흉격부에 결結한다.

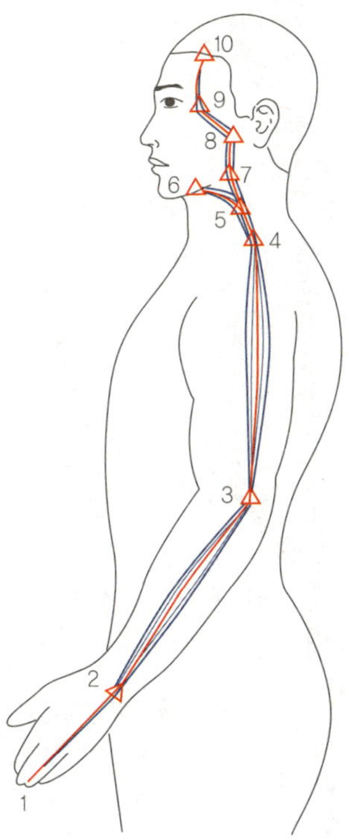

수소양삼초경근手少陽三焦經筋은 넷째 손가락 끝에서 시작하여 손목등 쪽에서 맺혔다가 다시 팔의 외연을 둘러 위로 상완외측을 순행하여 어깨에 올라가 경부頸部로 주행해서 수태양소장경근과 합하고 그 분지는 하악각에 진입하여 혀 뿌리에 연계되고 또 하나의 지근은 어금니로 상행하여 귀 앞을 따라서 외안각外眼角에 도달하여 위로 이마를 지나 이마 모서리에 결結한다.

620

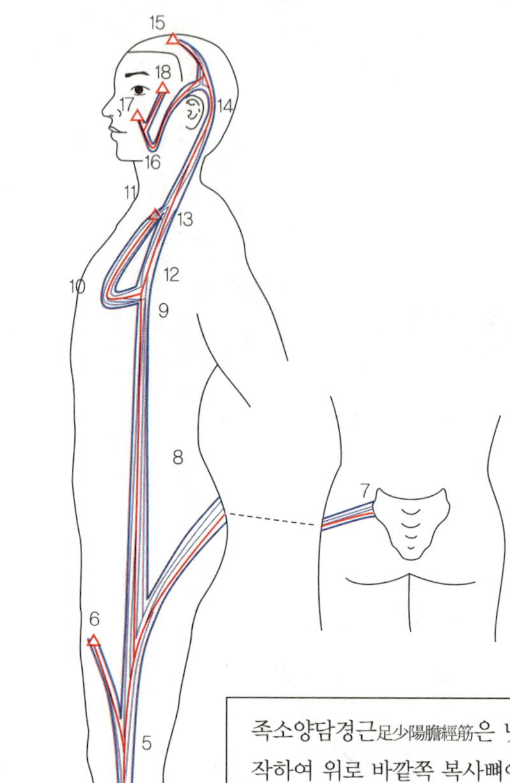

족소양담경근足少陽膽經筋은 넷째 발가락에서 시작하여 위로 바깥쪽 복사뼈에 맺혔으며 경골의 외연을 따라 상행하여 무릎 외연에 맺혔고 여기서 갈라져 나온 분지는 비골(장딴지 뼈)에서 시작하여 위로 대퇴부로 가서 전면은 복토伏兎의 상방에 맺혔고 후면은 꽁무니에 돌아가 맺혔다.

직행하는 것은 옆구리를 지나 겨드랑이 앞쪽으로 주행하며 옆가슴과 유부乳部에 연계되고 결분에서 결結한다. 직행하는 것은 겨드랑이에서 위로 뻗어 올라가 결분을 지나서 족태양방광경근의 전면으로 나와 귀 뒤를 순행해서 두각으로 상행하여 정수리에서 회합하고 아래턱으로 내려왔다가 다시 구부러져 올라가 광대뼈에 맺혔고 갈라진 한 가닥은 외안각外眼角에 맺혀서 눈의 외측을 유지한다.

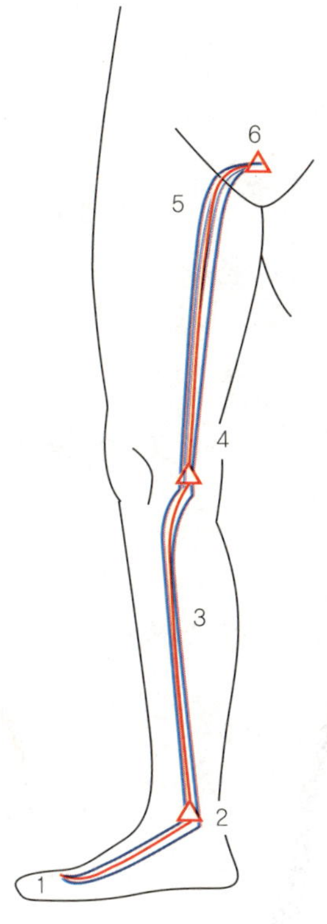

족궐음간경근足厥陰肝經筋은 엄지 발가락 위에서 시작하여 위로 안쪽 복사뼈 앞에서 맺혔다가 다시 경골내측을 따라 올라가 경골내측와하연에 결結하고 대퇴내측을 따라서 생식기에 맺히고 다른 여러 경근經筋과 연계된다.

(11) 12피부

1) 12피부란

12피부란 12경맥과 그 낙맥에 분포된 피부의 부위를 일컫는 것으로 피부상의 경락 분포영역을 말한다. 즉, 경맥에 12조條가 있으므로 피부도 12개 부위로 나뉘어 12피부라 말하며 경맥의 피부분구皮膚分區 뿐 아니라 낙맥의 분구分區이기도 한데 낙맥 가운데에서도 특히 부락浮絡과 밀접한 관계가 있다.

2) 12피부의 분포영역

12피부의 분포영역을 정리하면 다음과 같다.

① 수태음폐경의 피부분포도   ② 수양명대장경의 피부분포도

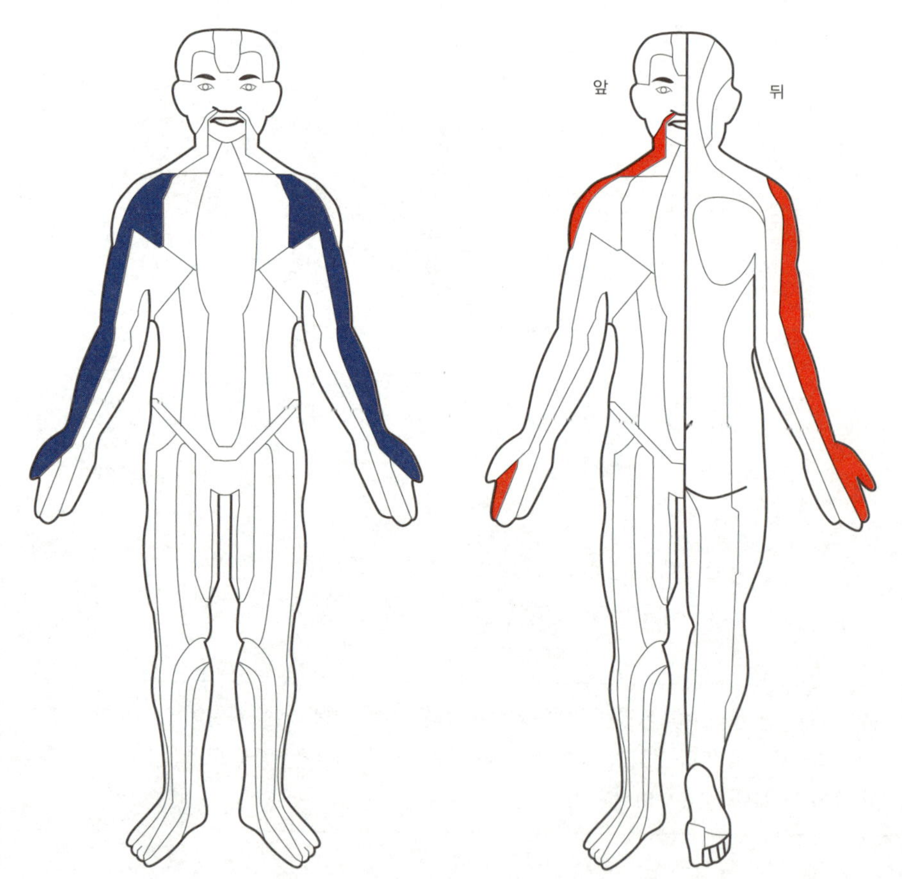

③ 족태음비경의 피부분포도

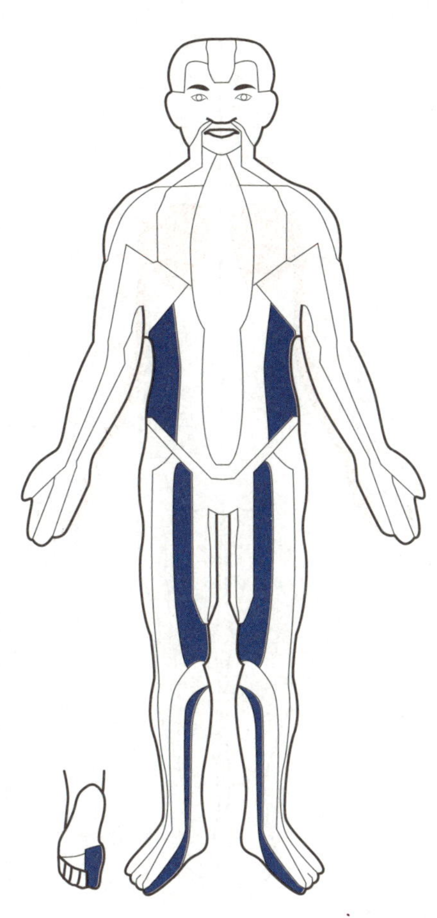

④ 족양명위경의 피부분포도

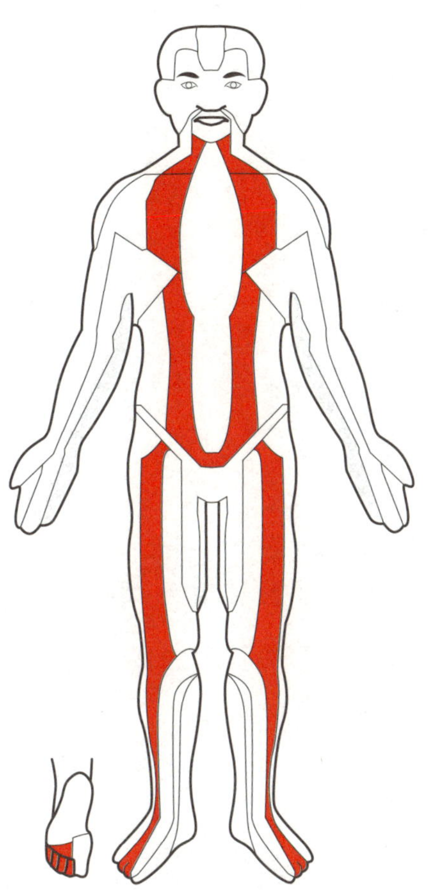

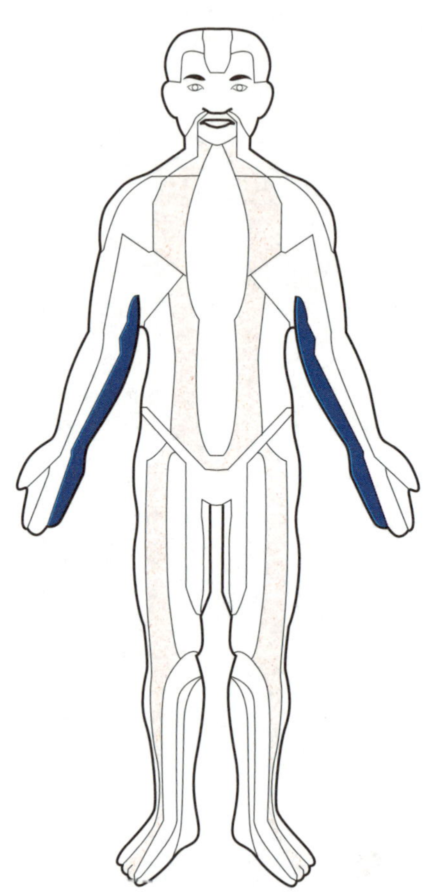

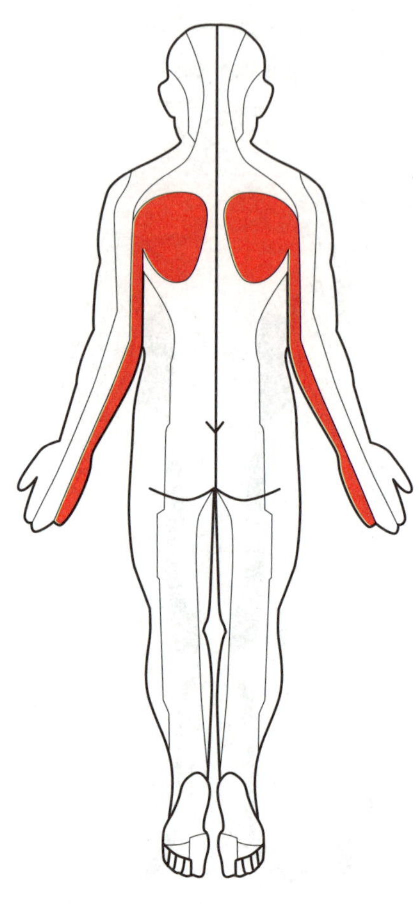

624

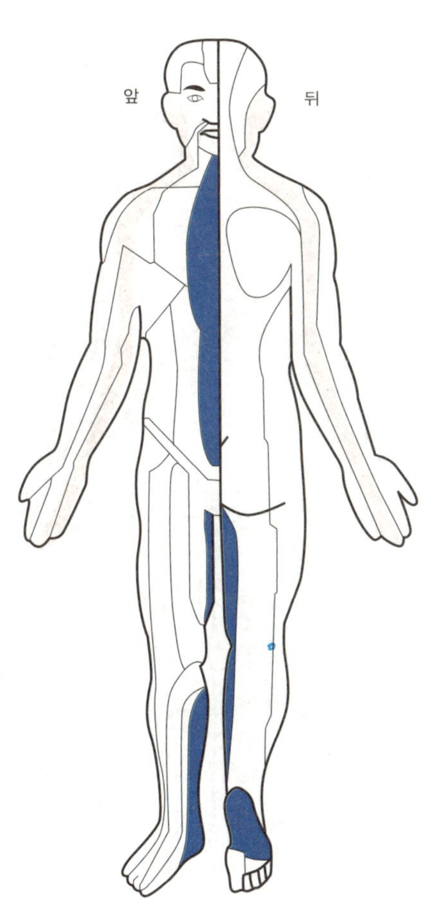

앞
뒤

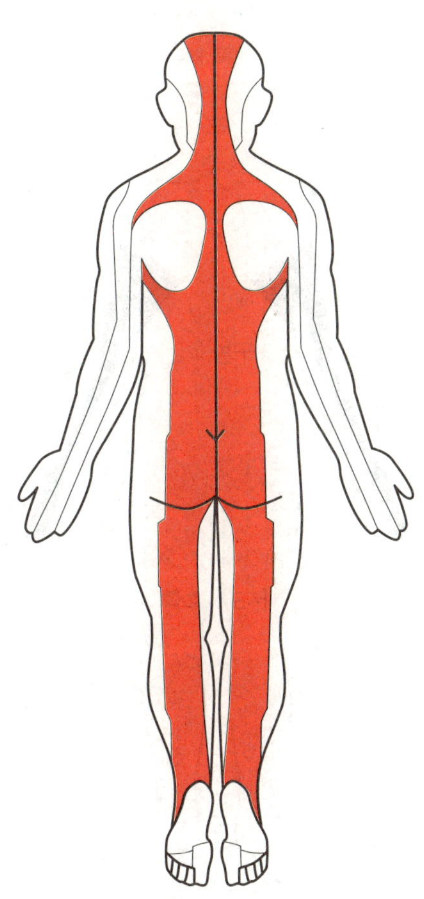

⑨ 수궐음심포경의 피부분포도

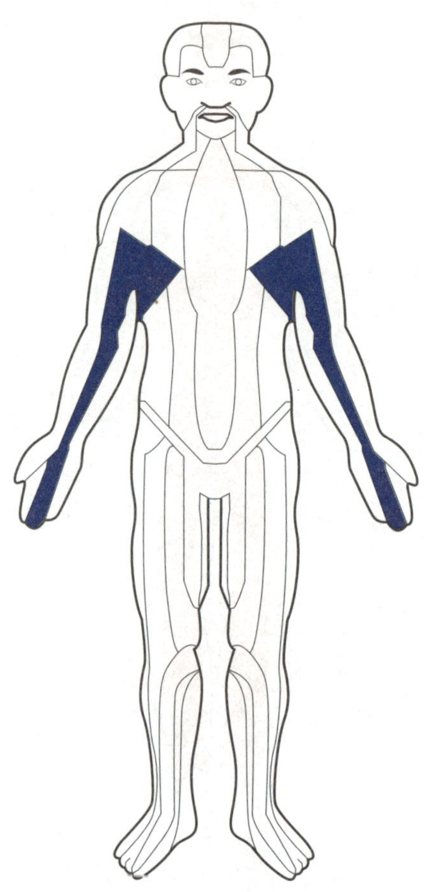

⑩ 수소양삼초경의 피부분포도

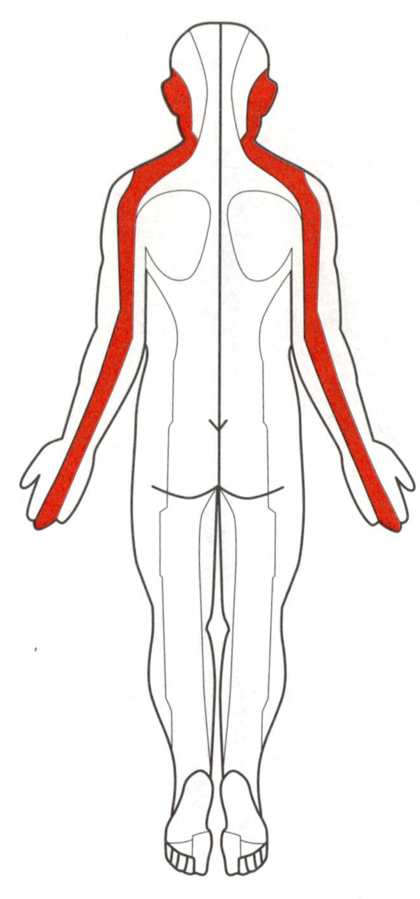

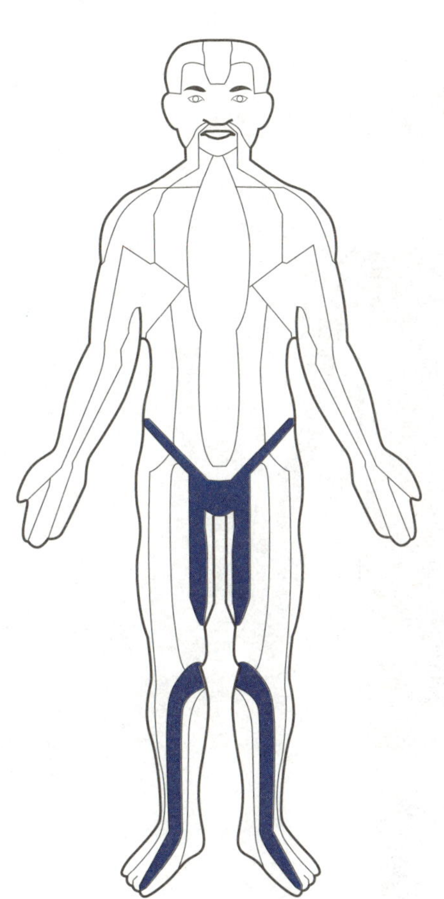

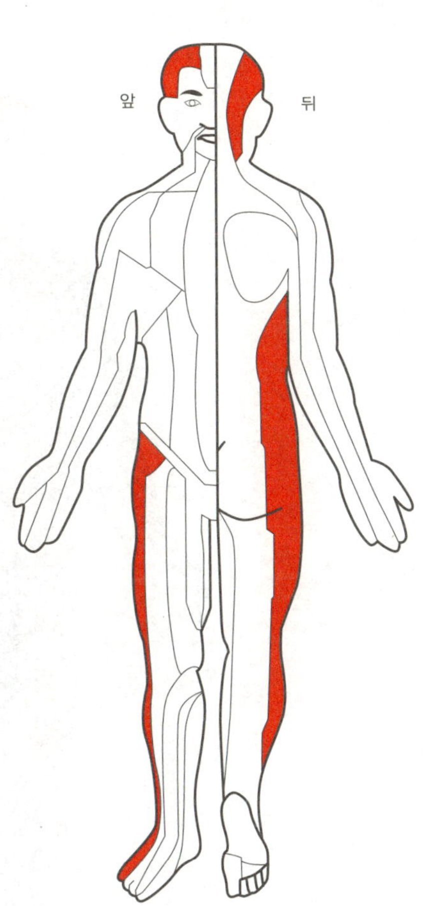

627

3) 전일적 피부 분포도

628

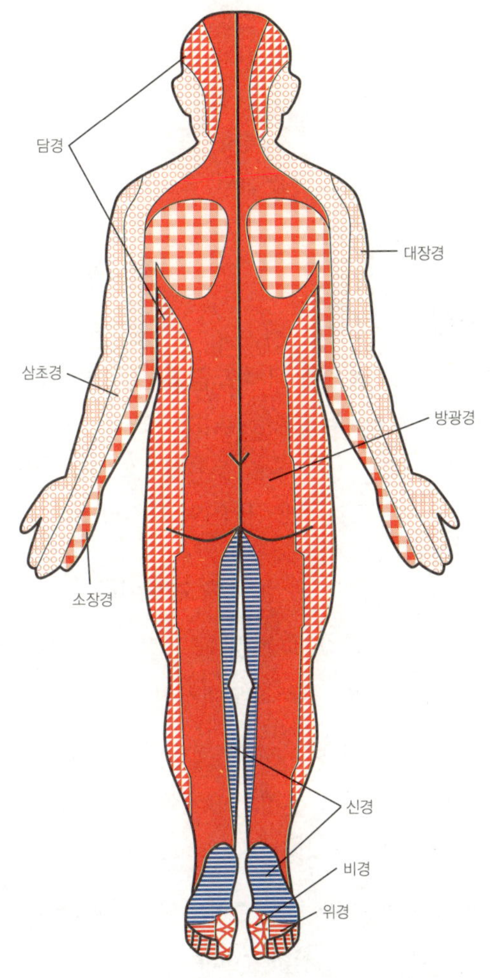

이와 같이 경락계통이 12경맥을 주체로 기타 각 부분의 계통과 종횡으로 교차하는 다종다양한 전일적 연계가 있으므로써 인체에 대하여 주밀한 작용을 할 수 있는 것이다.

2. 수혈

(1) 수혈腧穴의 구성

인체에 분포된 수혈은 아주 많은데 대체로 경혈經穴, 경외기혈經外奇穴, 아시혈阿是穴, 신혈新穴로 나눌 수 있다.

1) 경혈經穴

일정한 경맥이 통하는 곳에 있는 수혈腧穴을 경혈이라 하며, 십사경맥十四經脉(십이경맥十二經脉과 임·독맥)상의 혈위穴位를 말한다. 경혈은 모두 십사경맥에 분포되어 있으며 그 중 십이경맥의 수혈은 모두 좌우대칭인 쌍혈雙穴이고, 임·독맥의 수혈은 단혈單穴로 장부와 긴밀한 연계를 맺고 있는 혈이며 전신수혈의 주체가 된다. 그러므로 경혈은 장부의 기질을 조절하고 본경의 병증을 주치하는 작용이 있으며 14경 및 그 소속장부의 병증을 반영하고 사지의 주·슬 관절(肘·膝 關節) 이하의 경혈은 십이경맥의 주요 요혈로 작용한다. 이와 같은 경혈의 수는 「황제내경」에서는 1년의 도수度數에 맞추어 이론적으로 365혈穴로 정하였으나, 황보밀의 「침구갑을경」에서는 349개의 혈이 열거되어 있고, 「침구대성」에는 359개의 혈명이 거론되었으며, 현재는 1984년에 WHO(세계보건기구)에서 361혈穴로 결정하여 국제적으로 361혈穴을 표준혈로 정하여 사용하고 있다.

2) 경외기혈經外奇穴

경맥의 통로에 속하지 않는 수혈로서 기혈奇穴이라고도 하며, 십사경맥十四經脉에 있는 경혈이외의 수혈로 경혈의 보충이고 임상에 효과가 있는 수혈을 말한다.

경외기혈은 비교적 분산되어 분포하나 인당혈印堂穴, 난미혈蘭尾穴, 담낭혈膽囊穴, 위관하유혈胃管下俞穴 등과 같이 십사경十四經의 순행노선에 있는 기혈과 태양혈太陽穴, 위상혈胃上穴 등과 같이 경락계통과 밀접한 관계에 위치한 기혈, 십선혈十宣穴, 팔사혈八邪穴, 팔풍혈八風穴, 사총혈四總穴, 십삼귀혈十三鬼穴, 중풍칠처혈中風七處穴, 삼세혈三歲穴, 삼음혈三陰穴, 각기팔처혈脚氣八處穴, 회양구침혈回陽九鍼穴, 화타협척혈華陀夾脊穴 등과 같이 한조의 수혈을 가리키는 기혈 등이 있는데 대다수의 기혈은 어떠한 병증에 특수한 치료효과가 있는 수혈들이며, 취혈법 등이 복잡해서 응용에 불편함이 있는 경우가 있다. 수·당시대의 손사막의 「천금방千金方」에 기혈과 아시혈阿是穴의 개념이 도입되었는데 기혈의 187개 수혈이 기재되었고, 「기효양방奇效良方」에는 26혈, 「침구대성鍼灸大成」에는 35혈, 「침구집성鍼灸集成」에는 144혈이 기재되어 있다. 경외기혈經外奇穴은 실제에 있어서 아시혈에 기초하여 발전한 것이며, 아시혈은 일정한 부위가 없으나 경외기혈은 일정한 혈穴로 고정된 것이며, 십사경맥十四經脉에 속하지 않으면서 치유효과가 있는 것들이다.

3) 아시혈阿是穴

질환 부위와 압통점을 근거로 한 혈위穴位로 아阿는 통통의 뜻으로 아시혈은 압통점을 말하며, 체표 일부를 눌러서 민감하게 통증이 유발되거나 아픈 곳에 혈을 잡아 직접 침구치료를 실시하면 효과가 현저히 나타나는 곳을 아시혈이라 하는데, 천응혈, 문당혈, 부정혈등 각각 다른 명칭으로 사용되며 그곳이 경혈經穴이나 경외기혈經外奇穴이 소재하는 경우라도 소속된 경맥과는 관계없이 아시혈의 개념으로 사용할 수 있기 때문에 혈위穴位의 기원이 되는 혈穴이다. 아시혈이란 용어는 수·당 때 손사막의 「천금방千金方」에서 처음 사용하였는데 「천금방」에 아시혈을 잡는 방법은 "사람에게 통증이 있으면 그 부위를 눌러 보아서 만약 통증이 있는 부위이면 혈위穴位에 해당하든 안하든 즉시 취하면 시원해지거나 오히려 아프게 된다 했는데 이를 아시阿是라 한다." 하였다. 때문에 아시혈은 명칭도 없고 고정된 부위도 없으며 만지거나 눌러서 통증이 있거나 민감반응이 있는 부위를 말하는 것이다.

4) 신혈新穴

과거에는 수혈腧穴을 경혈經穴과 경외기혈經外奇穴, 아시혈阿是穴로 나누었는데 최근에 이르러 새로운 연구와 탐색을 통하여 치료효과가 있는 수많은 수혈을 발견하였는데 이것을 신혈新穴이라 하며, 이는 경락학설과 해부생리 등을 기초로 산생된 것들로 현대적 의학 지식이나 임상경험을 바탕으로 찾아낸 것이 대부분이다.

예를 들어 신경계통을 주체로 신경간의 통로나 그 분지가 밀집된 부위를 탐색해서 혈위를 정하는 방법과 전기저항을 응용하여 피부상의 전도점을 탐색해서 혈위를 정하는 방법, 신경과 근육의 전기 흥분성을 측정해서 혈위穴位를 정하는 방법 등 다양하다.

(2) 요혈要穴

혈위穴位는 경맥과 낙맥을 유주하는 경기經氣가 체표의 일정 부위에 중점적으로 취집聚集되고 수주輸注되는 곳이므로 인체가 건강할 때는 정기正氣가 경혈에 취집되고 수주되며 병이 있을 때에는 정기가 취집되지 않거나 사기邪氣가 경혈에 취집되고 수주되는 곳이므로 질병시 이상 반응점으로 나타나는 혈위로 진찰점이 되기도 하고 치료점이 되기도 하며 임상상의 응용에서는 두 가지 면이 상호 결합하여 쓰이게 된다. 경락학설에 근거하여 반응이 나타나는 부위를 검사하는 것을 경락진經絡診이라 하는데, 경락은 질병이 피부 및 피하조직에 표현되는 반응계통으로 볼 수 있으며 혈위는 경락상의 반응점인데 경락상의 반응점은 신체기능 상태의 변화에 따라서 변화하기 때문에 임상상으로는 반응이 가장 뚜렷한 점을 혈위로 선용해야 하며 동일한 질병일지라도 반응점이 다른 점상에 나타날 수 있으며, 질병이 다를지라도 동일점상에 반응점이 나타날 수 있는 것이다. 또한 질병의 병리 변화의 정도가 반드시 압통의 정도와 대응하는 것은 아니므로 반응점을 검사하는 것 이외에 기타 방면의 검사를 참고하지 않으면 확실한 진단을 내릴 수 없는 것이다. 경락혈위에 민감한 변화를 검사하여 진단을 내리는 것은 한의학상 증후진단에 속하는 것이므로 반응점의 증후는 치유하는 것이 선이 아니며 내재된 기질을 조절하는 것이 선이 되는 것이다. 그러므로 내재된 기질氣質의 이상반응이 경락상 잘 나타나는 곳이 경혈부위인데 특히 육장육부의 기질적氣質的 이상 반응이 잘 나타나거나 치유작용이 있는 경혈의 요혈로는 오수혈과 특정혈과 회혈로서 다음과 같다.

1) 오수혈五輸穴 = 오행혈五行穴

12경맥의 주슬관절肘膝關節 이하에 있는 다섯 개씩의 중요한 경혈의 총칭으로 정井, 형滎, 유俞, 경經, 합合으로 나누고 여기에 목木, 火화, 토土, 금金, 수水의 오행五行을 배합하여 정한 혈위로서 일명 오행혈五行穴이라고 한다. 12경맥의 원기元氣는 사지말단에서 시발하여 위로 그리고 안으로 장부에 닿아 있어서 서로 영향을 미치는데 오수혈五輸穴은 경기經氣가 사지四肢에서 외발外發하는 중요한 부위로 오수혈의 배열은 경기經氣의 흐름을 물이 적은데서 많은 데로, 얕은데서 깊은 데로 흐르는 것에 비유하여 정井, 형滎, 유,俞 경經, 합合의 차례로 배열하는데 정혈井穴은 경기經氣가 처음 시작하는 곳으로서 지하에서 샘물이 처음 나오는 것에 비유하며, 손발의 끝에 위치하고 맥기脉氣가 흐르는 곳으로서 샘물과 같다고 하였으며 심하만心下滿을 치료한다.

형혈滎穴은 경기經氣가 조금씩 흐르기 시작한 곳으로서 물이 모여서 가늘게 흐르는 것에 비유하고, 손발가락, 손발바닥에 위치하며 맥기가 흘러나오는 곳으로서 골짜기 물과 같다고 하였으며 몸의 열(신열身熱)을 치료한다. 유혈俞穴은 경기經氣가 관주灌注하는 곳으로 물이 어느 정도 모여 흐름을 형성하는 것에 비유하고 완관절, 족관절에 위치하며 맥기가 흘러가서 유주俞注되는 곳으로서 시냇물과 같다고 하였으며, 체중體重, 절통節痛을 치료한다. 경혈經穴은 경기經氣가 왕성하게 흐르는 곳으로 물이 장류長流를 이루어 흐르는 것에 비유하고, 손목, 발목의 관절 근처와 비경부臂脛部에 위치하며, 관주灌注된 물이 흘러가는 것과 같이 맥기가 가는 곳으로서 강물과 같다 하였으며, 한열, 천해喘咳를 치료한다. 합혈合穴은 경기經氣가 깊이 들어가 장부와 회합하는 곳으로 물이 바다로 들어가는 것에 비유하고, 주관절과 슬관절에 위치하며 맥기가 들어가는 곳으로서 바닷물과 같다 하였으며, 역기逆氣와 설사를 치료한다.

① 12정경의 오수혈

a. 육음경六陰經의 오수혈五輪穴

육음경六陰經	정井(목木)	형榮(화火)	유兪(토土)	경經(금金)	합合(수水)
폐肺(금金)	소상	어제	태연	경거	척택
비脾(토土)	은백	대도	태백	상구	음능천
심心(화火)	소충	소부	신문	영도	소해
신腎(수水)	용천	연곡	태계	복류	음곡
심포心包(상화相火)	중충	노궁	태능	간사	곡택
간肝(목木)	태돈	행간	태충	중봉	곡천

b. 육양경六陽經의 오수혈五輪穴

육음경六陰經	정井(금金)	형榮(수水)	유兪(목木)	경經(화火)	합合(토土)
대장大腸(금金)	상양	이간	삼간	양계	곡지
위胃(토土)	여태	내정	함곡	해계	족삼리
소장小腸(화火)	소택	전곡	후계	양곡	소해
방광膀胱(수水)	지음	족통곡	속골	곤륜	위중
삼초三焦(상화相火)	관충	액문	중저	지구	천정
담膽(목木)	규음	협계	임읍	양보	양릉천

위와 같이 음경陰經은 정목井木, 형화榮火, 유토兪土, 경금經金, 합수合水가 되고, 양경陽經은 정금井金, 형수榮水, 유목兪木, 경화經火, 합토合土가 되어 음경과 양경의 오행 속성은 서로 같지 않은데 이는 음경과 양경의 오수혈의 기氣의 분포 상황이 서로 다르기 때문이며 이러한 연유로 양경과 음경간에 강유상제(剛柔相濟)의 길항적拮抗的 관계가 함축되어 있어 오행의 상생, 상극에 따라 각종 침법(오행침법, 사암침법, 체질침법 등등)등이 개발되어 가장 활발히 사용, 응용되고 있는 요혈이다.

② 오수혈위도

a. 육음경의 오수혈위도

가. 수태음 폐肺경맥의 오수혈위도

(가) 소상

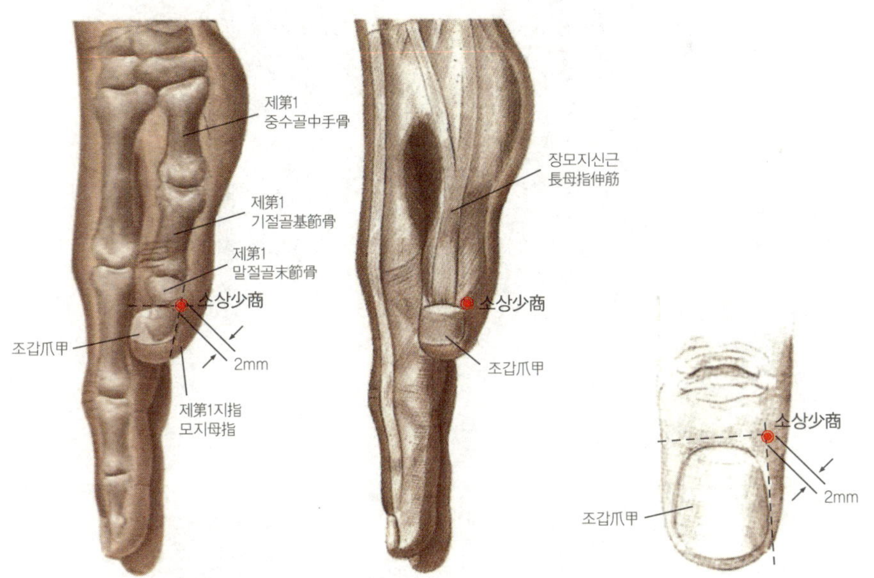

(나) 어제

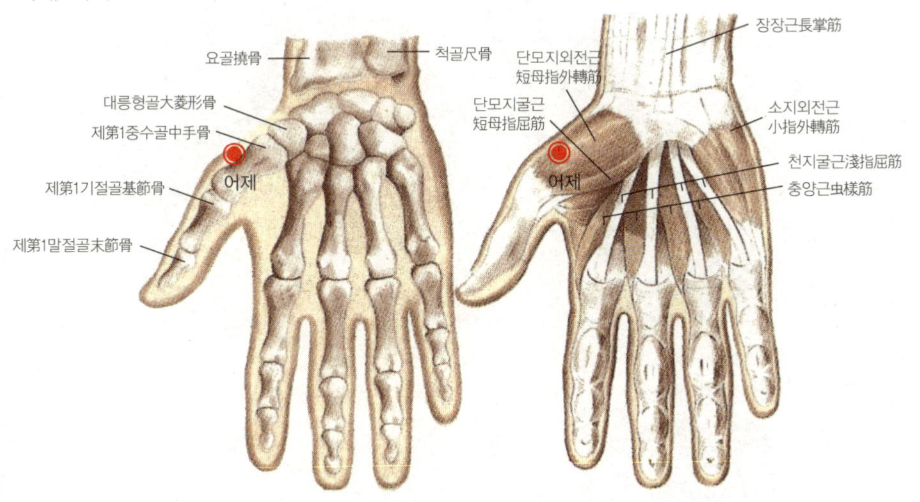

(다) 태연

요골撓骨
요골동맥撓骨動脈
주상골舟狀骨
대능형골大菱形骨
척골尺骨
월상골
月狀骨
삼각골
三角骨
두상골
豆狀骨
태연
太淵
장모지외전근
長母指外轉筋
단모지외전근
短母指外轉筋
장장근長掌筋
두상골豆狀骨
소지외전근
小指外轉筋
천지굴근淺指屈筋
충양근蟲樣筋
태연
太淵
단모지굴근
短母指屈筋

(라) 경거

척택尺澤
1
12
경거經渠
태연太淵
상완이두근
上腕二頭筋
주와횡문
肘窩橫紋
완요골근
腕撓骨筋
척골尺骨
요골撓骨
원회내근
圓回內筋
요측수근굴근
撓側手根屈筋
장장근長掌筋
천지굴근淺指屈筋
척측수근굴근
尺側手根屈筋
경거經渠

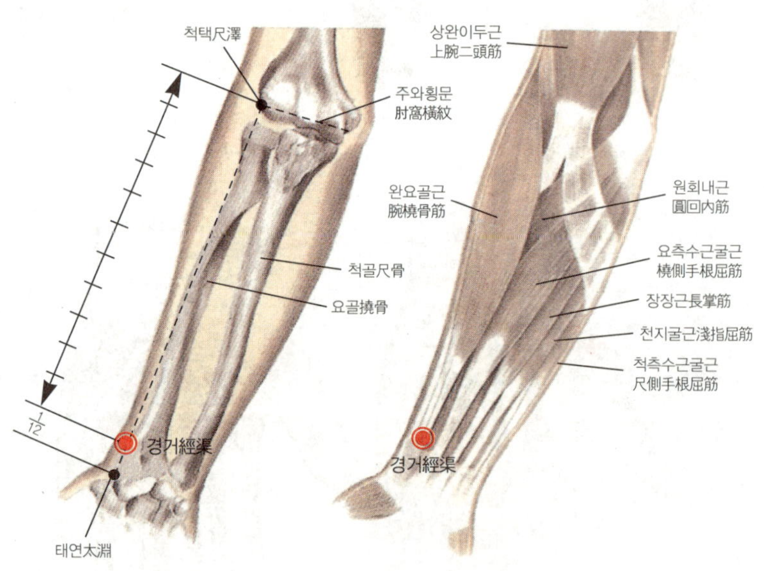

(마) 척택

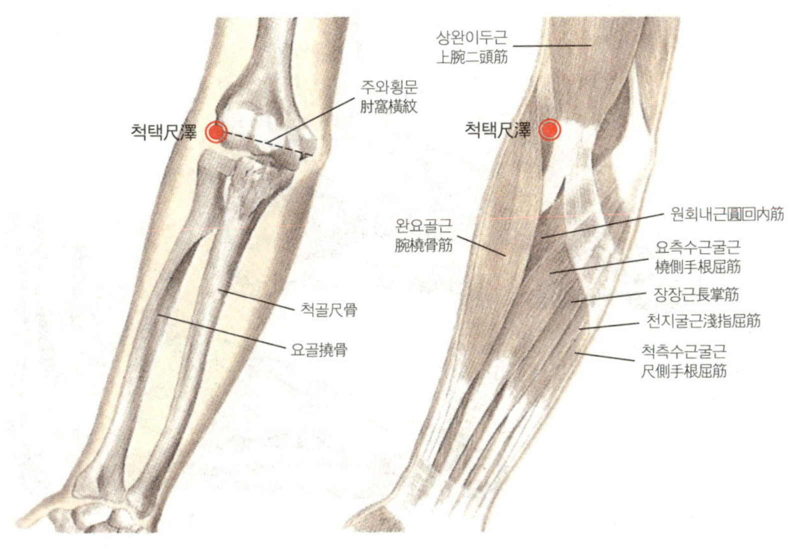

나. 족태음 비脾경맥의 오수혈위도

(가) 은백

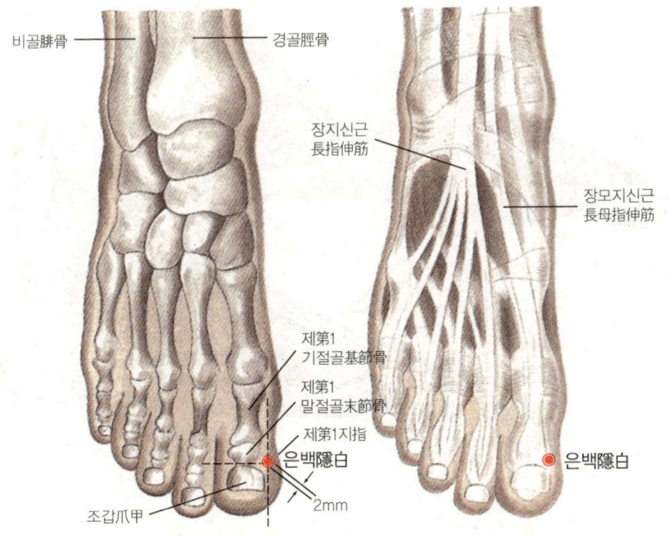

(나) 대도

외과外踝
거골距骨
주상골舟狀骨
제第2설상골楔狀骨
제第1설상골楔狀骨
제第1중족골中足骨
저底
제第1기절골基節骨
종골踵骨
대도大都
제第1말절골末節骨
전경골근前脛骨筋
장모지신근長母指伸筋
제第1중족지절관절
中足指節關節
내과內踝
대도大都
모지외전근母指外轉筋

(다) 태백

내과內踝
거골距骨
주상골舟狀骨
제第2설상골楔狀骨
제第1설상골楔狀骨
제第1중족골中足骨
제第1기절골基節骨
종골踵骨
내과內踝
태백太白
제第1말절골末節骨
두頭
전경골근前脛骨筋
장모지신근長母指伸筋
제第1중족지절관절
中足指節關節
태백太白
모지외전근母指外轉筋

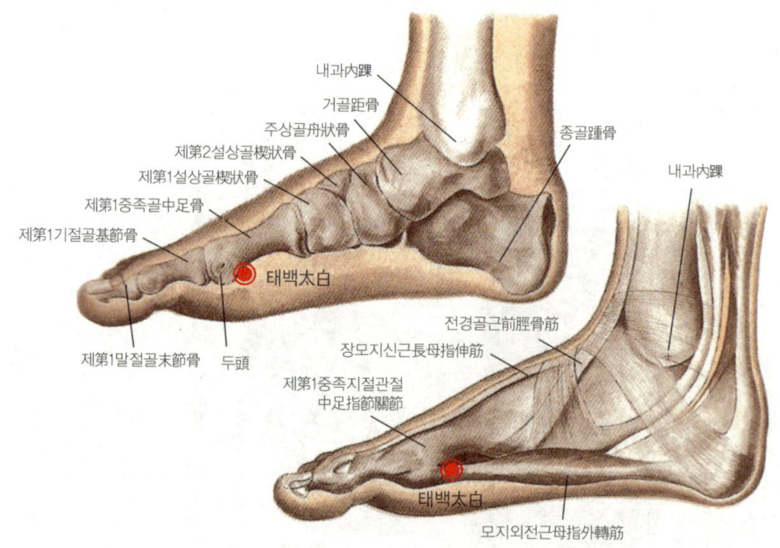

(라) 상구

내과內踝
거골距骨
주상골舟狀骨
제第2설상골楔狀骨
제第1설상골楔狀骨
상구商丘
종골踵骨
내과內踝
후경골근後脛骨筋
장지굴근長指屈筋
후경골동맥後脛骨動脈
종골건踵骨腱 아킬레스건
전경골근前脛骨筋
장모지신근長母指伸筋
상구商丘
모지외전근母指外轉筋

(마) 음능천

슬개골膝蓋骨
슬관절열극膝關節裂隙
경골脛骨 내측두內側頭
음능천陰陵泉
경골脛骨
비골腓骨
대내전근大內轉筋
반막양근半膜樣筋
반건양근半腱樣筋
장골인대腸骨靭帶
음능천陰陵泉
비복근腓腹筋 내측두內側頭
경골脛骨
넙치근

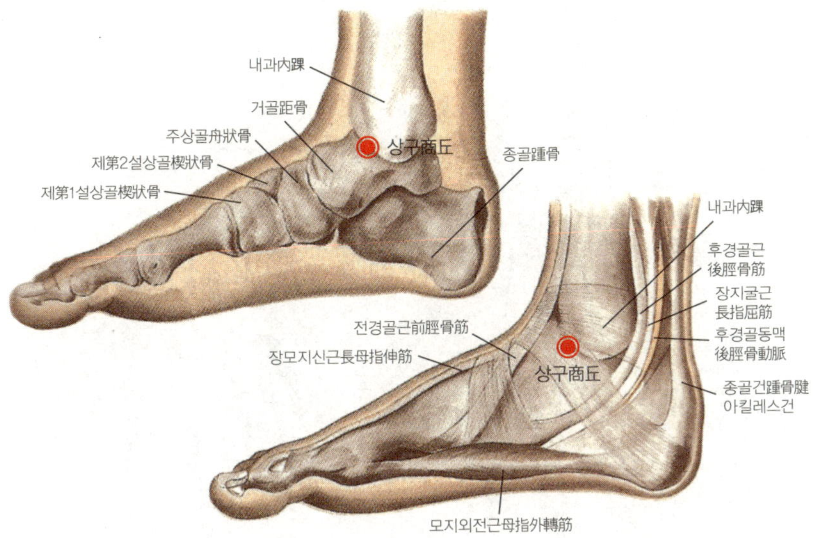

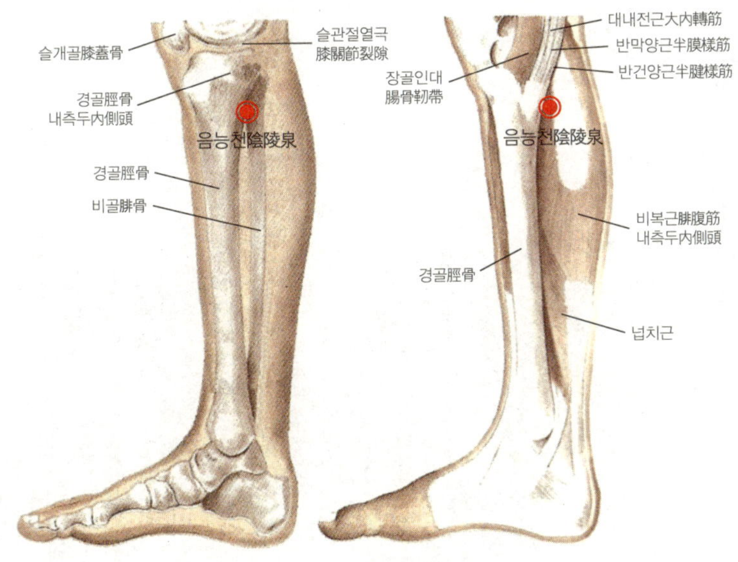

다. 수소음 심心경맥의 오수혈위도

(가) 소충

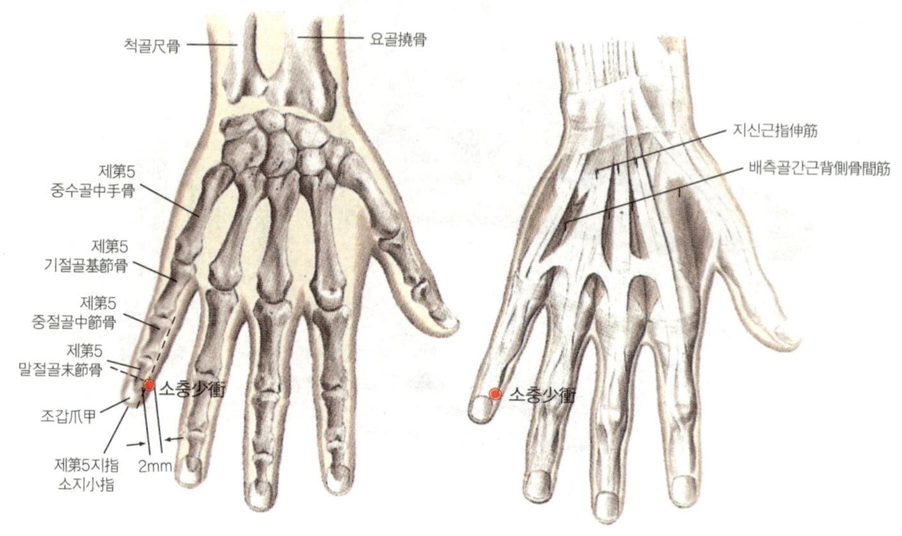

(나) 소부

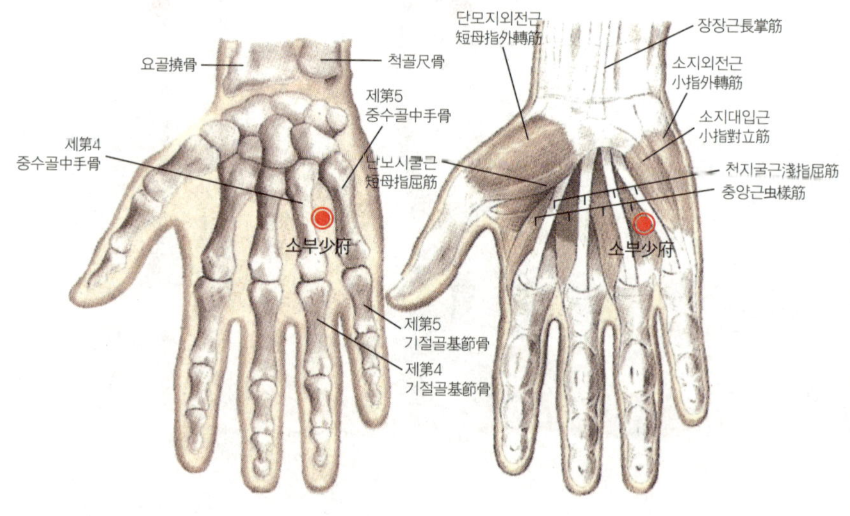

(다) 신문

요골撓骨
월상골月狀骨
주상골舟狀骨
대릉형골大菱形骨
소릉형골小菱形骨
신문神門
척골尺骨
두상골
豆狀骨
삼각골
三角骨
유구골
有鉤骨
유두골
有頭骨
장장근長掌筋
척측수근굴근
尺側手根屈筋
단모지외전근
短母指外轉筋
신문神門
소지외전근
小指外轉筋
천지굴근淺指屈筋
충양근虫樣筋
단모지굴근
短母指屈筋

641

(라) 영도

소해少海
상완골上腕骨
내측상과内側上顆
주와횡문肘窩橫紋
요골撓骨
척골尺骨
영도靈道
신문神門
상완근上腕筋
완요골근
腕橈骨筋
원회내근圓回内筋
요측수근굴근
橈側手根屈筋
장장근長掌筋
천지굴근淺指屈筋
척측수근굴근
尺側手根屈筋
영도靈道
1
8

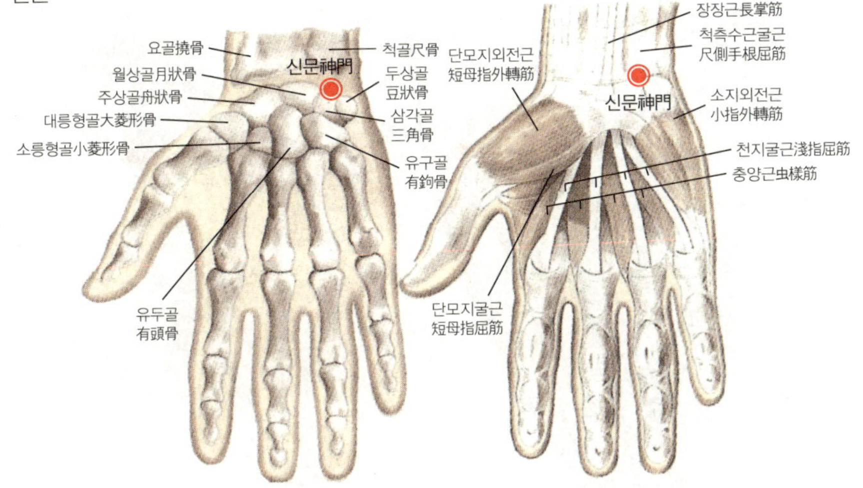

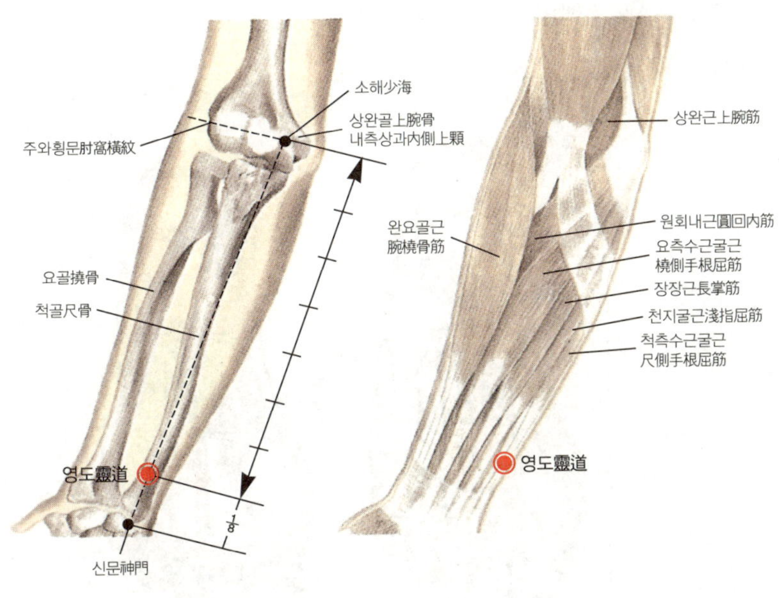

라. 족소음 신腎경맥의 오수혈위도

(가) 용천

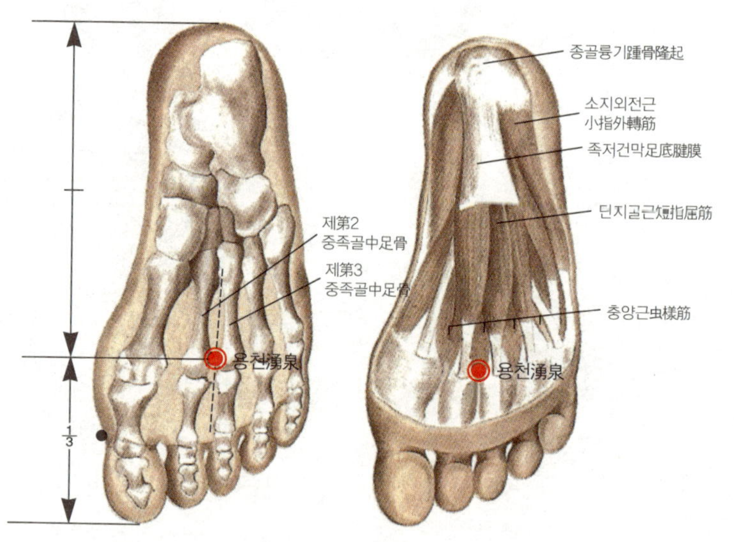

(나) 연곡

내과內踝
거골距骨
주상골舟狀骨
제第2설상골楔狀骨
제第1설상골楔狀骨
제第1중족골中足骨
제第1기절골基節骨
제第1말절골末節骨
종골踵骨
연곡然谷
전경골근前脛骨筋
장모지신근長母指伸筋
내과內踝
후경골근後脛骨筋
장지굴근長指屈筋
후경골동맥後脛骨動脈
종골건踵骨腱 아킬레스건
연곡然谷
모지외전근母指外轉筋

(다) 태계

경골頸骨
내과정점內踝頂点
거골距骨
주상골舟狀骨
제第2설상골楔狀骨
제第1설상골楔狀骨
제第1중족골中足骨
종골踵骨
후경골동맥後脛骨動脈
태계太谿
전경골근前脛骨筋
장모지신근長母指伸筋
내과정점內踝頂点
후경골근後脛骨筋
장지굴근長指屈筋
후경골동맥後脛骨動脈
종골건踵骨腱 아킬레스건
태계太谿
모지외전근母指外轉筋

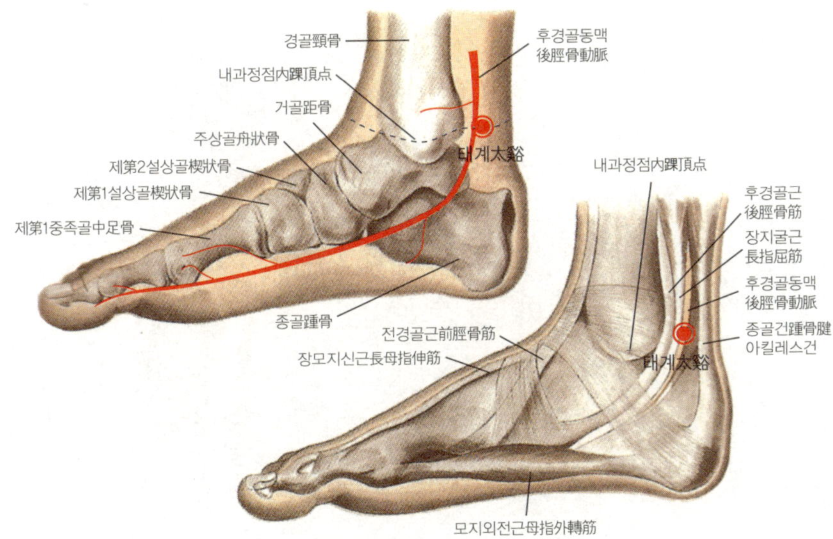

(라) 복류

음곡陰谷
반막양근半膜樣筋
반건양근半腱樣筋
비복근腓腹筋 내측두内側頭
경골脛骨
경골脛骨
비골腓骨
넙치근
복류復溜
복류復溜
외과정점外果頂点
태계太谿
종골건踵骨腱 아킬레스건

644

(마) 음곡

대퇴골大腿骨 내측상과内側上顆
대내전근大内轉筋
슬개골膝蓋骨
반막양근半膜樣筋
경골脛骨 내측두内側頭
반건양근半腱樣筋
슬와횡문膝窩橫紋
음곡陰谷
장경인대腸脛韌帶
음곡陰谷
경골脛骨
비복근腓腹筋 내측두内側頭
경골脛骨
비골腓骨
넙치근

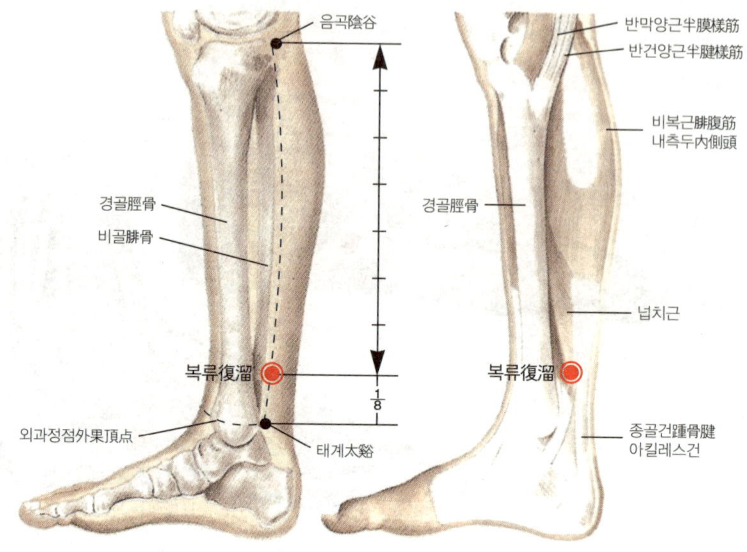

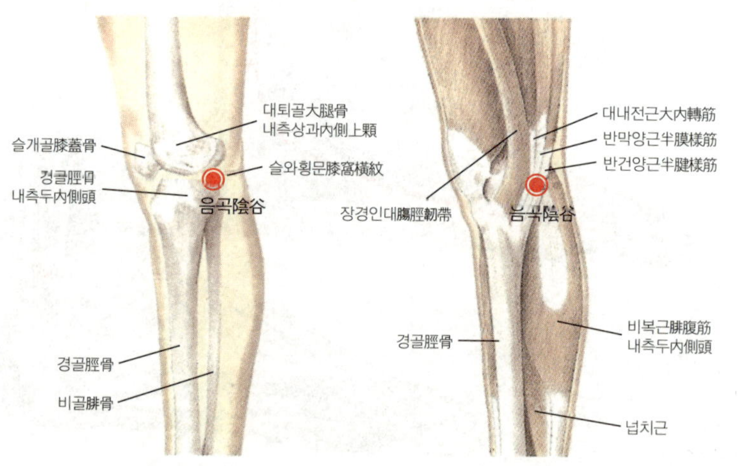

마. 수궐음 심포心包경맥의 오수혈위도

(가) 중충

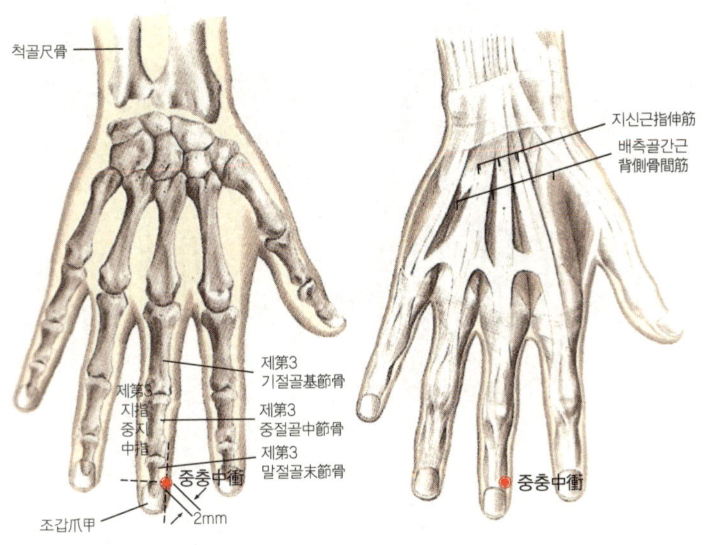

(나) 노궁

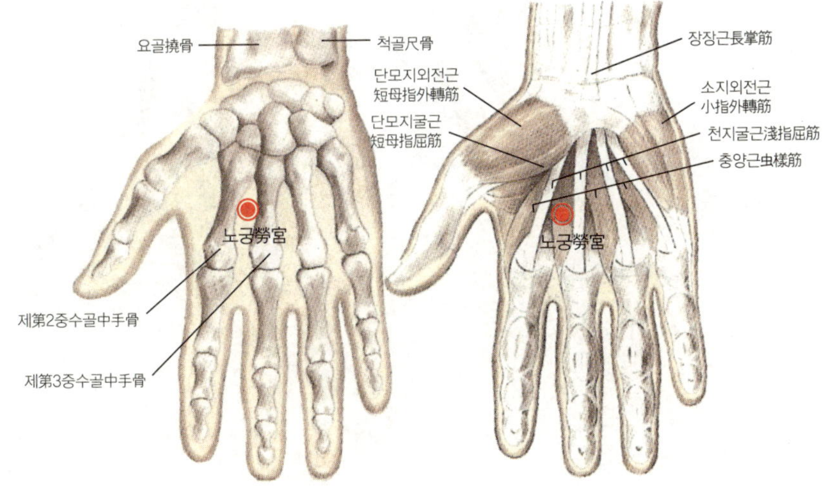

(다) 태릉

요골撓骨
주상골舟狀骨
유두골有頭骨
대릉형골大菱形骨
소릉형골小菱形骨
태릉太陵
유구골有鉤骨
척골尺骨
월상골月狀骨
삼각골三角骨
두상골豆狀骨
요측수근굴근撓側手根屈筋
단모지외전근短母指外轉筋
태릉太陵
장장근長掌筋
수관절장면횡문手關節掌面橫紋
소지외전근小指外轉筋
천지굴근淺指屈筋
충양근虫樣筋
단모지굴근短母指屈筋

646

(라) 간사

곡택曲澤
요골撓骨
척골尺骨
간사間使
대능大陵
상완이두근上腕二頭筋 건腱
완요골근腕橈骨筋
원회내근圓回內筋
요측수근굴근橈側手根屈筋
장장근長掌筋
천지굴근淺指屈筋
척측수근굴근尺側手根屈筋
간사間使

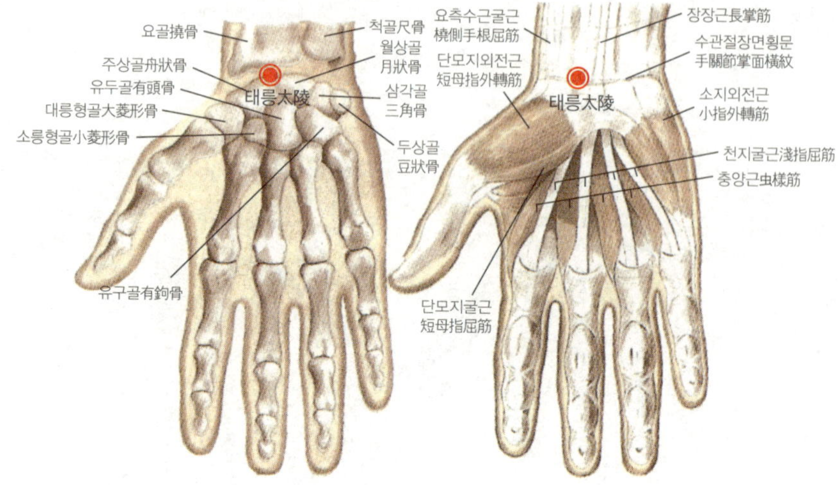

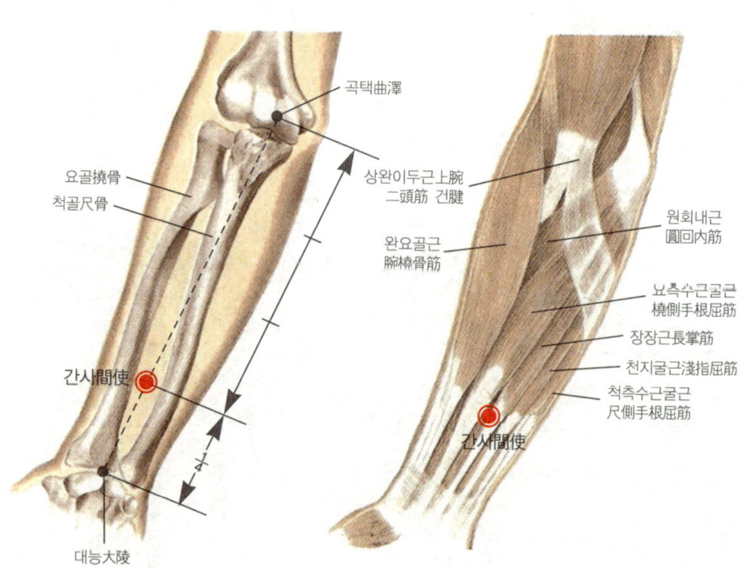

(마) 곡택

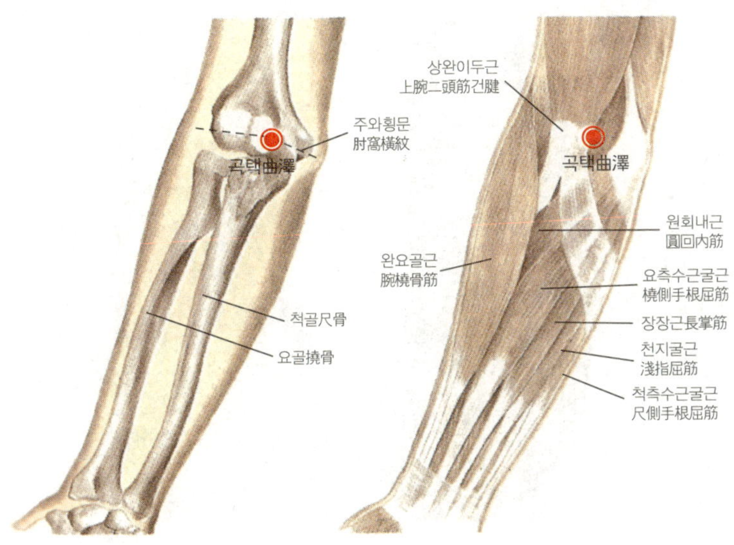

바. 족궐음 간肝경맥의 오수혈위도

(가) 태돈

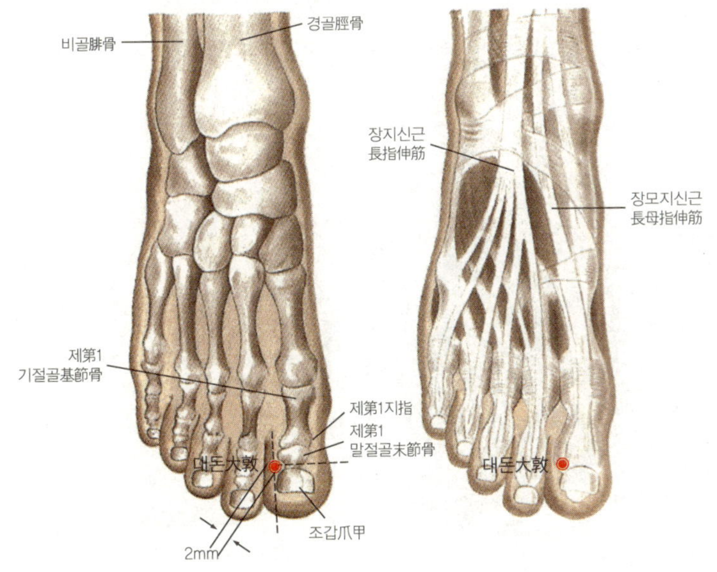

(나) 행간

비골腓骨
경골脛骨
장지신근
長指伸筋
장모지신근
長母指伸筋
제第1
중족골中足骨
저底
행간行間
제第1
기절골基節骨
제第1
말절골末節骨
행간行間

(다) 태충

비골腓骨
경골脛骨
장지신근
長指伸筋
상보시신근
長母指伸筋
저底
태충太衝
제第2
중족골中足骨
제第1
중족골中足骨
태충太衝

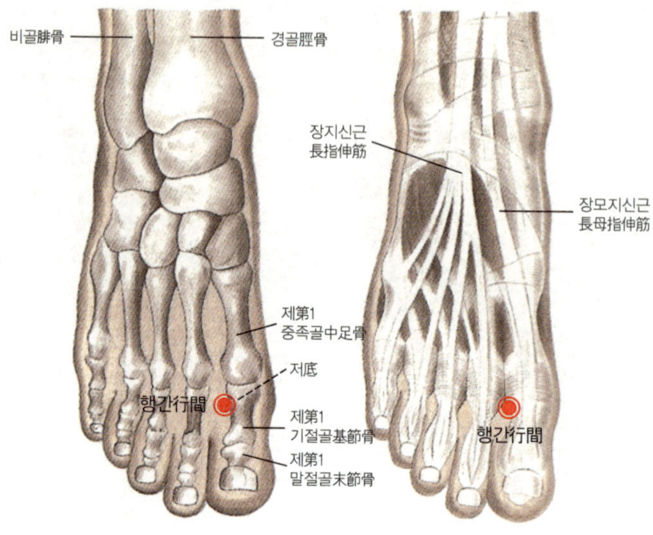

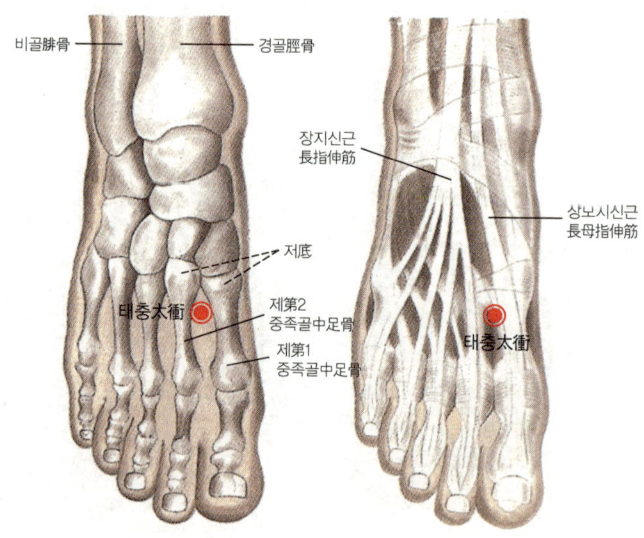

(라) 중봉

내과정점
內踝頂点
거골距骨
주상골舟狀骨
제第2설상골楔狀骨
제第1설상골楔狀骨
중봉中封
종골踵骨
내과정점內踝頂点
장지굴근
長指屈筋
후경골근
後脛骨筋
후경골동맥
後脛骨動脈
종골건踵骨腱
아킬레스건
2cm
전경골근前脛骨筋
장모지신근長母指伸筋
중봉中封
모지외전근母指外轉筋

(마) 곡천

대퇴골내측상과
大腿骨內側上顆
슬개골膝蓋骨
슬와횡문
膝窩橫紋
곡천曲泉
경골내측과
脛骨內側顆
경골脛骨
비골腓骨
대내전근大內轉筋건腱
반막양근半膜樣筋건腱
반건양근半腱樣筋건腱
곡천曲泉
비복근腓腹筋
내측두內側頭
경골脛骨
넙치근筋

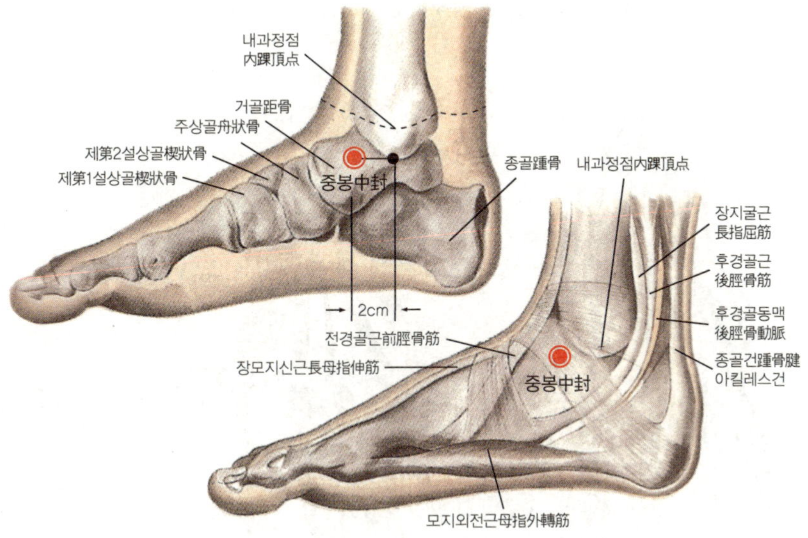

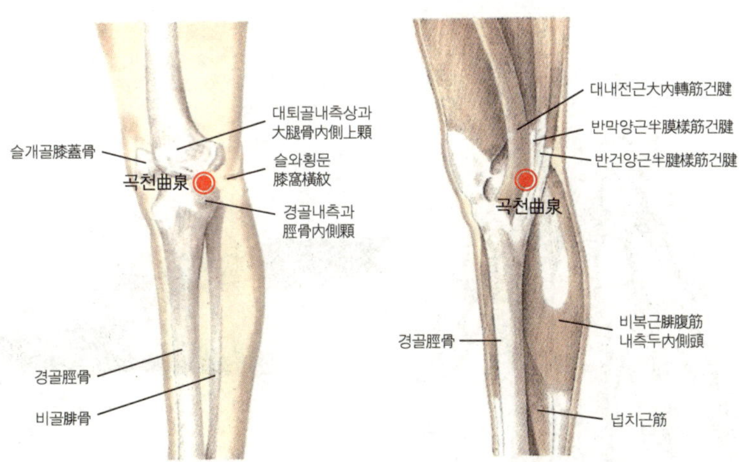

b. 육양경의 오수혈위도

가. 수양명 대장大腸경맥의 오수혈위도

(가) 상양

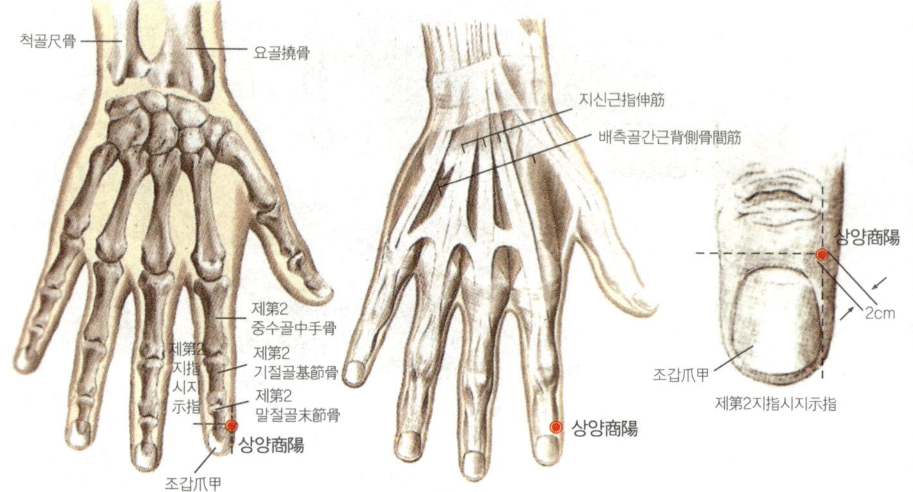

(나) 이간

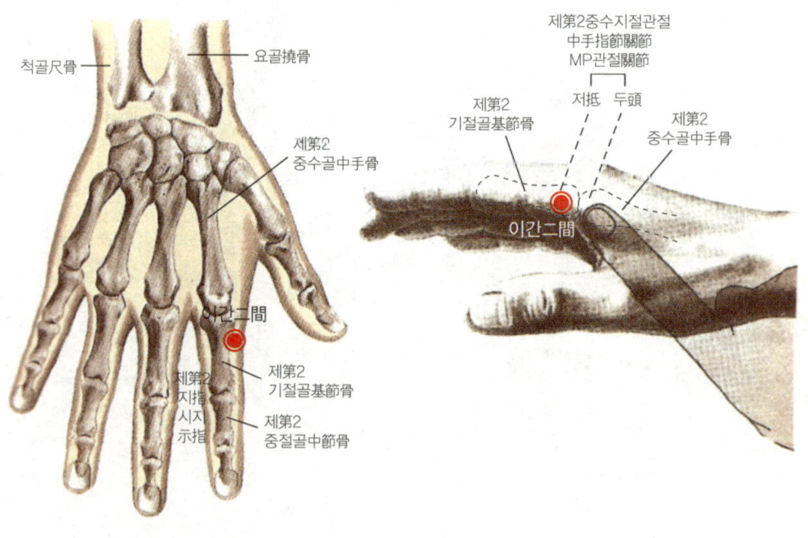

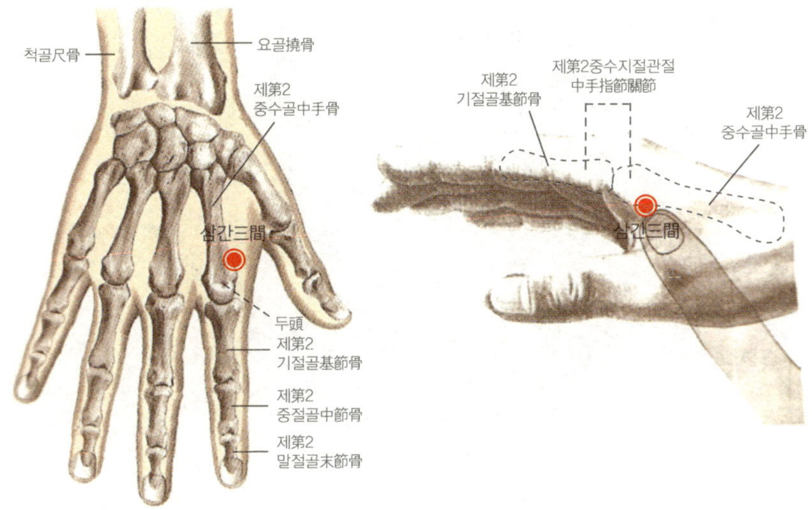

(다) 삼간
척골尺骨
요골撓骨
제第2 중수골中手骨
삼간三間
두頭
제第2 기절골基節骨
제第2 중절골中節骨
제第2 말절골末節骨
제第2 기절골基節骨
제第2중수지절관절 中手指節關節
제第2 중수골中手骨
삼간三間

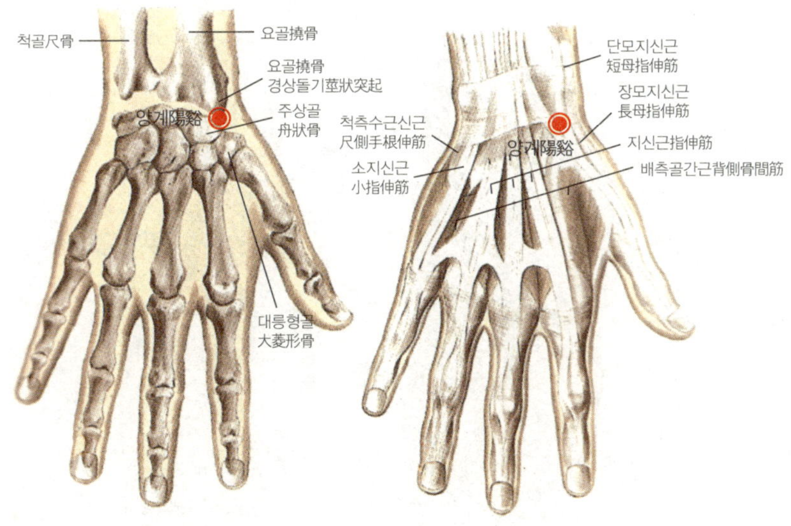

(라) 양계
척골尺骨
요골撓骨
요골撓骨 경상돌기莖狀突起
양계陽谿
주상골舟狀骨
대릉형골 大菱形骨
단모지신근 短母指伸筋
장모지신근 長母指伸筋
척측수근신근 尺側手根伸筋
지신근指伸筋
소지신근 小指伸筋
양계陽谿
배측골간근背側骨間筋

(마) 곡지

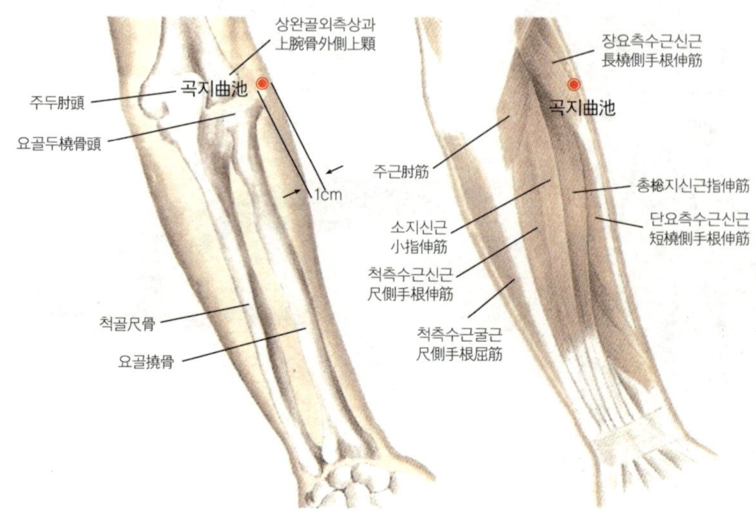

나. 족양명 위胃경맥의 오수혈위도

(가) 여태

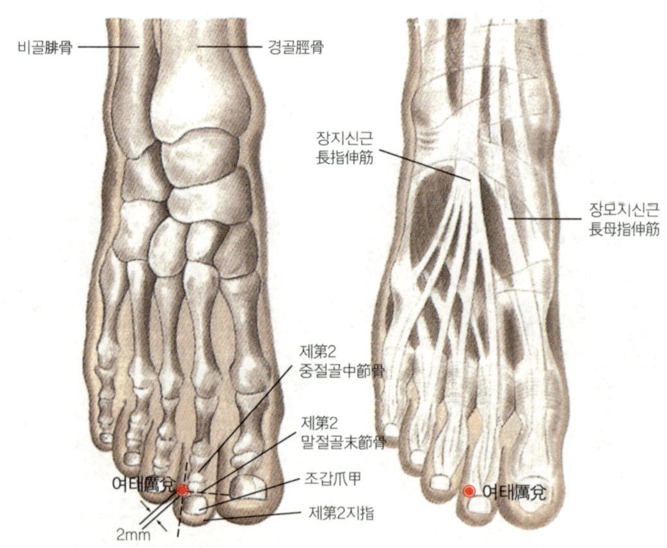

(나) 내정

비골腓骨
경골脛骨
장지신근
長指伸筋
장모지신근
長母指伸筋
제第2
중족골中足骨
제第2
기절골基節骨
제第3중족골中足骨
제第3기절골基節骨
내정內庭
내정內庭

653

(다) 함곡

비골腓骨
경골脛骨
장지신근
長指伸筋
장모지신근
長母指伸筋
저底
제第3중족골中足骨
함곡陷谷
제第2
중족골中足骨
함곡陷谷

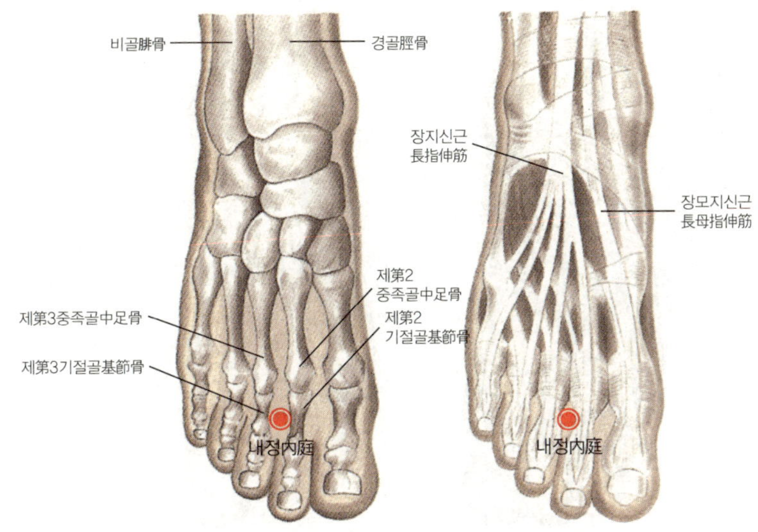

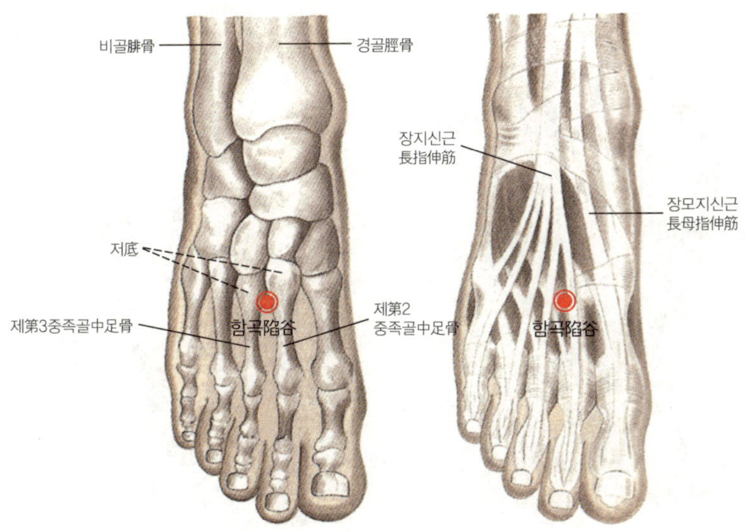

(라) 해계

비골腓骨
경골脛骨
내과內踝
외과정점外果頂点
장지신근長指伸筋
전경골근前脛骨筋
거골距骨
해계
주상골舟狀骨
해계
장모지신근長母指伸筋

(마) 족삼리

슬개골膝蓋骨
슬개인대膝蓋靭帶
경골조면脛骨粗面
전경골근前脛骨筋
족삼리足三里
장지신근長指伸筋
장비골근長腓骨筋
비복근腓腹筋內側頭內側頭
2cm
비골腓骨
경골脛骨
대퇴골大腿骨
슬개골膝蓋骨
경골조면脛骨粗面
족삼리足三里
비골腓骨
경골脛骨

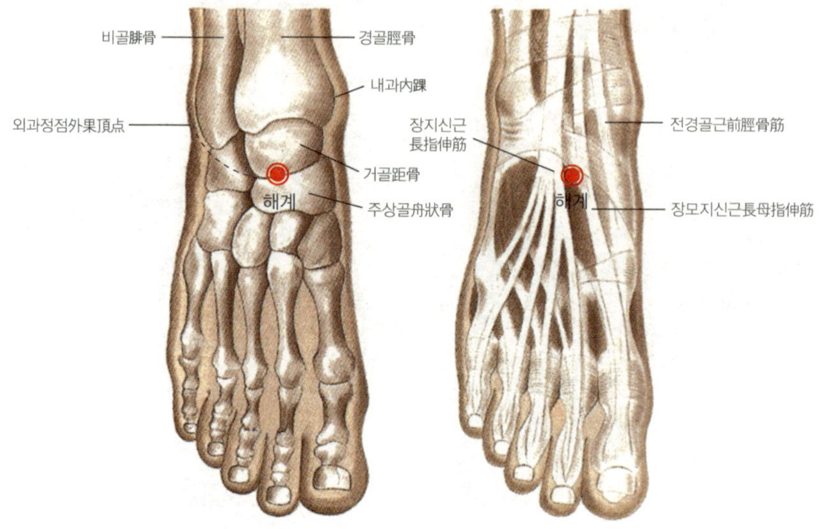

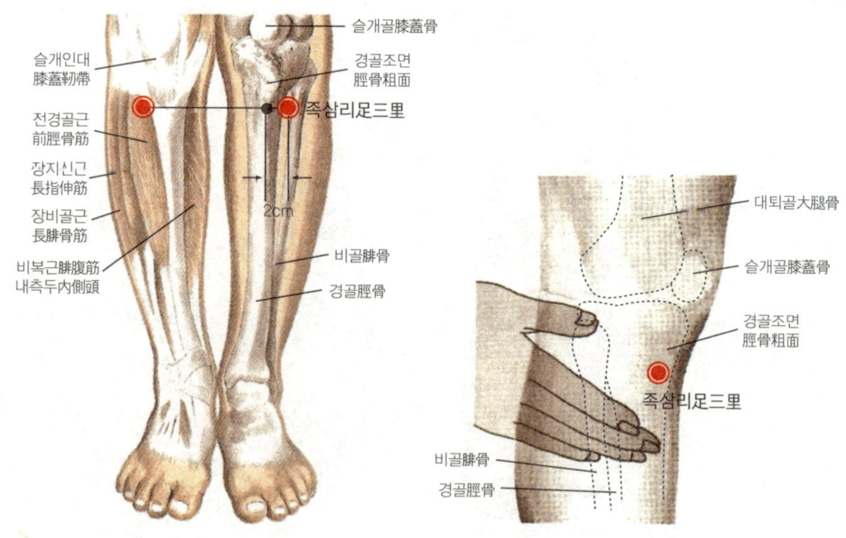

다. 수태양 소장小腸경맥의 오수혈위도

(가) 소택

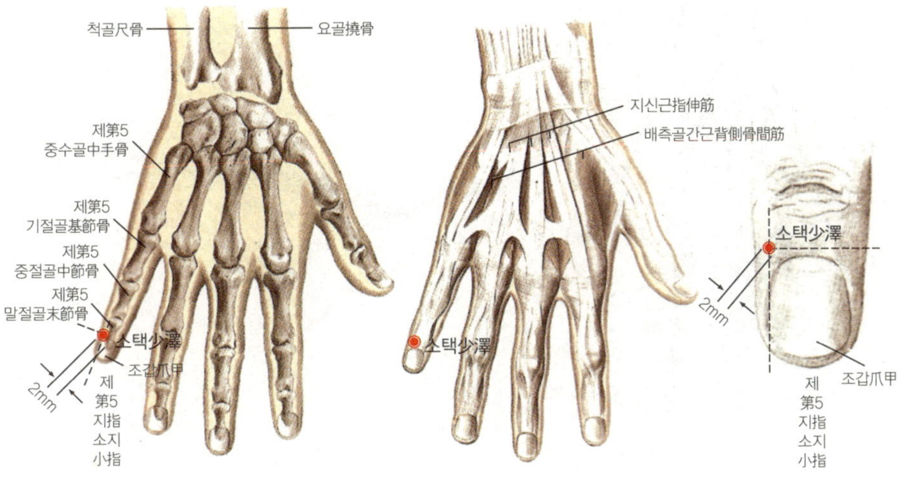

(나) 전곡

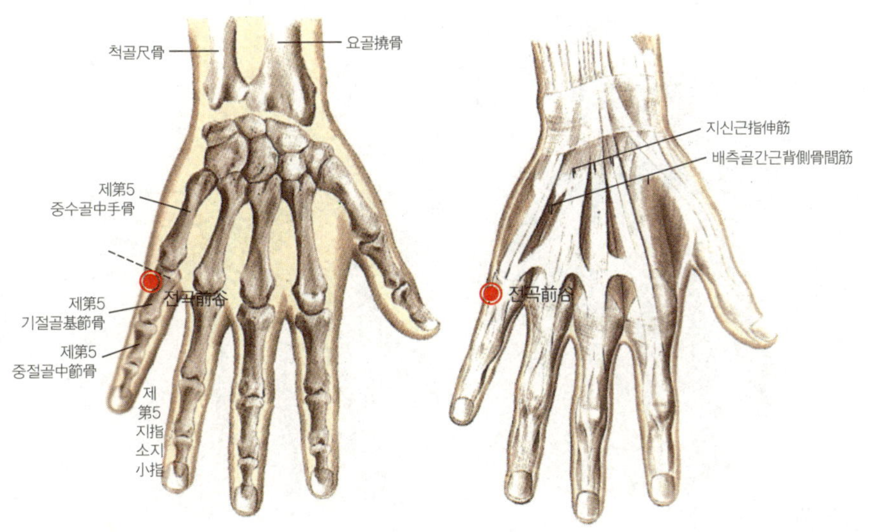

(다) 후계

척골尺骨
경골京骨
제第5
중수골
中手骨
두頭
후계後谿
제第5
중수골中手骨
두頭
저底
제第5
기절골基節骨
후계後谿
제第5중수지절관절
中手指節關節
제第5
기절골基節骨
제第5
중절골中節骨
제第5
말절골末節骨

656

(라) 양곡

척골尺骨
요골撓骨
경상돌기莖狀突起
월상골月狀骨
두상골豆狀骨
양곡陽谷
주상골舟狀骨
삼각골三角骨
유구골有鉤骨
신근지대伸筋支帶
장모지신근
長母指伸筋
척측수근신근
尺側手根伸筋
양곡陽谷
소지신근
小指伸筋
지신근指伸筋
배측골간근
背側骨間筋

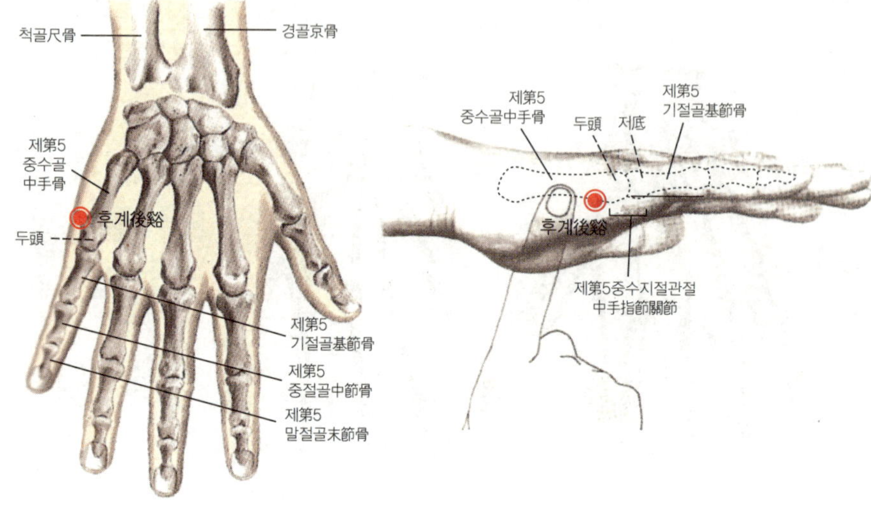

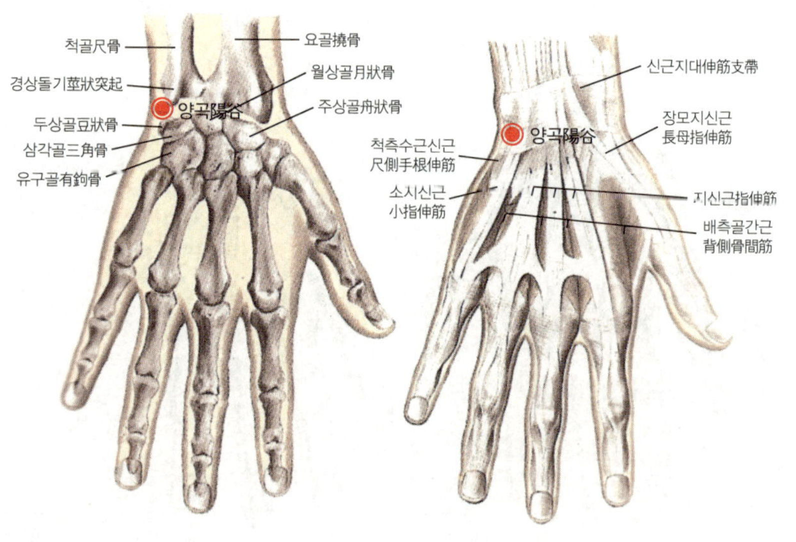

(마) 소해

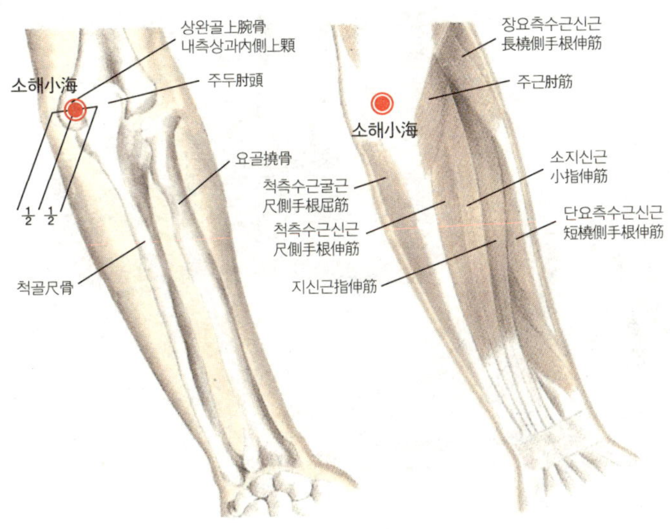

라. 족태양 방광膀胱경맥의 오수혈위도

(가) 지음

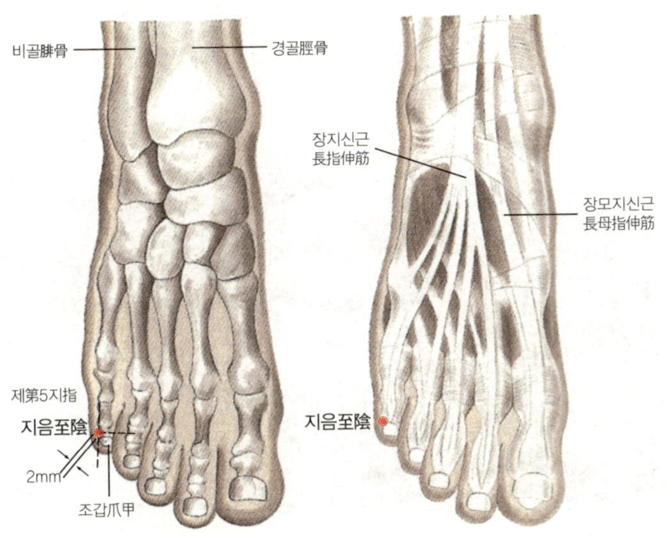

(나) 족통곡

종골건踵骨腱
아킬레스건
장비골근
長腓骨筋
장지신근
長指伸筋
외과外踝
외과外踝
입방골立方骨
제第5
중족골中足骨
저底
제第5
기절골基節骨
족통곡足通谷
제第5
중절골中節骨
종골踵骨
소지외전근
小指外轉筋
족통곡足通谷

658

(다) 속골

종골건踵骨腱
아킬레스건
상비골근
長腓骨筋
상시신근
長指伸筋
외과外踝
외과外踝
입방골立方骨
제第5
중족골中足骨
두頭
제第5
중절골中節骨
속골束骨
종골踵骨
속골束骨

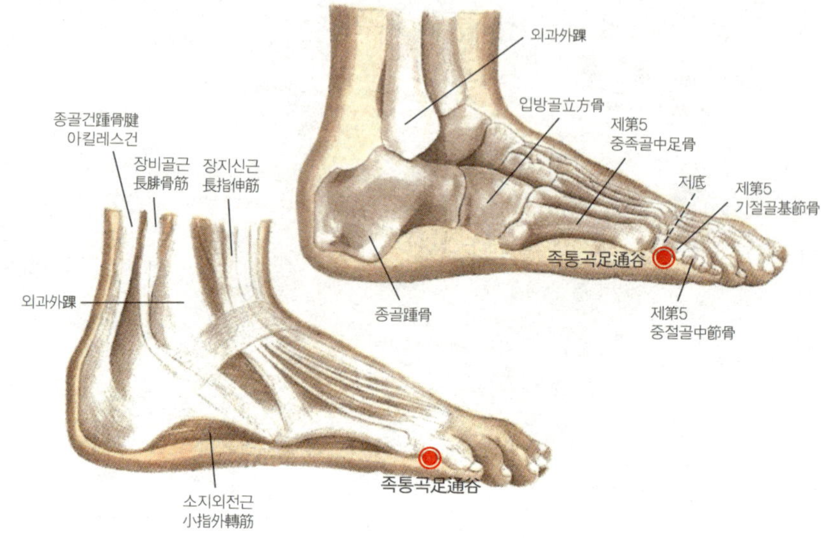

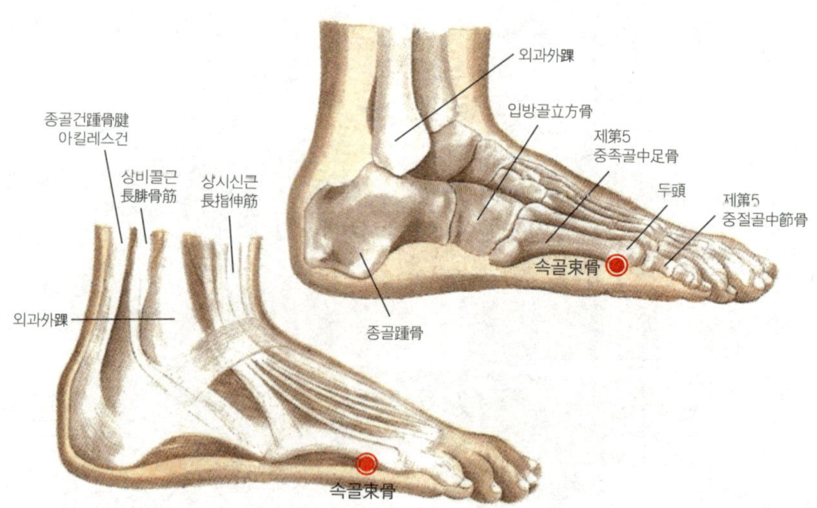

(라) 곤륜

종골건踵骨腱
아킬레스건
외과정점外果頂点
종골踵骨
입방골立方骨
제第5중족골中足骨
곤륜崑崙
종골건踵骨腱
아킬레스건
장비골근
長腓骨筋
장지신근
長指伸筋
외과外踝
곤륜崑崙

(마) 위중

대퇴이두근大腿二頭筋
반건양근半腱樣筋
반막양근半膜樣筋
슬와膝窩
위중委中
대퇴골大腿骨
경골脛骨
비골腓骨
외측두外側頭
내측두內側頭
비복근腓腹筋
넙치근筋
종골건踵骨腱아킬레스건

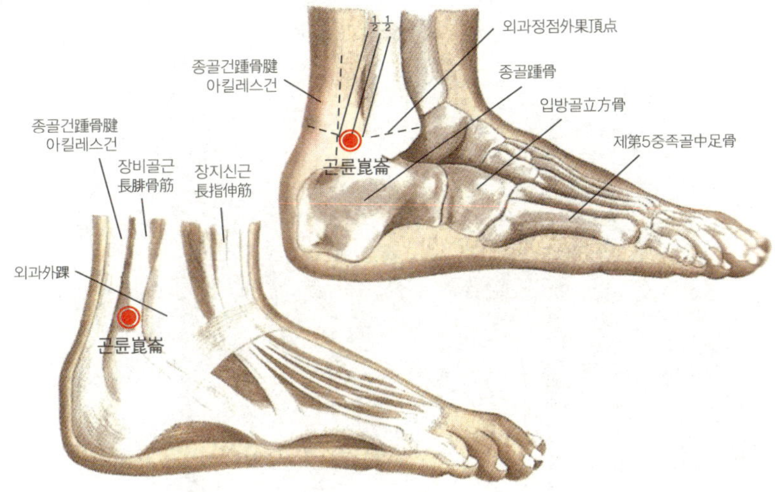

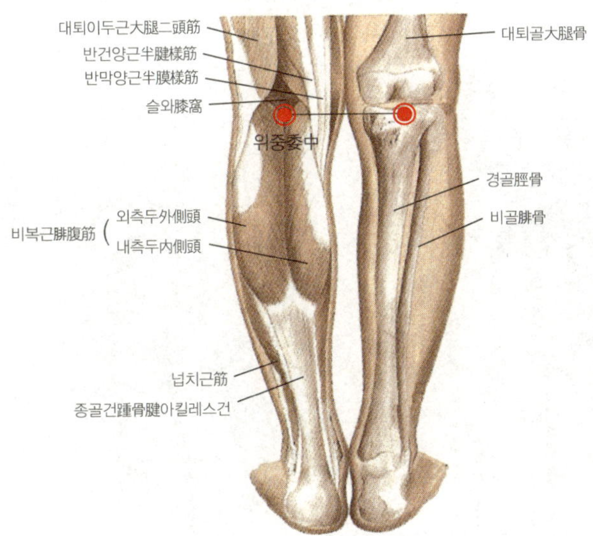

마. 수소양 삼초경맥의 오수혈위도

(가) 관충

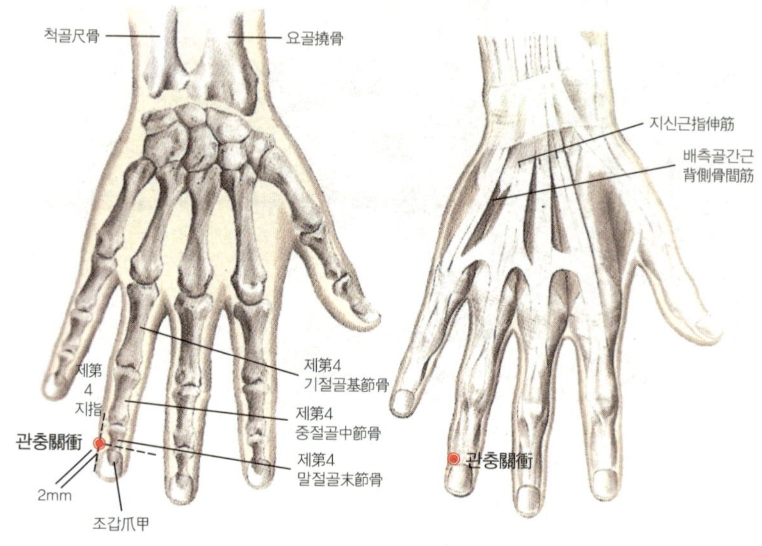

(나) 액문

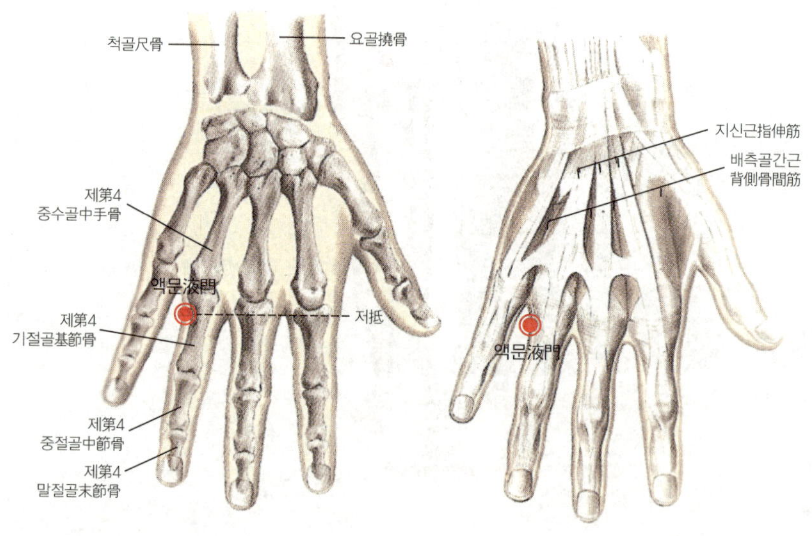

(다) 중저

척골尺骨
요골撓骨
제第4
중수골中手骨
제第5
중수골中手骨
두頭
중저中渚
지신근指伸筋
배측골간근
背側骨間筋
중저中渚

661

(라) 지구

주두肘頭
척측수근굴근
尺側手根屈筋
척측수근신근
尺側手根伸筋
소지신근
小指伸筋
지신근指伸筋
척골尺骨
요골撓骨
지구支溝
양지陽池
장요측수근신근
長撓側手根伸筋
주근肘筋
단요측수근신근
短撓側手根伸筋
장모지외전근
長母指外轉筋
단모지신근
短母指伸筋
지구支溝

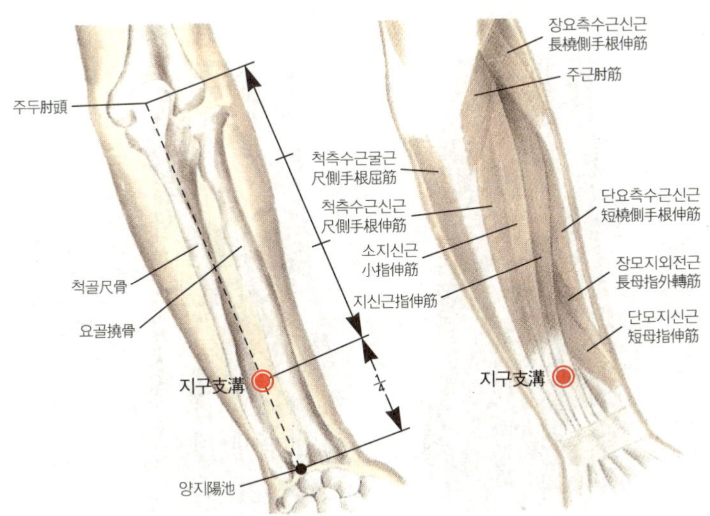

(마) 천정

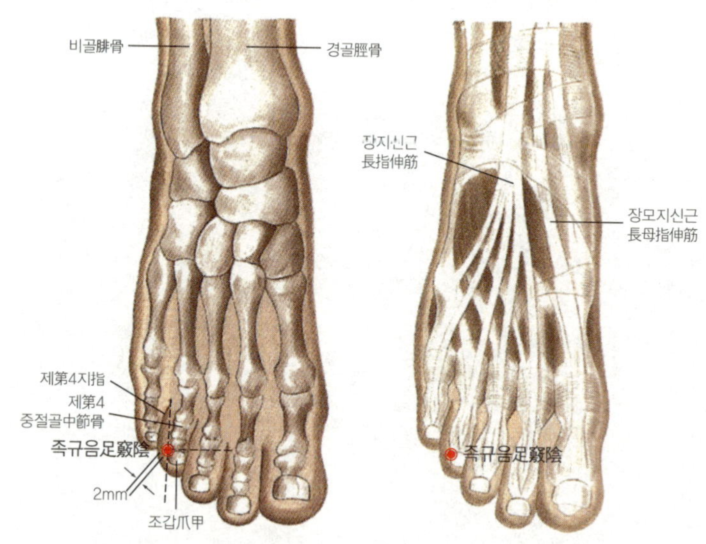

바. 족소양 담膽경맥의 오수혈위도

(가) 규음

(나) 협계

비골腓骨
경골脛骨
장지신근
長指伸筋
장모지신근
長母指伸筋
제第4
중족골中足骨
저底
협계俠谿
제第4
기절골基節骨
협계俠谿

(다) 임읍

비골腓骨
경골脛骨
장지신근
長指伸筋
장모지신근
長母指伸筋
저底
족임읍足臨泣
제第5중족골中足骨
제第4중족골中足骨
족임읍足臨泣

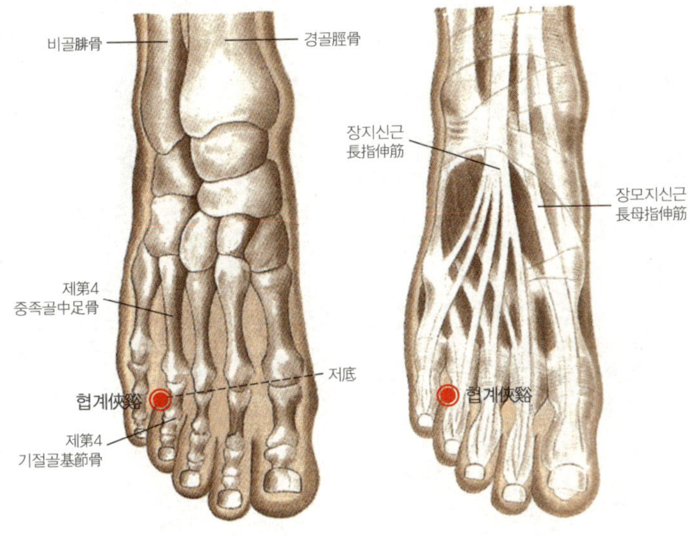

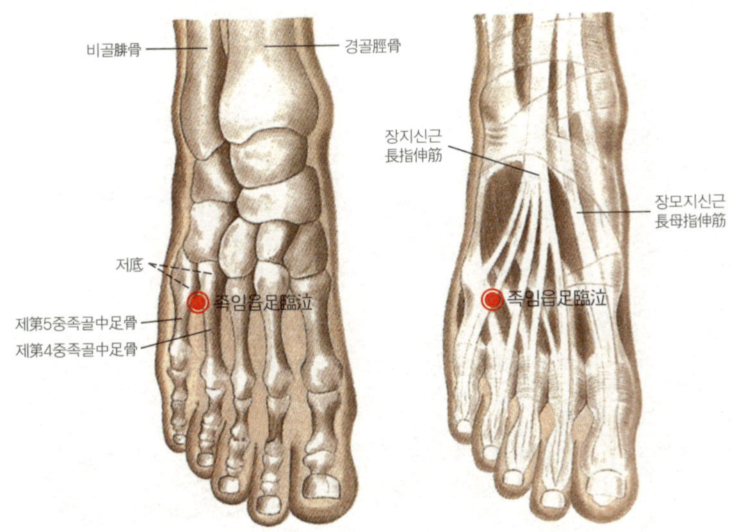

663

(라) 양보

슬개골膝蓋骨
비골腓骨
경골脛骨
광명光明
양보陽輔
½
½
현종懸鍾
비골두腓骨頭
비골腓骨
양보陽輔
½
½
⅓
⅕
외과정점
外果頂点

(마) 양릉천

슬개골膝蓋骨
비골두腓骨頭
양릉천陽陵泉
경골脛骨
비골腓骨
양릉천陽陵泉
넙치근
비복근腓腹筋
외측두外側頭
장비골근長腓骨筋
장지신근長指伸筋
전경골근前脛骨筋

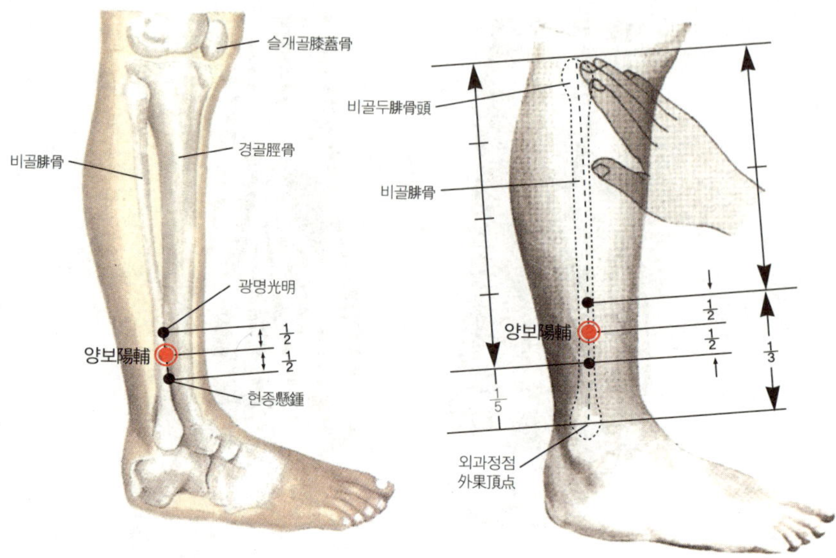

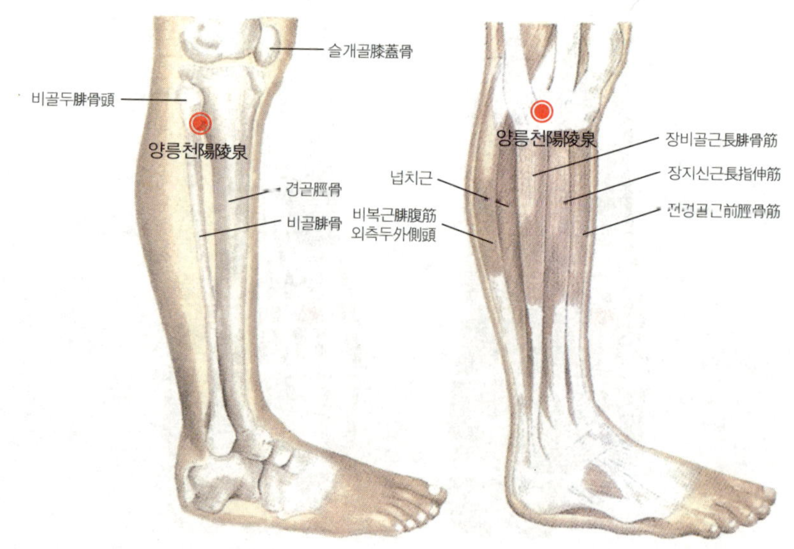

2) 특정혈特定穴

특정혈은 원혈, 낙혈, 극혈, 복모혈, 배유혈, 하합혈로서 오수혈五輸穴과 함께 임상에 활용성이 높은 혈들이다.

① 원혈原穴

a. 원原이란 원기原氣의 뜻으로, 원기原氣는 심포삼초를 통해서 밖으로 산포散布되는 바 그 기氣가 경과하고 유지留止하는 부위를 원혈이라 한다. 그러므로 12경맥과 전신에 있는 혈위穴位의 기화氣化작용을 통속하며 12경맥의 한 경맥에 한 혈穴씩 소속되어 있어 12혈穴이 있게 된다. 그래서 통칭 12경맥 중에서 육음경맥六陰經脈의 원혈原穴은 오수혈五輸穴 중 수혈輸穴이 원혈原穴이 되는 반면 육양경六陽經은 원혈原穴이 따로 있는데 합하여 12원혈이라 한다. 이유인 즉 오장의 수혈은 음경이기 때문에 육기六氣가 직접 행행行하고 머무는 곳이지만 육부는 양경이기 때문에 육기를 직접 받지 못하고 따로 원혈이 있어서 그 원혈을 통하여 기氣를 받기 때문이다.

〈십이원혈표十二原穴表〉

경 맥	원혈原穴	경 맥	원혈原穴
수태음 폐경	태연	족태양 방광경	경골
수양명 대장경	합곡	족소음 신경	태계
족양명 위경	충양	수궐음 심포경	태능
족태음 비경	태백	수소양 삼초경	양지
수소음 심경	신문	족소양 담경	구허
수태양 소장경	완골	족궐음 간경	태충

십이원혈十二原穴의 위치는 주로 손목과 발목 주위에 분포하며 장부의 성쇠를 반영하기 때문에 해당 경맥장부의 병적 반응이 나타나는 수혈이며 자연 치유력을 증가시켜주는 혈로 해당경맥 장부의 어떤 병증에 취혈하여도 효과가 있는 치료에 중요한 요혈이다.

b. 12원혈 혈위도

가. 수태음 폐경맥의 원혈原穴 혈위도

태연 ⇒ 참조 '수태음 폐肺경맥의 오수혈위도'

나. 수양명 대장경맥의 원혈原穴 혈위도

합곡

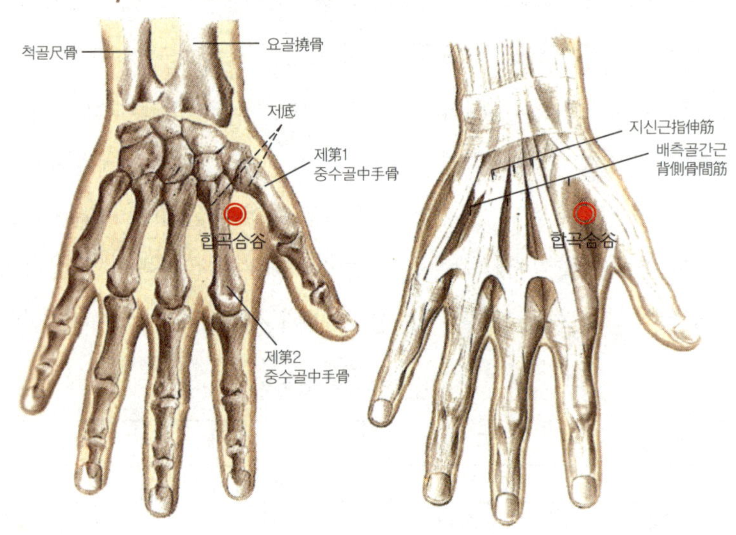

다. 족양명 위경맥의 원혈原穴 혈위도

중양

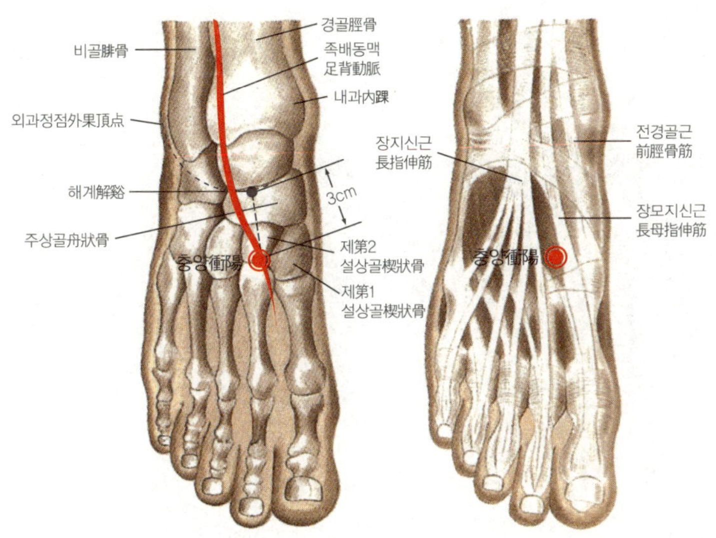

라. 족태음 비경맥의 원혈原穴 혈위도

태백 ⇒ 참조 '족태음 비脾경맥의 오수혈위도'

마. 수소음 심경맥의 원혈原穴 혈위도

신문 ⇒ 참조 '수소음 심心경맥의 오수혈위도'

바. 수태양 소장경맥의 원혈原穴 혈위도

완골

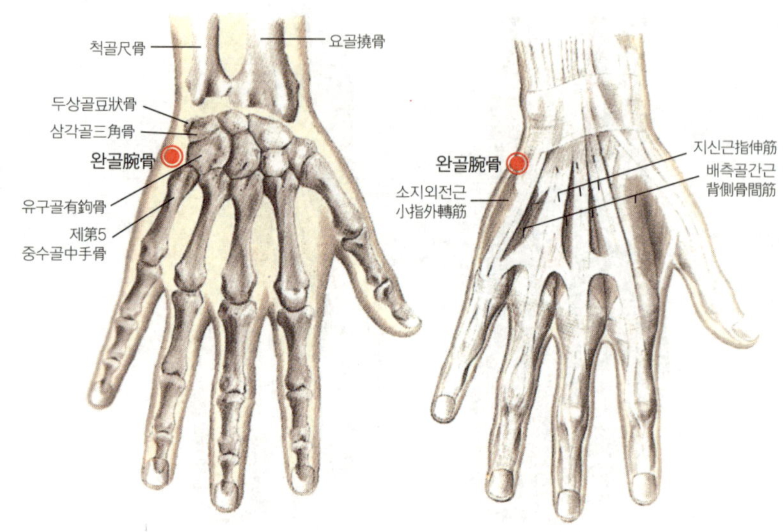

사. 족태양 방광경맥의 원혈原穴 혈위도

경골

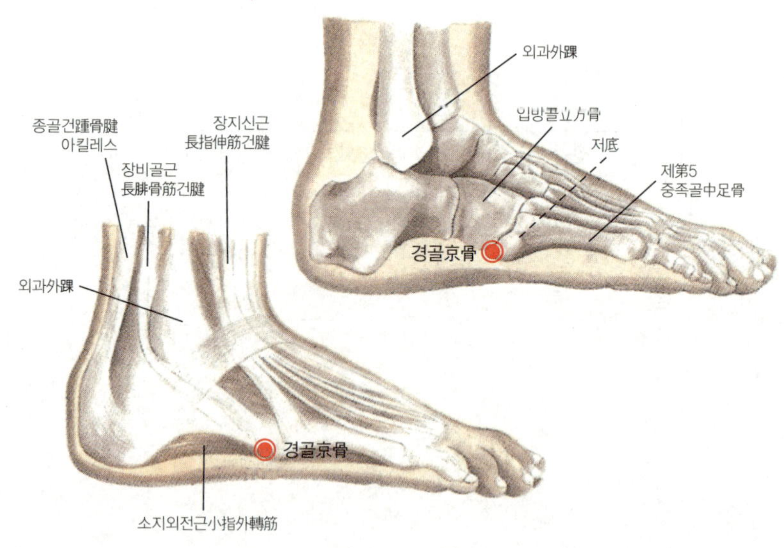

아. 족소음 신경맥의 원혈原穴 혈위도

태계 ⇒ 참조 '족소음 신腎경맥의 오수혈위도'

자 . 수궐음 심포경맥의 원혈原穴 혈위도

태능 ⇒ 참조 '수궐음 심포心包경맥의 오수혈위도'

차. 수소양 삼초경맥의 원혈原穴 혈위도

양지

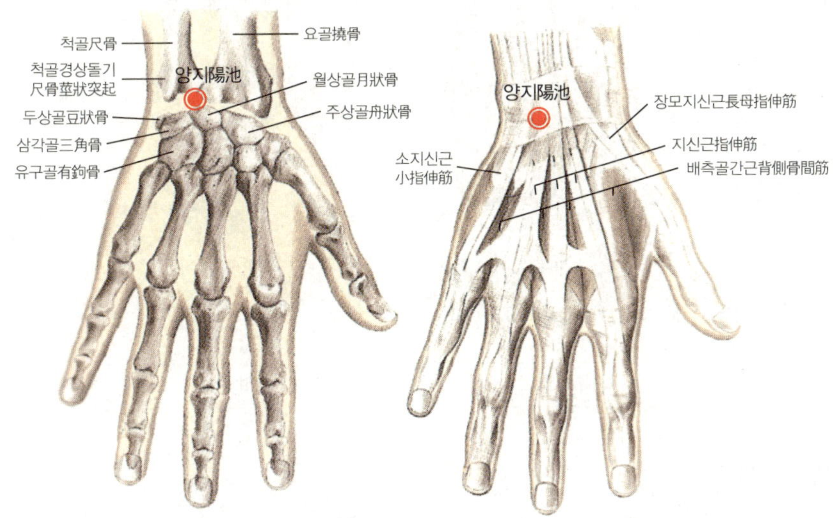

카. 족소양 담경맥의 원혈原穴 혈위도

구허

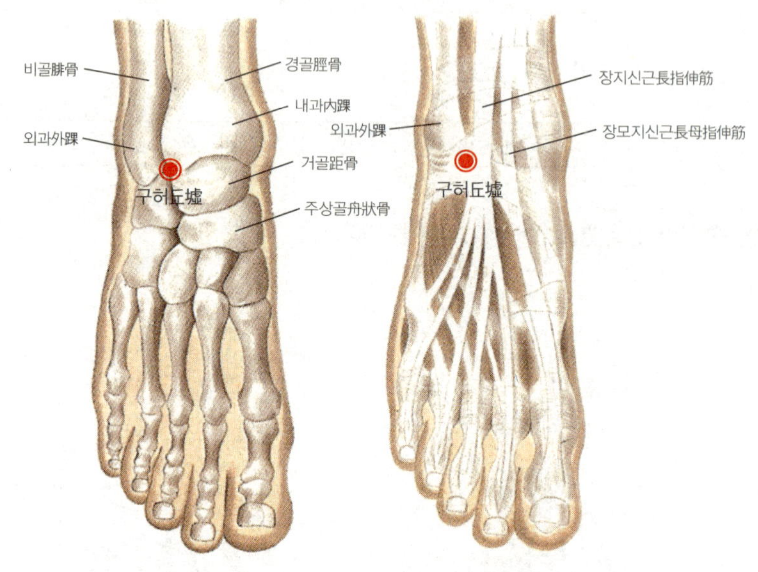

타. 족궐음 간경맥의 원혈原穴 혈위도

> 태충 ⇒ 참조 '족궐음 간肝경맥의 오수혈위도'

② 나혈絡穴

a. 락絡은 연락의 뜻으로 인체를 상하로 직행운행直行運行되는 경맥經脉에서 횡행橫行 또는 사행斜行하는 락혈絡穴로 361경혈經穴 중에 15혈이 있어 통상 15락혈絡穴이라고 하며, 사지부四肢部에 십이경十二經의 락혈이 하나씩 있고, 구간부軀幹部에는 임맥任脉의 락혈인 구미혈鳩尾穴이 복부에 있고 독맥督脉의 락혈인 장강長强은 미골尾骨하부에 있고, 비脾의 대락大絡인 대포혈大包穴은 몸의 측면에 있어서 모두 15혈穴이다.

〈15락혈표絡穴表〉

경 맥	낙혈絡穴	경 맥	낙혈絡穴	경 맥	낙혈絡穴
수태음 폐경	열결	수태양 소장경	지정	족소양 담경	광명
수양명 대장경	편력	족태양 방광경	비양	족궐음 간경	여구
족양명 위경	풍륭	족소음 신경	태종	임 맥	구미
족태음 비경	공손	수궐음 심포경	내관	독 맥	장강
수소음 심경	통리	수소양 삼초경	외관	족태음 비경의 대락大絡	대포

　락혈絡穴은 표리表裏하는 경맥經脉의 질환을 소통, 조정하는데 가장 많이 쓰이며, 표리양경表裏兩經과 유관한 만성병을 치유하는데 특효혈이다. 락혈絡穴은 각각 락맥絡脉의 증후가 있는데 다음과 같다.

b. 15락맥十五絡脈의 병증病症

경 맥	낙혈	허 · 실	병病　　증症
수태음 폐경	열결	허	기지개, 하품, 소변유수小便遺數(소변이 절로 흐름)
		실	수예장열手銳掌熱(손저림, 손바닥에 열)
수양명 대장경	편역	허	이가 차고, 흉격마비
		실	귀 먹고
족양명 위경	풍륭	허	족불수足不收, 경고脛枯, 기역氣逆하면 후비졸음喉痺卒瘖
		실	전광顚狂
족태음 비경	공손	허	고창증鼓脹症, 기氣가 역지逆止하면 곽란
		실	장중절통腸中切通
수소음 심경	통리	허	불능언不能言(말을 할 수 없고)
		실	지격支膈(가슴이 치민다)
수태양 소장경	지정	허	사마귀 출出
		실	근력이 해이하고, 팔목이 늘어진다
족태양 방광경	비양	허	코피가 난다
		실	코 막히고, 두배통頭背痛
족소음 신경	태종	허	요통腰痛
		실	소편불통小便不痛
수궐음 심포경	내관	허	두강頭強
		실	심통心痛

경 맥	낙 혈	허·실	병病 증症
수소양 삼초경	외관	허	주련肘攣(팔꿈치가 당기고)
		실	불수不收(거주치 못함)
족소양 담경	광명	허	족부위연足部痿軟, 좌불능기坐不能起(앉은뱅이가 된다)
		실	궐역厥逆
족궐음 간경	여구	허	고종睾腫(고환이 붓고), 폭양暴痒(심하게 가렵고), 토산불알이 일어난다.
		실	음경陰莖이 늘어난다
임맥	구미	허	양소痒搔(가렵다)
		실	복피통腹皮痛(배가죽통)
독맥	장강	허	두중頭重, 고요지高搖之
		실	척강脊强
비경-대락大絡	대포	허	백절百節이 풀어짐
		실	전신통全身痛

c. 15락혈絡穴의 분포 및 낙혈 혈위도

가. 수태음 폐경맥의 낙맥 분포 및 락혈絡穴 혈위도

낙혈혈위도(열결)　　　　　　　　낙맥분포도(열결)

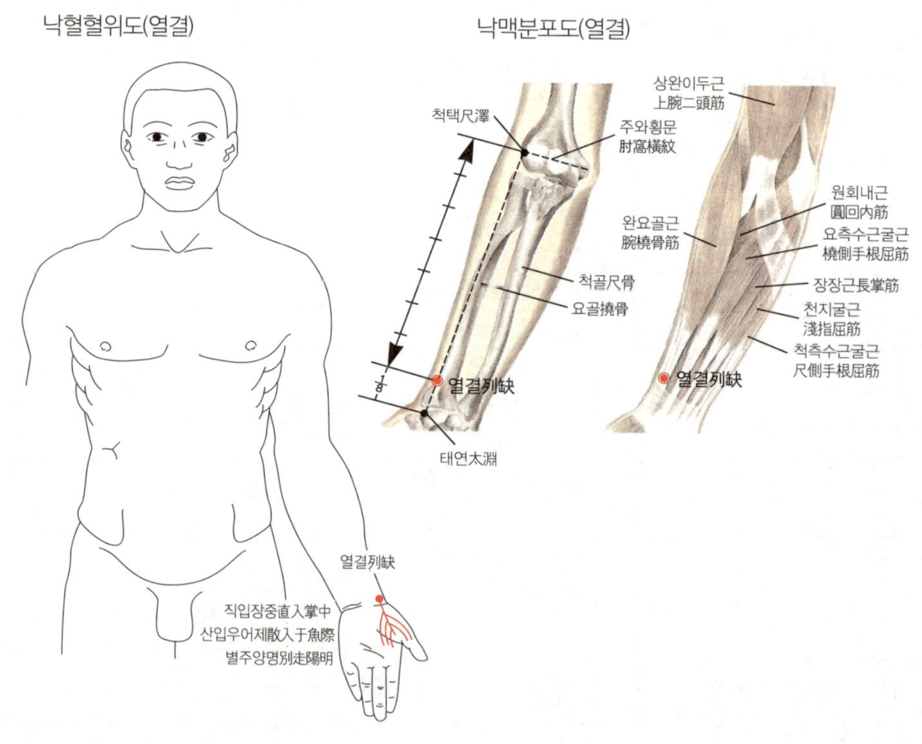

나. 수양명 대장경맥의 낙맥 분포 및 락혈絡穴 혈위도

낙맥혈위도(편역)

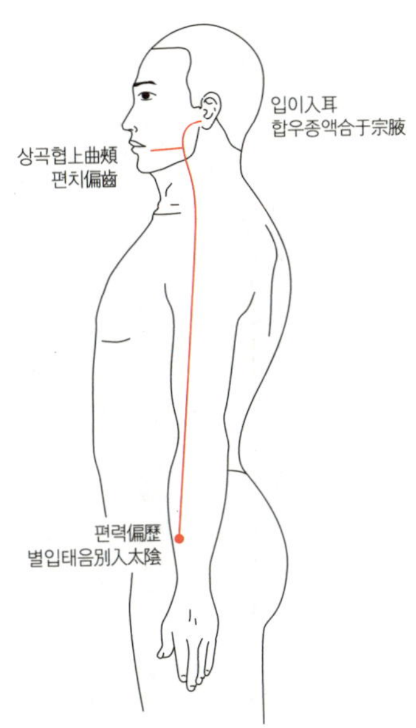

낙혈분포도(편력)

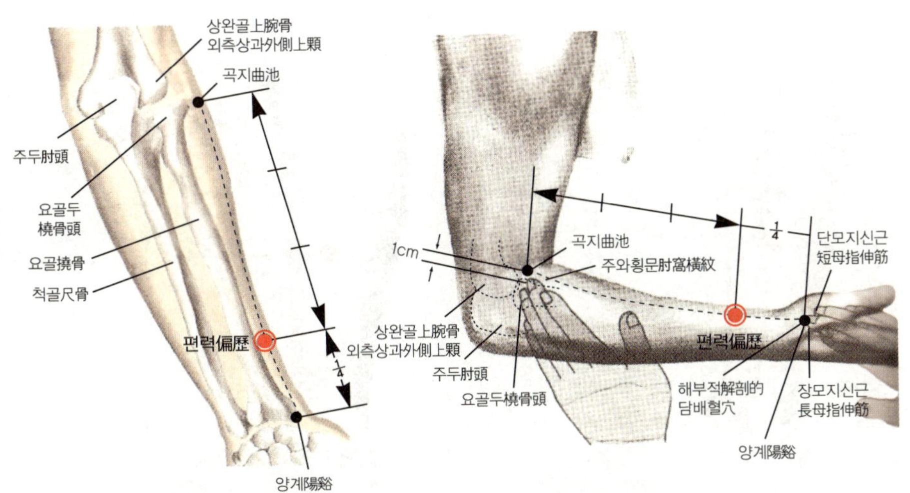

다. 족양명 위경맥의 낙맥 분포 및 락혈絡穴 혈위도

낙맥혈위도(풍륭)

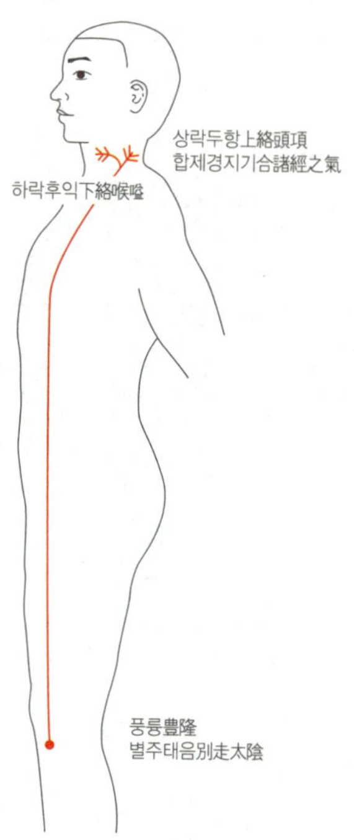

낙혈분포도(풍륭)

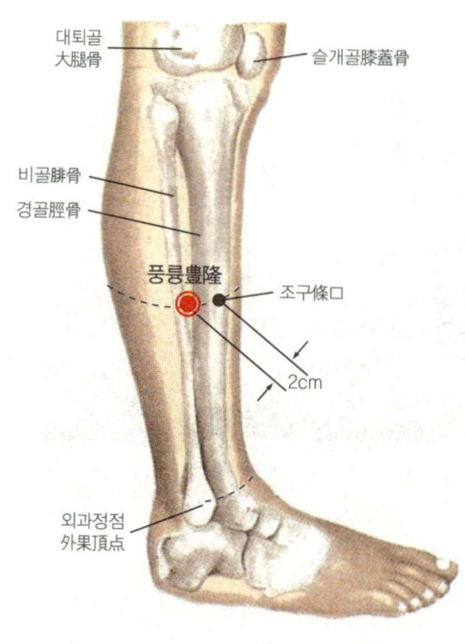

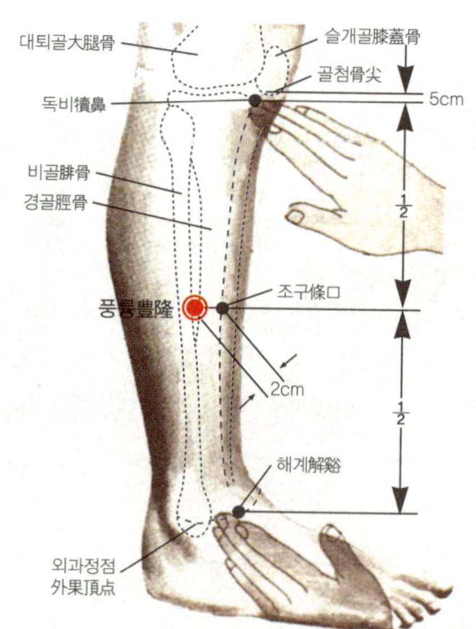

674

라. 족태음 비경맥의 낙맥 분포 및 락혈絡穴 혈위도

낙맥분포도(공손)

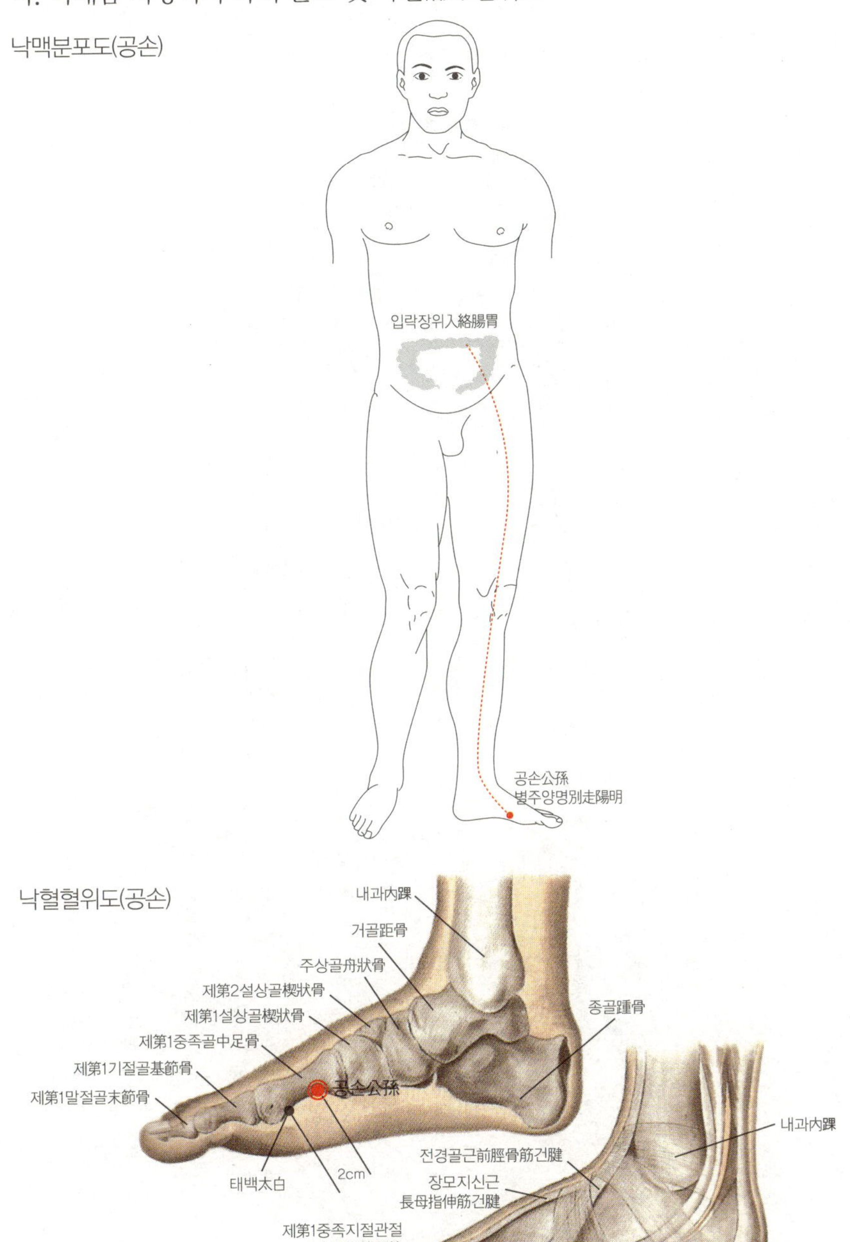

낙혈혈위도(공손)

마. 수소음 심경맥의 낙맥 분포 및 락혈絡穴 혈위도

낙맥분포도(통리)

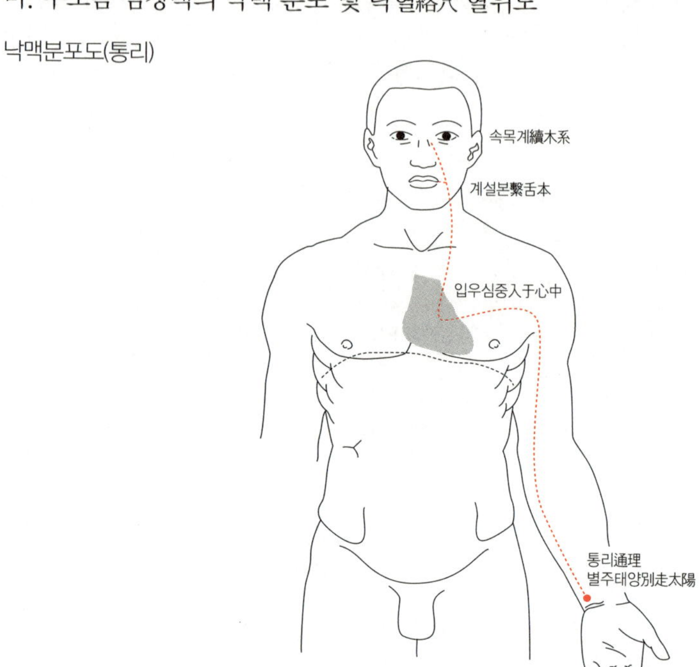

낙혈혈위도(통리)

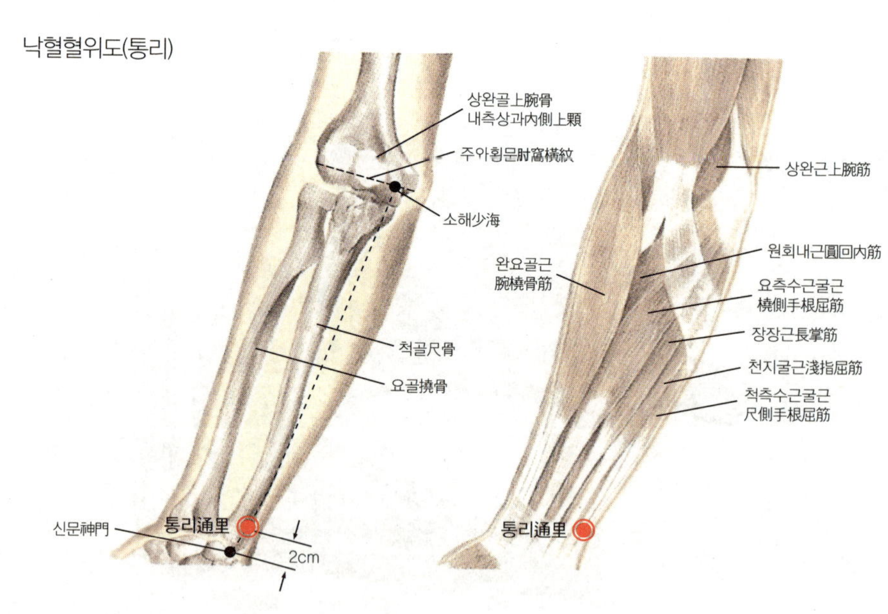

바. 수태양 소장경맥의 낙맥 분포 및 락혈絡穴 혈위도

낙맥분포도(지정)

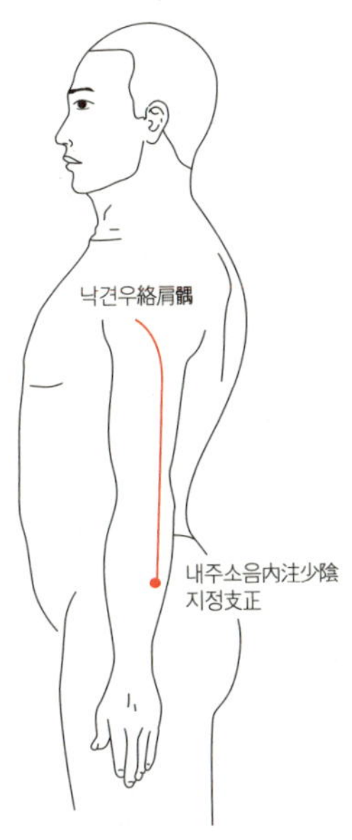

낙혈혈위도(지정)

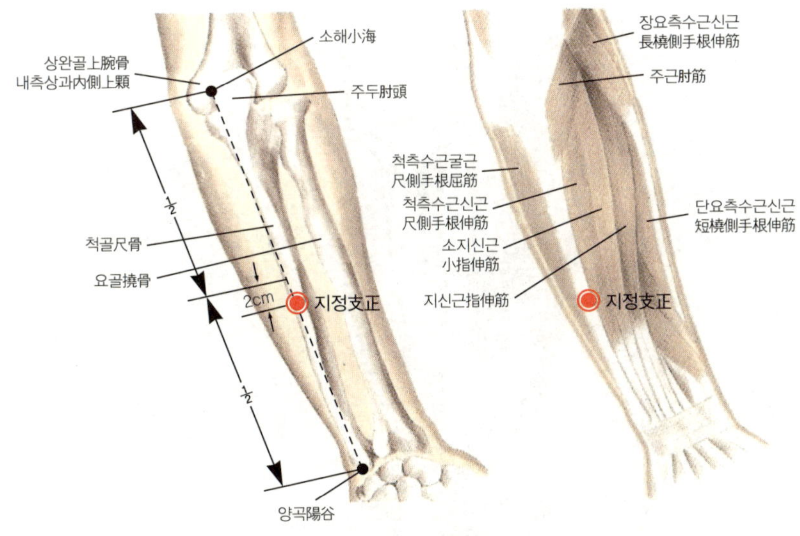

사. 족태양 방광경맥의 낙맥 분포 및 락혈絡穴 혈위도

낙맥분포도(비양)

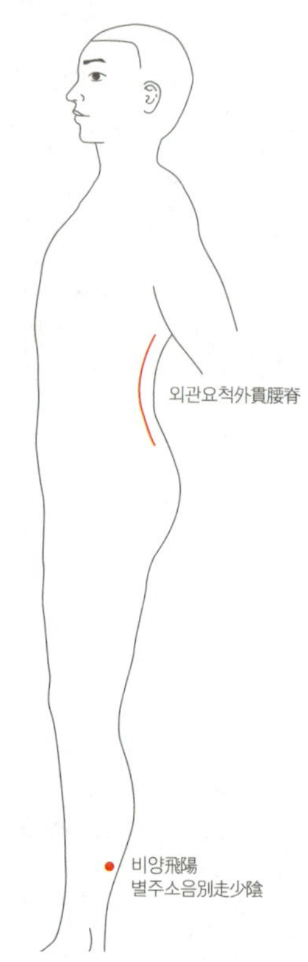

낙혈혈위도(비양)

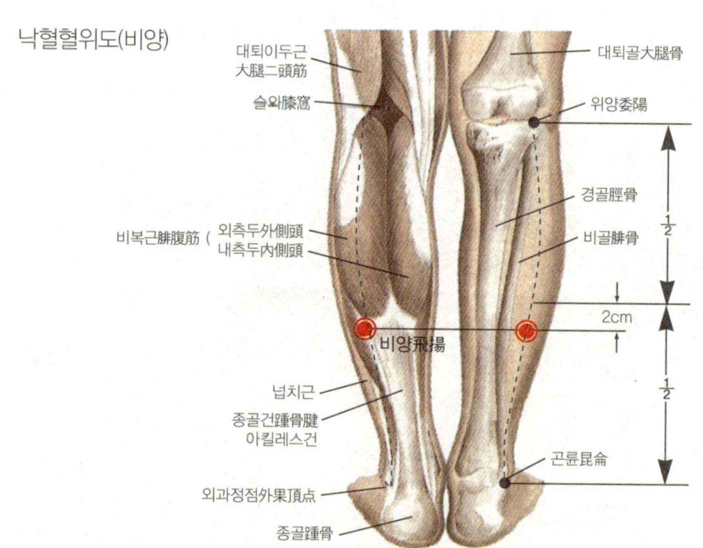

아. 족소음 신경맥의 낙맥 분포 및 락혈絡穴 혈위도

낙맥분포도(태종(대종))

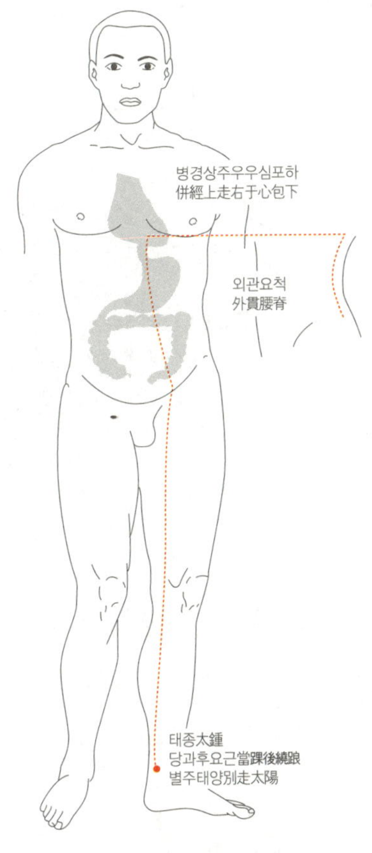

낙혈혈위도(태종(대종))

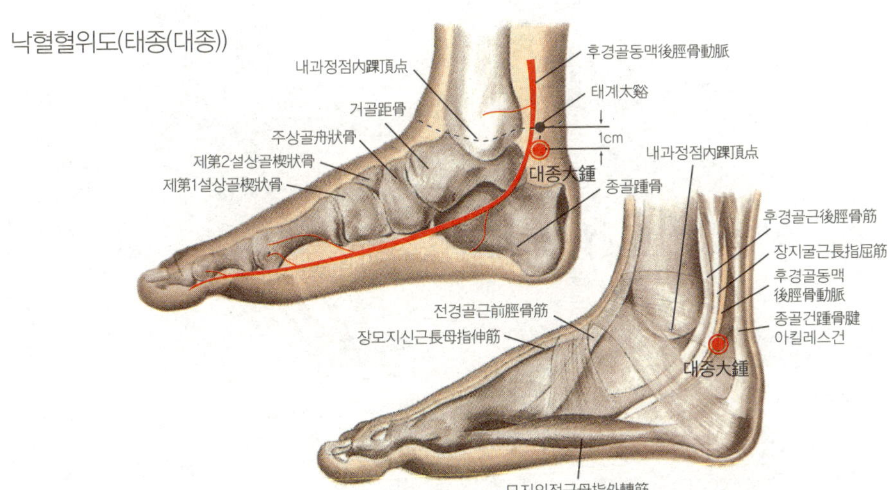

자. 수궐음 심포경맥의 낙맥 분포 및 락혈絡穴 혈위도

낙맥분포도(내관)

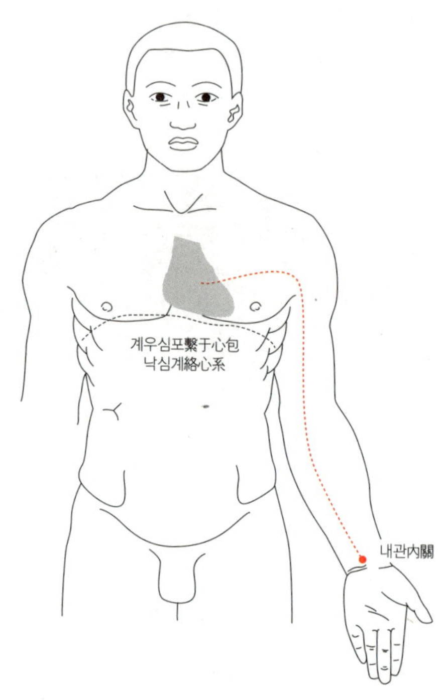

낙혈혈위도(내관)

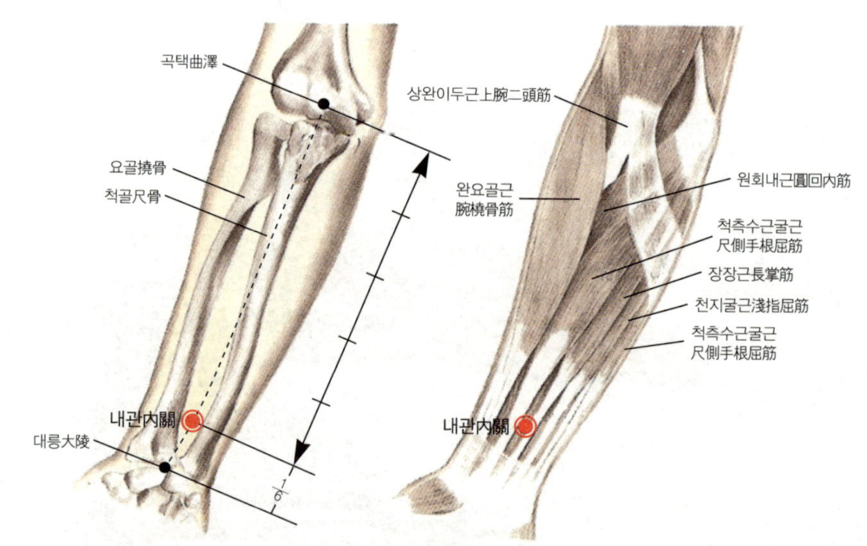

차. 수소양 삼초경맥의 낙맥 분포 및 락혈絡穴 혈위도

낙맥분포도(외관)

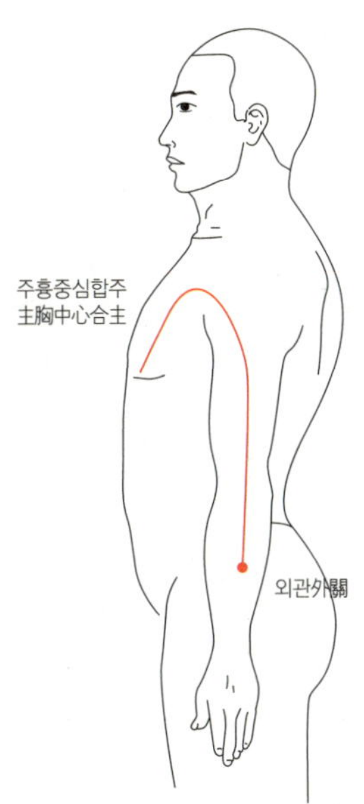

낙혈혈위도(외관)

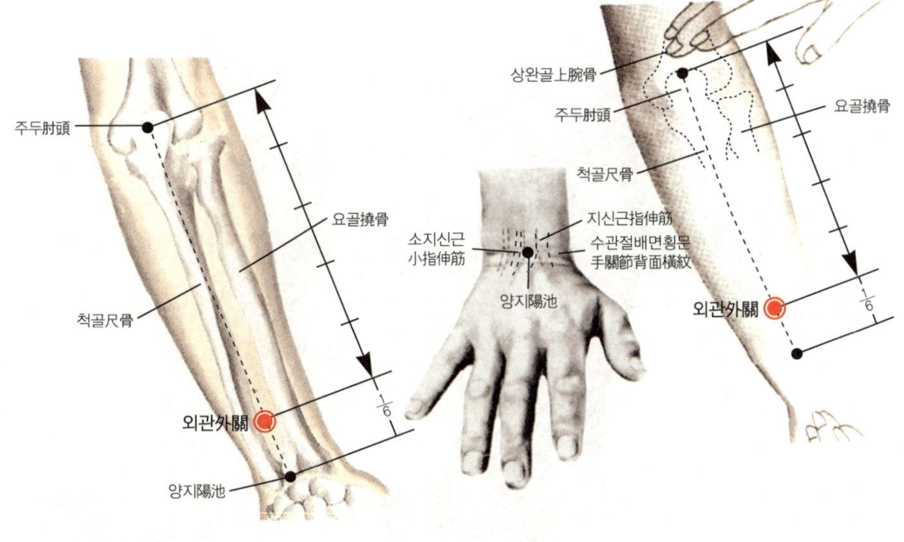

카. 족소양 담경맥의 낙맥 분포 및 락혈絡穴 혈위도

낙맥분포도(광명)

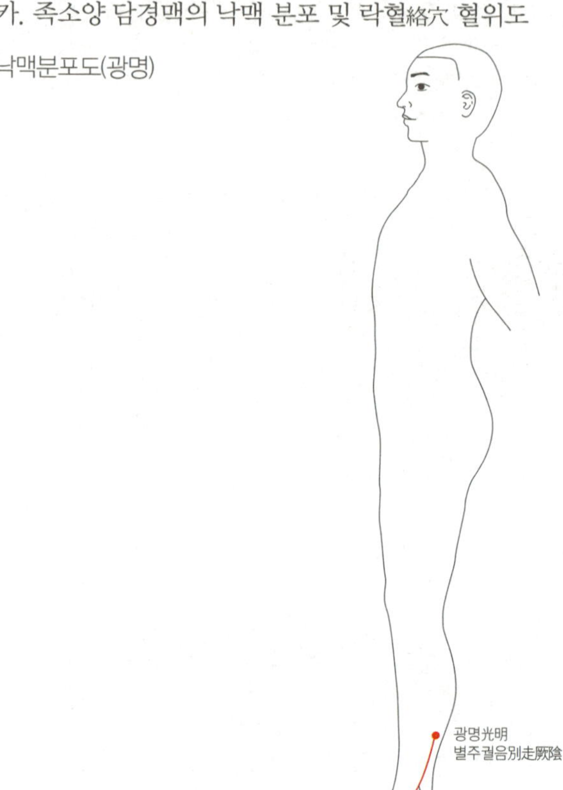

낙혈혈위도(광명)

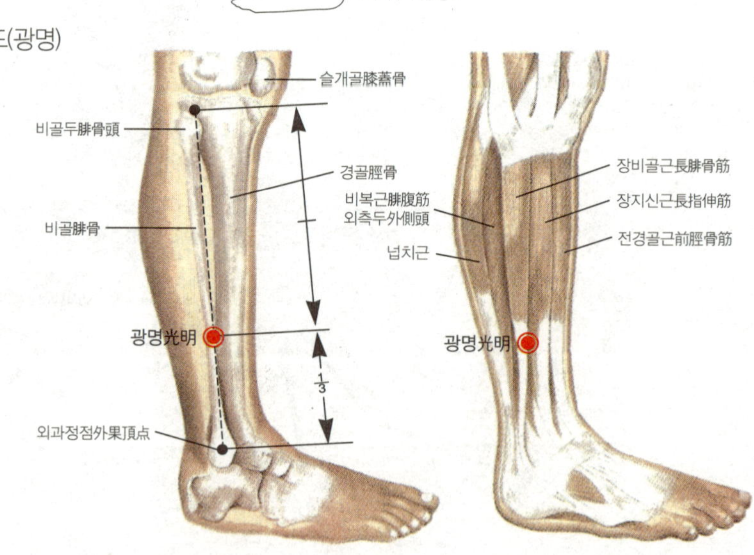

타. 족궐음 간경맥의 낙맥 분포 및 락혈絡穴 혈위도

낙혈혈위도(여구)

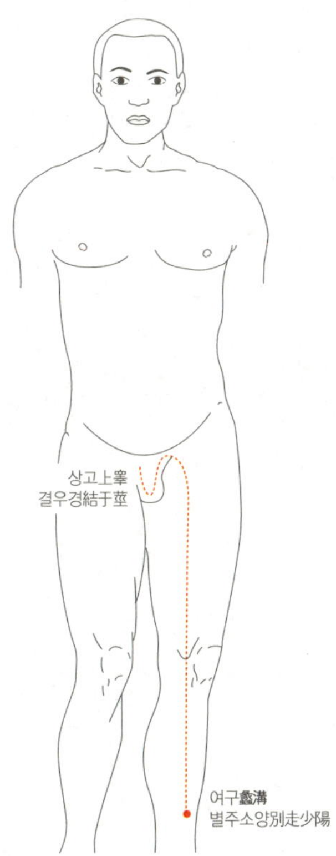

낙맥분포도(여구)

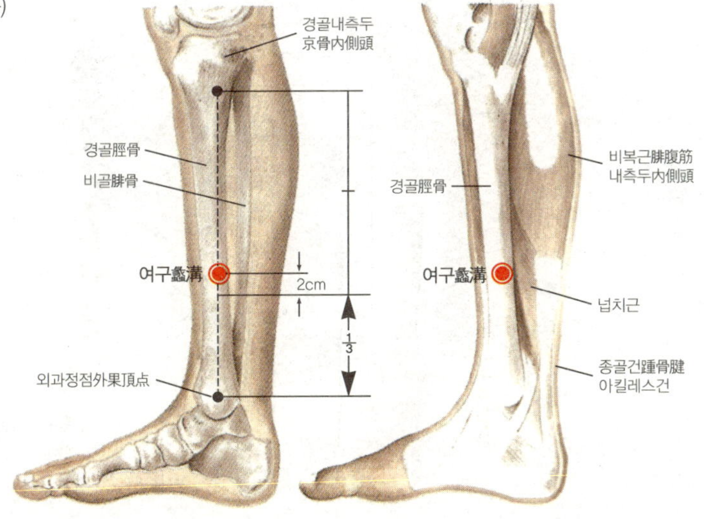

파. 임맥의 낙맥 분포 및 락혈絡穴 혈위도

낙맥분포도(구미)

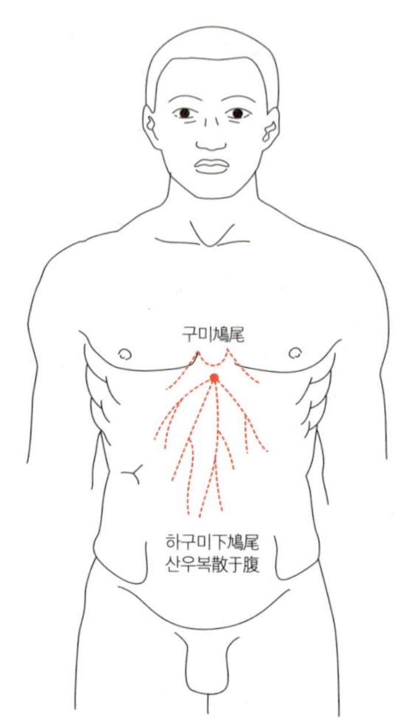

낙혈혈위도(구미)

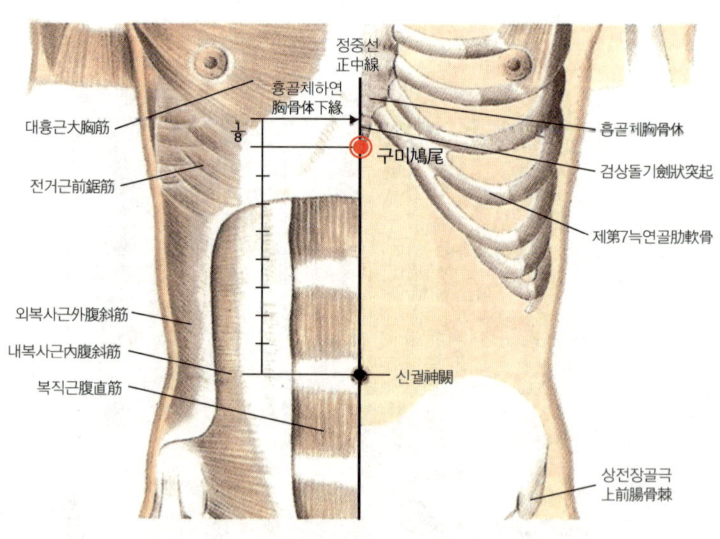

하. 독맥의 낙맥 분포 및 락혈絡穴 혈위도

낙맥분포도(장강)

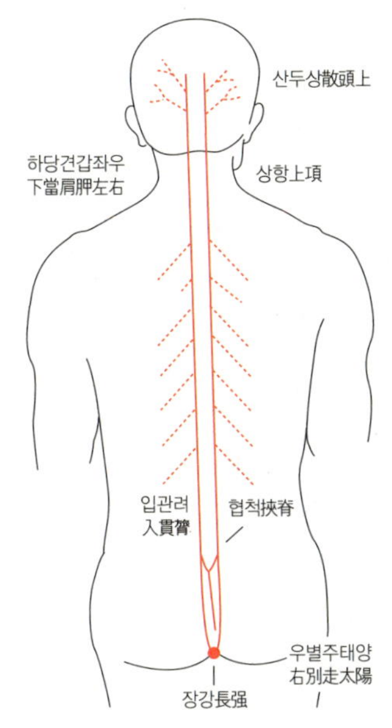

낙혈혈위도(장강)

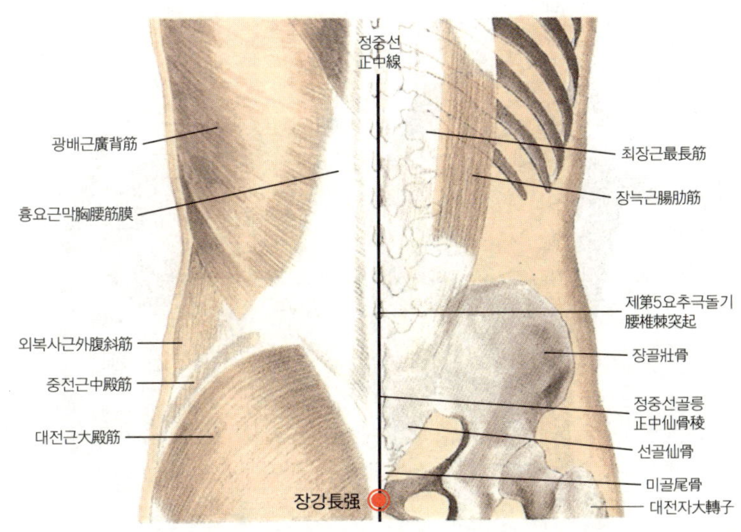

갸. 족태음 비경의 대락大絡 분포 및 혈위도

낙맥분포도(대포)

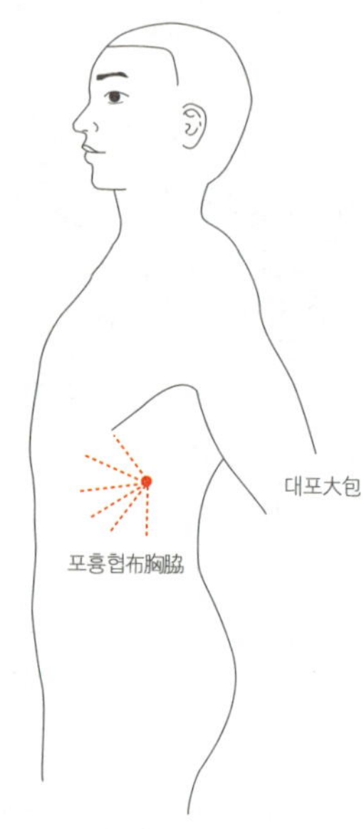

낙혈혈위도(대포)

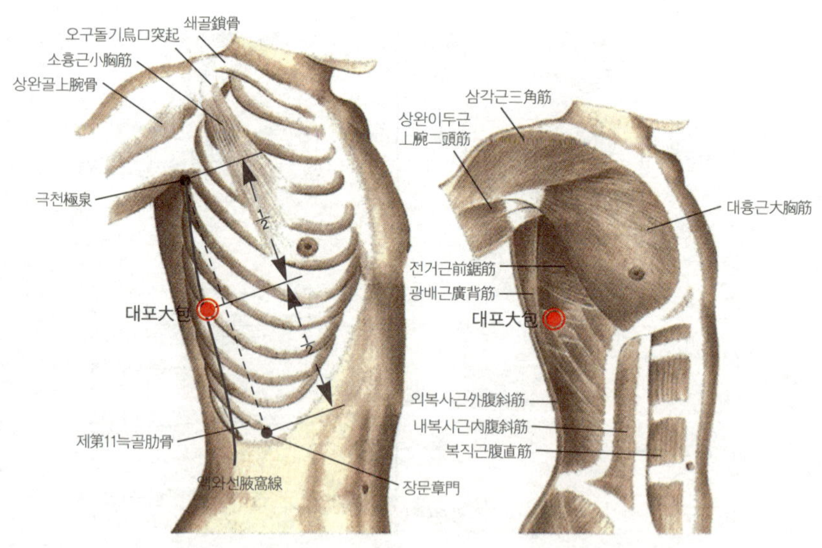

③ 극혈隙穴

a. 극隙은 극郄과 동음이며 극郄은 간극間隙, 곧 틈이란 뜻으로 뼈 사이에 있는 간극이나 깊은 곳에 위치하는 경혈부위로 이러한 곳은 경맥 중에 기혈이 곡절曲折해서 모이는 곳이므로 소속장부경맥에 발생한 급성병증에 다용多用하며 특히 음경陰経극혈은 혈증血症 치료에 양경陽経극혈은 동통疼痛 치료에 효과가 크다.

극혈은 표증表證 급성병이 발생하였을시 경기經氣가 제일 많이 취집聚集 하고 수통輸通되는 경혈이며 경맥 장부의 이상반응이 잘 나타나는 요혈로 진찰시나 치료시 유용한 곳이며 361경혈 중에 16혈이 있어 통칭 16극혈隙穴이라고 한다.

16극혈은 십이경맥十二經脉에 각각 하나의 극혈이 있고 기경팔맥奇經八脉 중에 양교맥, 음교맥, 양유맥, 음유맥에 각각 일혈一穴이 있어 16극혈이며 모두가 사지四肢의 주슬하肘膝下에 위치하나 족양명위경의 극혈인 양구혈만이 슬상膝上 이촌二寸되는 곳에 위치한다.

〈극혈 혈의 표〉

경 맥	극혈隙穴	경 맥	극혈隙穴
수태음 폐경	공최	수궐음 심포경	극문
수양명 대장경	온류	수소양 삼초경	회종
족양명 위경	양구	족소양 담경	외구
족태음 비경	지기	족궐음 간경	중도
수소음 심경	음극	양교맥	부양
수태양 소장경	양로	음교맥	교신
족태양 방광경	금문	양유맥	양교
족소음 신경	수천	음유맥	축빈

a. 16극혈隙穴 혈위도

가. 수태음 폐경맥의 극혈隙穴 혈위도

공최

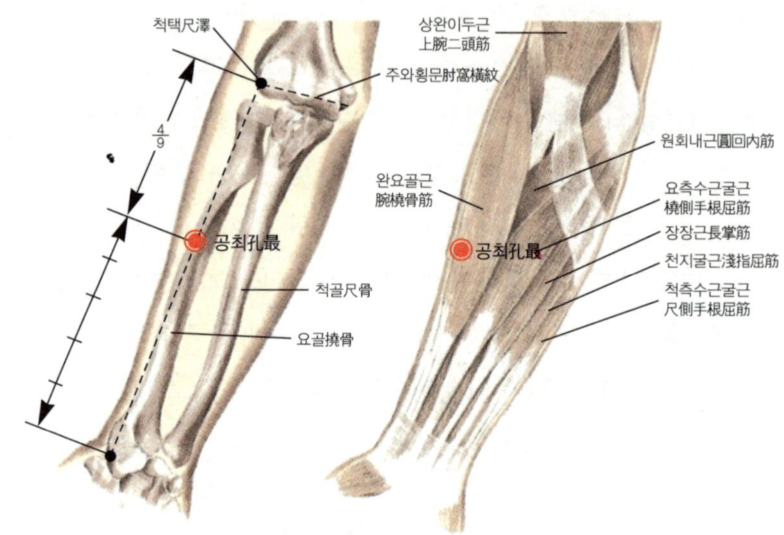

나. 수양명 대장경맥의 극혈隙穴 혈위도

온류

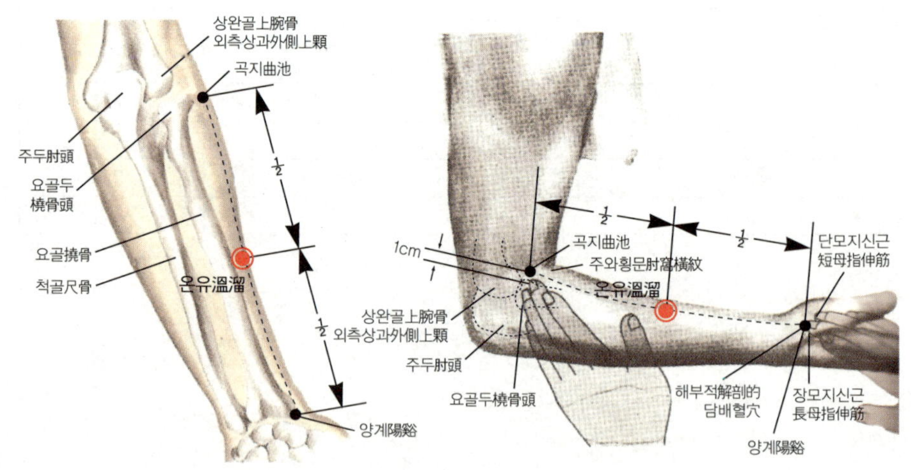

다. 족양명 위경맥의 극혈隙穴 혈위도

양구

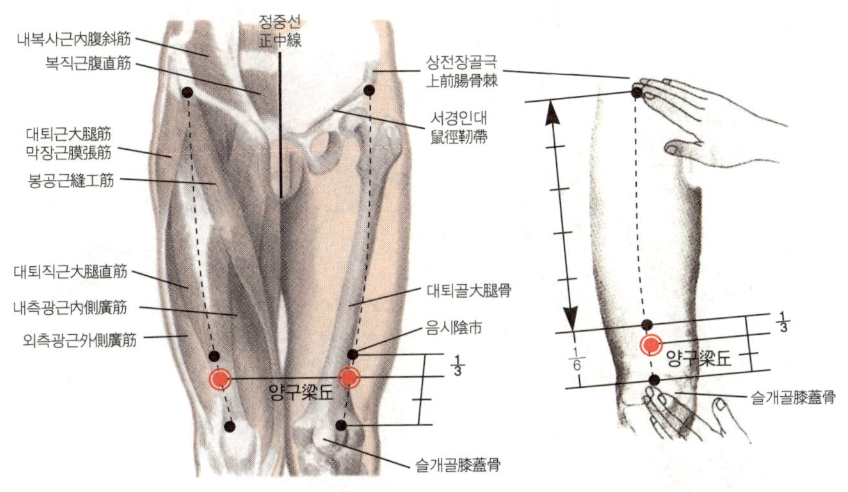

689

라. 족태음 비경맥의 극혈隙穴 혈위도

지기

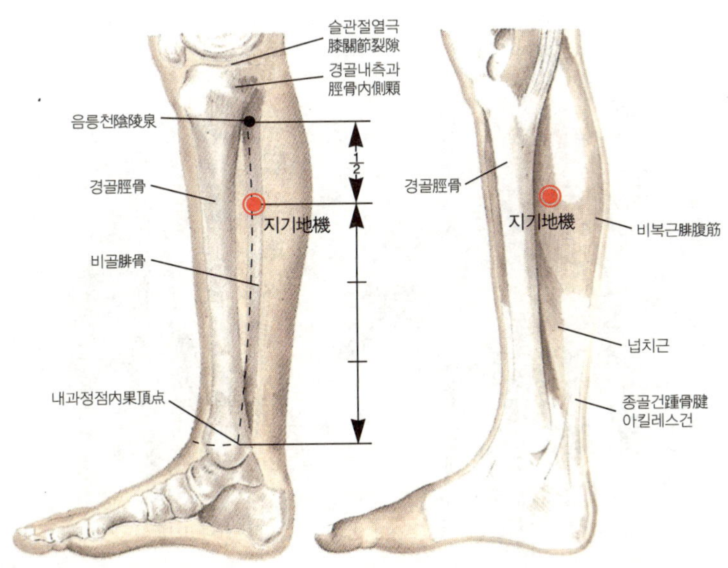

마. 수소음 심경맥의 극혈隙穴 혈위도

음극

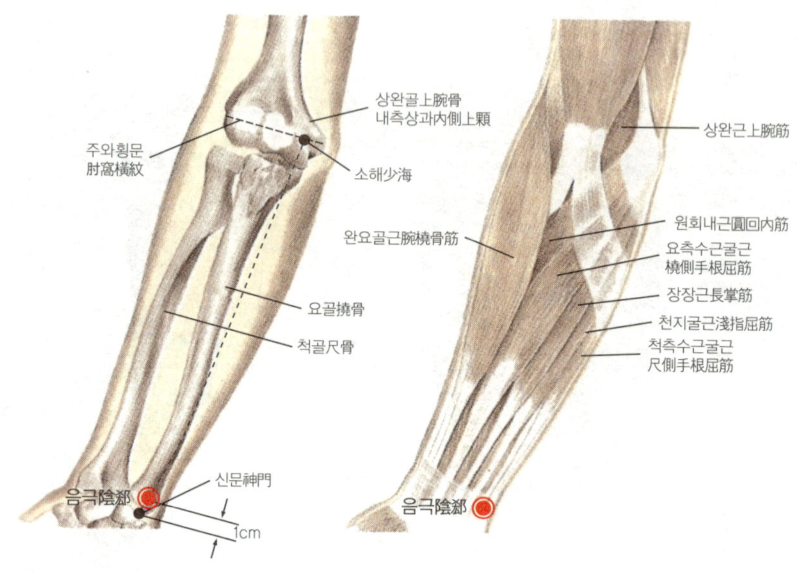

바. 수태양 소장경맥의 극혈隙穴 혈위도

양로

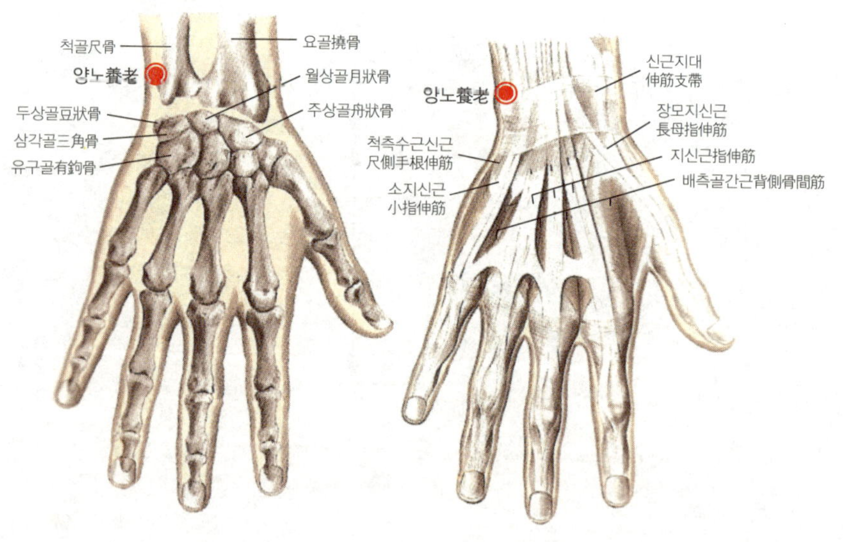

사. 족태양 방광경맥의 극혈隙穴 혈위도

금문

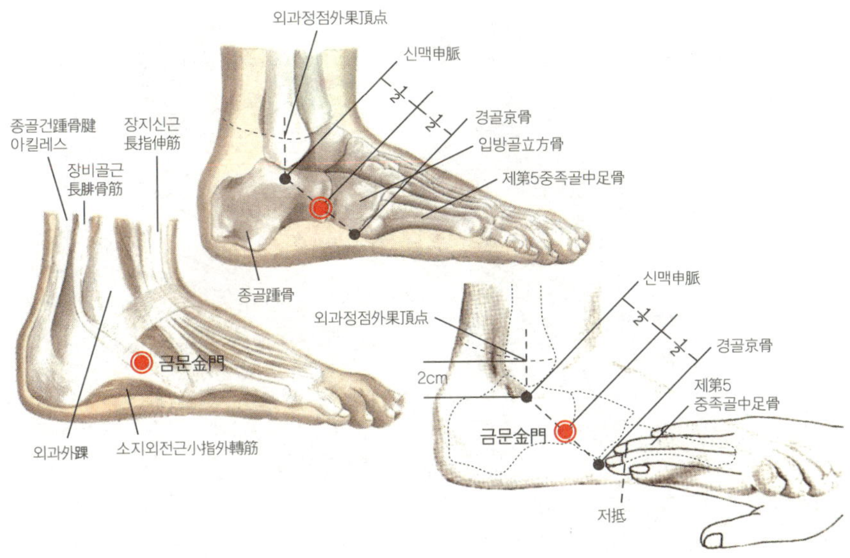

691

아. 족소음 신경맥의 극혈隙穴 혈위도

수천

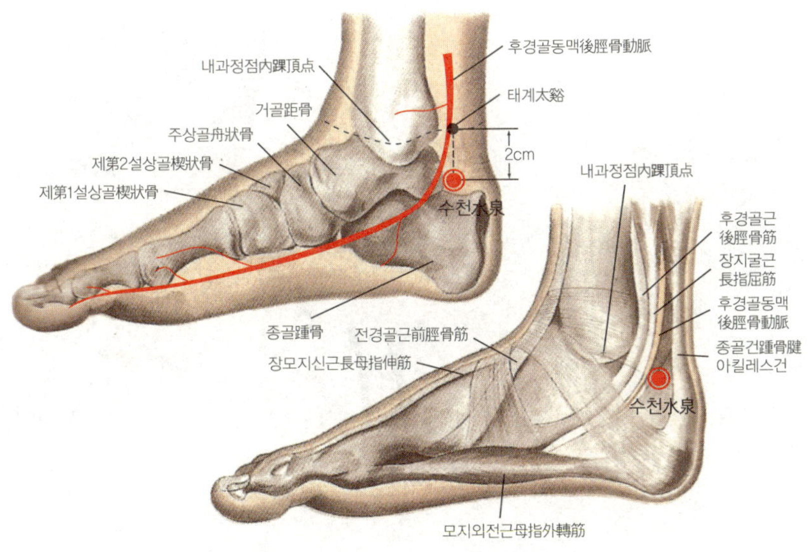

자. 수궐음 심포경맥의 극혈隙穴 혈위도

극문

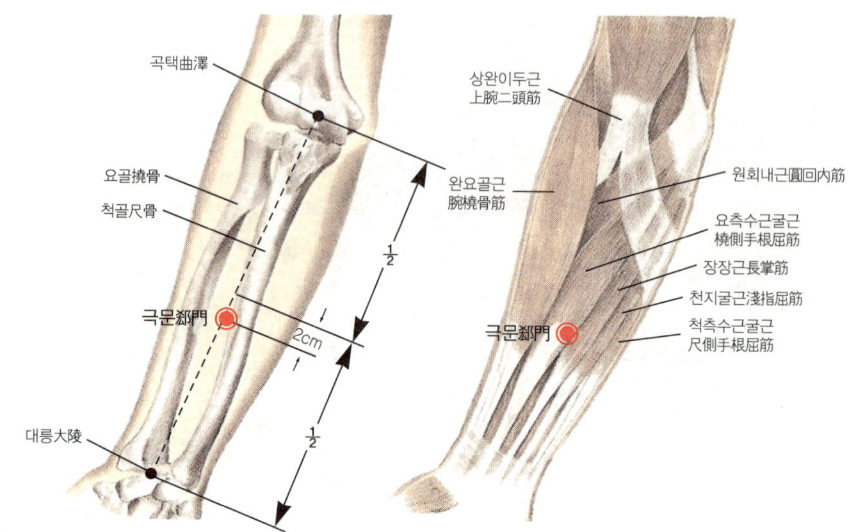

차. 수소양 삼초경맥의 극혈隙穴 혈위도

회종

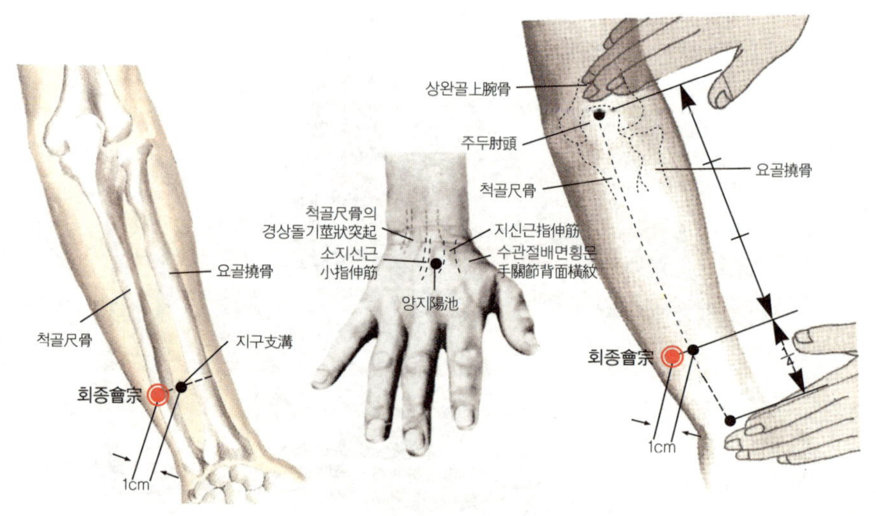

카. 족소양 담경맥의 극혈隙穴 혈위도

외구

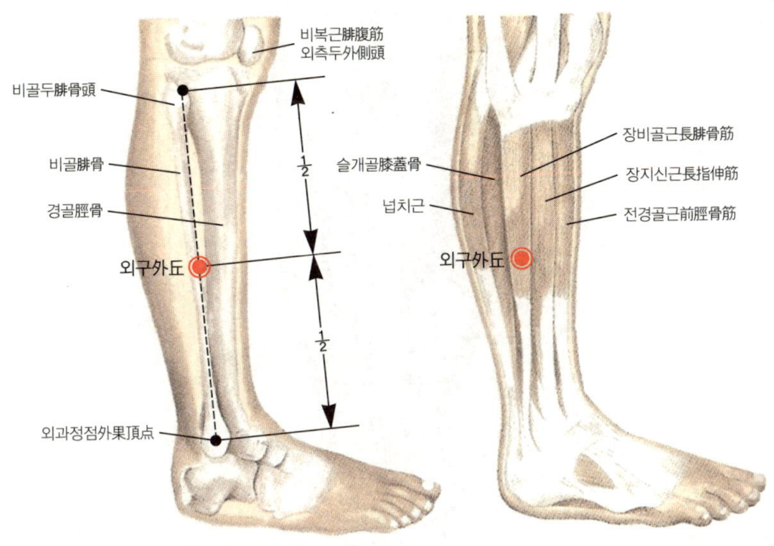

타. 족궐음 간경맥의 극혈隙穴 혈위도

중도

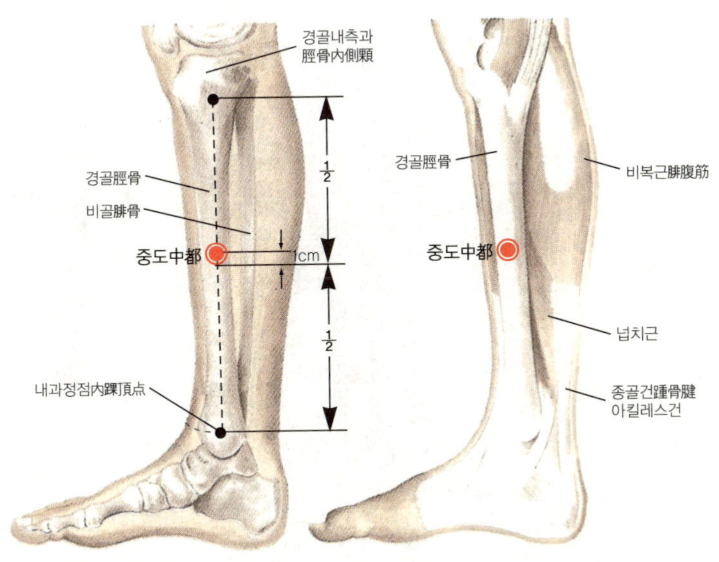

파. 양교맥의 극혈隙穴 혈위도

부양

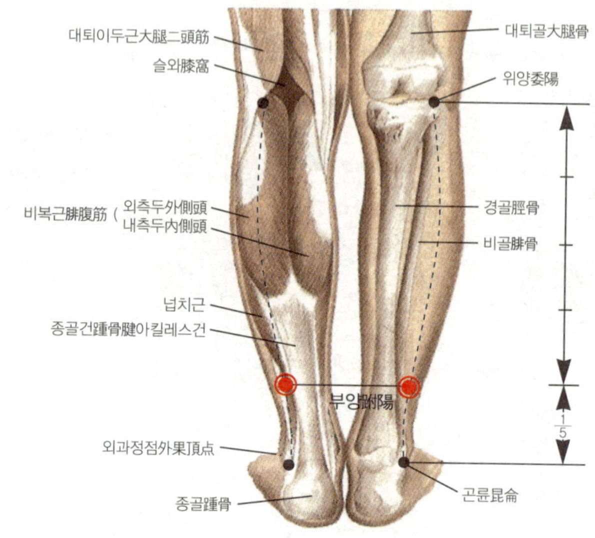

하. 음교맥의 극혈隙穴 혈위도

교신

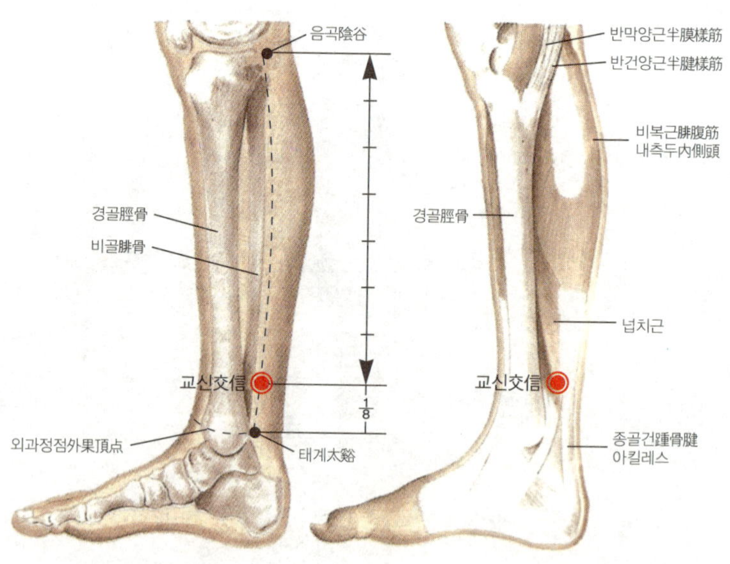

694

갸. 양유맥의 극혈隙穴 혈위도

양교

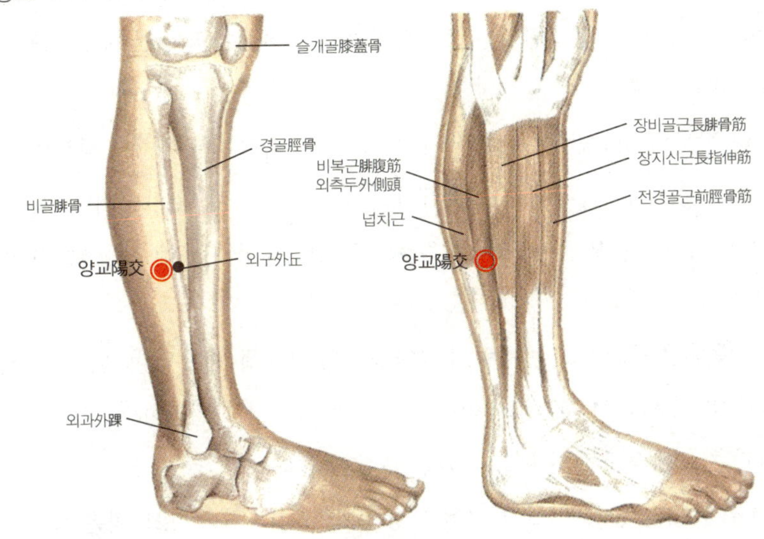

냐. 음유맥의 극혈隙穴 혈위도

축빈

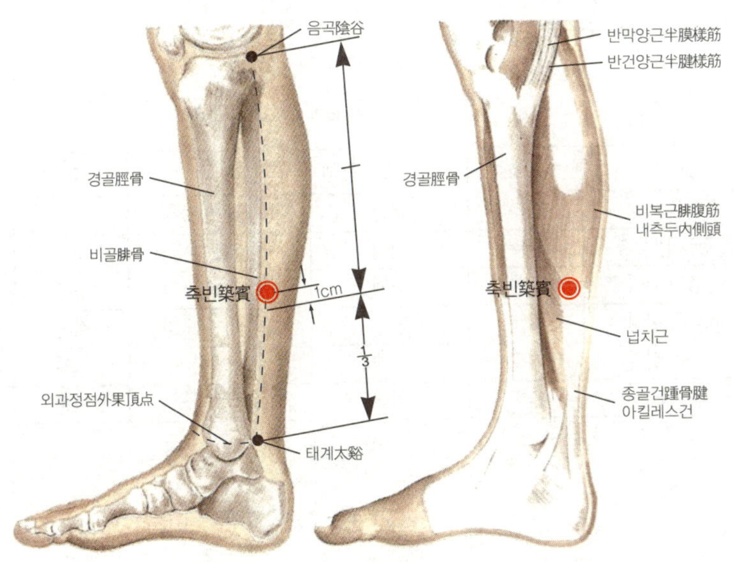

 a. 모募는 모인다의 뜻으로 육장육부의 경기經氣가 흉복부의 특정한 부위에 결취結聚하고 수주輸注하는 곳으로 그 위치는 장부가 위치하는 흉복부와 상관이 있으므로 통상 복모혈腹募穴이라 말한다.

 모혈은 해당 장부의 이상반응이 잘 나타나는 요혈로, 육장육부의 어느 장부의 병인가를 가리는데 아주 좋은 진찰점이며 또 해당 장부의 치료점이 되는 곳이다. 특히 질병 발생 초기에 나타나는 발열이나 동통증疼痛症의 양병증상 치료에 자침刺鍼의 효과가 두드러진다.

 12모혈과 12유혈은 대조적인 존재로서 음양표리의 관계에 놓여 있어 앞, 뒤로 서로 연관되며 장부의 기氣를 전후면에서 직접받고 있으므로 서로 밀접한 관계를 형성해 임상상 진단과 치료에 절대적인 참고가 되는 특정혈이다.

 복모혈腹募穴은 361혈중에 12혈이 있어 통상 12모혈이라 하며. 12모혈은 십이경맥十二經脉의 본경本經에 있는 모혈이 있고 임맥의 경혈로 구성된 모혈이 있으며 다른 경맥의 경혈로 구성된 모혈도 있으나 임맥에 속하는 모혈은 단혈單穴이고 임맥 이외의 경락에 있는 모혈은 쌍혈雙穴로 구성되어 있어 복모혈의 수는 십이혈十二穴이나 좌우 양측을 합하면 18혈이 된다.

〈십이모혈표十二募穴表〉

경 맥	모혈募穴	모혈의 소속경맥	경 맥	모혈募穴	모혈의 소속경맥
수태음 폐경	중부	본경	족태양 방광경	중극	임맥
수양명 대장경	천추	위경	족소음 신경	경문	담경
족양명 위경	중완	임맥	수궐음 심포경	단중	임맥
족태음 비경	장문	간경	수소양 삼초경	석문	임맥
수소음 심경	거궐	임맥	족소양 담경	일월	본경
수태양 소장경	관원	임맥	족궐음 간경	기문	본경

b. 12모혈募穴 혈위도

가. 수태음 폐경맥의 모혈募穴 혈위도

중부

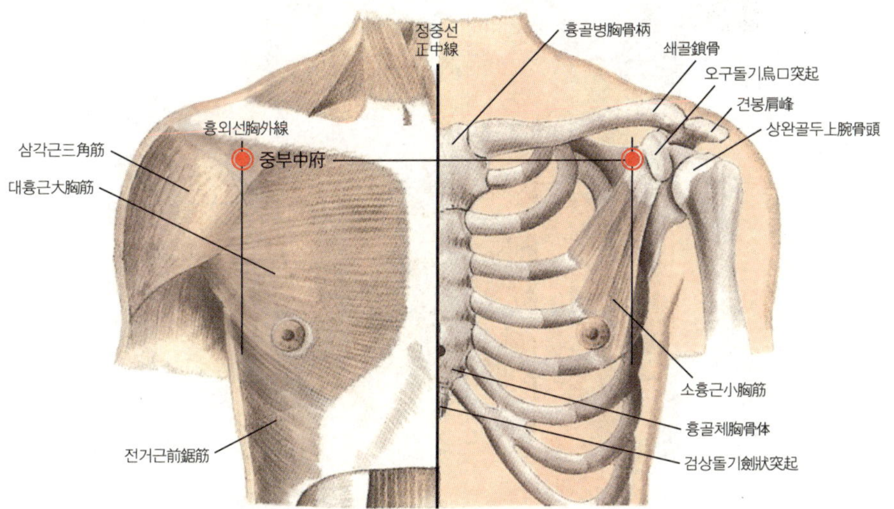

나. 수양명 대장경맥의 모혈募穴 혈위도

천추

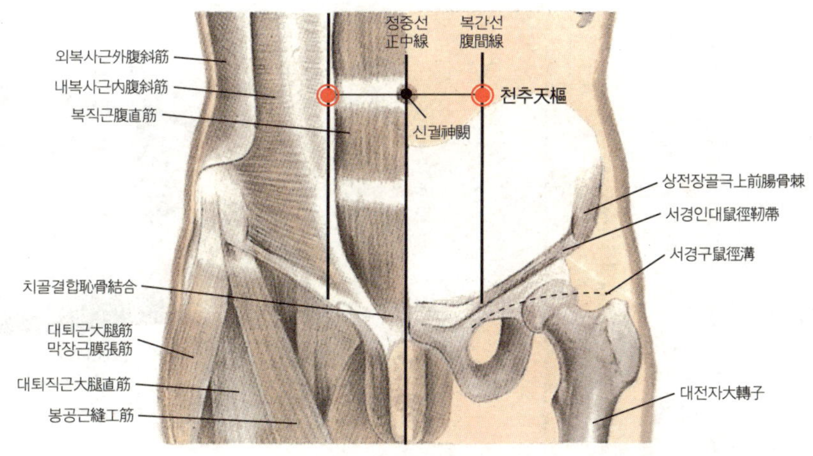

다. 족양명 위경맥의 모혈募穴 혈위도

중완

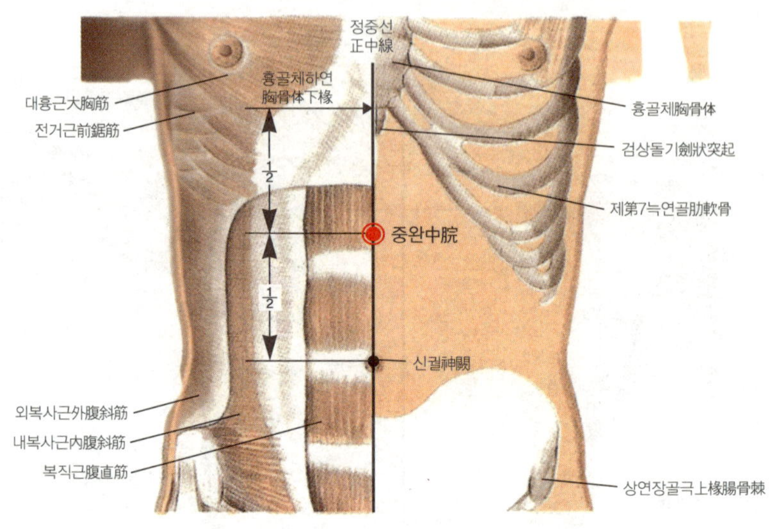

라. 족태음 비경맥의 모혈募穴 혈위도

장문

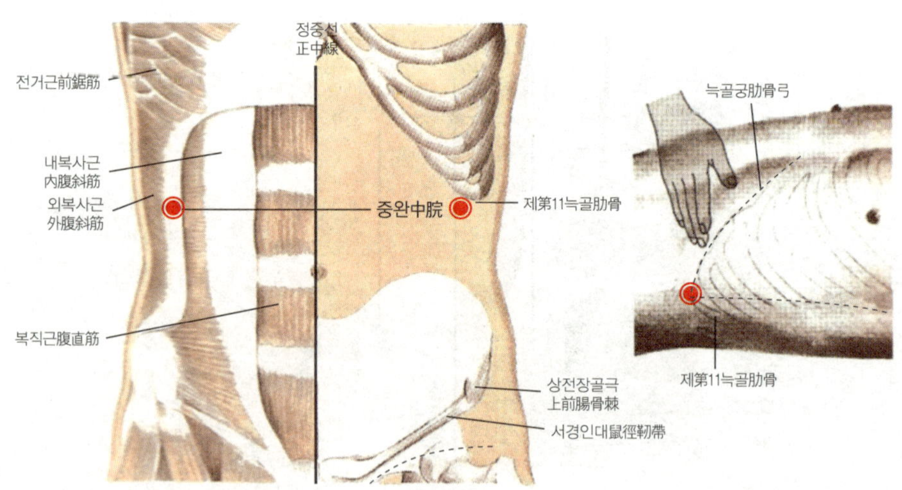

마. 수소음 심경맥의 모혈募穴 혈위도

거궐

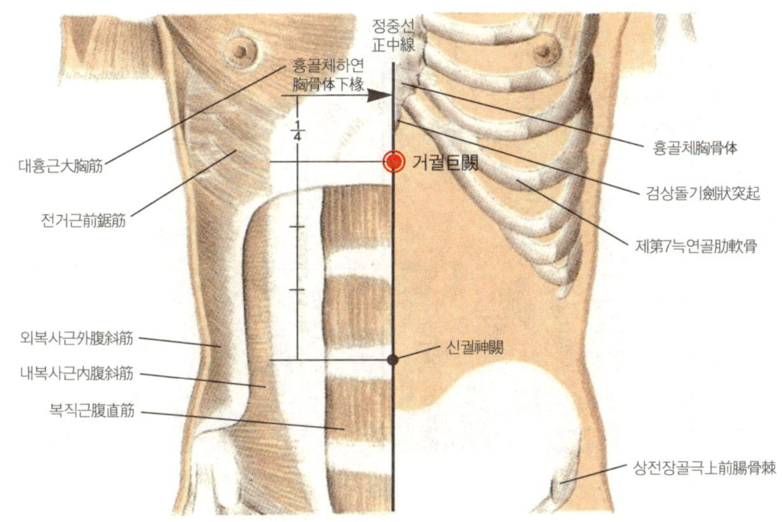

바. 수태양 소장경맥의 모혈募穴 혈위도

관원

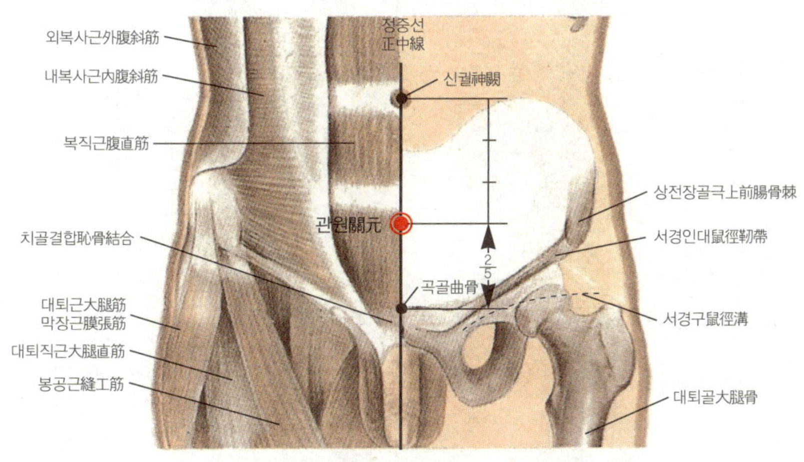

사. 족태양 방광경맥의 모혈募穴 혈위도

중극

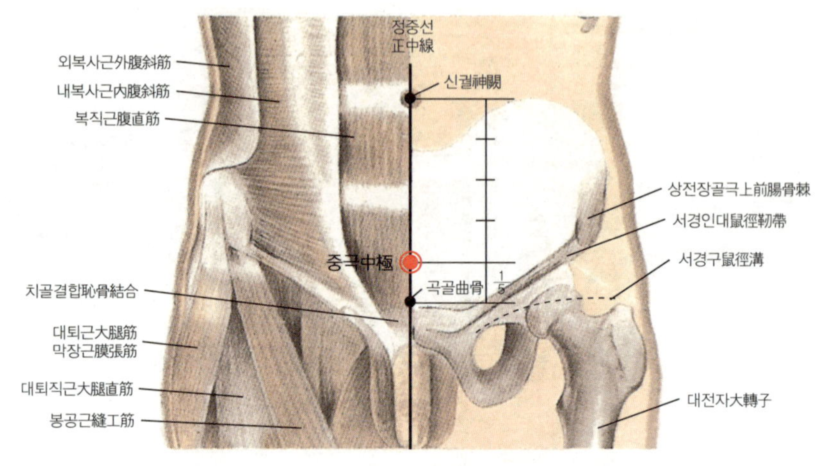

700

아. 족소음 신경맥의 모혈募穴 혈위도

경문

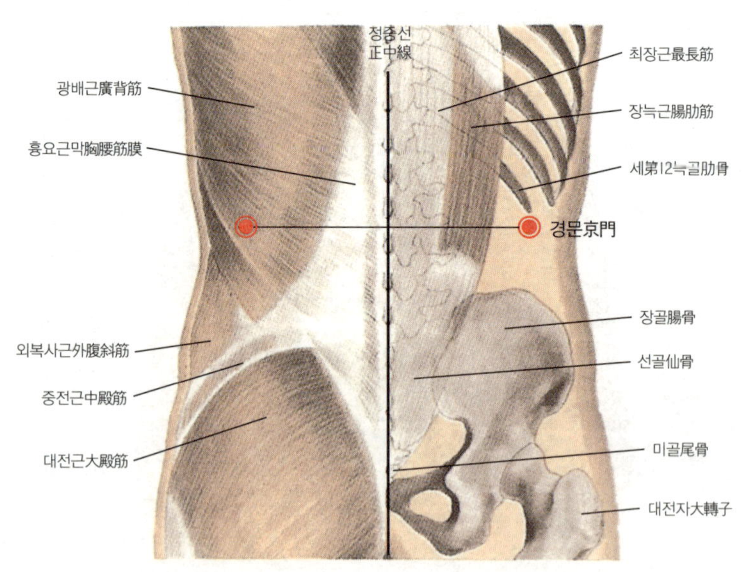

자. 수궐음 심포경맥의 모혈募穴 혈위도

단중(전중)

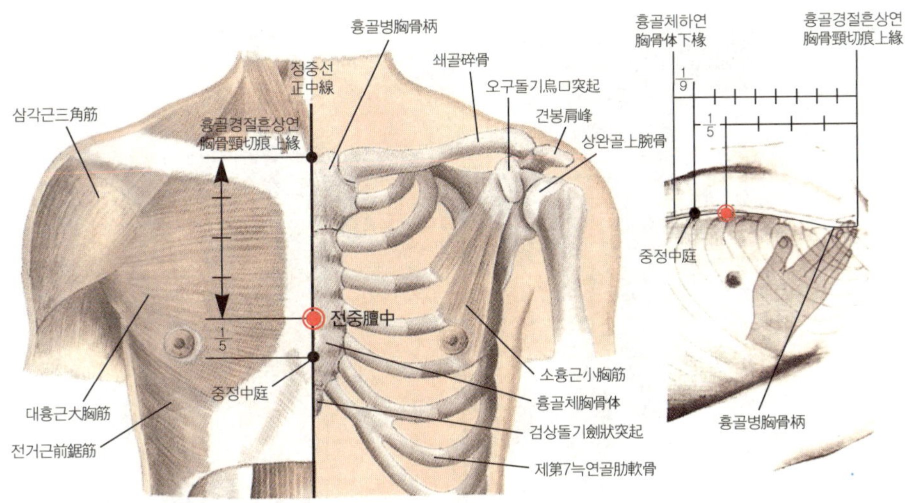

701

차. 수소양 삼초경맥의 모혈募穴 혈위도

석문

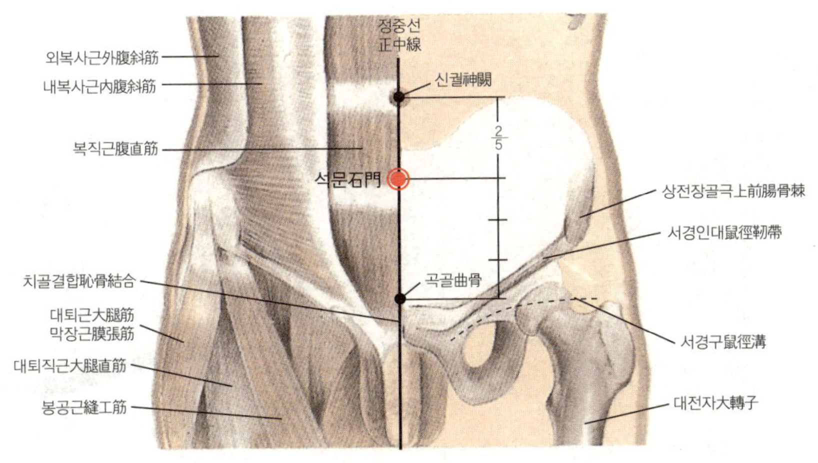

카. 족소양 담경맥의 모혈募穴 혈위도

일월

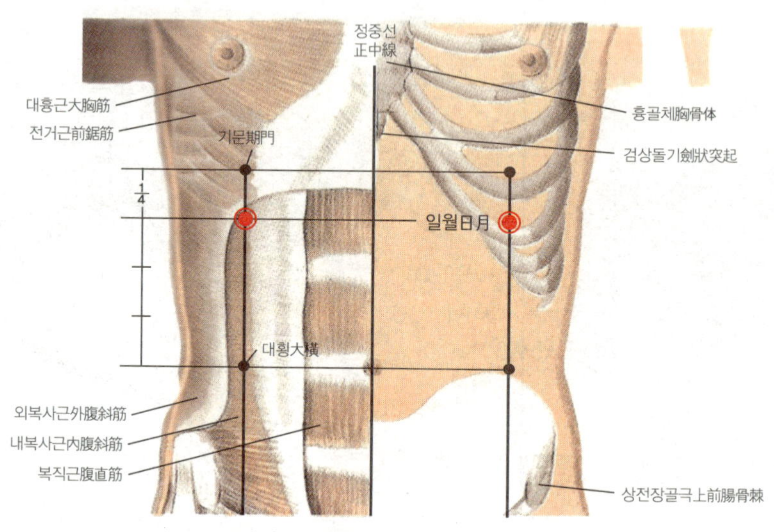

타. 족궐음 간경맥의 모혈募穴 혈위도

기문

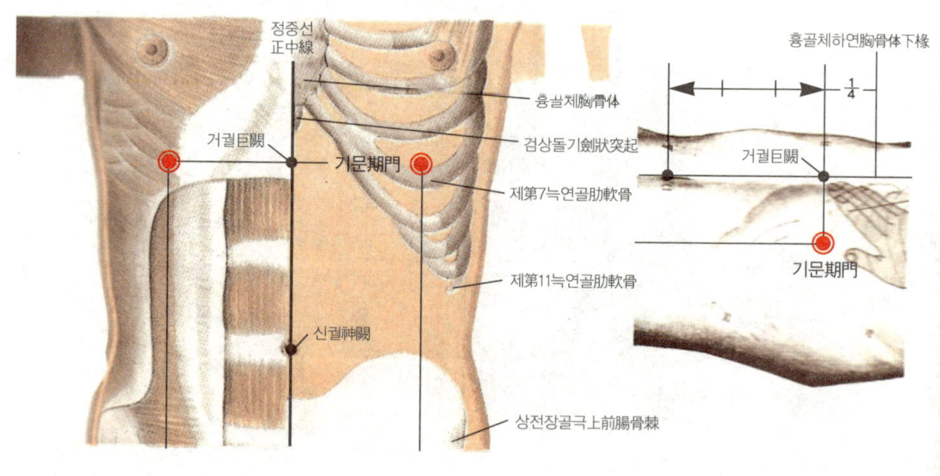

⑤ 배유혈背俞穴

a. 유俞는 경기經氣가 이곳으로부터 다른 곳으로 간다라는 뜻으로 육장육부의 기氣가 상, 중, 하의 배부背部의 특정한 부위의 수혈에 제일 많이 취집되고 수통되는 혈로서 그 위치는 척주를 관통하는 독맥의 양방 각 1촌寸5분分 부위를 흐르는 족태양 방광경의 제 1선에 위치하였고 소속장부의 직 상방의 배부背部에 있어 통상 배유혈背俞穴이라 말한다.

유혈俞穴은 해당 장부의 이상반응이 잘 나타나는 요혈로 육장육부의 어느 장부의 병인가를 가리는데 아주 좋은 진찰점이며, 해당 장부의 치료점이 되는 곳이다. 특히 병이 오래되고 깊이 들어 있는 음병의 치료에 구灸의 효과가 두드러지는 특정혈이다.

배유혈背俞穴은 361혈중에 12穴이 있어 통상 12유혈俞穴이라하며, 12유혈은 모두가 족태양 방광경의 경혈로 독맥의 양방 1.5치 위치에 있으며 배유혈背俞穴의 수는 십이혈十二穴이나 좌우 양수 합습하면 24혈穴이 된다.

〈십이유혈十二俞穴과 척추고도脊椎高度 관계표〉

경 맥	유혈	척추고도	경 맥	유혈	모혈의 소속경맥
수태음 폐경	폐유	제3흉추	족태양 방광경	방광유	제2천추
수양명 대장경	대장유	제4요추	족소음 신경	신유	제2요추
족양명 위경	위유	제12흉추	수궐음 심포경	심포유(궐음유)	제4흉추
족태음 비경	비유	제11흉추	수소양 삼초경	삼초유	제1요추
수소음 심경	심유	제5흉추	족소양 담경	담유	제10흉추
수태양 소장경	소장유	제1천추	족궐음 간경	간유	제9흉추

b. 12유혈俞穴 혈위도

가. 수태음 폐경맥의 유혈俞穴 혈위도

폐유

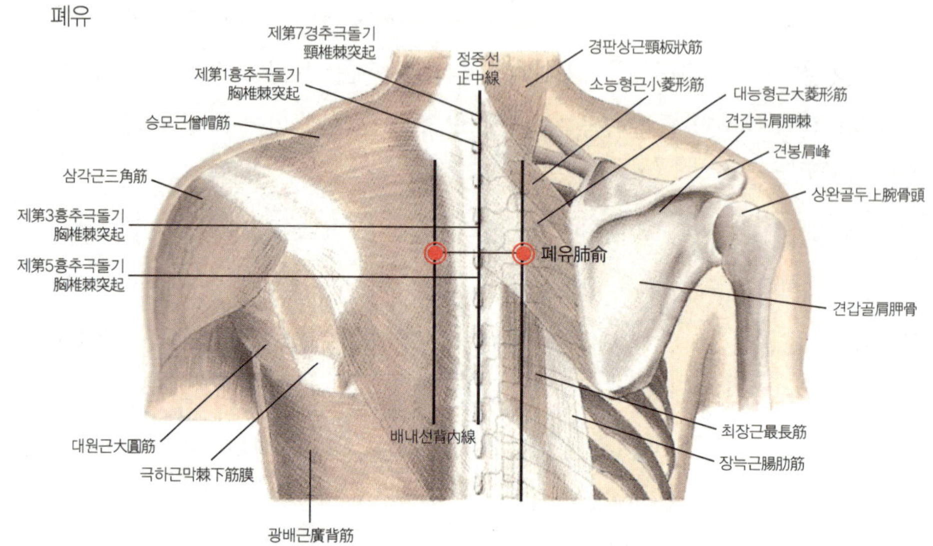

나. 수양명 대장경맥의 유혈俞穴 혈위도

대장유

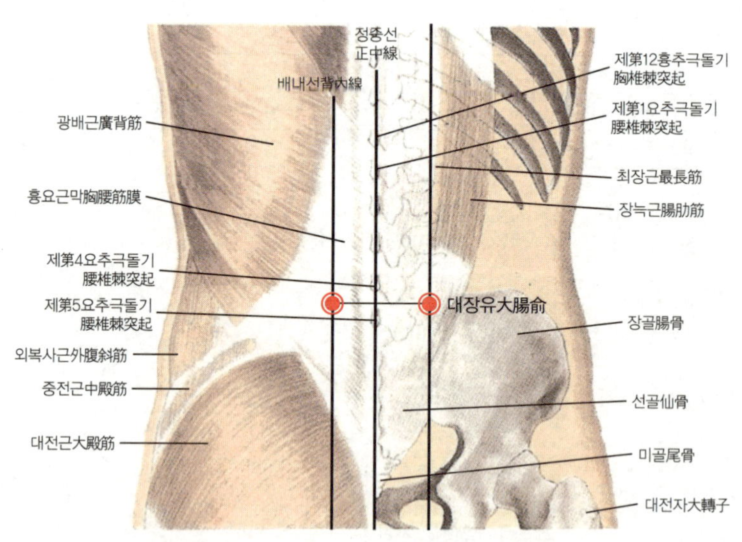

704

다. 족양명 위경맥의 유혈俞穴 혈위도

위유

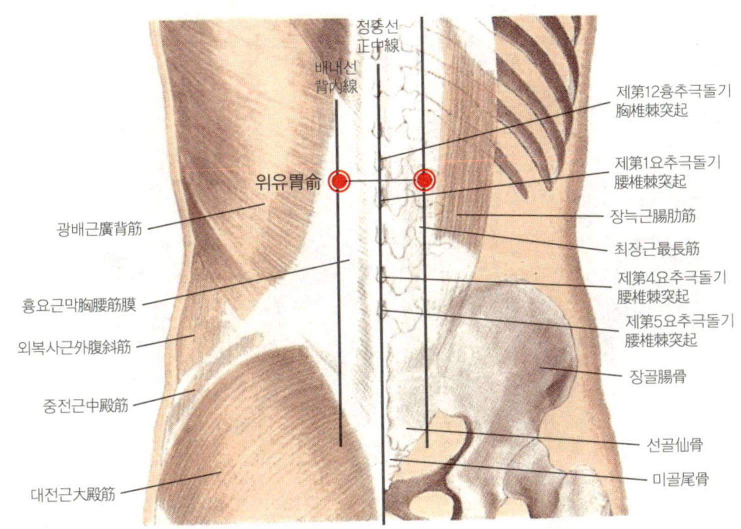

라. 족태음 비경맥의 유혈俞穴 혈위도

비유

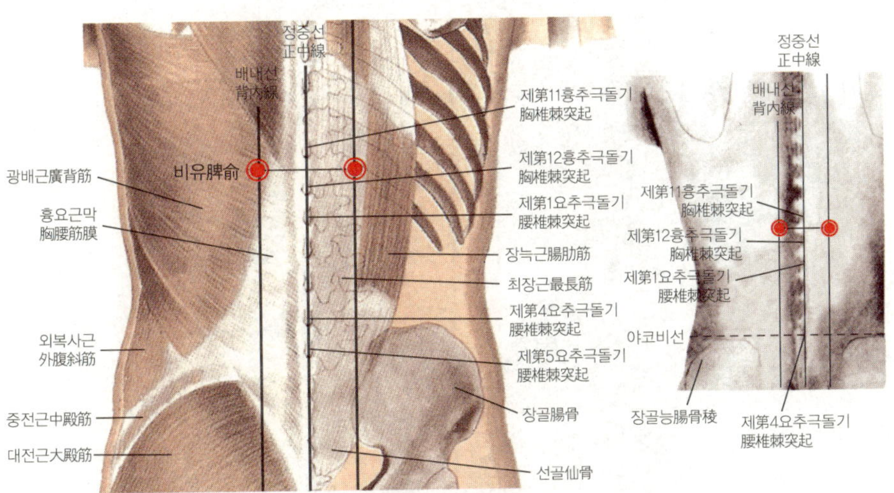

마. 수소음 심경맥의 유혈俞穴 혈위도

심유

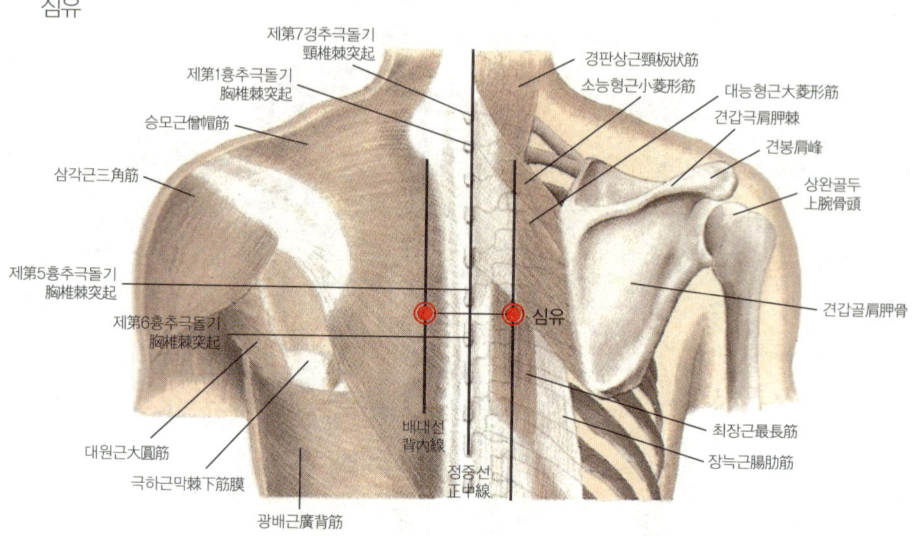

바. 수태양 소장경맥의 유혈俞穴 혈위도

소장유

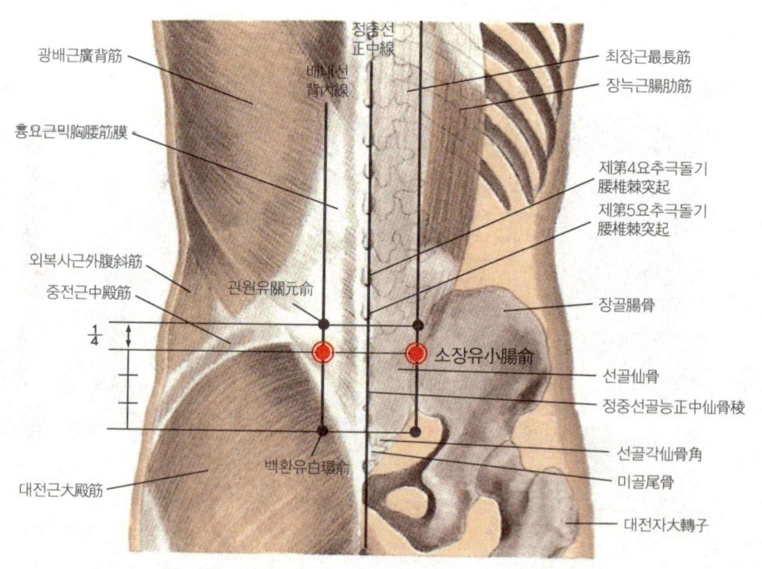

사. 족태양 방광경맥의 유혈俞穴 혈위도

방광유

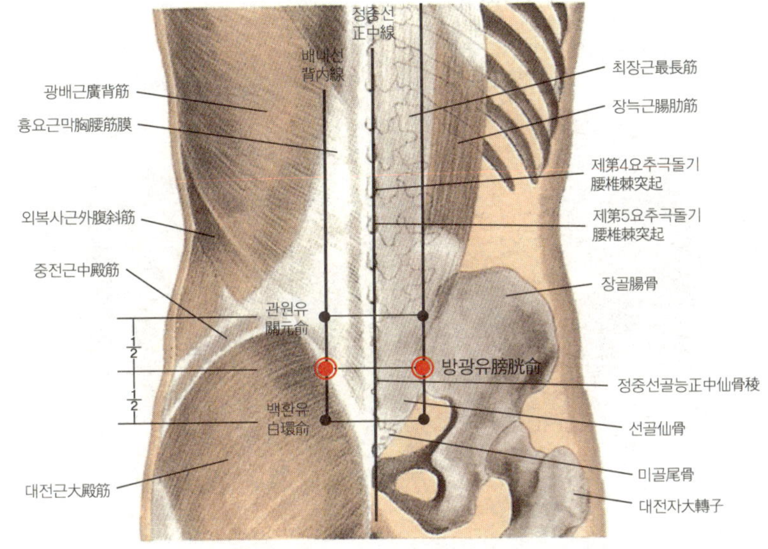

아. 족소음 신경맥의 유혈俞穴 혈위도

신유

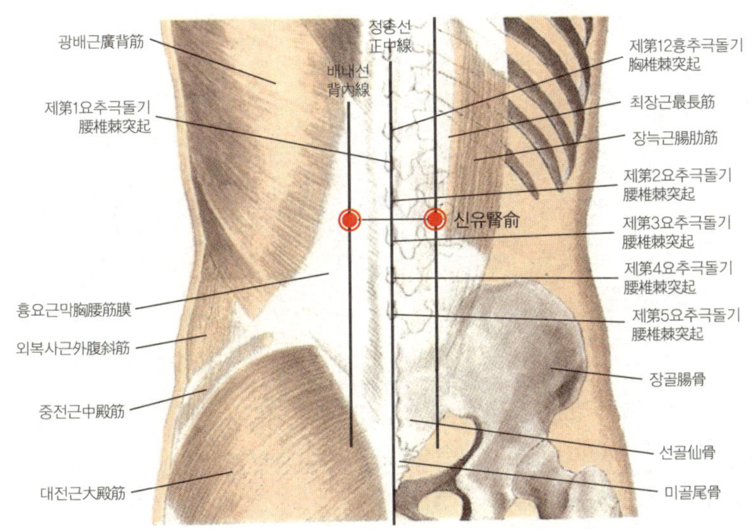

자. 수궐음 심포경맥의 유혈俞穴 혈위도

심포유(궐음유)

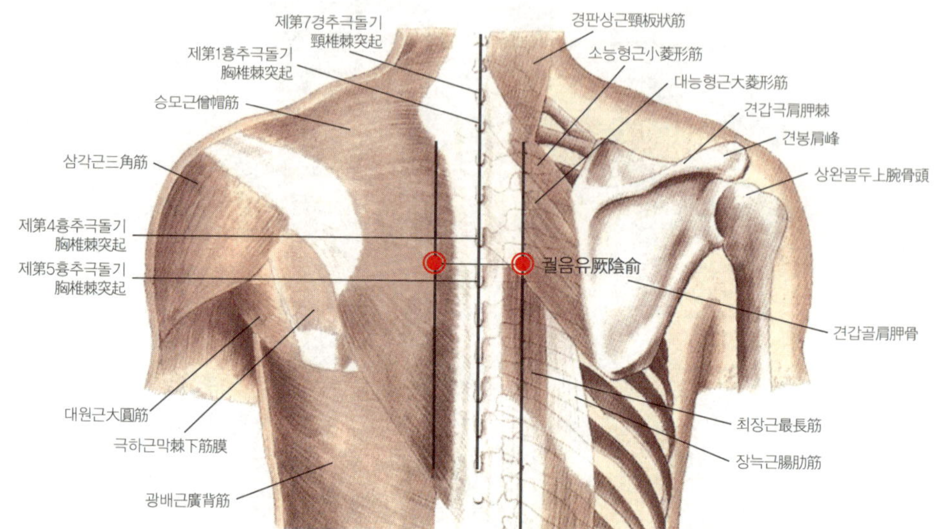

차. 수소양 삼초경맥의 유혈俞穴 혈위도

삼초유

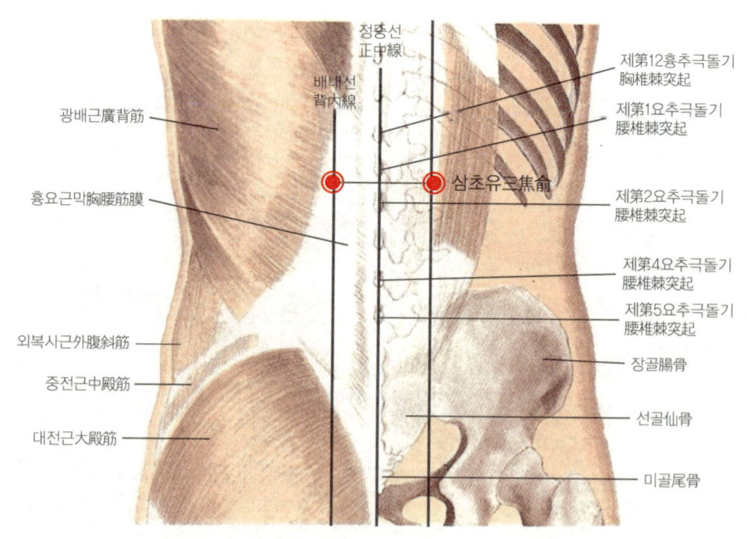

카. 족소양 담경맥의 유혈俞穴 혈위도

담유

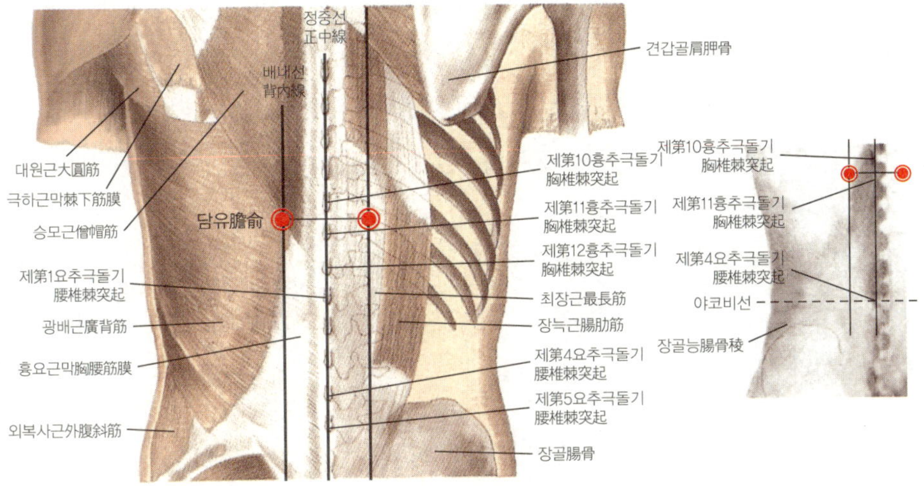

타. 족궐음 간경맥의 유혈俞穴 혈위도

간유

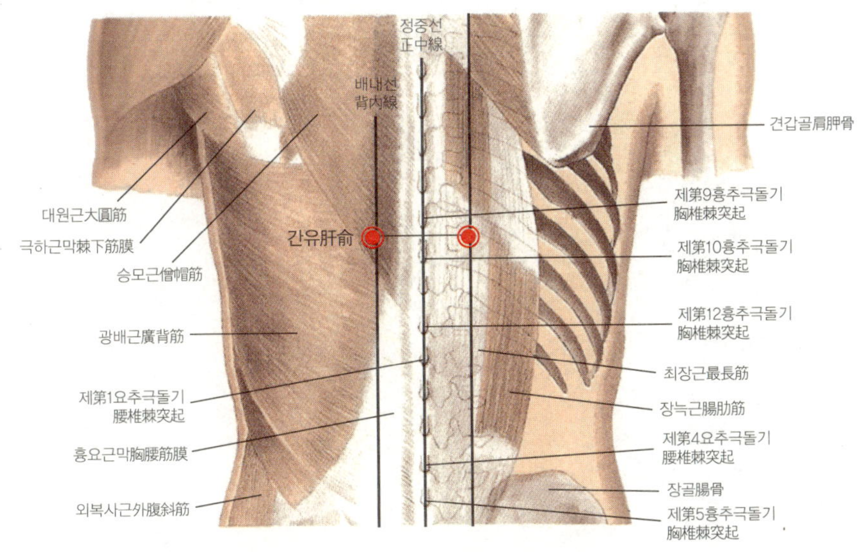

⑥ 하합혈下合穴

a. **육기六氣의** 기운이 합해지는 부위로 육부의 경기經氣가 하지下肢의 족삼양경足三陽經(족양명 위경, 족태양 방광경, 족소양 담경)에서 회합會合하므로 육부하합혈六腑下合穴이라 말한다.

하합혈은 해당 경맥장부질환의 이상반응이 잘 나타나는 요혈로 부병腑病치료에 특별히 중요한 작용이 있으며, 해당 장부의 병을 가리는데 아주 좋은 진찰점이며 치료점이 되는 곳이다.

하합혈下合穴은 361혈중에 6혈穴이 있어 통상 육하합혈六下合穴이라 하며 족양명위경에 3혈이 족태양방광경에 2혈이 족소양담경에 1혈이 있으며 하합혈下合穴의 수는 육혈六穴이나 좌우 양측 합하면 12혈이 된다.

〈하합혈표下合穴表〉

육부六腑경맥	하합혈下合穴	소속경맥
수양명 대장경	상거허	위경
족양명 위경	족삼리	위경
수태양 소장경	하거허	위경
족태양 방광경	위중	방광경
수소양 삼초경	위양	방광경
족소양 담경	양릉천	담경

b. 육하합혈六下合穴 혈위도

가. 수양명 대장경맥의 하합혈下合穴 혈위도

상거허

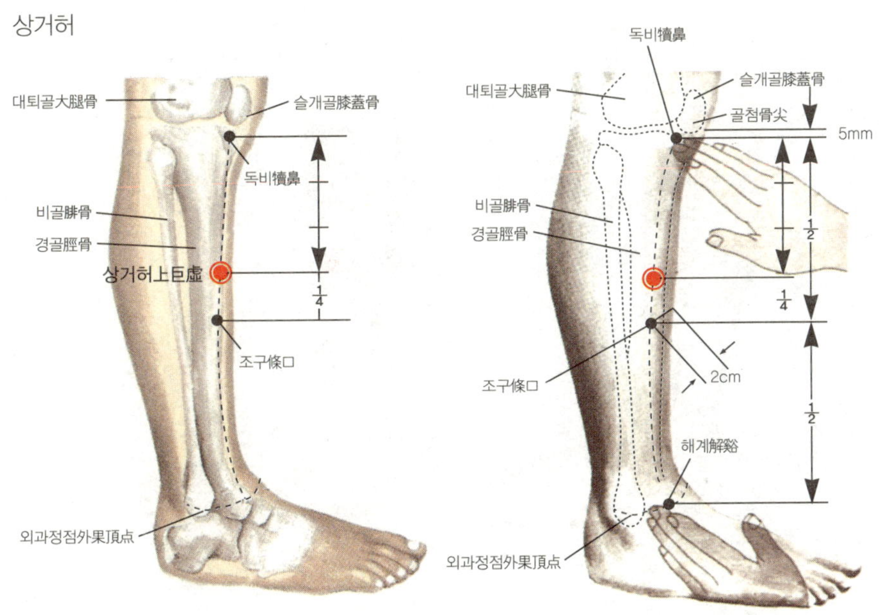

나. 족양명 위경맥의 하합혈下合穴 혈위도

족삼리 ⇒ 참조 '족양명 위胃경맥의 오수혈위도'

다. 수태양 소장경맥의 하합혈下合穴 혈위도

하거허

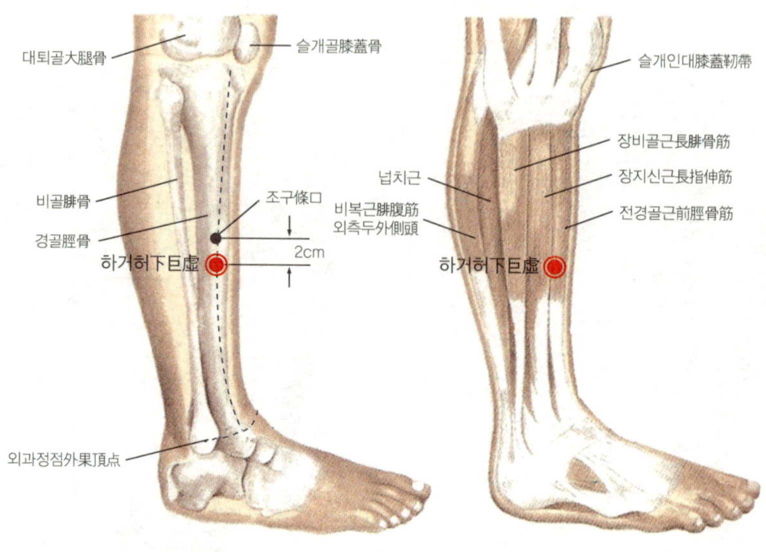

라. 족태양 방광경맥의 하합혈下合穴 혈위도

위중 ⇒ 참조 '족태양 방광膀胱경맥의 오수혈위도'

마. 수소양 삼초경맥의 하합혈下合穴 혈위도

위양

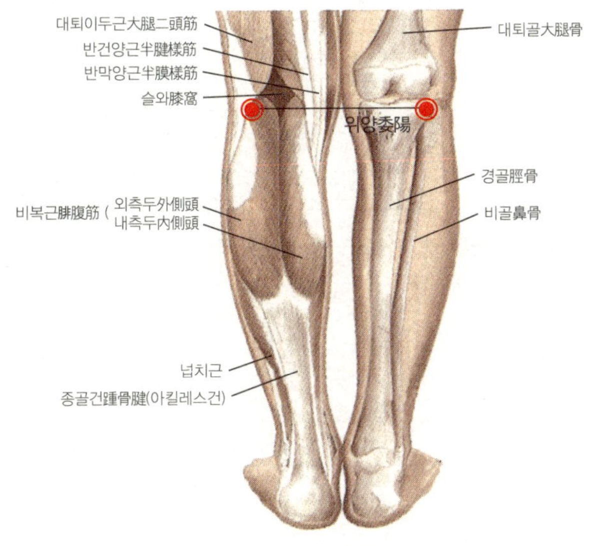

바. 족소양 담경맥의 하합혈下合穴 혈위도

> 양릉천 ⇒ 참조 '족소양 담膽경맥의 오수혈위도'

3) 교회혈

① 팔회혈八會穴

a. 회會란 기氣가 회합한다는 뜻으로 인체의 기氣, 혈血, 장臟, 부腑, 근筋, 맥脉, 골骨, 수髓의 정기精氣가 회집會集되는 여덟 곳의 회혈會穴을 말하는 것으로 다음과 같다.

– 뒷장에 계속 –

〈팔회혈표八會穴表〉

회명會名	팔회혈八會穴	회혈會穴소속경맥
기회氣會	단중	임맥
혈회血會	격유	족태양 방광경
장회臟會	장문	족궐음 간경
부회腑會	중완	임맥
근회筋會	양릉천	족소양 담경
맥회脉會	태연	수태음 폐경
골회骨會	대저	족태양 방광경
수회髓會	현종	족소양 담경

b. 팔회혈八會穴 혈위도

가. 기氣회會

단중 ⇒ 참조 '수궐음 심포경맥의 모혈혈위도'

나. 혈血회會

격유

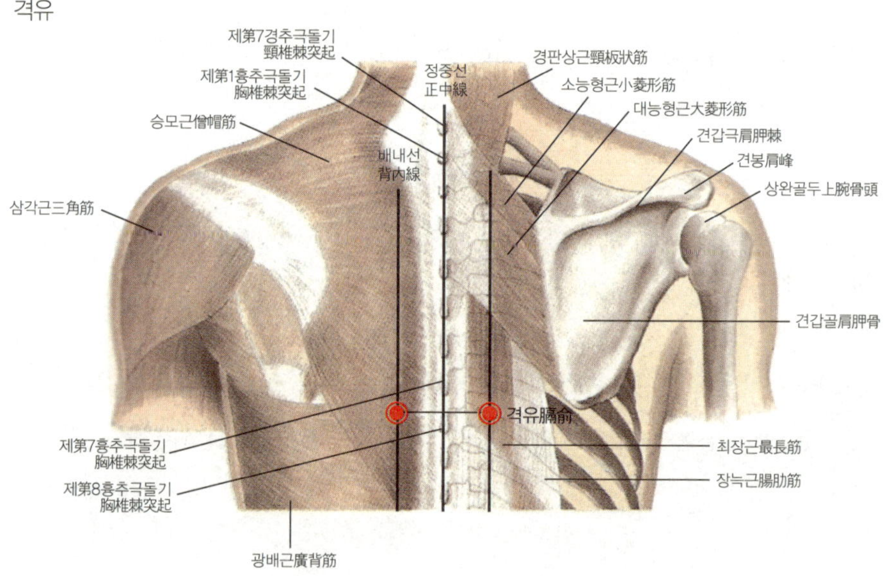

다. 장臟회會

> 장문 ⇒ 참조 '족태음 비경맥의 모혈혈위도'

라. 부腑회會

> 중완 ⇒ 참조 '족양명 위경맥의 모혈혈위도'

마. 근筋회會

> **양릉천** ⇒ 참조 '족소양 담膽경맥의 오수혈위도'

바. 맥脉회會

> **태연** ⇒ 참조 '수태음 폐肺경맥의 오수혈위도'

사. 골骨회會

대저

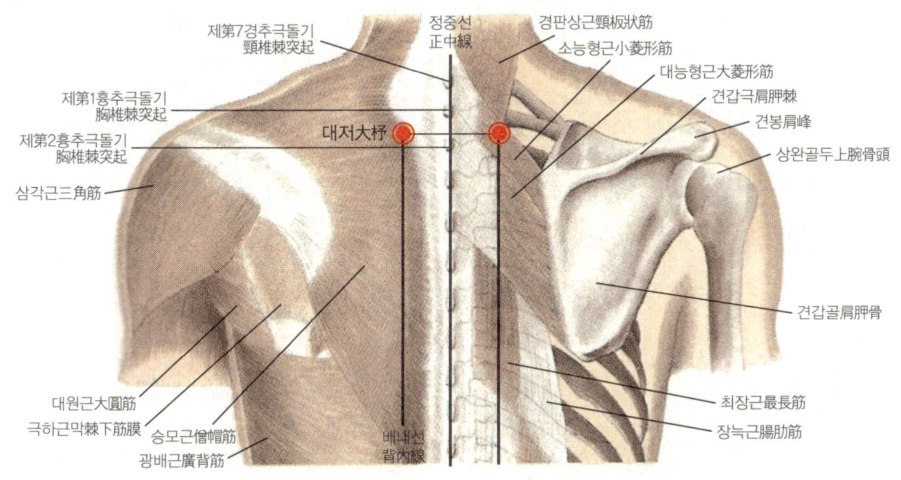

현종

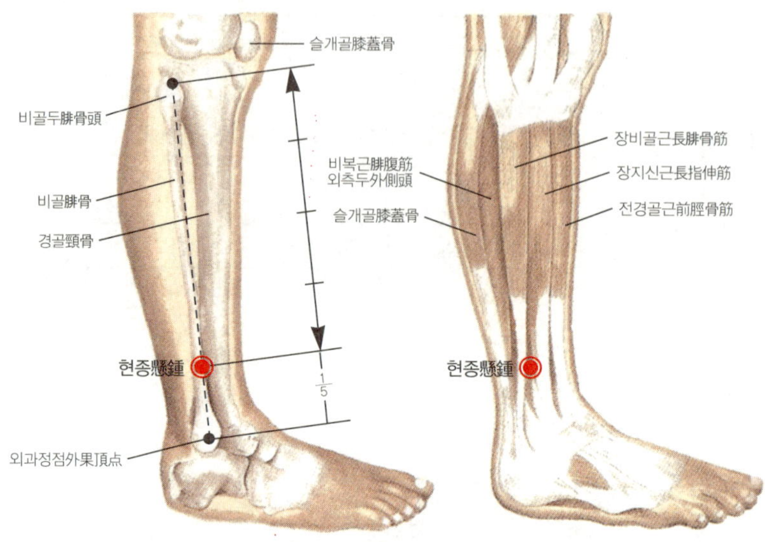

716

팔회혈八會穴은 소속된 여덟 장기 조직의 생리 특성과 밀접한 관계가 있기 때문에 여덟 장기의 이상반응이 나타나는 곳이며 진단 및 치유하는 곳이므로 여덟 장기 조직에 질병이 있을시 해당 회혈會穴을 취혈하면 된다. 즉, 기氣의 병을 치유할 때는 단중을, 혈血의 병을 치유할 때는 격유를, 장臟의 병을 치유할 때는 장문을, 부腑의 병을 치유할 때는 중완을, 근筋의 병을 치유할 때는 양릉천을, 맥脉의 병을 치유할 때는 태연을, 골骨의 병을 치유할 때는 대저를, 수髓의 병을 치유할 때는 현종을 취取하면 되는 것이다.

② 십사경맥교회혈十四經脉交會穴

수혈腧穴이 소속된 경經을 본경本經이라 부르고 서로 교차되어 회합하는 경經을 타경他經이라 부르는데 경맥교회혈經脉交會穴은 두 개의 경 또는 그 이상의 경이 서로 교차되어 회합하는 혈위穴位를 말하며 경맥교회혈은 본경 및 타경의 이상 반응이 나타나는 곳이며 진단 및 치유하는 곳이므로 본경本經 및 타경他經에 질병이 있을 시 해당 교회혈交會穴을 취혈取穴하면 좋다.

십사경맥교회혈十四經脉交會穴을 정리하면 다음과 같다.

〈십사경맥교회혈표十四経脈交會穴表〉

교회혈 交會穴	경맥経脈 교회경맥交會経脈	교회혈 交會穴	경맥経脈 교회경맥交會経脈
수태음 폐경		**수소음 심경**	
중부	족태음 비경과 교회交會	없음	
수양명 대장경		**수태양 소장경**	
비노	수태양 소장경, 족태양 방광경, 양유맥과 교회交會	노유	족태양 방광경,양유맥,양교맥과 교회交會
견우	수태양 소장경, 수소양 삼초경, 양교맥과 교회交會	병풍	족소양 담경,수소양 삼초경,수양명 대장경과 교회交會
거궐	양교맥과 교회交會	권료	수소양 삼초경과 교회交會
영양	족양명위경과 교회交會	천궁	수소양 삼초경, 족소양 담경, 족태양 방광경, 족양명 위경과 교회交會
족양명 위경		**족태양 방광경**	
승읍	양교맥,임맥과 교회交會	정명	수태양 소장경, 수소양 삼초경, 족소양 담경, 족양명 위경, 음교맥, 양교맥, 독맥과 교회交會
거료	수양명 대장경,양교맥과 교회交會	대저	수태양 소장경, 수소양 삼초경, 독맥과 교회交會
지창	수양명 대장경,양교맥,임맥과 교회交會	풍문	독맥과 교회交會
하관	족소양 담경과 교회交會	부분	수태양 소장경과 교회交會
두유	족소양 담경,양유맥과 교회交會	상료	족소양 담낙맥과 교회交會
인영	양유맥과 교회交會	중료	족소양 담경,족궐음 간경,삼맥三脈 이 좌우左右가 중간에 교결交結
기충	충맥의 시작	하료	족소양 담경, 족궐음 간경,三脈 이 左右가 중간에 교결交結
족태음 비경		부양	양교맥의 극혈
삼음교	족궐음 간경, 족소음 신경과 교회交會	신맥	양교맥의 발생지처發生之處
충문	족궐음 간경, 양유맥과 교회交會	복참	양교맥과 교회交會
부사	족궐음간경, 족소음 신경, 양유맥, 족양명 위경과 교회交會	금문	양교맥의 發生之處
대횡	양유맥과 교회交會	**족소양 담경**	
복애	양유맥과 교회交會	솔곡	족태양 방광경과 교회交會
족소음 신경		부백	족태양 방광경과 교회交會
대혁	충맥과 교회交會	두규음	족태양 방광경과 수태양 소장경과 교회交會
기혈	충맥과 교회交會	완골	족태양 방광경과 교회交會
사만	충맥과 교회交會	본신	족태양 방광경과 교회交會
중주	충맥과 교회交會	양백	족양명 위경,수소양 삼초경, 양유맥과 교회交會
황유	충맥과 교회交會	두임읍	족태양 방광경,양유맥과 교회交會
상곡	충맥과 교회交會	목창	양유맥과 교회交會
석관	충맥과 교회交會		
음도	충맥과 교회交會		
복통곡	충맥과 교회交會		

교회혈 交會穴	교회경맥 交會経脉
유문	충맥과 교회交會
조해	음교맥의 발생지처發生之處
교신	음교맥의 극혈
축빈	음유맥의 극혈
수궐음 심포경	
천지	족소양 담경, 족궐음 간경, 수소양 삼초경, 수양명 대장경과 교회交會
수소양 삼초경	
사죽공	족소양 담경의 맥기소발脉氣所發
화료	족소양 담경, 수태양 소장경과 교회交會
각손	족소양 담경, 수태양 소장경과 교회交會
예풍	족소양 담경과 교회交會
천료	족소양 담경과 양유맥과 교회交會
노회	수양명 대장낙맥과 양유맥과 교회交會
족소양 담경	
동자료	수소양 삼초경,수태양 소장경,족양명 위경과 교회交會
청회	수소양 삼초경 맥기소발脉氣所發
상관	수소양 삼초경,족양명 위경과 교회交會
함염	수소양 삼초경,족양명 위경과 교회交會
현로	수소양 삼초경,족양명 위경과 교회交會-족양명위경의 맥기소발脉氣所發
현리	수소양 삼초경, 족양명 위경과 교회交會
곡빈	족태양 방광경과 교회交會
천충	족태양 방광경과 교회交會
독 맥	
신정	족태양 방광경, 족양명 위경과 교회交會
수구	수양명 대장경, 족양명 위경과 교회交會
은교	족양명 위경, 임맥과 교회交會
백회	수양명 대장경, 수태양 소장경,수소양 삼초경, 족양명 위경, 족태양 방광경, 족소양 담경의 수족삼양경手足三陽経과 교회交會
뇌호	족태양 방광경과 교회交會
풍부	족태양 방광경,양유맥과 교회交會

교회혈 交會穴	교회경맥 交會経脉
정영	양유맥과 교회交會
승령	양유맥과 교회交會
뇌공	양유맥과 교회交會
풍지	수소양 삼초경, 양유맥과 교회交會
견정	수소양 삼초경, 족양명 위경, 양유맥과 교회交會
첩근	족태양 방광경과 교회交會
일월	족태음 비경, 양유맥과 교회交會
환도	족태양 방광경과 교회交會
대맥	대맥과 교회交會
오추	대맥과 교회交會
유도	대맥과 교회交會
거료	양교맥, 양유맥과 교회交會
양교	양유맥과 교회交會, 양유맥의 극혈
족궐음 간경	
장문	족소양 담경, 대맥과 교회交會
기문	족태음 비경, 음유맥과 교회交會
임 맥	
승장	족양명 위경, 수양명 대장경, 독맥과 교회交會
염천	음유맥과 교회交會
천돌	음유맥과 교회交會
단중	족태음 비경, 수태음 폐경, 족소음 신경, 수소음 심경과 교회交會
상완	수태양 소장성, 족양명 위경과 교회交會
중완	수태양 소장경, 수소양 삼초경, 족양명 위경과 교회交會
하완	족태음 비경과 교회交會
음교	충맥, 족소음 신경과 교회交會
관원	족태음 비경, 족소음 신경, 족궐음 간경, 족양명 위경과 교회交會 충맥이 관원에서 시작
중극	족태음 비경, 족소음 신경, 족궐음 간경과 교회交會
곡골	족궐음 간경과 교회交會
회음	독맥, 충맥과 교회交會

경맥經脉		경맥經脉	
교회혈 交會穴	교회경맥交會經脉	교회혈 交會穴	교회경맥交會經脉
아문	양유맥과 교회交會		
대추	수양명 대장경, 수태양 소장경, 수소양 삼초경, 족양 명 위경, 족태양 방광경, 족소양 담경의 수족삼양경 手足三陽経과 교회交會		
도도	족태양 방광경과 교회交會		
명문	족소음 신경, 대맥과 교회交會		
장강	족소음 신경,족소양 담경, 족태양 방광경과 교회交會		

4) 사해四海와 사관四關

사해四海란 우리 인체를 배꼽을 중심으로 사四등분해서 그 하나하나를 바다海로 보는 것으로 전신의 경락과 수혈이 장부의 기氣를 품수稟受하여 혈기血氣를 순행 집산 시키는데 내재된 기질氣質에 이상이 있으면 그 반응이 경락 계통인 12정경을 따라 기경팔맥과 낙맥으로 그리고 전신인 사해四海로 전변되는데 12경맥과 영위기혈이 안으로는 장부에 속하고 밖으로는 지절肢節에 연결되어 사해四海에서 회합會合하기 때문에 중요한데 내재된 기질氣質의 이상에 의해 이를 조절하는 장부에 질병이 발생하면 그 반응이 12원혈原穴에 나타나고 이 십이원혈十二原穴은 사지의 사관四關으로 연계되어 있으므로 내재된 기질氣質의 이상이 사관四關을 통해 표출되며 사관四關을 통해 조절할 수 있게 된다.

사관四關이란 수양명대장경의 합곡혈合谷穴과 족궐음간경의 태충혈太衝穴을 합한 4개의 혈을 말하는데 합곡과 태충혈의 위치를 살펴보면 손과 발의 일지一指와 이지二指 사이의 기골岐骨 사이에 있으며 12원혈 중에서도 가장 대표적인 혈위穴位이다.

대장경의 합곡혈合谷穴은 기氣와 양陽의 대표 혈인데 이는 폐가 기氣를 주主관하는데 기氣는 양陽에 속하므로 폐肺의 양경陽経인 대장경의 원혈原穴인 합곡혈을 선혈選穴해 사용하며 대장경의 정혈井穴인 상양혈은 양경陽経인데도 음陰 부위에 있다가 합곡혈合谷穴에 와서야 양陽부위로 진입하고 간경의 태충혈太衝穴은 혈血과 음陰의 대표혈인데 이는 간肝이 혈血을 장藏하는데 혈血은 음陰에 속하므로 음경陰経인 간경肝経의 원혈인 태충혈을 선혈選穴해 사용하며 간경의 정혈井穴인 대돈혈은大敦穴 음경인데도 양陽 부위에 있다가 태충혈에 와서야 음陰 부위로 진입하므로 사관인 합곡혈과 태충혈은 각각 음경이 양경으로 양경이 음경으로 진입하는 관문이 되는 것이므로 합곡과 태충은 음양경의 관문으로써 장부의 음양과 그로인해 나타나는 병증을 조절하는데 특히 유효하다. 사관혈을 정리하면 다음과 같다.

<사관혈표四關穴表>

경맥	혈위
수양명 대장경	합곡合谷 2혈穴
족궐음 간경	태충太衝 2혈穴

<사관혈四關穴 혈위도>

① 수양명 대장경맥의 사관혈四關穴 혈위도

합곡 ⇒ 참조 '수양명 대장경맥의 원혈혈위도'

② 족궐음 간경맥의 사관혈四關穴 혈위도

태충 ⇒ 참조 '족궐음 간경맥의 오수혈위도'

『21세기 영양학 원리』 최혜미 외, 교문사
『간 다스리는 법』 이종수, 동아일보사
『간肝 편한 세상』 안수연, 역음사
『간계 내과학』 전국한의과대학 간계내과학교수 공저, 동양의학연구원
『간을 다스리는 지혜』 엄태식, 행림출판
『간장병 백과』 김정용 외, 민중서관
『간장병 백과』 마츠다 순호 · 카미사카 카즈아키, 시공사
『간장병을 고친 사람들』 박형일, 건강한 삶 건강한 이웃
『간장병을 고친 사람들 2』 한국건강 가족동회회 연구실편저, 장생
『감기를 달고 사는 아이들』 대한 소아 알레르기 및 호흡기 학회, 도서출판 풍경
『갑상선 다스리기』 김영호, 서림문화사
『갑상선 백과』 유동준 외, 민중서관
『개정 영양학』 김숙희 외 7인, 신
『개정판 인체생리학』 이인모 외2인, 형설
『갱년기 다스리기』 김영호, 서림문화사
『경락, 경혈』 주춘제, 청호
『경락의 대발견』 藤原知, 芹沢勝助, 일월서각
『경락의 실체』 박석연, 태학사
『경혈도 上 · 下』 이병국, 현대침구원
『경혈에 침 놓는 요령』 이병국, 현대침구원
『고급 영양학』 한국식품영양 관련학과 교수협의회, 삼광
『고급영양학』 이성동 외, 삼광출판사
『고혈압』 신영기, 계축
『고혈압 자연요법』 민족의학연구소, 여강
『고혈압을 치료하는 한방』 양유선 · 나카무로지츠로 공저, 국일미디어
『골다공증의 위험과 치료법』 송운하, 태학당
『골다공증이란 무엇인가』 변영순 외 1인, 정담

『관절염 치료법』 제이슨 테오도사키스 외 2인, 도서출판 집사재

『관절염 환자의 자기관리』 이은옥 외 7인, 신광출판사

『관절염을 이겨내는 방법』 박천수 · 김인택, 태일

『귀에서 이상한 소리가 나요』 하미경, 유나미디어

『기초 해부 생리학』 강경희 외 5인, 정담

『기초영양학』 식품영양학 교재편찬 위원회, 광문각

『깨달음의 연금술』 게이트, 유란시아

『나도 피부미인이 되고 싶어』 이금희, 글읽는 세상

『난치병의 과학적 쑥뜸요법』 김진석, 매일건강신문사

『날씨를 바꾸는 요술쟁이 바람』 허창회, 풀빛

『남성도 몰랐던 남성의 호르몬 이야기』 존 리, 뉴스타트 천연치료 연구소

『노건웅 박사의 아토피 탈출법』 노건웅, 웅진

『노화방지호르몬 7가지 이야기』 배영철 · 김상우 · 강영권, 집사제

『뇌졸중 백과(중풍)』 김명호 외, 민중서관

『뇌졸중예방과 식생활 조절법』 고마찌요시오, 태웅출판사

『"눈, 안녕하세요?"』 이동기, 유나미디어

『눈에 대한 모든 것』 임상진, 한솜미디어

『담석증』 김명환 외 3인, 울산대학교 출판부

『"당뇨, 이것만 알면 병도 아니다."』 김양진, 유나미디어

『당뇨병 알아야 이긴다』 김영설, 홍신문화사

『당신의 몸 얼마나 아십니까?』 J.D 래트클리프, 두산동아

『도해 사암 오행침 上 · 下』 이병국, 현대침구원

『독성미네랄이 우리몸을 공격한다』 후쿠다카즈노리, 다정북스

『동맥경화의 예방과 치료법』 현대 건강연구회, 진화당

『동약학개론』 구정혜 외 공저, 여강출판사

『동양의학 혁명』 김홍경, 신농백초

『동양의학과 대체의학』 정성택, 행림출판

『동양의학과 서양과학의 접목과 응용』 장동순, 청홍

『동의내과학』 김규동, 여강출판사

『동의보감』 동의과학연구소 · 허준, 휴머니스트

『동의보감』 허준, 남산당

『동의신개학 上, 下』 두호경, 성보사

『동의심계 내과학』 배형석 외 5인, 서원당

『동의처방학』 조선의학과학원 동의학연구소, 여강출판사

『동의폐계 내과학』 전국한의과대학 폐계내과학교실 편저, 국진

『동의학 개론』 한상모 외, 여강출판사

『동의한마당』 김홍경, 신농백초

『루푸스의 자기관리』 송경애 외 2인, 신광출판사

『류병호 박사가 쓴 알레르기의 예방과 치료』 류병호, 도서출판 나라

『망진』 임양근, 정당

『매력적인 피부미인의 비결』 조영섭, 가교

『맥을 먼저 짚어라』 이병국, 현대침구원

『맥이나 알고 침통 흔드는가 上·下』 이병국, 현대침구원

『맥진』 임양근, 정당

『맥학원론』 서민욱, 행림출판

『면역력을 높이는 장 건강법』 마쓰다야스히데, 조선일보사

『명리사전』 박재완, 동양출판사

『몸에 좋은 색깔음식 50』 정경연, 고려원북스

『물은 답을 알고 있다』 에모토마사루, 나무심는 사람

『물의 세계』 요네야마마사노부, 이지북

『민속한방의학으로 관절염을 이겨내는 방』 박천수 외 1인, 태일출판사

『바른식생활이 나를 바꾼다』 김수현, 일송미디어(약력참조)

『밝히는 남자』 김진국 외 1인, 도서출판 은행나무

『밥상위의 보약, 생식』 최경순, 가림

『백내장, 녹내장 백과』 이상욱 외, 민중서관

『백내장과 녹내장』 이상욱·홍영제, 민중서관

『병리학』 대한병리학회, 고문사

『병을 치료하는 영양 성분 가이드 북』 나가카와 유우조, 아카데미북

『병태생리학』 최명애 외6인, 계축문화사

『본초학』 전국한의과대학본초학교수 공저, 영림사

『분자교정요법』 박성호, 한국분자교정학회

『불임, 무엇이 문제인가』 정혁, 우리출판사

『비계 내과학』 전국한의과대학 비계내과학교수 공저, 아트동방

『비만다스리기』 김영호, 서림문화사

『비타민과 미네랄:근거 중심 접근』 Jane Higdon, 군자출판사

『비타민박사의 비타민C 이야기』 하병근, 문화마당

『사람 해부학』 정인혁, 아카데미서적

『사람의 영양학』 채범석, 아카데미서적

『사람해부학』 김경용 외 7인, 정문각

『사상요람』 이제마, 원불교

『사상체질진단법』 박지우, 행림출판

『새로보는 감기의 한약치료』 이종대, 정담

『새로쓰는 간 다스리는 법』 이종수, 동아일보사

『색채본질』 루돌프슈타이너, 물병자리

『생리학』 박인국, 라이프사이언스

『생리학』 이종삼 외 2인, 대학서림

『생리학』 William Ganong MD, 한우리

『생명의 물』 우리 몸을 살린다, 김현원, 고려원북스

『생물학개론』 화학사

『생식이야기』 김또순, 유림

『성인병 알아내기』 김영대, 청홍

『소문난 코박사의 알레르기성 비염, 아토피 피부염』 김남선, 야스미디어

『소아, 청소년 비만 한방으로 끝내기』 이동현, 매일건강신문사

『슈퍼파워효소의 경이』 가루베이사오, 고토마사오, 전파과학사

『식사요법』 모수미 외7인, 교문사

『식사요법 이론 및 실습』 승정자 외, 광문각

『식품성분표 제6개정판 Ⅰ · Ⅱ』 농촌생활연구소, 농촌진흥청

『식품화학』 안승요 외 7인, 교문사

『신 식사요법』 전세열 외 4인, 광문각

『신경전달물질』 서유헌, 민웅사

『신부전증 치료생활요법』 류익테, 태웅출판사

『신약』 김일훈, 인산동천

『신장병 동의보감』 건강생활연구회, 인화

『신장병 백과』 유동준 외, 민중서관

『신장병 예방 치료 식사요법』 히라다 키요루미, 태웅출판사

『신장병 예방치료와 식사요법』 평전청문(平田淸文), 태음

『신장병을 치료하는 한방』 홍종수 외 1인, 국일미디어

『신주섭할아버지의 쑥뜸치료법』 김용태, 서울문화사

『신편 종합영양화학』 이성우 외 1인, 동명사

『심장병 알면 이길 수 있다』 이종구, 중앙생활사

『심장병-심장을 알면 건강이 보인다』 이정균, 한양대학교 출판부

『아토피를 잡아라』 다음을 지키는 사람들, 시공사

『아토피성 피부염 다스리기』 김영호, 서림문화사
『아토피성 피부염을 빨리 낫게하는 책』 니와유키에, 지성사
『안진』 임양근, 정당
『알기 쉬운 심장병 119』 박승정, 가림출판사
『알레르기병 다스리기』 김영호, 서림문화사
『앎을 고치는 108가지 방법』 오비츠 로이치, 눈과마을
『암은 스스로 고칠 수 있다』 아보도오루, 중앙생활사
『약초의 성분과 이용』 과학백과사전출판사, 일월서각
『양리학』
『얼굴 한국인의 낯』 조영진, 사계절
『엔자임:효소와 건강』 신현제, 이채
『여성도 몰랐던 여성의 몸 이야기』 존 리 · 제스헬리 · 버즈니아 홉킨스, 명상
『여의보감 2000』 조주연, 순옥장학출판사
『영양사 학습목표에 맞춘 식사요법』 이정실 외 5인, 교문사
『영양생리학』 한양일 외 1인, 효일출판사
『영양성분으로 본 노화억제』 강경홍 외 1인, 형설출판사
『영양의학』 허갑범, 고려의학
『영양학』 임정교, 신정
『영양학 원리』 최혜미 외9인, 교문사
『영양화학』 이혜정 외 1인, 신광출판사
『오운육기학해설』 권의경, 법인문화사
『오행대의』 김수길 · 윤상철, 대유학당
『오행생식요법』 김춘식, 오행생식
『오행은 뭘까』 어윤형, 전창선, 세기
『오행의 새로운 이해』 은남근, 법인문화사
『왕숙화맥경』 이병국, 현대침구원
『요통 · 관절염 동의보감』 건강생활연구회, 인화
『욕망의 식물학』 마이클폴란, 서울문화사
『우리가 꼭 알아야 할 생식이야기 99가지』 김수경, 명상
『우리가 알아야할 우주의 모든것』 이케우치사토루, 아세아미디어
『우주변화의 원리』 한동석, 행림
『운기체질총론』 유태우, 음양맥진출판사
『운동생리학』 박대준 외 8인, 정담
『위장병 끈기로 고칠 수 있다』 오카베 하루야, 태웅출판사

『위장병 다스리기』 김영호, 서림문화사

『위장병 동의보감』 건강생활연구회, 인화

『위장병 동의보감』 이진산, 도서출판 인화

『위장병 예방과 치료』 풀립문학편집실, 풀립문학

『위장병 예방과 치료』 현대 식생활 건강연구회, 도서출판 풀잎문학

『위장병을 치료하는 맛있는 식사』 김상우, 임현숙, 국일미디어

『육식의 종말』 제레미리프킨, 시공사

『음양오행으로 가는 길』 어윤형·전창선, 세기

『음양오행으로 풀어본 건강상식 100가지』 장동순, 양문

『음양오행의 개론』 신천호, 명문당

『음양오행체질분류법』 맥진법, 김춘식, 오행생식

『음양이 뭐지』 어윤형·전창선, 세기

『의식혁명』 존로빈스, 시공사

『의역개오』 곽동렬, 성보사

『의역동원 上·下』 이정례, 동양학술원

『의역동원 역경』 주춘재, 청홍

『의학생화학』 구자현 외 21인, 정문각

『이비인후 질환과 알레르기성 비염』 이시오 테츠오, 도서출판 남희

『이제마의 사상체질 한방요법』 신재용, 학원사

『이하범의 눈 이야기』 이하범, 도서출판 소화

『인간은 왜 늙는가』 스티븐어스태드, 궁리

『인산 쑥뜸요법』 김윤세, 인산동천

『인체 고급영양학』 박정태, 광문각

『인체 해부생리학』 정영태 외 1인, 청구문화사

『인체 해부학』 한국해부생리학 교수협의회, 현문사

『인체 해부학』 안희경, 고문사

『인체구조와 기능』 최명애 외6인, 계축문화사

『인체생리학』 홍승길, 코리아

『인체생리학』 김기환 외 1인, 의학문화사

『인체생리학』 김복랑 외 6인, 고문사

『인체생리학, 김종대 외 3인, 정문각

『인체생리학』 이석강, 계축문화사

『인체생리학』 전세열 외 4인, 광문각

『인체영양학』 장순옥 외 4인, 효일문화사

726

『인체의 구조와 기능』대한임상의학연구소, 의학문화사
『인체의 구조와 기능 Ⅰ·Ⅱ』최명애 외6인, 계축문화사
『인체해부학』안희경, 고문사
『인체해부학』이한기 외 6인, 고문사
『일반 병리학』문형배 외 4인, 고문사
『임상경락수혈학』이학인 외 공저, 법인문화사
『임상면역학』권명상 외 5인, 고려의학
『임상병리학』대한 임상병리학회, 고려의하가
『임상본초학강좌』김재익, 대성의학사
『임상영양과 식사요법』김인숙 외 3인, 효일
『임상영양학』김송전 외 2인, 청구문화사
『임상영양학』서정숙 외 2인, 지구문화사
『임상진단학』R.H.MAJOR, 계축문화사
『자연건강요법』정정숙
『자연은 스스로 치유한다』반덕진, 계축문화사
『자연의학의 기초』모리시타 게이이치, 태웅출판사
『자연치료의학』오홍근, 정한PNP
『자연치유학 개론』세계 자연치유학회 편저,
『자연치유학 개론』앤드류와일, 정신세계사
『잘 먹고 잘 마시는 남자가 잘 걸리는 병, 통풍 다스리기』이은우, 청산
『잘못된 식생활이 성인병을 만든다』미국상원 영양문제 특별위원회, 형성사
『장상학』박창국, 성보사
『전립선 질환의 모든 것』김세철, 일조각
『전립선 질환의 예방과 치료법』황종찬, 태을
『주역과 중국의학 上·中』양력, 법인문화사
『중의운기학』양력, 법인문화사
『중의학의 기초』김정수, 침코리아
『증상의로 찾아보는 건강식품』하야시데루아키, 출판부
『증상학』이사도르 로젠 펠트, 정담
『지구의 마법사 공기』허창회, 풀빛
『진단검사의학』대한진단검사의학회 편, 고려의학
『진단적검사와 간호』송미순 외 4인 편저, 현문사
『진료요람』김정제, 성보사
『천문유초』김수길·윤상철, 대유학당

727

『첨단과학으로 밝히는 기의 세계』김현원, 서지원

『첨단과학으로 밝히는 물의 신비』김현원, 서지원

『체질따라 약이되는 음식』김달래, 중앙생활사

『체질약궁합』김종석, 북일미디어

『체질을 바꿔야 건강을 지킨다』박금실, 아카데미북

『체질을 알면 건강이 보인다』이명복, 태광출판사

『체질을 알아야 기펴고 산다』장동순, 중명출판사

『최신 간장병, 김영복』근영출판사

『최신 고급 영양학』김숙희 외 13인, 신광출판사

『최신 고급 영양학』서정숙 외 3인, 지구문화사

『최신 면역학 강의』정태호 외 2인, 경북대학교 출판부

『최신 영양생리학』한용봉, 효일문화사

『최신 영양학』이기열 · 문수제, 수학사

『최신 인체생리학』정희곤 외 3명, 광문각

『최신 임상영양학』박종훈 · 정상영 외 22인, 전남대학교 출판부

『최한기가 들려주는 기학이야기』최한기, 자음과 모음

『치매, 희망을 이야기합시다』한국치매협회, 조선일보사

『치질, 변비 이야기』양형규, 세창

『치질, 치루 하루면 낫는다』서인근, 미디어서울

『침술14경락도해』이홍재, 얼과 알

『탈출! 만성피로』윤상희, 연린책들

『토종의학 난치병 다스리기』김인택 · 박천수, 태일

『토종의학 암 다스리기』김인택 · 박천수, 태일

『파동으로 난치병을 극복한다』미야자키가케이, 양문

『피부과학』이화영 외5인, 군자

『피부과학 원색도감』편찬위원회, 정담

『피부병 동의보감』건강생활연구회, 인화

『피부병 백과』김수남 외 11인, 민중서관

『피부에 밥을 주는 여자』이금희, 글읽는 세상

『필수 임상 면역학』최승구, 청구문화사

『한국본초도감』안덕균, 교학사

『한국식물도감』이영노, 교학사

『한국인 영양권장량 제7차 개정』한국영양학회

『한국형 당뇨병 맞춤치료』허갑범, 에디터

『한방 병리학』 전국 한의과대학 병리학교실, 일중
『한방 진단학』 김태희 외2인, 성보사
『해부생리학』 이한기 외 5인, 고문사
『핵심 병리학』 송계용 외2인 공저, 고려의학
『허리디스크 수술없이 완치할 수 있다』 자생한방병원, 느낌이 있는 책
『혈액순환이 운명을 좌우한다』 박승만, 느림
『혈액을 맑게 하는 건강혁명』 이시하라 유우미, 양문
『혈액을 맑게하는 건강음식 37가지』 윤방부, 동도원
『혈액을 맑게하는 건강혁명』 이시하라유우미, 양문
『혈액이 맑아지는 1주일 실천법』 요코하마 이즈미, 건강 다이제스트사
『혈액학이론 및 실기』 혈액분과학회, 고려의학
『확실하게 잡아주는 변비 클리닉』 이명규, 코마츠카즈오, 국일미디어
『황제내경 소문해석』 홍원식, 고문사
『황제내경 영추해석』 홍원식, 고문사
『황제내경 운기해석』 백윤기, 고문사
『황제보감 Ⅰ·Ⅱ』 김두헌, 성한
『효소영양학 개론』 에드워드하웨, 한림원
『Nutritional Healing』 James F Balch.M.D 외 1인, 도서출판 예찬
『Prescription for Nutritional Healing Ⅰ·Ⅱ』 James F. BALCH
『The choice is cleoer, Allen E.Banik』 사람과 책
『The wisdom of menopause』 크리스티안노스럽·이상춘, 한문화

국립중앙도서관 출판시도서목록(CIP)
동양섭생치유학. 1, 총론 / 차성훈 지음. -- 서울 : 우리글, 2007

　　p. ;　　cm. -- (우리글 학예신서 ; 6)

ISBN　978-89-89376-65-1 94510 : \57000
ISBN　89-89376-35-1(세트)

519.25-KDC4
615.882-DDC21　　　　　　　　　　CIP2007001688

우리글학예신서6

동양섭생치유학1ㅣ총론

펴낸날 ㅣ 2007년 6월 20일 • 1판 1쇄
지은이 ㅣ 차성훈
펴낸이 ㅣ 김소양
편집 ㅣ 차승현, 김영순, 이윤희

펴낸곳 ㅣ 도서출판 우리글 • 전화 ㅣ 02-566-3410 • 팩스 ㅣ 02-566-1164
주소 ㅣ 서울시 강남구 역삼동 837-17 삼성애니텔 1001호
이메일 ㅣ wrigle@wrigle.com • 홈페이지 ㅣ http://www.wrigle.com
출판등록 ㅣ 1998년 6월 3일 제03-01074호

© 도서출판 우리글 2007
Printed in Seoul, Korea

ISBN 978-89-89376-65-1 94510
　　　　89-89376-35-1 세트
* 잘못된 책은 바꾸어 드립니다.
* 책값은 뒤표지에 있습니다.